4ª edição atualizada e ampliada

CARDIOLOGIA DO EXERCÍCIO

DO ATLETA AO CARDIOPATA

4ª
edição
atualizada
e ampliada

CARDIOLOGIA DO EXERCÍCIO

DO ATLETA AO CARDIOPATA

EDITORES:
Carlos Eduardo Negrão
Antônio Carlos Pereira Barretto
Maria Urbana Pinto Brandão Rondon

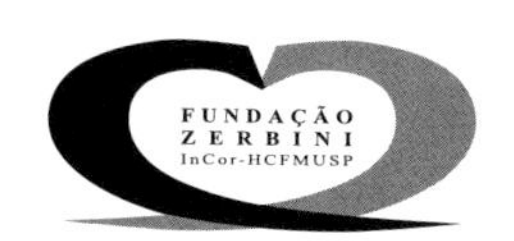

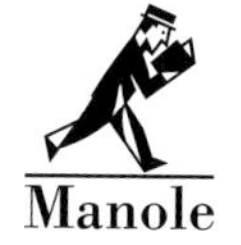

Este livro contempla as regras do Acordo Ortográfico da Língua Portuguesa de 1990, que entrou em vigor no Brasil.

Projeto gráfico: Departamento Editorial da Editora Manole
Editoração eletrônica: HiDesign Estúdio
Ilustrações: Ricardo Corrêa (Figura 9.3); Caio Carraro (Figuras 34.1 a 34.4); Gabriela Ribeiro César, Rodolfo Santana e HiDesign Estúdio (demais figuras),
Capa: Rubens Lima
Imagem da capa: iStockPhotos

Dados Internacionais de Catalogação na Publicação (CIP)
(Sindicato Nacional dos Editores de Livros, RJ)

Cardiologia do exercício : do atleta ao cardiopata /
editores Carlos Eduardo Negrão, Antônio Carlos Pereira Barretto, Maria Urbana Pinto Brandão Rondon; colaboração Adriana Cristina Levada-Pires ... [et al.]
– 4. ed., rev e ampl. – Barueri, SP: Manole, 2019

Inclui índice
ISBN 978-85-204-5715-3

1. Cardiologia 2. Coração – Doenças 3. Esportes – Aspectos fisiológicos.
I. Negrão, Carlos Eduardo. II Barretto, Antônio Carlos Pereira. III. Rondon, Maria Urbana Pinto Brandão. IV. Levada-Pires, Adriana Cristina.

CDD-616.12
19-57372 CDU: 612.17

Leandra Felix da Cruz – Bibliotecária – CRB - 7/6135

1ª edição – 2005
2ª edição – 2006
3ª edição – 2010
4ª edição – 2019

Editora Manole Ltda.
Avenida Ceci, 672 – Tamboré
06460-120 – Barueri – SP – Brasil
Fone: (11) 4196-6000
www.manole.com.br
https://atendimento.manole.com.br

Impresso no Brasil
Printed in Brazil

A Medicina é uma área do conhecimento em constante evolução. Os protocolos de segurança devem ser seguidos, porém novas pesquisas e testes clínicos podem merecer análises e revisões. Alterações em tratamentos medicamentosos ou decorrentes de procedimentos tornam-se necessárias e adequadas. Os leitores são aconselhados a conferir as informações sobre produtos fornecidas pelo fabricante de cada medicamento a ser administrado, verificando a dose recomendada, o modo e a duração da administração, bem como as contraindicações e os efeitos adversos. É responsabilidade do médico, com base na sua experiência e no conhecimento do paciente, determinar as dosagens e o melhor tratamento aplicável a cada situação. Os autores e os editores eximem-se da responsabilidade por quaisquer erros ou omissões ou por quaisquer consequências decorrentes da aplicação das informações presentes nesta obra.
Durante o processo de edição desta obra, foram empregados todos os esforços para garantir a autorização das imagens aqui reproduzidas. Caso algum autor sinta-se prejudicado, favor entrar em contato com a editora.

EDITORES

Carlos Eduardo Negrão

Professor Titular do Departamento de Biodinâmica do
Movimento do Corpo Humano da Escola de Educação Física e Esporte da USP com
vínculo subsidiário ao Departamento de Cardiopneumologia da
Faculdade de Medicina da USP
Diretor da Unidade de Reabilitação Cardiovascular e Fisiologia do Exercício do
InCor do HC FMUSP

Antônio Carlos Pereira Barretto

Livre-docente pela Universidade de São Paulo.
Diretor do Serviço de Prevenção e Reabilitação do InCor-HC-FMUSP.
Professor-Associado do Departamento de Cardiopneumologia da
Faculdade de Medicina da Universidade de São Paulo (FMUSP).
Coordenador dos Estágios de Longa Duração do Núcleo de
Ensino Médico do InCor-HC-FMUSP.

Maria Urbana Pinto Brandão Rondon

Doutora em Educação Física pela Escola de Educação Física e Esporte da
Universidade de São Paulo.
Professora Doutora do Departamento de Biodinâmica do Movimento do Corpo Humano
da Escola de Educação Física e Esporte da Universidade de São Paulo.
Coordenadora do Laboratório de Controle Autonômico da Circulação da Escola de
Educação Física e Esporte da Universidade de São Paulo.

COLABORADORES

Adriana Cristina Levada-Pires

Doutora e Pós-doutora em Fisiologia Humana pelo Instituto de Ciências Biomédicas da Universidade de São Paulo (ICB-USP).
Professora Adjunta do Programa de Pós-graduação Interdisciplinar em Ciências da Saúde (Área: Medicina I da CAPES), Universidade Cruzeiro do Sul.

Aída Luiza Ribeiro Turquetto

Doutora em Ciências pela Faculdade de Medicina da Universidade de São Paulo. Graduada em Fisioterapia pela Universidade Estadual de Londrina. Pesquisadora associada da Unidade de Cirurgia Cardiovascular Infantil do InCor-HC-FMUSP.

Alessandra Medeiros

Mestrado na Escola de Educação Física e Esporte da Universidade de São Paulo.
Doutorado na Escola de Educação Física e Esporte da Universidade de São Paulo.
Pós-doutorado na Norwegian University of Science and Technology.
Professor Associado do Departamento de Biociências da Universidade Federal de São Paulo. Coordenadora do Programa de Pós-Graduação Interdisciplinar em Ciências da Saúde da Universidade Federal de São Paulo.

Alexandre da Costa Pereira

Graduação em Medicina pela Universidade de São Paulo.
Doutorado em Cardiologia pela Faculdade de Medicina da Universidade de São Paulo.
Médico assistente do Instituto do Coração – Hospital das Clínicas – FMUSP.
Coordenador do grupo de genética humana no Laboratório de Genética e Cardiologia Molecular do Instituto do Coração (Incor) HC-FMUSP.

Aline Villa Nova Bacurau

Mestre em Educação Física pela Universidade de São Paulo – USP.
Doutora em Ciências pela Universidade de São Paulo – USP.
Doutorado sanduíche pela Università degli Studi di Roma La Sapienza, Itália.
Pós-doutorado pela Escola de Educação Física e Esporte – USP.

Allan Robson Kluser Sales

Doutor em Ciências Cardiovasculares pela Universidade Federal Fluminense e pesquisador colaborador da Unidade de Reabilitação Cardiovascular e Fisiologia do Exercício do Instituto do Coração (InCor-FMUSP).
Pós-doutorado no Dalton Cardiovascular Research Center da Universidade de Missouri dos Estados Unidos da América.
Pós-doutorado em Cardiopneumologia pela Faculdade de Medicina da Universidade de São Paulo (FMUSP).

Amanda Gonzales Rodrigues

Médica assistente da Unidade de Reabilitação Cardiovascular e Fisiologia do Exercício do Instituto do Coração de São Paulo.
Médica da Unidade de Cardiologia do Exercício do Hospital Sírio-Libanês de São Paulo.

Amilton da Cruz Santos

Universidade Federal da Paraíba.
Departamento de Educação Física.
Programa Associado de Pós-Graduação em Educação Física UPE/UFPB.
Laboratório de Estudos do Treinamento Físico Aplicado a Saúde.

Ana Maria Fonseca Wanderley Braga

Médica Cardiologista da Unidade de Reabilitação Cardiovascular e Fisiologia do Exercício – Instituto Coração – HCFMUSP.

Ana Paula de Oliveira Barbosa Nunes

Doutora em Ciência pelo Departamento de Medicina Preventiva da Faculdade de Medicina da Universidade de São Paulo (FMUSP).
Mestre em Educação Física pela Escola de Educação Física e Esporte da Universidade de São Paulo (EEFE – USP). Membro do Grupo de Estudos e Pesquisas. Epidemiológicas em Atividade Física e Saúde da Escola de Artes, Ciências e Humanidades da Universidade de São Paulo (EACH – USP).

Anamaria Aranha Camargo

Bacharel em Ciências Biológicas – Instituto de Biociências da Universidade de São Paulo.
Doutora em Ciências – Instituto de Ciências Biomédicas da Universidade de São Paulo.

Andréa Maria Gomes Marinho Falcão

Médica Assistente do Serviço de Eletrocardiologia do Instituto do Coração (InCor-HCFMUSP).
Doutora em Ciências pela USP.

Andréia Cristiane Carrenho Queiroz

Mestre em Ciências. Escola de Educação Física e Esporte – Universidade de São Paulo.
Especialista em Bases Metabólicas e metodológicas aplicadas a educação física e nutrição.
Instituto de Ciências Biomédicas. Universidade de São Paulo.
Especialista em Docência do Ensino Superior. Universidade Gama Filho.
Especialista em Informática em Saúde. Universidade Federal de São Paulo.
Doutor em Ciências. Escola de Educação Física e Esporte. Universidade de São Paulo.

Angela Maggio da Fonseca

Livre-Docente em Ginecologia pela Faculdade de Medicina da Universidade de São Paulo (FMUSP). Professora Associada do Departamento de Obstetrícia e Ginecologia da FMUSP.

Bruna Oneda

Doutora em Ciências pela Faculdade de Medicina USP – 2010.
Mestre em Ciências pela Faculdade de Medicina USP – 2006.
Especialista em Fisiologia do Exercício e Treinamento Resistido na Saúde, na Doença e no Envelhecimento pela Faculdade de Medicina da USP – 2001.
Bacharel em Educação Física pela USP – 2000.
Docente da UNIVAP.

Camila Paixão Jordão

Profissional de Educação Fisica da Unidade de Reabilitação Cardiovascular e Fisiologia do Exercício do InCor-HCFMUSP.
Mestre em ciências pela Escola de Educação Física e Esporte da USP.
Doutoranda pelo programa de Ciências Médicas da Faculdade de Medicina da USP.

Carlos Alberto Pastore

Doutor em Cardiologia pela USP.
Presidente do Grupo de Estudos Setorial de Eletrocardiografia da SBC.
Ex-Presidente e membro do Conselho da International Society of Eletrocardiology
Fellow da European Society of Cardiology (ESC).

Carlos Eduardo Negrão

Professor Titular do Departamento de Biodinâmica do Movimento do Corpo Humano da Escola de Educação Física e Esporte da USP com vínculo subsidiário ao Departamento de Cardiopneumologia daFaculdade de Medicina da USP.
Diretor da Unidade de Reabilitação Cardiovascular e Fisiologia do Exercício doInCor do HC FMUSP.

Carmen Guilherme Christiano de Matos Vinagre

Doutora em Farmácia-Bioquímica pela Universidade de São Paulo (USP).
Pesquisadora colaboradora do Laboratório de Metabolismo e Lípides do Instituto do Coração (InCor-HC-FMUSP).
Professora titular de graduação e de pós-graduação da Universidade Santo Amaro.
Coordenadora de curso de pós-graduação no Instituto de Pesquisa e Educação em Saúde de São Paulo (IPESSP).

Carolina Kimie Moriyama

Mestre em Ciências pela Faculdade de Medicina da USP – 2007.
Psicóloga formada pelo Instituto de Psicologia da Universidade de São Paulo.
Bacharel em Educação Física pela EEFE-USP – 2000.

Christina May Moran de Brito

Fisiatra.
Doutora em Ciências Médicas pela Faculdade de Medicina da Universidade de São Paulo
Professora Livre-Docente da Disciplina de Medicina Física e Reabilitação do Departamento de Medicina Lega, Ética Médica, Medicina Social e do Trabalho da Faculdade de Medicina da Universidade de São Paulo.
Coordenadora Médica do Serviço de Reabilitação do Instituto do Câncer do Estado de São Paulo da Faculdade de Medicina da Universidade de São Paulo e do Hospital Sírio-Libanês de São Paulo.

Clara Nóbrega

Mestre em Ciências pela Escola de Educação Física e Esporte da Universidade de São Paulo (EEFEUSP). Membro do Laboratório de Bioquímica e Biologia Molecular do Exercício da EEFEUSP. Membro da Sociedade Brasileira de Fisiologia. Acadêmica de Medicina pelo Centro Universitário de João Pessoa.

Cláudia Lúcia de Moraes Forjaz

Doutora em Ciências pela Faculdade de Medicina USP – 2010.
Mestre em Ciências pela Faculdade de Medicina USP – 2006.
Especialista em Fisiologia do Exercício e Treinamento Resistido na Saúde, na Doença e no Envelhecimento pela Faculdade de Medicina da USP – 2001.
Bacharel em Educação Física pela USP – 2000.
Docente da UNIVAP.

Cláudio Chaim Rezk

Mestre em Educação Física – EEE – USP.
Especialista em Fisiologia do Exercício e Treinamento Resistido – FM-USP.

Cléber Rene Alves

Graduado em Direito e em Educação Física pela Universidade Estadual Paulista (UNESP).
Pós-Graduado "lato sensu" em Fisiologia do Exercício, na Universidade Federal de São Paulo.
Mestrado em Ciências pela Faculdade de Medicina da Universidade de São Paulo (FMUSP)
Doutorado em Ciências pela Faculdade de Medicina da Universidade de São Paulo (FMUSP).
Trabalhou como docente na graduação e na pós-graduação da Universidade Federal de Brasília (UnB).
Pós-doutorado na Universidade Nove de Julho (UNINOVE).

Cristiane Maki Nunes

Doutora em Ciências (Cardiologia) pela Faculdade de Medicina da Universidade de São Paulo (FMUSP).
Especialista em Fisiologia do Exercício pela Universidade Federal de São Paulo (Unifesp).

Crivaldo Gomes Cardoso Junior

Licenciado em Educação Física pela Universidade de Taubaté.
Especialista em Fisiologia do Exercício pela FMU-SP.
Mestre em Educação Física pela Escola de Educação Física e Esporte da Universidade de São Paulo.
Doutor em Ciências pala Escola de Educação Física e Esporte da Universidade de São Paulo.
Pós-doutor em Atividade Física e Saúde pela Universidade de Pernambuco.
Professor Adjunto na Universidade Estadual de Londrina – Centro de Educação Física e Esporte – Departamento de Educação Física.

Daniel Godoy Martinez

Especialista em condicionamento físico aplicado à prevenção cardiológica primária e secundária pelo Instituto do Coração (InCor-HC-FMUSP).
Doutor em Ciências (Cardiologia) pela Faculdade de Medicina da Universidade de São Paulo (FMUSP).
Professor e vice-diretor da Faculdade de Educação Física e Desporto (Faefid) da Universidade Federal de Juiz de Fora (UFJF).
Pesquisador da Unidade de Investigação Cardiovascular e Fisiologia do Exercício (InCFEx) da Universidade Federal de Juiz de Fora (UFJF).

Daniela Regina Agostinho

Professora de Educação Física especialista em reabilitação cardiovascular e fisiologia do exercício.
Professora do programa de reabilitação cardíaca na Unidade de Reabilitação Cardiovascular do InCor-HC-FMUSP e professora do programa de reabilitação cardíaca do hospital Sírio-Libanês de São Paulo.
Pesquisadora colaboradora na Unidade de Cirurgia Cardiovascular Infantil do InCor-HC-FMUSP.

Denise de Oliveira Alonso

Graduação em Educação Física – EEFUSP.
Mestre em Educação Física – EEFEUSP.
Professora da Escola de Saúde da Universidade Municipal de São Caetano do Sul – USCS.

Denise Tessariol Hachul

Titulação Doutora em Cardiologia pela FMUSP.
Coordenadora do Ambulatório de Síncope e Laboratório de Avaliação Autonômica – InCor – HC – FMUSP.

Edgar Toschi Dias

Especialista em Psicologia Clínica pelo Conselho Federal de Psicologia.
Doutor em Ciências (Cardiologia) pela Faculdade de Medicina da Universidade de São Paulo.
Pós-doutor pela Università degli Studi di Milano e pela Faculdade de Medicina da Universidade de São Paulo.
Pesquisador Colaborador do Laboratório de Neurociências Cardiovasculares do Departamento de Ciências Clínicas e Saúde Comunitária da Universidade de Milão.

Edilamar Menezes de Oliveira

Mestre em Bioquímica pela UFRGS.
Farmacêutica Bioquímica pela UFSM.
Doutor em Bioquímica e Biologia Molecular pela UFRGS/InCor-FMUSP.
Professora Associada da disciplina de Bioquímica da Atividade Motora do Departamento de Biodinâmica do Movimento do Corpo Humano da Universidade de São Paulo.

Edimar Alcides Bocchi

Médico, doutor em cardiologia pela FMUSP, livre-docente pela FMUSP, professor da FMUSP, diretor da Unidade Clínica de Insuficiência Cardíaca InCor-HCFMUSP.

Eduardo Moacyr Krieger

Professor Emérito da Faculdade de Medicina de Ribeirão Preto – USP.
Ex-Diretor da Unidade Clínica de Hipertensão – InCor – FMUSP.
Ex-Presidente da Academia Brasileira de Ciências.

Eduardo Rondon

Professor de Educação Física da Unidade de Reabilitação Cardiovascular e Fisiologia do Exercício do Instituto do Coração do Hospital das Clínicas da Faculdade de Medicina da Universidade de São Paulo (InCor-HCFMUSP).
Mestre em Biodinâmica do Movimento Humano pela Educação Física pela Escola de Educação Física e Esporte da Universidade de São Paulo (EEFE-USP).

Elisângela Pinto Marinho de Almeida

Doutora em Ciências Médicas pela FMUSP.
Médica Fisiatra do Instituto do Câncer do Estado de São Paulo e do Hospital Sírio-Libanês de São Paulo.

Fabiana Reis

Profissional de Educação Física do Instituto do Câncer do Estado de São Paulo.
Mestre em Ciências da Saúde pela Faculdade de Medicina do ABC.

Felipe Xerez Cepêda Fonseca

Doutor em Ciências (Ciências Médicas) pela Faculdade de Medicina da Universidade de São Paulo (FMUSP), com estágio-sandwich no Spaulding Rehabilitation Hospital & Harvard Medical School, Cambridge, MA, EUA. Mestre em Ciências (Fisiopatologia Experimental) pela FMUSP.
Especialista em Fisioterapia Respiratória pela Escola Paulista de Medicina da Universidade Federal de São Paulo (EPM-Unifesp).
Docente do Curso de Fisioterapia da Faculdades Integradas de Ciências Humanas, Saúde e Educação de Guarulhos (FG), Guarulhos, São Paulo.

Fernanda de Souza Zamo-Roth

Doutora em Ciências (Nefrologia) pela Universidade Federal de São Paulo (UNIFESP).
Mestre em Fisiologia pela Universidade Federal do Rio Grande do Sul (UFRGS).
Especialista em Ciências do Esporte pela UFRGS.
Graduada em Educação Física pelo Instituto Porto Alegre da Igreja Metodista (IPA), e em Enfermagem pela UFRGS.
Coordenadora de Estudos Clínicos no Centro de Pesquisas em Diabetes.

Colaboradora da Unidade de Reabilitação Cardiovascular e Fisiologia do Exercício do Instituto do Coração do Hospital das Clínicas da Faculdade de Medicina da Universidade de São Paulo (InCor-HC-FMUSP).

Fernando Bacal

Médico, doutor e livre-docente pela FMUSP,
Diretor da Unidade Clínica de Transplante Cardíaco do Incor-HCFMUSP.

Francis Ribeiro de Souza

Doutorando em Cardiologia pela Faculdade de Medicina da Universidade de São Paulo (FMUSP). Especialista em Condicionamento Físico Aplicado a Prevenção Cardiológica Primária e Secundária pelo Instituto do Coração (InCor-HC-FMUSP). Graduado em Educação Física.

Gabriel Cardial Tobias

Mestre em Ciências pela Escola de Educação Física e Esporte da Universidade de São Paulo (EEFE-USP). Doutorando em Ciências pela EEFE-USP. Membro do Laboratório de Bioquímica e Biologia Molecular do Exercício da EEFE-USP.

Gilberto de Castro Junior

Professor Doutor da Disciplina de Oncologia, Departamento de Radiologia e Oncologia da Faculdade de Medicina da Universidade de São Paulo.
Médico Assistente do Serviço de Oncologia Clínica do Instituto do Câncer do Estado de São Paulo.
Médico do Centro de Oncologia do Hospital Sírio-Libanês de São Paulo.

Giulliano Gardenghi

Fisioterapeuta; Doutor em Ciências pela Faculdade de Medicina da Universidade de São Paulo – Área de concentração: Cardiologia; Fisiologista do Hospital do Coração Anis Rassi/GO.
Coordenador de Pesquisa Científica do Hospital ENCORE/GO.
Coordenador Científico do Centro de Estudos Avançados e Formação Integrada/GO.
Coordenador da Unidade de Terapia Intensiva Neonatal e Pediátrica do Instituto Goiano de Pediatria – IGOPE/GO.
Coordenador da Unidade de Terapia Intensiva Neonatal do Hospital Premium/GO.
Coordenador do Curso de Pós-graduação em Fisioterapia Hospitalar do Hospital e Maternidade São Cristóvão/São Paulo – Brasil.

Glauce Lamoglie de Carvalho Sanches

Nutricionista da Unidade de Reabilitação e Fisiologia do Exercício do InCor-HC/FMUSP.
Mestre em Ciências Aplicadas à Pediatria – Unifesp/EPM.
Especialista em Atendimento Multidisciplinar à Adolescentes – Unifesp/EPM.
Especialista em Fitoterapia – AVM Faculdade Integrada.

Graziela Amaro-Vicente

Mestre em Ciências pela Escola de Educação Física e Esporte da Universidade de São Paulo.
Especialista em condicionamento físico aplicado à prevenção cardiológica primária e secundária pelo Instituto do Coração da Faculdade de Medicina da Universidade de São Paulo.
Especialista em musculação e condicionamento físico pelo Centro Universitário das Faculdades Metropolitanas Unidas.
Graduada em Educação Física pelo Centro Universitário das Faculdades Metropolitanas Unidas.

Guilherme Barretto Alves

Cardiologista e doutor em ciências médicas pela FMUSP.

Guilherme da Silva Ferreira

Educador Físico, Mestre em Ciências e Doutorando do Programa de Endocrinologia da Faculdade de Medicina da USP.

Guilherme Giannini Artioli

Professor Doutor do Departamento de Biodinâmica do Movimento Humano da EEFE-USP.
Atuou como Lecturer/Senior Lecturer em Fisiologia do Exercício na Nottingham Trent University, Inglaterra.
Coordenador do Laboratório de Genética Aplicada ao Exercício e Nutrição da EEFE-USP.
Co coordenador do Grupo de Estudos em Fisiologia Aplicada e Nutrição da USP.
Pós-doutorado na Nottingham Trent University, Inglaterra.
Doutor em Ciências pela EEFE-USP, com estágio na Universidade de Sydney, Australia.
Mestre em Educação Física pela EEFE-USP.
Bacharel em Educação Física pela EEFE-USP.

Guilherme Harada

Graduado em Medicina pela UNICAMP, Residência de Clínica Médica pelo HC-FMUSP, Residência em Oncologia Clínica pelo ICESP-FMUSP.

Guilherme Veiga Guimarães

Profissional de Educação Física na Faculdade de Medicina da USP.
Doutor em ciências (Cardiologia) pela Faculdade de Medicina da USP.
Pós-doutorado pela UNIFESP.
Coordenador do Laboratório de Atividade Física e Saúde do InCor HC-FMUSP.
Pesquisador da Unidade de Insuficiência Cardíaca do InCor HC-FMUSP.

Guilherme Wesley Peixoto da Fonseca

Doutorando em Ciências (Programa de Cardiologia) pela Faculdade de Medicina da Universidade de São Paulo (FMUSP).
Especialista em Condicionamento Físico aplicado à Prevenção Cardiológica Primária e Secundária (InCor-HC-FMUSP).

Ivani Credidio Trombetta

Docente do Curso da Graduação e Pós-Graduação (Mestrado e Doutorado) em Medicina da Universidade Nove de Julho (UNINOVE).
Pós-doutorado (Postdoctoral Fellowship) pela Mayo Clinic College of Medicine, Rochester, MN, EUA.
Doutora em Ciências (Fisiopatologia Experimental) pela Faculdade de Medicina da Universidade de São Paulo (FMUSP).
Mestre em Educação Física pela Escola de Educação Física e Esporte da Universidade de São Paulo (EEFEUSP).

Janaína da Silva Vieira

Bacharel em Educação Física e Esporte da Universidade de São Paulo.
Mestranda em Ciências pela Escola de Educação Física e Esporte da Universidade de São Paulo.
Membro do Laboratório de Fisiologia Celular e Molecular do Exercício.

Jeane Mike Tsutsui

Professora Livre-Docente em Cardiologia pela Faculdade de Medicina da Universidade de São Paulo.
Médica pesquisadora do Serviço de Ecocardiografia do Instituto do Coração (InCor) – FMUSP.
Diretora Executiva Fleury.

João Lucas Penteado Gomes

Mestre em Ciências pela Escola de Educação Física e Esporte da Universidade de São Paulo (EEFE-USP). Doutorando em Ciências pela EEFE-USP. Membro do Laboratório de Bioquímica e Biologia Molecular do Exercício da EEFE-USP.

José Eduardo Krieger

Doutor em Fisiologia pelo Medical College of Wisconsin.
Professor Titular de Genética e Medicina Molecular do Departamento de Cardiopneumologia da Faculdade de Medicina da USP.

Júlia Frias Amato

Graduação em Psicologia pela Universidade Presbiteriana Mackenzie e especialização em Psicologia do Esporte pelo Instituto Sedes Sapientiae.
Mestre em Ciências pela Escola de Educação Física e Esporte da Universidade de São Paulo.
Psicóloga na Unidade de Reabilitação Cardiovascular e Fisiologia do Exercício do Instituto do Coração – HC-FM USP.

Juliano Pinheiro de Almeida

Doutor em Ciências Médicas pela FMUSP.
Orientador do Programa de Doutorado Direto da Disciplina de Anestesiologia da FMUSP
Médico Intensivista do Instituto do Câncer do Estado de São Paulo.

Júlio Cesar Batista Ferreira

Professor Associado do Instituto de Ciências Biomédicas – Faculdade de Medicina da Universidade de São Paulo.

Julio Cesar Silva de Sousa

Mestre em Ciências pela Universidade de São Paulo/Escola de Educação Física e Esporte.

Karla Melo

Doutora em Endocrinologia e Metabologia pela FMUSP.
Médica Colaboradora da Equipe de Diabetes do HC/FMUSP.
Primeira Secretária da Sociedade Brasileira de Diabetes (2018-2019).
Diretora Médica da Quasar Telemedicina.

Kátia de Angelis Lobo D'Avila

Graduada em Educação Física pelo Instituto Porto Alegre e em Ciências Biológicas pela Universidade Federal do Rio Grande do Sul (UFRGS).
Mestrado e Doutorado em Fisiologia pela UFRGS.
Pós-doutorado em Fisiologia Cardiovascular e do Exercício pelo Instituto do Coração da FMUSP/Wrigth State University.
Professora Adjunta do Departamento de Fisiologia, Laboratório de Fisiologia do Exercício, Universidade Federal de São Paulo (UNIFESP).

Larissa Ferreira dos Santos

Graduação em Educação Física pela Faculdade de Educação Física e Desportos da Universidade Federal de Juiz de Fora (UFJF).
Especialista em Condicionamento Físico Aplicado à Prevenção Cardiológica Primária e Secundária pelo Instituto do Coração/Escola de Educação Permanente (InCor/EEP/HCFMUP).
Mestra em Ciências pela Escola de Educação Física e Esporte da Universidade de São Paulo (EEFE-USP). Doutoranda no programa de Cardiologia no Instituto do Coração, Hospital das Clínicas da Faculdade de Medicina da Universidade de São Paulo (InCor/HCFMUSP).

Larissa Gonçalves Fernandes

Bacharela em Educação Física na Escola de Educação Física e Esporte da Universidade de São Paulo.
Mestranda do Laboratório de Fisiologia Celular e Molecular do Exercício pela Faculdade de Medicina da Universidade de São Paulo.

Laura Testa

Graduação em Medicina, Residência em Clínica Médica e Oncologia Clínica pela FMUSP
Título de Especialista em Oncologia Clínica pela SBOC.
Oncologista Clínica na Oncologia D'Or.
Chefe do Grupo de Mama do Instituto do Câncer do Estado de São Paulo (ICESP-HC-FMUSP).

Leandro Silva Alves

Profissional de Educação Física.
Doutorando em ciências (Cardiologia) pela Faculdade de Medicina da USP.
Especialista em Condicionamento físico aplicado a prevenção e reabilitação cardiológica pelo InCor HC-FMUSP.

Leonardo Yuji Tanaka

Pesquisador Associado – Laboratório de Biologia Vascular – InCor HCFMUSP.
Pós-doutorado pela Biomedical Engineering Department – Emory University – Atlanta GA USA.
Pós-doutorado – Laboratório de Biologia Vascular – InCor HCFMUSP.

Lígia de Moraes Antunes-Correa

Docente do Departamento de Educação Física Adaptada da Faculdade de Educação Física da Universidade Estadual de Campinas (FEF-UNICAMP).
Doutorado e Pós-doutorado em Ciências (Cardiologia) pela Faculdade de Medicina da Universidade de São Paulo (FMUSP).
Pesquisadora Colaboradora da Unidade de Reabilitação Cardiovascular e Fisiologia do Exercício do Instituto do Coração (Incor-HC/FMUSP).

Linda Massako Ueno-Pardi

Docente da Escola de Artes Ciências e Humanidades da USP.
Pós-doutorado em Ciências pela Faculdade de Medicina da Universidade de São Paulo.
Doutora em Estudos Humanos e Meio Ambiente pela Universidade de Kyoto, Japão.

Lisete Compagno Michelini

Doutora em Ciências pela Faculdade de Medicina de Ribeirão Preto USP.
Pós-doutorado pela Cleveland Clinic Foundation, Cleveland, OH, USA.
Coordenadora do Grupo de Pesquisa do CNPq "Controle Neural da Circulação na Hipertensão e Exercício" Professora Titular de Fisiologia, Departamento de Fisiologia e Biofísica, ICB, USP.

Lucas Nóbilo Pascoalino

Fisioterapeuta, coordenador do Centro de Estudos em Saúde Mental do Hospital Psiquiátrico Itupeva.
Pesquisador do NAP-USP – Núcleo de Pesquisa em Novas Arquiteturas Pedagógicas da USP.

Luciana Diniz Nagem Janot de Matos

Doutora em Ciências pela Faculdade de Medicina da Universidade de São Paulo.
Cardiologista do Centro de Reabilitação do Hospital Israelita Albert Einstein.
Docente permanente da Pós-Graduação Strictu Sensu em Ciências da Saúde do Hospital Israelita Albert Einstein.

Luciana Ferreira Angelo

Mestre em Educação – FEUSP.
Especialista em Psicologia do Esporte da Universidade/Instituição Doutor em Ciências – EEFEUSP.
Professora e Coordenadora do Curso de Especialização em Psicologia do Esporte do Instituto Sedes Sapientiae.

Luciana de Souza Santos

Doutoranda em Ciências (Cardiologia) pela Faculdade de Medicina da USP. Professora de Educação Física da Unidade de Reabilitação Cardiovascular e Fisiologia do Exercício do Incor HC-FMUSP.

Luciana Tavares Batalha

Doutora em Ciências da Saúde pela Faculdade de Medicina da Universidade de São Paulo (FMUSP).
Especialista em Endocrinologia e Metabologia pela Sociedade Brasileira de Endocrinologia e Metabologia (SBEM).

Luciene Ferreira Azevedo

Pós-doutorado na Universidade Técnica de Munique – Alemanha.
Doutora em Ciências (Cardiologia) pela Faculdade de Medicina da Universidade de São Paulo.
Mestre em Ciências (Fisiologia Humana) pelo Instituto de Ciências Biomédicas da Universidade de São Paulo.
Especialista em Prevenção Cardiológica Primária e Secundária pelo Instituto do Coração (HC-FMUSP).
Licenciatura plena em Educação Física pela Escola de Educação Física da Universidade de Minas Gerais.

Ludhmila Abrahão Hajjar

Professora Associada da Disciplina de Cardiologia da FMUSP.
Chefe da Cardio-Oncologia da FMUSP.

Luiz Roberto Grassmann Bechara

Graduação em Educação Física (UNESP – Bauru).
Especialização em Fisiologia do Exercício (UNIFESP).
Mestrado em Educação Física e doutorado em Ciências no programa Educação Física na USP.
Pós-doutorado no Instituto de Ciências Biomédicas da USP e no Department of Chemical & Systems Biology – Stanford University School of Medicine, CA–USA.

Marcelo Gomes Pereira

Mestre em Ciências pela Faculdade de Medicina da Universidade de São Paulo.
Doutor em Ciências pelo Instituto de Ciências Biomédicas da Universidade de São Paulo.

Marcelo Biscegli Jatene

Professor Associado e Livre Docente do Departamento de Cardiopneumologia, Disciplina de Cirurgia Cardiovascular da Faculdade de Medicina da Universidade de São Paulo.
Diretor do Unidade de Cirurgia Cardiovascular Infantil do InCor-HC-FMUSP.

Marcelo Luiz Campos Vieira

Professor Livre Docente – Faculdade de Medicina, Universidade de São Paulo, FMUSP, São Paulo.
Médico do Setor de Ecocardiografia do Instituto do Coração (InCor), FMUSP, São Paulo.
Médico do Setor de Ecocardiografia, Hospital Israelita Albert Einstein, São Paulo.

Marcelo Rodrigues dos Santos

Doutor em Ciências (Programa de Cardiologia) pela Faculdade de Medicina da Universidade de São Paulo (FMUSP).
Pós-doutorado pela Universidade de Göttingen, Alemanha.
Pós-doutorando na Unidade de Reabilitação Cardiovascular e Fisiologia do Exercício, do Instituto do Coração (InCor) do Hospital das Clínicas da FMUSP.

Marcelo Vailati Negrão

Médico Oncologista, fellow clínico no MD Anderson Cancer Center, Houston, Texas, EUA.

Márcia Maria Godoy Gowdak

Doutora em Ciências pela Faculdade de Medicina da USP na área de Cardiologia.
Professora da pós-graduação Lato Sensu em Cardiologia e Fisioterapia em Reabilitação.
Cardiovascular do Instituto de Ensino e Pesquisa Albert Einstein.
Nutricionista do Programa de Educação Nutricional da Escola Vera Cruz.

Márcio Silva Miguel Lima

Médico Assistente do Serviço de Ecocardiografia do Instituto do Coração do Hospital das Clínicas da Faculdade de Medicina, Universidade de São Paulo (InCor-HCFMUSP).
Médico Ecocardiografista do Grupo Fleury.
Especialista em Cardiologia e Ecocardiografia pela Sociedade Brasileira de Cardiologia (SBC) e Medicina Intensiva pela Associação de Medicina Intensiva Brasileira (AMIB).
Doutor em Cardiologia pela Faculdade de Medicina da Universidade de São Paulo.

Maria Cláudia Irigoyen

Graduada em Medicina pela Pontifícia Universidade Católica do Rio Grande do Sul e em Ciências Naturais pela Universidade Federal do Rio Grande do Sul (UFRGS).
Mestrado em Fisiologia pela UFRGS.
Doutorado pelo Instituto de Ciências Biomédicas da Universidade de São Paulo (USP).
Livre docente pelo Departamento de Cardiopneumologia da FMUSP.
Médica Assistente da Unidade de Hipertensão do INCOR – FMUSP. Coordenadora do Laboratório de Hipertensão Experimental do INCOR – FMUSP.
Orientadora dos Programas de Pós-Graduação em Cardiologia e em Fisiopatologia Experimental da FMUSP.

Maria Elizabeth Rossi da Silva

Chefe da Unidade de Diabetes do Serviço de Endocrinologia e Metabologia do Hospital das Clínicas da Faculdade de Medicina da Universidade de São Paulo (FMUSP).
Responsável pelo Laboratório de Carboidratos e Radioimunoensaio LIM-18 da FMUSP
Professor Colaborador da FMUSP.

Maria Janieire de Nazaré Nunes Alves

Doutora em Ciências (Programa de Cardiologia) pela Faculdade de Medicina da Universidade de São Paulo (FMUSP).
Médica assistente da Unidade de Reabilitação Cardiovascular e Fisiologia do Exercício do Instituto do Coração (InCor-HC-FMUSP).
Professora colaboradora do Departamento de Cardiologia da FMUSP.

Maria Urbana Pinto Brandão Rondon

Doutora em Educação Física pela Escola de Educação Física e Esporte da Universidade de São Paulo. Professora Doutora do Departamento de Biodinâmica do Movimento do Corpo Humano da Escola de Educação Física e Esporte da Universidade de São Paulo.
Coordenadora do Laboratório de Controle Autonômico da Circulação da Escola de Educação Física e Esporte da Universidade de São Paulo.

Marília Harumi Higuchi dos Santos Rehder

Coordenadora do Serviço de Cardio-Oncologia do Sírio-Libanês.
Médica assistente da Unidade de Terapia Intensiva Cardiológica do Sírio-Libanês.
Médica assistente do Serviço de Cardio-Oncologia do Instituto do Câncer do Estado de São Paulo (Icesp).
Doutorado – Faculdade de Ciências Farmacêuticas da Universidade de São Paulo.
Master in Health Sciences – Duke University.

Marisa Passarelli

Bióloga, Vice Coordenadora do Laboratório de Lípides LIM-10 do HCFMUSP.
Doutora em Fisiologia pelo Instituto de Ciências Biomédicas da USP, pós-doutorado em Metabolismo e Endocrinologia pela Universidade de Washington, Seattle, EUA.

Mateus Camaroti Laterza

Doutorado em Ciências, área de concentração Cardiologia.
Instituto do Coração da Faculdade de Medicina da Universidade de São Paulo.

Maurício Ibraim Scanavacca

Professor livre docente da Faculdade de Medicina da USP. Diretor da Unidade de Arritmias Cardíacas do InCor HC-FMUSP.

Mayara Alves dos Santos

Profissional de Educação Física da Unidade de Reabilitação Cardiovascular e Fisiologia do Exercício do InCor-HCFMUSP.
Mestranda pela Escola de Educação Física e Esporte da USP.

Natale Pinheiro Lage Rolim

Pesquisadora do Departamento de Cardiologia do Hospital da Universidade de Oslo, Rikshospitalet, Noruega.

Natan Daniel da Silva Junior

Especialista em Condicionamento físico aplicado à prevenção cardiológica primária e secundária pelo Instituto do Coração (InCor-HC-FMUSP).
Doutor em Ciências pela Faculdade de Medicina da Universidade de São Paulo (FMUSP).
Diretor Científico do Departamento de Educação Física da Sociedade de Cardiologia do Estado de São Paulo – SOCESP.

Nelson Samesima

Doutor em Cardiologia pela USP.
Especialista em Cardiologia pela Associação Médica Brasileira e USP.

Newton Nunes

Doutorado na USP (2005) – Escola de Educação Fisica e Esporte da USP.
Mestrado na USP (2000) – Escola de Educação Física e Esporte da USP.
Especialização em Prevenção cardiológica e reabilitação cardiovascular – InCor – HCFMUSP.

Patricia Alves de Oliveira

Título de Especialista em Ergometria, Reabilitação e Cardiologia do Esporte pelo DERC-SBC.
Médica Cardiologista assistente da Unidade de Reabilitação Cardíaca e Fisiologia do Exercício do INCOR HCFMUSP e da unidade de Cardiologia do Hospital Sírio-Libanês de São Paulo.

Patricia Chakur Brum

Professora Titular de Fisiologia da Atividade Motora da Escola de Educação Física e Esporte da USP. Coordenadora do Laboratório de Fisiologia Celular e Molecular do Exercício da EEFEUSP.
Pós-doutorado em Fisiologia Celular e Molecular pela Universidade de Stanford, Califórnia, EUA.
Estágio sabático na Universidade Norueguesa de Ciência e Tecnologia, Trondheim, NO.

Paula Fontes Asprino

Bacharelado e Licenciatura em Ciências Biológicas pelo Instituto de Biociências da Universidade de São Paulo (IB-USP)
Doutorado em Ciências pelo Instituto de Química, Departamento de Bioquímica, da Universidade de São Paulo (IQ-USP).

Paula Ramos Pinto

Educadora Física, Mestre em Ciências e Doutoranda do Programa de Endocrinologia da Faculdade de Medicina da USP.

Paulo Jorge Moffa

Professor Associado Cardiologia USP.

Paulo Rizzo Ramires

Prof. Dr. da Escola de Educação Física e Esporte da Universidade de São Paulo.
Coordenador do Laboratório de Bioquímica e Biologia Molecular do Exercício – EEFEUSP.

Paulo Marcelo Gehm Hoff

Professor Titular da Disciplina de Oncologia do Departamento de Radiologia e Oncologia da FMUSP.
Presidente da Oncologia da Rede D'Or São Luiz.
Vice-Diretor do Condir ICESP.
Diretor Geral do ICESP.

Paulo Roberto Chizzola

Médico Assistente do Núcleo de Insuficiência Cardíaca do InCor HC-FMUSP.
Doutor em Ciências (Cardiologia) pela Faculdade de Medicina da USP.
Título de Especialista em Cardiologia pela Associação Médica Brasileira e Sociedade Brasileira de Cardiologia.

Rafael Yokoyama Fecchio

Mestre em Ciências – Escola de Educação Física e Esporte da USP.

Raffael Francisco Pires Fraga

Doutor em Cardiologia pela Faculdade de Medicina da Universidade de São Paulo (FMUSP)
Coordenador do check up executivo – Alta Diagnóstico.

Raphael Ferreira de Paiva Barreto

Formado em bacharel em educação física pela UNESA em 2012 e mestrando da Universidade de São Paulo.

Raphaela Vilar Ramalho Groehs Miranda

Pós-doutoranda pela Faculdade de Medicina da Universidade de São Paulo.
Doutora em Ciências (Cardiologia) pela Faculdade de Medicina da Universidade de São Paulo.

Raul Cavalcante Maranhão

Prof. Titular de Bioquímica Clínica, Faculdade de Ciências Farmacêuticas da USP e Médico Pesquisador e Diretor do Laboratório de Metabolismo e Lípides do Instituto do Coração do Hospital das Clínicas da Faculdade de Medicina da USP.

Renato Lopes Pelaquim

Profissional de Educação Física da Unidade de Reabilitação Cardiovascular e Fisiologia do Exercício do InCor-HCFMUSP e do Instituto Dante Pazzanese de Cardiologia.
Doutorando em Ciências da Saúde Interdisciplinar pela Universidade Cruzeiro do Sul.

Roberta Saretta

Cardiologista e Coordenadora médica do Centro de Cardiologia do Hospital Sírio-Libanês de São Paulo.

Roberto Kalil Filho

Professor Titular no Departamento de Cardiopneumologia da Faculdade de Medicina da Universidade de São Paulo (FMUSP).
Diretor Geral do Centro de Cardiologia do Hospital Sírio-Libanês de São Paulo.
Presidente do Conselho Diretor do Instituto do Coração do Hospital das Clínicas da FMUSP.

Rodrigo Gonçalves Dias

Graduado em Educação Física pela Universidade Estadual de Campinas (UNICAMP).
Especialista em Bioquímica, Fisiologia, Nutrição e Treinamento Esportivo pela UNICAMP.
Doutor em Biologia Funcional e Molecular pela UNICAMP e Instituto do Coração – InCor (HCFMUSP).
Pós-doutor pelo Departamento de Cardiopneumologia da Faculdade de Medicina da USP.
Professor Titular Visitante da Universidade Federal do Maranhão (UFMA).

Rodrigo Tallada Iborra

Educador Físico, Doutor em Ciências pelo Programa de Endocrinologia da Faculdade de Medicina da USP.
Pós-doutorado em Endocrinologia e Metabologia.

Rodrigo Wagner Alves de Souza

Doutor em Biologia Celular e Estrutural pela Universidade de Campinas UNICAMP.
Mestre em Biologia Celular e Estrutural pela Universidade de Campinas UNICAMP.
Pós-doutorando em Fisiologia Celular e Molecular do Exercício pela Universidade de SP – USP.

Roger Chammas

Médico pela Faculdade de Medicina da Universidade de São Paulo.
Doutor em Ciências pelo Instituto de Química da Universidade de São Paulo (Bioquímica).
Livre-docente em Oncologia pela Faculdade de Medicina da Universidade de São Paulo.
Professor titular de Oncologia (área: Oncologia Básica) da Faculdade de Medicina da Universidade de São Paulo.

Rui Curi

Graduado em Farmácia-Bioquímica pela Universidade Estadual de Maringá.
Mestre e Doutor em Ciências (Fisiologia Humana) pela Universidade de São Paulo.
Professor Titular do Departamento de Fisiologia e Biofísica do Instituto de Ciências Biomédicas da Universidade de São Paulo.
Professor Titular da Universidade Cruzeiro do Sul.

Ruth Caldeira De Melo

Docente dos Cursos de Graduação e Pós-Graduação em Gerontologia da Escola de Artes, Ciências e Humanidades da Universidade de São Paulo – EACH | USP.
Responsável pela disciplina de Exercício Físico, Envelhecimento e Prevenção de Doenças Crônicas do Programa de Pós-Graduação em Gerontologia da Escola de Artes, Ciências e Humanidades da Universidade de São Paulo – EACH | USP.
Coordenadora do Programa de Pós-Graduação em Gerontologia da Escola de Artes, Ciências e Humanidades da Universidade de São Paulo – EACH | USP.

Sandra Nívea dos Reis Saraiva Falcão

Professora adjunta da universidade de Fortaleza.
Professora da Universidade Federal do Ceará.
Doutorado em Ciências Médicas pela FMUSP.

Soraya Fernandes Reis

Especialista em Psicomotricidade pelo Centro de Ensino Superior de Juiz de Fora.
Graduada em Educação Física pela Universidade Federal de Juiz de Fora (UFJF).

Taís Tinucci

Doutorado pela Universidade de São Paulo/Faculdade de Medicina.
Professora aposentada do Departamento de Biodinâmica da Escola de Educação Física e Esporte da Universidade de São Paulo.

Tania Cristina Pithon-Curi

Doutora em Fisiologia Humana pelo Instituto de Ciências Biomédicas da Universidade de São Paulo (ICB-USP). Pós-doutora em Medicina pela Uniformed Services University of the Health Sciences (USUHS-EUA). Pesquisadora Visitante da Uniformed Services University of the Health Sciences (USUHS-EUA).
Coordenadora e Professora Titular do Programa de Pós-graduação Interdisciplinar em Ciências da Saúde (Área: Medicina I da CAPES), Universidade Cruzeiro do Sul. Pró-Reitora de Pós-graduação e Pesquisa das Universidades Cruzeiro do Sul e Cidade de São Paulo.

Thaís Simões Nobre Pires Santos

Doutora em Ciências (Cardiologia) pela Faculdade de Medicina da USP.

Vanessa Azevedo Voltarelli

Doutora em Ciências pela Universidade de São Paulo – Escola de Educação Física e Esporte.
Mestre em Ciências pela Universidade de São Paulo – Escola de Educação Física e Esporte.
Pesquisadora Colaboradora da Escola de Educação Física e Esporte da USP.

Vera Maria Cury Salemi

Professora Livre Docente – Faculdade de Medicina, Universidade de São Paulo, FMUSP, São Paulo.
Professora Colaboradora do Departamento de Cardiopneumologia da USP.
Médica do Setor de Insuficiência Cardíaca do Instituto do Coração (InCor), FMUSP, São Paulo.

Vicente Renato Bagnoli

Doutorado em Disciplina de Ginecologia na FMUSP.
Livre Docente FMUSP.
Professor Associado da Disciplina de Ginecologia da FMUSP.
Especialização Departamento Ginecologia e obstetrícia na FMUSP.

William Azem Chalela

Diretor do Serviço de Eletrocardiologia do Instituo do Coração do Hospital das Clínicas da Faculdade de medicina da USP.
Médico Supervisor do Serviço de Ergometria da Sociedade Beneficente de Senhoras do Hospital Sírio-Libanês de São Paulo.
Professor Médico Colaborador do Departamento de Cardiopneumologia da Faculdade de Medicina da universidade de São Paulo.
Coordenador de Relações com Departamentos e Sociedades da Sociedade Brasileira de Cardiologia (2018/2019).

Willian das Neves Silva

Mestre em Ciências – Escola de Educação Física e Esportes da USP.

Wilson Mathias Jr.

Diretor, Ecocardiografia.
Professor Livre-docente FMUSP.
Instituto do Coração (InCor) HC-FMUSP.
Médico Master, Grupo Fleury.

Sumário

SEÇÃO 5 EXERCÍCIO FÍSICO EM DIFERENTES POPULAÇÕES

SEÇÃO 6 CARDIOLOGIA DO ESPORTE

PREFÁCIO À QUARTA EDIÇÃO

"Reabilitação cardiovascular, exercício físico e fisiologia do exercício são temas envolvidos na Cardiologia atual que podem valer mais que vários medicamentos..."

Ramires, JAF – 2019

Em 1977, o InCor iniciou suas atividades e, desde então, seu engrandecimento foi inquestionável e muitas vezes extrapolando a Cardiologia. Em seu início, o Prof. Décourt criou um setor chamado de Cardiologia Social, que englobava Reabilitação Cardíaca, Lípides e o embrião da Cardiogeriatria. Nos anos que se seguiram, observou-se que um dos setores, a Reabilitação, trabalhava de forma muito limitada pelo espaço físico insuficiente e pela falta de uma liderança científica específica na área. Essa situação perdurou por vários anos, pois havia vários jovens valores dentre os professores de educação física, mas sem uma forte liderança médica com conhecimento da área.

Assim, em 1998, tive a oportunidade de convidar um jovem valor que despontava entre os educadores físicos que alí trabalhavam: Prof. Carlos Eduardo Negrão, que, além de trabalhar na Reabilitação do InCor, era também Professor da Escola de Educação Física da USP. Nessa oportunidade, lancei um desafio ao jovem Negrão: "estou lhe fazendo um convite que pode ser sua glória ou seu fim: ser o Diretor da atual Unidade Clínica de Reabilitação Cardiovascular e Fisiologia do Exercício". Pela primeira vez, um não médico, jovem e em formação estaria dirigindo um serviço com médicos e dentro de um hospital, cuidando de pacientes, i.e., quase uma heresia.

O fato foi que o Negrão aceitou o desafio e deu início à nova fase dessa Unidade Clínica do InCor. Produziu uma revolução na assistência, no ensino e, em especial, na pesquisa. Conseguiu expandir a Unidade sem aumentar o espaço físico no hospital, abrindo uma Unidade dentro da Escola de Educação Física da USP, em convênio que envolveu Fundação Zerbini/USP/Escola de Educação Física, outra na Av. Paulista, em convênio Fundação Zerbini/Clube Homs e outra na sede da fábrica da General Motors em São Caetano do Sul, em convênio entre Fundação Zerbini/GM. O mais importante é que nessas unidades os pacientes ou a empresa pagavam pelo serviço prestado, tornando a Unidade de Reabilitação autossustentável, incluindo também a avaliação com ergometria e/ou ergoespirometria.

A partir da reestruturação da Unidade de Reabilitação, o próximo passo foi dar forma à estrutura da Fisiologia do Exercício, iniciando-se uma série de estudos envolvendo investigação da atividade simpática, por meio do nervo perôneo, de pacientes cardiopatas ou com fatores de risco cardiovasculares que permitiram várias publicações e tornaram o grupo reconhecido internacionalmente.

Hoje, posso afirmar que o Prof. Negrão ultrapassou os limites do desafio, formando uma equipe: Maria Janieire de Nazaré Nunes Alves, Amanda Gonzales Rodrigues, Patricia Alves de Oliveira, Maria Urbana Pinto Brandão Rondon e Patricia Chakur Brum de alto valor científico, incluindo médicos e educadores físicos, contando com residentes, alunos de pós-graduação, alunos de especialização ou mesmo graduandos em estágio optativo.

Neste livro, ele e seu grupo reúnem em 41 capítulos uma experiência ímpar gerada ao longo de sua liderança à frente da Unidade Clínica de Reabilitação Cardiovascular e Fisiologia do Exercício. Por isso, espero que todos os leitores aproveitem esse volume de informações, muitas geradas e identificadas pelo grupo e outras de colaboradores convidados, para que entendamos melhor os problemas e as soluções de nossos pacientes.

José Antonio Franchini Ramires
Professor Titular de Cardiologia
Instituto do Coração (InCor) da
Universidade de São Paulo

PREFÁCIO DA TERCEIRA EDIÇÃO

"O verdadeiro mestre não é aquele que ensina, mas o que deixa o exemplo e o caminho aberto com os conhecimentos deixados a seus alunos."
Ramires, JAF – 2010

Os mestres ensinam, deixam exemplos e mostram os caminhos.

Na vida acadêmica, existem muitos professores, mas poucos mestres, infelizmente. Dentre estes, destaca-se o prof. Carlos E. Negrão, que, além de Professor Titular da Escola de Educação Física e Esportes da Universidade de São Paulo (EEFE-USP), é diretor da Unidade Clínica de Fisiologia do Exercício e Reabilitação Cardiovascular do Instituto do Coração do Hospital das Clínicas da Faculdade de Medicina da USP (InCor-HC-FMUSP).

Em todos esses anos, o prof. Negrão ministrou aulas para alunos nas duas instituições e formou vários doutores, com pesquisas alinhadas às suas atividades científicas, desenvolvendo novos investigadores e professores.

No InCor, assumiu uma posição até então só exercida por médicos. Nesses pouco mais de dez anos à frente da Unidade, tornou-se um dos principais líderes científicos da área, com grande expressão no Brasil e no exterior.

Neste livro, expõe toda sua experiência e de seu grupo, registrando, dessa forma, o papel do mestre ao deixar parte do conhecimento em escrita perene. Tenho certeza de que todos os leitores terão oportunidade de receber essas informações e constatar o ótimo conteúdo dos trinta capítulos.

José Antonio Franchini Ramires
Professor Titular de Cardiologia da FMUSP
Diretor da Divisão de Cardiologia Clínica do InCor-HC-FMUSP

PREFÁCIO DA SEGUNDA EDIÇÃO

"O exercício é a fronteira entre a saúde e a doença do coração..., mas cada vez mais se conhece o benefício."

Ramires, JAF – 2006

Na primeira edição, escrevi no Prefácio que os editores Negrão e Pereira Barretto, com a participação de colaboradores da Unidade de Reabilitação Cardiovascular e Fisiologia do Exercício e outros do InCor, apresentavam importantes avanços relacionados ao binômio coração-atividade física. Esse grupo de colaboradores reúne grande parte dos principais investigadores do país sobre fisiologia do exercício e o uso do exercício no tratamento das doenças cardiovasculares.

Após dez meses, a edição está esgotada, comprovando-se o grande interesse pela área. Nesta nova edição, há capítulos revisados, incluindo atualizações recentes de grande valia para todos os interessados pelo exercício na cardiologia: médicos cardiologistas, fisiologistas, professores de educação física e fisioterapeutas.

Assim, espera-se que a segunda edição tenha o mesmo sucesso da primeira, contribuindo, desta forma, para o reconhecimento da literatura médica da língua portuguesa.

José Antonio Franchini Ramires
Professor Titular de Cardiologia da FMUSP
Diretor Geral do InCor-HC-FMUSP

PREFÁCIO DA PRIMEIRA EDIÇÃO

"O exercício é a fronteira entre a
saúde e a doença do coração..."
Ramires, JAF – 2004

Correr, andar, nadar, jogar... enfim, existem várias formas de se exercitar. O que representam? Qual o significado?

Essas respostas estão contidas neste livro. Seus editores, Negrão e Pereira Barretto, expõem, cuidadosamente, a experiência e a visão do grupo de médicos, professores de Educação Física e outros da Unidade de Reabilitação Cardiovascular e Fisiologia do Exercício do InCor.

Cardiologia do Exercício: do Atleta ao Cardiopata reúne a opinião de colaboradores que, em conjunto com os editores, nos mostram importantes avanços relacionados ao coração e à atividade física.

Sem dúvida, os leitores terão a oportunidade de observar a exposição de novos conhecimentos, métodos e importância do exercício sobre o coração normal e o doente.

Finalmente, é um júbilo para todos a edição de um livro com este conteúdo que enriquece a literatura científica em nosso país.

José Antonio Franchini Ramires
Professor Titular de Cardiologia da FMUSP
Diretor Geral do InCor-HC-FMUSP

APRESENTAÇÃO

Evidências acumuladas ao longo das últimas décadas mostram que o exercício físico tem um papel muito importante na vida do ser humano. Além de melhorar o funcionamento orgânico e promover a saúde, o exercício físico pode prevenir patologias. Doença cardiovascular e câncer – as duas maiores causas de morte – podem ser evitados pela prática de exercício físico. Esses benefícios se estendem ao prognóstico de vida. Pessoas com capacidade física mais elevada, independentemente de terem fatores de risco de doenças, têm uma sobrevida maior que pessoas com baixa capacidade física. Não menos relevantes são os benefícios do exercício naqueles que já foram acometidos por doença. O exercício físico tem sido inequivocamente recomendado no tratamento de pacientes, inclusive para portadores de insuficiência cardíaca e câncer.

Na quarta edição deste livro, *Cardiologia do Exercício: do Atleta ao Cardiopata*, especialistas e renomados pesquisadores abordam com muita propriedade os aspectos fisiológicos e moleculares do exercício e o papel do exercício físico nos fatores de risco cardiovascular e no tratamento de doenças cardiovasculares, bem como seu papel na cardio-oncologia, na cardiologia do esporte e em populações especiais.

As informações adquiridas neste livro são amplas. Elas vão desde conhecimentos básicos de fisiologia e cardiologia do exercício até conceitos aprofundados de mecanismos que norteiam os benefícios do exercício, tratados num contexto absolutamente translacional, com resultados obtidos em bancadas de laboratório aplicados ao indivíduo saudável e ao portador de doenças.

Nós, autores desta obra, esperamos proporcionar ao leitor momentos agradáveis e, sobretudo, conhecimentos sobre o que há de mais avançado na biologia do exercício.

Carlos Eduardo Negrão

Seção 1

Aspectos fisiológicos e moleculares do exercício

1

Fisiologia integrativa no exercício físico

Maria Urbana Pinto Brandão Rondon
Daniel Godoy Martinez
Eduardo Rondon
Fernanda de Souza Zamo-Roth
Amilton da Cruz Santos
Denise de Oliveira Alonso

INTRODUÇÃO

Durante a atividade física ocorrem ajustes cardiovasculares, respiratórios e neuro-humorais para garantir uma oferta energética adequada, especialmente para a musculatura esquelética. A realização frequente de exercícios físicos causa adaptações morfológicas e funcionais, as quais resultam em maior eficiência orgânica. Essas adaptações fisiológicas desencadeadas pelo exercício físico proporcionam aumento da capacidade funcional e da tolerância ao esforço.

Neste capítulo, serão discutidas as principais adaptações energéticas, metabólicas, cardiovasculares, respiratórias e neurais desencadeadas pelo exercício físico aeróbio durante uma sessão aguda de exercício e após um período de treinamento físico. Serão abordadas as fontes de energia para a realização do exercício, o apoio cardiorrespiratório para atender à demanda de oxigênio e os substratos energéticos para a musculatura esquelética em atividade, assim como os principais mecanismos neuroendócrinos que modulam essas respostas.

FONTES ENERGÉTICAS PARA A CONTRAÇÃO MUSCULAR

O sistema muscular necessita de abastecimento contínuo de energia química para o adequado funcionamento. O trifosfato de adenosina (ATP), um fosfato de alta energia dentro da célula muscular como resultado da conversão dos nutrientes alimentares (gordura, carboidratos e proteínas), é uma forma de energia biologicamente utilizável, sendo o principal composto de alta energia para armazenamento e liberação de energia para a contração muscular.

Durante uma atividade motora como o exercício físico, o ATP é transformado em difosfato de adenosina + fosfato orgânico (ADP + Pi) pela ação da enzima ATPase, fazendo com que a energia presente em uma das ligações químicas dos grupamentos fosfatos seja liberada. A energia livre resultante dessa quebra permite que ocorra a contração muscular (deslocamento das pontes cruzadas de miosina sobre a actina). Esse processo perdura enquanto houver energia livre disponível ou enquanto a célula muscular for capaz de continuar a transformação da energia química proveniente do ATP. Considerando-se que o armazenamento de ATP nas células é pequeno, há necessidade de ressíntese contínua. Quando ocorre depleção dos níveis de ATP, outros compostos são degradados para suprir a demanda de ATP.[1] O aporte contínuo de ATP para a contração muscular ocorre através de três vias:

- ATP-CP (transferência do fosfato da creatina fosfato – CP – para a ADP), formando ATP.
- Via glicolítica, anaeróbia da glicose, que ocorre no citosol.
- Via oxidativa, degradação aeróbia de glicose, ácidos graxos e aminoácidos, que ocorre na mitocôndria.

Essas vias são ativadas de acordo com a intensidade e a duração do exercício. Em alguns casos, é possível passar por todas as três vias metabólicas numa mesma atividade. No início do exercício, o ATP é fornecido principalmente pelas vias anaeróbias. Com o prolongamento da atividade e o aumento da frequência cardíaca e da ventilação pulmonar, mais oxigênio torna-se disponível, dando início ao metabolismo aeróbio, que predomina até o limiar anaeróbio. Após esse limiar, o metabolismo anaeróbio é novamente acionado. O treinamento aeróbio gera diversas adaptações na musculatura esquelética, que permitem que o músculo utilize substratos energéticos com maior eficiência para a produção de ATP e se torne mais resistente à fadiga. Röckl, et al.[2] sugerem que o corpo humano desenvolve três principais adaptações após a prática regular de exercícios aeróbios:

1. transformações no tipo de fibras musculares (isoformas da miosina de cadeia pesada), conversão do fenótipo da fibra muscular branca para a de aparência vermelha.[3]
2. aumento da atividade e da quantidade mitocondrial (melhor capacidade oxidativa).[3-5]
3. aumento na expressão proteica de GLUT4 que facilita o transporte da glicose na musculatura exercitada.[6]

Esta última adaptação está relacionada à melhora no metabolismo da glicose, conforme descrito pela primeira vez por Bergstrom e Hultman,[7] na década de 1960, quando esses autores demonstraram que uma única sessão de exercício aumentava a captação de glicose pelo músculo esquelético. Mais recentemente, ficou evidenciado que o treinamento físico provoca adaptações genéticas e moleculares, que resultam em melhora na contratilidade muscular e do rendimento físico.[8]

SISTEMAS ANAERÓBIOS

As duas vias de ressíntese de ATP, descritas como sistema ATP-CP e sistema glicolítico, são de grande importância para a contração muscular, uma vez que sintetizam ATP em alta velocidade e sem a utilização de oxigênio.

Sistema ATP-CP

A fosfocreatina (CP ou PCr), também chamada creatina-fosfato, serve como fonte imediata de grupos fosforil para a rápida síntese de ATP.[9] A formação de ATP do sistema ATP-CP é o meio mais rápido de reconstituição do ATP. Ele assegura ao músculo o fornecimento imediato de energia. A concentração de PCr no músculo esquelético de aproximadamente 30 mM, quase 10 vezes a concentração de ATP, está disponível como fonte imediata de grupos fosforil para a síntese rápida de ATP a partir de ADP pela enzima creatinoquinase.[9]

Em determinadas situações em que ocorre rápida demanda por energia, o reservatório de PCr é utilizado para a reposição de ATP, numa velocidade consideravelmente maior do que a síntese de ATP.[9] Quando a demanda por energia diminui, o ATP produzido é utilizado para reconstituir o reservatório de PCr através de uma reação inversa da creatina-cinase.[9] Nos primeiros momentos do exercício físico (2 a 3 segundos), o músculo utiliza as moléculas de ATP estocadas. Após esse período, passa a utilizar a PCr para a ressíntese de ATP, em atividades com duração de 6 a 8 segundos. Entretanto, a quantidade total de fosfocreatina é muito pequena (24 mmol/kg de peso úmido de músculo), e a reconstituição do ATP por essa via é bastante limitada. Exercícios intensos, com duração entre 1 e 8 segundos são exemplos típicos de atividades que usam fosfatos de alta energia para o fornecimento de ATP. Dentre os exemplos de exercícios intensos de curta duração que utilizam o ATP proveniente dos fosfatos de alta energia estão corridas de 50 e 100 m e atividades, tais como subir escadas, saltar, chutar ou lançar uma bola.

Sistema glicolítico

O sistema glicolítico também é considerado uma via rápida para a obtenção de ATP; ele é denominado glicólise anaeróbia. É uma via que utiliza como substrato para o fornecimento de ATP somente carboidratos (glicose e glicogênio). A glicose chega à célula muscular pela corrente sanguínea e é imediatamente fosforilada, convertendo-se em glicose-6-fosfato. Essa molécula permanece dentro da célula irreversivelmente, até ser metabolizada pela via glicolítica ou ser armazenada como glicogênio.

O glicogênio é uma grande molécula constituída por unidades de glicose. Durante a contração muscular, a atividade da enzima glicogênio-fosforilase aumenta em resposta à elevação intracelular da concentração de cálcio e do Pi. Essa resposta causa remoção de unidades de glicose do glicogênio e produção de glicose-1-fosfato através de um processo denominado glicogenólise. A partir do metabolismo de glicose-1-fosfato há fornecimento de energia sem a utilização de oxigênio. O produto final desse processo são duas moléculas de piruvato e duas moléculas de ATP.

$$\textbf{1 glicose} + 2\text{ ADP} + 2\text{ P}_i + 2\text{ NAD}^+ \rightarrow \textbf{2 piruvato} + \textbf{2 ATP} + 2\text{ NADH} + 2\text{ H}^+ + 2\text{ H}_2\text{O}$$

Portanto, o resultado final do metabolismo anaeróbio da glicose é 2 moléculas de ATP e 2 de piruvato. O piruvato pode ser o resultado final dessa cascata, mas também pode ser o precursor do lactato, o que ocorre com frequência. Dessa forma, o piruvato é removido do citossol, pois ele impede que ocorram as fosforilações necessárias para a produção do ATP, tornando-se um fator limitante para a continuidade do exercício.

A reposição da ATP permite que a contração muscular seja mantida por curtos períodos (30 segundos a 2 minutos), tais como as que ocorrem em provas de velocidade na natação (50 e 100 m), de atletismo (200 m) e de aparelhos (ginástica artística).

SISTEMA OXIDATIVO OU METABOLISMO AERÓBIO

A fosforilação oxidativa é a forma mais eficiente de produção de ATP. Essa via, que envolve as mitocôndrias, garante a produção energética por horas, o que é muito importante durante o exercício prolongado. Ele consiste na oxidação de carboidrato, originário da glicose sanguínea e dos estoques de glicogênio muscular, de lípides sanguíneos, do estoque muscular de triacilglicerol[10,11] e, em menor proporção, de aminoácidos.[12,13] Essa é a única via na qual ocorre a produção de ATP a partir de ácidos graxos e aminoácidos. Eles são convertidos a acetil-CoA para que se inicie o ciclo de Krebs. Processo semelhante ocorre com a glicose que também é convertida em acetil-CoA.

Os carboidratos são substratos energéticos muito eficientes na produção de energia na musculatura ativa. Eles produzem energia pela via glicolítica e pela via oxidativa. Portanto, esse substratos têm um papel importante tanto no exercício de intensidade elevada de curta duração quanto no exercício de intensidade moderada prolongado.

A oxidação dos lípides – um processo também conhecido como betaoxidação – tem um papel muito relevante na produção de energia durante o exercício prolongado. Em condições extremas em que ocorre depleção acentuada de glicogênio muscular, a betaoxidação aumenta. Nessas condições ocorre também o metabolismo de aminoácidos provenientes da degradação de proteína muscular (proteólise), especialmente a leucina e a isoleucina que são completamente oxidadas.[14]

Para iniciar o ciclo de Krebs, é necessária a formação acetil-CoA, que ocorre a partir da metabolização de carboidratos, gorduras e proteínas. Essa molécula é produzida pela coenzima A e pelo acetato originados do piruvato ou da betaoxidação dos ácidos graxos. A metabolização dos carboidratos ocorre pelo sistema glicolítico no citoplasma. Já na mitocôndria, o acetil-CoA é proveniente da betaoxidação dos ácidos graxos e da transaminação e desaminação dos aminoácidos.

A produção de ATP pela via oxidativa envolve a interação de uma série de fases metabólicas:

- ✔ Ciclo de Krebs ou ciclo do ácido tricarboxílico que consiste em uma sequência cíclica de reações enzimáticas na presença de desidrogenases, que produzem gradualmente prótons e elétrons. Os elétrons associam-se às moléculas de NAD e FAD e, em seguida, são transportados pelos citocromos. Nessa reação é produzido hidrogênio que é liberado na matriz mitocondrial na forma de cátion (íon H^+).[16] A partir de uma molécula de glicose, são formados 2 piruvatos, os precursores de 2 acetil-CoA (Figura 1.1).
- ✔ Cadeia de transporte de elétrons, também conhecida por cadeia respiratória ou fosforilação oxidativa, ocorre na mitocôndria. Nessa etapa, os elétrons de alta energia (NADH e $FADH_2$) passam por bombas de prótons e são transportados por diferentes sítios (ubiquinona ou coenzima Q, citocromos e proteína Fe-S). Eles cedem energia para a produção de ATP. Esse processo é muito eficiente e acaba formando aproximadamente 36 moléculas de ATP. A respiração celular tem como produto moléculas de ATP, CO_2 e H_2O (glicose + O_2 = H_2O + CO_2 + energia).

Portanto, durante a realização de exercícios físicos prolongados, com tempo de duração superior a 10 minutos, a ressíntese de ATP para a manutenção da contração muscular passa a ser predominantemente dependente do metabolismo oxidativo. No exercício muito prolongado, com duração de horas, a maior parte da energia produzida pela via oxidativa é proveniente do metabolismo de lipídios.

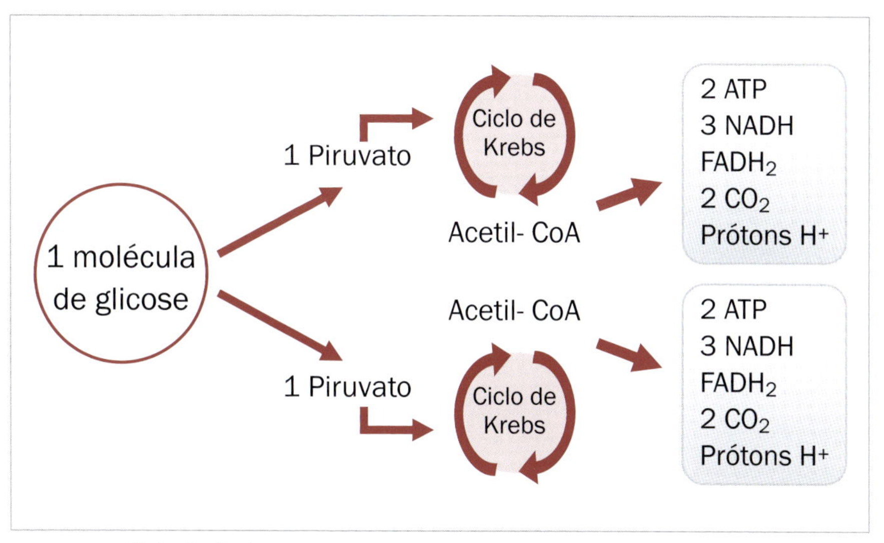

FIGURA 1.1 Ciclo de Krebs.

SISTEMA RESPIRATÓRIO E EXERCÍCIO FÍSICO

A função primária do sistema respiratório é prover o organismo com oxigênio (O_2) e dele remover o gás carbônico (CO_2), resultante do metabolismo celular. O sistema respiratório é constituído por uma zona de transporte, formada pelas vias aéreas superiores, e por uma árvore traqueobrônquica, encarregadas de acondicionar e conduzir o ar até a intimidade dos pulmões. Nessa região, há uma zona de transição, formada pelos bronquíolos respiratórios, nos quais já começam a ocorrer trocas gasosas, embora em níveis não significativos, e uma zona respiratória, formada pelos ductos e sacos alveolares, em que as trocas gasosas ocorrem de modo efetivo.[17]

As trocas gasosas de O_2 e CO_2 entre os alvéolos e os capilares pulmonares ocorrem pela ventilação e difusão pulmonar. Entende-se por ventilação pulmonar o processo mecânico de mobilização do ar para dentro e para fora dos pulmões e por difusão pulmonar o movimento aleatório das moléculas de uma área de concentração elevada para outra de menor concentração. Para que ocorra a ventilação pulmonar, é necessária a contração dos músculos respiratórios. Essa resposta mecânica faz com que o tórax aumente de volume e os pulmões se expandam, permitindo a entrada de ar. O músculo respiratório responsável pela inspiração basal é o diafragma. Entretanto, na inspiração forçada, como a observada no exercício físico extenuante, outros músculos (intercostais externos, esternocleidomastoideo, escaleno e peitoral menor) são ativados para atender a demanda ventilatória. A expiração no estado basal é um processo passivo, provocado pelo relaxamento do diafragma, que leva à diminuição do volume pulmonar e à eliminação de CO_2. A expiração forçada envolve a participação dos músculos abdominais e dos intercostais internos.[17]

O processo da difusão pulmonar, por outro lado, depende do gradiente das pressões parciais de O_2 e CO_2 entre os alvéolos e o capilar alveolar. Como a pressão parcial do O_2 é maior nos alvéolos do que no sangue, o oxigênio entra no capilar. Similarmente, como a pressão parcial de CO_2 no sangue é maior do que nos alvéolos, o CO_2 passa do sangue para os alvéolos (Figura 1.2). Pressão parcial é a pressão que um gás exerce em um recipiente como resultado do choque das moléculas com as paredes desse recipiente. Assim, quanto mais moléculas houver em um recipiente, maior o número de choques desse gás por unidade de tempo e, em consequência, maior a pressão parcial desse gás.[17]

Em repouso, a ventilação pulmonar é de aproximadamente 5 a 6 L/min. Com o início do exercício físico, observa-se elevação rápida na ventilação, em resposta ao aumento do metabolismo celular. Sinais neurais ascendentes, desencadeados por alterações mecânicas e/ou químicas dos músculos ativos, proporcionam controle periférico de retroalimentação pelo cerebelo e centro respiratório bulbar, com o objetivo de ajustar as respostas ventilatórias, tanto de volume corrente quanto de frequência respiratória. Além desses controles, a pressão arterial de O_2 e CO_2, além do pH sanguíneo, que estimulam terminações nervosas quimiossensíveis no bulbo e no sistema arterial, contribuem para padrão de ventilação pulmonar durante o exercício.[18]

Durante o exercício leve ou moderado, a ventilação aumenta linearmente, com a captação de O_2 e a produção de CO_2, alcançando valores entre 25 e 30 L/min. Nessas condições, a ventilação aumenta em função da elevação do volume corrente, enquanto a frequência respiratória tem um papel mais importante em intensidades mais altas de exercício. Atletas do sexo masculino, altamente treinados, conseguem alcançar volumes ventilatórios superiores a 200 L/min no exercício máximo.[18,19]

As mudanças na ventilação-minuto do repouso para o exercício podem ser sumarizadas nas três fases da resposta ventilatória. A fase inicial (resposta antecipatória, aumento rápido) é relativamente curta, estendendo-se até os 10 a 20 segundos iniciais do exercício. Durante essa fase, a ventilação pulmonar aumenta bruscamente em resposta a estímulos neurogênicos provenientes do córtex motor (comando central) e mecanoceptivos provenientes dos membros ativos para o centro respiratório bulbar. Esse influxo neural continua durante todo o exercício. Na segunda fase (estável), as mudanças ventilatórias ocorrem mais lentamente do que no início do exercício. Nesse momento já ocorre a participação dos quimiorreceptores centrais e periféricos

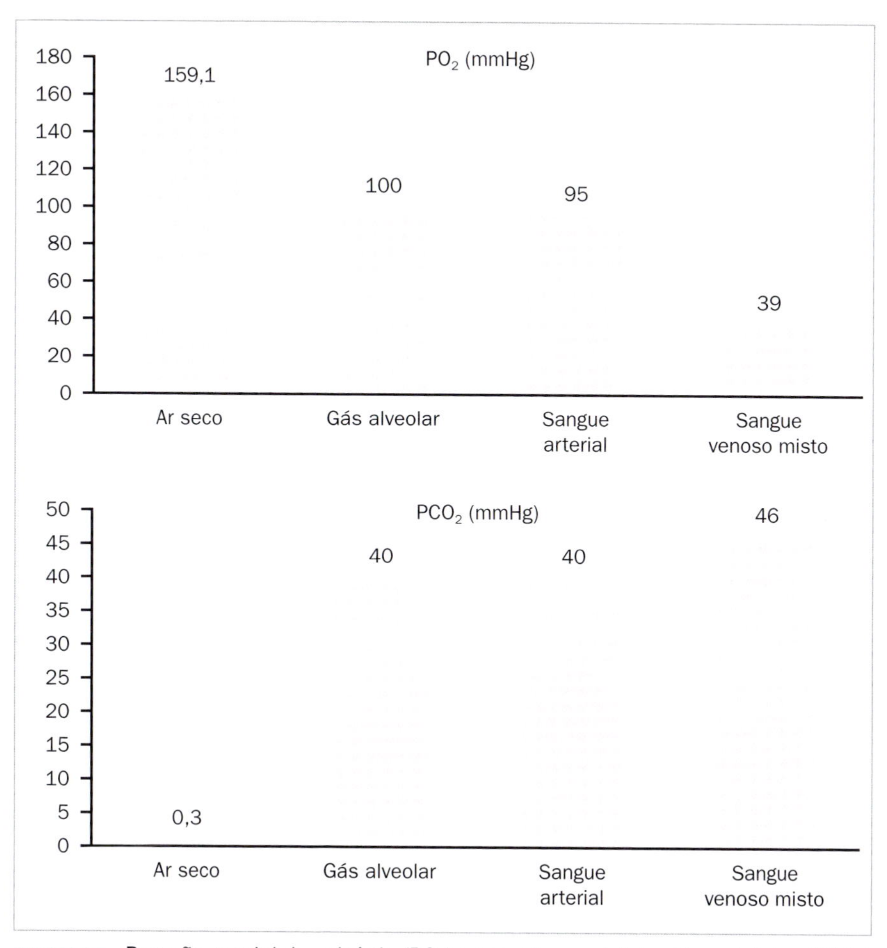

FIGURA 1.2 Pressão parcial do oxigênio (PO_2) e pressão parcial do gás carbônico (PCO_2) em diferentes compartimentos.[17]

no ajuste fino da resposta ventilatória. A ventilação pulmonar pode continuar aumentando até atingir um estado estável como resposta típica do exercício em intensidade submáxima. No exercício máximo, a ventilação continua aumentando de modo progressivo em resposta ao consumo de oxigênio. Nessa fase, a ventilação é controlada pelos quimiorreceptores centrais e periféricos, que avaliam continuamente as concentrações de O_2, CO_2 e íons hidrogênio, e a temperatura (Tabela 1.1). Com a interrupção do exercício, há um rápido declínio na ventilação-minuto. Essa resposta se deve tanto à sinalização do comando central quanto à desativação dos mecanorreceptores nos músculos previamente ativos. Na fase lenta de recuperação da ventilação ocorre o restabelecimento dos gases arteriais, com a retirada gradativa dos impulsos provenientes do centro respiratório bulbar.

TABELA 1.1 Alterações na ventilação antes, durante e após o exercício físico[19]

Fase		Alteração na ventilação	Mecanismo de controle
Repouso		—	Modulação dos quimiorreceptores centrais e periféricos no centro respiratório (ponte e bulbo).
Antecipação ao exercício		Aumento leve	Modulação do comando central (córtex cerebral) nos centros respiratórios.
Durante o exercício	Fase inicial	Aumento rápido e moderado	Modulação do comando central nos centros respiratórios. Aumento da aferência neural proveniente dos receptores musculares e das articulações para o bulbo.
	Fase intermediária	Estável ou aumento lento	Aumento na estimulação dos quimiorreceptores centrais e periféricos pelo elevação da concentração de CO_2 e do hidrogênio no sangue arterial e no líquido cefalorraquidiano.
	Fase final	Aumento contínuo ou rápido	Elevação das concentrações de potássio e de catecolaminas sanguíneas. Aumento da modulação da temperatura corporal e do comando central nos centros respiratórios.
Recuperação	Fase inicial	Declínio rápido	Diminuição da modulação do comando central nos centros respiratórios.
	Fase final	Declínio lento	Diminuição do aferência dos quimiorreceptores centrais e periféricos nos centros respiratórios.

No exercício submáximo, em estado de equilíbrio, há uma associação entre a ventilação pulmonar, o consumo de O_2 e a eliminação de CO_2. Entretanto, quando a intensidade do exercício aumenta, alcançando ou excedendo 55 a 65% da capacidade aeróbia máxima, essa associação não mais ocorre.[17] Nesse momento, a ventilação pulmonar, além de atender o consumo de oxigênio, auxilia na eliminação do CO_2.

O ponto de inflexão no qual ocorre aumento desproporcional na ventilação e na produção de CO_2, em contraste ao aumento linear observado no consumo de oxigênio, é denominado limiar anaeróbio (esse assunto será abordado amplamente no Capítulo 12 – Avaliação cardiopulmonar). Nesse momento, a produção de energia via sistema glicolítico é bastante aumentada, gerando, como subproduto do catabolismo celular, o ácido lático, que aumenta em maior proporção do que pode ser eliminado.[20,21] Esse desiquilíbrio gera acidose metabólica não compensada e, consequentemente, perda de homeostase orgânica.[5,15]

Numa condição de equilíbrio, o ácido lático é neutralizado pelo sistema bicarbonato, conforme pode ser observado na reação química apresentada a seguir:

$$C_3H_6O_3 + NaHCO_3 \rightarrow NaC_3H_5O_3 + H_2CO_3 \rightarrow H_2O + CO_2$$

Em que $C_3H_6O_3$ = ácido lático; $NaHCO_3$ = bicarbonato de sódio; $NaC_3H_5O_3$ = lactato de sódio; H_2CO_3 = ácido carbônico; H_2O = água; CO_2 = dióxido de carbono.

O aumento na produção do CO_2 pela via não metabólica, durante o exercício extenuante, é intenso e rápido, ao contrário da produção de CO_2 observada durante o exercício de intensidade leve a moderada, no qual a produção de CO_2 é predominantemente originada do ciclo de Krebs, como resultado do catabolismo da acetil-CoA. Independentemente da origem da produção do CO_2, o centro respiratório bulbar responde a esse estímulo, aumentando a ventilação-minuto. Essas mudanças na ventilação-minuto são mais do que suficientes para adequar o fluxo aéreo pulmonar durante o exercício.

Entretanto, seria possível propor que as adaptações ao exercício físico poderiam comprometer o processo de difusão. Esse não é o caso. Tem sido bem documentado que, em indivíduos saudáveis, exercitando-se e respirando ar ambiente ao nível do mar, não há queda na pressão arterial de O_2 porque gradientes de pressão de 60 mmHg para O_2 e de 6 mmHg são suficientes para equilibrar as pressões parciais, tanto do O_2 quanto do CO_2, entre o alvéolo e o capilar, em apenas 0,25 segundo.[17] Sabe-se que em condições fisiológicas os níveis de pressão de O_2 e CO_2 são muito maiores e que, mesmo durante o exercício físico intenso, o período de permanência da hemácia em contato com a barreira alvéolo-capilar não é inferior a 0,25 segundo. Além disso, com o aumento do débito cardíaco durante o exercício, ocorre expansão do volume sanguíneo dos capilares pulmonares em até três vezes os valores encontrados no repouso.[17] Todos esses mecanismos interagem coordenadamente para atingir maior eficiência no processo de difusão no sistema respiratório humano.

SISTEMA CARDIOVASCULAR E EXERCÍCIO FÍSICO

O aumento da frequência cardíaca é uma das respostas mais marcantes e imediatas ao exercício físico. Num modelo de exercício de intensidade progressiva máxima, como o que ocorre durante o teste de esforço, a frequência cardíaca aumenta de forma linear e proporcional ao incremento da potência até a interrupção do esforço por exaustão. Esse comportamento da frequência cardíaca é observado tanto em indivíduos treinados como em indivíduos não treinados e cardiopatas.[22] Durante o exercício de intensidade submáxima, a frequência cardíaca aumenta até a intensidade-alvo e a partir desse ponto se mantém estável. O aumento da frequência cardíaca durante o exercício é explicada por dois mecanismos principais: 1) diminuição no tônus vagal no coração e 2) ativação do componente simpático no coração. Essa intensificação simpática ocorre de forma progressiva, proporcional à potência executada.[23-26]

A bradicardia de repouso é um marcador de adaptação cardiovascular ao exercício realizado cronicamente. Essa resposta cardiovascular tem sido explicada por um dos três mecanismos básicos:

- Aumento do tônus vagal no coração.[27,28]
- Diminuição do tônus simpático no coração.[29]
- Diminuição da frequência cardíaca intrínseca de marca-passo.[24,28,30]

Há evidências de que a magnitude da bradicardia e os mecanismos que norteiam essa resposta dependem do tipo de treinamento físico. Azevedo et al.[28] demonstraram que corredores profissionais apresentam bradicardia mais evidenciada que ciclistas profissionais, ambos avaliados em fase competitiva de treinamento. Esses mesmos autores descreveram que corredores têm um maior efeito vagal no coração em comparação aos ciclistas. Por outro lado, os ciclistas apresentam menor frequência cardíaca intrínseca de marca-passo que os corredores.

Outra adaptação muito conhecida provocada pelo treinamento físico é a atenuação da taquicardia para uma mesma carga de trabalho. Isto é, a frequência cardíaca numa determinada carga é menor após um período de treinamento físico. Esse comportamento da frequência cardíaca durante o exercício progressivo máximo de um indivíduo antes e após 4 meses de condicionamento físico pode ser visualizado na (Figura 1.3). Essa atenuação, descrita tanto no homem[31] quanto em animais de experimentação[25], é atribuída à menor retirada vagal e à menor intensificação simpática no coração. É importante atentar para o fato de que a frequência cardíaca de um sedentário e a frequência cardíaca de um treinado de mesma idade, quando ajustada para uma intensidade relativa de esforço ou estresse metabólico como, por exemplo, no limiar anaeróbio ventilatório ou em 50% do consumo máximo de oxigênio, não são diferentes.[32]

Em relação à frequência cardíaca máxima, os estudos mostram que essa resposta não é influenciada pelo treinamento físico, mas sim pela idade. Indivíduos de mesma idade têm frequência cardíaca máxima semelhante, o que confere a esse parâmetro uma independência do nível de treinamento físico.[33]

Outro parâmetro cardiovascular bastante influenciado pelo exercício físico, que juntamente com a frequência cardíaca determina o débito cardíaco, é o volume sistólico (VS) ou o volume de ejeção ventricular. O volume sistólico refere-se à quanti-

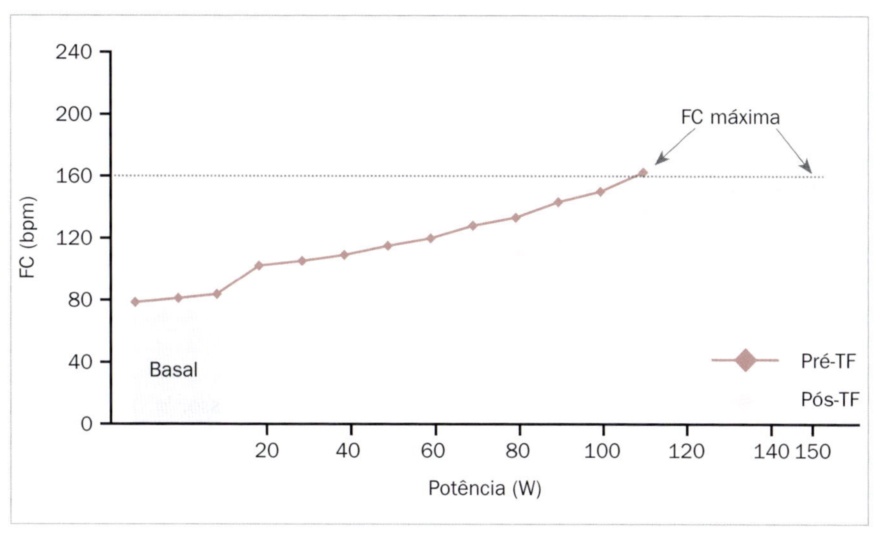

FIGURA 1.3 Comportamento da frequência cardíaca (FC) durante uma sessão de exercício físico progressivo máximo, em cicloergômetro, em um indivíduo antes e após 4 meses de treinamento físico aeróbio (TF, 40 minutos, 3 vezes/semana, intensidade entre o limiar anaeróbio e o ponto de compensação respiratória). Observe que a FC basal e a FC em uma mesma potência de trabalho estão diminuídas após os 4 meses de condicionamento físico, e a FC máxima não é modificada pelo TF. W: watts.
Dados da Unidade de Reabilitação Cardiovascular e Fisiologia do Exercício do InCor-HCFMUSP.

dade de sangue bombeada pelo ventrículo a cada batimento cardíaco, ou seja, o VS é igual a diferença entre o volume diastólico final (VDF) e o volume sistólico final (VSF):

$$VS = VDF - VSF$$

Durante o exercício físico dinâmico, ocorre aumento do volume sistólico proporcional à intensidade de exercício. Porém, esse aumento ocorre de forma mais intensa até aproximadamente 50% do consumo máximo de oxigênio. Após essa intensidade de exercício, o VS tende a um platô.[34,35] Alguns estudos sugerem que o VS possa diminuir em indivíduos sedentários[36,37] ou, ao contrário, possa aumentar em atletas após a intensidade de 50 a 60% do consumo máximo de oxigênio.[3,38]

Quanto aos mecanismos de regulação do volume sistólico durante o exercício, sabe-se que, no início do exercício físico, o aumento no retorno venoso provoca elevação na pressão de enchimento ventricular e no volume diastólico final, o que determina o aumento do VS. Com a continuidade do exercício, o volume diastólico final diminui, retornando a níveis próximos dos valores basais.[39] Nessa fase, a manutenção do VS depende, sobretudo, do aumento da contratilidade cardíaca que determina uma diminuição gradativa do volume sistólico final (volume de sangue no ventrículo após a sístole).

Após um período de treinamento físico aeróbio, o VS em repouso é significativamente maior do que no período pré-treinamento. Sabe-se também que esse aumento é maior quanto maior o nível de capacidade física. O VS de repouso no treinado é determinado pelo maior volume diastólico final em repouso. O volume sistólico final de repouso não é expressivamente alterado com o treinamento físico.[32] Alguns atribuem o maior VS do treinado ao aumento na volemia.[40]

Durante o exercício submáximo e máximo, o indivíduo treinado também tem maior VS que o sedentário. Contudo, os mecanismos que explicam essa resposta não são totalmente conhecidos. O melhor desempenho diastólico ou mesmo a maior contratilidade miocárdica pode ser fator determinante para esse comportamento.

Conforme mencionado, durante o exercício, para que o suprimento adequado de oxigênio para a musculatura ativa seja garantido, é necessário o aumento no débito cardíaco. Assim, o débito cardíaco, quantidade de sangue bombeada pelos ventrículos a cada minuto, aumenta continuamente durante o exercício dinâmico progressivo máximo. Esse resposta do débito cardíaco (DC) depende do aumento do VS e da frequência cardíaca.[41] Isto é, o DC é o produto da frequência cardíaca (FS) pelo VS:

$$DC = FC \times VS$$

Após um período de treinamento físico aeróbio, o DC em repouso não é significativamente modificado, permanecendo em níveis semelhantes aos verificados no período pré-treinamento. Apesar de o treinado apresentar menor FC em repouso do que o sedentário, ele tem maior VS. Esses comportamentos fazem com o DC seja semelhante.

O treinamento físico também não altera a resposta de DC durante o exercício físico realizado em uma mesma potência submáxima.[41] Entretanto, é importante conhecer que o DC é alcançado de maneira diferente em treinados e sedentários. Da mesma forma que ocorre em repouso, o treinado tem maior VS e a menor FC. Ao contrário, no exercício máximo, observa-se que o DC no atleta pode atingir níveis muito mais elevados que no sedentário. No atleta, ele pode atingir 35 a 40 L/minuto, enquanto no sedentário ele chega a 20 a 25 L/minuto. Esse comportamento é devido ao maior VS máximo no atleta, já que a FC máxima não é modificada pelo treinamento físico, conforme já evidenciado.

Além do DC, o suprimento de oxigênio depende da sua extração em nível tecidual. No repouso, são transportados pela hemoglobina aproximadamente 20 mL de oxigênio em cada 100 mL de sangue, sendo que cerca de 5 mL são utilizados pelos diferentes tecidos. A diferença entre o oxigênio na circulação arterial e o oxigênio na circulação venosa é denominada diferença arteriovenosa de oxigênio (diferença a-vO_2). Esses valores são semelhantes entre os indivíduos treinados e os indivíduos sedentários.

Durante o exercício progressivo máximo, a diferença a-vO_2 aumenta. Entretanto, a sua contribuição para a elevação do consumo de oxigênio é muito menor que a do DC. No exercício máximo, o DC pode atingir valores de 5 a 8 vezes maiores que o nível de repouso, enquanto a diferença a–vO_2 não ultrapassa 3 vezes.[18] O treinamento físico aumenta da captação de oxigênio nos tecidos. Essa resposta se deve primariamente ao aumento da densidade capilar e secundariamente ao aumento da quantidade[42] e do tamanho[18] das mitocôndrias,[42] associados ao melhoramento da atividade das enzimas aeróbicas.[43]

Estes conhecimentos sobre o DC e a diferença a-vO_2 nos levam a entender o conceito do consumo de oxigênio (VO_2), caracterizado em 1870 por Adolph Fick, médico alemão e fisiologista cardiovascular, como:

$$VO_2 = DC \times \text{diferença a-}vO_2$$

Para atender a demanda metabólica dos músculos ativos, o VO_2 aumenta durante continuamente durante o exercício progressivo máximo. Essa resposta é bem conhecida tanto em indivíduos sedentários quanto em atletas. Em indivíduos muito treinados, é possível observar um aumento no VO_2 seguido de platô no pico do esforço a despeito do aumento da intensidade. Por outro lado, em indivíduos pouco ativos ou menos treinados, o VO_2 aumenta durante o exercício progressivo máximo, porém não se estabiliza no pico do esforço (ausência de platô).

O treinamento físico provoca aumento significativo no VO_2 no pico (Figura 1.4). Essa resposta pode ser explicada pelo aumento no DC e na diferença a-vO_2.

Esse tema, assim como a avaliação e a interpretação do comportamento do VO_2 em repouso e durante o exercício físico, será amplamente abordado no Capítulo 10 – Avaliação cardiopulmonar.

Em relação à resposta de pressão arterial no exercício dinâmico, observa-se um rápido aumento na pressão arterial sistólica no início do exercício, seguido de uma elevação gradual e linear nas etapas subsequentes, proporcional à intensidade do exercício (Figura 1.5). Já a pressão arterial diastólica permanece em níveis próximos aos de repouso ou eleva-se levemente ao longo do exercício (Figura 1.5). Esse comportamento da pressão arterial sistólica e diastólica é devido ao aumento da atividade nervosa simpática no coração e à vasodilatação periférica, respectivamente.

O efeito do treinamento físico na pressão arterial de repouso, em indivíduos normotensos, é controverso. Para alguns não há alteração, para outros há queda

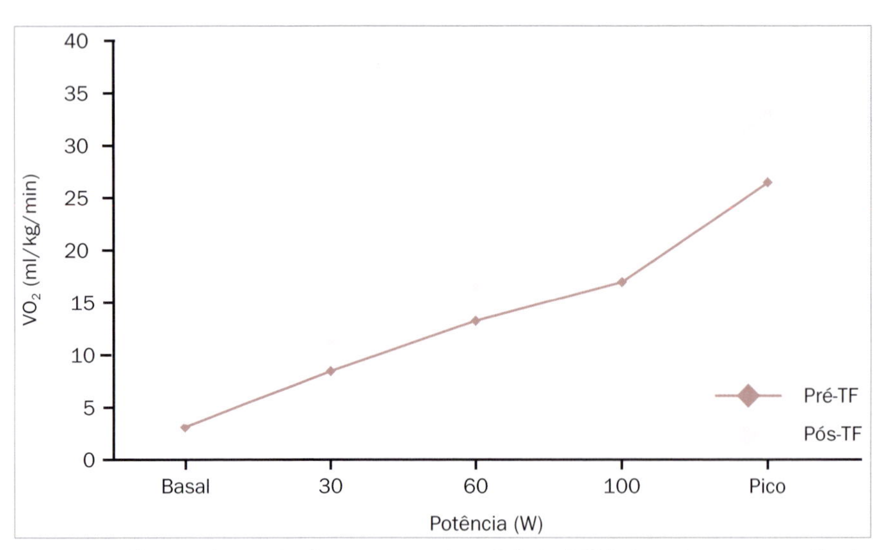

FIGURA 1.4 Comportamento do consumo de oxigênio (VO_2) durante uma sessão de exercício físico progressivo máximo, em cicloergômetro, de um indivíduo saudável. Note que o VO_2 aumenta proporcionalmente ao aumento da potência até o final do exercício e que após o treinamento físico (pós-TF) observa-se maior VO_2 no pico de esforço em comparação ao período pré-treinamento físico (pré-TF). W: watts.

Dados da Unidade de Reabilitação Cardiovascular e Fisiologia do Exercício do InCor-HCFMUSP.

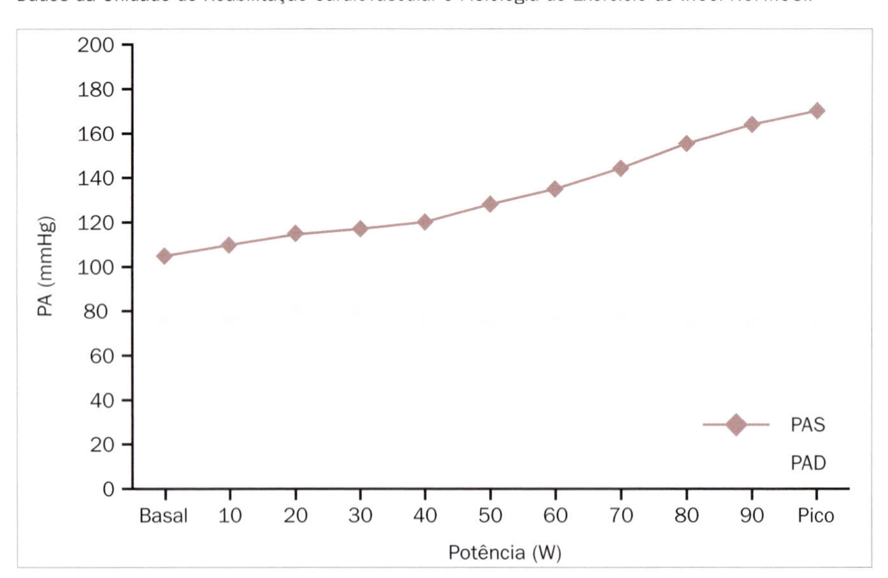

FIGURA 1.5 Comportamento da pressão arterial sistólica (PAS) e diastólica (PAD) durante sessão de exercício físico progressivo máximo, em cicloergômetro, de indivíduo saudável. Notar que a PAS aumenta proporcionalmente ao aumento da potência até o final do exercício, enquanto a PAD permanece praticamente constante durante todo o período de exercício. PA: pressão arterial; W: watts.

Dados da Unidade de Reabilitação Cardiovascular e Fisiologia do Exercício do InCor-HCFMUSP.

com o treinamento físico. No entanto, em hipertensos de grau leve a moderado, metanálises e estudos clínicos demonstram que o treinamento físico aeróbio diminui a pressão arterial clínica.[45-49] Esse tema, assim como a queda da pressão arterial pós-exercício, será amplamente abordado no Capítulo 17 – Hipertensão arterial e exercício físico aeróbio.

CONTROLE NEUROENDÓCRINO E EXERCÍCIO FÍSICO

O sistema neurovegetativo compreende os controles neural, endócrino (sistema neuroendócrino) e respiratório.[50] Ele é o responsável pela integração dos mecanismos envolvidos na homeostase corporal em repouso ou dos mecanismos orgânicos durante o exercício.[18] Esse sistema consiste em mecanismos de pró-alimentação (*feed-forward*), que podem ser antecipatórios ao exercício, e mecanismos de retroalimentação (*feedback*). Ao se imaginar uma caminhada, por exemplo, já ocorrem aumentos na ventilação, no consumo de oxigênio e na frequência respiratória. Porém, em menor magnitude do que em situação real.[43] Em provas de velocidade, por exemplo, há aumento da frequência cardíaca antes mesmo de o atleta iniciar a corrida. Esse aumento da frequência cardíaca é provocado pela retirada vagal (diminuição da atividade nervosa parassimpática) e pelo aumento de atividade nervosa simpática, considerados mecanismos antecipatórios. Entretanto, durante o exercício, aferências provenientes dos ergorreceptores mecânicos e metabólicos, localizados nos músculos, nas articulações e em alguns órgãos ou tecidos, enviam informações pelo mecanismo de retroalimentação para os centros de controle cardiovascular e respiratório.

O sistema nervoso exerce controle por meio dos nervos e pela ação de neurotransmissores liberados junto aos órgãos-alvo. O sistema endócrino, por sua vez, libera hormônios na corrente sanguínea e nos fluidos corporais que agem sobre órgãos, desde que exista um receptor específico para garantir uma resposta fisiológica em cascata. Algumas substâncias são comuns aos dois sistemas e, portanto, agem como neurotransmissores ou como hormônios, dependendo do local de síntese e liberação. Por exemplo, a noradrenalina é um neurotransmissor liberado pelas terminações dos neurônios simpáticos pós-ganglionares e também um hormônio sintetizado pela medula adrenal e liberado na corrente sanguínea. Tanto os neurotransmissores quanto os hormônios ligam-se a receptores de membrana ou a receptores intracelulares, desencadeando respostas fisiológicas necessárias para um bom funcionamento biológico. É importante salientar que as respostas fisiológicas advindas do controle neural são extremamente rápidas, porém fugazes, enquanto os ajustes endócrinos são mais lentos e duradouros.[50]

A seguir serão discutidos os ajustes neuroendócrinos que regulam a mobilização de substratos energéticos e controlam a resposta cardiovascular em uma única sessão de exercício físico (efeito agudo) e as adaptações provocadas no controle neuroendócrino após o treinamento físico (efeito crônico).

Influência neuroendócrina na mobilização de substratos energéticos

Durante o exercício, o consumo de substratos energéticos (principalmente glicose e ácidos graxos livres) aumenta muito. Esses substratos são provenientes de depósitos intramusculares, da produção hepática e da mobilização no tecido adiposo. Para que cheguem à célula muscular, esses substratos são transportados na corrente sanguínea (glicose) ou agregados a proteínas – como a albumina no caso dos ácidos graxos livres. A entrada desses substratos na célula muscular ocorre por difusão facilitada (glicose) ou por difusão simples (ácidos graxos).

A célula muscular possui proteínas transportadoras de glicose (*glucose transporter* [GLUT])[51] e de ácidos graxos (*fatty acid binding protein* [FABP] e *fatty acid translocase* [FAT] ou CD36).[52] Dentre as várias isoformas de GLUT (1 a 12), o GLUT4, expresso nos tecidos adiposo, muscular cardíaco e esquelético, é o maior responsável pela captação de glicose no músculo esquelético.[53] Na célula muscular, cerca de 10 a 15% da quantidade total de GLUT4 se localiza na membrana celular (sarcolema) e o restante no retículo sarcoplasmático.[53] Em repouso, a translocação do GLUT4 para a membrana da célula muscular e para os túbulos T depende primordialmente do estímulo gerado pela insulina, hormônio produzido pelas células beta das ilhotas de Langerhans, localizadas no pâncreas. Na membrana da célula muscular há receptores de insulina, que apresentam duas subunidades alfa extracelulares e duas subunidades beta transmembranares (Figura 1.6A).

Quando a insulina se acopla à subunidade alfa do receptor, há ativação da tirosina quinase de uma das subunidades beta, que leva à autofosforilação do receptor de insulina e à fosforilação dos resíduos de tirosina e dos substratos do receptor de insulina (IRS), principalmente o tipo 1 (IRS-1). A fosforilação do IRS-1 ativa a enzima fosfatidilinositol-3-quinase (PI3K) que, por sua vez, catalisa a formação de fosfatidilinositol-3,4,5-trifosfato (PI3P), um regulador alostérico da quinase fosfoinositide-dependente (PDK). Essa enzima ativa uma das isoformas da proteína quinase B (PKB, mais citada como Akt), caracterizando a cascata de sinalização[54-57] (Figura 1.6B). A PDK também ativa a proteína quinase C atípica (aPKC), que parece também estar envolvida no transporte de glicose dependente de insulina, embora esta via ainda deva ser mais bem esclarecida.[54]

Um dos efeitos desta cascata é a translocação dos GLUT4, que estavam estocados nas vesículas intracelulares, para a membrana da célula e para os túbulos T, nos quais captarão a glicose[37,55,56] (Figura 1.6B). A ativação das enzimas PI3K e Akt é essencial nessa via de translocação do GLUT4.[2,58]

Além da via de sinalização insulínica, existem outras vias de translocação do GLUT4, independentes da insulina.[2,37,54,57,59] A sinalização dessas vias, especialmente nas fases iniciais, é distinta.[2] Alguns autores postulam, inclusive, que existem vesículas de GLUT4 que respondem especificamente para cada uma dessas vias.[56,60] Entretanto, Röckl et al.[2] sugerem que existam passagens comuns a essas vias, especialmente nas etapas finais, que promovem a translocação do GLUT4. Além disso, Cartee e Wotjtaszewski[61] sugerem que um substrato da Akt, uma proteína de 160 kDa (AS160), seria comum nas duas vias.

Durante o exercício, a translocação do GLUT4 é estimulada sobretudo pela contração da célula muscular. Embora essa via não seja totalmente conhecida, o desequilíbrio energético causado pela contração muscular é o principal estímulo para a enzima AMP-quinase (AMPK),[2] uma proteína quinase ativada pelo aumento da relação monofosfato de adenosina/trifosfato de adenosina (AMP/ATP) ou pelo aumento da relação creatina/fosfocreatina.[62,63] O aumento do AMP intracelular, além de agir diretamente sobre a AMPK, estimula a AMPK-quinase (AMPKK), enzima que ativa a AMPK.[62,63] Entre outras ações, a AMPK estimula a translocação das vesículas de GLUT4 para a membrana celular[37,54,58,64] (Figura 1.7) e no núcleo da célula, regulando fatores de transcrição envolvidos na expressão gênica do GLUT4.[65] Durante o exercício, a atividade da AMPK aumenta, tanto em indivíduos saudáveis quanto em diabéticos tipo 2,[66] estimulando a translocação do GLUT4 e a sua expressão gênica.[67] Portanto, a captação de glicose durante o exercício é realizada por aumento da translocação das vesículas de GLUT4 para a membrana celular e para os túbulos T, a partir de uma via independente da insulina.

Após a interrupção do exercício, a captação de glicose permanece aumentada, pois grande parte do GLUT4 translocado permanece na membrana.[68] Considerando-se que a captação de glicose é realizada apenas em parte pelo estímulo da insulina,[69] o aumento da sensibilidade à insulina após uma sessão de exercício, conforme observado em indivíduos saudáveis por até 48 horas,[44,70] poderia ser explicado em parte pela ação da AMPK. A atividade da AMPK mantém-se elevada por pelo menos 30 minutos após a interrupção do exercício[66] e a expressão gênica do GLUT4 permanece alta por até 24 horas após a interrupção.[67] Outros fatores intervenientes na sensibilidade à insulina após o exercício ainda precisam ser documentados.[68]

Outros sinalizadores parecem estar envolvidos no mecanismo de transporte de glicose dependente da contração muscular, por exemplo, a proteína quinase ativada

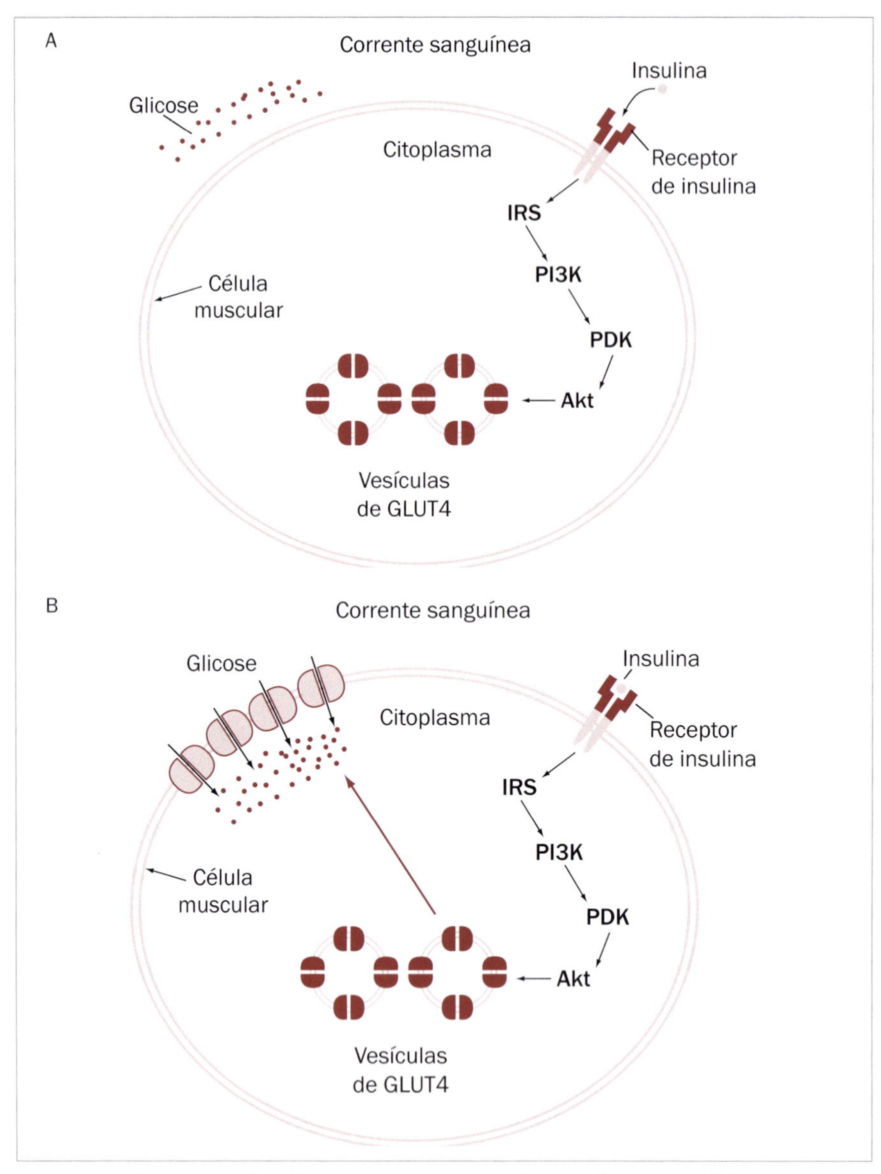

FIGURA 1.6 Transporte de glicose pelo transportador de glicose (GLUT4), estimulado pela insulina. Quando a insulina se liga ao seu receptor, a subunidade beta (transmembranar) se autofosforila, desencadeando uma sequência de fosforilações intracelulares, conhecida como cascata de sinalização insulínica. As enzimas fosfatidilinositol-3-quinase (PI3K) e proteína quinase B (Akt) estimulam a translocação das vesículas de GLUT4 para a membrana celular e para os túbulos T. Ao se fundirem à membrana celular, as vesículas expõem os GLUT4, que transportam a glicose para o meio intracelular.[37,54,57]

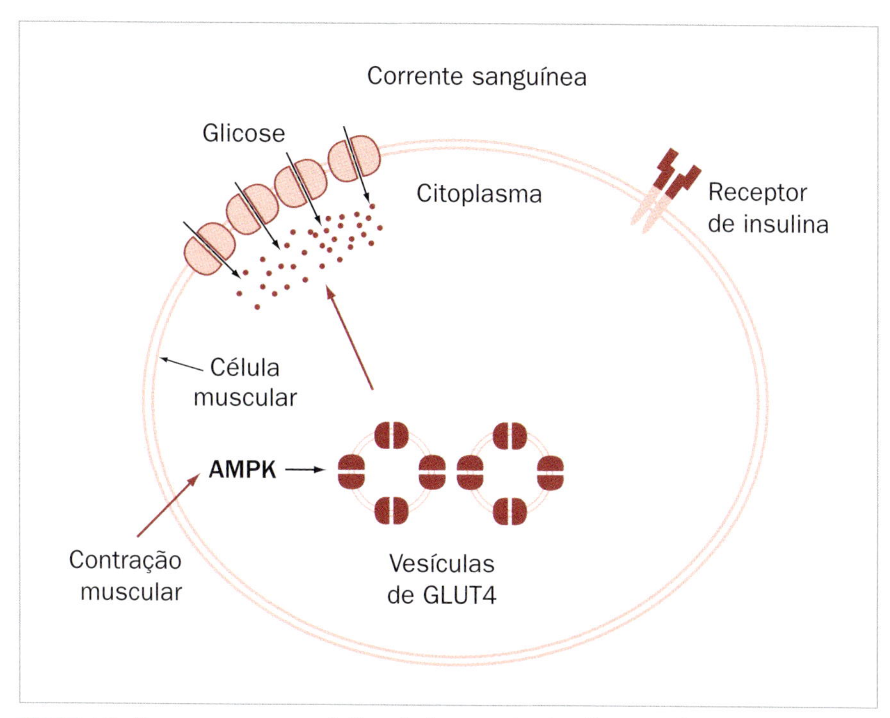

FIGURA 1.7 Esquema representativo do transporte de glicose pelo transportador de glicose (GLUT4), estimulado pela contração muscular. A AMPK é ativada pela contração muscular e responsável pelo aumento da relação AMP/ATP (AMPK) na célula muscular. Entre outras ações, essa enzima estimula a translocação do GLUT4 para a membrana celular e para os túbulos T, permitindo a captação da glicose. AMP: monofosfato de adenosina; ATP: trifosfato de adenosina.[56]

por mitógeno (MAPK), a proteína quinase ativada por cálcio/calmodulina (CaMK), a proteína quinase dependente de cálcio (proteína quinase C [PKC]), a bradicinina, o óxido nítrico (NO), o substrato da Akt (AS160), as neurorregulinas e a hipóxia (Figura 1.8).[2,37,57,60]

Ademais, espécies reativas de oxigênio que estão com a produção aumentada durante o exercício físico parecem também ter um papel na sinalização para o GLUT4 via proteína quinase ativada por AMP (Katz A, 2007).[71] Entretanto, a real participação desses sinalizadores no estímulo à translocação das vesículas de GLUT4 ainda precisa ser mais bem documentada, inclusive pela possibilidade de eles serem estimulados pela cascata insulínica, e não apenas pela contração muscular.[2,37]

O aumento da concentração sanguínea de glicose é o principal estímulo para a produção de insulina pelo pâncreas. Mas esse não é o único mecanismo de regulação

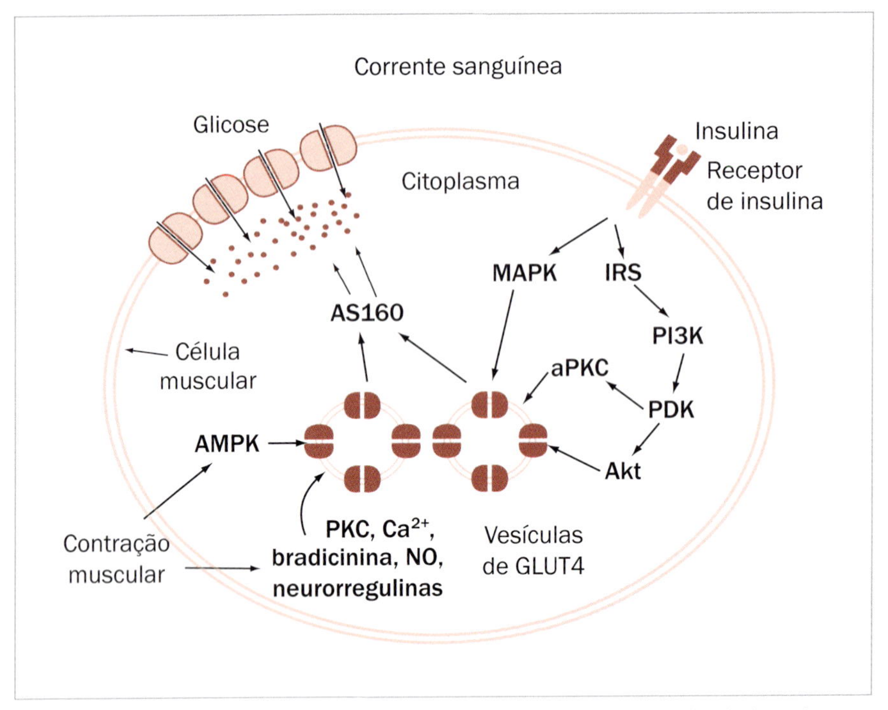

FIGURA 1.8 Sinalizadores envolvidos no transporte de glicose estimulado pela contração muscular: proteína quinase ativada por mitógeno (MARK), proteína quinase ativada por cálcio/calmodulina (CaMK), proteína quinase dependente de cálcio (proteína quinase C [PKC]), bradicinina, oxido nítrico (NO), substrato da Akt (AS160), neurorregulinas e hipóxia.[37,57,60] PI3K: enzima fosfotidilinositol-3 quinase; Akt: proteína quinase B.

desse hormônio. A secreção de insulina é estimulada também pelo sistema parassimpático.[50] Durante o exercício, há diminuição da atividade parassimpática e aumento da simpática, levando à diminuição da insulinemia, uma vez que essa última age como um mecanismo contrarregulador. Entretanto, conforme já antecipado, a captação de glicose pela musculatura ativa é garantida por um processo independente de insulina.

Apesar do aumento na captação muscular de glicose durante o exercício, não há queda da glicemia. A redução na concentração sanguínea de insulina diminui a sua ação inibitória no glucagon e no hormônio de crescimento, que são hormônios hiperglicemiantes. O resultado dessas respostas é um aumento na produção hepática de glicose e na mobilização de ácidos graxos livres do tecido adiposo.[72] Além disso, há aumento nas concentrações plasmáticas de catecolaminas e cortisol, que também contribuem para a manutenção da glicemia.

O glucagon é produzido nas células alfa das ilhotas de Langerhans do pâncreas, em resposta à hipoglicemia e ao aumento da atividade simpática. A ação hiperglicemiante ocorre porque esse hormônio estimula a glicogenólise e a gliconeogênese hepáticas, além da lipólise no tecido adiposo. O aumento da produção de glucagon durante o exercício é tempo-dependente, sobretudo em indivíduos não treinados. Além disso, ele é estimulado pelo aumento da concentração sanguínea de adrenalina, que age nos receptores beta-2 das células alfa das ilhotas de Langerhans.[73]

A adrenalina e a noradrenalina estimulam as glicogenólises hepática e muscular, a lipólise no tecido adiposo, e a secreção de glucagon, inibindo a secreção de insulina. A resposta da adrenalina durante o exercício depende do tempo e da intensidade, sendo mais exacerbada em exercícios de alta intensidade. A resposta da noradrenalina ao exercício é bem mais precoce do que a de adrenalina. Isto se deve ao fato de 75 a 80% da liberação de noradrenalina ter origem na produção neural e a adrenalina, na secreção adrenal.

A produção do hormônio de crescimento pela hipófise anterior responde a diversos estímulos, como estresse e/ou aumento na concentração sanguínea de noradrenalina. Além de suas ações importantes no repouso, durante o exercício o hormônio de crescimento estimula a lipólise no tecido adiposo e a glicogenólise hepática. Geralmente, a resposta desse hormônio ao exercício físico é rápida, mas depende da intensidade e da duração deste, além da idade, do sexo e da condição física do praticante.

O cortisol é o principal glicocorticoide produzido pelo córtex da adrenal em resposta ao estresse físico ou psicológico. A sua liberação estimula a gliconeogênese hepática, a lipólise no tecido adiposo, a degradação dos estoques de proteínas do fígado e da musculatura esquelética, além de ativar a enzima N-etanolamina-metiltransferase, que transforma a noradrenalina em adrenalina na medula adrenal. A concentração sanguínea de cortisol aumenta no exercício realizado em intensidades acima de 50-60% do VO_2máx.

Ao promoverem lipólise no tecido adiposo, os hormônios contrarreguladores contribuem para o aumento na concentração plasmática de ácidos graxos livres, que são captados pela célula muscular e oxidados na mitocôndria para a produção de energia. A lipólise ainda fornece o glicerol, que é usado como substrato para a gliconeogênese no fígado.

Os hormônios envolvidos na regulação da glicemia podem ser modificados com treinamento físico. Há evidências de diminuição na concentração sanguínea de insulina em pessoas treinadas. Essa resposta tem sido explicada pelo aumento na sensibilidade das células musculares à ação desse hormônio.[58,59,74] Essa adaptação se deve ao aumento na translocação, na expressão gênica e na expressão proteica do

GLUT4.[59,67,75] Alguns sugerem que a AMPK está envolvida nas adaptações do GLUT4 ao exercício crônico.[6,76] Outras adaptações, tais como aumento na expressão gênica do receptor de insulina e da PI3K, na expressão proteica do IRS-1 e da PI3K, e na atividade da PI3K e da Akt têm sido descritas.[54,59,75]

O treinamento físico diminui a resposta do glucagon ao exercício. Indivíduos treinados mobilizam e utilizam mais ácidos graxos, preservando a glicose sanguínea. Ademais, eles têm menor atividade simpática, com consequente diminuição do estímulo em receptores beta-2 das células alfa das ilhotas para a secreção de glucagon.

Alguns estudos demonstram aumento na concentração sanguínea de hormônio de crescimento em indivíduos treinados, tanto no repouso quanto no exercício.[73] O cortisol, por sua vez, está diminuído durante o exercício em pessoas treinadas, o que sugere que o exercício represente menor estresse para elas.

Influência neuroendócrina na regulação cardiovascular no exercício

No repouso, terminações nervosas pós-ganglionares parassimpáticas liberam acetilcolina, que age nos receptores muscarínicos dos nodos sinusal e atrioventricular.[50] A ligação da acetilcolina ao seu receptor muscarínico ativa a fosfolipase C, clivando o fosfatidilinositol trifosfato em inositol trifosfato e diacilglicerol, que agem como segundos mensageiros, aumentando a concentração intracelular de cálcio.[51] Ocorre então uma hiperpolarização da membrana, por aumento da permeabilidade celular ao potássio e da inibição da entrada de sódio na célula. Esses ajustes mantém a FC baixa.[50]

No início do exercício, há elevação do DC devido ao aumento da FC e do VS. Conforme já discutido, essa resposta pode ocorrer antes mesmo do início do exercício – um fenômeno conhecido como "aumento antecipatório". A taquicardia no início do exercício é mediada pela diminuição da atividade nervosa parassimpática e pelo aumento da atividade nervosa simpática. Esses ajustes neurais são desencadeados por estímulos centrais gerados antes mesmo de que informações periféricas originadas no músculo esquelético devidas à contração muscular e a alterações metabólicas musculares se projetem no sistema nervoso central.[18] Em estudo clássico, Maciel et al.[23] estudaram o comportamento da FC nos primeiros momentos do exercício, bloqueando a ação da acetilcolina com atropina. Eles verificaram que sob ação da atropina (um antagonista vagal) a FC aumentava menos do que sem o bloqueio farmacológico. A retirada vagal é o principal responsável pelo aumento da frequência cardíaca em exercício leve e moderado.[77,78] Com a elevação da intensidade do exercício, a intensificação simpática passa a ser o principal mecanismo de controle da FC.[20,24]

O coração possui inervação simpática no nó sinusal e atrioventricular, nos septos interatrial e atrioventricular, no feixe de His, na rede de Purkinje e nas musculaturas atrial e ventricular.[50] Os neurônios simpáticos liberam noradrenalina, a qual age nos receptores beta-adrenérgicos do coração. A adrenalina sintetizada na medula adrenal também age em receptores cardíacos. Entretanto, a sua ação assume um papel mais importante em intensidades elevadas de exercício e em exercício mais prolongado. A noradrenalina e a adrenalina agem principalmente nos receptores beta-1 do coração,[50] ativando a enzima adenilciclase, que converte ATP em AMPc e desencadeia uma cascata de fosforilações intracelulares de proteínas.[51] Essas reações resultam em aumento da permeabilidade celular ao potássio e consequente aumento na velocidade de despolarização de membrana, aumentando a FC. O bloqueio dos receptores beta-adrenérgicos atenua a taquicardia após o primeiro minuto de exercício, quando o sistema nervoso simpático começa a ter importância crescente no controle da FC.[23]

Em repouso, os barorreceptores respondem a aumentos ou quedas na pressão arterial, diminuindo ou elevando, reflexamente, a FC, para regularizar a PA.[79,80] Durante o exercício, quando há aumento simultâneo da FC e da PA, ocorre um ajuste no ponto de ativação dos barorreceptores, assim como uma ativação de neurônios hipotalâmicos vasopressinérgicos e ocitocinérgicos. Essas respostas inibem reflexamente o sistema nervoso simpático a partir do núcleo do trato solitário, o que permite que a FC aumente concomitantemente à PA.[81]

O aumento da FC e do VS garantem a elevação do DC durante o exercício. Entretanto, a redistribuição do fluxo sanguíneo é efetivada pela vasodilatação que ocorre na musculatura esquelética, uma resposta potencializada pela vasoconstrição em territórios não envolvidos diretamente no exercício.[41] Com exceção dos vasos sanguíneos das glândulas lacrimais e digestivas, da faringe, de corpos cavernosos e de algumas regiões do sistema nervoso central, o leito vascular não recebe inervação parassimpática.[50] Por outro lado, os neurotransmissores do sistema simpático agem nos receptores alfa- e beta-adrenérgicos da musculatura lisa dos vasos sanguíneos. Os receptores alfa-adrenérgicos apresentam maior afinidade com a noradrenalina, enquanto os beta-adrenérgicos com a adrenalina. Ao agir nos receptores alfa-1, localizados na musculatura lisa dos vasos sanguíneos, os neurotransmissores do sistema nervoso simpático provocam vasoconstrição. A ativação pela noradrenalina dos receptores alfa-2, localizados na membrana pré-sináptica dos terminais adrenérgicos, provoca inibição pré-sináptica da liberação desse neurotransmissor.[50] Já os receptores beta-2, localizados nas células musculares lisas dos vasos, ao serem ativados causam vasodilatação.[50] Durante o exercício, o leito vascular muscular, que possui mais receptores beta do que alfa, vasodilata. Nesse momento, a circulação para regiões menos ativadas, como a região esplâncnica, é diminuída em razão da vasoconstrição provocada pela ativação do sistema nervoso simpático via receptores alfa-adrenérgicos.[50] A redistribuição de fluxo sanguíneo garante maior volume de sangue para a musculatura esquelética durante o exercício físico. Entretanto, vale lembrar que a vasodilatação muscular não depende apenas de regulação neural. Alterações metabólicas locais nas concentrações de íons de potássio, adenosina, acetilcolina e óxido nítrico são fatores importantes no relaxamento da célula muscular lisa, levando à vasodilatação.[82,83]

Quanto ao efeito do treinamento físico, sabe-se que ele provoca aumento na atividade nervosa parassimpática[27,31,84] e diminuição na atividade nervosa simpática.[85,86] Essas alterações autonômicas provocam bradicardia em repouso. Isto é uma adaptação marcante observada em atletas e indivíduos que praticam exercício físico regularmente. Além da hipertonia vagal, alguns descreveram, em animais de experimentação[25] e em atletas,[30] que o treinamento aeróbio provoca diminuição na FC intrínseca.[25] Para esses investigadores, essa resposta atribuída à alteração no nó sinusal, é determinante na bradicardia de repouso. Estudos com análise da variabilidade da FC, no domínio do tempo[87] ou no domínio da frequência[88] não verificaram diferenças no controle autonômico entre atletas e sedentários. No entanto, em condições patológicas, como em ratos espontaneamente hipertensos,[29] pacientes hipertensos[49] e pacientes com insuficiência cardíaca,[89] o treinamento físico diminuiu o controle simpático.

Após um período de treinamento físico, a FC durante o exercício é menor numa mesma potência absoluta. Num estudo clássico, Gallo Junior et al.[31] compararam a resposta da FC de indivíduos sedentários, treinados e atletas, em diferentes estágios do exercício. Esses autores observaram que, no início do exercício, os atletas apresentaram aumento mais rápido da FC, seguido pelos indivíduos treinados, o que demonstra maior eficiência na retirada vagal nesse conjunto de indivíduos. Contudo, essa resposta ocorre em menor intensidade na continuidade do exercício. Em relação à atividade simpática, ela se intensifica menos nos treinados.[31] O resultado dessas modulações autonômicas é uma taquicardia menos intensificada nos treinados durante o exercício numa mesma potência absoluta. Contudo, há de se ressaltar que a FC máxima não é influenciada pelo treinamento físico. Evidências acumuladas mostram que esse parâmetro cardíaco é determinado pela idade, em decorrência da diminuição da FC intrínseca do indivíduo.[33]

Influência neuroendócrina na termorregulação

Como a maior parte da energia produzida durante o exercício é perdida na forma de calor,[90] são necessários ajustes para que o organismo não sofra elevação de temperatura fora dos limites fisiológicos. O resfriamento do sangue por vasodilatação cutânea[18] e a perda de água para o ambiente por meio da evaporação do suor são mecanismos muito eficientes para controlar o aumento da temperatura corporal durante o exercício. Entretanto, é preciso entender que a vasodilatação cutânea provoca desvio de sangue para a pele, o que leva a uma competição entre o aporte sanguíneo nessa região e a musculatura esquelética. Essa redistribuição de fluxo diminui a tolerância ao exercício, uma vez que menos oxigênio e nutrientes chegam à musculatura.[18,91] Quando o exercício é realizado em ambiente muito quente e úmido, o suor não evapora. O acúmulo do suor na pele limita a dissipação de calor, o que provoca aumento na temperatura corporal e diminuição na tolerância ao exercício. A prática de exercício em ambientes muito quentes causa desidratação, diminuição no volume plasmático e aumento na osmolalidade do plasma.[18] Essas alterações estimulam a secreção do hormônio antidiurético ou vasopressina pela hipófise posterior. Além disso, elas diminuem a concentração sanguínea de sódio, aumentam a concentração de potássio e diminuem a pressão arterial renal, estimulando a secreção de aldosterona, um dos principais mineralocorticoides secretados pelo córtex adrenal. O hormônio antidiurético e a aldosterona agem aumentando a reabsorção de sódio pelos rins e, consequentemente, a reabsorção de água. Essas respostas atenuam a desidratação. O hormônio antidiurético provoca também vasoconstrição (exceto no leito cutâneo), melhorando a perfusão e evitando a queda da pressão arterial.[18,90] O treinamento físico não parece modificar significativamente as respostas hormonais e eletrolíticas durante o exercício em ambientes quentes.[92]

CONSIDERAÇÕES FINAIS

Neste capítulo, fica evidenciado que uma resposta adequada ao exercício físico depende de uma ampla integração de sistemas orgânicos. O treinamento físico provoca adaptações marcantes no fornecimento de energia, associadas aos sistemas respiratório e cardiovascular, que são reguladas por alterações no controle neuroendócrino.

REFERÊNCIAS BIBLIOGRÁFICAS

1. McArdle WD, Katch FI, Katch VL, editors. Fisiologia do exercício nutrição, energia e desempenho humano. 8. ed. Rio de Janeiro: Guanabara Koogan; 2016.
2. Röckl KS, Witczak CA, Goodyear LJ. Signaling mechanisms in skeletal muscle: acute responses and chronic adaptations to exercise. IUBMB Life. 2008;60(3):145-53.
3. Hood DA. Invited Review: contractile activity-induced mithocondrial biogenesis in skeletal muscle. J Appl Physiol (1985). 2001;90(3):1137-57.
4. Holloszy JO. Biochemical adaptations in muscle. Effects of exercise on mitochondrial oxygen uptake and respiratory enzyme activity in skeletal muscle. J Biol Chem. 1967;242(9):2278-82.

5. Egan B, Zierath JR. Exercise metabolism and the molecular regulation of skeletal muscle adaptation. Cell Metab. 2013;17(2):162-84.
6. Daugaard JR, Nielsen JN, Kristiansen S, Andersen JL, Hargreaves M, Richter EA. Fiber type-specific expression of GLUT4 in human skeletal muscle: influence of exercise training. Diabetes. 2000;49(7):1092-5.
7. Bergström J, Hultman E. Muscle glycogen synthesis after exercise: an enhancing factor localized to the muscle cells in man. Nature Apr. 1966;16;210(5033):309-10.
8. Pilegaard H, Saltin B, Neufer PD. Exercise induces transient transcriptional activation of the PGC-1alpha gene in human skeletal muscle. J Physiol. 2003;546(Pt 3):851-8.
9. Nelson DL, Cox MM, editors. Princípios de bioquímica de Lehninger. 6. ed. Porto Alegre: Artmed; 2014.
10. Richter EA, Derave W, Wojtaszewski JF. Glucose, exercise and insulin: emerging concepts. J Physiol. 2001;535(Pt 2):313-22.
11. Kiens B. Skeletal muscle lipid metabolism in exercise and insulin resistance. Physiol Rev. 2006;86(1):205-43.
12. Rennie MJ, Tipton KD. Protein and amino acid metabolism during and after exercise and the effects of nutrition. Annu Rev Nutr. 2000;20:457-83.
13. Gibala MJ. Protein metabolism and endurance exercise. Sports Med. 2007;37(4-5):337-40.
14. Wagenmakers AJ. Protein and amino acid metabolism in humans muscle. Adv Exp Med Biol. 1998;441:307-19.
15. Exercise physiology. Energy, nutrition and human performance. In: McArdle WD, et al., editors. Filadélfia: Lea & Febiger; 2001.
16. Junqueira LC, Carneiro J. Biologia Celular e Molecular. 9. ed. Rio de Janeiro: Guanabara Koogan; 2012.
17. Zin WA, Rooco PRM, Faffle DS. Fisiologia da Respiração. In: Aires MM, editor. Fisiologia Básica. 4. ed. São Paulo: Guanabara Koogan; 2012.
18. McArdle WD, et al. Fisiologia do Exercício – Nutrição, Energia e Desempenho Humano. 8. ed. In: McArdle WD, et al., editors. Rio de Janeiro: Guanabara Koogan; 2016.
19. Dale DB. Pulmonary response to exercise and training. In: Garret WE, Kirkendal DT, editors. Exercise and sports science. Filadélfia: Lippincott Williams & Wilkins; 2000.
20. Loat CER, Rhodes EC. Relationship between the lactate and ventilatory thresholds during prolonged exercise. Sports Med. 1993;15(2):104-15.
21. Skinner JS, McLellan TH. The transition from aerobic to anaerobic metabolism. Res Q Exerc Sport. 1980;51(1):234-48.
22. Diretrizes do ACSM para os testes de esforço e sua prescrição. 9. ed. Rio de Janeiro: Guanabara-Koogan; 2014.
23. Maciel BC, Gallo L Jr, Marin Neto JA, Lima Filho EC, Martins LE. Autonomic nervous control of the heart rate during dynamic exercise in normal man. Clin Sci (Lond). 1986;71(4):457-60.
24. Negrão CE, Moreira ED, Brum PC, Denadai ML, Krieger EM. Vagal and sympathetic control of heart rate during exercise by sedentary and exercise-trained rats. Braz J Med Biol Res. 1992;25(10):1045-52.
25. Negrão CE, Moreira ED, Santos MC, Farah VM, Krieger EM. Vagal function impairment after exercise training. J Appl Physiol (1985). 1992;72(5):1749-53.
26. Ogoh S, Fisher JP, Dawson EA, White MJ, Secher NH, Raven PB. Autonomic nervous system influence on arterial baroreflex control of heart rate during exercise in humans. J Physiol. 2005;566(Pt 2):599-611.
27. Kenney WL. Parasympathetic control of resting heart rate: relationship to aerobic power. Med Sci Sports Exerc. 1985;17(4):451-5.
28. Azevedo LF, Perlingeiro PS, Hachul DT, Gomes-Santos IL, Brum PC, Allison TG, et al. Sport modality affects bradycardia level and its mechanisms of control in professional athletes. Int J Sports Med. 2014;35(11):954-9.
29. Gava NS, Véras-Silva AS, Negrão CE, Krieger EM. Low-intensity exercise training attenuates cardiac b-adrenergic tone during exercise in spontaneously hypertensive rats. Hypertension. 1995;26(6 Pt 2):1129-33.

30. Katona PG, McLean M, Dighton DH, Guz A. Sympathetic and parasympathetic cardiac control in athletes and nonathletes at rest. J Appl Physiol. 1982;52(6):1652-7.
31. Gallo Junior L, Maciel BC, Marin-Neto JA, Martins LE. Sympathetic and parasympathetic changes in heart rate control during dynamic exercise induced by endurance training in man. Braz J Med Biol Res. 1989;22(5):631-43.
32. Brandão MU, Wajngarten M, Rondon E, Giorgi MC, Hironaka F, Negrao CE. Left ventricular function during dynamic exercise in untrained and moderately trained subjects. J Appl Physiol (1985). 1993;75(5):1989-95.
33. Tanaka H, Monahan KD, Seals DR. Age-predicted maximal heart rate revisited. J Am Coll Cardiol. 2001;37(1):153-6.
34. Crawford MH, Petru MA, Rabinowitz C. Effect of isotonic exercise training on left ventricular volume during upright exercise. Circulation. 1985;72(6):1237-43.
35. Fleg JL, Schulman SP, O'Connor FC, Gerstenblith G, Becker LC, Fortney S, et al. Cardiovascular responses to exhaustive upright cycle exercise in highly trained older men. J Appl Physiol (1985). 1994;77(3):1500-6.
36. Christie J, Sheldahl LM, Tristani FE, Sagar KB, Ptacin MJ, Wann S. Determination of stroke volume and cardiac output during exercise: comparison of two-dimensional and Doppler echocardiography, Fick oximetry, and thermodilution. Circulation. 1987;76(3):539-47.
37. Jessen N, Goodyear LJ. Contraction signaling to glucose transport in skeletal muscle. J Appl Physiol (1985). 2005;99(1):330-7.
38. Zhou B, Conlee RK, Jensen R, Fellingham GW, George JD, Fisher AG. Stroke volume does not plateau during graded exercise in elite male distance runners. Med Sci Sports Exer. 2001;33(11):1849-54.
39. Higginbotham MB, Morris KG, Williams RS, McHale PA, Coleman RE, Cobb FR. Regulation of stroke volume during submaximal and maximal upright exercise in normal man. Circ Res. 1986;58(2):281-91.
40. Convertino VA, Mack GW, Nadel ER. Elevated central venous pressure: a consequence of exercise training-induced hypervolemia? Am J Physiol. 1991;260(2 Pt 2):R273-7.
41. Rowell LB, editor. Human Circulation. Nova York: Oxford University; 1986.
42. Powers SK, Howley ET. Fisiologia do treinamento. In: Powers SK, Howley ET, editors. Fisiologia do Exercício: Teoria e aplicação ao condicionamento e desempenho. Barueri: Manole; 2000.
43. Fusi S, Cutuli D, Valente MR, Bergonzi P, Porro CA, Di Prampero PE. Cardioventilatory responses during real or imagined walking at low speed. Arch Ital Biol. 2005;143(3-4):223-8.
44. Mikines KJ, Sonne B, Farrell PA, Tronier B, Galbo H. Effect of training on the dose-response relationship for insulin action in men. J Appl Physiol (1985). 1989;66(2):695-703.
45. Hagberg JM, Park JJ, Brown MD. The role of exercise training in the treatment of hypertension: an update. Sports Med. 2000;30(3):193-206.
46. Halbert JA, Silagy CA, Finucane P, Withers RT, Hamdorf PA, Andrews GR. The effectiveness of exercise training in lowering blood pressure: a meta-analysis of randomized controlled trials of 4 weeks or longer. J Hum Hypertens. 1997;11(10):641-9.
47. Lesniak KT, Dubbert PM. Exercise and hypertension. Curr Opin Cardiol. 2001;16(6):356-9.
48. Whelton SP, Chin A, Xin X, He J. Effect of aerobic exercise on blood pressure: A meta-analysis of randomized, controlled trials. Ann Intern Med. 2002;136(7):493-503.
49. Laterza MC, de Matos LD, Trombetta IC, Braga AM, Roveda F, Alves MJ, et al. Exercise training restores baroreflex sensitivity in never-treated hypertensive patients. Hypertension. 2007;49(6):1298-306.
50. Timo-Iaria C. Sistemas neurovegetativos. In: Aires MM, editor. Fisiologia Básica. São Paulo: Guanabara Koogan; 1999.
51. Champe PC, Harvey RA. Basic concepts of metabolism. In: Champe PC, Harvey RA, editors. Biochemistry. Filadélfia: JB Lippincott; 1994.
52. Tunstall RJ, Mehan KA, Wadley GD, Collier GR, Bonen A, Hargreaves M, Cameron-Smith D. Exercise training increases lipid metabolism gene expression in human skeletal muscle. Am J Physiol Endocrinol Metab. 2002;283(1):E66-72.

53. Joost HG, Thorens B. The extended GLUT-family of sugar/polyol transport facilitators: nomenclature, sequence characteristics, and potential function of its novel members (review). Mol Membr Biol. 2001;18(4):247-56.
54. Krook A, Wallberg-Henriksson H, Zierath JR. Sending the signal: Molecular mechanisms regulating glucose uptake. Med Sci Sports Exer. 2004;36(7):1212-7.
55. Ryder JW, Chibalin AV, Zierath JR. Intracellular mechanisms underlying increases in glucose uptake in response to insulin or exercise in skeletal muscle. Acta Physiol Scand. 2001;171(3):249-57.
56. Shepherd PR, Kahn BB. Glucose transporters and insulin action. Implications for insulin resistance and diabetes mellitus. N Engl J Med. 1999;341(3):248-57.
57. Zorzano A, Palacín M, Gumà A. Mechanisms regulating GLUT4 glucose transporter expression and glucose transport in skeletal muscle. Acta Physiol Scand. 2005;183(1):43-59.
58. Henriksen EJ. Invited review: Effects of acute exercise and exercise training on insulin resistance. J Appl Physiol (1985). 2002;93(2):788-96.
59. Hawley JA, Lessard SJ. Exercise training-induced improvements in insulin action. Acta Physiol. 2008;192(1):127-35.
60. Pereira LO, Lancha Jr. AH. Effect of insulin and contraction up on glucose transport in skeletal muscle. Prog Byophys Mol Biol. 2004;84(1):1-27.
61. Cartee GD, Wojtaszewski JF. Role of Akt substrate of 160 kDa in insulin-stimulated and contraction-stimulated glucose transport. Appl Physiol Nutr Metab. 2007;32(3):557-66.
62. Kemp BE, Stapleton D, Campbell DJ, Chen ZP, Murthy S, Walter M, et al. AMP-activated protein kinase, super metabolic regulator. Biochem Soc Trans. 2003;31(Pt 1):162-7.
63. Musi N, Yu H, Goodyear LJ. AMP-activated protein kinase regulation and action in skeletal muscle during exercise. Biochem Soc Trans. 2003;31(Pt 1):191-5.
64. Dohm GL. Invited review: Regulation of skeletal muscle GLUT-4 expression by exercise. J Appl Physiol (1985). 2002;93(2):782-7.
65. McGee SL, Howlett KF, Starkie RL, Cameron-Smith D, Kemp BE, Hargreaves M. Exercise increases nuclear AMPK alpha2 in human skeletal muscle. Diabetes. 2003;52(4):926-8.
66. Musi N, Fujii N, Hirshman MF, Ekberg I, Fröberg S, Ljungqvist O, et al. AMP-activated protein kinase (AMPK) is activated in muscle of subjects with type 2 diabetes during exercise. Diabetes. 2001;50(5):921-7.
67. Holmes B, Dohm GL. Regulation of GLUT4 gene expression during exercise. Med Sci Sports Exer. 2004;36(7):1202-6.
68. Wojtaszewski JF, Jørgensen SB, Frøsig C, MacDonald C, Birk JB, Richter EA. Insulin signalling: Effect of prior exercise. Acta Physiol Scand. 2003;178(4):321-8.
69. Hollosky JO. Exercise-induced increase in muscle insulin sensitivity. J Appl Physiol (1985). 2005;99(1):338-43.
70. Wojtaszewski JF, Nielsen JN, Richter EA. Invited review: effect of acute exercise on insulin signaling and action in humans. J Appl Physiol (1985). 2002;93(1):384-92.
71. Katz A1. Modulation of glucose transport in skeletal muscle by reactive oxygen species. J Appl Physiol (1985). 2007;102(4):1671-6
72. Migliorini RH, Kettelhut IC. O pâncreas endócrino. In: Aires MM, editor. Fisiologia Básica. São Paulo: Guanabara Koogan; 1999.
73. McMurray RG, Hackney AC. Endocrine responses to exercise and training. In: Garret WE, Kirkendal DT, editors. Exercise and sports science. Filadélfia: Lippincott Williams & Wilkins; 2000.
74. Borghouts LB, Keizer HA. Exercise and insulin sensitivity: A review. Int J Sports Med. 2000;21(1):1-12.
75. Christ-Roberts CY, Pratipanawatr T, Pratipanawatr W, Berria R, Belfort R, Kashyap S, Mandarino LJ. Exercise training increases glycogen syntase activity and GLUT4 espression but not signaling in overweight nondiabetic and type 2 diabetic subjects. Metabolism. 2004;53(9):1233-42.
76. Wojtaszewski JF, Birk JB, Frøsig C, Holten M, Pilegaard H, Dela F. 5'AMP activated protein kinase expression in human skeletal muscle: effects of strength training and type 2 diabetes. J Physiol. 2005;564(Pt 2):563-73.

77. Carter JB, Banister EW, Blaber AP. Effect of endurance exercise on autonomic control of heart rate. Sports Med. 2003;33(1):33-46.
78. Alonso Dde O, Forjaz CL, Rezende LO, Braga AM, Barretto AC, Negrão CE, Rondon MU. Comportamento da frequência cardíaca e da sua variabilidade durante as diferentes fases do exercício físico progressivo máximo. Arq Bras Cardiol. 1998;71(6):787-92.
79. Dampney RAL. Functional organization of central pathways regulating the cardiovascular system. Physiol Rev. 1994;74(2):323-64.
80. Fadel PJ. Arterial baroreflex control of the peripheral vasculature in humans: rest and exercise. Med Sci Sports Exerc. 2008;40(12):2055-62.
81. Michelini LC. Differential effects of vasopressinergic and oxytocinergic pre-autonomic neurons on circulatory control: reflex mechanisms and changes during exercise. Clin Exp Pharmacol Physiol. 2007;34(4):369-76.
82. Rowell LB. Ideas about control of skeletal muscle blood flow (1876-2003): cycles of revision and new vision. J Appl Physiol (1985). 2004;97(1):384-92.
83. Wunsch S.A. et al. Time course of vasodilatory response in skeletal muscle arterioles: role of hyperemia at the onset of exercise. Am J Physiol Heart Circ Physiol. 2000;279(4):H1715-23.
84. De Meersman RE. Heart rate variability and aerobic fitness. Am Heart J. 1993;125(3):726-31.
85. Grassi G, Seravalle G, Calhoun DA, Mancia G. Physical training and baroreceptor control of sympathetic nerve activity in humans. Hypertension. 1994;23(3):294-301.
86. Negrão CE, Irigoyen MC, Moreira ED, Brum PC, Freire PM, Krieger EM. Effect of exercise training on RSNA, baroreflex control, and blood pressure responsiveness. Am. J. Physiol. 1993;265(2 Pt 2):R365-70.
87. Martinelli FS, Chacon-Mikahil MP, Martins LE, Lima-Filho EC, Golfetti R, Paschoal MA, Gallo-Junior L. Heart rate variability in athletes and nonathletes at rest and during head-up tilt. Braz J Med Biol Res. 2005;38(4):639-47.
88. Scott AS, Eberhard A, Ofir D, Benchetrit G, Dinh TP, Calabrese P, et al. Enhanced cardiac vagal efferent activity does not explain training-induced bradycardia. Auton Neurosci. 2004;31(6-7):60-8.
89. Roveda F, Middlekauff HR, Rondon MU, Reis SF, Souza M, Nastari L, et al. The effect of exercise training on sympathetic neural activation in advanced heart failure: a randomized trail. J Am Coll Cardiol. 2003;42(5):854-60.
90. Clausen J. Circulatory adjustments to dynamic exercise and effect of physical training in normal subjects and in patients with coronary artery disease. Prog Cardiovasc Dis. 1976;18(6):459-95.
91. Crandall CG. Heat stress and baroreflex regulation of blood pressure. Med Sci Sports Exerc. 2008;40(12):2063-70.
92. Raven PB. Recent advances in baroreflex control of blood pressure during exercise in humans: an overview. Med Sci Sports Exerc. 2008;40(12):2033-6.

2

Controle neural da circulação no exercício físico: efeitos da hipertensão e do treinamento aeróbio

Lisete Compagno Michelini

INTRODUÇÃO

O treinamento físico aeróbio de intensidade baixa a moderada, isoladamente ou associado a outras mudanças no estilo de vida e/ou terapias farmacológicas, tem sido indicado como importante conduta terapêutica para o tratamento da hipertensão arterial, da insuficiência cardíaca, da obesidade, do diabete, da síndrome metabólica, entre outras doenças.[1,2] A prática regular de atividade física aeróbia induz importantes correções em disfunções causadas por essas doenças, determinando: (i) correção do controle autonômico, com diminuição da atividade simpática periférica e o aumento do tônus vagal;[3-5] (ii) aumento da sensibilidade à insulina;[6] (iii) remodelamento excêntrico do coração, com redução da frequência cardíaca basal, aumento do volume sistólico e do débito cardíaco;[7,8] (iv) extensos ajustes na microcirculação de tecidos exercitados (remodelamento eutrófico de artérias/arteríolas e aumento da densidade de capilares e vênulas, com consequente redução da resistência e aumento da condutância locais);[9-11] (v) aumento do *shear stress* com predomínio dos fatores relaxantes derivados do endotélio sobre os fatores contráteis.[12,13] Esses ajustes induzidos pelo treinamento aeróbio determinam, em hipertensos, obesos, diabéticos, portadores de insuficiência cardíaca e da síndrome metabólica, melhora sensível da função cardiovascular, previnem ou retardam a incidência da hipertensão, do diabete e da obesidade, aumentam a eficácia dos tratamentos farmacológicos, reduzindo o risco cardiovascular global e a morbimortalidade.[1-3,14,15]

Deve-se ter presente que os efeitos deletérios da hipertensão, assim como os efeitos benéficos do treinamento aeróbio, são em grande parte condicionados por alterações do sistema nervoso autônomo e em especial da atividade simpática[2,16-20] (o principal mecanismo de controle dos sistemas cardiovascular, endócrino e metabólico), a qual é gerada centralmente pela integração entre diferentes núcleos autonômicos no sistema nervoso central. Até há pouco tempo, o sistema nervoso central era considerado uma caixa preta e pouco se conhecia sobre a complexidade de vias centrais envolvidas no controle cardiovascular. Além disso, dado o aspecto ético que exclui a indução de variáveis experimentais no ser humano, o conhecimento sobre controle cardiovascular na hipertensão e no exercício baseiam-se basicamente em observações obtidas com animais de experimentação.

Evidências experimentais[17,20-24] vieram demonstrar que anormalidades em vias de aferentes de sinalização (barorreceptores, quimiorreceptores, receptores cardiopulmonares) e em núcleos autonômicos centrais de integração (em especial as estruturas hipotalâmicas, como os núcleos paraventricular, PVN e dorsomedial; estruturas bulbares, como o núcleo do trato solitário [NTS], os núcleos ambíguos [NA] e dorsomotor do vago [DMV] e as áreas, do bulbo ventrolateral caudal [BVLc] e rostral [BVLr], assim como as vias eferentes/efetoras do simpático e parassimpático) estão entre as principais causas da hipertensão neurogênica ou essencial no homem, que cursa com importante redução do controle vagal e hiperatividade simpática.

A frequência de despolarização dos neurônios simpáticos guarda correlação direta e pronunciada com os padrões de pulso arterial e ritmo respiratório, sendo inibida ou excitada pela ativação dos barorreceptores ou quimiorreceptores, respectivamente, e continuamente modulada pelas áreas suprabulbares de integração. Os mecanismos condicionantes não são totalmente conhecidos, mas sabe-se que qualquer erro/alteração no funcionamento dessa circuitaria pode conduzir à hiperatividade simpática, a qual condiciona o aumento mantido da pressão arterial (Figura 2.1).[17,20,24]

Por outro lado, evidências experimentais acumuladas ao longo das últimas décadas têm indicado que indivíduos hipertensos submetidos ao treinamento aeróbio de baixa a moderada intensidades apresentam melhor controle reflexo da circulação, com aumento da atividade vagal e redução da hipertonia simpática, os quais condicionam a sensível melhora da regulação cardiovascular e redução da pressão arterial observadas após o treinamento aeróbio.[3,4,8,16,18,19,25-31] Se os mecanismos centrais envolvidos na instalação/manutenção da hipertensão são pouco conhecidos, menos ainda se sabe sobre mecanismos de integração central condicionantes dos efeitos benéficos induzidos pelo treinamento aeróbio.

O CONTROLE NEURAL DA CIRCULAÇÃO NO EXERCÍCIO FÍSICO

A teoria correntemente aceita sobre o controle circulatório durante o exercício[28,31] propõe a coexistência de dois mecanismos neurais básicos (Figura 2.2): o comando central, um mecanismo tipo *feed-forward* para a ativação paralela de circuitos neurais que controlam as funções locomotora, cardiovascular, ventilatória e metabólica; e os mecanismos de controle tipo *feedback*, ativados por diferentes receptores presentes nos sistemas periféricos e na musculatura em atividade. As respostas circulatórias, ventilatórias, locomotoras e metabólicas são continuamente monitoradas pelos aferentes periféricos (barorreceptores, receptores cardiopulmonares, quimiorreceptores, termorreceptores, receptores de distensão e metabotrópicos da musculatura esquelética), que se projetam ao NTS no bulbo dorsal e deste às áreas primárias de integração do controle autonômico (NA, DMV, BVLc e BVLr), regulando reflexamente a atividade simpática e vagal à periferia. Essa circuitaria neural constitui a chamada alça primária ou bulbar do controle reflexo do sistema cardiovascular. A hipótese com a qual se tem trabalhado nos últimos anos é a de que os mecanismos de *feedback* integrados em nível bulbar sejam continuamente modulados por mecanismos supra-

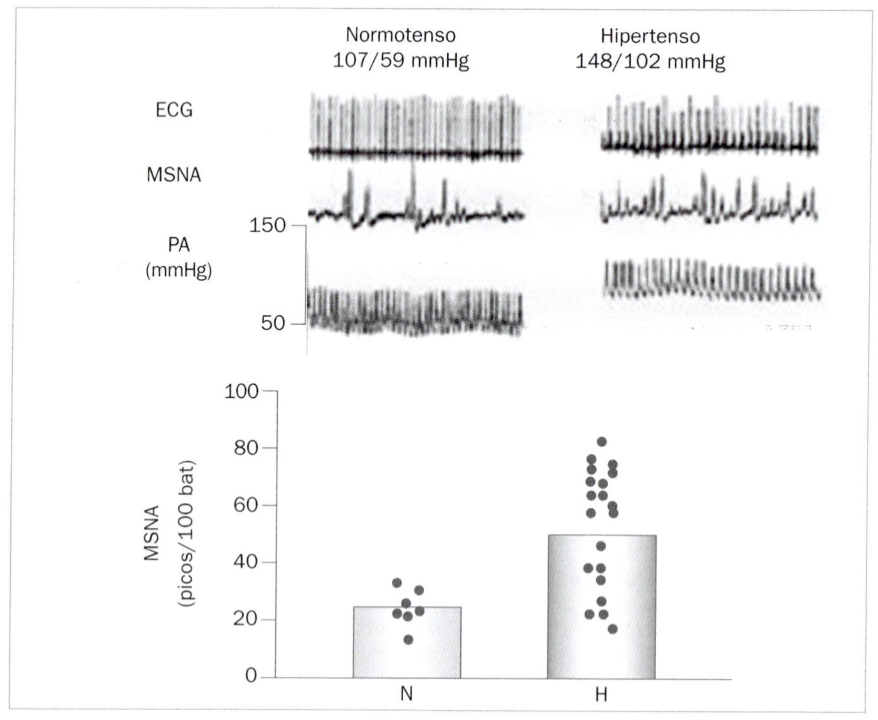

FIGURA 2.1 Registros do eletrocardiograma (ECG), da atividade simpática no nervo fibular (MSNA) e da pressão arterial (PA) de indivíduos normotensos e hipertensos. Abaixo, comparação da MSNA em grupos de normotensos (N) hipertensos (H), indicando os efeitos da hipertensão sobre a atividade simpática periférica.

Fonte: Adaptada de Guyenet,[22] com permissão.

bulbares (os *feed-forward*) propiciando o controle mais eficiente da circulação em diferentes situações comportamentais.

Após a comprovação, por neuroanatomistas, da existência de conexões anatômicas diretas e recíprocas entre o NTS (e outras áreas bulbares de controle cardiovascular) e os núcleos hipotalâmicos envolvidos na integração neuroendócrina, vegetativa e comportamental [projeções catecolamonérgicas ascendentes do bulbo ao hipotálamo e projeções vasopressinérgicas (VPérgicas) e ocitocinérgicas (OTérgicas) descendentes do hipotálamo ao bulbo],[32-34] demonstrou-se que os barorreceptores ativam neurônios de segunda ordem no NTS, os quais se projetam ao PVN por vias NORérgicas, modulando a atividade de neurônios pré-autonômicos VPérgicos e OTérgicos. Estes por sua vez projetam-se a áreas primárias de integração cardiovascular no tronco cerebral, regulando as atividades simpática e vagal ao coração e aos vasos.[27,35-40] Essa circuitaria neuronal constitui a chamada alça secundária ou suprabulbar de controle cardiovascular, a qual modula continuamente o funcionamento da alça primária de regulação, ajustando o funcionamento em diferentes situações, como no exercício físico (Figura 2.2).

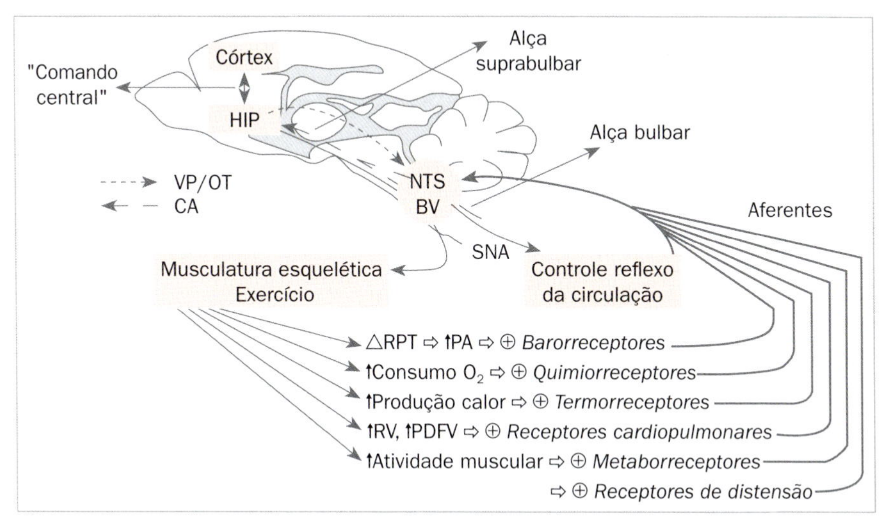

FIGURA 2.2 Representação esquemática dos dois mecanismos neurais que controlam a circulação durante o exercício: o comando central e os mecanismos de retroalimentação estimulados pelos barorreceptores, quimiorreceptores, receptores cardiopulmonares, termorreceptores, receptores de distensão e metaborreceptores presentes no sistema circulatório e nos músculos em atividade. No esquema, estão também representadas as alças primária, ou bulbar, e secundária, ou suprabulbar, de controle neural da circulação. CA: vias catecolaminérgicas; OT: vias ocitocinérgicas; VP: vias vasopressinérgicas; HIP: hipotálamo; NTS: núcleo do trato solitário; BV: bulbo ventrolateral; SNA: sistema nervoso autônomo, envolvendo o vago e o simpático; RPT: resistência periférica total; PA: pressão arterial; RV: retorno venoso; PDFV: pressão diastólica final do ventrículo.

Fonte: Modificada de Michelini[46] e Michelini & Morris,[39] com permissão.

Por meio da quantificação do conteúdo endógeno de vasopressina (VP) e de ocitocina (OT) no bulbo dorsal e no plasma de ratos em repouso e imediatamente após uma sessão de exercício dinâmico em esteira (Figura 2.3) confirmou-se haver, durante o exercício a ativação específica das projeções VPérgicas (em ambos os grupos sedentário e treinado)[41] e OTérgicas (apenas nos indivíduos treinados)[42] ao bulbo dorsal, sem alteração dos níveis circulantes de VP e ligeira redução da OT plasmática apenas nos indivíduos treinados. O significado funcional dessas alterações pôde ser esclarecido pelo registro das respostas de pressão arterial e frequência cardíaca durante a ativação do reflexo

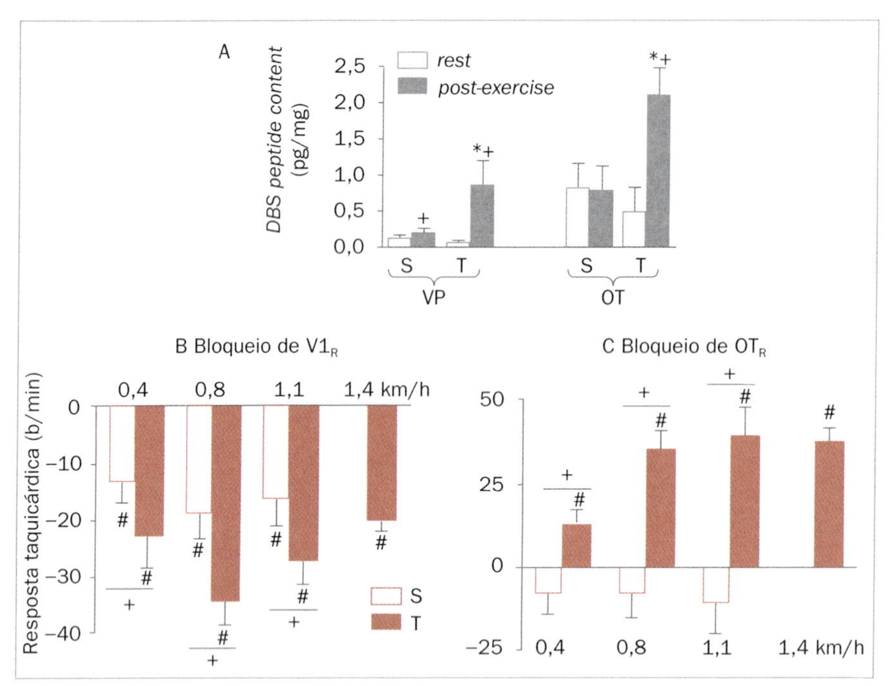

FIGURA 2.3 (A) Conteúdo endógeno de vasopressina (VP) e de ocitocina (OT) no bulbo dorsal (DBS, dosados por radioimunoensaio) de ratos sedentários (S) e treinados (T) sacrificados durante o repouso ou imediatamente após exercício dinâmico escalonado (~ 8 a 12 minutos) em esteira ergométrica; (B) e (C) comparação dos efeitos do bloqueio endógeno de receptores V1 de vasopressina (B) ou dos receptores OTR de ocitocina (C) no DBS sobre a taquicardia do exercício nos grupos S e T (ratos normotensos) durante exercício escalonado (0,4, 0,8, 1,1 e 1,4 km/hora). A resposta taquicárdica (barras) é representada como a diferença entre a taquicardia observada após administração do antagonista em relação à taquicardia observada após administração de veículo no DBS em cada grupo experimental. Significâncias ($p < 0{,}05$) em A: + *vs.* repouso; * *vs.* S; B e C: # vs. veículo; + vs. S.

Fonte: Reproduzida de Michelini,[38] com permissão.

barorreceptor e durante o exercício dinâmico em esteira de grupos sedentários e treinados, com e sem bloqueio dos receptores de VP ou de OT no bulbo dorsal. A comparação das respostas cardiovasculares desses antagonistas às obtidos durante pré-tratamento do bulbo dorsal com veículo nos permitiu identificar os efeitos da ativação das projeções VPérgicas ou OTérgicas do PVN ao bulbo dorsal durante o exercício dinâmico.

O pré-tratamento com antagonista de VP no NTS impediu a redução da inibição simpática (e, consequentemente, a redução da frequência cardíaca) que ocorre durante elevações instantâneas da pressão arterial por ativação dos barorreceptores arteriais.[27,43,44] Esse efeito em refrear a inibição barorreflexa propiciava o deslocamento da faixa de funcionamento do reflexo barorreceptor para níveis mais elevados de frequência cardíaca e a manifestação da taquicardia, compatível com a realização do exercício. Além disso, administração do antagonista de VP no NTS de ratos durante corrida em esteira determinou redução significativa da taquicardia do exercício, indicando que a ativação das projeções VPérgicas do PVN ao NTS é um dos mecanismos atuantes para facilitar o aumento da frequência cardíaca durante o exercício em ambos os grupos (Figura 2.3).[27,38,39,41,43]

Em trabalho recente[40] foi possível ainda identificar que a ativação das projeções VPérgicas, durante elevações de pressão que acompanham o exercício dinâmico, inibe parcialmente (à semelhança das informações periféricas provenientes dos receptores de distensão muscular) a informação aferente carreada pelos barorreceptores arteriais, determinando adaptação parcial e temporária do reflexo barorreceptor para níveis mais elevados de frequência cardíaca (Figura 2.4).[40] Esse mecanismo adaptativo, presente tanto nos indivíduos treinados quanto nos sedentários, persistia durante a atividade física evitando o aparecimento da bradicardia reflexa e facilitando, como descrito, a instalação da taquicardia do exercício.

Em oposição ao observado para a VP, o pré-tratamento do NTS/DMV com antagonista de OT bloqueou o aumento do tônus vagal e a resposta bradicárdica durante elevações transitórias da pressão[38,45] e aumentou a taquicardia do exercício apenas no grupo de ratos treinados, sem nenhum efeito nos sedentários (Figura 2.3).[27,38,42,46] Esses resultados indicam que para indivíduos treinados a ativação das projeções OTérgicas aumenta especificamente o tônus vagal durante o exercício dinâmico, contribuindo para a redução da taquicardia do exercício.[36,42] Contrariamente aos indivíduos sedentários em que se observa ativação simpática e elevada taquicardia durante o exercício, nos indivíduos treinados, a ativação do simpático é acompanhada por ativação compensatória do vago, o que explicaria a menor taquicardia do exercício em cargas submáximas.

Em trabalho mais recente, pôde-se também observar que o treinamento aeróbio de baixa a moderada intensidade foi acompanhado de importante plasticidade no circuito

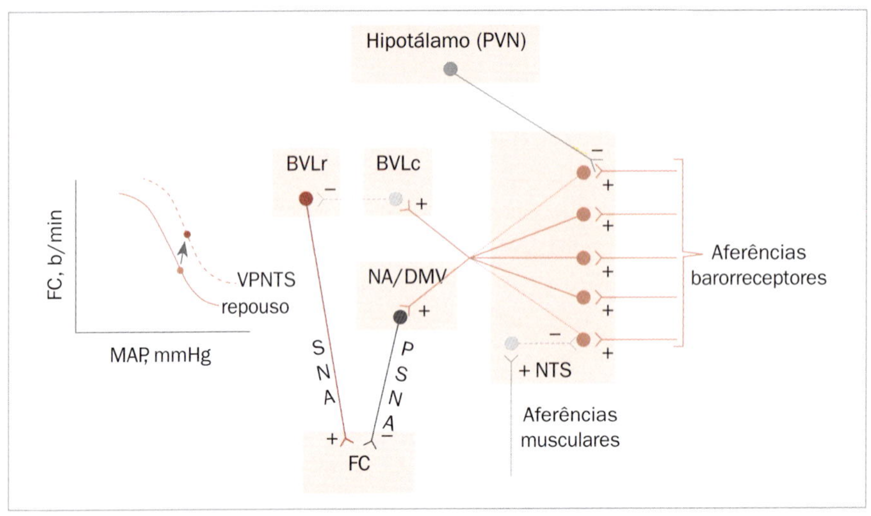

FIGURA 2.4. Esquema da circuitaria neuronal ilustrando a interação entre as aferências ao NTS provenientes dos barorreceptores e dos receptores da musculatura esquelética e as vias vasopressinérgicas (VP) descendentes do PVN que se projetam ao NTS. Durante o exercício dinâmico, as aferências da musculatura esquelética (que se projetam a interneurônios GABAérgicos) e as projeções VPérgicas (que fazem sinapse axo-axonal inibitória com as aferências provenientes dos barorreceptores) inibem parcialmente a sinalização aferente pelos barorreceptores (ativadas pelo aumento da pressão durante exercício), limitando o grau de inibição da frequência cardíaca durante o aumento transitório da pressão arterial. Esses efeitos induzidos pelo exercício determinam adaptação instantânea do reflexo, deslocando a curva de funcionamento da frequência cardíaca para níveis mais elevados de pressão (curvas à esquerda). Em laranja, estão representados os neurônios glutamatérgicos excitatórios; em cinza claro, os neurônios GABAérgicos; em cinza escuro, as projeções vasopressinérgicas descendentes; em preto, as projeções parassimpáticas (PSNA); e em vermelho, as projeções simpáticas (SNA) ao coração.

Fonte: Adaptada de Michelini et al.,[40] com permissão.

neuronal, com aumento da densidade dos neurônios OTérgicos no PVN e da densidade das projeções ao complexo NTS/DMV.[35] Importante ressaltar que essas adaptações neuroplásticas ao treinamento foram acompanhadas de aumento do tônus vagal e redução significativa da frequência cardíaca de repouso, indicando ainda a contribuição deste mecanismo à instalação de bradicardia de repouso de indivíduos treinados.[35] Além disso, o aumento do *drive* OTérgico induzido pelo treinamento reduziu o gasto energético, compensando funcionalmente o rápido enchimento ventricular e o aumento do volume sistólico. Essas respostas associadas ao aumento da capilarização tecidual, à predominância das respostas vasodilatadoras e ao aumento do fluxo tecidual local, favorecem a extração de oxigênio pelos músculos exercitados, facilitando o desempenho no exercício.

EFEITOS DA HIPERTENSÃO SOBRE OS MECANISMOS CENTRAIS DE CONTROLE AUTONÔMICO

Coerentemente à participação de mecanismos neurais na gênese da hipertensão arterial, da insuficiência cardíaca, do estresse e da obesidade, evidências experimentais têm sugerido que o desequilíbrio da sinalização NORérgica ascendente ao hipotálamo pode ser o elo comum a mediar a ativação simpática.[23] O possível mecanismo determinante desse desequilíbrio é possivelmente a marcante depressão da atividade dos barorreceptores arteriais (aumento do limiar, redução do ganho e da faixa operacional, com aumento da variabilidade da sinalização aferente ao NTS) após a instalação da hipertensão, conforme observado em diferentes modelos de hipertensão.[21,22,24,47,48] A sinalização deficitária dos níveis de pressão arterial determina menor inibição do simpático com aumento da atividade ao coração e aos vasos, além de aumento dos níveis circulantes de catecolaminas, angiotensina II e vasopressina. Em ratos hipertensos, foi demonstrada que a instalação da hipertensão cursava com redução da expressão do sistema OTérgico (facilitador da atividade vagal) e aumento da expressão do sistema VPérgico (facilitador da atividade simpática) centrais.[27,35,38,49] Observou-se também que a hipertensão cursava com aumento na expressão dos sistemas renina-angiotensina central e periférico,[25,47,48,50] um importante estimulante endógeno da atividade simpática. Em conjunto, esses efeitos favorecem a hipertonia simpática, a qual determinando aumento da pré-carga, maior contratilidade ventricular, elevação da frequência e débito cardíacos, intensa vasoconstrição periférica e remodelamento hipertrófico para dentro de artérias e arteríolas, tem importante papel na gênese e na manutenção da hipertensão arterial, bem como na progressão de lesões de órgãos-alvo.

EFEITOS DO TREINAMENTO AERÓBIO SOBRE OS MECANISMOS CENTRAIS DE CONTROLE AUTONÔMICO

Evidências experimentais têm confirmado a potencialidade do treinamento aeróbio de baixa a moderada intensidades em modificar a plasticidade e o funcionamento das alças primária ou bulbar, e secundária ou suprabulbar do controle cardiovascular, induzindo importantes ajustes cardiovasculares tanto para indivíduos hipertensos quanto normotensos.

Trabalho de Brum et al.,[51] comparando a atividade do nervo depressor aórtico (via aferente da alça primária de controle cardiovascular) em normotensos e hipertensos sedentários e treinados, demonstrou a eficácia do treinamento aeróbio em aumentar parcialmente o ganho da atividade barorreceptora de normotensos e em corrigir parcialmente a reduzida sensibilidade do nervo depressor aórtico de hipertensos crônicos, por aumentar o ganho e deslocar o ED_{50} para níveis mais baixos de pressão, na proporção direta da queda de pressão arterial induzida pelo treinamento (Figura 2.5). Esses dados indicam claramente a potencialidade do treinamento aeróbio em melhorar o funcionamento da alça primária de regulação reflexa da pressão, facilitando a sinalização aferente pelos barorreceptores e melhorando o controle reflexo da circulação.

Em trabalhos posteriores demonstrou-se também a potencialidade do treinamento aeróbio em modificar a plasticidade e o funcionamento da alça suprabulbar de controle cardiovascular de hipertensos. Nesses estudos, foram utilizados registros funcionais associados à técnica de imunofluorescência (microscopia confocal) para identificar a expressão de projeções NORérgicas (positivas para a dopamina beta-hidroxilase, a enzima que sintetiza a noradrenalina a partir da dopamina) a neurônios pré-autonômicos do hipotálamo que se projetam ao NTS (marcados pela administração de *fluorogold*, um marcador retrógrado, no NTS), identificando adicionalmente a identidade destes neurônios (positivos para OT) de normotensos e hipertensos sedentários e treinados.[36]

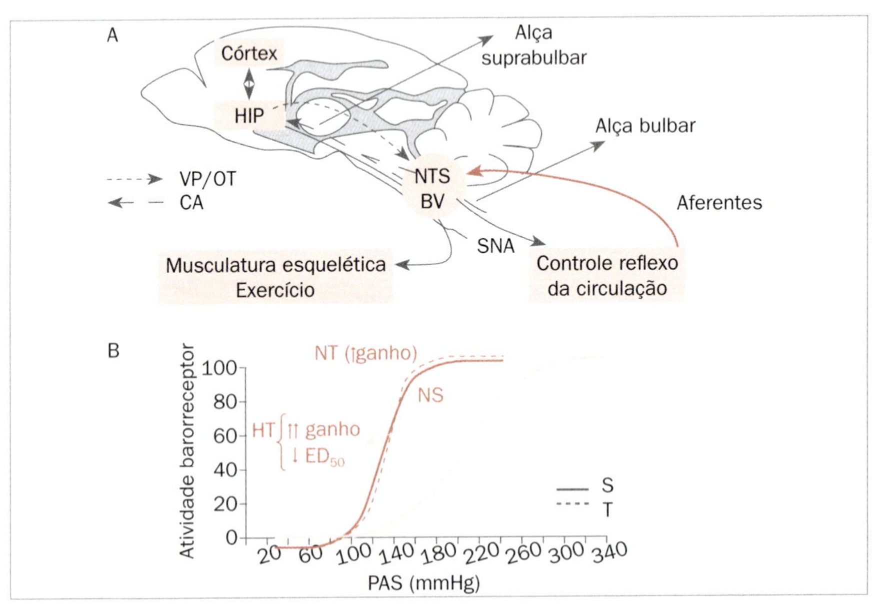

FIGURA 2.5 (A) Esquema ilustrativo do controle neural da circulação mediado pelas aferências barorreceptoras (ressaltado em laranja); (B) registro da atividade dos barorreceptores (nervo depressor aórtico em valores percentuais, eletroneuronografia) em função de variações instantâneas da pressão sistólica (PAS) em grupos de ratos normotensos (NT) e hipertensos (HS) sedentários (S) e treinados (T).

Fonte: adaptada de Michelini[46] e Brum et al.,[51] com permissão.

Observou-se (Figura 2.6) que a redução da frequência cardíaca basal induzida pelo treinamento aeróbio de normotensos e hipertensos foi acompanhada de alterações plásticas nas projeções NORérgicas ascendentes ao PVN: houve em ambos os grupos aumento da densidade de inervação em subnúcleos autonômicos do PVN (indicado pelo aumento do número de botões sinápticos contendo noradrenalina que contatavam os neurônios OTérgicos de projeção ao NTS),[36] com resposta mais intensa no grupo normotenso. O treinamento aeróbio de baixa a moderada intensidades foi, portanto, acompanhado de aumento da sinalização NORérgica ao PVN, resposta esta preponderante nos normotensos. É interessante constatar que, em nível das aferências periféricas, o efeito do treinamento foi muito mais intenso nos hipertensos que nos normotensos (comparar Figuras 2.5 e 2.6), indicando que os ajustes induzidos pelo treinamento podem variar entre normotensos e hipertensos e entre os diferentes segmentos da circuitaria neuronal.

Foram analisados também os efeitos do treinamento aeróbio sobre o funcionamento dos neurônios pré-autonômicos do hipotálamo que se projetam a áreas bulbares de controle cardiovascular (Figura 2.7). Para tanto registrou-se a atividade de neurônios parvocelulares do PVN (*whole cell patch-clamping*) que se projetam ao NTS (identificados pela administração prévia de rodamina, um marcador retrógrado, no NTS) que foi comparada à atividade de neurônios magnocelulares em ratos normotensos sedentários e treinados.[52] Observou-se que o treinamento aeróbio determinou, nos neurônios pré-autonômicos, aumentos específicos na amplitude e na velocidade para atingir o pico do potencial de ação, sem alterações detectáveis nos neurônios magnocelulares (Figura 2.7). Além disso, o treinamento causou, nos neurônios pré-autonômicos do PVN que se projetam ao NTS, aumento do disparo de potenciais evocados pela aplicação de corrente local, enquanto nos neurônios magnocelulares houve, inclusive, redução do disparo dos potenciais evocados (Figura 2.7).[52] Ainda, utilizando a técnica de imuno-histoquímica associada à marcação retrógrada, pôde-se identificar serem os neurônios parvocelulares estudados OTérgicos (80 em 195 neurônios, correspondendo a 41%) e VPérgicos (83 em 272 neurônios, correspondendo a 21%). Essas observações indicam claramente que o treinamento aumenta especificamente a excitabilidade intrínseca de neurônios OTérgicos e VPérgicos do PVN que se projetam a áreas bulbares de controle cardiovascular, com efeitos ausentes e/ou opostos nos neurônios hipotalâmicos magnocelulares que se projetam à neuro-hipófise (Figura 2.7). Esses dados confirmaram observações anteriores do laboratório de pesquisa do autor de que exercício físico ativava as projeções OTérgicas e VPérgicas ao bulbo dorsal aumentando a liberação local de OT e VP nos sedentários e de OT nos treinados; não alterava os níveis plasmáticos de VP, determinando ligeira redução dos níveis circulantes de OT.[41,42] Esses achados comprovam que, além da alça primária, o treinamento aeróbio também ativa a alça secundária de regulação neural da circulação, facilitando os ajustes autonômicos sobre o controle neural da circulação no exercício físico como discutido no item anterior.

Tendo caracterizado em normotensos que o treinamento aeróbio de baixa intensidade ativava as projeções OTérgicas ao bulbo dorsal, facilitando o tônus vagal, a redução da taquicardia do exercício e a instalação da bradicardia de repouso,[42,45,46] e sabendo-se que a hipertensão é caracterizada por depressão do controle reflexo da frequência cardíaca[4,22,25,47,50] procurou-se a seguir identificar se a hipertensão e o treinamento associado à esta poderiam alterar a plasticidade e o funcionamento do sistema OTérgico central. Para tanto, comparou-se os efeitos da hipertensão e do treinamento sobre as respostas funcionais (pressão arterial e frequência cardíaca) e a expressão de OT e de seus receptores (técnicas de imuno-histoquímica, hibridização *in situ* e

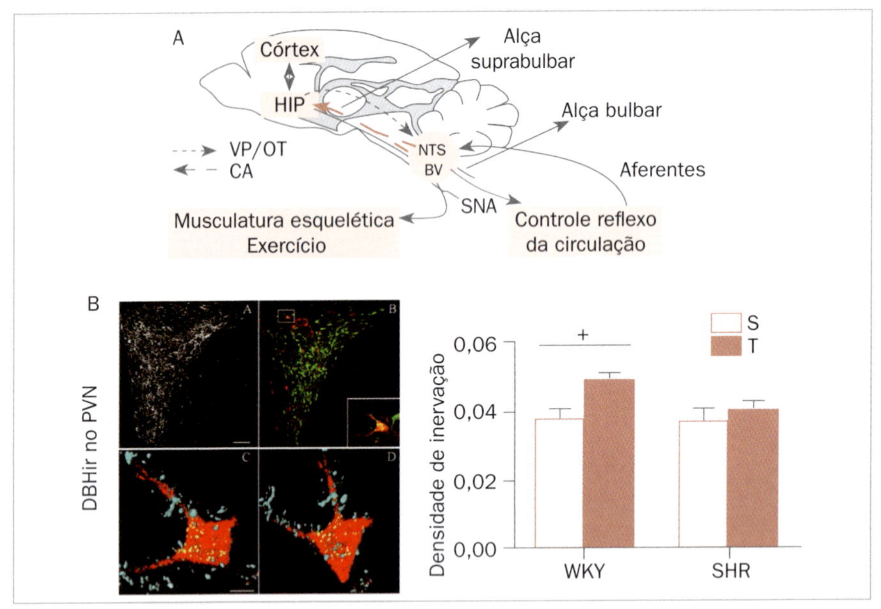

FIGURA 2.6 (A) Esquema ilustrativo do controle neural da circulação mediado por projeções catecolaminérgicas do bulbo ascendentes ao hipotálamo (em tracejado vermelho); (B) microscopia confocal indicando neurônios que se projetam ao NTS (verde) dos quais vários são positivos para a ocitocina (em vermelho). Abaixo, em maior ampliação são indicados os botões sinápticos imunorreativos para a dopamina beta-hidroxilase (DBHir) que fazem (em amarelo) ou não fazem (em azul) contato com neurônios ocitocinérgicos do núcleo paraventricular do hipotálamo (PVN). À direita, comparação da densidade de botões sinápticos que contatam neurônios ocitocinérgicos pré-autonômicos nos grupos normotenso (WKY) e hipertenso (SHR), sedentários (S) e treinados (T). Significância ($p < 0,05$) + *vs*. S.

Fonte: Adaptada de Michelini[46] e reproduzida de Higa-Taniguchi et al.,[36] com permissão.

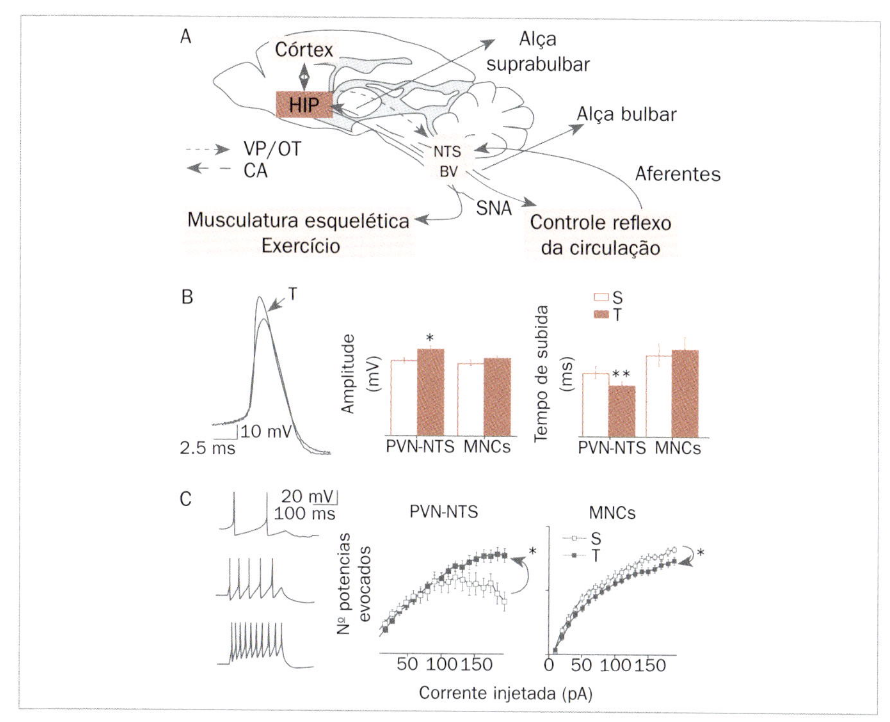

FIGURA 2.7 (A) Esquema ilustrativo do controle neural da circulação mediado por neurônios parvocelulares pré-autonômicos e magnocelulares do hipotálamo (ressaltado em laranja); (B) registros sobrepostos do potencial de ação e comparação da amplitude e do tempo de subida do potencial de ação em neurônios pré-autonômicos de PVN que se projetam ao NTS (PVN-NTS) e em neurônios magnocelulares (MNC) do hipotálamo de ratos normotensos sedentários (S) e treinados (T); (C) registros de potenciais evocados durante aplicação de corrente nos PVN-NTS e MNCs de ratos S e T. Significância ($p < 0,05$) * *vs.* S.

Fonte: Adaptada de Michelini[46] e reproduzida de Jackson et al.,[52] com permissão.

RT-PCR) no hipotálamo (região biossintética), no NTS e em outros núcleos de controle cardiovascular (áreas de projeção bulbar).[49] Os resultados (Figura 2.8) indicaram que a hipertensão foi acompanhada de intensa depressão do sistema OTérgico central (redução da expressão gênica de OT no hipotálamo e de receptores de OT no bulbo dorsal) e que o treinamento aeróbio não alterou a densidade de receptores de OT, mas aumentou significativamente as expressões gênica e proteica de OT no PVN, assim como a imunorreatividade de terminais OTérgicos no bulbo dorsal de ambos os grupos, determinando bradicardia de repouso (Figura 2.8).[35,49] A depressão do sistema OTérgico no hipertenso sedentário pode explicar vários dos déficits funcionais, como a elevada frequência cardíaca basal, a depressão do controle reflexo da frequência cardíaca e a redução do tônus vagal, com o balanço autonômico favorecendo a atividade simpática. É interessante observar-se que o treinamento, aumentando a expressão central de OT,[35,49] foi eficaz em reduzir a frequência cardíaca basal de normotensos e hipertensos, com efeito mais pronunciado nos normotensos. Coerente com os resultados anteriores,[27,38,42,46] confirmou-se que a ativação das projeções OTérgicas nos indivíduos treinados propicia redução da frequência cardíaca basal e da taquicardia do exercício. Além disso, a maior disponibilidade de OT no bulbo dorsal facilitou o tônus vagal ao coração, aumentando o ganho do reflexo barorreceptor.[45]

Em trabalho recente, foi possível também confirmar a eficácia do treinamento aeróbio em restaurar o deficitário controle vagal ao coração, demonstrando em ratos submetidos à insuficiência cardíaca que exercício repetitivo aumentava a densidade de neurônios pré-ganglionares do parassimpático (positivos para a colina acetiltransferase) no NA e DMV, efeito este que era acompanhado de aumento do tônus parassimpático ao coração.[37] Nesse mesmo trabalho também foi possível confirmar a eficácia do treinamento aeróbio em reduzir a densidade de neurônios pré-motores simpáticos (positivos para a dopamina beta-hidroxilase) no BVLr, efeito que foi acompanhado de diminuição do tônus simpático cardíaco.[37]

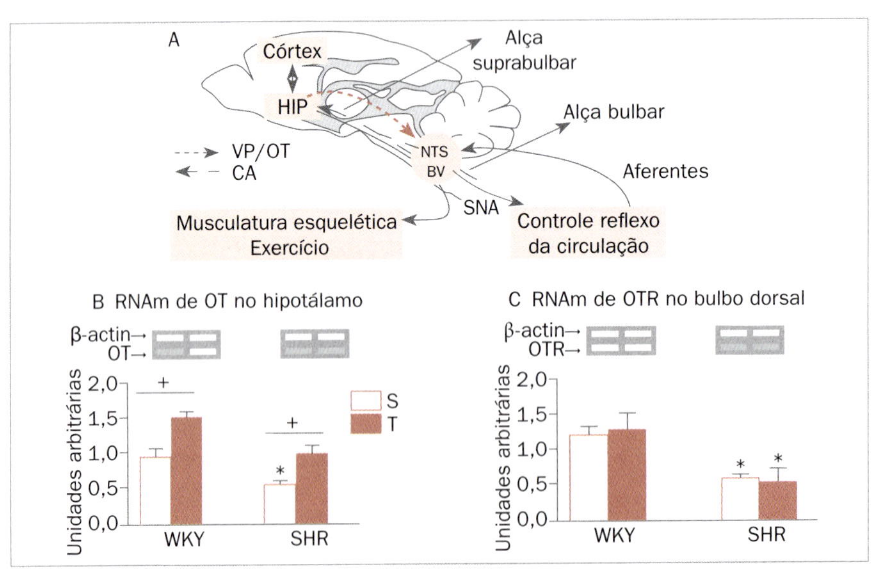

FIGURA 2.8 (A) Esquema ilustrativo do controle neural da circulação mediado por neurônios ocitocinérgicos do hipotálamo que se projetam ao bulbo dorsal, em pontilhado vermelho. (B)/(C) Expressão de RNAm (qPCR) de ocitocina (OT) no hipotálamo (B) e de receptor de OT (OTR em C) no bulbo dorsal de normotensos (WKY) e hipertensos (SHR) sedentários (S) e treinados (T). Significâncias ($p < 0,05$) * *vs*. WKY; + *vs*. S.

Fonte: Adaptada de Michelini[46] e reproduzida de Martins et al.,[49] com permissão.

Em conjunto os resultados ilustrados nas Figuras 2.5 a 2.8 mostram que o treinamento aeróbio, ao ativar sequencialmente as alças bulbar e suprabulbar de controle cardiovascular, facilita a modulação OTérgica e o controle vagal do coração, corrige os déficits da atividade parassimpática e melhora o controle reflexo da circulação durante o exercício de hipertensos. Essas constatações confirmam a potencialidade do treinamento aeróbio como importante conduta terapêutica para o tratamento da hipertensão e de outras doenças que levem o coração a um estado hipercinético.

Além de facilitar o controle vagal, o treinamento aeróbio também modifica o funcionamento das projeções VPérgicas ao bulbo, que por sua vez modulam a atividade simpática para a periferia.[27,39,40,43] Dada a dificuldade de se registrar/quantificar a atividade simpática como um todo (as técnicas disponíveis fornecem apenas índices de atividade ou a quantificam diretamente, mas em apenas determinado território),[21,53] não existe consenso na literatura relativo a possíveis efeitos do treinamento aeróbio sobre a atividade simpática a diferentes tecidos periféricos de normotensos e hipertensos.[17,19,30,54,55]

Os efeitos do treinamento físico sobre a atividade simpática periférica variam entre normotensos e hipertensos, entre os diferentes territórios e, em um mesmo tecido, ao longo dos diferentes segmentos da circulação.[13,56] Em normotensos, vários estudos relataram redução da atividade simpática renal após treinamento aeróbio,[18,30,54] enquanto em relação ao coração os estudos foram discordantes: houve após treinamento redução do simpático cardíaco em ratos e camundongos,[16,29] mas não no homem.[54] Também para a musculatura esquelética os dados relativos aos efeitos do treinamento sobre a atividade simpática não são concordantes: em normotensos observou-se redução do *spillover* de noradrenalina[14] e redução da atividade simpática lombar[57] e fibular;[19] por outro lado Laterza et al.,[26] também utilizando a preparação do nervo fibular, não observaram após treinamento, alteração no controle reflexo da atividade simpática de normotensos, mas apenas nos hipertensos treinados.

Observações originais no laboratório do autor têm sugerido que os efeitos do treinamento sobre o simpático que enerva a musculatura esquelética dependem sim do tônus simpático gerado centralmente, mas a atividade simpática vasomotora é modulada em função das alterações geométricas concomitantes induzidas pelo treinamento nas arteríolas musculares esqueléticas.[58] Assim, como ilustrado na Figura 2.9 para arteríolas de mesma grandeza do músculo sóleo, a imunorreatividade para a tirosina hidroxilase (enzima-chave para a síntese/armazenamento de catecolaminas em terminais simpáticos, cuja densidade de inervação é um índice da atividade simpática vascular) é grandemente reduzida no normotenso treinado *vs.* normotenso sedentário, mas bastante aumentada no hipertenso treinado (*vs.* hipertenso sedentário), em que o treinamento determina importante remodelamento eutrófico para fora, caracterizado pelo aumento da luz sem alteração da área de secção transversa do vaso, resultando em marcante redução da razão parede/luz (Figura 2.9).[58] Esses dados foram confirmados pelo registro da atividade do nervo lombar e pela dosagem do conteúdo de noradrenalina na artéria femoral (pelo HPLC), ambas as técnicas demonstrando marcante redução do simpático vasomotor pelo treinamento.[58]

Trabalhos anteriores no laboratório do autor já haviam demonstrado grande aumento da condutância paralela da microcirculação (aumento das densidades capilar e venular) acompanhada de completa normalização da razão parede/luz de arteríolas nos tecidos exercitados de indivíduos hipertensos, e que a queda parcial da pressão arterial induzida pelo treinamento neste grupo (~ 10%) correlacionava-se positivamente com a redução da razão parede/luz de arteríolas musculares esqueléticas e com a queda da resistência vascular local.[9-11]

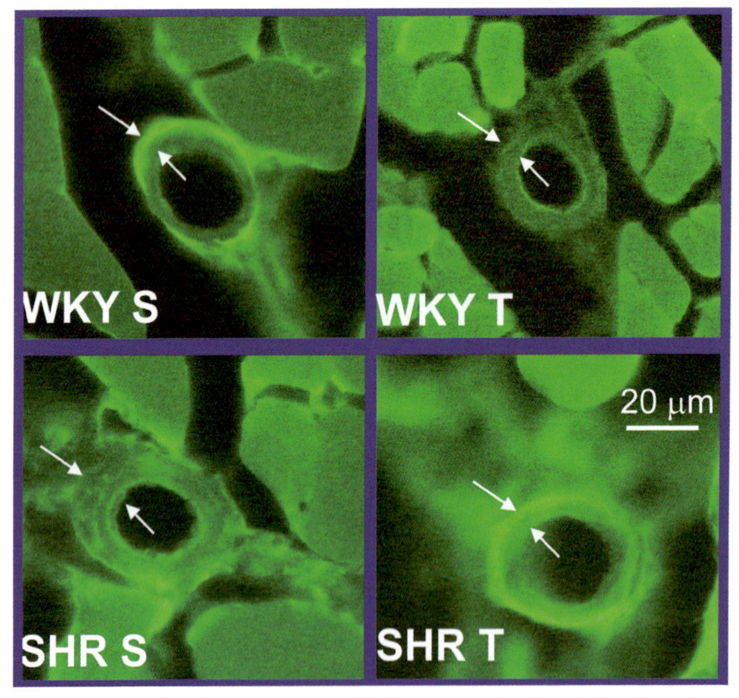

FIGURA 2.9 Comparação da imunorreatividade para a tirosina hidroxilase (em verde) de arteríolas (mesma ordem de grandeza) do músculo sóleo de normotensos (WKY) e hipertensos (SHR) sedentários (S) e treinados (T). Observar redução da densidade nos WKYT vs WKYS (em que não há alteração estrutural), mas aumento da imunorreatividade para tirosina hidroxilase nos SHRT *vs*. SHRS acompanhando a importante remodelagem estrutural da arteríola induzida pelo treinamento (redução da razão parede/luz, conforme indicada pelas setas).

Fonte: Adaptada de Burgi et al.[58]

Deve-se ressaltar que a reduzida resistência e a grande condutância muscular esquelética (fator geométrico) frente a elevado gradiente de pressão poderiam levar ao aumento exagerado do fluxo sanguíneo tecidual nos hipertensos, efeito que é contrabalançado pelo aumento da atividade simpática local (fator funcional), mantendo o fluxo muscular esquelético basal dentro da faixa de normalidade. Esse mecanismo compensatório não atrapalha o aumento da perfusão tecidual durante exercício dinâmico, uma vez que nessa situação há retirada do simpático vasomotor, predominando os fatores geométricos e a intensa vasodilatação. Deve-se notar que o aumento do simpático vasomotor em hipertensos treinados não interfere, no entanto, com a resposta global do simpático ao treinamento aeróbio, a qual se caracteriza por importante redução da atividade simpática em vários outros tecidos. A potencialidade do treinamento em reduzir a hipertonia simpática é de grande interesse clínico, uma vez que a hipertensão arterial, a obesidade, a insuficiência cardíaca e a síndrome metabólica cursam com aumento de atividade simpática.

CONSIDERAÇÕES FINAIS

O advento de técnicas de biologia celular e molecular associadas a técnicas de quantificação por imagem tem ajudado a desvendar a caixa preta e permitido, nestes últimos anos, o avanço do conhecimento sobre os mecanismos neurais de controle cardiovascular envolvidos na integração das respostas funcionais ao exercício. O corpo de conhecimentos gerado permite afirmar que vias neurais de controle autonômico (bulbares e suprabulbares) apresentam grande plasticidade neuronal, propiciando os diferentes ajustes fásicos e tônicos da circulação à hipertensão, bem como ao exercício dinâmico e ao treinamento aeróbio.

REFERÊNCIAS BIBLIOGRÁFICAS

1. Chobanian AV, Bakris GL, Black HR, Cushman WC, Green LA, Izzo JL Jr, et al.; Joint National Committee on Prevention, Detection, Evaluation, and Treatment of High Blood Pressure. National Heart, Lung, and Blood Institute; National High Blood Pressure Education Program Coordinating Committee. Seventh Report of the Joint National Committee on Prevention, Detection, Evaluation, and Treatment of High Blood Pressure. Hypertension. 2003;42(6):1206-52.
2. Pescatello LS, Franklin BA, Fagard R, Farquhar WB, Kelley GA, Ray CA; American College of Sports Medicine. Exercise and hypertension. Med Sci Sports Exercise. 2004;36(3):533-53.
3. Jennings G, Nelson L, Nestel P, Esler M, Korner P, Burton D, Bazelmans J. The effects of changes in physical activity on major cardiovascular risk factors, hemodynamics, sympathetic function, and glucose utilization in man: a controlled study of four levels of activity. Circulation. 1986;73(1):30-40.
4. Krieger EM, Da Silva GJ, Negrão CE. Effects of exercise training on baroreflex control of the cardiovascular system. Ann NY Acad Sci. 2001;940;338-47.
5. Silva GJ, Brum PC, Negrão CE, Krieger EM. Acute and chronic effects of exercise on baroreflexes in spontaneously hypertensive rats. Hypertension. 1997;30(3 Pt 2):714-9.

6. Gautier JF, Mauvais-Jarvis F. Physical exercise and insulin sensitivity. Diabetes Metab. 2001;27(2 Pt 2):255-60.
7. Clausen JP. Effect of physical training on cardiovascular adjustments to exercise in man. Physiol Rev. 1977;57(4):779-815.
8. Scheuer J, Tipton CM. Cardiovascular adaptations to physical training. Ann Rev Physiol. 1977;39:221-51.
9. Amaral SL, Silveira NP, Zorn TM, Michelini LC. Exercise training causes skeletal muscle venular growth and alters hemodynamic responses in spontaneously hypertensive rats. J Hypertens. 2001;19(5):931-40.
10. Amaral SL, Zorn TM, Michelini LC. Exercise training normalizes wall-to-lumen ratio of the gracilis muscle arterioles and reduces pressure in spontaneously hypertensive rats. J Hypertens. 2000;18(11):1563-72.
11. Melo RM, Martinho E Jr, Michelini LC. Training-induced, pressure-lowering effect in SHR: Wide effects on circulatory profile of exercised and nonexercised muscles. Hypertension. 2003;42(4):851-7.
12. Gute D, Fraga C, Laughlin MH, Amann JF. Regional changes in capillary supply in skeletal muscle of high-intensity endurance-trained rats. J Appl Physiol. 1996;81(2):619-26.
13. Laughlin MH, Rubin LJ, Rush JW, Price EM, Schrage WG, Woodman CR. Short-term training enhances endothelium-dependent dilation of coronary arteries, not arterioles. J Appl Physiol. 2003;94(1):234-44.
14. Cornelissen VA, Fagard RH. Effects of endurance training on blood pressure, blood pressure-regulating mechanisms and cardiovascular risk factors. Hypertension. 2005;46(4):667-75.
15. Kaplan NM. Obesity in hypertension: effects on prognosis and treatment. J Hypertens. 1998;16(Suppl 1):S35-7.
16. DeAngelis K, Wichi RB, Jesus WR, Moreira ED, Morris M, Krieger EM, Irigoyen MC. Exercise training changes autonomic cardiovascular balance in mice. J Appl Physiol (1985). 2004;96(6):2174-8.
17. DeQuatro V, Feng M. The sympathetic nervous system: the muse of primary hypertension. J Human Hypert. 2002;16(Suppl 1):S64-9.
18. DiCarlo SE, Bishop VS. Exercise training attenuates baroreflex regulation of nerve activity in conscious rabbits. Am J Physiol. 1988;255(4 Pt 2):H974-9.
19. Grassi G, Seravalle G, Calhoun DA, Mancia G. Physical training and baroreceptor control of sympathetic nerve activity in humans. Hypertension. 1994;23(3):294-301.
20. Guyenet PG. The sympathetic control of blood pressure. Nature Rev Neurosc. 2006;7(5)335-46.
21. Irigoyen MCC, Krieger EM. Baroreflex control of sympathetic activity in experimental hypertension. Braz J Med Biol Res. 1998;31(9):1213-20.
22. Moreira ED, de Oliveira M, Krieger EM. Impaired baroreflex control of heart rate in high-renin renal hypertension. J Hypertens. 1988;6(8):619-25.
23. Ritter S, Bugarith K, Dinh TT. Immunotoxic destruction of distinct catecholamine subgroups produces selective impairment of glucoregulatory responses and neuronal activation. J Comp Neurol. 2001;432(2):197-216.
24. Schlaich MP, Lambert E, Kaye DM, Krozowski Z, Campbell DJ, Lambert G, et al. Sympathetic augmentation in hypertension. Role of nerve firing, norepinephrine reuptake, and angiotensin neuromodulation. Hypertension. 2004;43(2):169-75.
25. Felix JVC, Michelini LC. Training-induced pressure fall in spontaneously hypertensive rats is associated with reduced angiotensinogen mRNA expression within the nucleus tractus solitarii. Hypertension. 2007;50(4):780-5.
26. Laterza MC, de Matos LD, Trombetta IC, Braga AM, Roveda F, Alves MJ, et al. Exercise training restores baroreflex sensitivity in never-treated hypertensive patients. Hypertension. 2007;49(6):1298-306.
27. Michelini LC. Differential effects of vasopressinergic and oxytocinergic preautonomic neurons on circulatory control: Reflex mechanisms and changes during exercise. Clin Exp Pharmacol Physiol. 2007;34(4):369-76.
28. Mitchell JH. J.B. Wolffe memorial lecture. Neural control of the circulation during exercise. Med Sci Sports Exerc. 1990;22(2):141-54.
29. Negrão CE, Moreira ED, Brum PC, Denadai ML, Krieger EM. Vagal and sympathetic control of heart rate during exercise by sedentary and exercise-trained rats. Braz J Med Biol Res. 1992;25(10):1045-52.
30. Negrão CE, Irigoyen MC, Moreira ED, Brum PC, Freire PM, Krieger EM. Effect of exercise training on RSNA, baroreflex control and blood pressure responsiveness. Am J Physiol. 1993;265(2 Pt 2):635-370.

31. Rowell LB, O'Leary DS. Reflex control of the circulation during exercise: chemoreflexes and mechanoreflexes. J Appl Physiol (1985). 1990;69*(2)*:407-18.
32. Buijs RM, Swaab DF, Dogterom J, van Leeuwen FW. Intra and extra-hypothalamic vasopressin and oxytocin pathways in the rat. Cell Tiss Res. 1978;186(3):423-33.
33. Nilaver G, Zimmerman EA, Wilkins J, Michaels J, Hoffman D, Silverman AJ. Magnocellular hypothalamic projection to the lower brain stem and spinal cord of the rat. Immunohistochemical evidence for predominance of the oxytocin-neurophysin system compared to the vasopressin-neurophysin system. Neuroendocrinology. 1980;30(3):150-8.
34. Sawchenko PE, Swanson LW. Immunohistochemical identification of neurons in the paraventricular nucleus of the hypothalamus that project to the medulla or the spinal cord in the rat. J Comp Neurol. 1982;205(3):260-72.
35. Cavalleri MT, Burgi K, Cruz JC, Jordão MT, Ceroni A, Michelini LC. Afferent signaling drive oxytocinergic preautonomic neurons and mediates training-induced plasticity. Am J Physiol. 2011;301(4):R958-66.
36. Higa-Taniguchi KT, Silva FC, Silva HM, Michelini LC, Stern JE. Exercise training-induced remodeling of paraventricular nucleus (nor)adrenergic innervation in normotensive and hypertensive rats. Am J Physiol Regul Integr Comp Physiol. 2007;292(4):R1717-27.
37. Ichige MHA, Santos CR, Jordão CP, Ceroni A, Negrão CE, Michelini LC. Exercise training preserves vagal preganglionic neurones and restores parasympathetic tonus in heart failure. J Physiol. 2016;594(21):6241-54.
38. Michelini LC. Differential effects of vasopressinergic and oxytocinergic preautonomic neurons on circulatory control: Reflex mechanisms and changes during exercise. Clin Exp Pharmacol Physiol. 2007;34(4):369-76.
39. Michelini LC, Morris M. Endogenous vasopressin modulates the cardiovascular responses to exercise. Ann NY Acad Sci. 1999;897:198-211.
40. Michelini L C, O'Leary DS, Raven PB, Nóbrega AC. Neural control of circulation and exercise: a translational approach disclosing interactions between central command, arterial baroreflex and muscle baroreflex. Am J Physiol. 2011;309(3):H264-71.
41. Dufloth DL, Morris M, Michelini LC. Modulation of exercise tachycardia by vasopressin in the nucleus tractus solitarii. Am J Physiol. 1997;273(4 Pt 2):R1271-82.
42. Braga DC, Mori E, Higa KT, Morris M, Michelini LC. Central oxytocin modulates exercise-induced tachycardia. Am J Physiol. 2000;278(6):R1474-82.
43. Michelini LC. Vasopressin in the nucleus tractus solitarius: a modulator of baroreceptor reflex control of heart rate. Braz J Med Biol Res. 1994;27(4):1017-32.
44. Michelini LC, Bonagamba LGH. Baroreceptor reflex modulation by vasopressin microinjected into the nucleus tractus solitarii of conscious rats. Hypertension. 1988;11(2 Pt 2):I75-9.
45. Higa KT, Mori E, Viana FF, Morris M, Michelini LC. Baroreflex control of heart rate by oxytocin in the solitary-vagal complex. Am J Physiol. 2002;282(2):R537-45.
46. Michelini LC. Oxytocin in the NTS. A new modulator of cardiovascular control during exercise. Ann NY Acad Sci. 2001;940:206-20.
47. dos Santos CM, Moreira ED, Krieger EM, Michelini LC. Chronic AT1 receptor blockade improves aortic nerve activity in hypertension. Hypertension. 1998;31(4):973-7.
48. Bezerra SM, dos Santos CM, Moreira ED, Krieger EM, Michelini LC. Chronic AT1 receptor blockade alters autonomic balance and sympathetic responses in hypertension. Hypertension. 2001;38(3 Pt 2):569-75.
49. Martins AS, Crescenzi A, Stern JE, Bordin S, Michelini LC. Hypertension and exercise training affect differentially oxytocin and oxytocin receptor expression in the brain. Hypertension. 2005;46(4):1004-9.
50. Sangaleti CT, Crescenzi A, Michelini LC. Endogenous angiotensin and pressure modulate brain angiotensinogen and AT1a mRNA expression. Hypertension. 2004;43(2):317-23.
51. Brum PC, Da Silva GJ, Moreira ED, Ida F, Negrão CE, Krieger EM. Exercise training increases the baroreceptor gain-sensitivity in normal and hypertensive rats. Hypertension. 2000;36(6):1018-22.
52. Jackson K, Silva HM, Zhang W, Michelini LC, Stern JE. Exercise training differentially affects intrinsic excitability of autonomic and neuroendocrine neurons in the hypothalamic paraventricular nucleus. J Neurophysiol. 2005;94(5):3211-20.

53. Grassi G, Esler M. How to assess sympathetic activity in humans? J Hypertens. 1999;17(6):719-34.
54. Meredith IT, Friberg P, Jennings GL, Dewar EM, Fazio VA, Lambert GW, Esler MD. Exercise training lowers resting renal but not cardiac sympathetic activity in humans. Hypertension. 1991;18(5):575-82.
55. Mueller PJ. Exercise training and sympathetic nervous system activity: evidence for physical activity dependent plasticity. Clin Exp Pharmacol Physiol. 2007;34(4):377-84.
56. McAllen RM, May CN. Differential drives from rostral ventrolateral medullary neurons to three identified sympathetic outflows. Am J Physiol. 1994;267(4 Pt 2):935-44.
57. Chen CY, DiCarlo SE. Daily exercise and gender influence arterial baroreflex regulation of heart rate and nerve activity. Am J Physiol. 1996;271(5 Pt 2):1840-8.
58. Burgi K, Cavalleri MT, Alves AS, Britto LR, Antunes VR, Michelini LC. Tyrosine hydroxylase immunoreactivity as indicator of sympathetic activity: simultaneous evaluation in different tissues of hypertensive rats. Am J Physiol Regul Integr Comp Physiol. 2011;300(2):R264-71.

3

Sistema musculoesquelético e exercício físico

Marcelo Gomes Pereira
Larissa Gonçalves Fernandes
Janaína da Silva Vieira
Rodrigo Wagner Alves de Souza
Vanessa Azevedo Voltarelli
Patricia Chakur Brum

INTRODUÇÃO

O tecido muscular esquelético contribui com cerca de 60% da massa corporal total de um indivíduo adulto sendo, portanto, o maior órgão do corpo humano.[1] As fibras musculares, formadas durante o desenvolvimento por meio da fusão de células progenitoras miogênicas mononucleadas, são constituídas por aproximadamente 75% de água, 20% de proteínas e 5% de outras substâncias, como vitaminas, minerais e demais íons. Em seu citoplasma (sarcoplasma) também estão os estoques de energia, as moléculas de glicogênio, os triglicerídeos, além de um pequeno suprimento de adenosina trifosfato (ATP).[1]

Todas as formas de movimento humano, desde atividades do dia a dia até a execução de gestos esportivos vigorosos, são consideradas eventos bioenergéticos, em que o ATP é a moeda corrente que permite e potencializa as contrações musculares. Devido à importância do ATP para as funções celulares, o organismo dispõe de mecanismos específicos para manter níveis constantes em diferentes demandas energéticas. As diversas atividades esportivas podem ser classificadas em eventos que requerem força/potência, velocidade ou resistência muscular, como o levantamento de pesos, corridas de curtas distâncias (100 m) e maratonas. O sucesso em cada uma dessas atividades depende das reações bioquímicas que contribuem para a ressíntese de ATP colaborando para a manutenção da homeostase da molécula. Em exercícios prolongados, a geração de ATP por vias oxidativas (aeróbias) assume papel de destaque. Para ações rápidas com duração de alguns segundos até poucos minutos, o músculo depende, principalmente, de fontes anaeróbias (metabolismo glicolítico). Já em atividades que requerem força e potência musculares, as fontes imediatas de energia (como ATP/creatina fosfato-CP) são as mais importantes.[2]

Embora os fatores genéticos sejam determinantes, a plasticidade do tecido muscular permite que o treinamento físico produza alterações consideráveis das características metabólicas e morfofuncionais. Assim, buscando abordar as principais alterações musculoesqueléticas induzidas pelo exercício físico, neste capítulo enfatizaremos os aspectos metabólicos, morfofuncionais e moleculares de tais adaptações.

ADAPTAÇÕES METABÓLICAS E UTILIZAÇÃO DE SUBSTRATOS ENERGÉTICOS PELO MÚSCULO ESQUELÉTICO: EFEITOS DO TREINAMENTO FÍSICO AERÓBIO

As adaptações metabólicas ao treinamento físico aeróbio são influenciadas, em grande parte, pela maior capacidade funcional do músculo esquelético em captar e utilizar o oxigênio (O_2). Nesse sentido, o consumo de oxigênio (VO_2) no esforço (expresso em $L.min^{-1}$ ou $mL.kg^{-1}.min^{-1}$) é definido como a capacidade do organismo em consumir O_2. A realização de um exercício aeróbio depende da potência aeróbia máxima a ser desenvolvida (consumo máximo de oxigênio, VO_2 máx) e da fração desse VO_2 capaz de ser sustentada durante o esforço físico. Portanto, o VO_2 é um importante indicador do nível de aptidão aeróbia do indivíduo, sendo muito utilizado para o acompanhamento e a prescrição do treinamento de atletas de alto rendimento, bem como na área da saúde para a avaliação funcional. De acordo com a equação a seguir (derivada da lei de Fick, proposta pelo médico alemão Adolf Fick), o VO_2 é influenciado pelo comportamento do débito cardíaco (DC) e da diferença arteriovenosa de O_2, isto é, a diferença entre a concentração de O_2 arterial e venoso (dif. a-vO_2). Para que haja aumento adequado do consumo de O_2 durante o exercício físico aeróbio, o DC precisa aumentar acima dos níveis de repouso.

$$VO_2 = DC \times \text{Dif. a-}vO_2$$

Indivíduos altamente treinados possuem VO_2 máx elevado. Eles conseguem se exercitar durante períodos prolongados sustentando altas porcentagens de VO_2 máx. Para atingir essas taxas elevadas é necessário um sistema efetivo, tanto no transporte quanto na extração do O_2 do sangue, que flui através da musculatura esquelética. A capacidade de manter um exercício prolongado, portanto, está associada à maior extração e utilização de O_2 pelo músculo e, consequentemente, à maior capacidade oxidativa deste tecido que permite maior produção de ATP. Nessa situação, a maior parte da provisão de ATP ocorre pelo metabolismo oxidativo com carboidratos e lipídeos, figurando como os principais substratos energéticos, os quais podem ser oriundos de fontes intrínsecas, ou seja, da própria circulação (glicose e ácidos graxos livres) ou das fibras musculares (glicogênio e triglicerídeos intramusculares).[2]

Além disso, as adaptações induzidas pelo treinamento físico estão diretamente relacionadas aos diferentes tipos de fibras musculares. De maneira geral, as fibras musculares conhecidas como tipo I são aquelas nas quais a alta concentração de mioglobina e a rica capilarização lhes conferem aspecto avermelhado. Associado a isso, a alta atividade mitocondrial faz com que predomine o metabolismo oxidativo e, consequentemente, alta resistência à fadiga. Já as fibras musculares conhecidas como tipo II apresentam menor concentração de mioglobina, menor capilarização e, portanto, aspecto esbranquiçado. A reduzida quantidade de mitocôndrias nessas fibras faz com que predomine o metabolismo glicolítico e, como consequência, baixa resistência à fadiga.

Posteriormente, graças ao desenvolvimento de métodos histoquímicos para análise da atividade da enzima miosina-ATPase, foram confirmadas a existência de dois subtipos de fibras rápidas no tecido muscular de roedores. As fibras IIb, com baixa capacidade oxidativa e, portanto, menor resistência à fadiga e as IIa, com maior resistência à fadiga devido à maior capacidade oxidativa. Vale ressaltar, contudo, que a resistência à fadiga das fibras IIa é inferior àquela das fibras do tipo I. Além disso, estudos bioquímicos demonstraram que as fibras IIa e IIb possuem altos níveis de enzimas glicolíticas apesar de apresentarem diferentes conteúdos de enzimas oxidativas. Esses achados levaram à classificação das fibras do tipo I como de contração lenta e metabolismo oxidativo, as do tipo IIa como rápidas e de metabolismo misto (oxidativas e glicolíticas) e as IIb como fibras rápidas e de metabolismo glicolítico.

Outra importante evolução no estudo dos tipos de fibras musculares ocorreu entre o final dos anos 1980 e a metade dos anos 1990. Nesse período, foi identificado um terceiro tipo de fibra rápida que apresenta composição da miosina de cadeia pesada (MHC) diferente daquela das fibras IIa e IIb. Com o desenvolvimento de anticorpos monoclonais, o grupo do Dr. S. Schiaffino identificou fibras de contração rápida que foram denominadas IIx. Já o grupo do Dr. D. Pette, usando técnicas de eletroforese, também identificou uma isoforma de MHC diferente que foi batizada de IId. Entretanto, não estava estabelecido se essa nova MHC consistia realmente em uma isoforma diferente ou se era resultado de modificações pós-traducionais de outra MHC. Essa questão foi respondida em definitivo em 1993, também pelo grupo do Dr. Schiaffino, por meio da identificação da presença do transcrito para MHC-IIx. A partir disso, concluiu-se que as fibras IIx possuem capacidade oxidativa entre moderada e alta e velocidade de contração intermediária em relação às fibras IIa e IIb. Estudos histológicos, fisiológicos e bioquímicos em fibras isoladas confirmaram a existência da distribuição dos tipos de fibras com composição pura ou híbrida de MHC, de acordo com o esquema:

1 – 1/2A – 2A – 2A/2X – 2X – 2X/2B – 2B

Um perfil de distribuição similar a este foi encontrado em outras espécies de mamíferos. Entretanto, em seres humanos a MHC-IIb não foi detectada, embora o gene codificador (*MYH4*) esteja presente no genoma (para uma completa revisão sobre esse tema os autores sugerem a leitura do seguinte trabalho de Schiaffino e Reggiani).[3]

Assim, após essa breve contextualização do progresso da classificação dos tipos de fibras musculares em paralelo com os avanços tecnológicos, pode-se começar a descrever as principais adaptações do músculo esquelético ao treinamento físico. Dentre as principais adaptações ao treinamento físico aeróbio, destaca-se o aumento na densidade capilar do músculo esquelético (maior número de capilares por fibra). Tal adaptação é de extrema importância para o desempenho aeróbio, pois o leito capilar faz a superfície de troca de nutrientes e O_2 entre o músculo e a corrente sanguínea e contribui para o aumento da Dif. a-vO_2 descrita na equação de Fick. O aumento da densidade capilar permite que o tecido muscular apresente maior tempo de trânsito de eritrócitos; assim, com a fibra mais exposta ao fluxo de sangue durante o exercício físico, a taxa de transferência de O_2 e nutrientes, bem como a remoção de produtos da degradação, é aumentada. Vale ressaltar que logo nas primeiras semanas de treinamento ocorrem aumentos significativos na densidade capilar em razão da nova vascularização (angiogênese). Embora o aumento da capilarização seja observado majoritariamente em fibras do tipo II, por estas naturalmente apresentarem densidade capilar reduzida, este fenômeno ocorre em todos os tipos de fibras musculares.[4]

Em relação às adaptações metabólicas, atletas de modalidades esportivas que requerem alta aptidão aeróbia apresentam maior conteúdo de glicogênio muscular em relação a indivíduos saudáveis, porém não atletas. Esse acúmulo de glicogênio está relacionado à maior atividade da enzima glicogênio-sintase, embora a atividade da enzima fosforilase (responsável pela degradação do glicogênio) também esteja aumentada. Além disso, estudos com animais treinados em esteira rolante mostram aumentos de até 40% na atividade da enzima hexoquinase.[5] Esses dados, portanto, sugerem que o treinamento físico aeróbio melhora a capacidade de armazenamento de glicogênio e também a utilização de glicose. Em relação ao acúmulo de glicogênio muscular nos indivíduos treinados, este também pode estar relacionado ao fenômeno da supercompensação do glicogênio, que ocorre após o treinamento caso a dieta de reposição de carboidratos seja adequada. Da mesma maneira, estudos também mostram aumentos no conteúdo de triglicerídeos intramusculares em pessoas treinadas. Por isso, a disponibilidade de substratos sob a forma de carboidratos e lipídeos parece ser maior após o treinamento, desde que haja tempo suficiente entre as sessões de treino para que tais estoques sejam repostos.

Em relação à capacidade glicolítica, há indícios de que enzimas-chave da glicólise (em especial a fosfofrutoquinase) apresentem aumentos discretos nas atividades após o treinamento aeróbio. Por outro lado, há relatos de não alteração ou mesmo diminuição na atividade das enzimas glicolíticas em resposta ao treinamento aeróbio.[6] Uma possível explicação seria a alta porcentagem de fibras do tipo I em atletas de resistência aeróbia, as quais possuem baixa capacidade glicolítica em relação às do tipo II. Um estudo com animais de experimentação em que se utilizou a técnica de estimulação elétrica para induzir contrações musculares, mostrou conversão progressiva das fibras musculares do tipo IIb em fibras do tipo I, concomitantemente à redução da atividade de enzimas glicolíticas (20%). Da mesma forma, foi mostrado que a capacidade enzimática oxidativa pode aumentar em até 300%.[7]

A maior capacidade oxidativa de gerar ATP induzida pelo treinamento físico aeróbio é devido ao fato de que esse tipo de treinamento causa aumento acentuado tanto no tamanho quanto no número de mitocôndrias, fenômeno que está associado a aumentos de até duas vezes na atividade de enzimas do ciclo de Krebs e de componentes da cadeia de transporte de elétrons.[8] Foi demonstrado que um programa de treinamento de 28 semanas induz aumentos de até 120% no número de mitocôndrias no tecido muscular de homens adultos.[9] Em conjunto, essas informações sugerem alterações na composição de enzimas mitocondriais em decorrência do treinamento aeróbio, resultando em maior capacidade de produção de ATP pelo metabolismo oxidativo. Isso permite que os atletas sustentem intensidades maiores de exercício físico por longos períodos (Painéis A e C da Figura 3.1).

O treinamento físico aeróbio pode aumentar a capacidade oxidativa de ambos os tipos de fibras musculares. O aumento da densidade mitocondrial não é exclusivo das fibras do tipo I, já que a capacidade das fibras do tipo IIa em oxidar substratos como lipídeos é maior em maratonistas em relação à indivíduos não treinados, por exemplo.[10] Tanto o treinamento intermitente de alta intensidade, quanto o contínuo de intensidade moderada, provocam aumentos na quantidade da enzima succinato-desidrogenase em cerca de 20 a 30%.[11] Portanto, o aumento da atividade de enzimas oxidativas, mesmo em fibras glicolíticas, indica maior resistência aeróbia, pois reduz a dependência dessas fibras da energia proveniente da glicólise anaeróbia. Assim, o treinamento aeróbio gera menor distúrbio na homeostasia de ATP durante o exercício físico, pois com maior capacidade mitocondrial são necessárias menores taxas de fornecimento de ATP por meio dos sistemas fosfagênico e glicolítico. Além disso, aumentos menores das concentrações intramusculares de AMP e fosfato inorgânico (Pi), fatores alostéricos positivos da glicólise, podem ser responsáveis pela baixa velocidade dessa via metabólica no tecido muscular de indivíduos treinados em relação aos não treinados.

Durante exercícios prolongados, a redução da oxidação dos carboidratos em resposta ao treinamento aeróbio é compensada por aumentos na taxa de oxidação lipídica. Inicialmente, esse efeito era atribuído ao aumento da captação muscular e da oxidação de ácidos graxos livres do plasma que seriam derivados da lipólise ocorrida no tecido adiposo. Entretanto, as evidências apontam a maior utilização dos estoques de triglicerídeos intramusculares como substrato energético. Além disso, o treinamento também eleva a taxa de hidrólise da lipoproteína de densidade muito baixa (VLDL) como resultado do aumento da atividade da lipase lipoproteica e da maior área de superfície endotelial capilar. Isso pode ser explicado pelo maior perfil lipídico sanguíneo observado em indivíduos anteriormente sedentários e que adotaram estilo de vida ativo[12] (painel A da Figura 3.1).

ADAPTAÇÕES METABÓLICAS E UTILIZAÇÃO DE SUBSTRATOS ENERGÉTICOS PELO MÚSCULO ESQUELÉTICO: EFEITOS DO TREINAMENTO FÍSICO DE FORÇA/POTÊNCIA E VELOCIDADE

Devido ao princípio da especificidade do treinamento, as modalidades de força, velocidade e potência apresentam pouco efeito sobre o metabolismo oxidativo. Tais exercícios demandam elevadas taxas de vias anaeróbias e, por isso, acarretam alterações específicas nos sistemas de liberação de energia imediato (ATP-CP) e glicolítico.[2]

O treinamento de velocidade aumenta a potência anaeróbia em cerca de 10%, mas tem pouco ou nenhum efeito sobre a composição dos tipos de fibra, assim como não é observado grau acentuado de hipertrofia muscular que, por sua vez, é a adaptação morfológica mais bem estabelecida do treinamento de força para ganho de massa muscular.[8] A hiperplasia não parece ocorrer em humanos, pois atletas de força não possuem maior número de fibras em relação aos indivíduos não atletas. Estudos bem controlados com a realização de biópsias pré e pós-treinamento de força de alta intensidade (que induziram aumentos de até 28% de força) revelam que as concentrações intramusculares de ATP, CP e glicogênio estam aumentadas em cerca de 5, 10 e 20%, respectivamente.[8] Em estudos com treinamento de velocidade não foram reportadas alterações nas concentrações intramusculares de ATP e CP, assim como não foi observado aumento expressivo da massa muscular. Por outro lado, houve aumentos nos estoques de glicogênio muscular, pois esse substrato é importante para exercícios intensos.[13]

A melhora no desempenho da corrida de velocidade pelo treinamento específico é devido à elevada taxa de reciclagem (ciclo de síntese:degradação) de ATP associada ao aumento da contribuição da glicólise anaeróbia. Nesse sentido, foram relatados aumentos na quantidade e na atividade de enzimas da via glicolítica (fosfofrutoquinase), sendo que as alterações mais significativas ocorreram nas fibras do tipo II. Entretanto, a magnitude dessas alterações não é tão grande quanto à observada com as enzimas oxidativas em resposta ao treinamento aeróbio[14] (Painéis A e C da Figura 3.1).

Com a adaptação ao treinamento anaeróbio, as concentrações de lactato no sangue são maiores após sessões de exercícios máximos. Isso ocorre, provavelmente, pelos níveis mais elevados de glicogênio intramuscular e maior atividade de enzimas glicolíticas. As fibras do tipo II apresentam maior capacidade de tamponamento e, por isso, a hipertrofia dessas fibras em relação às do tipo I pode indicar melhora da capacidade de tamponamento.[14]

MECANISMOS DE FADIGA MUSCULAR

Nos exercícios aeróbios, devido à longa duração das atividades, e nos exercícios de força, devido à alta intensidade, a fadiga muscular é inevitável. Nesses casos, a fadiga ocorre por mecanismos centrais, que são diretamente afetados pelas condições do ambiente, como temperatura e altitude, e também por mecanismos periféricos (musculares), em que a reduzida disponibilidade de substratos energéticos é o fator predominante.

Além de redução na reciclagem do ATP, a depleção de carboidratos também gera distúrbios metabólicos envolvidos na contração muscular, como falhas no acoplamento excitação-contração e menor liberação de cálcio (Ca^{2+}) pelo retículo sarcoplasmático.[2] O papel dos carboidratos na prevenção da fadiga vem sendo estudado desde a década de 1960. Naquela época, estudos seminais forneceram evidências científicas de que estratégias com suplementação de carboidratos fossem ainda hoje utilizadas por atletas de diversas modalidades.[15,16] A dieta prévia (cerca de 3 a 4 horas antes do exercício físico) rica em carboidratos associada ao aporte de carboidratos durante o exercício é uma estratégia vantajosa, não apenas por levar ao aumento no conteúdo de glicogênio muscular, mas também por restaurar o conteúdo do glicogênio hepático, que está relacionado à capacidade de realização do exercício físico.[17]

Durante exercícios dinâmicos, os músculos em contração perdem potássio (K^+), que se acumula progressivamente no espaço extracelular, levando à despolarização da membrana celular. O menor potencial de membrana é o causador da menor excitabilidade celular e consequente menor produção de força muscular. A adaptação ao treinamento de força causa menor acúmulo do K^+ intersticial, o que gera melhor *performance* e maior atividade da bomba sódio/potássio (Na^+/K^+). Portanto, o uso de estímulos de alta intensidade como estratégia de treinamento para atletas aumenta a atividade da bomba Na^+/K^+, o que resulta em maior capacidade de realização do exercício, pois preserva a excitabilidade celular e a produção de força.[17]

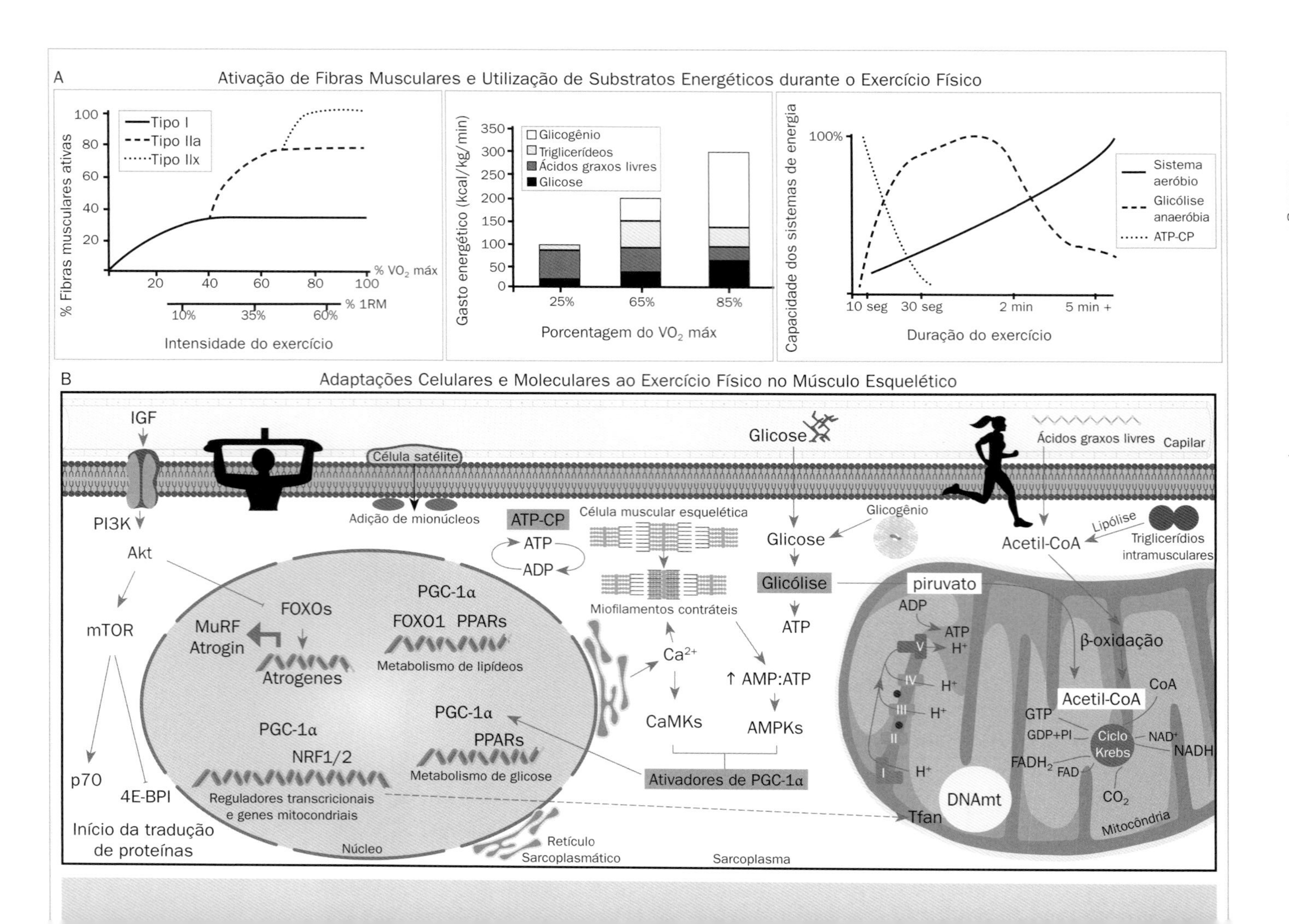
A
Ativação de Fibras Musculares e Utilização de Substratos Energéticos durante o Exercício Físico
% Fibras musculares ativas
100
80
60
40
20
Tipo I
Tipo IIa
Tipo IIx
20
40
60
80
100
% VO2 máx
10%
35%
60%
% 1RM
Intensidade do exercício
Gasto energético (kcal/kg/min)
350
300
250
200
150
100
50
0
Glicogênio
Triglicerídeos
Ácidos graxos livres
Glicose
25%
65%
85%
Porcentagem do VO2 máx
Capacidade dos sistemas de energia
100%
Sistema aeróbio
Glicólise anaeróbia
ATP-CP
10 seg
30 seg
2 min
5 min +
Duração do exercício
B
Adaptações Celulares e Moleculares ao Exercício Físico no Músculo Esquelético
IGF
Célula satélite
Adição de mionúcleos
Glicose
Ácidos graxos livres
Capilar
PI3K
Akt
ATP-CP
ATP
ADP
Célula muscular esquelética
Glicose
Glicogênio
Lipólise
Acetil-CoA
Triglicerídios intramusculares
mTOR
FOXOs
MuRF
Atrogin
Atrogenes
PGC-1α
FOXO1 PPARs
Metabolismo de lipídeos
Miofilamentos contráteis
Glicólise
piruvato
ATP
ADP
ATP
H+
V
IV
III
II
I
β-oxidação
Ca2+
↑ AMP:ATP
CaMKs
AMPKs
Ativadores de PGC-1α
PGC-1α
NRF1/2
PGC-1α
PPARs
Metabolismo de glicose
Acetil-CoA
CoA
GTP
GDP+PI
Ciclo Krebs
NAD+
NADH
FADH2
FAD
CO2
p70
4E-BPI
Reguladores transcricionais e genes mitocondriais
DNAmt
Tfan
Mitocôndria
Início da tradução de proteínas
Núcleo
Retículo Sarcoplasmático
Sarcoplasma

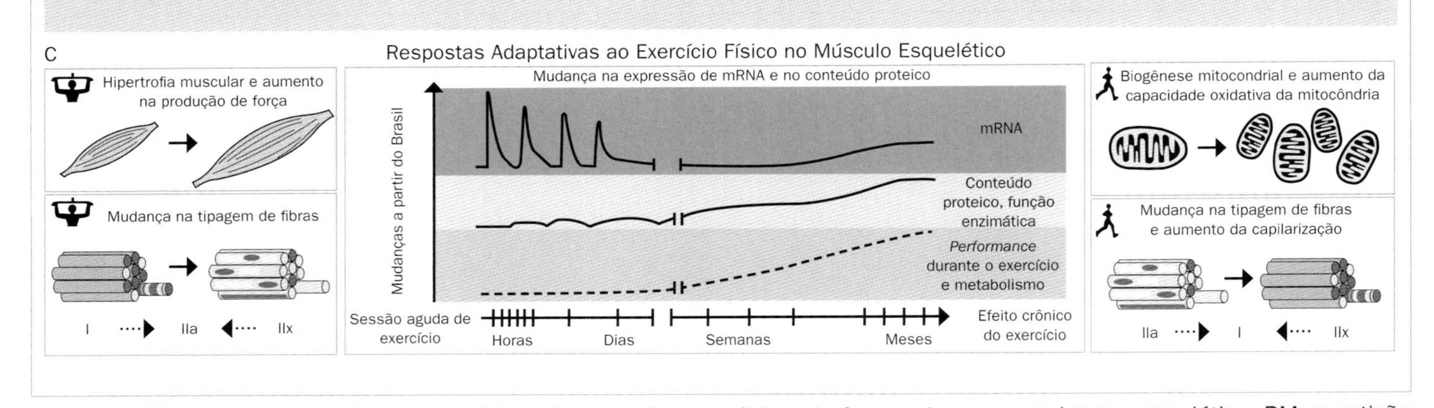

FIGURA 3.1 Esquema representativo dos efeitos dos exercícios aeróbio e de força sobre a musculatura esquelética. RM: repetição máxima; VO2 máx: consumo máximo de oxigênio; ATP: adenosina trifosfato; ADP: adenosina difosfato; AMP: adenosina monofosfato; CP: creatina-fosfato; ATP-CP: sistema anaeróbico aláctico; seg: segundos; min: minutos; IGF: *insulin growth factor*; PI3K: *phosphoinositide 3-kinase*; Akt: *protein kinase B*; mTOR: *mammalian target of rapamycin*; p70: *p70-S6 kinase 1*; 4E-BP1: *eukaryotic translation initiation factor 4E-binding protein 1*; FOXO: *forkhead transcription factor*; MuRF: E3 *ubiquitin-protein ligase TRIM63*; Atrogin: E3-*ligase atrophy gene/muscle atrophy F-box*; PPAR: *peroxisome proliferator-activated receptor*; PGC-1-alfa: PPAR *gamma co-activator 1-alpha*; NRF: *nuclear respiratory factor 1/2*; Ca2+: íon cálcio; CaMK: *Ca2+/calmodulin-dependent protein kinase*; AMPK: *AMP-activated protein kinase*; Acil-CoA: colesterol aciltransferase; β-oxidação: betaoxidação; Acetil-CoA: acetilcoenzima A; CoA: coenzima A; GTP: guanosina trifosfato; GDP: guanosina difosfato; Pi: fosfato inorgânico; NAD+: forma oxidada da nicotinamida adenina dinucleotídeo; NADH: forma reduzida da nicotinamida adenina dinucleotídeo; FAD: forma oxidada da flavina-adenina dinucleótido; $FADH_2$: forma reduzida da flavina-adenina dinucleótideo; H^+: próton: cátion hidrogênio; I, II, III, IV, V: complexos mitocondriais I, II, III, IV e V, componentes da cadeia de transporte de elétrons; DNA: ácido desoxirribonucleico; DNAmt: DNA mitocondrial; Tfam: *mitochondrial transcription factor A*.

Fonte: Adaptada de Egan B, Zierath JR. [8,79]

A fadiga não ocorre pela queda abrupta na concentração de ATP no sarcoplasma, pois esta não atinge menos de 60% dos níveis de repouso durante exercícios de alta intensidade. Entretanto, uma redução do ATP pode influenciar o fluxo de Ca^{2+} no retículo sarcoplasmático. A redução do ATP pode ocorrer em áreas localizadas do músculo esquelético. Uma das possíveis localizações é o espaço entre os túbulos T e o retículo sarcoplasmático. Essa hipótese apoia-se no fato de enzimas glicolíticas estarem localizadas próximas aos túbulos T.[4] A bomba Na^+/K^+ usa preferencialmente ATP derivado da glicólise; por isso, o ATP localizado próximo às tríades difere consideravelmente daqueles do sarcoplasma. Como uma resposta metabólica ao exercício de alta intensidade, a tríade pode desempenhar um papel chave por detectar a depleção do ATP celular e, consequentemente, liberar menos Ca^{2+} para a contração. Apesar de levar à fadiga, esse mecanismo gera proteção ao músculo esquelético para prevenir a completa depleção de ATP.[17] Já o acúmulo de Pi leva à queda na produção de força e menor capacidade de liberação de Ca^{2+} pelo retículo sarcoplasmático, pois pode interferir diretamente na formação das pontes cruzadas, reduzindo a capacidade de contração muscular.

Por fim, a associação entre a produção de lactato e o processo de fadiga muscular esteve baseada no aumento da acidose celular. Entretanto, em humanos, o pH muscular em repouso é cerca de 7,05. Em alguns casos, o pH declina para 6,9 no ponto de exaustão, mostrando que a fadiga ocorre sem que grandes quedas no pH sejam observadas. Outro ponto sugerido é que o baixo pH pode reduzir a força de contração muscular pela redução na liberação de Ca^{2+} pelo retículo sarcoplasmático. Entretanto, a liberação de Ca^{2+} não sofre inibição em valores de pH próximos de 6,2. Assim, em condições fisiológicas, o pH parece ter pouco efeito no aparato contrátil.[17]

ADAPTAÇÕES CELULARES E MOLECULARES DO MÚSCULO ESQUELÉTICO AO TREINAMENTO FÍSICO AERÓBIO

As exatas compreensão e identificação das adaptações do músculo esquelético ao treinamento físico foram possíveis devido ao avanço da ciência. O fato de que todos os organismos vivos possuem a capacidade de alterar as propriedades estruturais e funcionais de acordo com as condições ambientais desafiou pesquisadores a compreender a resposta muscular esquelética a qualquer tipo de estímulo que pertubasse a homeostase, pois até então não estava claro se o exercício físico poderia promover a adaptações funcionais ao músculo esquelético.

Em 1966, Jonas Bergström e Eric Hultman desenvolveram a técnica de biópsia muscular e demonstraram que o exercício físico aeróbio aumentava os níveis de glicogênio muscular.[18] Esse estudo seminal permitiu a investigação de outras adaptações do músculo esquelético ao treinamento físico. Já em 1967, John O. Holloszy[19] foi o primeiro cientista a demonstrar que o treinamento físico aeróbio seria capaz de aumentar o conteúdo mitocondrial e o consumo de oxigênio no músculo esquelético de roedores, tornando-se pioneiro no estudo das respostas adaptativas do músculo esquelético ao exercício físico.

Como já comentado, cada tipo de fibra muscular apresenta propriedades contráteis de acordo com a atividade da miosina ATPase e do tipo de contração muscular. Dado o estímulo adequado, a plasticidade do músculo permite mudanças em propriedades metabólicas e morfológicas. Geneticamente, a constituição dos tipos de fibras musculares é determinada durante o desenvolvimento, e a mudança de perfil de fibra de um tipo para outro, em resposta a determinado estímulo, é consequência de um processo adaptativo longo e constante.

Um dos principais trabalhos que identificou a contribuição das fibras lentas oxidativas (do tipo I) no exercício aeróbio foi de Bergh et al., 1978.[20] Esses investigadores encontraram uma relação direta entre o consumo de oxigênio máximo e a porcentagem de fibras do tipo I. Corroborando esse resultado, Foster et al.,[21] demonstraram relação positiva entre a composição de fibras lentas do tipo I em corredores de fundo. Outros estudos têm demonstrado que a porcentagem de fibras do tipo I pode aumentar em resposta ao estímulo crônico do exercício aeróbio.[22,23]

A contração muscular está sob o controle do sistema nervoso central. A propagação de um potencial de ação pelo neurônio alfa-motor nas junções neuromosculares deflagra a contração sincrônica de fibras musculares, estabelecendo uma unidade motora. O exercício físico induz adaptações que promovem mudanças nas proteínas contráteis e sua função,[24,25] na função mitocondrial[26] e regulação metabólica,[27] na sinalização intracelular[28] e nas respostas transcricionais.[29] Agudamente, a contração muscular promove alterações que ativam ou inativam determinadas vias de sinalização celular, que por sua vez causam mudanças na transcrição e na tradução de RNA mensageiro (mRNA), na síntese de proteínas e na atividade e na localização subcelular de enzimas e fatores de transcrição.[30] Nesse sentido, adaptações ao longo prazo induzidas pelo treinamento físico aeróbio provavelmente decorrem do acúmulo de efeitos agudos de cada sessão de exercício físico. Além disso, a intensidade, a duração e a frequência do exercício físico são fatores determinantes para essas respostas moleculares e suas consequências funcionais. Esse conjunto de respostas estabelece o que se conhece por acoplamento excitação-transcrição, portanto, pela integração entre eventos de sinalização regulados pela bioenergética celular e a expressão de genes que determinarão a estrutura e a função do músculo esquelético.

O fluxo de cálcio é essencial para deflagrar a contração muscular. Quando a ativação neural do músculo esquelético gera um potencial de ação, canais de cálcio são ativados permitindo a liberação de cálcio do retículo sarcoplasmático. Essa resposta causa a interação do complexo actina-miosina. Durante a contração, os níveis de cálcio oscilam, o que determina a duração e a quantidade de força gerada pelo músculo. Por exemplo, em exercícios de longa duração, a liberação de cálcio permanece elevada por períodos prolongados, enquanto exercícios de força geram curtos ciclos de alta liberação de cálcio intracelular.[31] O transiente de cálcio intracelular modula também outras vias que alteram a expressão gênica e a síntese proteica. O cálcio atua como importante regulador dos mecanismos adaptativos ao exercício físico e os seus efeitos podem ser alterados pelo volume, intensidade e duração do exercício. O mecanismo de sinalização por cálcio envolve a atividade da quinase *calmodulin-dependent protein kinases* (CaMK), a qual tem a atividade aumentada em resposta ao exercício físico. Sabe-se também que essa resposta depende da intensidade, possivelmente devido ao número de fibras recrutadas[32] ou à quantidade de cálcio disponível.[5] Sabe-se também que a CaMK e a sinalização por cálcio influenciam no transporte de lípidios e na oxidação, transporte de glicose e fatores de transcrição que em conjunto contribuem para o remodelamento muscular (Painel B da Figura 3.1).

Outros fatores, como aplicação de cargas, suplementação nutricional e variáveis ambientais, como calor e hipóxia, também influenciam na plasticidade muscular esquelética. De forma geral, os mecanismos moleculares que coordenam as adaptações do músculo esquelético ao exercício físico envolvem a alteração do conteúdo proteico e da atividade enzimática. Diferentes estímulos desencadeiam respostas de ativação ou inibição de vias de sinalização específicas que regulam os processos de transcrição e tradução.[8]

Em termos estruturais, a plasticidade do músculo esquelético em resposta ao exercício envolve adaptações celulares (mitocôndrias, miofibrilas etc.) e em compartimentos extracelulares (capilares, inervação, tecido conjuntivo), além de influenciar a área e a tensão geradas pela fibra muscular.[33,34]

Conforme comentado anteriormente, a entrega de nutrientes e oxigênio ao músculo esquelético depende de uma vasta rede de capilares. O aumento da superfície de troca entre o músculo esquelético e o sangue, a menor distância de difusão de oxigênio e o maior transporte de células sanguíneas são determinantes na produção de energia durante o exercício.

No exercício físico aeróbio, a contração muscular intermitente altera a tensão que o fluxo sanguíneo exerce sobre a parede dos vasos (tensão de cisalhamento), fazendo com que ocorra liberação de fatores angiogênicos como o *vascular endothelial growth factor* (VEGF), que é secretado para o interstício muscular.[35] Portanto, essa modalidade de exercício representa é um dos mais potentes estímulos de angiogênese no músculo esquelético. Além dessa resposta, o exercício aeróbio aumenta a capacidade oxidativa que é, em grande parte, devida à biogênese mitocondrial - aumento no número e no volume de mitocôndrias do músculo esquelético.[19]

A produção de energia aeróbia ocorre no interior das mitocôndrias. Essas organelas celulares são especializadas em metabolizar ácidos graxos e glicose para síntese de ATP via beta-oxidação, ciclo de Krebs e fosforilação oxidativa. Ainda que a biogênese mitocondrial seja um evento crítico para a adaptação muscular, a função das mitocôndrias depende do contínuo remodelamento da rede tubular que essas organelas formam nos músculos.[36] Hood[41] e colaboradores demonstraram que em resposta a seis semanas de exercício físico, a densidade mitocondrial do músculo esquelético duplicava, o que corrobora o clássico estudo de Holloszy[19] que mostrou que apenas seis semanas de treinamento físico aeróbico foi suficiente para duplicar o conteúdo mitocondrial muscular e a capacidade oxidativa (Painel C da Figura 3.1).

É importante ressaltar que as mitocôndrias são as únicas organelas da célula que, além do núcleo, têm o seu próprio DNA (DNA mitocondrial, DNAmt) e a sua própria maquinária para sintetizar RNA e proteínas. Existem inúmeras mitocôndrias por célula e cada uma contém, aproximadamente, cinco genomas mitocondriais. Assim, qualquer adaptação mitocondrial requer a expressão de genes localizados no núcleo celular e nas mitocôndrias, o que aumenta a complexidade do processo e a compreensão dos efeitos do exercício físico nos mecanismos que coordenam a resposta adaptativa. Nesse sentido, uma das sinalizações importantes para as adaptações mitocondriais ocorre pela ativação da *AMP-activated protein kinase* (AMPK). Essa proteína modula agudamente o metabolismo celular pela fosforilação de enzimas metabólicas[42] e, a longo prazo, pela regulação transcricional.[43,44] Durante o exercício há depleção de ATP para geração de energia. Esse déficit celular ativa a AMPK que atua como um transdutor de sinal para adaptações metabólicas devido à resposta imediata ao desequilíbrio energético celular (balanço AMP:ATP). O exercício agudo aumenta a atividade enzimática e a fosforilação de AMPK proporcionalmente à intensidade em que ele é realizado.[45] A sinalização de AMPK inibe as vias anabólicas e ativa as vias catabólicas.[46] Por exemplo, no músculo esquelético a ativação aguda de AMPK inibe a síntese de glicogênio e a síntese proteica, ao passo que estimula o transporte de glicose e ácidos graxos para geração de energia. Cronicamente, a ativação de AMPK induz alterações na expressão gênica, além de promover a biogênese mitocondrial[43] (Painel B da Figura 3.1).

Pelo exposto, pode-se observar que várias vias de sinalização, que incluem fatores de transcrição e proteínas reguladoras, levam a mudanças no fenótipo muscular esquelético e coordenam a adaptação metabólica ao estímulo fisiológico do exercício aeróbio. Em conjunto, essas vias de sinalização controlam a expressão de enzimas-chave no metabolismo de carboidratos e lipídios, além de coordenar a miogênese e a biogênese mitocondrial em resposta ao exercício físico[47] (Painel B da Figura 3.1).

ADAPTAÇÕES CELULARES E MOLECULARES DO MÚSCULO ESQUELÉTICO AO TREINAMENTO FÍSICO DE FORÇA

Nas últimas décadas, diversos estudos vêm desvendando os mecanismos que regulam a hipertrofia muscular após o treinamento de força.[8] A seguir serão descritos alguns dos mecanismos envolvidos nas adaptações fisiológicas ao treinamento de força desde as primeiras adaptações neurais que levam ao aumento inicial de força até as respostas imunológicas e hormonais que sinalizam para o aumento da síntese de proteínas e a mobilização de células satélites que levam à hipertrofia muscular.

Adaptações neurais e morfológicas

Os ganhos da força envolvem mecanismos de adaptações neural e morfológica. Moritani e de Vries[48] analisaram como esses dois mecanismos interagem no decorrer de um período de treinamento de força. Eles demonstraram que nas etapas iniciais do treinamento (4 a 6 semanas), os ganhos de força são obtidos preferencialmente por adaptações neurais e sem a ocorrência de mudanças estruturais do músculo. Dessa forma, as adaptações neurais no músculo esquelético parecem ter papel crucial para o ganho de força observado no início do treinamento de força para hipertrofia.[49]

Estudos mostram que o ser humano não consegue ativar voluntariamente 100% da musculatura esquelética. Contudo, o treinamento de força pode contribuir para a melhora na ativação e na coordenação das fibras musculares. Uma forma interessante de adaptação neural vem de um fenômeno chamado "educação cruzada", no qual o membro oposto ao membro treinado apresenta ganhos de força mesmo sem realizar o exercício físico, sendo essa uma evidência indireta do ganho de força por adaptações neurais.[50]

Outra adaptação neural observada nas primeiras semanas de treinamento é a melhora da coordenação entre músculos agonistas e antagonistas, em que há a inibição do músculo antagonista, impedindo a coativação do músculo agonista. No entanto, há dois fatores que contribuem para a maximização da via neural na musculatura esquelética: (i) a máxima frequência de disparo; e (ii) o limiar de recrutamento dos motoneurônios. Há evidências de que o treinamento de força aumenta a frequência de disparo das unidades motoras nas primeiras sessões de treinamento e retorna a níveis basais após, aproximadamente 6 semanas de treinamento,[51,52] assim como o limiar de ativação das unidades motoras é reduzido.[53] Após esse limiar ser atingido, o recrutamento ocorrerá de acordo com a demanda da atividade física a ser realizada. Inicialmente serão recrutadas unidades motoras menores, e conforme a demanda da atividade aumenta (como no caso do treinamento de força), mais e maiores unidades motoras serão recrutadas.

Depois do período inicial do treinamento de força, a contribuição das adaptações morfológicas aumenta, enquanto as neurais tendem a diminuir. A principal adaptação estrutural no músculo esquelético refere-se ao aumento da área de secção transversa muscular (hipertrofia), e alterações nas características contráteis das fibras musculares, sendo essa resposta dependente da intensidade (carga), do número de séries e repetições (volume), do período de descanso entre as séries e exercícios, da frequência de treinamento e da velocidade das repetições.[54,55]

Com o treinamento de força normalmente são observados maiores aumentos na área de secção transversa em fibras do tipo II (especialmente do tipo IIa), do que em fibras do tipo I. De fato, evidências sugerem que, pelo alto recrutamento de unidades motoras, pela predisposição ao dano e pela capacidade de gerar tensão, as fibras dos tipos IIa e IIx são mais propensas à hipertrofia desencadeada pelo treinamento de força.[56] Além disso, é comum que o treinamento de força também provoque mudanças na composição das MHC que compõem a fibra muscular, na qual fibras do tipo IIx passam por transição na isoforma da MHC que expressam, indo de MHC IIx para IIa, desta forma, após certo período de treinamento de força há aumento das fibras do tipo IIa.[57]

No estudo de Campos et al.,[58] foram analisados os efeitos de três regimes de treinamento de força: (i) baixo número de repetições; (ii) intermediário número de repetições; e (iii) alto número de repetições sobre a área de secção transversal das fibras musculares, a força dinâmica máxima, o percentual relativo dos tipos de fibras, as MHC e a resistência muscular localizada em indivíduos jovens. O treinamento com baixas repetições (alta intensidade) promoveu maior ganho de força dinâmica máxima. Por outro lado, o grupo com alta repetição (baixa intensidade) apresentou maior resistência muscular localizada após o período de treinamento. Além disso, houve aumento na área de secção transversal das fibras musculares dos tipos IIa e IIx nos grupos de baixa e intermediária repetição, o que confirma a maior efetividade do treinamento de força de alta intensidade e baixo volume na hipertrofia das fibras musculares (Painel C da Figura 3.1).

Mecanismos envolvidos na hipertrofia do músculo esquelético

O treinamento de força é um potente estímulo, capaz de promover a hipertrofia e induzir a modulação dos tipos de fibras e das isoformas de MHC, aumentando a força e a potência muscular.[48,58,59] As contrações musculares excêntricas e concêntricas promovem pequenas lesões (microlesões) nas fibras musculares. Essas microlesões musculares induzem uma resposta inflamatória que, embora contribua para a dor muscular tardia, é uma resposta essencial para o crescimento muscular.[60] A magnitude e a especificidade das adaptações musculares ao treinamento de força (frequência, intensidade e duração) são dependentes de alterações na expressão gênica (conteúdo de mRNA) e na tradução de proteínas músculo-específicas, as quais promovem o aumento da síntese de proteínas miofibrilares.

O conteúdo de proteínas miofibrilares representa aproximadamente 85% do volume da fibra muscular.[61] Assim, as alterações no balanço entre síntese e degradação de proteínas miofibrilares podem contribuir para o aumento ou a redução da massa muscular. Com o aumento de síntese proteica induzida pelo treinamento de força, a quantidade de proteínas no interior do sarcoplasma tende a aumentar. Esse aumento é suprido pelo núcleo da fibra muscular, uma vez que é determinante para a taxa de síntese de proteínas musculares. A quantidade de sarcoplasma (área da fibra) controlada por um único mionúcleo caracteriza o conceito de domínio mionuclear.[62] Em humanos, Petrella et al.[63,64] sugerem que até um limite moderado de hipertrofia que alcance um tamanho máximo de aproximadamente 2.000 a 2.250 cm^2 na área do domínio mionuclear, o aumento na área de secção transversal das fibras pode ocorrer sem a necessidade de acrescentar novos mionúcleos. Tal fato ocorre devido à capacidade dos mionúcleos existentes na fibra de intensificar o processo de tradução e, assim, promover aumento da síntese proteica. Porém, em modelos de treinamento de força, o aumento da área de secção transversal das fibras pode exceder o volume citoplasmático suportável pelo mionúcleo. Nesse caso, a adição de novos mionúcleos é necessária para suprir a hipertrofia das fibras musculares.[65,66]

Células satélites

Com base no conhecimento de que os mionúcleos das fibras musculares maduras são considerados pós-mitóticos (não apresentam capacidade de divisão), sugere-se que a adição de novos mionúcleos seja realizada somente pela atividade das células satélites, que são precursores miogênicos com intensa atividade mitogênica.

As células satélites foram descobertas na década de 1960, por Mauro,[67] em músculos de rã, sendo assim designadas devido à localização satélite entre o sarcolema e a lâmina basal das fibras musculares esqueléticas. No músculo adulto, as células satélites encontram-se normalmente quiescentes, ou seja, na fase G0 do ciclo celular. No entanto, quando sujeitas a estímulos apropriados, proliferam, diferenciam-se e fundem-se, adicionando novos mionúcleos às fibras musculares.[68] Durante esse processo vários marcadores foram identificados, entre eles o Pax7, o Sox8, o c-Met, a proteína CD34[69] e os fatores de regulação miogênica ([MRF] *myogenic regulatory factors*).[70]

Os MRF são fatores transcricionais expressos no músculo esquelético durante a miogênese e o crescimento muscular nos processos de reparação, sendo importantes também para a manutenção do fenótipo do músculo. Fazem parte dos MRF a MyoD, miogenina, Myf5 e MRF4. Essas proteínas nucleares contêm domínio altamente conservado, conhecido como *basic helix-loop-helix* (bHLH). Os MRF reconhecem, por meio do domínio básico (*basic*), uma sequência consenso no DNA conhecida como E-box (5'-CANNTG-3'), presente na região promotora da maioria dos genes músculo-específicos. A região *helix-loop-helix* do MRF constitui o domínio de ligação dessa molécula com proteínas E, como E12 e E47. A ligação do heterodímero MRF-proteína E à sequência E-box ativa a transcrição dos genes músculo-específicos, levando à sua expressão.[71] Além disso, essa interação pode iniciar a transcrição dos genes dos próprios MRF durante o crescimento muscular.[72]

Em resposta a estímulos adaptativos (lesão pelo treinamento de força), as células satélites são ativadas, proliferam-se e se diferenciam em mioblastos.[73] Uma pequena proporção de células satélites que proliferaram retornam ao estado quiescente e restabelecem a população de células satélites, pelo processo de autorrenovação.[74] Já os mioblastos comprometidos com a regeneração migram para a região danificada e fundem-se à fibra muscular preexistente para reparar o local da microlesão e/ou adicionar núcleos para ampliar a capacidade de síntese proteica e, assim, promover a hipertrofia. Entretanto, em casos de lesões mais graves, nas quais ocorre necrose da fibra (ação de toxinas e distrofia muscular), os mioblastos podem alinhar-se e fundir-se entre si para formar uma nova miofibra.[69]

Embora na regeneração muscular a importância das células satélites já esteja bem estabelecida, a contribuição dessas células para a hipertrofia muscular ainda é discutida. Kadi et al.[70] observaram o aumento no número de células satélites após 30 (19%) e 90 (31%) dias de treinamento de força, porém, o número de mionúcleos permaneceu inalterado por todo o período. Os autores argumentam que as mudanças moderadas no tamanho da fibra muscular (20%) podem ser alcançadas, sem a adição de novos mionúcleos. Porém, com o nível hipertrófico elevado (> 25%), a adição de novos mionúcleos, via recrutamento de células satélites, parece ser necessária para suportar o aumento da área das fibras.[64] No entanto, por meio de abordagens utilizando animais transgênicos, ficou identificado que a hipertrofia muscular pode ocorrer sem a contribuição das células satélites.[71] Esse é tema de muito interesse que precisa de mais estudos para esclarecer os sinais que ativam a hipertrofia muscular e qual o papel da fusão das células satélites nesse processo.

Fatores de crescimento e mecanismos celulares envolvidos com a hipertrofia muscular

A sinalização da célula muscular é influenciada, pelo menos em parte, pela resposta do sistema endócrino. Diversos estudos mostram que hormônios como a testosterona, o GH (hormônio do crescimento) e o IGF-I (fator de crescimento similar à insulina) podem contribuir para o equilíbrio entre estímulos anabólicos e catabólicos, auxiliando assim, no aumento ou na diminuição do acúmulo de proteínas no músculo esquelético.[72]

A testosterona é um hormônio esteroide sintetizado a partir do colesterol nas células de Leydig dos testículos pelo eixo hipotálamo-hipófise-gonadal. Estudos mostram aumento da testosterona circulante após o exercício de força e o seu papel na hipertrofia muscular.[73] No músculo esquelético, a testosterona age por meio do receptor andrógeno, convertendo-o em um fator de transcrição que se transloca para o núcleo, onde se associa ao DNA e eleva a transcrição de genes andrógenos. O bloqueio do receptor andrógeno atenua no acréscimo de proteínas, sendo esse um indicativo da importância da testosterona para a hipertrofia muscular. Além disso, a testosterona parece regular o número, a diferenciação e a proliferação de células satélites quando administrada em doses suprafisiológicas.[60,74]

O GH é uma superfamília de hormônios polipeptídicos secretados pela hipófise anterior durante o exercício e o sono. Ele está envolvido no crescimento linear e regulação do metabolismo. Sabe-se também que o GH pode mediar processos anabólicos e catabólicos no músculo esquelético e que ele contribui para o aumento da síntese de proteínas que ocorre, principalmente, pela potencialização da ação de IGF-I.[73]

O IGF-I é um peptídeo estruturalmente semelhante à insulina. A sinalização de IGF-I intracelular é realizada por múltiplas vias, incluindo a via PI3K/Akt/mTOR que será descrita a seguir. Essas cascatas exercem efeitos anabólicos e anticatabólicos, mediando adaptações hipertróficas.[73]

Embora os hormônios desempenhem um papel crucial durante a fase de crescimento para a síntese de proteínas, a sua relevância na hipertrofia muscular induzida pelo treinamento de força ainda é discutida; mesmo sem grandes aumentos na concentração desses hormônios ainda há hipertrofia muscular pós-treinamento de força.[75]

Dentre os mecanismos responsáveis pelo aumento da síntese proteica pós-exercício, a ativação de *mechanistic target of rapamycin* (mTOR) parece ter um papel muito importante. IGF-I transmite sinal pela via PI3K/Akt, levando à ativação paralela de mTOR, e a uma série de adaptações celulares, como tradução de RNA mensageiro, biogênese ribossomal e metabolismo de nutrientes.[30] Contudo, a ativação de mTOR pode ocorrer de forma independente de IGF-I, sendo chamada ativação mecanossensível, em que a deformação (contração e/ou estiramento) da fibra muscular gera a ativação das vias de síntese mesmo sem mudanças na resposta hormonal.[76]

Os principais alvos de mTOR são $p70^{S6K}$ (*ribosomal protein* S6K) e 4E-BP1 (*factor 4E binding protein 1*). A fosforilação de $p70^{S6K}$ e a subsequente ativação da proteína ribossomal S6 levam ao aumento da tradução dos mRNA, codificando fatores de alongamento e proteínas ribossomais, melhorando assim, a capacidade de tradução.[77] A fosforilação de 4E-BP1 por mTOR suprime a ligação e a inibição de eIF4E por 4E-BP1. Esta desinibição permite que o eIF4E se ligue diretamente à terminação 5' do mRNA para formar um complexo eIF4F ativo, permitindo o início da tradução.[78] De forma conjunta, esses eventos dão início ao processo de tradução e ativam a síntese de proteínas que levarão à hipertrofia celular (Painel B da Figura 3.1).

Recentemente, um novo candidato responsável pelo controle da massa muscular em resposta ao treinamento de força foi descrito, Chamado PCG-1-alfa-4 (*peroxisome proliferator activated receptor gamma coactivator 1 alpha 4*), esse gene é transcrito a partir do gene PCG-1alfa que é expresso de forma abundante no músculo esquelético. A ativação de PCG-1-alfa-4 pelo exercício de força contribui para o processo de hipertrofia pela ativação de IGF-I e inibição do gene da miostatina, um conhecido inibidor de crescimento e diferenciação da célula muscular.[36]

Portanto, as diferentes vias de sinalização intracelular são ativadas de acordo com a especificidade das respostas funcionais, na qual múltiplos processos são necessários para regular a expressão de determinados genes, responsáveis pelas alterações das propriedades neurais, estruturais e metabólicas das fibras musculares.

Perspectivas

O avanço de técnicas para análise de sistemas biológicos tem proporcionado conhecimentos sobre adaptações induzidas pelo exercício físico no tecido muscular esquelético. No entanto, os mecanismos que conduzem a tais adaptações ainda permanecem como uma área sob intensa investigação. A complexidade das respostas moleculares e metabólicas do exercício físico sugere que interconexões de diversas vias de sinalização intracelular medeiam as adaptações do exercício na musculatura esquelética. Por conta disso, o exercício físico vem sendo estudado como um agente preventivo e com potencial terapêutico frente a diversas doenças crônico degenerativas.

REFERÊNCIAS BIBLIOGRÁFICAS

1. Gray H. Gray's Anatomia: A base anatômica da prática clínica. 40ª Ed. Elsevier, Rio de Janeiro, 2010.
2. Brooks GA, editor. Fisiologia do exercício: bioenergética humana e suas aplicações. 4. ed. São Paulo: Phorte; 2013.
3. Schiaffino S, Reggiani C. Fiber types in mammalian skeletal muscles. Physiol Rev. 2011;91(4):1447-531.
4. MacLaren D, editor. Biochemistry for sport and exercise metabolism. Hoboken, Nova Jersey: Wiley-Blackwell; 2012.
5. Howlett RA, Parolin ML, Dyck DJ, Hultman E, Jones NL, Heigenhauser GJ, et al. Regulation of skeletal muscle glycogen phosphorylase and PDH at varying exercise power outputs. Am J Physiol. 1998;275(2 Pt 2):R418-25.

6. Chesley A, Heigenhauser GJ, Spriet LL. Regulation of muscle glycogen phosphorylase activity following short-term endurance training. Am J Physiol. 1996;270(2 Pt 1):E328-35.
7. Henriksson J, Chi MM, Hintz CS, Young DA, Kaiser KK, Salmons S, et al. Chronic stimulation of mammalian muscle: changes in enzymes of six metabolic pathways. Am J Physiol. 1986;251(4 Pt 1):C614-32.
8. Egan B, Zierath JR. Exercise metabolism and the molecular regulation of skeletal muscle adaptation. Cell Metab. 2013;17(2):162-84.
9. van Loon LJ, Greenhaff PL, Constantin-Teodosiu D, Saris WH, Wagenmakers AJ. The effects of increasing exercise intensity on muscle fuel utilisation in humans. J Physiol. 2001;536(Pt 1):295-304.
10. Kiens B, Roemen TH, van der Vusse GJ. Muscular long-chain fatty acid content during graded exercise in humans. Am J Physiol. 1999;276(2 Pt 1):E352-7.
11. Holloszy JO. Biochemical adaptations to exercise: aerobic metabolism. Exerc Sport Sci Rev. 1973;1:45-71.
12. van Loon LJ. Use of intramuscular triacylglycerol as a substrate source during exercise in humans. J Appl Physiol (1985). 2004;97(4):1170-87.
13. Maughan RJ, Poole DC. The effects of a glycogen-loading regimen on the capacity to perform anaerobic exercise. Eur J Appl Physiol Occup Physiol. 1981;46(3):211-9.
14. Casey A, Constantin-Teodosiu D, Howell S, Hultman E, Greenhaff PL. Metabolic response of type I and II muscle fibers during repeated bouts of maximal exercise in humans. Am J Physiol. 1996;271(1 Pt 1):E38-43.
15. Bergstrom J, Hermansen L, Hultman E, Saltin B. Diet, muscle glycogen and physical performance. Acta Physiol Scand. 1967;71(2):140-50.
16. Karlsson J, Saltin B. Diet, muscle glycogen, and endurance performance. J Appl Physiol. 1971;31(2):203-6.
17. Iaia FM, Bangsbo J. Speed endurance training is a powerful stimulus for physiological adaptations and performance improvements of athletes. Scand J Med Sci Sports. 2010;20(Suppl 2):11-23.
18. Bergstrom J, Hultman E. Muscle glycogen synthesis after exercise: an enhancing factor localized to the muscle cells in man. Nature. 1966;210(5033):309-10.
19. Holloszy JO. Biochemical adaptations in muscle. Effects of exercise on mitochondrial oxygen uptake and respiratory enzyme activity in skeletal muscle. J Biol Chem. 1967;242(9):2278-82.
20. Berg A, Haralambie G. Changes in serum creatine kinase and hexose phosphate isomerase activity with exercise duration. Eur J Appl Physiol Occup Physiol. 1978;39(3):191-201.
21. Foster C, Costill DL, Daniels JT, Fink WJ. Skeletal muscle enzyme activity, fiber composition and VO_2 max in relation to distance running performance. Eur J Appl Physiol Occup Physiol. 1978;39(2):73-80.
22. Howald H, Hoppeler H, Claassen H, Mathieu O, Straub R. Influences of endurance training on the ultrastructural composition of the different muscle fiber types in humans. Pflugers Arch. 1985;403(4):369-76.
23. Jansson E, Sjodin B, Tesch P. Changes in muscle fibre type distribution in man after physical training. A sign of fibre type transformation? Acta Physiol Scand. 1978;104(2):235-7.
24. Adams GR, Hather BM, Baldwin KM, Dudley GA. Skeletal muscle myosin heavy chain composition and resistance training. J Appl Physiol (1985). 1993;74(2):911-5.
25. Widrick JJ, Stelzer JE, Shoepe TC, Garner DP. Functional properties of human muscle fibers after short-term resistance exercise training. Am J Physiol Regul Integr Comp Physiol. 2002;283(2):R408-16.
26. Spina RJ, Chi MM, Hopkins MG, Nemeth PM, Lowry OH, Holloszy JO. Mitochondrial enzymes increase in muscle in response to 7-10 days of cycle exercise. J Appl Physiol (1985). 1996;80(6):2250-4.
27. Green HJ, Helyar R, Ball-Burnett M, Kowalchuk N, Symon S, Farrance B. Metabolic adaptations to training precede changes in muscle mitochondrial capacity. J Appl Physiol (1985). 1992;72(2):484-91.
28. Benziane B, Burton TJ, Scanlan B, Galuska D, Canny BJ, Chibalin AV, et al. Divergent cell signaling after short-term intensified endurance training in human skeletal muscle. Am J Physiol Endocrinol Metab. 2008;295(6):E1427-38.
29. Pilegaard H, Saltin B, Neufer PD. Exercise induces transient transcriptional activation of the PGC-1alpha gene in human skeletal muscle. J Physiol. 2003;546(Pt 3):851-8.
30. Coffey VG, Hawley JA. The molecular bases of training adaptation. Sports Med. 2007;37(9):737-63.

31. Baar K, Esser K. Phosphorylation of p70(S6k) correlates with increased skeletal muscle mass following resistance exercise. Am J Physiol. 1999;276(1 Pt 1):C120-7.
32. Sale DG. Influence of exercise and training on motor unit activation. Exerc Sport Sci Rev. 1987;15:95-151.
33. Booth FW, Thomason DB. Molecular and cellular adaptation of muscle in response to exercise: perspectives of various models. Physiol Rev. 1991;71(2):541-85.
34. Folland JP, Williams AG. The adaptations to strength training: morphological and neurological contributions to increased strength. Sports Med. 2007;37(2):145-68.
35. Gliemann L. Training for skeletal muscle capillarization: a Janus-faced role of exercise intensity? Eur J Appl Physiol. 2016;116(8):1443-4.
36. Ruas JL, White JP, Rao RR, Kleiner S, Brannan KT, Harrison BC, et al. A PGC-1alpha isoform induced by resistance training regulates skeletal muscle hypertrophy. Cell. 2012;151(6):1319-31.
37. Egan B, Dowling P, O'Connor PL, Henry M, Meleady P, Zierath JR, et al. 2-D DIGE analysis of the mitochondrial proteome from human skeletal muscle reveals time course-dependent remodelling in response to 14 consecutive days of endurance exercise training. Proteomics. 2011;11(8):1413-28.
38. Talanian JL, Holloway GP, Snook LA, Heigenhauser GJ, Bonen A, Spriet LL. Exercise training increases sarcolemmal and mitochondrial fatty acid transport proteins in human skeletal muscle. Am J Physiol Endocrinol Metab. 2010;299(2):E180-8.
39. Tremblay A, Simoneau JA, Bouchard C. Impact of exercise intensity on body fatness and skeletal muscle metabolism. Metabolism. 1994;43(7):814-8.
40. Perseghin G, Price TB, Petersen KF, Roden M, Cline GW, Gerow K, et al. Increased glucose transport-phosphorylation and muscle glycogen synthesis after exercise training in insulin-resistant subjects. N Engl J Med. 1996;335(18):1357-62.
41. Hood DA. Invited Review: contractile activity-induced mitochondrial biogenesis in skeletal muscle. J Appl Physiol (1985). 2001;90(3):1137-57.
42. Carling D, Hardie DG. The substrate and sequence specificity of the AMP-activated protein kinase. Phosphorylation of glycogen synthase and phosphorylase kinase. Biochim Biophys Acta. 1989;1012(1):81-6.
43. Bergeron R, Ren JM, Cadman KS, Moore IK, Perret P, Pypaert M, et al. Chronic activation of AMP kinase results in NRF-1 activation and mitochondrial biogenesis. Am J Physiol Endocrinol Metab. 2001;281(6):E1340-6.
44. Jager S, Handschin C, St-Pierre J, Spiegelman BM. AMP-activated protein kinase (AMPK) action in skeletal muscle via direct phosphorylation of PGC-1alpha. Proc Natl Acad Sci USA. 2007;104(29):12017-22.
45. Egan B, Carson BP, Garcia-Roves PM, Chibalin AV, Sarsfield FM, Barron N, et al. Exercise intensity-dependent regulation of peroxisome proliferator-activated receptor coactivator-1 mRNA abundance is associated with differential activation of upstream signalling kinases in human skeletal muscle. J Physiol. 2010;588(Pt 10):1779-90.
46. Kahn BB, Alquier T, Carling D, Hardie DG. AMP-activated protein kinase: ancient energy gauge provides clues to modern understanding of metabolism. Cell Metab. 2005;1(1):15-25.
47. Fluck M, Hoppeler H. Molecular basis of skeletal muscle plasticity–from gene to form and function. Rev Physiol Biochem Pharmacol. 2003;146:159-216.
48. Moritani T, deVries HA. Neural factors versus hypertrophy in the time course of muscle strength gain. Am J Physical Med. 1979;58(3):115-30.
49. Jenkins NDM, Miramonti AA, Hill EC, Smith CM, Cochrane-Snyman KC, Housh TJ, et al. Greater neural adaptations following high- vs. low-load resistance training. Front Physiol. 2017;8:331.
50. Lee M, Carroll TJ. Cross education: possible mechanisms for the contralateral effects of unilateral resistance training. Sports Med. 2007;37(1):1-14.
51. Gabriel DA, Kamen G, Frost G. Neural adaptations to resistive exercise: mechanisms and recommendations for training practices. Sports Med. 2006;36(2):133-49.
52. Suchomel TJ, Nimphius S, Bellon CR, Stone MH. The importance of muscular strength: training considerations. Sports Med. 2018 Jan 25.

53. Enoka RM. Neural adaptations with chronic physical activity. J Biomech. 1997;30(5):447-55.
54. Galvao DA, Taaffe DR. Resistance exercise dosage in older adults: single- versus multiset effects on physical performance and body composition. J Am Geriatr Soc. 2005;53(12):2090-7.
55. Kraemer WJ, Adams K, Cafarelli E, Dudley GA, Dooly C, Feigenbaum MS, et al. American College of Sports Medicine position stand. Progression models in resistance training for healthy adults. Medicine and science in sports and exercise. 2002;34(2):364-80.
56. McCall GE, Byrnes WC, Dickinson A, Pattany PM, Fleck SJ. Muscle fiber hypertrophy, hyperplasia, and capillary density in college men after resistance training. J Appl Physiol (1985). 1996;81(5):2004-12.
57. Douglas J, Pearson S, Ross A, McGuigan M. Chronic Adaptations to Eccentric Training: A Systematic Review. Sports Med. 2017;47(5):917-41.
58. Campos GE, Luecke TJ, Wendeln HK, Toma K, Hagerman FC, Murray TF, et al. Muscular adaptations in response to three different resistance-training regimens: specificity of repetition maximum training zones. Eur J Appl Physiol. 2002;88(1-2):50-60.
59. Bickel CS, Slade J, Mahoney E, Haddad F, Dudley GA, Adams GR. Time course of molecular responses of human skeletal muscle to acute bouts of resistance exercise. J Appl Physiol (1985). 2005;98(2):482-8.
60. piering BA, Kraemer WJ, Anderson JM, Armstrong LE, Nindl BC, Volek JS, et al. Resistance exercise biology: manipulation of resistance exercise programme variables determines the responses of cellular and molecular signalling pathways. Sports Med. 2008;38(7):527-40.
61. Hoppeler H. Exercise-induced ultrastructural changes in skeletal muscle. Int J Sports Med. 1986;7(4):187-204.
62. Cheek DB. The control of cell mass and replication. The DNA unit–a personal 20-year study. Early Hum Dev. 1985;12(3):211-39.
63. Petrella JK, Kim JS, Cross JM, Kosek DJ, Bamman MM. Efficacy of myonuclear addition may explain differential myofiber growth among resistance-trained young and older men and women. Am J Physiol Endocrinol Metab. 2006;291(5):E937-46.
64. Petrella JK, Kim JS, Mayhew DL, Cross JM, Bamman MM. Potent myofiber hypertrophy during resistance training in humans is associated with satellite cell-mediated myonuclear addition: a cluster analysis. J Appl Physiol (1985). 2008;104(6):1736-42.
65. Allen DL, Monke SR, Talmadge RJ, Roy RR, Edgerton VR. Plasticity of myonuclear number in hypertrophied and atrophied mammalian skeletal muscle fibers. J Appl Physiol (1985). 1995;78(5):1969-76.
66. Kadi F, Thornell LE. Concomitant increases in myonuclear and satellite cell content in female trapezius muscle following strength training. Histochem Cell Biol. 2000;113(2):99-103.
67. Mauro A. Satellite cell of skeletal muscle fibers. J Biophys Biochem Cytol. 1961;9:493-5.
68. Asakura A, Seale P, Girgis-Gabardo A, Rudnicki MA. Myogenic specification of side population cells in skeletal muscle. J Cell Biol. 2002;159(1):123-34.
69. Charge SB, Rudnicki MA. Cellular and molecular regulation of muscle regeneration. Physiol Rev. 2004;84(1):209-38.
70. Kadi F, Schjerling P, Andersen LL, Charifi N, Madsen JL, Christensen LR, et al. The effects of heavy resistance training and detraining on satellite cells in human skeletal muscles. J Physiol. 2004;558(Pt 3):1005-12.
71. McCarthy JJ, Esser KA. Counterpoint: Satellite cell addition is not obligatory for skeletal muscle hypertrophy. J Appl Physiol (1985). 2007;103(3):1100-2.
72. Schoenfeld AJ, Serrano JA, Waterman BR, Bader JO, Belmont PJ, Jr. The impact of resident involvement on post-operative morbidity and mortality following orthopaedic procedures: a study of 43,343 cases. Arch Orthop Trauma Surg. 2013;133(11):1483-91.
73. Bhasin S, Storer TW, Berman N, Callegari C, Clevenger B, Phillips J, et al. The effects of supraphysiologic doses of testosterone on muscle size and strength in normal men. N Engl J Med. 1996;335(1):1-7.
74. Sinha-Hikim I, Roth SM, Lee MI, Bhasin S. Testosterone-induced muscle hypertrophy is associated with an increase in satellite cell number in healthy, young men. Am J Physiol Endocrinol Metab. 2003;285(1):E197-205.

75. West DW, Phillips SM. Associations of exercise-induced hormone profiles and gains in strength and hypertrophy in a large cohort after weight training. Eur J Appl Physiol. 2012;112(7):2693-702.
76. Philp A, Hamilton DL, Baar K. Signals mediating skeletal muscle remodeling by resistance exercise: PI3-kinase independent activation of mTORC1. J Appl Physiol (1985). 2011;110(2):561-8.
77. Hawley JA, Hargreaves M, Joyner MJ, Zierath JR. Integrative biology of exercise. Cell. 2014;159(4):738-49.
78. Sandri M. Signaling in muscle atrophy and hypertrophy. Physiology. 2008;23:160-70.
79. Egan B, Hawley JA, Zierath JR. SnapShot: exercise metabolism. Cell Metab. 2016;24(2):342-342.

4

Endotélio e exercício físico

Leonardo Yuji Tanaka
Camila Paixão Jordão
Allan Robson Kluser Sales
Luiz Roberto Grassmann Bechara
Maria Janieire de Nazaré Nunes Alves
Paulo Rizzo Ramires

INTRODUÇÃO

Inúmeros estudos mostram que o treinamento físico aeróbio promove uma variedade de adaptações benéficas ao sistema cardiovascular. Indivíduos fisicamente ativos apresentam maior longevidade, menor taxa de morbidade e redução de aproximadamente 45% no risco de mortalidade cardiovascular, comparados a pares sedentários.[1] Em função disso, nos últimos anos, a prática regular de exercício físico tem sido amplamente indicada como forma de prevenção e terapia no combate às doenças, tais como, insuficiência cardíaca, hipertensão arterial, diabete melito, aterosclerose, doença arterial coronária, doença vascular periférica, entre outros.[2-4]

Neste capítulo, serão abordados os avanços científicos sobre os principais mecanismos biológicos pelos quais o exercício físico auxilia na prevenção, na manutenção e na recuperação da saúde cardiovascular, com destaque para as alterações fenotípicas do endotélio vascular arterial. Além disso, serão apresentados os efeitos agudos e crônicos do exercício físico sobre o sistema vascular, tanto em indivíduos saudáveis como em indivíduos com disfunção endotelial.

ENDOTÉLIO VASCULAR

O endotélio vascular é formado por uma monocamada de células achatadas, sobrepostas (~ 10 trilhões em adultos) e com elevada taxa metabólica, que recobre a luz de todos os vasos sanguíneos. Ele ocupa uma localização estratégica entre o sangue circulante e a camada média composta por músculo liso.[5]

Muito além de uma simples barreira anatômica, Furchgott e Zawadisk[6] demonstraram, em 1980, que o endotélio assume papel fundamental na modulação do tônus vascular. A partir desse estudo pioneiro, as células endoteliais tornaram-se alvo de muitas investigações. Hoje, sabemos que elas são indispensáveis para a manutenção da homeostase dos vasos sanguíneos, assumindo diferentes funções, como regulação do tônus vascular, da adesão celular, da proliferação das células musculares lisas, da resistência à formação de trombos e da inflamação da parede vascular.[7,8]

Estas funções atribuídas às células endoteliais decorrem da sua capacidade de sintetizar e liberar substâncias vasoativas a partir de estímulos físicos, neurais e humorais. Elas podem ser divididas em fatores relaxantes derivados do endotélio (óxido nítrico [NO], prostaciclina, monóxido de carbono e fatores hiperpolarizantes) e fatores constritores derivados do endotélio (endotelina-1, angiotensina-II, tromboxano, prostaglandina e determinadas espécies reativas de oxigênio).[9] Dentre essas substâncias, o NO assume papel de destaque no controle da função endotelial, sendo alvo de muitos estudos.[10] Evidências mostram que a disfunção endotelial, presente em diversas doenças, é devida principalmente à redução da biodisponibilidade de NO.

O NO é um radical livre gasoso, inorgânico e incolor, sintetizado a partir do aminoácido L-arginina (Figura 4.1) por ação da enzima óxido nítrico sintase endotelial (eNOS), na presença de cofatores, como a tetra-hidrobiopterina. Ele se difunde tanto para o lúmen do vaso como para as células musculares lisas, ativando a enzima guanilato ciclase solúvel (GC), que é responsável por formar a guanosina monofosfato cíclico (GMPc),[11] responsável por grande parte das ações ateroprotetoras do NO. O aumento na concentração de GMPc nas células musculares lisas acarreta ativação de proteínas quinases dependentes de GMPc (PKG), que promovem a diminuição da entrada de Ca^{+2} na célula, a inibição da liberação de Ca^{+2} do retículo sarcoplasmático e o aumento do sequestro de Ca^{+2} para o retículo sarcoplasmático, e alteração no estado de fosforilação da cadeia leve de miosina, levando ao relaxamento da célula muscular lisa. O resultado dessa constelação de respostas é a vasodilatação.

A produção de NO é estimulada por diversos fatores circulantes (p. ex., catecolaminas, serotonina, bradicinina e adiponectina) e fatores físicos como a tensão de cisalhamento. Essa última, também conhecida como *shear stress*, é a força exercida pelo sangue que corre paralelamente ao eixo longitudinal dos vasos sanguíneos,[12] sendo um ativador-chave da enzima eNOS. Esse estresse mecânico exercido na parede do vaso ativa algumas proteínas quinases, como a Akt que fosforilam a eNOS e aumenta a sensibilidade ao complexo cálcio-calmodulina (Ca^{+2}-CaM), cujo resultado é a produção de NO.

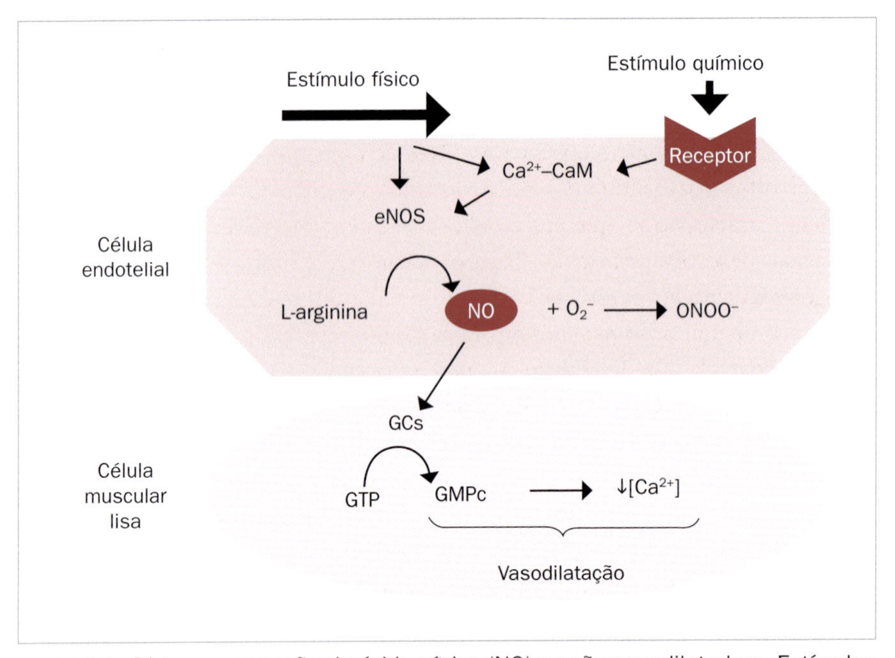

FIGURA 4.1 Síntese e remoção de óxido nítrico (NO) e ação vasodilatadora. Estímulos físicos e químicos ativam a enzima óxido nítrico sintase (eNOS), responsável pela síntese de NO. Este, por sua vez, atravessa a membrana da célula muscular lisa e ativa a enzima guanilato ciclase solúvel (GC), que converte guanosina trifosfato (GTP) em guanosina monofosfato cíclico (GMPc), a qual diminui a concentração de $Ca2^+$ dentro dessa célula, acarretando a vasodilatação arterial. Ca^{2+}–CaM: complexo cálcio-calmodulina; $ONOO^-$: peroxinitrito.

Fonte: Adaptado de Tanaka.[66]

A redução na biodisponibilidade do NO é resultado da interação de diversos fatores que interferem na sua taxa de produção e/ou na taxa de remoção. O NO pode ser também removido de dentro das células endoteliais pela rápida reação com o ânion superóxido. Este é um precursor de um grupo de moléculas conhecidas como espécies reativas de oxigênio (ERO). As ERO representam moléculas produzidas normalmente durante o metabolismo celular. Elas determinam as propriedades tóxicas do oxigênio molecular por serem capazes de oxidar biomoléculas.[13] No entanto, é importante ressaltar que quantidades mínimas de ERO são fundamentais para a manutenção das funções fisiológicas das células, incluindo as células endoteliais.[14]

Os ânions superóxido (O_2^-), peróxido de hidrogênio (H_2O_2), ácido hipocloroso (HClO), NO, radical hidroxila (OH–) e peroxinitrito (ONOO–) são as espécies reativas de muita relevância para a biologia vascular.[15] Em mamíferos, as principais fontes geradoras de ERO são a cadeia de transporte de elétrons mitocondrial, a enzima xantina oxidase e o complexo enzimático pró-oxidante nicotinamida adenina dinucleotídeo fosfato oxidase (NADPH oxidase), das quais a última é considerada a principal geradora nos vasos sanguíneos.[16,17] O maior entendimento desse complexo enzimático vem contribuindo para a visão do papel fisiológico das ERO. Apesar de serem difusíveis, as ERO têm meia-vida muito curta e não apresentam alvos específicos, características que não condizem com o conceito de sinalização celular regulada. O descobrimento da localização subcelular das fontes de ERO e da ativação por agonistas específicos, associado a amplo sistema antioxidante, dá às reações redox a compartimentalização necessária para atender às exigências de uma forma de sinalização controlada.[18] Entretanto, um descontrole na sua produção pode aumentar muito os níveis de ERO, suprimindo a capacidade de eliminação pelo sistema antioxidante e, assim, promover a oxidação excessiva de carboidratos, proteínas, DNA e lipídios, Essa condição é caracterizada como estresse oxidativo.[19]

No vaso arterial, o NO pode reagir ainda dentro da célula endotelial com o O_2^-, ser inativado e convertido a $ONOO^-$ - uma espécie reativa nitrogenada extremamente lesiva para essa célula.[20] Desse modo, a manutenção do equilíbrio redox vascular é essencial para a preservação da célula e para a biodisponibilidade do NO.[14] Para tanto é necessário que exista um equilíbrio entre a taxa de síntese do NO, realizada pela enzima eNOS, e a taxa remoção por ERO. Um desequilíbrio crônico nesse sistema pode provocar disfunção vascular.

DISFUNÇÃO ENDOTELIAL

Uma crescente lista de doenças e fatores de risco cardiovasculares está associada à redução da biodisponibilidade de NO e, consequentemente, à disfunção endotelial. Como resultado dessa alteração, a parede dos vasos sanguíneos pode causar inflamação, oxidação de lipoproteínas, proliferação da matriz extracelular, acúmulo de material rico em lipídios, ativação plaquetária e formação de trombos, o que resulta em desenvolvimento e progressão da aterosclerose.[21]

A vasodilatação dependente do endotélio, provocada por manobras fisiológicas tem sido frequentemente utilizada como uma forma de avaliação da integridade endotelial relacionada à produção de NO.[7] Pacientes com fatores de risco cardiovascular e com doenças vasculares, tais como, aterosclerose[22,23] e doença vascular periférica,[24-26] apresentam redução na vasodilatação dependente do endotélio.[27]

Dentre os possíveis mecanismos envolvidos na redução da disponibilidade vascular de NO estão a redução na expressão vascular da eNOS, o desacoplamento dessa enzima pela oxidação de cofatores, como a tetra-hidrobiopterina, e a redução nos níveis de substrato, a L-arginina.[28,29] No entanto, estudos demonstram que não há somente prejuízo na síntese de NO, mas também aumento na inativação por ERO.[29,30] Relatos da literatura evidenciam forte relação entre a disfunção das células endoteliais e o aumento nos níveis vasculares de ânions superóxido, o que pode ocorrer pela maior atividade da enzima pró-oxidante NADPH oxidase[31] e/ou redução da atividade da enzima antioxidante superóxido dismutase.[27]

Estes conhecimentos têm levado naturalmente à procura por condutas para melhorar e/ou mesmo preservar a função endotelial. Neste sentido, o treinamento físico, sobretudo do tipo aeróbio, tem se mostrado muito eficiente.[32] A seguir serão abordados os efeitos agudo e crônico do exercício na função vascular endotélio-dependente.

IMPACTOS AGUDO E CRÔNICO DO EXERCÍCIO FÍSICO NA FUNÇÃO ENDOTELIAL

Em razão do íntimo contato com o sangue circulante, o endotélio vascular está constantemente submetido a estresse mecânico gerado pelo fluxo sanguíneo.[33,34] Como já mencionado, essa tensão de cisalhamento, assim como diferentes estímulos neurohumorais, influenciam a fosforilação da enzima eNOS e, consequentemente, a liberação de NO.[33] Paradoxalmente, a tensão de cisalhamento também aumenta a liberação de ERO, como o ânion superóxido,[35] os quais, em conjunto, estabelecem um princípio de equilíbrio na biodisponibilidade vascular de NO.

Por outro lado, a produção controlada de ERO também pode contribuir para a manutenção da biodisponibilidade de NO. O peróxido de hidrogênio, espécie reativa formada a partir da dismutação do superóxido em uma reação catalisada pela enzima superóxido dismutase (SOD), pode sustentar, agudamente, a formação de NO através de uma cascata de sinalização dependente de peróxido de hidrogênio, cujo resultado é a fosforilação e a ativação da eNOS.[36] Além disso, há constatações de que o peróxido de hidrogênio liberado durante o exercício físico aeróbio é necessário para o aumento da expressão da eNOS. Isto é uma resposta frequentemente observada após um período de treinamento físico.[37]

Evidências mostram que a tensão de cisalhamento arterial durante o exercício dinâmico, em decorrência da elevação do débito cardíaco,[38] provoca aumento na produção de NO e ERO. Dados de estudos do laboratório dos autores deste capítulo evidenciam que, em vasos isolados de ratos, uma única sessão de exercício físico aeróbio de intensidade moderada aumenta a biodisponibilidade vascular de NO e, consequentemente, a função endotelial[39] (Figura 4.2). Entretanto, o mesmo estímulo também causa aumento na atividade do complexo NADPH oxidase, provocando elevação na produção vascular de superóxido e peróxido de hidrogênio, mas em baixa magnitude e sem ocasionar estresse oxidativo.[40] Interessantemente é o fato de

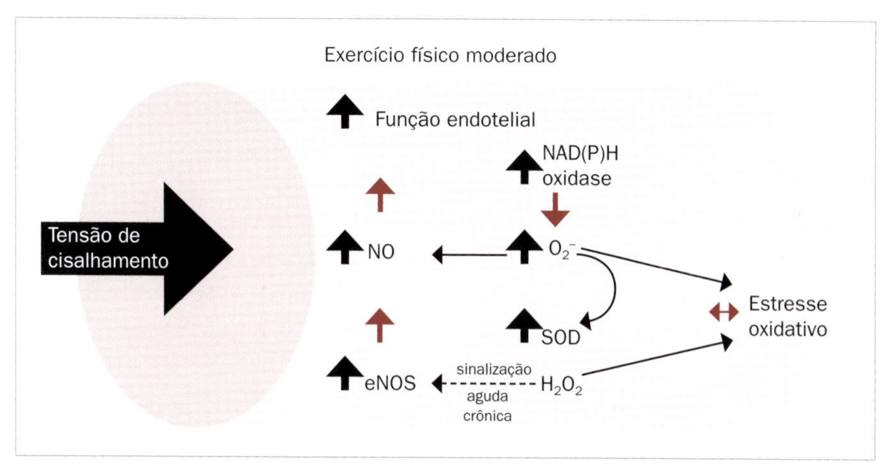

FIGURA 4.2 Efeito agudo do exercício moderado na função endotelial e no controle dinâmico da biodisponibilidade de óxido nítrico (NO). O aumento da tensão de cisalhamento ativa a produção de NO e de espécies reativas de oxigênio, porém, sem alterar os marcadores de estresse oxidativo. Enquanto o superóxido ($O2^-$) controla negativamente o NO, o peróxido de hidrogênio (H_2O_2) mantém a ativação e induz a expressão de NO. NAD(P)H: nicotinamida adenina dinucleotídeo fosfato; SOD: superóxido dismutase; eNOS: enzima óxido nítrico sintase.

Fonte: Adaptado de Tanaka.[66]

que o aumento da biodisponibilidade de NO após uma sessão aguda de exercício aeróbio pode atenuar a vasoconstrição.[39] Todos esses fatores se enquadram no papel das ERO como mediadoras de sinalização intracelular sem necessariamente alterar o estado redox global.[41]

A somatória de efeitos agudos do exercício físico na síntese de NO e na sinalização redox pode resultar em adaptações benéficas crônicas para os vasos sanguíneos e levar à melhora da função endotelial. De fato, a melhora na função endotelial é um dos principais benefícios do treinamento físico aeróbio ao sistema cardiovascular. Esse efeito positivo tem sido consistentemente descrito em estudos em animais de experimentação e em seres humanos.[42-44] No entanto, é importante ressaltar que esse efeito é mais evidente em condições patológicas e na presença de fatores de risco cardiovascular que em condições saudáveis.[23-26] Esses conhecimentos evidenciam que o sedentarismo contribui pouco para a saúde endotelial.[45,46]

Green et al.[47] verificaram melhora significativa na função endotelial de vasos de condutância e resistência em indivíduos submetidos a treinamento físico, sem que houvesse alteração nos níveis de lipídios plasmáticos, na pressão arterial, na glicose sanguínea, na relação cintura/quadril ou no índice de massa corporal. Esses resultados sugerem que parte dos benefícios do exercício físico na doença cardiovascular ocorrem sem modificações significativas em fatores de risco.[1] A ação do exercício diretamente na parede vascular parece suficiente para provocar cardioproteção. Esse fenômeno tem sido denominado condicionamento vascular.[48,49]

Outro aspecto de interesse é que o efeito crônico do exercício físico na função endotelial é dependente do período de treinamento. Períodos curtos de treinamento estão fortemente relacionados à melhora na função endotelial, ao passo que períodos mais longos de treinamento estão também associados à alteração na estrutura vascular, tais como, aumento no diâmetro dos vasos e redução da espessura das camadas média-íntima.[32,47,50]

O importante é entender que independentemente do período de treinamento físico, o aumento na vasodilatação dependente do endotélio está relacionado à elevação na biodisponibilidade de NO[21,51,52] – uma resposta que pode ser explicada pela maior expressão e atividade da eNOS[22,53,54] e das diferentes isoformas da enzima antioxidante superóxido dismutase,[55–57] e pela menor produção do superóxido pelo complexo enzimático NADPH oxidase[58] (Figura 4.3).

Uma única sessão de exercício aeróbico em esteira melhorou a função arterial aórtica em ratos - uma resposta associada à ativação de eNOS. Por outro lado, o exercício também causa aumento na produção vascular de superóxido e peróxido de hidrogênio, sem, no entanto, provocar estresse oxidativo. Essas respostas sugerem que a produção

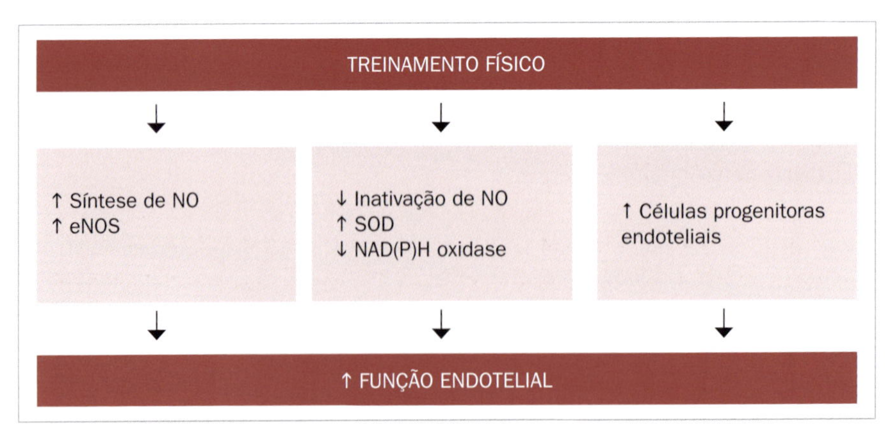

FIGURA 4.3 Mecanismos envolvidos na melhora da função endotelial após um programa de treinamento físico aeróbio. NO: óxido nítrico; eNOS: enzima óxido nítrico sintase; SOD: superóxido dismutase; NAD(P)H: nicotinamida adenina dinucleotídeo fosfato.
Fonte: Adaptado de Tanaka.[66]

de ERO tem um papel na resposta hormética mediadora nos efeitos crônicos do exercício associado à sinalização redox envolvida no aumento da defesa antioxidante.[40]

Em relação ao treinamento físico, sabe-se que a natação restaura a função endotelial aórtica em ratos espontaneamente hipertensos. O benefício vascular do exercício está associado à menor quantidade proteica de NOX4 e, consequentemente, à menor produção de superóxido, o que contribui para a diminuição da pressão arterial de animais hipertensos.[58] É conhecido também que o treinamento físico aeróbio reduz a expressão de subunidades da NADPH oxidase (p. ex., gp91phox e p22phox),[59] uma das enzimas que mais contribui para a geração de espécies reativas.[60] O treinamento físico aeróbio normaliza também os níveis de superóxido em aorta de ratos infartados e ratos espontaneamente hipertensos.[61]

Os benefícios do exercício na regulação vasomotora endotelial, resultante de aumentos repetidos de fluxo sanguíneo, se deve também ao aumento na expressão e ativação da eNOS, ao aumento na transcrição do gene eNOS, à produção de peróxido de hidrogênio endógeno, à melhora na função mitocondrial e à menor produção de EROS mitocondrial. Além desses efeitos vasoprotetores associados à maior biodisponibilidade de NO vascular, o exercício físico provoca aumento no número de células progenitoras endoteliais, envolvidas na angiogênese, no reparo vascular e na melhora da função endotelial.[62]

Os efeitos do treinamento resistido na função endotelial são menos conhecidos. Sugere-se que uma sessão aguda dessa modalidade de exercício aumenta a quantidade de células progenitoras endoteliais circulantes e que esse aumento está relacionado à isquemia transitória causada pelo exercício resistido.[63] Resultados de uma metanálise, em que se analisaram indivíduos diabéticos tipo 2, mostrou que 4 semanas de exercício aeróbio e resistido em intensidade moderada melhora significativamente a função endotelial.[64] Outros investigadores verificaram que o treinamento resistido pode melhorar a função endotelial em adolescentes obesos, independentemente de alterações na massa corporal.[65]

CONSIDERAÇÕES FINAIS

A disfunção endotelial está envolvida no desenvolvimento e na progressão de doenças cardiovasculares. O exercício físico praticado regularmente aumenta a biodisponibilidade vascular de NO, melhorando a função endotelial em indivíduos saudáveis e, sobretudo, em pacientes com insuficiência cardíaca, hipertensão arterial, aterosclerose e diabete melito. Portanto, o exercício físico é uma conduta altamente recomendada para a prevenção e o tratamento de doenças cardiovasculares.

Entretanto, alguns pontos ainda precisam ser considerados. Primeiro, não se conhece o melhor modelo de treinamento físico para a vasculatura. O tipo, a intensidade e a duração do exercício ainda precisam ser definidas. Segundo, investigações sobre as vias de sinalização celular envolvidas na melhora vascular provocadas pelo exercício agudo e crônica precisam ser aprofundadas.

REFERÊNCIAS BIBLIOGRÁFICAS

1. Mora S, Cook N, Buring JE, Ridker PM, Lee I-M. Physical activity and reduced risk of cardiovascular events: potential mediating mechanisms. Circulation. 2007 Nov 6;116(19):2110–8.
2. Kojda G, Hambrecht R. Molecular mechanisms of vascular adaptations to exercise. Physical activity as an effective antioxidant therapy? Cardiovasc Res. 2005 Aug 1;67(2):187–97.
3. Myers J. Exercise and Cardiovascular Health. Circulation. 2003;107(1):e2-5.
4. Thompson PD, Buchner D, Piña IL, Balady GJ, Williams MA, Marcus BH, et al. Exercise and physical activity in the prevention and treatment of atherosclerotic cardiovascular disease: A statement from the council on clinical cardiology (subcommittee on exercise, rehabilitation, and prevention) and the council on nutrition, physical. Circulation. 2003;107(24):3109–16.
5. Galley HF, Webster NR. Physiology of the endothelium. Br J Anaesth. 2004;93(1):105–13.
6. Furchgott RF, Zawadzki J V. The obligatory role of endothelial cells in the relaxation of arterial smooth muscle by acetylcholine. Nature. 1980 Nov 27;288(5789):373–6.
7. Deanfield JE, Halcox JP, Rabelink TJ. Endothelial function and dysfunction: Testing and clinical relevance. Circulation. 2007;115(10):1285–95.
8. Carvalho MH, Fortes ZB, Passaglia R, Nigro D. Funções normais do endotélio: uma visão geral. In: da Luz PL, Laurindo FRM, Chagas ACP, editors. Endotélio e doenças cardiovasculares. 1st ed. São Paulo: Atheneu; 2003. p. 17–32.
9. Triggle CR, Hollenberg M, Anderson TJ, Ding H, Jiang Y, Ceroni L, et al. The endothelium in health and disease--a target for therapeutic intervention. J Smooth Muscle Res. 2003 Dec;39(6):249–67.
10. Naseem K. The role of nitric oxide in cardiovascular diseases. Mol Aspects Med. 2005 Apr;26(1–2):33–65.
11. Förstermann U, Münzel T. Endothelial nitric oxide synthase in vascular disease: From marvel to menace. Circulation. 2006;113(13):1708–14.
12. Niebauer J, Cooke JP. Cardiovascular Effects of Exercise: Role of Endothelial Shear Stress. J Am Coll Cardiol. 1996 Dec;28(7):1652–60.
13. McCord JM. The evolution of free radicals and oxidative stress. Am J Med. 2000;108(8):652–9.
14. Polytarchou C, Papadimitriou E. Antioxidants inhibit human endothelial cell functions through down-regulation of endothelial nitric oxide synthase activity. Eur J Pharmacol. 2005;510(1–2):31–8.
15. Kojda G, Harrison D. Interactions between NO and reactive oxygen species: pathophysiological importance in atherosclerosis, hypertension, diabetes and heart failure. Cardiovasc Res. 1999 Aug 15;43(3):562–71.
16. Laurindo FRM. Desequilíbrio redox, resposta vascular à lesão e aterosclerose. In: da Luz PL, Laurindo FRM, Chagas A, editors. Endotélio e doenças cardiovasculares. 1st ed. São Paulo: Atheneu; 2003. p. 115–32.
17. Griendling KK, Sorescu D, Ushio-Fukai M. NAD(P)H oxidase: role in cardiovascular biology and disease. Circ Res. 2000 Mar 17;86(5):494–501.
18. Ushio-Fukai M. Localizing NADPH oxidase-derived ROS. Sci STKE. 2006 Aug 22;2006(349):re8.
19. Cai H, Harrison DG. Endothelial dysfunction in cardiovascular diseases: the role of oxidant stress. Circ Res. 2000 Nov 10;87(10):840–4.
20. Dickhout JG, Hossain GS, Pozza LM, Zhou J, Lhoták S, Austin RC. Peroxynitrite causes endoplasmic reticulum stress and apoptosis in human vascular endothelium: implications in atherogenesis. Arterioscler Thromb Vasc Biol. 2005 Dec;25(12):2623–9.
21. Cannon RO. Role of nitric oxide in cardiovascular disease: focus on the endothelium. Clin Chem. 1998 Aug;44(8 Pt 2):1809–19.

22. Hambrecht R, Adams V, Erbs S, Linke A, Kränkel N, Shu Y, et al. Regular physical activity improves endothelial function in patients with coronary artery disease by increasing phosphorylation of endothelial nitric oxide synthase. Circulation. 2003 Jul 1;107(25):3152–8.
23. Hambrecht R, Hilbrich L, Erbs S, Gielen S, Fiehn E, Schoene N, et al. Correction of endothelial dysfunction in chronic heart failure: additional effects of exercise training and oral L-arginine supplementation. J Am Coll Cardiol. 2000 Mar 1;35(3):706–13.
24. Kobayashi N, Tsuruya Y, Iwasawa T, Ikeda N, Hashimoto S, Yasu T, et al. Exercise training in patients with chronic heart failure improves endothelial function predominantly in the trained extremities. Circ J. 2003 Jun;67(6):505–10.
25. Meyer AA, Kundt G, Lenschow U, Schuff-Werner P, Kienast W. Improvement of Early Vascular Changes and Cardiovascular Risk Factors in Obese Children After a Six-Month Exercise Program. J Am Coll Cardiol. 2006 Nov;48(9):1865–70.
26. Minami A, Ishimura N, Harada N, Sakamoto S, Niwa Y, Nakaya Y. Exercise training improves acetylcholine-induced endothelium-dependent hyperpolarization in type 2 diabetic rats, Otsuka Long-Evans Tokushima fatty rats. Atherosclerosis. 2002;162(1):85–92.
27. Landmesser U. Endothelial Function: A Critical Determinant in Atherosclerosis? Circulation. 2004 Jun 1;109(21_suppl_1):II-27-II-33.
28. Harrison DG. Cellular and molecular mechanisms of endothelial cell dysfunction. J Clin Invest. 1997 Nov 1;100(9):2153–7.
29. Puddu GM, Cravero E, Arnone G, Muscari A, Puddu P. Molecular aspects of atherogenesis: new insights and unsolved questions. J Biomed Sci. 2005 Dec;12(6):839–53.
30. Schächinger V, Zeiher AM. Atherosclerosis-associated endothelial dysfunction. Z Kardiol. 2000;89 Suppl 9:IX/70-4.
31. Spiekermann S, Landmesser U, Dikalov S, Bredt M, Gamez G, Tatge H, et al. Electron spin resonance characterization of vascular xanthine and NAD(P)H oxidase activity in patients with coronary artery disease: relation to endothelium-dependent vasodilation. Circulation. 2003 Mar 18;107(10):1383–9.
32. Green DJ, Hopman MTE, Padilla J, Laughlin MH, Thijssen DHJ. Vascular Adaptation to Exercise in Humans: Role of Hemodynamic Stimuli. Physiol Rev. 2017;97(2):495–528.
33. Boo YC, Sorescu G, Boyd N, Shiojima I, Walsh K, Du J, et al. Shear stress stimulates phosphorylation of endothelial nitric-oxide synthase at Ser1179 by Akt-independent mechanisms: role of protein kinase A. J Biol Chem. 2002 Feb 1;277(5):3388–96.
34. Fisher AB, Chien S, Barakat AI, Nerem RM. Endothelial cellular response to altered shear stress. Am J Physiol Cell Mol Physiol. 2001 Sep;281(3):L529–33.
35. Laurindo FR, Pedro M, Barbeiro H V., Pileggi F, Carvalho MH, Augusto O, et al. Vascular free radical release. Ex vivo and in vivo evidence for a flow- dependent endothelial mechanism. Circ Res. 1994 Apr 1;74(4):700–9.
36. Thomas SR, Chen K, Keaney JF. Hydrogen Peroxide Activates Endothelial Nitric-oxide Synthase through Coordinated Phosphorylation and Dephosphorylation via a Phosphoinositide 3-Kinase-dependent Signaling Pathway. J Biol Chem. 2002 Feb 22;277(8):6017–24.
37. Lauer N, Suvorava T, Rüther U, Jacob R, Meyer W, Harrison DG, et al. Critical involvement of hydrogen peroxide in exercise-induced up-regulation of endothelial NO synthase. Cardiovasc Res. 2005 Jan 1;65(1):254–62.
38. Cheng CP, Herfkens RJ, Taylor CA. Abdominal aortic hemodynamic conditions in healthy subjects aged 50-70 at rest and during lower limb exercise: in vivo quantification using MRI. Atherosclerosis. 2003 Jun;168(2):323–31.
39. Bechara LRG, Tanaka LY, Santos AM Dos, Jordão CP, Sousa LGO De, Bartholomeu T, et al. A single bout of moderate-intensity exercise increases vascular NO bioavailability and attenuates adrenergic receptor-dependent and -independent vasoconstrictor response in rat aorta. J smooth muscle Res. 2008 Jan;44(3–4):101–11.

40. Tanaka LY, Bechara LRG, dos Santos AM, Jordão CP, de Sousa LGO, Bartholomeu T, et al. Exercise improves endothelial function: A local analysis of production of nitric oxide and reactive oxygen species. Nitric Oxide. 2015 Feb;45:7–14.
41. Jones DP. Redefining oxidative stress. Antioxid Redox Signal. 2006;8(9–10):1865–79.
42. Clarkson P, Montgomery HE, Mullen MJ, Donald AE, Powe AJ, Bull T, et al. Exercise training enhances endothelial function in young men. J Am Coll Cardiol. 1999;33(5):1379–85.
43. Johnson LR, Rush JWE, Turk JR, Price EM, Laughlin MH. Short-term exercise training increases ACh-induced relaxation and eNOS protein in porcine pulmonary arteries. J Appl Physiol. 2001 Mar;90(3):1102–10.
44. McAllister RM, Jasperse JL, Laughlin MH. Nonuniform effects of endurance exercise training on vasodilation in rat skeletal muscle. J Appl Physiol. 2005 Feb;98(2):753–61.
45. Padilla J, Fadel PJ. Prolonged sitting leg vasculopathy: contributing factors and clinical implications. Am J Physiol Circ Physiol. 2017 Oct;313(4):H722–8.
46. Walsh LK, Restaino RM, Martinez-Lemus LA, Padilla J. Prolonged leg bending impairs endothelial function in the popliteal artery. Physiol Rep. 2017 Nov;5(20):e13478.
47. Green DJ, Maiorana A, O'Driscoll G, Taylor R. Effect of exercise training on endothelium-derived nitric oxide function in humans. J Physiol. 2004 Nov 15;561(Pt 1):1–25.
48. Padilla J, Simmons GH, Bender SB, Arce-Esquivel AA, Whyte JJ, Laughlin MH. Vascular effects of exercise: endothelial adaptations beyond active muscle beds. Physiology (Bethesda). 2011 Jun;26(3):132–45.
49. Green DJ, O'Driscoll G, Joyner MJ, Cable NT. Exercise and cardiovascular risk reduction: Time to update the rationale for exercise? J Appl Physiol. 2008 Aug;105(2):766–8.
50. Tinken TM, Thijssen DHJ, Hopkins N, Dawson EA, Cable NT, Green DJ. Shear Stress Mediates Endothelial Adaptations to Exercise Training in Humans. Hypertension. 2010 Feb;55(2):312–8.
51. Lewis T V, Dart AM, Chin-Dusting JP, Kingwell BA. Exercise training increases basal nitric oxide production from the forearm in hypercholesterolemic patients. Arterioscler Thromb Vasc Biol. 1999 Nov;19(11):2782–7.
52. Maeda S, Miyauchi T, Kakiyama T, Sugawara J, Iemitsu M, Irukayama-Tomobe Y, et al. Effects of exercise training of 8 weeks and detraining on plasma levels of endothelium-derived factors, endothelin-1 and nitric oxide, in healthy young humans. Life Sci. 2001 Jul;69(9):1005–16.
53. Shen W, Zhang X, Zhao G, Wolin MS, Sessa W, Hintze TH. Nitric oxide production and NO synthase gene expression contribute to vascular regulation during exercise. Med Sci Sports Exerc. 1995 Aug;27(8):1125–34.
54. Woodman CR, Muller JM, Laughlin MH, Price EM. Induction of nitric oxide synthase mRNA in coronary resistance arteries isolated from exercise-trained pigs. Am J Physiol. 1997 Dec;273(6 Pt 2):H2575-9.
55. Fukai T, Siegfried MR, Ushio-Fukai M, Cheng Y, Kojda G, Harrison DG. Regulation of the vascular extracellular superoxide dismutase by nitric oxide and exercise training. J Clin Invest. 2000 Jun;105(11):1631–9.
56. Rush JWE, Turk JR, Laughlin MH. Exercise training regulates SOD-1 and oxidative stress in porcine aortic endothelium. Am J Physiol Heart Circ Physiol. 2003 Apr;284(4):H1378-87.
57. Young CG, Knight CA, Vickers KC, Westbrook D, Madamanchi NR, Runge MS, et al. Differential effects of exercise on aortic mitochondria. Am J Physiol Heart Circ Physiol. 2005 Apr;288(4):H1683-9.
58. Jordão CP, Fernandes T, Tanaka LY, Bechara LRG, de Sousa LGO, Oliveira EM, et al. Aerobic Swim Training Restores Aortic Endothelial Function by Decreasing Superoxide Levels in Spontaneously Hypertensive Rats. Clinics (Sao Paulo). 2017 May;72(5):310–6.
59. Adams V, Linke A, Kränkel N, Erbs S, Gielen S, Möbius-Winkler S, et al. Impact of regular physical activity on the NAD(P)H oxidase and angiotensin receptor system in patients with coronary artery disease. Circulation. 2005 Feb 8;111(5):555–62.
60. Cai H, Griendling KK, Harrison DG. The vascular NAD(P)H oxidases as therapeutic targets in cardiovascular diseases. Trends Pharmacol Sci. 2003;24(9):471–8.

61. Zanchi NE, Bechara LRG, Tanaka LY, Debbas V, Bartholomeu T, Ramires PR. Moderate exercise training decreases aortic superoxide production in myocardial infarcted rats. Eur J Appl Physiol. 2008 Dec;104(6):1045–52.
62. Fernandes T, Nakamuta JS, Magalhães FC, Roque FR, Lavini-Ramos C, Schettert IT, et al. Exercise training restores the endothelial progenitor cells number and function in hypertension: implications for angiogenesis. J Hypertens. 2012 Nov;30(11):2133–43.
63. Ross MD, Wekesa AL, Phelan JP, Harrison M. Resistance exercise increases endothelial progenitor cells and angiogenic factors. Med Sci Sports Exerc. 2014 Jan;46(1):16–23.
64. Montero D, Walther G, Benamo E, Perez-Martin A, Vinet A. Effects of Exercise Training on Arterial Function in Type 2 Diabetes Mellitus. Sport Med. 2013 Nov 3;43(11):1191–9.
65. Dias I, Farinatti P, De Souza MGC, Manhanini DP, Balthazar E, Dantas DLS, et al. Effects of Resistance Training on Obese Adolescents. Med Sci Sports Exerc. 2015 Dec;47(12):2636–44.
66. Tanaka LY. Efeito do exercício físico aeróbio no relaxamento aórtico de ratos e no controle da biodis ponibilidade do óxido nítrico. Universidade de São Paulo; 2008.

5

Metabolismo de lípides plasmáticos e exercício físico

Ana Paula de Oliveira Barbosa Nunes
Carmen Guilherme Christiano de Matos Vinagre
Raul Cavalcante Maranhão

INTRODUÇÃO

A doença arterial coronariana (DAC) representa grave problema, tanto em países desenvolvidos como naqueles em desenvolvimento.[1] O ônus econômico da DAC foi estimado em quase 8% dos gastos totais com saúde nos países industrializados, incluindo hospitalizações, medicamentos e perda de produtividade. Essas consequências socioeconômicas têm levado à busca de alternativas que possam reduzir o risco de desenvolvimento de DAC.

A prática regular de exercício físico reduz o risco de mortalidade cardiovascular, independentemente de outras mudanças no estilo de vida, como dieta e tabagismo.[2] Os mecanismos biológicos responsáveis pela proteção induzida pelo exercício contra as doenças cardiovasculares têm sido amplamente investigados.

Diversos estudos indicam que a atividade física regular exerce efeitos benéficos sobre os fatores de risco para doenças cardiovasculares, incluindo hipertensão arterial, diabete melito, obesidade, risco de trombose, disfunção endotelial e perfil lipídico.[3] Em decorrência desses efeitos protetores, o exercício tem sido adotado como conduta profilática e terapêutica de todos os fatores de risco de doenças cardiovasculares. Por isso, o condicionamento físico é parte integrante obrigatória dos programas de prevenção da DAC.

Entre os fatores de risco para doença cardiovascular, o perfil lipídico plasmático tem papel central.[4] Alterações no metabolismo de lípides, também conhecida por dislipidemia, constituem importante fator de risco para o desenvolvimento de doença aterosclerótica.[5] A dislipidemia é geralmente caracterizada por aumento nas concentrações em jejum de colesterol total, colesterol LDL (LDL-C) e triglicerídeos (TG), em conjunto com diminuições das concentrações de HDL (HDL-C). Esses desequilíbrios lipídicos são tratados de forma rotineira com terapia farmacológica. Agentes farmacológicos comumente prescritos incluem: HMG-CoA redutase (estatinas); sequestradores de ácidos biliares, ácido nicotínico, fibratos, inibidor da absorção de colesterol (ezetimiba), ácidos graxos ômega 3. E mais recentemente, novos fármacos, como: inibidores da proteína de transferência de ésteres de colesterol, inibidores da PCSK-9, inibidor da proteína de transferência de triglicérides microssomal, inibidores da síntese de apolipoproteína B (antissenso anti-ApoB), inibidores da síntese de apolipoproteína C-III (antissenso anti-ApoC-III), antissenso antiapolipoproteína C-III, lipase ácida lisossômica recombinante humana.[6]

Embora essas drogas possam produzir mudanças desejáveis nos níveis lipídicos dentro de um curto período, várias questões de segurança surgiram em relação ao uso de longo prazo de alguns desses agentes farmacológicos.[7-12] Sendo assim, a implementação de recursos de terapias não farmacológicas sem efeitos adversos é bastante vantajosa, em que a mudança do estilo é altamente recomendada, devendo ser estimulada a terapia nutricional, a redução de bebida alcoólica, a cessação do tabagismo e a prática regular de atividade física.[6,13]

Estudos demonstram que, independentemente de idade, distribuição de gordura corporal, composição da dieta e nível de tabagismo, a prática de exercícios pode modificar positivamente o metabolismo e a composição das lipoproteínas, reduzindo o risco do desenvolvimento da DAC.[14] Além disso, é bastante utilizada em conjunto com a terapia medicamentosa no tratamento da dislipidemia.[15] O efeito benéfico do exercício regular na concentração de lípides plasmáticos e no perfil de lipoproteínas tem sido mais bem definido por estudos que utilizam diferentes modalidades de atividade física e variações na intensidade e na frequência.[16-19]

Serão abordados neste capítulo os efeitos do exercício físico no metabolismo de lípides. Para melhor compreensão dos processos metabólicos envolvidos com as alterações lipídicas decorrentes do condicionamento é necessário o conhecimento dos aspectos básicos do metabolismo das lipoproteínas plasmáticas.

LIPOPROTEÍNAS PLASMÁTICAS

Os lípides são moléculas hidrofóbicas que requerem condições especiais para serem transportados na circulação sanguínea e linfática.[20] As lipoproteínas são partículas esféricas ou quase esféricas estruturadas de tal forma que permitem a solubilização dos lípides no meio aquoso plasmático. São macroagregados moleculares constituídos de lípides e proteínas. Basicamente, constituem-se de uma monocamada de fosfolípides envolvendo um núcleo de lípides neutros, os triglicérides e os ésteres de colesterol.

As proteínas, denominadas apolipoproteínas (apo) estão situadas na superfície das partículas (Figura 5.1). Os lípides transportados na lipoproteína têm múltiplas funções de importância fundamental no organismo. São os componentes básicos das membranas celulares, precursores dos hormônios esteroides, da bile e de vitaminas; os triglicérides são a principal forma de armazenamento de energia no organismo.

As apo desempenham uma série de funções no metabolismo das lipoproteínas. Estão relacionadas com a estabilização da estrutura e com modulação do metabolismo. Atuam como ativadoras ou bloqueadoras de enzimas que catalisam reações envolvendo as lipoproteínas e na mediação da captação celular das partículas lipoproteicas por receptores específicos. São classificadas de acordo com uma nomenclatura alfanumérica em: apoA-I, A-II e A-IV; apoB-48 e B-100; apoC-I, C-II e C-III; apoD e apoE.[21]

FUNÇÕES DAS APOLIPOPROTEÍNAS NO METABOLISMO DE LIPOPROTEÍNAS

- apoA-I: ativação da lecitina-colesterol-aciltransferase (LCAT).
- apoA-II: inibição da LCAT e ativação da hidrólise dos triglicérides hepáticos.
- apoB-48: requerido para a síntese de quilomícrons no intestino.
- apoB-100: reconhecimento da lipoproteína de baixa densidade (LDL) pelos receptores celulares específicos (receptores B e E).
- apo(a): não se conhece a função fisiológica; interferência na fibrinólise.
- apoC-I: ativação da LCAT.
- apoC-II: ativação da lipase lipoproteica (LLP).
- apoC-III: inibição da LLP.
- apoD: transferência de lípides.

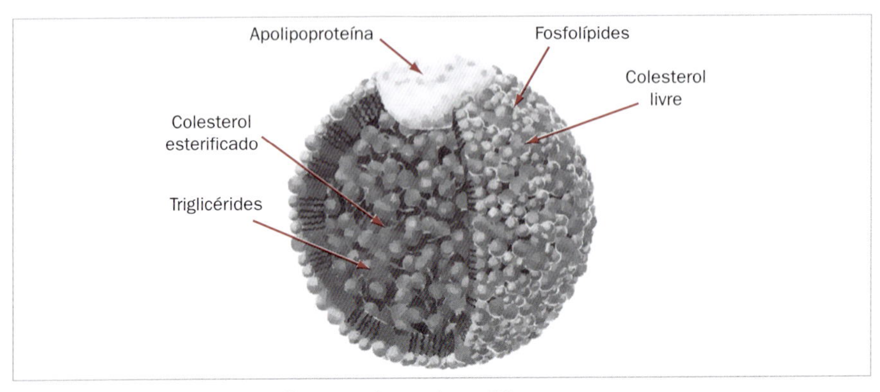

FIGURA 5.1 Estruturas das lipoproteínas plasmáticas.

- apoE: reconhecimento dos remanescentes de quilomícrons pelos receptores celulares específicos (receptores B e E).

Convencionalmente, as lipoproteínas são classificadas de acordo com a densidade em ultracentrifugação:[22]

- Quilomícrons são as maiores lipoproteínas e as menos densas (d < 0,95 g/mL).
- Lipoproteína de densidade muito baixa (*very low density lipoprotein* [VLDL], d = 0,95-1,006 g/mL).
- Lipoproteína de densidade intermediária (*intermediate density lipoprotein* [IDL], d = 1,006 a 1,020 g/mL).
- Lipoproteína de baixa densidade (*low density lipoprotein* [LDL], d = 1,020 a 1,065 g/mL).
- Lipoproteína de alta densidade (*high density lipoprotein* [HDL], d = 1,065 a 1,21 g/mL) é a menor e mais densa lipoproteína. Composta por duas subfrações: HDL_2, com 33% de proteínas, 16% de triglicérides, 43% de colesterol, 31% de fosfolípides e 10% de colesterol livre, e a mais densa, HDL_3, com 57% de proteínas, 13% de triglicérides, 46% de colesterol esterificado, 29% de fosfolípides e 6% de colesterol livre.
- Lipoproteína (a) (Lp(a), d = 1,05 a 1,1 g/mL).

As características das lipoproteínas plasmáticas são apresentadas nas Tabelas 5.1 e 5.2.

Há dois grandes circuitos de transporte de lípides na circulação sanguínea:

- Via endógena, relacionada com o transporte dos lípides sintetizados pelo fígado. Inicia-se com a síntese hepática da VLDL.
- Via exógena, relacionada com o transporte dos lípides provenientes da dieta. Inicia-se com a síntese dos quilomícrons pelo intestino delgado.

TABELA 5.1 Características das lipoproteínas plasmáticas: local de síntese e composição

Lipo-proteína	Síntese	Proteína (%)	Lípides totais (%)	Triglicé-rides (%)	Colesterol (%)	Fosfo-lípides (%)	Colesterol livre (%)
Quilo-mícrons	Intestino	1 a 2	98 a 99	88	8	3	1
VLDL	Fígado, intestino	7 a 10	90 a 93	56	20	15	8
IDL	VLDL	11	89	29	26	34	9
LDL	Fígado, VLDL	21	79	13	28	48	10
HDL	Fígado, intestino	33 a 57	43 a 67	13 a 16	43 a 46	29 a 31	6 a 10

VLDL = lipoproteína de densidade muito baixa; IDL = lipoproteína de densidade intermediária; LDL = lipoproteína de baixa densidade; HDL = lipoproteína de alta densidade.

TABELA 5.2 Características das lipoproteínas plasmáticas: componentes proteicos e densidade de flotação

Lipoproteína	Apolipoproteínas	Densidade
Quilomícrons	A-IV, B-48, B-100, H A-I, A-II, C-I, C-II, C-III, E	< 0,95 g/mL
VLDL	B-100, C-III, E, G A-I, A-II, B-48, C-II, D	0,95 a 1.006 g/mL
IDL	B-100, B-48	1.006 a 1.020 g/mL
LDL	B-100, C-I, C-II	1.019 a 1.063 g/mL
HDL	A-I, A-II, D, E, F A-IV, C-I, C-II, C-III	1.063 a 1,21 g/mL

VLDL = lipoproteína de densidade muito baixa; IDL = lipoproteína de densidade intermediária; LDL = lipoproteína de baixa densidade; HDL = lipoproteína de alta densidade.

METABOLISMO DAS LIPOPROTEÍNAS PLASMÁTICAS

Os quilomícrons são as maiores lipoproteínas e as de menor densidade. A principal função corresponde à via exógena de transporte de lípides, ou seja, o transporte dos lípides da dieta, sobretudo triglicérides, para serem estocados nos tecidos adiposo, muscular e hepático como fonte de energia. A síntese ocorre no intestino pela absorção intestinal dos lípides da dieta.[23] Das células intestinais, os quilomícrons passam para a linfa mesentérica e recebem Apos doadas pela HDL, presente nos capilares linfáticos. Pelo ducto torácico, os quilomícrons atingem a circulação sanguínea, onde trocam Apos e lípides com as HDL. O catabolismo dos quilomícrons inicia-se quando estes entram em contato com uma enzima aderida às membranas das células endoteliais, a LLP. A apoC-II, presente na superfície dos quilomícrons, ativa a LLP, dando início à quebra dos triglicérides da partícula.[24] Os triglicérides são hidrolisados até glicerol e ácidos graxos, absorvidos em particular pelo tecido adiposo. No adipócito, são reesterificados, formando de novo os triglicérides, sendo assim armazenados. Os quilomícrons transformam-se, então, em partículas de menor tamanho, depletadas de triglicérides, os remanescentes de quilomícrons, captados pelo fígado por receptores específicos que reconhecem a apoE presente nas partículas.[25] No jejum, a lipase hormônio sensível promove a quebra dos triglicérides. Os ácidos graxos, ligados à albumina, são transportados para o fígado. Dessa forma, ocorre a mobilização dos estoques energéticos do organismo para uso no estado de jejum (Figura 5.2).

A VLDL é sintetizada no fígado e está envolvida no transporte endógeno dos lípides e no movimento dos triglicérides para os tecidos periféricos. Os triglicérides são removidos da VLDL da mesma maneira que no catabolismo dos quilomícrons, isto é, por meio da ação da LLP estimulada pela apoC-II. Como acontece com os quilomícrons, os ácidos graxos e o glicerol resultantes da lipólise da VLDL são armazenados sobretudo no tecido adiposo na forma de triglicérides e mobilizados no jejum pela ação da lipase hormônio sensível. As primeiras partículas resultantes do catabolismo das VLDL são as IDL. Parte da IDL pode ser captada pelo fígado e parte pode sofrer a ação da lipase hepática e se transformar em partículas menores e mais densas, conhecidas como LDL (Figura 5.3).

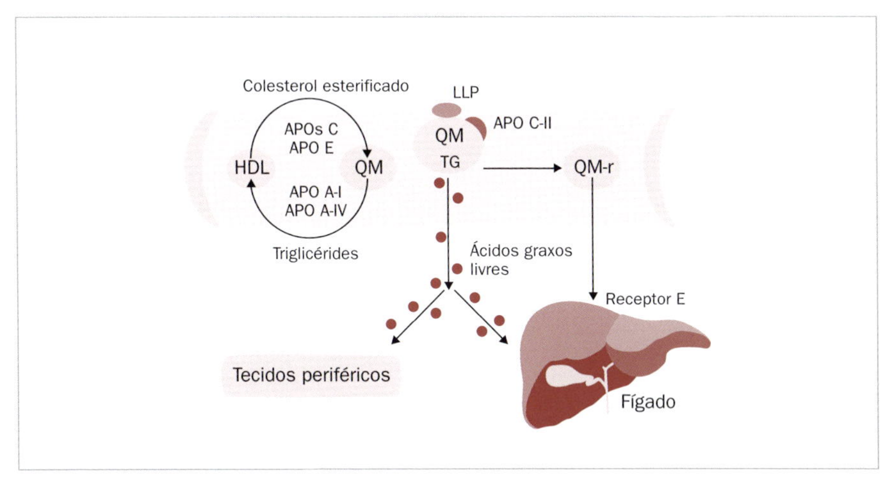

FIGURA 5.2 Transporte de lípides provenientes da dieta. HDL = lipoproteína de alta densidade; APO = apolipoproteína; QM = quilomícrons; LLP = lipase lipoproteica; TG = triglicérides; QM-r = remanescentes de quilomícrons.

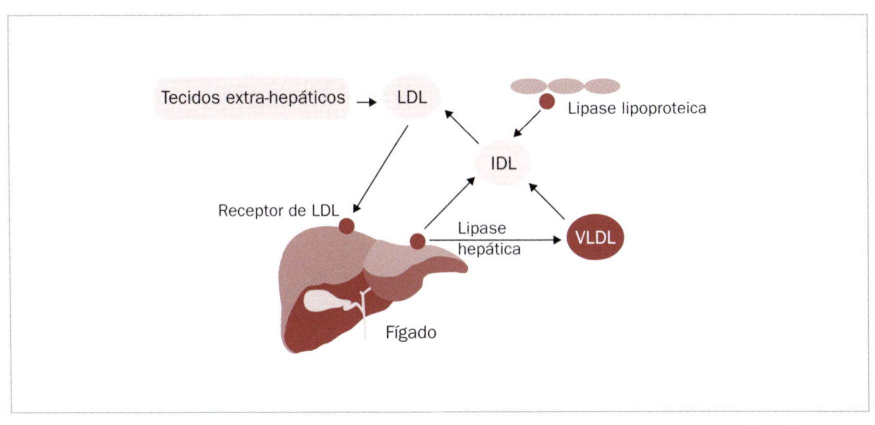

FIGURA 5.3 Transporte de lípides sintetizados no fígado. LDL = lipoproteína de baixa densidade; VLDL = lipoproteína de muito baixa densidade; IDL = lipoproteína de densidade intermediária.

A LDL é o produto final do catabolismo da VLDL e é a principal transportadora de colesterol para os tecidos periféricos. O colesterol da LDL é necessário para a síntese das membranas das células em divisão e para a síntese de hormônios esteroides no córtex suprarrenal e nas gônadas. Em indivíduos normais, a LDL transporta 70% do colesterol presente no plasma. A remoção da circulação sanguínea ocorre pela interação com receptores específicos, presentes na superfície das células nos tecidos hepático e extra-hepáticos, que reconhecem a apoB-100 presente na LDL, sendo o fígado o principal órgão responsável pela captação.[26] O conteúdo lipídico da LDL é então degradado em colesterol livre e ácidos graxos. O colesterol livre gerado é esterificado pela enzima acil-coenzima-A-colesterol aciltransferase (ACAT) e armazenado no interior das células. Os níveis plasmáticos de colesterol são controlados, sobretudo, pelos receptores de LDL.

A HDL é originada de três fontes principais: fígado, intestino e elementos de superfície provenientes da lipólise de quilomícrons e VLDL pela LLP na circulação sanguínea.[27] Ela desempenha a importante função de doar APO para as lipoproteínas ricas em triglicérides, necessárias ao metabolismo destas, como a apoC-II e a apoE. Entretanto, a principal função é o transporte reverso do colesterol, ou seja, a retirada do colesterol em excesso dos tecidos, inclusive da parede arterial, para o fígado, em que é metabolizado. As partículas de HDL captam também o colesterol livre da superfície das lipoproteínas ricas em triglicérides, sendo convertidas em partículas menores, as HDL_3, pela ação da enzima LCAT, ativada pelas apoA-I e C-I, presentes na lipoproteína.[28] Essa enzima esterifica o colesterol livre e esse processo torna o colesterol hidrofóbico, o que faz que vá para o interior da lipoproteína. No plasma e na linfa, ocorrem trocas de lípides entre HDL e outras lipoproteínas, mediadas por duas proteínas de transferência de lípides. A proteína de transferência de colesterol esterificado (CETP) promove a troca de colesterol éster e triglicérides entre as HDL e as lipoproteínas que contêm apoB (LDL, VLDL e QM), o que favorece a formação da HDL_2 (Figura 5.2). Constitui importante substrato para uma enzima presente no endotélio dos vasos hepáticos, a lipase hepática (LH), que converterá a HDL_2 novamente em HDL_3, a qual retorna para o ciclo de remoção tecidual do colesterol, ou seja, o transporte reverso do colesterol.[27]

A Lp(a) é sintetizada pelo fígado e os níveis plasmáticos são determinados geneticamente. Consiste em partículas ricas em colesterol, parecidas com a LDL, mas com uma apo extra, a apo(a), ligada covalentemente à apoB-100. Esta apoproteína tem grande similaridade estrutural com o plasminogênio, podendo se ligar a receptores, inibindo a ativação à plasmina.[29] Dessa forma, por inibição competitiva, a apo(a) pode diminuir o processo fibrinolítico, realizado pela plasmina, gerando situação pró-trombótica. Além disso, a Lp(a) pode depositar colesterol na matriz subendotelial e contribuir para a migração de células musculares lisas para a íntima do vaso.[30] A Lp(a) não tem papel fisiológico aparente, e os indivíduos que têm níveis apenas residuais desta lipoproteína não apresentam deficiência no transporte de lípides e, pelo contrário, têm menos risco de desenvolver DAC.[31]

LIPOPROTEÍNAS PLASMÁTICAS E ATEROGÊNESE

LDL e aterogênese

Já está bem estabelecida a relação da LDL com doenças ateroscleróticas e os mecanismos pelos quais essa lipoproteína participa do processo aterogênico. Defeitos no receptor ou na apoB-100 dificultam a captação celular da LDL, resultando em remoção plasmática deficiente e, em consequência, aumento da concentração plasmática de LDL-c.[26] Isso pode levar ao maior tempo de permanência da LDL no espaço subendotelial, o que pode aumentar a possibilidade de sofrer modificações na composição lipídica ou proteica.

Uma vez modificada, sobretudo oxidada, a LDL passa a não ser reconhecida pelos receptores específicos e é removida da circulação sanguínea por *scavengers* (receptores de varredura) presentes em células do endotélio, como os macrófagos. Essas células tornam-se repletas de colesterol, convertendo-se em células espumosas, cujo aparecimento é um dos eventos mais precoces no processo aterogênico.

As células endoteliais desempenham diversas funções fisiológicas na manutenção da integridade da parede arterial e constituem barreira permeável pela qual ocorrem difusões e trocas ou transporte ativo de diversas substâncias.[32-34] A hipercolesterolemia pode causar disfunção endotelial e, dessa maneira, dar início à formação da placa de ateroma.[33,35] O efeito citotóxico da LDL oxidada ocasiona disfunção endotelial, proliferação e reorganização da matriz extracelular, além de estimular o endotélio para a produção e a liberação de quimiotáticos e moléculas de adesão para leucócitos na superfície endotelial.[33]

Acredita-se que a secreção de moléculas de adesão seja regulada por citocinas sintetizadas em pequenas concentrações pelo endotélio arterial,[36-39] e na vigência de disfunção endotelial, as concentrações destas citocinas se elevam, estimulando a produção de moléculas de adesão, favorecendo assim o recrutamento e a adesão dos monócitos à superfície endotelial. As moléculas de adesão podem promover lesão endotelial por diminuição da distância entre monócitos e células endoteliais e facilitação do ataque de espécies ativas de oxigênio, como ânion superóxido, peróxido de hidrogênio e radicais hidroxilas originados por monócitos ativados, constituindo fator adicional favorecedor da aterogênese (Figura 5.4).[40]

É importante ressaltar que a LDL possui subfrações com maior capacidade aterogênica, denominadas LDL pequenas e densas. Essas partículas são mais suscetíveis à oxidação e a outras modificações no espaço subendotelial por apresentarem maior facilidade de acesso a esse local e maior afinidade às moléculas da matriz extracelular.

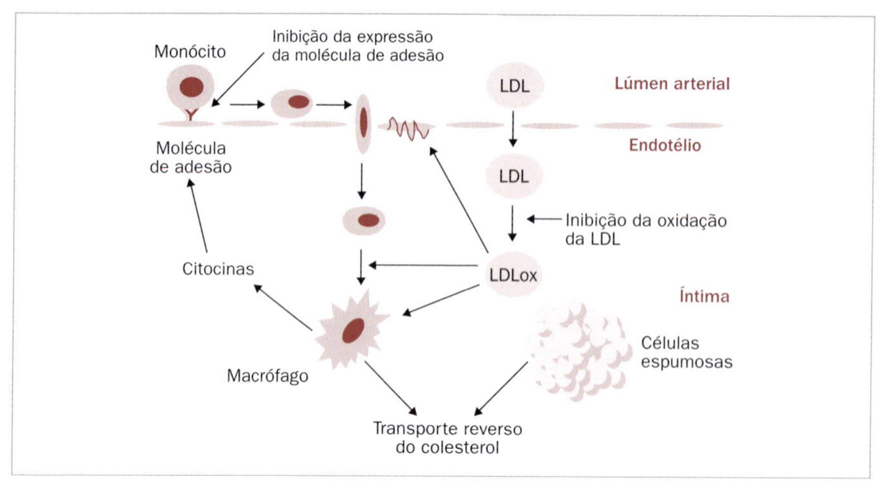

FIGURA 5.4 Papel aterogênico da LDL e papel antiaterogênico da HDL. LDL = lipoproteína de baixa densidade; LDLox = lipoproteína de baixa densidade oxidada; HDL = lipoproteína de alta densidade.

Portanto, no subendotélio, essas LDL de menor tamanho retidas na matriz extracelular tornam-se potencialmente aterogênicas.[41]

Quilomícrons e aterogênese

O fato de os quilomícrons serem as lipoproteínas responsáveis pelo transporte do colesterol da dieta na circulação sanguínea e de a primeira etapa da degradação ocorrer em contato com o endotélio vascular levou Zilversmit a avaliar a possibilidade de serem aterogênicos.[42] Vários trabalhos têm demonstrado o papel aterogênico dos quilomícrons e remanescentes,[43,44] mostrando que essas lipoproteínas estão relacionadas com o desenvolvimento[45] e com a progressão da DAC.[46] A duração e a magnitude da lipemia pós-prandial de pacientes hipertrigliceridêmicos são muito maiores que em indivíduos normolipidêmicos, sugerindo que a exposição prolongada do endotélio vascular aos quilomícrons e remanescentes pode ter papel importante na incidência aumentada de DAC. Tanto o processo de lipólise de quilomícrons quanto a captação hepática dos remanescentes podem estar envolvidos com a aterogênese. Esses processos incluem:

- Deposição de lípides de superfície: nas lesões ateroscleróticas encontram-se lípides extracelulares não associados com lipoproteínas. Esses lípides são originados provavelmente do processo de lipólise de lipoproteínas ricas em triglicérides, na circulação sanguínea, pela ação da LLP e incluem ácidos graxos livres e isolecitina. Na parede arterial, os lípides podem promover a expressão de fatores de crescimento e moléculas de adesão, assim como causar alterações na ação vasodilatadora do óxido nítrico.

- Acúmulo de remanescentes de quilomícrons: essas partículas são removidas rapidamente da circulação, sobretudo pelo fígado. Porém, na presença de deficiências metabólicas da apoE, receptor E ou LH, ocorre acúmulo de remanescentes no plasma, os quais podem infiltrar a parede arterial.[47,48]
- Alteração da permeabilidade endotelial: os produtos da lipólise dos quilomícrons podem alterar a permeabilidade do endotélio arterial, o que pode facilitar a passagem de constituintes plasmáticos para o espaço subendotelial.
- Acúmulo de quilomícrons no plasma: os quilomícrons são transformados em remanescentes, na circulação sanguínea, pela ação da LLP. Quando a atividade da LLP encontra-se diminuída, ocorre acúmulo de quilomícrons circulantes. Nessa situação, ocorre desequilíbrio no processo de transferência de lípides entre a HDL e as lipoproteínas ricas em triglicérides. Com o aumento da concentração de quilomícrons, a transferência de triglicérides dessas partículas para as HDL encontra-se exacerbada, o mesmo acontecendo com a transferência do colesterol esterificado das HDL para os quilomícrons.[1] O resultado é uma HDL rica em triglicérides, não tão disponível para o processo de transporte reverso do colesterol.

HDL e aterogênese (Figura 5.4)

A concentração plasmática reduzida de HDL-c tem sido apontada como um dos fatores de risco para a doença aterosclerótica coronariana. A concentração de HDL-c é inversamente correlacionada com o risco de doença aterosclerótica coronariana.[1,4,49] Uma das principais funções da HDL consiste no chamado transporte reverso de colesterol que compreende o transporte de colesterol dos tecidos periféricos para o fígado, em que aquele é eliminado na bile.

O colesterol retirado dos tecidos pelas HDL pode ser eliminado da circulação por dois mecanismos:

1. Indiretamente, por um processo de troca de lípides: o colesterol da HDL é trocado por triglicérides sobretudo dos quilomícrons e das VLDL pela CETP.[50] As partículas resultantes do catabolismo dessas lipoproteínas, como os remanescentes de quilomícrons e as LDL, são captadas pelo fígado e, com elas, o colesterol transferido das HDL.
2. Diretamente para o fígado, pela captação da HDL pelos hepatócitos.

O processo de retirada do colesterol das células da parede arterial está relacionado à função protetora da HDL e ocorre pela interação da HDL_3 mediada por um receptor específico de superfície celular, com especificidade para a apoA-I. A HDL rica em colesterol esterificado é então captada pelo fígado, por receptores celulares específicos que reconhecem a apoE (receptores B e E). Esse colesterol pode ser utilizado para o metabolismo intracelular, para a produção de ácidos biliares ou ainda para a síntese hepática de outras lipoproteínas. Também pode ser excretado na bile como colesterol ou outros catabólitos. Outro mecanismo antiaterogênico indireto é a associação da inflamação com uma HDL não funcionante.[51] A HDL possui funções antioxidante e anti-inflamatória que são propriedades antiaterogênicas, que dependem de proteínas transportadas pela HDL, como a paraoxonase.[52] Além do transporte reverso, a HDL possui outras funções:

- Protege a LDL do processo de oxidação e inibe a adesão de monócitos no endotélio.[53]
- Modula a função endotelial, provavelmente estimulando a síntese de óxido nítrico pelas células endoteliais.[53,54]
- Estimula a mobilidade das células endoteliais.[55]
- Inibe a síntese do fator de ativação plaquetária pelas células endoteliais.[56]
- Protege os eritrócitos contra a atividade pró-coagulante.[57]
- Estimula a síntese de prostaglandina pelas células endoteliais.[58]
- Melhora a vasoconstrição normal.[59]
- Reduz a síntese do fator de crescimento epidermal nas células musculares lisas vasculares.[60]

Todas essas funções podem colaborar na proteção contra o desenvolvimento da aterosclerose.

HIPERLIPIDEMIA E FATORES DE RISCO

A hiperlipidemia (níveis elevados de colesterol e/ou de triglicérides) e os níveis reduzidos de HDL-c são consequências de vários fatores que afetam as concentrações plasmáticas das lipoproteínas. Entre esses incluem-se os não modificáveis, como genética, sexo, idade e alterações metabólicas, e os modificáveis, como dieta, sedentarismo, tabagismo e hipertensão.[61]

CLASSIFICAÇÃO LABORATORIAL DAS DISLIPIDEMIAS

As dislipidemias são classificadas em:

- Hiperlipidemia mista: indica elevação no triglicérides e no colesterol total.

- Hipertrigliceridemia isolada: denota apenas elevada concentração de triglicérides, em geral representada por aumentos de VLDL, dos quilomícrons ou de ambos.
- Hipercolesterolemia isolada: implica na elevação isolada do colesterol total, em geral representada pelo aumento do LDL-c.
- HDL-c baixo isolado ou em associação com aumento de LDL-c e/ou de triglicérides.

Os valores de referência segundo as III Diretrizes Brasileiras sobre Dislipidemias para prevenção de aterosclerose são apresentados na Tabela 5.3.

TABELA 5.3 Valores referenciais e de alvo terapêutico* do perfil lipídico (adultos > 20 anos)

Lípides	Com jejum (mg/dL)	Sem jejum (mg/dL)	Categoria referencial
Colesterol total†	< 190	< 190	Desejável
HDL-c	>40	> 40	Desejável
Triglicérides	< 150	< 175‡	Desejável
Categoria de risco			
LDL-c	< 130	< 130	Baixo
	<100	<100	Intermediário
	< 70	< 70	Alto
	< 50	< 50	Muito alto
Não HDL-c	< 160	< 160	Baixo
	< 130	< 130	Intermediário
	< 100	< 100	Alto
	< 80	< 80	Muito Alto

LDL- c = lipoproteína de baixa densidade; HDL-c = lipoproteína de alta densidade.

* Conforme avaliação de risco cardiovascular estimado pelo médico solicitante; † colesterol total > 310 mg/dL há probabilidade de hipercolesterolemia familiar; ‡ Quando os níveis de triglicérides estiverem acima de 440 mg/dL (sem jejum) o médico solicitante faz outra prescrição para a avaliação de triglicérides com jejum de 12 horas e deve ser considerado um novo exame de triglicérides pelo laboratório clínico.

Fonte: Adaptado da Atualização da Diretriz Brasileira de Dislipidemia e Prevenção de Aterosclerose 2017

CLASSIFICAÇÃO ETIOLÓGICA DAS DISLIPIDEMIAS

De acordo com a etiologia, as dislipidemias são classificadas em primárias e secundárias:

- Dislipidemias primárias: consequentes a causas genéticas e caracterizam-se por aumento na concentração plasmática de lipoproteínas. Classificação fenotípica:
  - Tipo I: quilomícrons.
  - Tipo II A: LDL.
  - Tipo II B: LDL e VLDL.
  - Tipo III: IDL.
  - Tipo IV: VLDL.
  - Tipo V: VLDL e quilomícrons.
- Dislipidemias secundárias: basicamente são três grupos de etiologias secundárias:
  - Dislipidemias secundárias a doenças, como diabete melito tipo 2, hipotireoidismo, síndrome nefrótica, insuficiência renal crônica, hepatopatias colestáticas crônicas, obesidade, síndrome de Cushing (hipercortisolismo), anorexia nervosa e bulimia nervosa.
  - Dislipidemias secundárias a medicamentos: os remédios que afetam desfavoravelmente os lípides séricos têm efeitos mais acentuados nos pacientes com distúrbios lipídicos de base e outras causas secundárias, como obesidade, ingestão alcoólica excessiva e o diabete.
  - Dislipidemias secundárias a hábitos de vida inadequados: dieta, tabagismo e etilismo.

EFEITOS DO EXERCÍCIO FÍSICO NO PERFIL DE LÍPIDES E LIPOPROTEÍNAS

Nas décadas de 1980 e 1990, cresceram as evidências de que o exercício físico pudesse alterar beneficamente o perfil lipídico.[62-64] A magnitude dos efeitos sobre o metabolismo de lípides está associada diretamente à intensidade e à frequência da atividade física, ou seja, à energia despendida durante a prática. Os resultados do exercício físico crônico no metabolismo de lípides estão relacionados com a melhora na capacidade física e são mais pronunciados do que os obtidos com o exercício agudo, que promove respostas cardiovasculares e metabólicas agudas e transitórias.[65-67] Têm sido adotadas as recomendações do American College of Sport Medicine para melhora no perfil lipídico, tanto para o exercício aeróbio quanto para o exercício resistido:

- Frequência: cinco ou mais vezes por semana.
- Duração: 30 a 60 minutos/sessão. Para promover perda de peso, 50 a 60 ou mais minutos/sessão diária.
- Intensidade: 40 a 75% da frequência cardíaca de reserva (FCR) ou do volume de oxigênio de reserva (VO2R) no exercício aeróbio; e menos de 50% (1RM) no exercício resistido para promover a resistência muscular; e de moderado (50 a 69% 1RM) a vigoroso (70 a 85% 1RM) para promover força.Exercício e lípides plasmáticos

Exercício e triglicérides

A concentração de triglicérides plasmáticos encontra-se em geral diminuída após o treinamento físico,[68-70] e redução esta observada na concentração de triglicérides na condição de jejum. A queda na concentração de triglicérides após o treinamento físico é com frequência observada em pessoas previamente inativas, com concentração de triglicérides elevada na condição de jejum,[70-72] enquanto os indivíduos com níveis plasmáticos baixos de triglicérides apresentaram pequena redução após o treinamento físico.

Em relação aos efeitos após uma sessão de exercício, a magnitude da diminuição dos níveis de triglicérides é diretamente proporcional à intensidade e à duração do exercício. Os triglicérides plasmáticos não estão alterados de imediato ou nos dias após uma sessão de curta duração e baixa intensidade.[73,74] Entretanto, quando a atividade é mais longa que uma hora ou quando grande quantidade de energia é despendida, pode ocorrer diminuição dos níveis plasmáticos de triglicérides, imediatamente após a prática[75-77] ou geralmente 18 a 24 horas depois, podendo persistir até 72 horas.[65,78] A redução é em geral maior nos indivíduos com níveis basais de triglicérides mais elevados.[79] Aumento na atividade da LLP foi encontrado após uma sessão prolongada de condicionamento, provavelmente mediando a queda dos níveis de triglicérides.[19,76] Além disso, também foram encontradas alterações na atividade da enzima, 24 h após o treinamento.[80,81]

Exercício e colesterol

Estudos transversais e longitudinais envolvendo treinamento físico mostram que este não induz à alteração da concentração de colesterol plasmático.[69-72,82,83] Vários estudos afirmam que não ocorre diminuição nos níveis de colesterol, mesmo no *endurance* competitivo,[65,84,85] enquanto outros indicam reduções nos níveis de colesterol total e na relação LDL-c/HDL-c após o treinamento físico aeróbio de atletas que participam de esportes dessa modalidade,[86] mas não após treinamento anaeróbio.[87]

As diminuições ocorrem em geral quando o exercício é associado à dieta e à perda de peso.[88] Portanto, para que ocorra redução no colesterol plasmático, o programa pode precisar ser acompanhado de redução de peso e gordura corporais e/ou da gordura da dieta, e diferentes tipos de treinamentos podem ter diferentes efeitos no metabolismo de lípides.

O colesterol plasmático imediatamente após ou nos dias seguidos de uma sessão única de exercício de curta duração não é alterado.[46,74,81,89,90] Uma sessão prolongada também não modifica os níveis de colesterol imediatamente[76,81,91] ou dias depois,[76,81,92-94] a não ser que grande quantidade de energia seja despendida.[73,75]

Devem ser levados em consideração que os efeitos do exercício sobre os níveis de colesterol plasmático são decorrentes de alterações nas frações, ou seja, na concentração de colesterol nas lipoproteínas plasmáticas. Portanto, serão abordados os benefícios decorrentes do exercício físico no metabolismo de lipoproteínas.

EXERCÍCIO E METABOLISMO DE LIPOPROTEÍNAS PLASMÁTICAS

Exercício e LDL

Níveis plasmáticos de LDL-c constituem um dos principais fatores de risco para DAC e em geral não diminuem após o treinamento físico,[70,72,83,95] exercício agudo, curta sessão[78] ou exercício prolongado.[81,96] Entretanto, em alguns casos observou-se pequena redução (5 a 10%) em atletas de resistência bem condicionados[97-99] e em mulheres (redução de 3%).[100] Reduções da ordem de 8% no LDL-c também foram notadas em indivíduos treinados submetidos a uma única sessão de exercício prolongado (em geral mais de 3 horas de exercício moderado a intenso).[97] Reduções de 5 a 8% também foram observadas em sedentários que apresentavam hipercolesterolemia antes do exercício agudo.[65,68] Quando associada à dieta balanceada e à perda de peso, a atividade física regular resulta em redução de 7,6% no LDL-c para cada 10% de perda no peso corporal.[101] Da mesma maneira, a associação de treinamento físico com a suplementação de esteróis resulta em diminuição de colesterol total e colesterol de LDL,[102] por meio da redução da absorção do colesterol exógeno.[15]

Está bem estabelecido que o processo de oxidação da LDL está associado com a DAC.[103,104] A atividade física pode aumentar o consumo de oxigênio de 10 a 15 vezes, o que poderia resultar em crescimento do processo de oxidação da LDL.[105] Entretanto, o exercício físico, com aumento do VO_2 máx., está associado à redução da LDL oxidada[77] e ao menor risco de aterosclerose.[106] Após uma sessão de exercício prolongado de baixa intensidade, também se observou diminuição na concentração plasmática de LDL oxidada, além de aumento no potencial antioxidante.[14] Também foi observado que a LDL de indivíduos treinados apresentava menor suscetibilidade à oxidação que a LDL de controles sedentários, não estando esses resultados correlacionados com a presença de antioxidantes no plasma e na própria LDL.[107] Uma das possíveis explicações seria a redução na concentração plasmática das subfrações de LDL pequena e densa, tanto após o treinamento físico[108,109] quanto após uma única sessão de exercício.[110,111] As subfrações de LDL pequenas estão diretamente correlacionadas com incidência da DAC,[112] por serem mais suscetíveis à oxidação.[113] Apesar de as concentrações plasmáticas da LDL permanecerem inalteradas, ocorre predominância das partículas com maiores diâmetro e peso molecular com o exercício, em virtude de alterações químicas na composição da lipoproteína. Dessa maneira, são produzidas partículas de LDL mais enriquecidas em colesterol.[108] Isso poderia contribuir para a diminuição dos níveis plasmáticos de LDL oxidada, visto que essas subfrações de maior tamanho possuem menor chance de serem oxidadas. Esses resultados foram observados após o exercício físico tanto em indivíduos normocolesterolêmicos[108] quanto em hipercolesterolêmicos.[114]

A oxidação da LDL também pode estar protegida pela própria ação antioxidante da partícula de HDL, que se encontra aumentada após um programa de condicionamento físico. Dos diferentes fatores associados à capacidade da HDL em inibir a oxidação da LDL, está a composição química da partícula de HDL, o conteúdo de antioxidantes lipossolúveis, a presença de enzimas, como a paraoxanase 1 (PON) e do fator ativador de plaquetas, acetil-hidrolase (PAF-AH).[16]

No Laboratório de Metabolismo de Lípides do Instituto do Coração do Hospital das Clínicas da Faculdade de Medicina da Universidade de São Paulo (InCor HC-FMUSP), o processo de remoção plasmática das LDL foi avaliado em atletas e em indivíduos sedentários, todos normolipidêmicos, usando-se um modelo de microemulsões artificiais que imitam as LDL.[115,116] Verificou-se que em atletas, a LDL artificial é eliminada da circulação sanguínea mais rapidamente do que em sedentários, havendo inclusive correlação entre o VO_2 máx. e a remoção plasmática da lipoproteína artificial. Além do mais, no grupo dos atletas encontrou-se menor concentração plasmática de LDL oxidada. Portanto, o exercício provavelmente aumenta o número de receptores que retiram a LDL do plasma, e o tempo de circulação mais curto da lipoproteína resulta em menor exposição aos processos oxidativos.[117] Mostra-se aí novo mecanismo que pode ocorrer como ação antiaterogênica do treinamento. Recentemente, no mesmo laboratório, observou-se que indivíduos sedentários hipercolesterolêmicos, após quatro meses de treinamento aeróbio, apresentaram a cinética plasmática da LDL artificial mais rapidamente quando comparada à condição pré-treinamento,[118] assim como a melhora na resposta vascular (dados não publicados). Nesse sentido, estudos de experimentação animal mostram que, em coelhos, as alterações vasculares estruturais decorrentes de dieta hipercolesterolêmica são revertidas com exercício realizado paralelamente.[119] Já em porcos, dieta hipercolesterolêmica não provocou alterações vasculares e o exercício físico promoveu alterações no fluxo sanguíneo, em resposta à adenosina e à bradicinina.[120]

Exercício e HDL

A maior parte dos estudos tem mostrado modificações benéficas do exercício sobre os níveis e a composição química das frações e subfrações da HDL.[88,121-123] Pode ocorrer aumento no HDL_2-c,[72,124] principal subfração antiaterogênica, e diminuição da HDL_3-c,[124,125] após programas de exercícios aeróbios realizados com diferentes níveis de intensidade, duração e frequência, envolvendo indivíduos de várias faixas etárias e diferentes níveis de aptidão cardiorrespiratória. Na maioria das vezes, o aumento dos níveis de HDL-c é diretamente proporcional à energia despendida e inversamente proporcional aos níveis basais de HDL-c.[70,124,126]

Os mecanismos responsáveis pelo efeito da atividade física sobre a concentração do HDL-c podem ser múltiplos. Por meio de colisões entre as lipoproteínas, ocorre a troca de colesterol da HDL por triglicérides de lipoproteínas ricas nesta substância (VLDL e quilomícrons), mediada pela CETP. Durante o exercício, ocorre maior utilização dos triglicérides para geração de energia, pelo aumento na atividade da LLP.[127] Essa maior atividade lipolítica leva à redução dos triglicérides plasmáticos e em consequência à elevação do níveis de HDL-c, por diminuição de trocas lipídicas pela CETP.[128,129] Outros mecanismos também podem estar relacionados ao aumento nas concentrações de HDL-c, como a atividade da LCAT.[130] Além disso, com a maior metabolização das VLDL e quilomícrons pela ação da LLP, ocorre maior formação de partículas de HDL na circulação sanguínea pela remoção de componentes das lipoproteínas ricas em triglicérides. Fontes adicionais de colesterol na HDL podem também derivar da musculatura exercitada, nas quais outros lípides são utilizados como substrato. Os triglicérides musculares são depletados pelos exercícios prolongados de resistência. É possível que quando as células se tornam depletadas de triglicérides, o colesterol celular seja também mobilizado e liberado para a HDL. Evidência na contribuição da HDL nas alterações do metabolismo do músculo em exercício pode ser confirmada pela produção da partícula precursora da HDL, a pré-£E1-HDL, considerada o aceptor inicial do colesterol celular durante o transporte reverso.[129]

Em estudo realizado no Laboratório de Metabolismo de Lípides do InCor HC-FMUSP, demonstrou-se que a transferência de colesterol para a HDL foi maior em mulheres idosas que praticavam atividade física, comparando-se com as idosas sedentárias. A HDL nascente e, subsequentemente, a HDL madura recebem continuamente o colesterol que é convertido em colesterol esterificado. A maior entrada de colesterol na HDL pode ser interpretada como redução de substrato para a reação de esterificação, o que poderia prejudicar os mecanismos protetores da HDL. Além disso, outro efeito protetor observado foi a maior transferência de colesterol esterificado para a HDL, visto que a redução de colesterol esterificado, como ocorre na hipertrigliceridemia, leva a baixos níveis de HDL-c.[131]

A elevação dos níveis de HDL-c, em geral, é dose-dependente do aumento da energia despendida no exercício. Wood et al.[83] relataram que foi necessário um programa de treinamento físico de 12 semanas para aumentar o HDL-c. Programas de 10 semanas ou menos podem induzir o aumento, sobretudo em homens com níveis normais de HDL-cm,[132] porém, em geral os níveis não se alteram com essa duração de programa.[71,133]

O aumento dos níveis de HDL-c parece variar entre 4 e 22% com o treinamento. Aumentos de 9,3% na HDL-c, 21,6% na HDL_2-c e 39,9% para a relação HDL_2-c/HDL_3-c foram relatados em um grupo de estudo com indivíduos idosos normolipidêmicos que realizavam treinamento aeróbio a 50% do VO_2 máx., com duração de 1 hora por dia, quatro vezes na semana, após cinco meses de treinamento. Esse estudo mostra que, nessas condições, o treinamento aeróbio de baixa intensidade também pode resultar em efeitos benéficos nos níveis da HDL-c e nas subfrações em indivíduos idosos saudáveis.[134]

Ainda avaliando a influência da intensidade do exercício aeróbio nos efeitos sobre o HDL-c, observou-se, ao final de dois anos, que param homens e mulheres sedentários, sem doenças cardiovasculares, com idades entre 50 e 65 anos, o treinamento de menor intensidade (60 a 73% da FCmáx) e maior frequência (5 vezes por semana) resultou em aumentos mais significativos no HDL-c que o treinamento de maior intensidade (73 a 88% da FCmáx) e menor frequência (3 vezes por semana). Esse estudo confirma que a atividade aeróbia de intensidade moderada pode causar alterações benéficas no HDL-c, salientando que a frequência do exercício pode ser importante para essas mudanças.[135] Entretanto, em corrida praticada 4 vezes por semana, tem sido observada correlação entre distância percorrida por semana[70,83,95] e o tempo despendido,[124,136] com alterações nos níveis de HDL-c e nas subfrações, em especial o HDL_2-c,[137,138] o que mostra que a intensidade do exercício também influencia beneficamente as subfrações da HDL.

Treinamento intenso para indivíduos jovens e idosos levou à queda de 13% da relação LDL-c/HDL-c, e 21% nos triglicérides apenas nos indivíduos idosos. Aumento similar em torno de 15% no HDL-c ocorreu em ambos os grupos, apesar do aumento de 63% na HDL_2-c também ocorrer apenas no grupo dos idosos.[139]

Os resultados desses estudos fornecem forte lastro para a confirmação da relação entre aumento no volume do treinamento físico e aumento na HDL-c.

O incremento nos níveis de HDL-c parece depender da intervenção associada à perda de massa corporal.[140,141] O exercício físico apresenta forte associação com elevação dos níveis de HDL-c e uma correlação inversa com o índice de massa corpórea (IMC).[49] Em estudo com homens normolipidêmicos, classificados de acordo com o nível de obesidade, observou-se que o treinamento com concomitante perda de massa corporal acarretou o aumento nos níveis de HDL-c em indivíduos moderadamente obesos, mas não em obesos.[142] O treinamento físico associado à perda de massa corporal causou alterações no perfil lipídico. Essas mudanças provocaram aumento de 11% nos níveis plasmáticos de HDL-c e 59% na subfração HDL_2-c, muito mais significativo do que o obtido apenas com exercício. Thompson et al.[143] usaram dietas especiais e suplementação para manter o peso corporal e o percentual de gordura corporal e observaram aumentos de 8 mg/dL e 3 mg/dL no HDL-c. Wood,[83] empregando programas de redução de peso por restrição calórica, ou restrição calórica mais treinamento físico, encontraram redução no peso e na gordura corporal e aumento do HDL-c.

Portanto, efeitos benéficos importantes, tanto para melhor composição corporal quanto para as maiores alterações no HDL-c, são encontrados com a combinação entre restrição calórica e treinamento físico. O treinamento sem alteração no peso corporal pode aumentar o HDL-c, porém esse aumento é maior quando associado à maior perda de massa corporal.

Resumindo, todos esses resultados mostram que o condicionamento físico exerce efeitos benéficos sobre a HDL e as subfrações. É importante ressaltar que os dados da literatura mostram que a diminuição do risco de doença coronariana está mais relacionada com o aumento da HDL_2 do que da HDL_3, o que é exatamente o obtido com o exercício. Esses importantes efeitos podem ser potencializados com:

- ✔ Aumento da energia despendida no exercício, pelo aumento da intensidade e/ou da duração.
- ✔ Alterações na composição corporal, com redução de gordura corporal.

O exercício agudo também apresenta efeitos sobre os níveis de HDL-c. Vários estudos evidenciam que uma única sessão de atividade física aeróbia pode aumentar de modo significativo os níveis de HDL-c. Esse aumento está provavelmente relacionado à maior atividade lipolítica e à maior utilização de ácidos graxos para produção de energia no exercício.[123] Além disso, essa atividade lipolítica aumentada pode favorecer maior formação de HDL na própria circulação, com componentes da VLDL e dos quilomícrons.

Alguns estudos mostram que uma única sessão de exercício, com duração de 1 a 2 horas, diminui os níveis de triglicérides e aumenta os níveis de HDL-c, imediatamente[42,75,81,89,144,145] ou em 24 horas[76,144] em atletas e sedentários. A elevação do HDL-c pode variar de 4 a 43% em resposta ao exercício agudo, sendo proporcional ao decréscimo dos triglicérides.[68,75,78] Para obtenção do aumento do HDL-c, o limiar de energia despendida necessário, em uma sessão de exercício, é maior que 1.100 kcal para indivíduos treinados.[57] Em contraste, para que se obtenha resultados equivalentes, indivíduos sedentários necessitam de menor dispêndio de energia.[65] Sessões de exercício prolongadas podem apresentar efeitos nas subfrações de HDL nos dias subsequentes,[75,76,81,111,144] podendo existir efeito interativo entre dieta e exercício.[146]

Após sessão de atividades aeróbias com intensidade de 70% do VO_2 máx. observou-se tanto em homens normolipidêmicos quanto em hipercolesterolêmicos elevação do HDL-c e HDL_3 após 24 horas sustentada por 48 horas.[68] Em um estudo com mulheres universitárias de 18 a 35 anos, que já praticavam atividade aeróbia há cerca de seis meses, também foram encontradas mudanças significativas com exercício aeróbio agudo de intensidade de 75% VO_2 máx. Ocorreu aumento no HDL-c após 48 horas do exercício, com aumento da HDL_3-c imediatamente após o exercício, porém nenhuma alteração na HDL_2-c.[96] Crouse et al.[65] observaram, após uma única sessão de exercícios aeróbios, aumento de HDL-c de 24 a 48 horas após o término da atividade. Esses resultados mostram efeitos independentes que uma única sessão de exercício pode causar no perfil da HDL.

Exercício e lipoproteína (a)

A concentrações plasmáticas de Lp(a) não se alteram após uma curta sessão de exercício.[74] Entretanto, foi encontrado aumento da Lp(a) plasmática após 3 horas de corrida,[144] diminuição após 8 a 10 horas/dia de esqui *cross-country*[147] e após uma sessão de *triathlon*.[148] Porém, a maioria dos estudos mostra que não ocorrem variações nos níveis da Lp(a) após atividade física, sendo que poucos trabalhos observaram que o exercício tenha pequenos efeitos sobre os níveis dessa lipoproteína.[143,149-152]

Exercício e lipemia pós-prandial

Excesso de lipemia pós-prandial é uma indicação de remoção deficiente de triglicérides, resultante de catabolismo de quilomícrons diminuído, e tem sido associado com aterosclerose.[153,154] A lipemia pós-prandial é consistentemente menor em atletas,[155,156] traduzindo-se por aumento da capacidade de remover os triglicérides dos quilomícrons e das frações de VLDL após um teste intravenoso de tolerância à gordura.[130,155] Uma sessão de 90 minutos de exercício moderado induz a mudanças na composição das lipoproteínas, as quais podem influenciar o metabolismo e a aterogenicidade. Entre essas mudanças, observa-se, após uma dieta rica em gordura, redução na concentração de quilomícrons em 28,6%; na de $VLDL_1$ em 34,4%; e na de $VLDL_2$, em 23%. Além disso, a razão colesterol éster/triglicérides encontra-se diminuída na $VLDL_1$ e na $VLDL_2$, e aumentada na HDL_2. Na $VLDL_1$, também ocorre diminuição nas razões apoC-III/apoB e apoE/apoB.[18,157]

É provável que o aumento da atividade da LLP seja responsável pelo rápido catabolismo dos quilomícrons nesses indivíduos. O aumento na atividade da LLP no músculo esquelético parece ser também responsável pelo reabastecimento do estoque de triglicérides nesse tecido, depletado durante o exercício. Essa redução está relacionada com a energia despendida no exercício e na duração.[155]

Participação em programas de condicionamento físico de intensidade moderada é constantemente recomendada, e está bem estabelecido que a realização deste tipo de exercício algumas horas antes da refeição atenua a lipemia pós-prandial.

Estudo realizado no Laboratório de Metabolismo de Lípides do InCor mostrou que o metabolismo de quilomícrons encontra-se acelerado em ciclistas que treinam regularmente de 3 a 4 vezes por semana, cerca de 2 horas/dia, por no mínimo 2 anos, comparados com indivíduos sedentários. Todos os participantes eram normolipidêmicos. O estudo foi realizado pela avaliação da cinética plasmática de uma emulsão de quilomícrons artificiais, injetada endovenosamente. Os resultados mostraram que tanto o processo lipolítico dos quilomícrons quanto a remoção plasmática dos remanescentes estavam aumentadas nos ciclistas.[158]

Recentemente, no Laboratório de Metabolismo de Lípides do InCor, foi demonstrado que indivíduos idosos sedentários apresentam a remoção dos remanescentes de quilomícrons mais lenta que adultos jovens também sedentários, porém com nenhuma diferença na atividade da lipase lipoprotéica (no prelo). Emerson et al.[159] demonstraram, em estudo recente, que tanto a atividade física como a idade podem afetar a resposta metabólica pós-prandial a uma refeição rica em gordura em adultos saudáveis ativos. A trigliceridemia pós-prandial foi maior nos indivíduos idosos ativos, comparando-se com os jovens também ativos. Mas, importante ressaltar que os indivíduos idosos ativos apresentaram a trigliceridemia pós-prandial menor que os idosos sedentários. Portanto, os resultados apontam capacidade metabólica diminuída com o avanço da idade, porém sugerem que a atividade física possa minimizar essa diminuição.

As concentrações de quilomícrons estão elevadas somente durante o período pós-prandial e o impacto de uma sessão de exercício no metabolismo lipídico pós-prandial é maior e diferente do que o atribuído ao déficit de energia contraído pela dieta,[160,161] como também pelo contraído após um período de treinamento.

Uma sessão de condicionamento físico realizada 24 horas antes de uma refeição rica em gordura reduz a lipemia pós-prandial,[130,155,162] redução esta relacionada com a duração[162] e com a energia despendida[163] no exercício. Entretanto, para indivíduos hipertrigliceridêmicos, uma sessão de exercício realizada 24 horas antes de uma refeição rica em gordura não diminuiu os níveis de triglicérides pós-prandiais. Nesses indivíduos, essa redução foi observada somente quando o exercício foi realizado 12 horas antes da refeição rica em gordura.[164]

Indivíduos obesos e não obesos submetidos a um jogo de futebol durante 60 minutos apresentaram melhora de 22 e 31%, respectivamente, na trigliceridemia após a ingestão de refeição rica em gordura.[165]

Uma sessão de exercício intermitente não melhorou a resposta aguda no perfil lipídico pós-prandial de jovens saudáveis, avaliado imediatamente, 45 minutos e 90 minutos após o exercício.[166]

O exercício físico máximo produziu, agudamente, alterações lipídicas aterogênicas (aumento de colesterol total, LDL-c em homens, triglicérides e apoB) de indivíduos adultos do sexo masculino. Em contraste, o exercício submáximo (60% do VO_2 máx por 40 minutos) melhorou as mudanças pós-prandiais.[167]

Pequenas sessões acumuladas de exercício ao longo do dia (10 sessões de 3 minutos) promovem alterações nos níveis de triglicérides pós-prandiais até 24 horas após a última sessão, de maneira semelhante a uma sessão de 30 minutos de exercício.[168] Entretanto, outros estudos sugerem ser necessário um tempo de 2 horas de exercício intenso para manter os níveis de triglicérides pós-prandiais diminuídos, quando estes são avaliados em período de 15 a 24 horas após a sessão.[68,169] Quando a atividade é realizada após as refeições também ocorre diminuição da lipemia.[144]

Portanto, a lipemia pós-prandial pode ser reduzida não somente pelo treinamento físico continuado, mas também agudamente, após uma única sessão. Tendo em vista a natureza aterogênica do acúmulo no plasma dos remanescentes de quilomícrons, esta é mais uma via pela qual o exercício pode atuar na redução do risco de DAC.

O exercício de força agudo não promove atenuação na resposta pós-prandial após dieta rica em gordura.[170]

Exercício e atividade da LLP e da CETP

Quando são avaliados os efeitos do exercício no metabolismo de lipoproteínas, a LLP, enzima responsável pela reposição dos estoques de triglicérides intramiofibrilares, tem a atividade diminuída com a inatividade física,[171] e aumentada com o exercício.[172,173] Tal efeito ocorre sobretudo após exercícios prolongados e com intensidade moderada, situação caracterizada pelo aumento da utilização de gordura como fonte energética. O aumento da atividade da LLP acelera o metabolismo dos quilomícrons e da VLDL, lipoproteínas ricas em triglicérides. Além do aumento do catabolismo de triglicérides, também resulta em um dos efeitos mais potentes do exercício no colesterol plasmático, que é o aumento do HDL-c,[90] já discutido. A elevação da atividade da LLP plasmática após a injeção de heparina é com frequência relatada em atletas de *endurance*,[172,173] apesar de alguns estudos não terem encontrado tal aumento.[72,94] A alteração na atividade da LLP talvez seja dependente do limiar de energia despendida no exercício. Fergusone et al.[81] observaram aumento da atividade da LLP em corredores treinados, trabalhando a 70% do VO_2máx, 24 horas após corrida feita na esteira com dispêndio igual a 1.100 calorias. Seip et al.[71] revisaram o impacto do exercício sobre a expressão do gene da LLP. Geralmente, com quatro dias de exercício ocorre aumento transitório no LLP RNA mensageiro (RNAm),[47] enquanto 13 dias consecutivos traz aumento no nível do LLP RNAm do músculo esquelético, na massa de LLP e na atividade total da enzima LLP, sendo que alguns trabalhos não encontraram alteração nessas condições.[174] Hamilton et al.[147] observaram que o treinamento voluntário de corrida produzia aumento na massa e na atividade da LLP no músculo esquelético, concluindo, provavelmente, a necessidade da atividade contrátil local para aumento da expressão da LLP durante o treinamento.

Redução na atividade da CETP está relacionada com a diminuição do catabolismo hepático da HDL_2-c e das partículas ricas em colesterol encontradas na circulação. Seip et al.,[71] após um ano de treinamento de indivíduos normolipidêmicos, encontraram queda de 14,2 e 13,2% da atividade da CETP no plasma de homens e mulheres, respectivamente. Aumento na atividade da LCAT, após atividade física, tem sido demonstrado, provavelmente refletindo a disponibilidade de substrato.[144]

EXERCÍCIO E APOLIPOPROTEÍNAS PLASMÁTICAS

As apolipoproteínas constituem o componente proteico das lipoproteínas e apresentam importantes funções no seu metabolismo. Algumas apolipoproteínas também representam fator de risco para DAC e podem ser influenciadas por um programa regular de treinamento físico.

Exercício e apoA-I e apoA-II

Algumas investigações têm verificado aumento dos níveis plasmáticos de apoA-I após um período de treinamento físico.[86,99] Aumentos significativos foram encontrados em homens após um exercício intenso (*triathlon*),[111] mas não em mulheres. Foi observado que a elevação da apoA-I parece ser mais significativa em indivíduos jovens do que em idosos, não estando correlacionada com aumento da capacidade aeróbica máxima.[175] O polimorfismo do gene da apolipoproteína A-I, 75 G/A, parece estar relacionado às diferenças nas concentrações de HDL em resposta ao exercício e à dieta.[176]

Quanto às alterações na apoA-II, os resultados são contraditórios. Huttunenm et al.[69] encontraram queda de 10% na concentração de apoA-II após 16 semanas de atividades de baixa intensidade, embora nenhuma alteração também já tenha sido encontrada.[177] Williams et al.[178] encontraram aumento significativo na apoA-II após treinamento físico e correção para a redução no IMC.

Exercício e apoB

Quando ocorre diminuição dos níveis plasmáticos de apoB provocada pelo treinamento físico, isso se correlaciona com redução do LDL-c. Quando não ocorrem mudanças nos níveis de apoB, o LDL-c também se mantém inalterado.[83,179] Assim como acontece com o LDL-c, o exercício na maioria das vezes não diminui os níveis plasmáticos de apoB.

EXERCÍCIO E APOE

Os resultados dos estudos que avaliaram os efeitos do exercício sobre os níveis de apoE são controversos. Quando foram avaliados corredores amadores ou profissionais, nenhuma diferença foi encontrada nas concentrações plasmáticas dessa apolipoproteína.[180] Em contraste, foi observado aumento de apoE em jovens corredores,[181] enquanto Seip et al.[71] encontraram redução nos níveis de apoE após treinamento físico.

Os efeitos do exercício no metabolismo de algumas lipoproteínas parece estar correlacionado com o genótipo da apoE.[180] O polimorfismo do gene da apoE tem sido associado com suscetibilidade a doenças cardiovasculares. As três isoformas mais comuns são: (i) E_2 (cisteína/cisteína), (ii) E_3 (cisteína/arginina) e (iii) E_4 (arginina/arginina). Das três isoformas, a literatura relata que a E_3 é a mais frequente na população em geral e a E_4 é rara. Os fenótipos da apoE são produtos de seis genótipos: três homozigotos (E_2E_2, E_3E_3 e E_4E_4) e três heterozigotos (E_2E_3, E_3E_4 e E_2E_4). Estudos populacionais têm mostrado que os níveis plasmáticos de LDL-c e da apoB são maiores em indivíduos que possuem o alelo E_4, intermediários em indivíduos com alelo E_3 e menores em indivíduos com alelo E_2. Além disso, o genótipo da apoE também influencia as alterações benéficas do exercício físico no tamanho da LDL.

Os resultados dos trabalhos que avaliaram a relação entre atividade física e fenótipo da apoE são controversos. Nenhuma relação foi encontrada entre atividade física e fenótipo da apoE em mulheres.[137]

Thompson et al.[177] observaram aumento na atividade da LLP, com o exercício, em indivíduos apoE_2. Realmente, a maior função da apoE_2 é facilitar a remoção dos triglicérides. A apoE_2 tem baixa afinidade pelo receptor da apoE, o que pode induzir hiperlipidemia, na forma homozigótica. Esses resultados sugerem que a atividade física parece ter maior benefício nos indivíduos que possuem capacidade de remoção dos triglicérides prejudicada.

EXERCÍCIO FÍSICO NA HIPERCOLESTEROLEMIA

Para auxiliar no tratamento da hipercolesterolemia, recomenda-se mudanças no estilo de vida.[176] A prática do exercício físico tem sido adotada como parte de uma estratégia para normalizar o perfil lipídico e reduzir o risco da DAC, por apresentar função antiaterogênica na circulação lipídica e de apoliproteínas e aumentar a aptidão cardiorrespiratória.[31,182,183]

Em um estudo com indivíduos hipercolesterolêmicos, desenvolvido no Laboratório de Metabolismo de Lípides do InCor, não foram observadas alterações nas concentrações plasmáticas de VLDL-c, triglicérides, apoA1, apoB, glicose e LDL oxidada, após período de quatro meses de condicionamento físico, de três a quatro vezes por semana, por 60 minutos. Já as concentrações plasmáticas de colesterol total e LDL-C foram significativamente menores, e de HDL-c significativamente maiores.[118] Nesse mesmo estudo, utilizando-se de uma nanoemulsão lipídica artificial (LDE), que se liga a receptores da LDL, já utilizada em diversos trabalhos nesse laboratório,[115,116,184] observou-se que o exercício físico acelerou em cerca de 36% a remoção plasmática da LDE em hipercolesterolêmicos. Esse dado é importante, uma vez que os defeitos que levam à hipercolesterolemia estão relacionados à remoção plasmática da LDL, e não ao aumento na produção da lipoproteína pelo organismo.[118]

O aumento do *clearance* plasmático da LDE e, por analogia, da LDL pode reduzir a oxidação da lipoproteína tanto na circulação sanguínea como no espaço subendotelial.[41] Apesar de a LDL oxidada não apresentar alteração após período de treinamento físico nos indivíduos hipercolesterolêmicos nesse estudo, observou-se diminuição da suscetibilidade da LDL à oxidação após período de treinamento físico. Provavelmente, o aumento no *turnover* da LDL tornou a lipoproteína menos suscetível a processos oxidativos. Ainda no estudo citado, o diâmetro das partículas de HDL apresentou-se diminuído após período de treinamento físico.[118] A HDL pequena e densa possui a mais potente capacidade, entre as subespécies de HDL, de proteção da LDL à oxidação em indivíduos normolipidêmicos.[185]

EXERCÍCIO FÍSICO E LIPOPROTEÍNAS PLASMÁTICAS NA SÍNDROME METABÓLICA

No Laboratório de Aterosclerose do InCor, pacientes com síndrome metabólica foram avaliados após período de três meses de condicionamento físico. Apesar de não ter sido observada diminuição do LDL-c, as partículas de LDL passaram a ter maior resistência à oxidação, após período de treinamento físico (TF) (55,5 *vs.* 90% antes e depois de TF, respectivamente, $p = 0,001$). Na análise da composição das partículas de LDL, não foi observada alteração na quantidade de proteína e colesterol total, após período de treinamento físico. Entretanto, houve redução da concentração de triglicérides (−13,92%) contido nas partículas, assim como de apoB (−16,16%), o que pode indicar mudanças das características das partículas de LDL de pequenas e densas para partículas maiores.[186]

Em relação à HDL, as concentrações não se alteraram, porém houve redução significativa após o período de treinamento físico no conteúdo de triglicérides (−11,26%) na subfração HDL_3b e de triglicérides (−15,14%) e colesterol total (−13,16%) da subfração HDL_3c. Nas propriedades antioxidativas das HDL, observou-se aumento significativo na capacidade de proteção antioxidativa das subfrações $_2a$ e $_3b$ de HDL (50,8 *vs.* 73,4% com HDL_2a antes e depois de TF e 60,2 *vs.* 77,8% com HDL_3b antes e depois de TF). Entretanto, esse aumento percentual de retardo à oxidação foi inferior aos conseguidos nas subfrações de HDL obtidas nos indivíduos-controle (81,1 com HDL_2a e 90% com HDL_3b). Ainda em relação à HDL, o exercício aumentou a capacidade da HDL em receber colesterol livre, num ensaio *in vitro*, conseguindo atingir valores semelhantes aos obtidos pelos indivíduos-controle, o que pode estar relacionado à função de transporte reverso do colesterol.[186]

EXERCÍCIO CRÔNICO E AGUDO

Foram aqui citados vários estudos que comprovam o efeito benéfico do exercício agudo no perfil lipídico, independentemente do nível de capacidade física. Apesar de esses efeitos serem de grande importância clínica, prevalecem os efeitos crônicos do condicionamento porque, além de serem mais acentuados, também resultam em melhora da capacidade física. Sem dúvida, algumas alterações atribuídas ao treinamento físico no metabolismo de lípides ocorrem, em parte, após uma única sessão de prática. Entretanto, as alterações metabólicas que o exercício agudo causa no metabolismo de lipoproteínas geralmente desaparecem em 48 horas. Além disso, os resultados devem ser sempre avaliados sob aspectos específicos, incluindo a duração e a intensidade da atividade realizada, os níveis plasmáticos de lípides na condição pré-exercício, o momento da coleta da amostra de sangue após o término, alterações na dieta antes, durante e após a sessão, alteração de volume plasmático após o exercício, a condição física do indivíduo em estudo, e no caso das mulheres, o *status* menstrual e o uso de contraceptivo oral.[80,126]

Concluindo, as respostas ao exercício físico, constituídas por alterações metabólicas adaptativas, são mais duradouras com maior frequência de sessões, o que enfatiza a necessidade da prática regular de uma atividade física.

TREINAMENTO RESISTIDO

São poucos os trabalhos científicos relacionando alterações lipoproteicas e exercícios de força. Alguns estudos que observaram efeitos benéficos desse tipo de prática apresentam falhas ou limitações metodológicas que podem ter interferido nos resultados. Isso aconteceu em estudo em que foram encontrados diminuição de 8% nos níveis de LDL-c e aumento de 14% no HDL-c, em jovens normolipidêmicos do sexo masculino, atribuídos à elevação da LLP e à redução da LH após 8 semanas de treinamento. Esse estudo apresentou falhas na adequação do grupo-controle e na observação da dieta dos indivíduos.[187]

Alguns trabalhos que controlam as limitações não têm observado melhoras no perfil lipídico com esse tipo de treinamento.[75,81] Estudos realizados com diferentes perfis de indivíduos e variações na intensidade de exercício não encontraram alterações benéficas.[24,188,189] A razão para a ausência de alterações no metabolismo de lípides com o exercício não é de todo conhecida, mas está provavelmente relacionada com o volume total de condicionamento físico realizado durante o período de treinamento.

Foram encontradas alterações após treinamento de hipertrofia (8 a 12 repetições de uma repetição máxima, com repouso menor que 60 segundos) e de força pura (1 a

5 repetições de uma repetição máxima, com repouso de 3 minutos), logo depois, 24 e 48 horas pós-exercício, com aumento de 11% na HDL-c, sendo esta elevação mais significativa no grupo de hipertrofia que no grupo de força pura. A atividade da LCAT aumentou 14% após 5 minutos de exercício, ocorrendo diminuição após 24 horas. Entretanto, todas as alterações retornaram ao nível de repouso 48 horas depois da atividade.[156] Outros estudos mostraram alterações nas concentrações de colesterol e LDL-c, quando o percentual de gordura corporal está diminuído e a massa magra está maior.[103] Todavia, quando a massa total corporal, a massa magra e o percentual de gordura corporal não foram alterados, a LDL-c e a apoB-100[190] também não se alteraram.

Mais recentemente, foi investigado o efeito de 14 semanas de exercício resistido a 85% de 1 RM até a exaustão, com sessões de 40 a 50 minutos, três vezes por semana com mulheres em pré-menopausa no perfil de lípides plasmáticos. Foi observada redução de colesterol (de 4,6 a 4,26 mmol/L) e LDL colesterol (de 2,99 a 2,57 mmol/L), juntamente com a redução da gordura corporal (de 27,9 a 26,5%).[191]

O efeito de diferentes intensidades de treinamento resistido, realizados por 6 semanas, com homens randomizados em programa de moderada intensidade (44-55% 1RM) ou alta intensidade (80 a 90% 1 RM), três sessões por semana, mostrou no perfil lipídico: redução significativa no LDL colesterol (intensidade moderada −13,5 mg/dL *vs* alta intensidade −11,3 mg/dL), e na relação colesterol total/HDL (intensidade moderada −0,37 *vs* alta intensidade −0,47) em ambos os grupos, sem diferença significativa entre os grupos. Entretanto, aumento no HDL colesterol foi observado somente no grupo de alta intensidade (+ 5,5 mg/dL).[192]

No Laboratório de Metabolismo de Lípides do InCor, o modelo de nanoemulsões artificiais que imitam as LDL,[115,116] anteriormente usado no mesmo laboratório para avaliar o efeito do treinamento aeróbio (TA), também foi recentemente usado para avaliar o efeito do treinamento resistido (TR). A remoção plasmática da nanoemulsão foi cinco vezes mais rápida em indivíduos com TA, provavelmente ocasionada pelo aumento de receptores de LDL ativados pelo exercício físico aeróbio.[117,193] Resultados semelhantes foram encontrados em indivíduos treinados com TR,[194] os quais tiveram aumento de três vezes na remoção plasmática da nanoemulsão. O menor tempo de permanência da LDL na circulação sanguínea diminui a chance de oxidação. Nesse sentido, os indivíduos com TA apresentaram menor concentração de LDL oxidada. Além disso, esses resultados obtidos tanto com TA como com TR devem estar relacionados aos efeitos antiaterogênicos do exercício físico. Em adição, foi demostrado em outro estudo, que o TR diminui a LDL oxidada, melhora a condição antioxidante, a função endotelial e a saúde cardiovascular, sendo uma excelente opção de exercício quando o TA for contraindicado.[195]

TREINAMENTO COMBINADO

Evidências mostram a eficácia de exercício aeróbio e resistido em controlar e melhorar os níveis de colesterol por meio de vários modos, frequências, intensidades e durações do exercício, em diferentes populações. Entretanto, literatura ainda limitada examinou as duas modalidades combinadas. Revisões realizadas por Tambalis et al.[196] e por Silva et al.[197] mostraram que embora diferentes protocolos de combinação tenham sido eficazes na redução do colesterol LDL e aumento do colesterol HDL, outros não foram.

Na revisão de Silva et al.,[197] os dois tipos de treinamento mostraram redução de LDL-C em homens não obesos,[198] negros[199] e idosos[200] e em homens e mulheres obesos com e sem dieta suplementada com fibra solúvel,[201] mulheres com síndrome do ovário policístico (SOP)[202] e adolescentes obesos com retardo mental.[203] Outro grupo beneficiado com essa combinação de treinamentos foi o de homens com paraplegia crônica, nos quais se observaram diminuição de LDL-C e decréscimo de cerca de 25% no risco de doença cardiovascular.[204]

EXERCÍCIO E DISLIPIDEMIA

O exercício físico aeróbio tem sido considerado conduta de grande importância no tratamento não medicamentoso das dislipidemias secundárias.[205] Participação regular em atividade física pode exercer efeitos benéficos para indivíduos com concentração normal de lípides e lipoproteínas, assim como na maioria dos indivíduos com dislipidemias. Os principais efeitos são:

- Diminuição na concentração plasmática de triglicérides.
- Aumento na concentração plasmática de HDL-c.
- Aumento da atividade das enzimas LLP, LCAT e CETP no metabolismo das lipoproteínas.

Esses efeitos do treinamento físico podem aumentar o transporte reverso do colesterol, acelerar o metabolismo de lipoproteínas ricas em triglicérides (VLDL e quilomícrons) e podem ser intensificados quando associados à dieta com baixo percentual de gorduras sobretudo saturadas, diminuição do peso corporal e redução da adiposidade. Dessa maneira, o treinamento físico pode diretamente, pelo incremento da atividade de LLP, ou indiretamente, pela redução no peso e na gordura corporal, melhorar o perfil de lipoproteínas e lípides sanguíneos.[206]

Deficiências genéticas no transporte de lípides podem causar irregularidades no metabolismo destes e no perfil de lipoproteínas. Nesses casos, a resposta ao condicionamento pode ser diferente da resposta de indivíduos com um perfil normal de lípides ao exercício. Por isso, o treinamento físico não intensifica a operação da LLP em indivíduos que possuem deficiência genética da atividade dessa enzima e não aumenta o HDL-c em indivíduos portadores de hipoalfalipoproteinemia, ou seja, de níveis baixos de HDL-c.

Dieta, perda de peso e terapia medicamentosa são os principais amparos do tratamento da dislipidemia, enquanto o treinamento físico é usado como tratamento coadjuvante. As recomendações em associação com um programa de exercícios são:

- Dieta com baixo teor de gordura e elevado conteúdo de carboidrato reduz os níveis de HDL-c e aumenta a concentração de triglicérides.
- Exercício diminui esse efeito da dieta no HDL-c e na concentração de triglicérides.
- Dieta com baixa caloria que promova redução no peso corporal diminui o colesterol total e o LDL-c e aumenta o HDL-c.
- Os efeitos da dieta de baixa caloria são complexos: diminui HDL-c em mulheres obesas, mas aumenta HDL-c em corredores de longa distância.
- Suplementação com esteróis vegetais com estrutura similar à do colesterol inibe a absorção intestinal do colesterol, diminuindo a concentração plasmática.
- Suplementação com óleo de peixe diminui os níveis plasmáticos de colesterol e triglicérides, além de aumentar as concentrações de HDL-c.
- O consumo de fibras solúveis diminuem a absorção do colesterol. Quanto maior o grau de viscosidade da fibra, maior o efeito na redução do colesterol.
- O consumo diário de alimentos de fonte de proteína de soja está associado à redução de LDL-c, aumento de HDL-C e à redução na concentração de TG.
- Substituição parcial de ácidos graxos saturados por mono- e poli-insaturados. O elevado consumo de ácidos graxos saturados pela dieta traz efeitos deletérios do ponto de vista metabólico e cardiovascular, por elevar o colesterol plasmático, pela ação pró-inflamatórias e pela elevação da trigliceridemia. A substituição por ácidos graxos poli-insaturados está associada a baixo risco cardiovascular. Os da série ômega 3 são associados à proteção cardiovascular, em especial os que fornecem os ácidos graxos EPA, DHA e ALA. Diferentes fontes de ômega 3 contribuem de forma significativa com a redução de triglicérides.
- Os ácidos graxos *trans* devem ser excluídos da dieta por aumentar a concentração plasmática de LDL-c e induzir intensa lesão aterosclerótica.

É interessante ressaltar que a dieta com teor muito baixo de gordura, igual ou menor que 10% do total da ingesta calórica, diminui a concentração plasmática de HDL-c, além de induzir à formação de LDL pequena e densa e o aumento de triglicérides. O exercício pode influenciar parcialmente essas alterações, porém, não é efetivo para induzir melhora significativa.[207]

CONSIDERAÇÕES FINAIS

As evidências obtidas de grande número de estudos indicam que o exercício tem efeitos benéficos sobre o metabolismo de lípides e o perfil das lipoproteínas plasmáticas. Dessa forma, o valor do treinamento na prevenção da aterosclerose em grande parte está fundamentado em efeitos sobre o metabolismo das lipoproteínas na circulação sanguínea.

REFERÊNCIAS BIBLIOGRÁFICAS

1. Assmann G, Cullen P, Jossa F, Lewis B, Mancini M. Coronary Heart Disease: Reducing the risk: The scientific background to primary and secundary prevention of coronary heart disease. A world wide view. Arterioscler Thromb Vasc Biol. 1999;19(8):1819-24.
2. Lee IM, Hsieh CC, Paffenbarger RS Jr . Exercise intensity and longevity in men. The Harvard Alumni Health Study. JAMA. 1995;273(15):1179-84.
3. Shephard RJ, Balady GJ. Exercise as cardiovascular therapy. Circulation. 1999;99(7):963-72.
4. Castelli WP, Garrison RJ, Wilson PW, Abbott RD, Kalousdian S, Kannel WB. Incidence of coronary heart disease and lipoprotein cholesterol levels. The Framingham Study. JAMA. 1986;28(20):2835-8.
5. Stamler J, Daviglus ML, Garside DB, Dyer AR, Greenland P, Neaton JD. Relationship of baseline serum cholesterol levels in 3 large cohorts of younger men to longterm coronary, cardiovascular, and all-cause mortality and to longevity. JAMA. 2000;284(3):311-8.
6. Smutok MA, Reece C, Kokkinos PF, Farmer C, Dawson P, Shulman R, et al. Aerobic versus strength training for risk factor intervention in middle-aged men at high risk for coronary artery disease. Metabolism. 1993;42(2):177-4.
7. de Denus S, Spinler SA, Miller K, Peterson AM. Statins and liver toxicity: a meta-analysis. Pharmacotherapy. 2004;24(5):584-91.
8. Blane GF. Comparative toxicity and safety profile of fenofibrate and other fibric acid derivatives. Am J Med. 1987;27(5B):26-36.
9. Polanco N, Hernández E, González E, Gutiérrez Martínez E, Bello I, Gutiérrez-Millet V, et al. Fibrate-induced deterioration of renal function. Nefrologia. 2009;29(3):208-13.
10. Hu M, Cheung BM, Tomlinson B. Safety of statins: an update. Ther Adv Drug Saf. 2012;3(3):133-44.
11. Naiqiong W, Liansheng W, Zhanying H, Yuanlin G, Chenggang Z, Ying G, et al. A multicenter and randomized controlled trial of bicyclol in the treatment of statin-induced liver injury. Med Sci Monit. 2017;23:5760-6.
12. Lozada A, Dujovne CA. Drug interactions with fibric acids. Pharmacol Ther. 1994;63(2):163-76.
13. [[era a 199]]
14. Varady KA, Jones PJH. Combination diet and exercise interventions for the treatment of dyslipidemia: an Effective Preliminary Strategy to Lower Cholesterol Levels? J Nut. 2005;135(8):1829-35.
15. Marinangeli CPF, Varady KA, Jones PJ. Plant sterols combined with exercise for the treatment of hypercholesterolemia: overview of independent and synergistic mechanisms of action. J Nut Biochem 2006;17(4):217-24.
16. Brites F, Zago V, Verona J, Muzzio ML, Wikinski R, Schreier L. HDL capacity to inhibit LDL oxidation in well-trained triathletes. Life Sciences 2006;78(26):3074-81.
17. Duncan GE, Anton SD, Sydeman SJ, Newton RL Jr, Corsica JA, Durning PE, et al. Prescribing exercise at varied levels of intensity and frequency: a randomized trial. Arch Intern Med. 2005;165(20):2362-9.

18. Gill JMR, Al-Mamari A, Ferrell WR, Cleland SJ, Sattar N, Packard CJ, et al. Effects of moderate exercise session on postprandial lipoproteins, apolipoproteins and lipoprotein remnants in middlle-aged men. Atherosclerosis. 2006;85(1):87-96.
19. Magkos F, Wright DC, Patterson BW, Mohammed BS, Mittendorfer B. Lipid metabolism response to a single, prolonged bout of endurance exercise in healthy young men. Am J Physiol Endocrinol Metab. 2006;290(2):E355-62.
20. Eisenberg S, Levy RI. Lipoprotein metabolism. Adv Lipid Res. 1975;13:1-89.
21. Schaefer EJ, Eisenberg S, Levy RI. Lipoprotein apoprotein metabolism. J Lipid Res. 1978;19(6):667-87.
22. Chapman MJ, Goldstein S, Lagrange D, Laplaud PM. A density gradient ultracentrifugal procedure for the isolation of the major lipoprotein classes from human serum. J Lipid Res. 1981;22:(2):339-58.
23. Levy E. Selected aspects of intraluminal and intracellular phases of intestinal fat absortion. Can J Physiol Pharmacol. 1992;70(4):413-9.
24. Kokkinos PF, Hurley BF, Smutok MA, Farmer C, Reece C, Shulman R, et al. Strength training does not improve lipoprotein-lipid profiles in men at risk for CHD. Med Sci Sports Exerc. 1991;32(10):1134-9.
25. Choi SY, Komaromy MC, Chen J, Fong LG, Cooper AD. Acceleration of uptake of LDL but not chylomicrons or chylomicron remnants by cells that secrete APO E and hepatic lipase. J Lipid Res. 1994;35(5):848-59.
26. Brown MS, Goldstein JL. A receptor-mediated pathway for cholesterol homeostasis. Science. 1986;232(4746):34-47.
27. Eisenberg S. High density lipoprotein metabolism. J Lipid Res. 1984;25(10):1017-58.
28. Glomset JA. Physiological role of lecithin-cholesterol acyltransferase. Am J Clin Nutr. 1970;23(8):1129--36.
29. Mclean JW, Tomlinson JE, Kuang WJ, Eaton DL, Chen EY, Fless GM, et al. cDNA sequence of human apolipoprotein (a) is homologous to plasminogen. Nature. 1987;330(6144):132-7.
30. Bihari-Varga M, Gruber E, Rotheneder M, Zechner R, Kostner GM. Interaction of lipoprotein Lp(a) and low density lipoprotein with glycosaminoglycans from human aorta. Arteriosclerosis. 1988;8(6):851-7.
31. Marcovina SM, Koschinsky ML. Lipoprotein(a) as a risk factor for coronary artery disease. Am J Cardiol. 1998;82(12A):57-66.
32. Choen R. The role of nitric oxide and other endothelium-derived vasoactive substances in vascular disease. Prog Cardiovasc Dis. 1995;38(2):105-28.
33. Ross R. The pathogenisis of atherosclerosis: a perspective for the 1990s. Nature. 1993;362(6423):801-9.
34. Schwartz SM, Gajdusek CM, Selden SC 3rd. Vascular wall growth control: the role of endothelium. Arteriosclerosis. 1981;1(2):107-61.
35. Berliner JA, Navab M, Fogelman AM, Frank JS, Demer LL, Edwards PA, et al. Atherosclerosis: basics mechanisms. Oxidation, inflammation, and genetics. Circulation. 1995;91(9):2488-96.
36. Bevilacqua MP. Endothelial-leukocyte adhesion molecules. Ann Rev Immunol. 1993;11:767-804.
37. Luscinskas FW, Kansas GS, Ding H, Pizcueta P, Schleiffenbaum BE, Tedder TF,Gimbrone Jr. MA. Monocyte rolling, arrest and spreading on IL-4-activated vascular endothelium under flow is mediated via sequential action of L-selectin, beta 1-integrins, and beta 2-integrins. J Cell Biol. 1994;125(6):1417-27.
38. Jellinger PS, Handelsman Y, Rosenblit PD, Bloomgarden ZT, Fonseca VA, Garber AJ, et al. American association of clinical endocrinologists and american college of endocrinology guidelines for management of dyslipidemia and prevention of cardiovascular disease. Endocr Pract. 2017;23(Suppl 2):1-87.
39. Steinberg D. Lewis A. Conner memorial lecture. Oxidative modifications of LDL and atherogenesis. Circulation. 1997;95(4):1062-71.
40. Murota SI, Fujita H, Morita I, Wakabayashi Y. Adhesion molecule mediated endothelial cell injury elicited by activated leukocytes. Ann N Y Acad Sci. 1995;748:133-47.
41. Griffin BA. Lipoprotein atherogenicity: an overview of current mechanisms. Proc Nutr Soc. 1999;58(1):163-9.
42. Zilversmit DB. Atherogenesis: a postprandial phenomenon. Circulation. 1979;60:(3):473-85.
43. Meyer E, Westerveld HT, de Ruyter-Meijstek FC, van Greevenbroek MM, Rienks R, van Rijn HJ, et al. Abnormal postprandial apolipoprotein B-48 and triglyceride responses in normolipidemic wom-

en with greater than 70% stenotic coronary artery disease: a case-control study. Atherosclerosis. 1996;124(2):221-35.

44. Maranhão RC, Feres MC, Martins MT, Mesquita CH, Toffoletto O, Vinagre CG, et al. Plasma kinetics of a chylomicron-like emulsion in patients with coronary artery disease. Atherosclerosis. 1996;126(1):15-25.
45. Patsch JR, Miesenböck G, Hopferwieser T, Mühlberger V, Knapp E, Dunn JK, et al. Relation of triglyceride metabolism and coronary artery disease. Arterioscler Thromb. 1992;12(11):1336-45.
46. Karpe F, Steiner G, Uffelman K, Olivecrona T, Hamsten A. Postprandial lipoproteins and progression of coronary atherosclerosis. Atherosclerosis. 1994;106(1):83-97.
47. Mamo JCL, Wheeler JR. Chylomicrons or their remnants penetrate rabbit thoracic aorta as efficiently as do smaller macromolecules, including low-density lipoprotein, high-density lipoprotein, and albumin. Cor Artery Dis. 1994;5(8):695-705.
48. Proctor SD, Mamo JC. Arterial fatty lesions have increased uptake of chylomicron remnants but not lowdensity lipoproteins. Coron Artery Dis. 1996;7(3):239-45.
49. Al-Ajlan AR, Mehdi SR. Effects and a dose response relationship of physicalíactivity to high density lipoprotein cholesterol and body mass index among Saudis. Saudi Med J. 2005;26(7):1107-11.
50. Patsch J. Influence of lipolysis on chylomicron clearence and HDL cholesterol levels. Eur Heart J. 1998;19(Suppl H):H2-6.
51. Fisher EA, Feig JE, Hewing B, Hazen SL, Smith JD. High-density lipoprotein function, dysfunction, and reverse cholesterol transport. Arterioscler Thromb Vasc Biol. 2012;32(12):2813-20.
52. Heinecke JW. The protein cargo of HDL: implications for vascular wall biology and therapeutics. J Clin Lipidol. 2010;4(5):371-5.
53. O'Connell BJ, Genest J Jr. High-density lipoproteins and endothelial function. Circulation. 2001;104(16):1978-83.
54. Spieker LE, Sudano I, Hürlimann D, Lerch PG, Lang MG, Binggeli C, et al. High-density lipoprotein restores endothelial function in hypercholesterolemic men. Circulation. 2002;105(12):1399-402.
55. Murugesan G, Sa G, Fox PL. High-density lipoprotein stimulates endothelial cell movement by a mechanism distinct from basic fibroblast growth factor. Circ Res. 1994;74(6):1149-56.
56. Sugatani J, Miwa M, Komiyama Y, Ito S. High-density lipoprotein inhibits the synthesis of platelet--activating factor in human vascular endothelial cells. J Lipid Mediators Cell Signal. 1996;13(1):73-88.
57. Epand RM, Stafford A, Leon B, Lock PE, Tytler EM, Segrest JP, Anantharamaiah GM. HDL and apolipoprotein A-I protect erythrocytes against the generation of procoagulant activity. Arterioscler Thromb. 1994;14(11):1775-83.
58. Fleisher LN, Tall AR, Witte LD, Miller RW, Cannon PJ. Stimulation of arterial endothelial cell prostacyclin synthesis by high density lipoproteins. J Biol Chem. 1982;257(12):6653-5.
59. Zeither, A.M. & Schachinger, V. Coronary endothelial vasodilator dysfunction:clinical relevance and therapeutic implications. Z Kardiol 83:7-14, 1994.
60. Ko Y, Häring R, Stiebler H, Wieczorek AJ, Vetter H, Sachinidis A. High-density lipoprotein reduces epidermal growth factor-induced DNA synthesis in vascular smooth muscle cells. Atherosclerosis. 1993;99(2):253-9.
61. Mahley RW, Bersot TP. Drug therapy for hypercholesterolemia and dyslipidemia. In: Hardman JG, Limbrid LE, editos. Goodman and Gilmanís The pharmacological basis of therapeutics. 10. ed. Nova York: Mc-Graw-Hill; 2001.
62. Kavanagh T. Exercise in the primary prevention of coronary artery disease. Can J Cardiol. 2001;17(2):155-61.
63. Kujala UM, Kaprio J, Taimela S, Sarna S. Prevalence of diabetes hypertension and ischemic heart disease in former elite athletes. Metabolism.1994;43(10):1255-60.
64. Powell KE, Thompson PD, Caspersen CJ, Kendrick JS. Physical activity and the incidence of coronary heart disease. Annu Rev Public Health. 1987;8:253-87.
65. Crouse SF, O'Brien BC, Rohack JJ, Lowe RC, Green JS, Tolson H, Reed JL. Changes in serum lipids and apolipoproteins after exercise in men with high cholesterol: influence of intensity. J Appl Physiol (1985). 1995;79(1):279-86.
66. Cullinane E, Lazarus B, Thompson PD, Saratelli A, Herbert PN. Acute effects of a single exercise session on serum lipids in untrained men. Clin Chim Acta. 1981;109(3):341-4.

67. Pronk NP. Short term effects of exercise on plasma lipids and lipoproteins in humans. Sports Med. 1993;16(6):431-48.
68. Grandjean PW, Crouse SF, Rohack JJ. Influence of cholesterol status on blood lipid and lipoprotein enzyme responses to aerobic exercise. J Appl Physiol (1985). 2000;89(2):472-80.
69. Huttunen JK, Länsimies E, Voutilainen E, Ehnholm C, Hietanen E, Penttilä I, et al. Effects of moderate physical exercise on serum lipoproteins: a controlled clinical trial with special reference to serum high-density lipoproteins. Circulation. 1979;60(6):1220-9.
70. Kokkinos PF, Holland JC, Narayan P, Colleran JA, Dotson CO, Papademetriou V. Miles run per week and high-density lipoprotein cholesterol levels in healthy, middle-aged men. Arch Intern Med. 1995;155(4):415-20.
71. Seip RL, Moulin P, Cocke T, Tall A, Kohrt WM, Mankowitz K, et al. Exercise training decreases plasma cholesteryl ester transfer protein. Arterioscler Thromb. 1993;13(9):1359-67.
72. Thompson PD, Yurgalevitch SM, Flynn MM, Zmuda JM, Spannaus-Martin D, Saritelli A, et al. Effect of prolonged exercise training without weight loss on high-density lipoprotein metabolism in overweight men. Metabolism. 1997;46(2):217-23.
73. Davis PG, Bartoli WP, Durstine JL. Effects of acute exercise intensity on plasma lipids and apolipoproteins in trained runners. J Appl Physiol. 1992;72(3):914-9.
74. Durstine JL, Ferguson MA, Szymanski LM, Davis PG, Alderson NL, Trost SG, Pate RR. Effect of a single session exercise on lipoprotein(a). Med Sci Sports Exerc. 1996;28(10):1277-81.
75. Foger B, Wohlfarter T, Ritsch A, Lechleitner M, Miller CH, Dienstl A, Patsch J. Kinetics of lipids, apolipoproteins, and cholesteryl ester transfer protein in plasma after a bicycle maratho. Metabolism. 1994;43(5):633-9.
76. Kantor MA, Cullinane EM, Herbert PN, Thompson P. Acute increase in lipoprotein lipase following prolonged exercise. Metabolism. 1984;33(5):454-7.
77. Kujala UM, Ahotupa M, Vasankari T, Kaprio J, Tikkanen MJ. Low LDL oxidation in veteran endurance athletes. Scand. J Med Sci Sports. 1996;6(5):303-8.
78. Cullinane E, Siconolfi S, Saritelli A, Thompson PD. Acute decrease in serum triglycerides with exercise: Is there a threshold for an exercise effect? Metabolism. 1982;31(8):844-7.
79. Bruce C, Chouinard RA Jr, Tall AR. Plasma lipid transfer proteins, high-density lipoproteins, and reverse cholesterol transport. Ann Rev Nutr. 1998;18:297-30.
80. Durstine JL, Thompson PD. Exercise in the treatment of lipid disorders. Cardiol Clin. 2001;19(3):471-88.
81. Ferguson MA, Alderson NL, Trost SG, Essig DA, Burke JR, Durstine JL. Effects of four different single exercise sessions on lipids, lipoproteins, and lipoprotein lipase. J Appl Physiol. 1998;85(5):1169-74.
82. Superko HR. Exercise and lipoprotein metabolism. J Cardiovasc Risk. 1995;2(4):310-5.
83. Wood PD, Haskell WL, Blair SN, Williams PT, Krauss RM, Lindgren FT, et al. Increased exercise level and plasma lipoprotein concentrations: a one-year randomized, controlled study in sedentary middle-aged men. Metabolism. 1983;32(1):31-9.
84. Enger SC, Suter E, Riesen WF, Tschopp A, Wanner HU, Gutzwiller F. High density lipoprotein (HDL) and physical exercise, age and smoking on HDL cholesterol and HDL-c/total cholesterol ratio. Scand J Clin Lab Invest. 1977;37(1):251-5.
85. Lethonen A, Viikari J. Serum triglycerides and cholesterol and serum high-density lipoprotein cholesterol in highly physically active men. Acta Med Scand. 1978;204(1-2):111-4.
86. Kiens B, Jörgensen I, Lewis S, Jensen G, Lithell H, Vessby B, et al. Increased plasma HDL-cholesterol and APO A-I in sedentary middle-aged men after physical conditioning. Eur J Clin Invest. 1980;10(3):203-9.
87. Giada F, Baldo-Enzi G, Baiocchi MR, Zuliani G, Vitale E, Fellin R. Specialized physical training programs: effects on serum lipoprotein cholesterol, apoproteins A-I and B and lipolytic enzime activities. J Sport Med Phys Fitness. 1991;31(2):196-203.
88. Prado ES, Dantas EH. Effects of aerobic and of strength physical exercises on HDL and LDL lipoproteins and lipoprotein(a). Arq Bras Cardiol. 2002;79(4):429-33.
89. Durstine JL, Miller W, Farrell S, Sherman WM, Ivy J. Increases in HDL-cholesterol and the HDL/LDL cholesterol ratio during prolonged endurance exercise. Metabolism. 1983;32(10):993-7.
90. Lee R, Nieman D, Raval R, Blankenship J, Lee. The effects of acute moderate exercise on serum lipids and lipoproteins in mildly obese women. Int J Sports Med. 1991;12(6):537-42.

91. Pay HE, Hardman AE, Jones GJ, Hudson A. The acute effects of low-intensity exercise on plasma lipids in endurance-trained and untrained young adults. Eur J Appl Physiol Occcup Physiol. 1992;64(2):182-6.
92. Durstine JL. Exercise and lipid disorders. Exerc Sports Cardiol. 2001;1:452-79.
93. Durstine JL, Davis PG, Ferguson MA, Alderson NL, Trost SG. Effects of short-duration and long--duration exercise on lipoprotein(a). Med Sci Sports Exerc. 2001;33(9):1511-6.
94. Gordon PM, Goss FL, Visich PS, Warty V, Denys BJ, Metz KF, Robertson R. The acute effects of exercise intensity on HDL-C metabolism. Med Sci Sports Exerc. 1994;26(6):671-7.
95. Williams PT. Relation ship of distance run per week to coronary heart disease risk factors in 8283 male runners: The National Runners, Health Study. Arch Intern Med. 1997;157(2):191-8.
96. Gordon PM, Fowler S, Warty V, Danduran M, Visich P, Keteyian S. Effects of acute exercise on high density lipoprotein cholesterol and high density lipoprotein subfrations in moderately trained females. Br J Sports Med. 1998;32(1):63-7.
97. Sady SP, Thompson PD, Cullinane EM, Kantor MA, Domagala E, Herbert PN. Prolonged exercise augments plasma triglyceride clearance. JAMA. 1986;256(18):2552-5.
98. Thompson PD, Lazarus B, Cullinane E, Henderson LO, Musliner T, Eshleman R, Herbert PN. Exercise, diet or physical characteristics as determinants of HDL-levels in endurance athletes. Atherosclerosis. 1983;46(3):333-9.
99. Thompson PD, Cullinane EM, Sady SP, Flynn MM, Chenevert CB, Herbert P. High density lipoprotein metabolism in endurance athletes and sedentary men. Circulation. 1991;84(1):140-52.
100. Kelley GA, Kelley KS, Tran ZV. Aerobic exercise and lipids and lipoproteins in women: a meta-analysis of randomized controlled trials. J Womens Health. 2005;13(10):1148-64.
101. Lalonde L, Gray-Donald K, Lowensteyn I, Marchand S, Dorais M, Michaels G, et al.; Canadian Collaborative Cardiac Assessment Group. Comparing the benefits of diet and exercise in treatment of dyslipidemia. Prev Med. 2002;35(1):16-24.
102. Varady KA, Ebine N, Vanstone CA, Parsons WE, Jones PJ. Plant sterols and endurance training combine to favorably alter plasma lipid profiles in previously sedentary hypercholesterolemic adults after 8 wk. Am J Clin Nutr. 2004;80(5):1159-66.
103. Holvoet P, Vanhaecke J, Janssens S, Van de Werf F, Collen D. Oxidized LDL and malondialdehyde--modified LDL in patients with acute coronary syndromes and stable coronary artery disease. Circulation. 1998;98(15):1487-94.
104. 104Regnston J, Nilsson J, Tornvall P, Landou C, Hamsten A. Susceptibility to low-density lipoprotein oxidation and coronary atherosclerosis in man. Lancet. 1992;339(8803):1183-6.
105. Liu ML, Bergholm R, Mäkimattila S, Lahdenperä S, Valkonen M, Hilden H, et al. A marathon run increases the susceptibility of LDL to oxidation in vitro and modifies plasma antioxidants. Am J Physiol. 1999;276(6 Pt 1):1083-91.
106. Vasankari TJ, Kujala UM, Vasankari TM, Ahotupa M. Reduced oxidized LDL levels after a 10-month exercise program. Med Sci Sports Exerc. 1998;30(10):1496-501.
107. Sánches-Quesada JL, Ortega H, Payés-Romero A, Serrat-Serrat J, González-Sastre F, Lasunción MA, Ordóñez-Llanos J. LDL from aerobically-trained subjects shows higher resistance to oxidative modification than LDL from sedentary subjects. Atherosclerosis 1997:132(2):207-13.
108. Houmard JA, Bruno NJ, Bruner RK, McCammon MR, Israel RG, Barakat HA. Effects of exercise training on the chemical composition of plasma LDL. Arterioscler Thromb. 1994;14(3):325-30.
109. Williams PT, Krauss RM, Wood PD, Lindgren FT, Giotas C, Vranizan KM. Lipoprotein subfractions of runners and sedentary men. Metabolism. 1986;35(1):45-52.
110. Baumstark MW, Frey I, Berg A. Acute and delayed effects of prolonged exercise on serum lipoproteins: II. Concentration and comparison of low-density lipoprotein subfractions and very low-density lipoproteins. Eur J Appl Physiol. 1993;66(6):526-30.
111. Lamon-Fava, McNamara JR, Farber HW, Hill NS, Schaefer EJ . Acute changes in lipid, lipoprotein, apolipoprotein, and low-density lipoprotein particle size after an endurance triathlon. Metabolism. 1989;38(9):921-5.
112. Coresh J, Kwiterovich PO Jr. Small, dense low density lipoprotein particles and coronary heart disease risk: a clear association with uncertain implications. JAMA. 1996;276:914-5.

113. De Graaf J, Hak-Lemmers HL, Hectors MP, Demacker PN, Hendriks JC, Stalenhoef AF. Enhanced susceptibility to in vitro oxidation of the dense low density lipoprotein subfraction in healthy subjects. Arterioscler Thromb. 1991;11(2):298-306.
114. Halbert JA, Silagy CA, Finucane P, Withers RT, Hamdorf PA. Exercise training an blood lipids in hyperlipidemic and normolipidemic adults: A meta-analysis of randomized, controlled trials. Eur J Clin Nut. 1999;53(7):514-22.
115. Maranhão RC, Cesar TB, Pedroso-Mariani SR, Hirata MH, Mesquita C. Metabolic behavior in rats of a non-protein microemulsion resembling low-density lipoprotein. Lipids. 1993;28(8):691-6.
116. Maranhão RC, Roland IA, Toffoletto O, Ramires JA, Gonçalves RP, Mesquita CH, Pileggi F. Plasma kinetic behavior in hyperlipidemic subjects of a lipidic microemulsion that binds to LDL receptors. Lipids. 1997;32(6):627-33.
117. Vinagre CG, Ficker ES, Finazzo C, Alves MJ, de Angelis K, Irigoyen MC, et al. Enhanced removal from the plasma of LDL-like nanoemulsion cholestyl ester in trained men compared with sedentary healthy men. J Appl Physiol (1985). 2007;103(4):1166-71.
118. Ficker ES, et al. Effects of the exercise training on the LDL metabolism in hypercholesterolemia. Euro Heart J. 2005;26:224.
119. Jen CJ, Liu YF, Chen HI. Short-term exercise training improves vascular function in hypercholesterolemic rabbit femoral artery. Clin J Physiol. 2005;48(2):79-85.
120. Woodman CR, Ingram D, Bonagura J, Laughlin MH. Exercise training improves femoral artery blood flow responses to endothelium-dependent dilators in hypercholesterolemic. Am J Physiol Heart Circ Physiol. 2006;290(6):H2362-8.
121. Durstine JL, Thompson PD. Exercise in the treatment of lipid disorders. Cardiol Clin. 2001;19(3):471-88.
122. Furukawa F, Kazuma K, Kawa M, Miyashita M, Niiro K, Kusukawa R, Kojima. Effects of an off-site walking program on energy dispenditure, serum lipids, and glucose metabolism in middle-aged women. Biol Res Nurs. 2003;4(3):181-92.
123. Gorski J. Muscle triglyceride metabolism during exercise. Can J Physiol Pharmacol. 1992;70(1):123-31.
124. Durstine JL, Pate RR, Sparling PB, Wilson GE, Senn MD, Bartoli WP. Lipid, lipoprotein, and iron status of elite women distance runners. Int J Sports Med. 1987;8(Suppl 2):119-23.
125. Williams PT, Krauss RM, Vranizan KM, Albers JJ, Wood PD. Effects of weight-loss by exercise and by diet on apolipoproteins A-I and A-II and the particle-size distribution of high-density lipoproteins in men. Metabolism. 1992;41(4):441-9.
126. Durstine JL, Haskell WL. Effects of exercise training on plasma lipids and lipoproteins. Exerc Sport Sci Rev. 1994;22:447-521.
127. Haskell WL. The influence of exercise on the concentrations of triglyceride and cholesterol in human plasma. Exerc Sport Sci Rev. 1984;12:205-44.
128. Ruys T, Sturgess I, Shaikh M, Watts GF, Nordestgaard BG, Lewis B. Effects of exercise and fat ingestion on high density lipoprotein production y peripheral tissues. Lancet. 1998;2(8672):1119-22.
129. Sviridov D, Kingwell B, Hoang A, Dart A, Nestel P. Single session exercise stimulates formation of preb1-HDL in leg muscle. J Lipid Res. 2003;44(3):522-6.
130. Gill JMR, Murphy MH, Hardman AE. Postprandial lipemia: effects of intermittent versus continuous exercise. Med Sci Sports Exerc. 1998;30(10):1515-20.
131. Bachi AL, Rocha GA, Sprandel MC, Ramos LR, Gravina CF, Pithon-Curi TC, et al. Exercise Training Improves Plasma Lipid and Inflammatory Profiles and Increases Cholesterol Transfer to High-Density Lipoprotein in Elderly Women. J Am Geriatr Soc. 2015;63(6):1247-9.
132. Raz I, Rosenblit H, Kark JD. Effect of moderate exercise on serum lipids in young men with low density lipoprotein cholesterol. Arteriosclerosis. 1988;8(3):245-51.
133. Stefanick ML, Mackey S, Sheehan M, Ellsworth N, Haskell WL, Wood PD. Effects of diet and exercise in men and postmenopausal women with low levels of HDL cholesterol and high levels of LDL cholesterol. N Eng J Med. 1998;339(1):12-20.
134. Sunami Y, Motoyama M, Kinoshita F, Mizooka Y, Sueta K, Matsunaga A, et al. Effects of low-intensity aerobic training on the high density lipoprotein cholesterol concentrations in healthy elderly subjects. Metabolism. 1999;48(8):984-8.

135. King CA, Haskell WL, Young DR, Oka RK, Stefanick ML. Long-term effects of varying intensits and formats of physical activity on participantes rate, fitness, and lipoprotein in men and women aged 50 to 65 years. Circulation. 1995;91(10):2596-604.
136. Tran ZV, Weltman A, Glass GV, Mood DP. The effects of exercise on blood lipids and lipoproteins: a meta-analysis of studies. Med Sci Sports Exerc. 1983;15(5):393-402.
137. Taimela, S. et al. The effect of physical activity on serum total and low-density lipoprotein cholesterol concentrations varies with apolipoprotein E phenotype in male children and young adults. The cardiovascular risk in young finns study. Metabolism 45:797-803, 1996.
138. Zmuda JM, Yurgalevitch SM, Flynn MM, Bausserman LL, Saratelli A, Spannaus-Martin DJ, et al. Exercise training has little efect on HDL levels and metabolism in men with initially low HDL cholesterol. Atherosclerosis. 1998;137(1):215-21.
139. Schwartz RS, Cain KC, Shuman WP, Larson V, Stratton JR, Beard JC, et al. Effects of intensive endurance training on lipoprotein profiles in young and older men. Metabolism. 1992;41(6):649-54.
140. Katzel LI, Bleecker ER, Rogus EM, Goldberg AP. Sequential effects of aerobic exercise training and weight loss on risk factors for coronary disease in healthy, obese middle-aged and older men. Metabolism. 1997;46(12):1441-7.
141. Wood PD, Stefanick ML, Williams PT, Haskell WL. The effects on plasma lipoproteins of a prudent weight-reducing diet, with or without exercise, in o overweight men and women. N Engl J Med. 1991;325(7):461-6.
142. Nicklas BJ, Katzel LI, Busby-Whitehead J, Goldberg AP. Increases in high-density lipoprotein cholesterol with endurance exercise training are blunted in obese compared with lean men. Metabolism. 1997;46(5):556-61.
143. Szymanski LM, Durstine JL, Davis PG, Dowda M, Pate RR. Factors affecting fibrinolytic potential: cardiovascular fitness, body composition, lipoprotein(a). Metabolism. 1996;45(11):1427-33.
144. Dufaux B, Order U, Müller R, Hollmann W. Delayed effects of prolonged exercise on serum lipoproteins. Metabolism. 1986;35(2):105-9.
145. Goodyear LJ, Van Houten DR, Fronsoe MS, Rocchio ML, Dover EV, Durstine JL. Immmediate and delayed effects of maraton running on lipids and lipoproteins in women. Med Sci Sports Exerc. 1990;22(5):558-92.
146. Griffin BA, Skinner ER, Maughan RJ. The acute effect of prolonged walking and dietary changes on plasma lipoprotein concentrations. Metabolism. 1988;37(6):535-51.
147. Hamilton MT, Etienne J, McClure WC, Pavey BS, Holloway AK. Role of local contractile activity and muscle fiber type on LPL regulation during exercise. Am J Physiol. 1998;275(6 Pt 1):E1016-22.
148. Yu HH, Ginsburg GS, O'Toole ML, Otvos JD, Douglas PS, Rifai N. Acute changes in serum lipids and lipoprotein subclasses in triathletes as assesed by Proton Nuclear Magnetic Resonance Spectroscopy. Arterioscler Thromb Vasc Biol. 1999;19(8):1945-9.
149. Halle M, Berg A, von Stein T, Baumstark MW, König D, Keul J. Lipoprotein(a) in endurance athletes, power athletes, and sedentary controls. Med Sci Sports Exerc. 1996;28(8):962-6.
150. Hubinger L, Mackinnon LT. The effect of endurance training on lipoprotein(a) [Lp(a)] levels in middle--aged males. Med Sci Sports Exerc. 1996;28(6):757-64.
151. Israel RG, Sullivan MJ, Marks RH, Cayton RS, Chenier TC. Relationship between cardiorespiratory fitness and lipoprotein(a) in men and women. Med Sci Sports Exerc. 1994;26(4):425-31.
152. Mackinnon LT, Hubinger LM. Effects of exercise on lipoprotein(a). Sports Med. 1999;26(1):11-24.
153. Gill JMR, Mees GP, Frayn KN, Hardman AE. Moderate exercise, postprandial lipaemia and triacylglycerol clearance. Eur J of Clin Invest. 2001;31(3):201-7.
154. Miesenbock G, et al. Postprandial hyperlipidemia: the search for the atherogenic lipoprotein. Curr Opinion Lipidol. 1992;3:196-201.
155. Ehnholm C, Kuusi T. Preparation, characterization, and measurement of hepatic lipase. Methods Enzymol. 1986;129:716-63.
156. Ginsburg GS, Agil A, O'Toole M, Rimm E, Douglas PS, Rifai N. Effects of a single bout of ultraendurance exercise on lipid levels and susceptibility of lipids to peroxidation in thiathletes. JAMA. 1996;276(3):221-5.

157. Gill JMR, Al-Mamari A, Ferrell WR, Cleland SJ, Packard CJ, Sattar N, et al. Effects of prior moderate exercise on postprandial metabolism and vascular function in lean and centrally obese men. J Am Coll Cardiol. 2004;44(12):2375-82.
158. Vinagre CG, et al. Exercise training accelerates the chylomicron metabolism. J Europ Atheroscler Soc. 2001;3.
159. Emerson SR, Kurti SP, Emerson EM, Cull BJ, Casey K, Haub MD, Rosenkranz SK. Postprandial Metabolic Responses Differ by Age Group and Physical Activity Level. J Nutr Health Aging. 2018;22(1):145-53.
160. Gill JM, Hardman AE. Postprandial lipaemia: effects of exercise and restriction of ennergy intake compared. Am J Clin Nutr. 2000;71(2):465-71.
161. Ziogas GG, Thomas TR, Harris WS. Exercise training, postprandial hipertriglyceridemia, and LDL subfraction distribution. Med Sci Sports Exerc. 1997;29(8):986-91.
162. Tetsonis NV, Hardman AE. Effects of low and moderate intensity treadmill walking on postprandial lipaemia in healthy young adults. Eur J Appl Physiol. 1996;73(5):419-26.
163. Tetsonis NV, Hardman AE, Mastana SS. Acute effects of exercise on postprandial lipemia: a comparative study in trained and untrained middle-aged women. Am J Clin Nutr. 1997;65(2):525-33.
164. Zhang JQ, Ji LL, Nunez G, Feathers S, Hart CL, Yao WX. Effect of exercise timing on postprandial lipemia in hypertriglyceridemic men. Can J Appl Physiol. 2004;29(5):590-603.
165. Paul DJ, Bangsbo J, Nassis GP. Recreational football practice attenuates postprandial lipaemia in normal and overweight individuals. Eur J Appl Physiol. 2018;118(2):261-270.
166. Panissa VL, Julio UF, Diniz TA, de Moura Mello Antunes B, Lira FS, Takito MY, Franchini E. Postprandial lipoprotein profile in two modes of high-intensity intermittent exercise. J Exerc Rehabil. 2016;31;12(5):476-82.
167. Aronov DM, Bubnova MG, Perova NV, Orekhov AN, Bobryshev YV. The effect of maximal vs submaximal exertion on postprandial lipid levels in individuals with and without coronary heart disease. J Clin Lipidol. 2017;11(2):369-76.
168. Miyashita M, Burns SF, Stensel DJ. Exercise and postprandial lipemia: effect of continuous compared with intermittent activity patterns. Am J Clin Nutr. 2006;83(1):24-9.
169. Goodyear LJ, et al. Increased HDL-cholesterol following eight weeks of progressive training in female runners. Ann Sport Med. 1986;3:32-7.
170. Shannon KA, Shannon RM, Clore JN, Gennings C, Warren BJ, Potteiger JA. Resistance exercise and postprandial lipemia: The dose effect of differing volumes resistance exercise bouts. Metabolism. 2005;54(6):756-63.
171. Zderic TW, Hamilton MC. Physical inactivity amplifies the sensitivity of skeletal muscle to the lipid--induced downregulation of lipoprotein lipase activity. J Appl Physiol (1985). 2006;100(1):249-57.
172. Peltonen P, Marniemi J, Hietanen E, Vuori I, Ehnholm C. Changes in serum lipids, lipoproteins, and heparin releasable lipolytic enzymes during moderate physical training in man: a longitudinal study. Metabolism. 1988;30(5):518-26.
173. Podl TR, Zmuda JM, Yurgalevitch SM, Fahrenbach MC, Bausserman LL, Terry RB, Thompson PD. Lipoprotein lipase activity and plasma triglyceride clearance are elevated in endurance trained women. Metabolism. 1994;43(7):808-13.
174. Ong JM, Simsolo RB, Saghizadeh M, Goers JW, Kern PA. Effects of exercise training and feeding on lipoprotein gene expression in adipose tissue, heart, and skeletal muscle of the rat. Metabolism. 1995;44(12):1596-605.
175. Schwartz RS. Effects of exercise training in high density lipoproteins and apolipoprotein A-I in old and young men. Metabolism. 1988;37(12):1128-33.
176. National Heart Institute. Physical activity and cardiovascular health. J Am Med Assoc. 1996;276(3):241-6.
177. Thompson PD, et al. The effect of APO E genotype on the lipid response to exercise training. Med Sci Sports Exerc. 1999;31:S135.
178. Williams PT, Krauss RM, Vranizan KM, Wood PD. Changes in lipoprotein subfracions during diet--induced weight loss in moderately overweight men. Circulation. 1990;81(4):1293-304.

179. Marti B, Suter E, Riesen WF, Tschopp A, Wanner HU, Gutzwiller F. Effects of long-term, self-monitored exercise on the serum lipoprotein and apolipoprotein profile in middle-aged men. Atherosclerosis. 1990;81(1):19-31.
180. Velliquette RA, et al. Apolipoprotein E, an important protein involved in triglyceride and cholesterol homeostasis: physical activity implications. Clin Exerc Physiol. 2000;2:4-14.
181. Tamai T, et al. Effects of exercise on plasma lipoprotein metabolism. In: Sato Y, et al. editors. Integration of Sports Sciences. Med Sports Sci. 1992;37:430-9.
182. Fletcher GF, Blair SN, Blumenthal J, Caspersen C, Chaitman B, Epstein S, et al. Statement on exercise. Benefits and recommendations for physical activity programs for all Americans. A statement for health professionals by the Committeee on Exercise and Cardiac Rehabilitation of the Council on Clinical Cardiology, American Heart Association. Circulation. 1992;86(1):340-4.
183. Superko H. The most common cause of coronary heart disease can be successfully treated by the least espensive therapy-exercise. ACSM Certified News. 1998;2:310-5.
184. Melo NR, Latrilha MC, Santos RD, Pompei LM, Maranhão RC. Effects in post-menopausal womwn of transdermal estrogen associated with progestin upo the removal from the plasma of a micoemulsion that resembles low-density lipoprotein (LDL). Maturitas. 2005;50(4):275-81.
185. Kontush A, Chapman MJ. Antiatherogenic small, dense HDL-guardian angel of the arterial wall? Nat Clin Pract Cardiovasc Med. 2006;3(3):144-53.
186. Casella FA. Influência do Exercício Físico nas lipoproteínas e no endotélio de pacientes com síndrome metabólica. São Paulo. [Tese] Faculdade de Medicina, Universidade de São Paulo. 2007.
187. Gaesser GA, Rich RG. Effects of high- and low- intensity exercise training on aerobic capacity and blood lipids. Med Sci Sports Exerc. 1984;16(3):269-74.
188. Boyden TW, Pamenter RW, Going SB, Lohman TG, Hall MC, Houtkooper LB, et al. Resistance exercise training is associated with decreases in serum low-density lipoprotein cholesterol levels in premenopausal women. Arch Intern Med. 1993;153(1):97-100.
189. Elliott KJ, Sale C, Cable NT. Effects of resistance training and detraining on muscle strength and blood lipid profile in postmenopausal women. Br J Sports Med. 2002;36(5):340-4.
190. Manning JM, Dooly-Manning CR, White K, Kampa I, Silas S, Kesselhaut M, Ruoff M. Effects of a resistive training program on lipiprotein-lipid levels in obese women. Med Sci Sports Exerc. 1991;23(11):1222-6.
191. Prabhakaran B, Dowling E, Branch J, Swain DP, Leutholtz BC. Effect of 14 weeks of resistance training on lipid profile and body fat percentage in premenopausal women. Br J Sports Med. 1999;33(3):190–5.
192. Sheikholeslami Vatani D, Ahmadi S, Ahmadi Dehrashid K, Gharibi F. Changes in cardiovascular risk factors and inflammatory markers of young, healthy, men after six weeks of moderate or high intensity resistance training. J Sports Med Phys Fitness. 2011;51(4):695-700.
193. Vinagre CG, et al. Influence of exercise training on LDL metabolism and LDL oxidative process. J Europ Atheroscler Soc. 2002;3:231.
194. Silva JL, et al. The effects of resistance exercise on plasma kinetcs of an artificial nanoemulsion that binds to low-density lipoprotein receptors. World Congress of Cardiology 2008. Circulation. 2008;118:359.
195. Schjerve IE, Tyldum GA, Tjønna AE, Stølen T, Loennechen JP, Hansen HE, et al. Both aerobic and strength training improve cardiovascular health in obese adults. Clin Sci (Lond). 2008;115(9):283-93.
196. Tambalis K, Panagiotakos D, Kavouras S, Sidossis LS. Responses of blood lipids to aerobic, resistance, and combined aerobic with resistance exercise training: a systematic review of current evidence. Angiology. 2009;60(5):614-32.
197. Silva JL, Maranhão RC, Vinagre CGCM. Efeitos do treinamento resistido na lipoproteína de baixa densidade. Rev Bras Med Esporte. 2010;16(1):.
198. McMurray RG, Harrell JS, Griggs TR. A comparison of two fitness programs to reduce the risk of coronary heart disease in public safety officers. J Occup Med. 1990;32(7):616-20.
199. Williford HN, Blessing DL, Duey WJ, Barksdale JM, Wang N, Olson MS, Teel S. Exercise training in black adolescents: changes in blood lipids and VO2max. Ethn Dis. 1996;6(3-4):279-85.
200. Verney J, Kadi F, Saafi MA, Piehl-Aulin K, Denis C. Combined lower body endurance and upper body resistance training improves performance and health parameters in healthy active elderly. Eur J Appl Physiol. 2006;97(3):288-97.

201. Kraemer WJ, Vingren JL, Silvestre R, Spiering BA, Hatfield DL, Ho JY, et al. Effect of adding exercise to a diet containing glucomannan. Metabolism. 2007;56(8):1149-58.
202. Thomson RL, Buckley JD, Noakes M, Clifton PM, Norman RJ, Brinkworth GD. The effect of a hypocaloric diet with and without exercise training on body composition, cardiometabolic risk profile, and reproductive function in overweight and obese women with polycystic ovary syndrome. J Clin Endocrinol Metab. 2008;93(9):3373-80.
203. Elmahgoub SM, Lambers S, Stegen S, Van Laethem C, Cambier D, Calders P. The influence of combined exercise training on indices of obesity, physical fitness and lipid profile in overweight and obese adolescents with mental retardation. Eur J Pediatr. 2009;168(11):1327-33.
204. Nash MS, Jacobs PL, Mendez AJ, Goldberg RB. Circuit resistance training improves the atherogenic lipid profiles of persons with chronic paraplegia. J Spinal Cord Med. 2001;24(1):2-9.
205. Berg A, Frey I, Baumstark MW, Halle M, Keul J. Physical activity and lipoprotein lipid disorders. Sports Med. 1994;17(1):6-21.
206. Williams PT, Krauss RM, Vranizan KM, Wood PD. Changes in lipoprotein subfracions during diet-induced weight loss in moderately overweight men. Circulation. 1990;81(4):1293-304.
207. Marshall DA, Vernalis MN, Remaley AT, Walizer EM, Scally JP, Taylor AJ. The role of exercise in modulating the impact of an ultralow-fat diet on serum lipids and apolipoproteins in patients with or at risk for coronary artery disease. Am Heart J. 2006;151(2):484-91.
208. Barter PJ, Hopkins GJ, Ha YC. The role of lipid transfer proteins in plasma lipoprotein metabolism. Am Heart J. 1987;113:538.
209. Crouse SF, et al. Effects of training and single session of exercise on lipids and apolipoproteins in hypercholesterolemic men. J Appl Physiol. 1997;83:2019ñ28.
210. Gill JM, Hardman AE. Postprandial lipaemia: effects of exercise and restriction of ennergy intake compared. Am J Clin Nutr. 2000;71:465-71.
211. Gill JMR, et al. Moderate exercise, postprandial lipaemia and triacylglycerol clearance. Eur J of Clin Invest. 2001;31:201-7.
212. Grandjean PW, et al. The effects of menopausal status and exercise training on serum lipds and the activities of intravascular enzymes related to lipid transport. Metabolism. 1998;47:377-83.
213. Hellsten G, et al. Lipids and endurance physical activity. Atherosclerosis. 1989;76:93-4.
214. Huttunen JK. Physical activity and plasma lipids and lipoproteins. Ann Clin Res. 1982;34:124-9.
215. Jang J, et al. Cell adhesion molecules in coronary artery disease. J Am Coll Cardiol. 1994;24:1591-61.
216. Johnson CC, et al. Diet and exercise in middle-aged men. J Am Diet Assoc. 1982;81:695-701.
217. Kajinami K, Takekoshi N. Cholesterol absorption inhibitors in development as potential therapeutics. Expert Opin. Investig. Drugs. 2002;11: 831-5.
218. Krauss RM, et al. Further observations on the activation and inhibition of lipoprotein lipase by apolipoproteins. Circ Res. 1973;33(4):403-11.
219. Manning JM, et al. Effects of a resistive training program on lipiprotein-lipid levels in obese women. Med Sci Sports Exerc. 1991;23(11):1222-6.
220. März W, Kleber ME, Scharnagl H, Speer T, Zewinger S, Ritsch A, et al. HDL cholesterol: reappraisal of its clinical relevance.Clin Res Cardiol. 2017;106(9):663-75.
221. Pate RR, et al. Physical activity and public health. A recommendation from the Centers for Disease Control and Prevention and the American College of Sports Medicine. JAMA. 1995;273:402-7.
222. Ruaño G, et al. Apolipoprotein A1 genotype affects the change in high density lipoprotein cholesterol subfraction with exercise training. Atherosclerosis. 2006;185:65-9.
223. Taylor AJ, Grace K, Swiecki J, Hyatt R, Gibbs H, Sheikh M, et al. Lipid-lowering efficacy, safety, and costs of a large-scale therapeutic statin formulary conversion program. Pharmacotherapy. 2001;21:1130-9.
224. Vinagre CG, et al. Influence of exercise training on LDL metabolism and LDL oxidative process. J Europ Atheroscler Soc. 2002;3:231.
225. Vuorimaa T, et al. Acute prolonged exercise reduces moderately oxidized LDL in healthy men. Int J Sports Med. 2005;26(6):420-5.
226. Zhang JQ, et al. Effect of exercise timing on postprandial lipemia in hypertriglyceridemic men. Can J Appl Physiol. 2004;29(5):590-603.

6

Aspectos moleculares da hipertrofia dos músculos cardíaco e esquelético após treinamento físico

Clara Nóbrega
Guilherme Barretto Alves
Patricia Chakur Brum
José Eduardo Krieger
Edilamar Menezes de Oliveira

INTRODUÇÃO

O treinamento físico promove uma série de adaptações nas musculaturas esquelética e cardíaca, sendo a hipertrofia uma das principais adaptações morfológicas. O termo hipertrofia refere-se ao aumento da massa muscular resultante do acúmulo de proteínas contráteis e substâncias não contráteis (como glicogênio e água), e constitui um dos principais mecanismos de adaptação do músculo estriado diante da sobrecarga de trabalho imposta pelo treinamento físico que envolva exercícios dinâmicos e estáticos. Os exercícios dinâmicos envolvem movimentos cíclicos, como os movimentos da corrida, caminhada, natação, bem como contrações concêntricas (em que a tensão gerada pelo músculo supera a resistência que lhe é imposta e ele se encurta) e excêntricas (em que a tensão gerada pelo músculo é menor do que a resistência que lhe é imposta e ele se alonga). Já os exercícios estáticos envolvem contrações isométricas (em que a tensão gerada pelo músculo é igual à resistência que lhe é imposta e ele mantém o comprimento).

A fisiologia do exercício é uma das áreas das ciências biológicas mais antigas, na qual os pesquisadores sempre estiveram atentos buscando elucidar os mecanismos de adaptação das musculaturas esquelética e cardíaca ao treinamento físico. Os estudos mostram que as adaptações ao treinamento físico ocorrem ao longo de um processo integrado, do nível sistêmico para o molecular. O avanço do conhecimento nessa área se renova à medida que novas tecnologias surgem como ferramentas para estudos experimentais.

Do ponto de vista prático, o entendimento de conceitos celulares e moleculares é fundamental aos profissionais que trabalham com a atividade física, desde a reabilitação até o esporte de alto rendimento, pois isso lhes confere subsídios para implementar e avaliar de forma crítica certos procedimentos, como o tratamento de doenças, a seleção de talentos esportivos, a manipulação genética visando ao aumento ou à diminuição da produção de determinadas substâncias pelo organismo, a prescrição nutricional e de treinamento, e a recuperação de lesões.

HISTÓRICO

O princípio de que a massa muscular adapta-se durante um treinamento físico de força tem sido bem estabelecido desde a Grécia Antiga. No músculo cardíaco, um dos primeiros relatos dos efeitos da atividade física foi realizado por Bergmann, em 1884,[1] ao notar que a relação peso do coração/peso corporal de animais selvagens era muito maior quando comparados com os animais que eram domesticados. Henschen, em 1899,[1] foi quem primeiro descreveu o coração do atleta mediante técnica diagnóstica simples de exame físico. O tamanho do coração foi determinado por auscultação torácica cuidadosamente realizada nos esquiadores de campo antes e após uma corrida. Mais tarde, esses resultados foram confirmados pelo emprego da radiografia e por evidências de autópsia. Posteriormente, as técnicas como ecocardiografia e tomografia computadorizada vieram facilitar os estudos com o atleta. As dimensões internas do coração e a espessura da parede puderam ser determinadas com mais detalhes, tornando-se possível fazer estimativas da massa ventricular esquerda do coração, mostrando que esta difere no coração de indivíduos sedentários, conforme revisto por Rost, 1997.[1] Portanto, a hipertrofia do músculo estriado é um dos assuntos mais antigos e bastante estimulantes na área de exercício físico.

TIPOS DE HIPERTROFIA

Músculo cardíaco

A expressão coração de atleta tem sido amplamente empregada na literatura para caracterizar as adaptações que ocorrem no sistema cardiovascular causadas pelo exercício físico de longa duração em atletas. De forma geral, conforme descrito anteriormente, o exercício físico pode ser dividido em dinâmico e estático.

Em condições fisiológicas como exercício físico, dois tipos de sobrecarga intermitente podem levar à hipertrofia cardíaca de maneiras diferentes, porém desenvolvidas de forma simétrica no coração. No exercício estático ou isométrico (por exemplo, levantadores, arremessadores de peso e martelo, praticantes de luta romana e fisiculturistas), a força é desenvolvida com pouco ou nenhum movimento. Esse tipo de exercício apresenta como consequência hemodinâmica ligeira elevação do débito cardíaco (DC), resultante de aumento da frequência cardíaca (FC) e grande elevação da pressão arterial (PA), levando à sobrecarga de pressão no coração, que resulta em espessamento da parede ventricular esquerda sem diminuição da dimensão interna da cavidade, desenvolvendo hipertrofia ventricular esquerda concêntrica. Têm sido demonstrados aumentos como 480/350 (pressão sistólica e diastólica) em fisiculturistas durante a realização do exercício de *leg press* duplo.[2] No exercício dinâmico, em que os atletas realizam exercícios isotônicos (nadar, pedalar, correr e andar, por exemplo), os principais padrões hemodinâmicos são aumento na FC e no volume sistólico (VS), os 2 componentes do DC. Portanto, a sobrecarga sobre o coração é predominantemente volumétrica, levando ao desenvolvimento de hipertrofia ventricular esquerda excêntrica.

O exercício físico dinâmico realizado de forma crônica mostra-se eficiente em proporcionar adaptações no sistema cardiovascular.[3,4] Entre os principais parâmetros cardiovasculares que sofrem adaptações com esse tipo de treinamento físico está a FC. Durante o repouso, observa-se queda de FC, que ocorre tanto em humanos[5] quanto em animais.[6-8] A bradicardia de repouso tem sido utilizada como marcador dos efeitos do treinamento físico aeróbio no sistema cardiovascular. Essa adaptação ocorre concomitantemente ao aumento no VS, resultando em manutenção do DC de repouso.

Em geral, na maioria dos tipos de exercícios físicos ou programas de condicionamento físico, há associação de componentes dinâmico e estático. Portanto, a hipertrofia fisiológica que ocorre normalmente é uma combinação de diferentes graus de ambas, hipertrofias concêntrica e excêntrica, levando à hipertrofia cardíaca mista, como a observada em triatletas.[9] Além disso, o grau de hipertrofia fisiológica que ocorre está relacionado com a intensidade e a duração das sessões de exercício físico, assim como ao programa de treinamento físico, e está diretamente relacionado à capacidade aeróbia máxima ou VO_2máx.[10,11] Schaible e Scheuer[12] mostraram também que o aumento no fluxo coronariano é proporcional ao grau de hipertrofia induzido pelo treinamento físico, resultante do aumento do leito vascular coronariano. Em alguns casos, a hipertrofia fisiológica em atletas de força de alto nível assemelha-se à hipertrofia patológica, podendo ser incorretamente interpretada como patológica.

Em tecidos como o músculo cardíaco, constituído por células mononucleadas, a hipertrofia é definida por aumento do citoplasma em relação ao núcleo da célula, enquanto a hiperplasia é definida como divisão nuclear e aumento no número de células. Portanto, no músculo cardíaco ocorre hipertrofia de miócitos e hiperplasia principalmente de fibroblastos.

Modificação de proteínas contráteis cardíacas

Na hipertrofia patológica, como a que ocorre na hipertensão arterial (HAS), o aumento no volume dos miócitos provocado pelo aumento do número de miofibrilas em paralelo é acompanhado de aumento dos componentes do estroma que, em geral, se apresentam de forma desproporcional à resposta dos miócitos[120], sobretudo aumentando o conteúdo de colágeno, podendo levar à deficiência no processo de relaxamento do miocárdio.

Na hipertrofia fisiológica, que ocorre em consequência do treinamento físico de *endurance*, o aumento de volume dos miócitos se faz pela síntese de novos componentes, como aumento no conteúdo das proteínas contráteis, que levam ao aumento predominante no comprimento das miofibrilas, não ocorrendo grandes alterações nas características do estroma, portanto sem prejuízo funcional ao órgão[118]. Em paralelo, ocorre aumento do retículo sarcoplasmático e no número e tamanho das mitocôndrias para manter um estado funcional adequado ao aumento dos componentes contráteis; este é um aspecto bastante evidenciado nas hipertrofias fisiológicas. Além disso, são observadas alterações nas proporções dos diferentes tipos de actina e miosina produzidos, com o objetivo de adequar a velocidade e a força de contração necessárias ao processo de adaptação diante do estímulo que gerou a hipertrofia[84,125].

O sarcômero, unidade contrátil do miocárdio, é formado por proteínas organizadas em filamentos grossos de miosina e finos de actina. Entre as principais proteínas regulatórias que constituem o sarcômero estão: miosina de cadeia pesada (MCP); miosina de cadeia leve (MCL1 e MCL2); tropomiosina (Tm), o complexo troponina (TnT, TnI e TnC); e actina. No ventrículo da maioria das espécies de mamíferos, inclusive o homem, foi identificado pelo menos uma das 3 isoformas de miosina (V1, V2 e V3), constituídas de somente 2 tipos de MCP, alfa e beta. V1 e V3 são homodímeros alfa/alfa e beta/beta, respectivamente, enquanto a V2 é heterodímero alfa/beta (Figura 6.1). A alfa-MCP apresenta maior atividade ATPásica e maior velocidade de encurtamento dos sarcômeros, enquanto a beta-MCP apresenta menor velocidade de encurtamento dos sarcômeros[52,87,111,125]. As alterações hemodinâmicas que ocorrem após o nascimento representam um estímulo para a regulação dessas isoformas. Durante a vida fetal, a maioria dos mamíferos expressa a beta-MCP no ventrículo. Nos mamíferos pequenos (rato e coelho), a alfa-MCP aumenta de forma rápida imediatamente antes do parto e corresponde à isoforma dominante durante toda a vida adulta. Portanto, do ponto de vista molecular, ocorre diminuição da expressão do gene da beta-MCP ventricular e aumento da expressão gênica da alfa-MCP. Nos mamíferos maiores (cão, porco e homem), ao contrário, a alfa-MCP é dominante apenas transitoriamente após o nascimento, sendo o gene da beta-MCP expresso de forma dominante durante toda a vida. Nos átrios, a situação é diferente, uma vez que a isoforma alfa é expressa de forma dominante durante toda a vida, em todos os mamíferos. Entretanto, a distribuição das isoformas da MCP pode ser modificada em resposta à sobrecarga de trabalho, tanto em condições fisiológicas quanto em condições patológicas[66,85,125]. A alfa-actina esquelética é encontrada no músculo esquelético de animais adultos e no miocárdio na fase fetal; também é expressa no miocárdio submetido à hipertrofia patológica.

Atenção considerável tem sido dada aos efeitos do treinamento físico na composição das proteínas contráteis. Por exemplo, ratos treinados com natação demonstraram aumento na atividade da ATPase miosínica no ventrículo esquerdo associado ao aumento da expressão da isoforma V1 (alfa-MCP), o que resultou em melhora na função sistólica[104]. Nessa espécie, com predomínio da isoforma V1 e alta atividade da ATPase miosínica, a imposição de sobrecarga patológica, como coarctação da aorta ou da hipertensão, resulta em rápida mudança (2 a 3 dias) no padrão das isoenzimas para a isoforma V3 (beta-MCP), a qual está associada com a diminuição da atividade da ATPase miosínica. Essas alterações impostas por condições patológicas levam, na realidade, a uma mudança fisiológica importante que implica a expressão de um fenótipo fetal, ou seja, a reprogramação gênica. Interessante ainda é o fato de que a hipertrofia cardíaca induzida pelo treinamento físico com natação reverte a isoforma da miosina de V3 para V1 em ratos espontaneamente hipertensos (SHR), levando à melhora da função sistólica, normalização da atividade da ATPase miosínica e retorno para o fenótipo V1 predominante[103]. Nessa condição, também foi observado aumento na ligação e na captação do cálcio pelo retículo sarcoplasmático[66,103]. Em modelos de treinamento físico com esteira, com ratos, podem ocorrer alterações na função contrátil do miocárdio sem que ocorram mudanças significati-

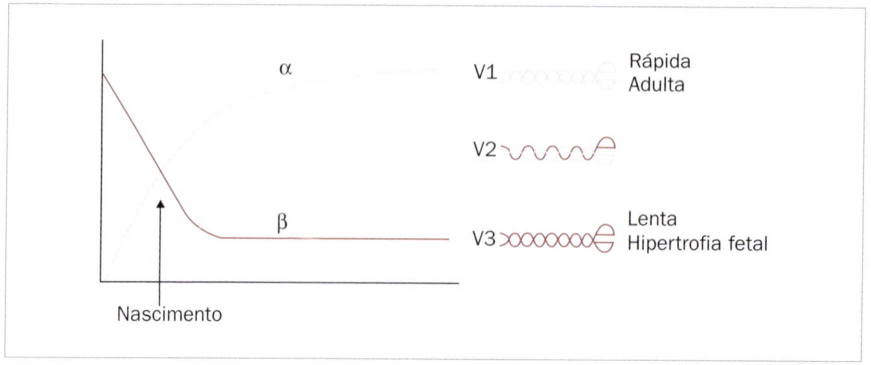

FIGURA 6.1 Isomiosinas. Miosina de cadeia pesada (MCP): V1 e V3 são homodímeros alfa e beta, respectivamente, e V2 é um heterodímero alfa/beta.

Fonte: Adaptada de Yamazaki T. et al., 1995.[123b]

vas na atividade da ATPase miosínica, bem como na composição das isoformas da miosina ventricular[112]. Vale lembrar que, em animais experimentais, o treinamento físico com natação induz hipertrofia excêntrica, enquanto o treinamento físico com esteira não provoca hipertrofia cardíaca, ou quando ocorre, é de pequena magnitude.

No homem e em animais maiores, em que a FC de repouso é menor do que no rato, e a isoforma predominante no ventrículo da MCP é exclusivamente a V3, o treinamento físico melhora a função ventricular sem modificar a atividade da ATPase miosínica ou a composição das isoformas da miosina. Entretanto, em condições de sobrecarga patológica, o padrão de miosina nos ventrículos não é modificado, uma vez que já predomina a isoforma V3 da miosina, compreendendo cerca de 95% do total de miosina expressa. O que modifica na hipertrofia cardíaca patológica é a quantidade de proteína expressa; a isoforma V3 aumenta para próximo de 100%[109,111]. Nos átrios, na estenose ou na insuficiência valvular, ocorre aumento na expressão da isoforma V3, a qual passa a ser a forma predominante em detrimento da isoforma V1, que predomina em condições normais. Na hipertrofia cardíaca, ocorrem também alterações de outras proteínas sarcoméricas, como as isoformas da troponina T cardíaca (TnTc). Normalmente são expressas 2 isoformas da TnTc no coração, enquanto em condições patológicas passam a ser expressas de 4 a 6[3,59].

São muitos os fatores que podem alterar aspectos moleculares que sabidamente modificam as propriedades contráteis do miocárdio e podem ser alterados durante o desenvolvimento de um programa de exercício físico. Fatores como aumento de expressão e fosforilação de proteínas regulatórias, como miosina de cadeia leve (MCL) e troponina I cardíaca (TnIc), podem aumentar a contratilidade do miocárdio. A tensão por aumento da sensibilidade ao cálcio é influenciada por diferentes isoformas de Tm[120], TnI[109], TnT[73] e MCL[67], porém pouco se sabe sobre os efeitos do treinamento físico na expressão dessas isoformas de proteínas contráteis. A utilização de técnicas modernas de biologia molecular, como *micro* e *macroarrays*, permite determinar a expressão de um grande número de genes de modo simultâneo. Recentemente, com o uso da técnica de *microarray*, foi demonstrado aumento no nível de expressão em 8.800 genes no ventrículo de ratos treinados por 11 semanas em esteira, com hipertrofia ventricular de 14%. O treinamento físico induziu aumento na expressão da isoforma atrial do gene da MCL-1 no ventrículo, o que pode ser responsável, pelo menos em parte, pelo aumento das propriedades contráteis do miocárdio observado em resposta ao treinamento físico[26].

Músculo esquelético

O músculo esquelético é um tecido complexo e heterogêneo capaz de apresentar notável hipertrofia, adaptação metabólica e regeneração. Um dos mais potentes estímulos para induzir reorganização celular no músculo esquelético é o treinamento físico. O aumento na tensão muscular, como o induzido por treinamento físico de força/hipertrofia, proporciona o estímulo primário para iniciar o crescimento do músculo esquelético. A hipertrofia do músculo esquelético tem como resposta global o incremento da força muscular decorrente do aumento do número de miofibrilas contráteis e da área de seção transversa. Isso confere ao músculo maior potencial para produção de força[9,37].

A fibra muscular esquelética é formada predominantemente de células multinucleadas. Cada fibra resulta da fusão de muitas centenas de células progenitoras mononucleadas, conhecidas como células satélites, as quais são capazes de ativar o programa miogênico e se diferenciar em miócitos maduros[100]. As células satélites permanecem quiescentes no músculo esquelético, ou seja, permanecem na fase Go do ciclo celular no músculo adulto normal e mesmo na velhice apresentam potencial proliferativo[54]. No músculo esquelético adulto normal, as células satélites participam com 3 a 10% de todos os núcleos periféricos (subsarcolemais)[52]. As células satélites foram descobertas por Mauro, em 1961[56], que assim as denominou pela posição satélite, adjacente à miofibra adulta e abaixo da lâmina basal. Nesta posição, são candidatas lógicas para a produção de novo mionúcleo durante a hipertrofia e a formação de uma nova fibra muscular durante a regeneração muscular no animal adulto[1]. A proliferação das células satélites e a diferenciação em miócitos permitem reparo e hipertrofia de miofibrilas preexistentes ou a geração de novas miofibrilas.

A hipertrofia do músculo esquelético envolve aumento do número de núcleos, bem como no volume citoplasmático, portanto incorpora parte da definição de hiperplasia (aumento no número de núcleos). Ainda, como uma complicação a mais, núcleos adicionais podem ser provenientes da divisão nuclear interna ou da fusão de células satélites e seus núcleos doados à fibra muscular. Portanto, o aumento na síntese de DNA que seria um marcador de hiperplasia em outros tecidos nem sempre está evidenciando a mesma resposta no músculo esquelético, uma vez que o aumento no tamanho da fibra é maior do que o volume contribuído pela fusão de células mononucleadas. Além disso, os mioblastos podem fundir-se entre 2 para formar uma nova fibra muscular[1].

O músculo esquelético apresenta grande diversidade de arranjos das fibras nos fascículos e o padrão de inervação da fibra é dependente da função e da espécie animal. Experimentos realizados em laboratórios (ratos e camundongos) em geral estudam músculos da perna, como sóleo, extensor digital longo (EDL) e músculos da coxa que contêm fibras que se estendem continuamente de um tendão ao outro, apresentando uma única zona de junção neuromuscular no meio da fibra. A hipertrofia nesse tipo de fibra é determinada por aumento no diâmetro da fibra sem aumento no número de fibras musculares[37,115]. Os animais maiores (coelho, gato, cavalo e outros) apresentam fibras musculares que não se estendem continuamente de um tendão ao outro, mas terminam intrafascicularmente e apresentam múltiplas bandas de terminações neuromusculares[50]. Quando o do fascículo excede 3,5 cm de comprimento, o número de bandas de junções neuromusculares aumenta regularmente com o aumento do comprimento do fascículo[83]. Ao contrário de outros mamíferos, no homem e no macaco a maioria dos músculos dos membros apresenta a forma de uma longa fibra muscular inserida em ambos os tendões e uma única banda de junções neuromusculares[83]. Em humanos, apenas os músculos *sartorius* e *gracilis*, que têm mais de 50 cm, apresentam múltiplas inervações[83].

Recentemente, Paul e Rosenthal[84] mostraram de forma muito elegante que o exercício físico induz diferentes modos de hipertrofia na fibra muscular esquelética dependendo do padrão de inervação da fibra[88]. O músculo *gracilis* anterior de camundongos apresenta 2 inervações, assim como em humanos. Os autores estudaram a resposta ao estímulo hipertrófico induzido pelo treinamento físico no músculo *gracilis* anterior de camundongos que apresentam 2 terminações nervosas e fibras com terminações intrafasciculares e no *gracilis* posterior que apresenta função similar ao anterior, porém com uma única junção neuromuscular e nenhuma fibra com terminação intrafascicular (Figura 6.2). A resposta ao estímulo hipertrófico (exercício) mostrou que no músculo esquelético que apresenta uma única terminação nervosa, a hipertrofia foi caracterizada pelo aumento no diâmetro individual da fibra e pela presença de núcleos centralizados. Enquanto nas fibras com terminações intrafasciculares no músculo com 2 terminações nervosas, a hipertrofia foi caracterizada pelo alongamento das terminações intrafasciculares, determinando o aumento no número de fibras na área de seção transversa sem aumento no diâmetro da fibra. No *gracilis* anterior, o alongamento da fibra provavelmente se deve a novos sarcômeros adicionados em série no final de cada fibra. Esse trabalho revela a complexidade da hipertrofia da musculatura esquelética e da necessidade de se avaliar as características anatômicas, fisiológicas e bioquímicas dos diferentes tipos de músculos em diferentes espécies animais, antes de realizar um protocolo experimental, para que não se chegue a interpretações errôneas.

Uma única sessão de exercício, para humanos, é capaz de ativar a expressão de diversos grupos de genes. O impacto de sessões repetidas de exercícios (treinamento físico) tem recebido mais atenção por parte dos pesquisadores. O programa molecular induzido pelo treinamento físico de força é bastante diferente do expresso pelo treinamento físico aeróbio. A hipertrofia do músculo esquelético induzida pelo treinamento de força é dependente da ativação de células satélites e a subsequente

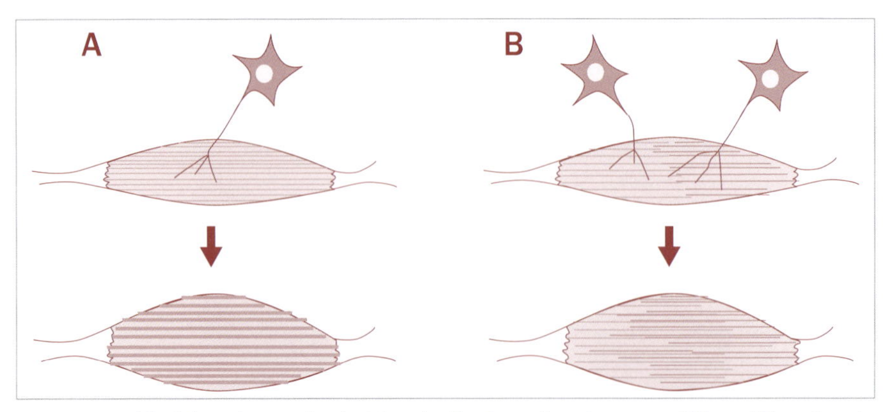

FIGURA 6.2 Modelos de modo de hipertrofia do músculo esquelético. (A) músculo esquelético com 1 banda de terminação neuromuscular: hipertrofia ocorre por aumento no diâmetro de cada fibra; (B) músculo esquelético com fibras que apresentam terminação intrafascicular e com 2 bandas de terminação neuromuscular: hipertrofia ocorre por alongamento das fibras causando aumento no número de fibras na área de seção transversa.

Fonte: Adaptada de Paul e Rosenthal, 2002[84].

maturação miogênica, enquanto o treinamento físico aeróbio requer a simultânea ativação de genes nucleares e mitocondriais para permitir a biogênese mitocondrial[14].

ASPECTOS MOLECULARES DA HIPERTROFIA DO MÚSCULO ESTRIADO

A hipertrofia muscular é o resultado de um balanço entre a síntese e a degradação proteica, pois esse *turnover* (renovação) é um processo constante no miócito. O estímulo fisiológico induzido pelo exercício físico pode ser um importante regulador da expressão gênica de proteínas estruturais do músculo estriado. Essa modulação do exercício físico sobre a expressão de proteínas no músculo estriado pode ser processada por efeitos diretos, a partir de sobrecarga de volume e/ou pressão, ou por efeitos indiretos, por fatores hemodinâmicos, neuro-humorais ou estímulos mecânicos. É importante salientar que diferentes sinais (mecânico, neuro-humoral etc.) são traduzidos como alterações bioquímicas que levam à ativação de segundos mensageiros (citosólicos) e terceiros e quartos mensageiros (nucleares) que agem no núcleo da célula, interagindo com o DNA (ácido desoxirribonucleico) e promovendo a reprogramação da atividade celular (por exemplo, aumento ou diminuição da expressão de genes que codificam para diferentes proteínas).

O DNA de um gene armazena a informação para a síntese de uma proteína de forma similar a um código alfabético. As letras desse alfabeto consistem em 4 desoxirribonucleotídeos (dA, dC, dG, dT), os quais são partes da unidade estrutural do DNA, assim como no alfabeto são formadas as palavras. No caso do DNA, as palavras são restritas à combinação de 3 letras (códons), que correspondem aos diferentes aminoácidos usados para a síntese da proteína. Os distintos segmentos de DNA, que contêm as informações de como sintetizar uma proteína específica, são chamados genes, e a sequência de aminoácidos proveniente dessa sentença de DNA é chamada produto gênico. Porém, a sentença não pode ser decodificada ou traduzida diretamente em uma proteína. O DNA deve ser primeiro copiado na forma de um mensageiro que transfere a informação do DNA para ser decodificada pelos ribossomos, na célula, em uma proteína. A cópia que é feita do DNA chama-se RNA mensageiro (RNAm), e o processo para fazê-la chama-se transcrição[12] (Figura 6.3).

Uma das grandes aplicações da biologia molecular no campo do exercício físico tem sido a quantificação da expressão do RNAm de genes que podem ser modificados com a atividade contrátil (treinamento e destreinamento) e a identificação de famílias de múltiplos genes no músculo esquelético. Correlacionando concentração e/ou síntese de proteínas com o curso temporal das mudanças que ocorrem nos níveis

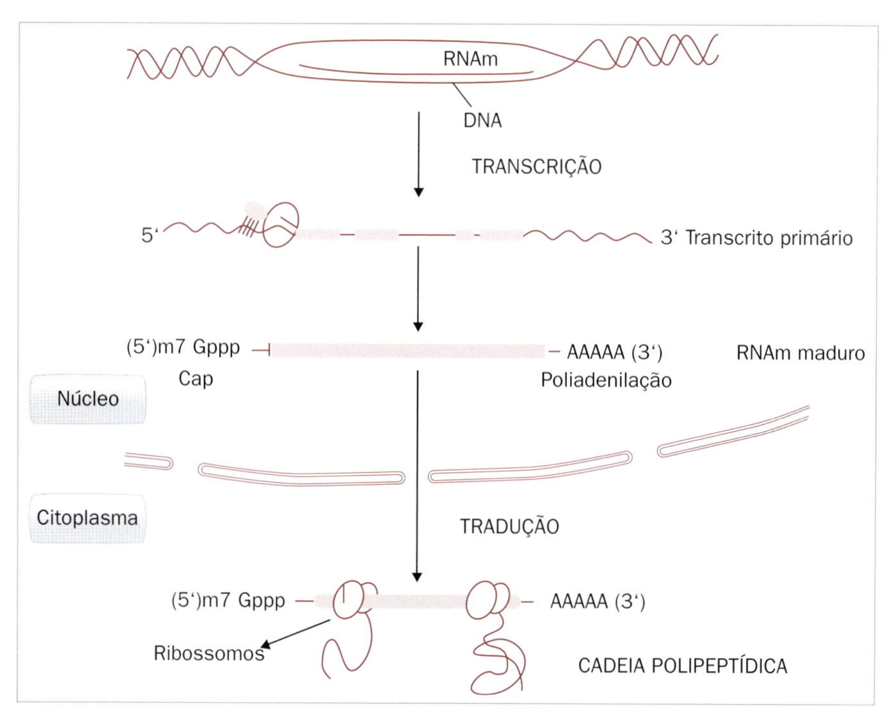

FIGURA 6.3 Representação esquemática da tradução e da transcrição gênica resultando na síntese proteica.

de RNAm, é possível determinar se mecanismos de controle pré-translacionais e/ou translacionais podem estar alterando a síntese proteica como efeito do treinamento físico. O termo pré-translacional (ou pré-transcricional) é definido como fatores que alteram a quantidade de RNAm, os quais são a soma de transcrição do gene, processamento e estabilidade do RNAm. O termo translacional (ou transcricional) refere-se às alterações na síntese da proteína por unidade de RNAm (atividade do RNAm), e o termo pós-translacional é definido como as modificações que ocorrem na proteína após a síntese, como fosforilação, glicosilação e degradação. O controle pré-translacional significa que o RNAm, quantitativamente, é o passo limitante, assim como alguns fatores que podem alterar a concentração do RNAm (processamento do gene e estabilidade do RNAm). Controle translacional significa que a quantidade de RNAm pode estar em excesso ou em falta, embora mesmo assim alguns fatores alterem a eficiência da utilização do RNAm pelos polirribossomos para fazer a síntese do polipeptídio nascente. Portanto, a capacidade de síntese da proteína está limitada pela capacidade dos ribossomos e cofatores transcricionais em utilizar o RNAm expresso. A quantidade de proteína sintetizada depende também do controle pós-translacional, no qual muitas modificações podem ocorrer na proteína após os aminoácidos serem sintetizados nos ribossomos, como a formação e o transporte da proteína para o sítio funcional na célula, além de fosforilações e glicosilações, que resultam em alterações na funcionalidade.

A predominância do controle pré-translacional, translacional e pós-translacional pode variar dependendo da fase de treinamento físico e do tipo de músculo envolvido na ação motora. Normalmente, há relação entre o aumento na expressão do RNAm e na proteína codificada por esse gene. De modo geral, as alterações na expressão do RNAm são muito transientes (0 a 4 horas após o exercício), enquanto as alterações na síntese proteica levam um tempo maior (3 a 36 horas após o exercício). Portanto, quando se analisa a expressão de determinado gene em um único período, esses fatores devem ser levados em consideração para que nenhuma interpretação errada seja feita com os resultados.

Em resposta ao exercício físico agudo, a transcrição de genes pode ser ativada após segundos do início da contração, permanecendo até horas depois de cessado o exercício[76]. Têm sido demonstrados aumentos superiores a 20 vezes no RNAm de *c-fos* e *fos B*, 4 minutos após o começo de exercício em esteira rolante, no músculo esquelético de indivíduos adultos[92]. Além disso, a maioria dos estudos demonstrou que a expressão de genes está significativamente aumentada no período de recuperação após uma sessão de exercício físico[75]. Portanto, a resposta transcricional predominante pode estar presente na fase de recuperação do exercício. Entretanto, durante o exercício, a expressão de muitos genes pode estar suprimida[14]. Esses resultados foram obtidos pelo uso de técnica de *genearray* em que foram analisadas a expressão de 184 genes simultaneamente. Foi realizada biópsia muscular após 40 minutos de exercício físico em cicloergômetro (70% VO_2máx). Dos genes analisados, cerca de 85% tiveram redução de 1,5 vez na expressão, demonstrando que a predominante ação durante o exercício pode ser de inibição da transcrição ou degradação do RNAm, antes do aumento da atividade transcricional na fase de recuperação.

A hipertrofia do músculo esquelético, induzida pelo treinamento físico de força/hipertrofia, em que os exercícios utilizados são de alta intensidade, é dependente da ativação proliferativa de células satélites e sua diferenciação miogênica, antes da fusão com as miofibras preexistentes[33]. A transformação das células satélites em mioblastos envolve a regulação de proteínas músculo-específicas da família de fatores de transcrição hélice-alça-hélice (*basic-helix-loop-helix*). Os membros dessa família incluem myoD, miogenina, myf-5, fator regulatório miogênico (MRF)-4 e fator potencializador de miócitos (MEF)-2 (*myocyte enhancer factor*), os quais funcionam como ativadores da diferenciação do músculo esquelético[85]. A diferenciação das células satélites também pode ser feita por hormônios como o fator de crescimento semelhante à insulina-1 (IGF-1), o qual pode participar da ativação da calcioneurina[69], a angiotensina II[39] e o fator de crescimento de fibroblasto (FGF)[102]. A via de sinalização responsável por ativar a diferenciação miogênica parece ser dependente do aumento de cálcio intracelular, ativando a via de sinalização intracelular da calcioneurina[82].

Ao contrário, o treinamento aeróbio resulta em mudança nos componentes miofibrilares. Ocorre aumento nas isoformas de proteínas de fibras lentas, aumento no metabolismo oxidativo, no número e no tamanho de mitocôndrias e também na vascularização. De forma interessante, a indução de genes de isoformas lentas de miofibrilas também é dependente de cálcio e da via da calcioneurina[22]. Portanto, esta via parece ser comum nesses 2 diferentes programas de transcrição ativados por tipos de treinamento físico diferentes (treinamento de força e aeróbio).

FORMAÇÃO DE NOVOS SARCÔMEROS POR ESTÍMULO DO EXERCÍCIO FÍSICO

Os músculos esquelético e o cardíaco são formados de unidades repetidas de filamentos finos e grossos organizados longitudinalmente, denominadas sarcômeros. Os sarcômeros do músculo formam uma complexa rede tridimensional de proteínas contráteis e regulatórias com função de produzir força e movimento. Para melhor compreensão da estrutura e do processo de contração muscular recomendam-se outras leituras[57,99]. Esses 2 tipos de musculatura apresentam estrutura muito similar, uma vez que ambos são músculos estriados, embora apresentem importantes diferenças. A principal diferença é que o músculo esquelético realiza trabalho intermitente, unidirecional contra uma carga ou a gravidade, com a força sendo transmitida através dos ligamentos dos tendões, enquanto o músculo cardíaco trabalha continuamente ejetando o sangue da cavidade cardíaca sem o uso de tendões. O trabalho realizado pelos músculos cardíaco e esquelético pode ser concêntrico e excêntrico[99].

No músculo esquelético, o trabalho concêntrico é definido como a produção de tensão ativa enquanto o músculo sofre encurtamento e ocorre quando, por exemplo, um peso está sendo levantado contra a gravidade. O trabalho excêntrico é definido como a produção de tensão ativa enquanto o músculo está sendo alongado e ocorre quando, por exemplo, um peso é abaixado de forma controlada.

No músculo cardíaco, o termo excêntrico surgiu da posição anatômica na câmara que ocorre quando o volume de sangue que retorna para o coração (pré-carga) é maior que a fração ejetada. Dessa forma, o músculo cardíaco contrai-se após ser distendido pelo aumento de volume sanguíneo. O trabalho concêntrico refere-se à condição que ocorre quando o músculo cardíaco contrai-se contra uma pós-carga aumentada (por exemplo, pressão sanguínea).

Os trabalhos excêntrico e concêntrico são os mesmos tanto no músculo cardíaco quanto no esquelético, porém os resultados são bastante diferentes. No músculo esquelético, o exercício excêntrico é o mais potente estímulo para a hipertrofia funcional, levando ao aumento de massa e força muscular, enquanto no músculo cardíaco, a hipertrofia excêntrica leva ao aumento no comprimento da célula. A anatomia do músculo esquelético permite acomodar a tensão que ocorre durante o trabalho excêntrico enquanto mantém a funcionalidade das pontes cruzadas. O músculo cardíaco não consegue acomodar um estiramento da fibra tão efetivamente como ocorre no músculo esquelético e ainda manter a funcionalidade das pontes cruzadas. Esses aspectos apontam importante diferença entre os 2 músculos. No músculo esquelético, a hipertrofia excêntrica é geralmente uma adaptação fisiológica que permite alterações benéficas na função, enquanto no músculo cardíaco é uma alteração em geral patológica que ocorre quando o coração trabalha com sobrecarga de volume ou desenvolve insuficiência contrátil. No músculo cardíaco, também ocorre em situação fisiológica, como no coração de atletas que realizam treinamento físico aeróbio levando à melhora de função do órgão, conforme mencionado.

A direção na qual a célula cardíaca cresce apresenta consequências clínicas para o coração como um todo. O crescimento induzido por carga parece ser mediado pela regulação da expressão gênica em resposta ao efeito físico direto do estresse e do esforço celular. Conforme esquematizado na Figura 6.4, o padrão de crescimento pode ser conceitualmente dividido em aumento no número de miofibrilas por sarcômero em série, levando ao aumento no comprimento dos miócitos (aumento no volume da câmara), e em paralelo, levando ao aumento da área transversa do miócito (aumento na espessura da parede). Como consequência, ocorre o desenvolvimento de hipertrofias cardíacas excêntrica e concêntrica, respectivamente[39]. Nesse modelo, o estímulo para o crescimento em série se deve ao aumento de pré-carga (estresse parietal diastólico), enquanto o estímulo para o crescimento em paralelo se deve ao aumento de pós-carga (estresse parietal sistólico). Portanto, desse ponto de vista conceitual pode-se dizer que a elevação no estresse parietal estimula o crescimento até que o estresse volte ao normal[16,17]. Os padrões de hipertrofia observados em atletas encaixam-se nessas duas hipóteses. Atletas que experimentam grande elevação no DC sem grandes cargas de pressão (atletas de *endurance*) apresentam maior carga diastólica e manifestam maior volume ventricular com a razão massa/volume normal. Por outro lado, atletas que experimentam acentuada elevação na PA com pequena ou nenhuma elevação no DC (fisiculturistas) mostram um padrão de massa aumentada com pouca elevação no volume e a razão massa/volume aumentada. A maioria dos atletas está entre estes dois extremos[16,17].

FORMADOS OS NOVOS SARCÔMEROS

No músculo estriado, a incorporação das proteínas aos sarcômeros é um processo altamente ordenado e complexo chamado sarcomerogênese. A manutenção dos sarcômeros é um processo contínuo de recolocação das proteínas contráteis. A formação da primeira miofibrila, a miofibrilogênese, é o processo de acoplamento dos

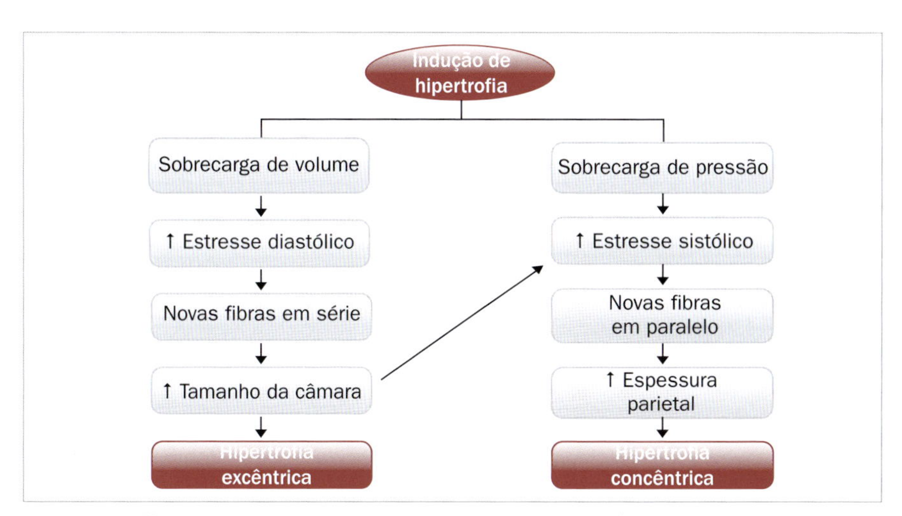

FIGURA 6.4 Fluxo de eventos notados nas hipertrofias cardíacas excêntrica e concêntrica, induzidas por sobrecarga.

filamentos finos aos grossos e ocorre nos miotubos (fusão de mioblastos, precursores do músculo) encontrados no processo de regeneração celular e em miotubos embriogênicos, quando o núcleo ainda está no centro da célula e as miofibrilas são recém-formadas[6,31]. Conforme mencionado, a adição de novos sarcômeros em série promove o alongamento da célula, enquanto a adição em paralelo promove o alargamento. A direção do crescimento da célula não é controlada pelo processo de transcrição de genes e, portanto, pode ser um controle pós-transcricional, como a translação ou a estruturação da proteína.

Uma hipótese para o controle do sítio no qual novos sarcômeros serão incorporados está baseada no potencial de distribuição do RNAm para locais específicos na célula[98], porque a sua distribuição intracelular determina o local da síntese proteica. A localização anatômica do RNAm intracelular pode ser detectada por técnica de hibridização *in situ*. A síntese proteica pode ser monitorada pela ligação com o anticorpo específico de determinada proteína, embora essa técnica não determine a localização anatômica do processo da síntese proteica, porque muitas proteínas podem ser movidas dentro da célula por endocitose ou outros mecanismos de transporte intracelular[98]. Mais recentemente estão sendo utilizadas técnicas de microinjeção de proteínas contráteis marcadas com fluorescência[17] e transferência de genes de proteínas de miofilamentos com epítopo-marcado (*epitope-tagged*) em miócitos cardíacos adultos *in vitro*, técnicas que apresentam imagens de alta resolução[60]. Durante a miofibrilogênese nas células de músculo na fase embriogênica e neonatal, o aparato contrátil é muito dinâmico, com alterações coordenadas na expressão de genes, síntese e degradação de proteínas miofibrilares, assim como a incorporação e a organização estrutural dessas proteínas. Entretanto, nas células totalmente diferenciadas (adulto) o aparato contrátil apresenta um equilíbrio dinâmico com incorporação de novas proteínas, assim como degradação e remoção de proteínas velhas e possivelmente proteínas danificadas que sofreram processo de reparo celular. A meia-vida de proteínas contráteis do coração de ratos adultos está em torno de 3,2, 3,5 e 5,3 dias para a TnI, TnT e TnC, respectivamente, e de 5 dias para a Tm e mais de 10 dias para actina, sugerindo que estas proteínas podem apresentar um *turnover* regulado por diferentes mecanismos[55].

MECANISMOS PROPOSTOS PARA A REGULAÇÃO DE FILAMENTOS GROSSOS

A MCP é a maior proteína miofibrilar com 200 kDa, com meia-vida de 7 a 10 dias e compreende aproximadamente 60% do peso da miofibrila. Assim como outras grandes proteínas intracelulares, não podem difundir-se rapidamente do seu sítio de síntese para a incorporação nos sarcômeros. O transporte do RNAm para o destino subcelular na periferia da célula é feito pelos microtúbulos. Na célula cardíaca esse transporte ocorre somente quando há contração ativa e translação contínua. A célula do músculo cardíaco pode rapidamente formar os sarcômeros em qualquer local no citoplasma, mesmo quando o RNAm está centralmente localizado na célula[97]. Nas fibras do músculo estriado, o RNAm da miosina encontra-se próximo ao núcleo, na região subsarcolemal e entre as miofibrilas. É dessa forma que se distribui o RNAm nas fibras cardíacas, as quais apresentam núcleo centralizado, da mesma forma que nas fibras do músculo esquelético em que os núcleos encontram-se próximos ao sarcolema. Apesar de ser observada distribuição de RNAm para miosina entre as miofibrilas, no músculo cardíaco não há associação direta com a síntese do polipeptídio nascente para os filamentos grossos de miosina[30]. Variações na distribuição do RNAm são encontradas quando a fibra é submetida a estresse mecânico, como aumento de tensão levando ao crescimento regional e reparo do músculo esquelético adulto. Nessa condição, observa-se aumento nas concentrações subcelulares de RNAm da miosina próximos ao sarcolema e nas junções miotendinosas, levando ao aumento na circunferência e no comprimento da fibra muscular tensionada. O processo de reparo das fibras que sofrem lesão por aumento de tensão está também associado à migração de núcleos, os quais preenchem totalmente a região danificada[27]. A distribuição do RNAm da miosina em fibras de músculo esquelético na fase embriogênica e neonatal, assim como nas fibras nascentes no músculo em regeneração, encontra-se mais randomicamente organizada que na fibra adulta. De maneira semelhante ao RNAm da miosina, os ribossomos são mais abundantes ao redor do núcleo das fibras no músculo esquelético[98].

Há 3 possíveis mecanismos de distribuição do RNAm da miosina no músculo estriado, segundo Russell e Dix[97], conforme esquema mostrado na Figura 6.5 e descrito a seguir.

Difusão simples

O RNAm difunde-se do núcleo, ocorre um gradiente de distribuição concêntrico ao redor do núcleo, sendo que na região perinuclear a densidade de RNAm seria maior. O gradiente de distribuição perinuclear depende da taxa de transcrição do RNA, do coeficiente de difusão para os ribossomos ou a formação do complexo RNAm e ribossomo e da estabilidade do RNAm no citoplasma. Tanto no músculo esquelético, quanto no cardíaco, o RNAm da miosina difunde-se mais na direção longitudinal que transversal, porque a difusão longitudinal no espaço subsarcolemal é mais rápida que a difusão radial para o centro da fibra.

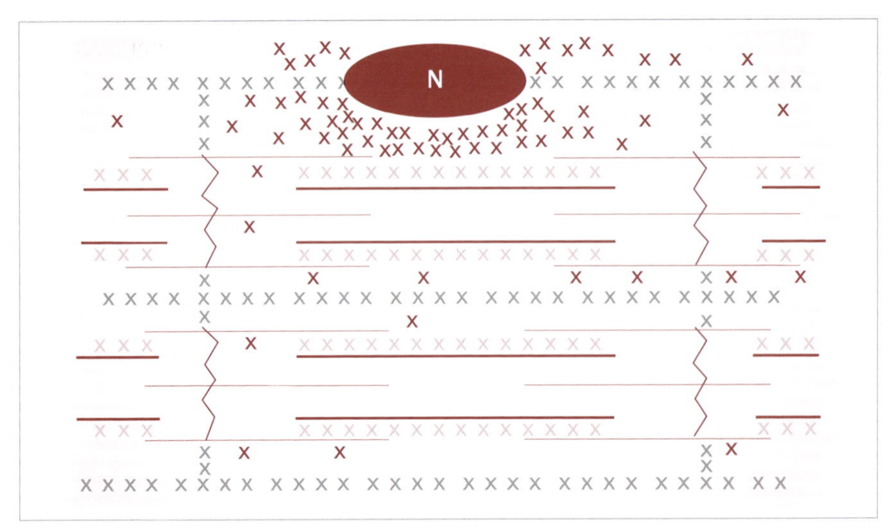

FIGURA 6.5 Três possíveis mecanismos que podem determinar a distribuição intracelular do RNAm nas células do músculo estriado. **X)** difusão simples; X) associação com microtúbulos, filamentos intermediários, microfilamentos e outros filamentos do citoesqueleto, que distribuem longitudinal e transversalmente o RNAm nos sarcômeros; X) montagem cotranslacional. N: núcleo.

Fonte: Adaptada de Russell e Dix, 1992.[97]

Associação com o citoesqueleto

A distribuição do RNAm pode ser alterada pela forte ligação com o citoesqueleto. Os filamentos intermediários (desmina e vimentina) apresentam alta afinidade por ácidos nucleicos de cadeia simples. Todos os elementos do citoesqueleto estão presentes no espaço intermiofibrilar e subsarcolemal, ao redor do núcleo e das mitocôndrias, em menor proporção na região dos filamentos finos de actina na banda I. Isso permite especulações de que a ligação do RNAm citoplasmático no citoesqueleto resultaria na distribuição longitudinal entre as miofibrilas, transversalmente na linha Z, e na região subsarcolemal. A associação com o citoesqueleto poderia retardar a difusão do RNAm e concentrá-lo ao redor do núcleo e nas regiões de crescimento rápido e reparo celular. Essa associação também pode desempenhar importante papel na estabilização da meia-vida do RNAm e aumentar a atividade translacional.

Montagem cotranslacional

Tem sido proposto que, pelo menos em células de músculo esquelético em cultura, o polipeptídio de miosina sintetizado nos polirribossomos seria incorporado diretamente nos filamentos grossos de miosina pelo processo de montagem cotranslacional. Portanto, propõe-se que o RNAm da miosina difunde-se do núcleo, é excluído da rede de miofibrilas pelo tamanho, e pode ser preferencialmente ligado ao citoesqueleto.

Nenhuma das 3 propostas para distribuição do RNAm deve ser considerada exclusiva, porque é possível que mudanças no coeficiente de difusão ou constantes de ligação possam alterar a distribuição intracelular durante o processo de desenvolvimento, crescimento e reparo celular.

MECANISMOS PROPOSTOS PARA A REGULAÇÃO DE FILAMENTOS FINOS

A incorporação diferencial das novas Tm e TnI nos sarcômeros de miócitos cardíacos adultos sugere que haja mecanismos específicos de manutenção das proteínas contráteis nos sarcômeros, assim como a existência de importantes mecanismos básicos de manutenção dos sarcômeros em células contráteis totalmente diferenciadas. Há 3 possíveis mecanismos de incorporação das proteínas contráteis nos filamentos finos para a manutenção dos sarcômeros, conforme descrito por Michele et al.[60]:

1. Primeiro. As proteínas contráteis endógenas dos filamentos finos são capazes de ser trocadas rapidamente por proteínas novas que são sintetizadas; esse processo ocorreria tão rapidamente que a estrutura e a função dos filamentos finos não seriam alteradas. Essa manutenção dos filamentos finos intactos poderia explicar como o *turnover* de proteínas pode ocorrer sem alterar a produção da força máxima dos cardiomiócitos *in vivo.* As novas TnI seriam inseridas ao longo dos filamentos finos, possivelmente enquanto ocorre a interação entre a Tm e a TnT. A Tm é um polímero linear em que a troca com as Tm endógenas é mais ordenada. Presumindo que o polímero de Tm esteja ancorado na linha Z por ligação com a alfa-actinina, ou a Tm mais próxima da linha Z é estruturalmente diferente, fica mais favorável remover e recolocar proteínas de Tm na extremidade final (livre). Dessa forma, as Tm mais próximas da linha Z são mais velhas que as da extremidade livre do filamento fino.
2. Segundo. Um filamento fino velho seria inteiramente recolocado pela formação de um novo. Esse processo poderia ocorrer por nucleação de novos filamentos de actina a partir da linha Z, polimerização de novos filamentos finos com adição coordenada de proteínas regulatórias seguidas por remoção e desarranjo dos filamentos finos velhos.

3. Terceiro. Os filamentos finos da extremidade final são prontamente removidos por um processo de desarranjo da extremidade livre destes filamentos, seguido por reinserção de novos filamentos de actina e associação com proteínas regulatórias.

Esses mecanismos demonstram que a manutenção dos sarcômeros e o processo de inserção de proteínas nos miofilamentos das células contráteis diferenciadas ainda são processos pouco conhecidos. Especificamente, na hipertrofia dos músculos esquelético e cardíaco, para entender como a célula regula o crescimento das miofibrilas em série ou em paralelo ainda são necessários estudos. No processo de organização do músculo estriado em diferentes situações fisiológicas e patológicas também são necessários estudos, utilizando associação de técnicas bioquímicas, moleculares e a manipulação genética de animais experimentais para mais bem compreender os mecanismos e o significado fisiológico das hipóteses delineadas.

ASPECTOS GENÉTICOS QUE PODEM INFLUENCIAR NA HIPERTROFIA CARDÍACA INDUZIDA PELO EXERCÍCIO FÍSICO

Uma estratégia que está sendo amplamente utilizada com o objetivo de maximizar as respostas ao exercício físico é a identificação no genoma de genes que possam interagir com o treinamento físico, os chamados genes candidatos. Essa estratégia hoje está mais focada em genes envolvidos em vias metabólicas e sistemas fisiológicos que sabidamente interagem com determinadas características de interesse relacionadas ao exercício físico[12]. Por meio dessa estratégia, estudos de associação de variantes de um ou múltiplos genes foram identificados, além de um limitado número de genes que parecem influenciar fenótipos relacionados com exercício físico. Dentre esses, estão os genes do sistema renina-angiotensina (SRA).

Sistema renina-angiotensina

O SRA corresponde a um complexo sistema hormonal cujo papel fundamental está relacionado com o controle da PA e homeostasia hidroeletrolítica do organismo[58]. Classicamente, o SRA é entendido como um sistema endócrino cuja substância ativa, a angiotensina II (Ang II), é responsável pela maioria dos efeitos fisiológicos observados.

O primeiro componente da cascata bioquímica do SRA é a renina. A renina é uma enzima proteolítica sintetizada e estocada nas células justaglomerulares localizadas nas arteríolas aferentes renais. Os principais estímulos para a liberação dessa enzima são a hipoperfusão renal, produzida por hipotensão ou depleção do volume sanguíneo, o aumento da atividade simpática e a queda da concentração de cloreto de sódio (NaCl) nas células da mácula densa. A renina é altamente específica para seu substrato, o angiotensinogênio (AGT), uma alfa-2-globulina sintetizada sobretudo no fígado. Do fígado, esse substrato é liberado para a circulação, em que será clivado pela renina, gerando o decapeptídeo angiotensina I (Ang I). Este, por perda de 2 aminoácidos terminais (His-Leu), é posteriormente convertido em um octapeptídeo, a Ang II. Essa conversão ocorre pela ação da enzima conversora de Ang I (ECA), presente em especial nas membranas das células endoteliais da circulação pulmonar. A ECA também faz parte do sistema calicreína-cinina, inativando a bradicinina. Esses 2 hormônios peptídeos (bradicinina e Ang II) têm efeitos opostos no tônus vascular[32,58].

A ligação da Ang II aos receptores, localizados na membrana plasmática das células dos órgãos-alvo, é então responsável por uma série de eventos biológicos. As principais funções da Ang II são vasoconstrição periférica e trofismo cardíaco[5,100], sendo que mais recentemente vem sendo relacionada também com hipertrofia da musculatura esquelética[44]. Deve-se ressaltar, entretanto, que apesar de a Ang II ser indiscutivelmente a substância ativa mais importante do SRA, os metabólitos são também responsáveis por algumas ações específicas. Entre os produtos de degradação mais bem caracterizados até o momento incluem-se a angiotensina III, a angiotensina IV e a angiotensina(1-7).

Essa visão clássica do SRA, na qual o sistema seria essencialmente dependente da existência do hormônio circulante para produzir efeitos fisiológicos, vem sofrendo profundas modificações. Hoje, o SRA é visto de forma mais ampla, em que a multiplicidade de funções do sistema é produto também da ação parácrina e autócrina da Ang II e de alguns dos metabólitos produzidos localmente em vários tecidos[28].

A utilização de métodos bioquímicos aliados a técnicas modernas de biologia molecular permitiu evidenciar a existência de muitos componentes do SRA em tecidos periféricos. A detecção de um ou mais RNAm desses componentes (AGT, renina, ECA e receptores de Ang II) em vários tecidos, como glândulas adrenais, rins, coração, vasos e cérebro, deu sustentação à existência de SRA locais[32]. Dessa forma, a tendência hoje é aceitar que os componentes circulantes possam ser absorvidos pelos tecidos, mas que os compartimentos dentro desses tecidos têm também a capacidade de gerar Ang II com concentrações de substrato e cinéticas diferentes e ainda pouco conhecidas[28].

A partir de 1990 começaram a ser identificados alguns polimorfismos do SRA, originando novas oportunidades de contribuições genéticas nas doenças ou em situações de adaptação fisiológica mediada pelo treinamento físico: polimorfismo da ECA (I/D), do AGT (M235T), dos receptores da angiotensina AT1 (A1166C) e AT2 (G1675A) e do receptor da bradicinina (+9/-9 B2BKR).

Polimorfismo do gene da ECA

Em 1990, Rigat et al.[95] descreveram um dos 78 polimorfismos do gene da ECA. O gene da ECA localiza-se no cromossomo 17 e esse polimorfismo (responsável por cerca de 50% da ECA circulante) corresponde à inserção (alelo I) ou deleção (alelo D) de 287 pb no íntron 16 (Figura 6.6A). Os indivíduos homozigotos DD apresentam maior concentração de ECA circulante que os heterozigotos ID e homozigotos II. Aumento nos níveis séricos da ECA pode resultar em maior formação de Ang II que, pelos efeitos já comentados, pode estar associado a doenças cardiovasculares[13,69].

Uma vez que muitos estudos mostram a existência de SRA local cardíaco e a sua influência como fator trófico ventricular[20,106], esse polimorfismo tem sido estudado com o objetivo de analisar a importância desse gene no desenvolvimento de hipertrofias do ventrículo esquerdo (HVE), tanto em situações patológicas quanto em situações fisiológicas[107]. Como o SRA é considerado um importante regulador do crescimento miocárdico, indivíduos com altas concentrações de ECA (presença do alelo D) podem apresentar maior resposta hipertrófica, em especial em situações de estresse cardiovascular, como treinamento físico e HAS.

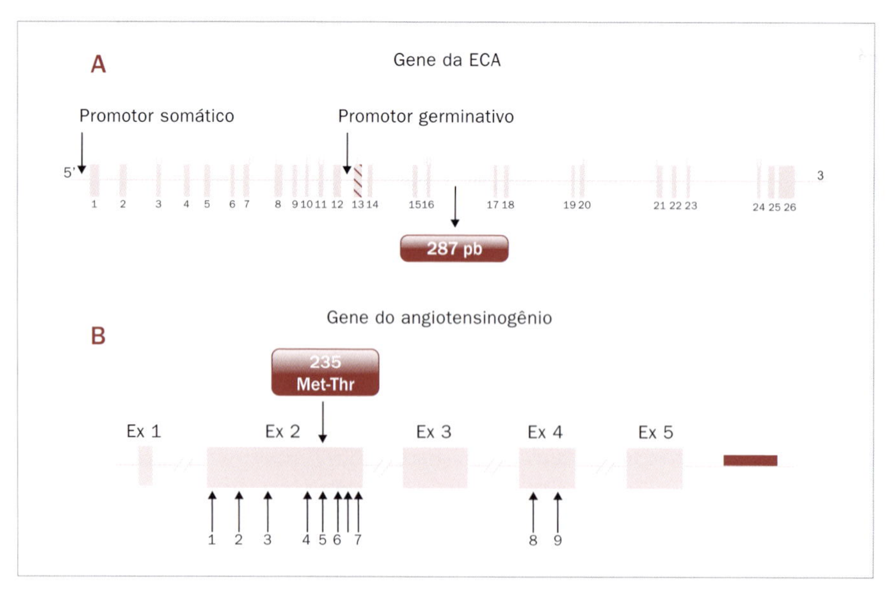

FIGURA 6.6 (A) Representação esquemática do gene da ECA (enzima conversora de angiotensina I): indicação da localização do polimorfismo II/DD; (B) representação esquemática do gene do angiotensinogênio: indicação da localização do polimorfismo MM/TT.
Fonte: Adaptada de Hubert et al.;[125] Kato e Julier, 1999[126].

Em estudos com humanos de diferentes regiões, como Reino Unido, Bélgica e Emirados Árabes, não se encontrou relação entre os genótipos II e DD e a HAS[42]. Outros investigadores verificaram relação significativa entre o genótipo DD da ECA e o aumento da massa do VE, mas não com a PA[42]; a hipertrofia cardíaca e o alelo DD de hipertensos[91] e o polimorfismo da ECA e o nível dessa enzima no plasma após infusão de Ang I[48]. No entanto, isso não se traduziu em aumento da produção de Ang II plasmática e em alterações pressóricas. Como o SRA está presente em órgãos, como o coração, e não somente na circulação, uma ação local seria possível. Sabe-se que há vias alternativas ao SRA para a formação da Ang II[69], como a ação das quimases[62,94].

Em 1997, 156 militares ingleses foram genotipados para o gene da ECA e avaliados por ecocardiograma antes e depois de 10 semanas de treinamento físico. Verificou-se aumento de 18% ($p < 0,0001$) na massa ventricular dos homozigotos DD[64]. Mais recentemente, Myerson et al.[72] avaliaram, com ressonância magnética, o efeito de 10 semanas de treinamento físico em indivíduos DD e Ang II, com a administração de losartan para bloquear o receptor da Ang II (receptor AT1). Verificou-se que, o crescimento ventricular foi mais significativo nos indivíduos portadores do alelo DD, apesar de os efeitos da Ang II estarem bloqueados. Esses resultados sugerem que o efeito do treinamento físico tenha sido pelo sistema calicreína-cinina, ou seja, pela maior degradação da bradicinina nos homozigotos DD. Parece que a associação entre a hipertrofia miocárdica e o alelo D do gene da ECA ocorre somente quando há um estímulo de estresse, como o treinamento físico e a HAS[63,79]. No entanto, permanecem divergências quanto ao papel desse polimorfismo na HAS e na hipertrofia ventricular decorrente da sobrecarga pressórica. O mesmo é possível dizer em relação a seu papel na hipertrofia cardíaca como adaptação ao treinamento físico[2,113].

Polimorfismo do gene do angiotensinogênio

Estudos do gene do AGT levaram à identificação de uma mutação resultante da substituição de uma timina por uma citosina na posição 704 no éxon 2 do gene do AGT. Essa alteração gênica leva à modificação de aminoácidos na estrutura da proteína, caracterizada pela substituição de uma metionina (M) por uma treonina (T) no códon 235 (Figura 6.6B). O alelo T está associado a 20% de aumento na produção do AGT sérico. O aumento na concentração plasmática desse peptídeo pode levar à maior formação de Ang II[18].

Em 1992, Jeunemaitre et al.[43] relataram a ligação do gene do AGT (alelo T) à HAS em parentes de primeiro grau em Salt Lake City e Paris. Uma metanálise com 11 estudos em 14 populações mostra 5 deles com associação significativa entre o polimorfismo M235T e a HAS. Outros estudos não mostraram a mesma relação[7,8], incluindo um estudo europeu com grande número de famílias estudadas[11]. Deve ser lembrado que a variante do M235T causa apenas um efeito modesto de 10 a 30% de aumento no AGT plasmático, sendo necessário grande número de indivíduos para se detectar a relação, o que é um fator importante a ser considerado nesse tipo de estudo. O efeito variante do M235T também poderia ser modulado por uma diversidade de interações de múltiplos genes, como da ECA, receptores da Ang II[93], e com o ambiente, fazendo que o entendimento da HVE seja bastante complexo. Um estudo com atletas de ambos os sexos[45] em que se avaliou a relação de vários genótipos, como do AGT, da ECA e do receptor AT1 da Ang II, mostrou que apenas o gene do AGT, o alelo M235T, se relacionou com a hipertrofia. Outro estudo em atletas caucasianos mostrou aumento de massa ventricular em homozigotos DD do gene da ECA e TT do AGT[25]. Essa relação entre a maior hipertrofia miocárdica e o alelo T do polimorfismo do AGT também foi encontrada na população brasileira de indivíduos jovens e saudáveis, após 4 meses de treinamento físico aeróbio[2].

Polimorfismos dos genes dos receptores AT1 e AT2

Estudos envolvendo os receptores da Ang II e bradicinina são menos numerosos. Schmieder et al.[105] encontraram em jovens hipertensos mudanças na estrutura cardíaca relacionadas ao polimorfismo do gene do receptor AT2 da Ang II (+1675G/A). Quanto ao receptor AT1 da Ang II, têm sido identificados 5 polimorfismos. Destes, a variante A1166C tem sido associada à HAS, mas o significado na hipertrofia ventricular permanece incerto[25].

Polimorfismo do gene do receptor de bradicinina

Brull et al.[14], examinando o receptor da bradicinina (+9/-9B2), observaram que o alelo -9 ocorria em maior frequência que o alelo +9. Ademais, a hipertrofia miocárdica mediada pelo treinamento físico foi significativa nos homozigotos para +9/+9. Finalmente, observou-se que esses homozigotos interagiam com os homozigotos DD do polimorfismo da ECA. Esses resultados corroboram a ideia do importante papel da bradicinina no efeito mediado pela ECA na HVE.

Em síntese, a hipertrofia cardíaca é controlada de maneira complexa e multifatorial, incluindo diversos fatores físico-hemodinâmicos, neuro-humorais e genéticos. O papel desses fatores na gênese da hipertrofia cardíaca em resposta a estímulos específicos (fisiológicos ou patológicos) permanece como um grande desafio a ser desvendado. Adventos na área da genômica, que permitem a análise simultânea dos padrões de expressão de milhares de genes e proteínas em situações biológicas complexas, têm facilitado esta tarefa. Assim, novos genes/proteínas candidatos estão sendo rapidamente identificados e caracterizados em situações fisiológicas, tanto no exercício físico como em situações patológicas.

PRIMEIRO GENE RELACIONADO COM A PERFORMANCE

Montgomery et al., em 1998, descreveram o primeiro gene relacionado à performance, isto é, o polimorfismo II do gene da ECA[65]. Posteriormente, Williams et al. mostraram que indivíduos com genótipo II ou DI apresentam maior capacidade aeróbia ou *endurance*[119]. Além disso, a presença do genótipo II pode levar à maior eficiência mecânica muscular esquelética em humanos[44,120].

Muitos investigadores têm se dedicado ao estudo da relação entre o polimorfismo do gene da ECA e o desempenho atlético, em especial em esportes de *endurance* de alto rendimento. Correlação positiva foi encontrada em ciclistas, montanhistas[65], remadores olímpicos da Austrália[35], corredores olímpicos da Inglaterra[71] e jogadores de futebol italiano[33]. Esses estudos têm mostrado melhor performance aeróbia em atletas homozigotos II do gene da ECA[123]. Alguns mecanismos poderiam estar relacionados à essa melhor performance aeróbia, como o aumento na atividade máxima de enzimas oxidativas e/ou o aumento na porcentagem de fibras vermelhas em atletas com genótipo II. De fato, em estudo recente, Zhang et al.[126] observaram maior distribuição de fibras do tipo I (vermelhas e oxidativas) em indivíduos saudáveis que apresentavam o genótipo II. Há de se ressaltar, no entanto, que nesses estudos não foram incluídos atletas[122]. Recentemente, essa associação do alelo I com melhora da capacidade física também foi encontrada em indivíduos coronariopatas submetidos ao treinamento físico[21].

A influência do genótipo no desempenho poderia estar relacionada também à menor concentração de ECA, levando à maior concentração de bradicinina e à menor de Ang II. Esse traço fisiológico poderia facilitar a vasodilatação periférica e o aumento na oferta de substratos, bem como a retirada de toxinas do músculo exercitado. Ademais, sabe-se que a infusão em doses fisiológicas de bradicinina aumenta a taxa de liberação de glicose na corrente sanguínea e a síntese proteica[118].

Apesar de vários estudos mostrarem interferência do gene da ECA na performance, não há consenso a respeito deste assunto. Um estudo com militares norte-americanos não mostrou essa associação[110], e um estudo longitudinal com policiais militares brasileiros não encontrou influência do gene da ECA na melhora da capacidade física após 4 meses de treinamento físico aeróbio[2].

Pode-se concluir que os estudos envolvendo polimorfismos do gene da ECA ainda estão em evolução, os resultados são contraditórios, o que neste momento dificulta uma interpretação mais objetiva da influência em indivíduos saudáveis ou naqueles com alguma doença. Além disso, deve-se considerar a possibilidade desse gene não estar atuando sozinho, mas em conjunto com outros, como o polimorfismo do AGT, o do receptor para Ang II, entre outros. O meio ambiente pode interferir nos resultados e, dada à diversidade de populações usadas em todos os estudos, este poderia ser o fator mais relevante para explicar os resultados controversos.

EXPRESSÃO DE OUTROS GENES RELACIONADOS COM DESEMPENHO FÍSICO

A alteração na expressão de alguns genes em resposta ao estímulo do treinamento físico pode ser diferente entre indivíduos, ou seja, pode levar a uma resposta maior ou menor da expressão gênica em alguns do que em outros. Portanto, um dos métodos para estudo da influência genética no esporte é a análise das expressões gênica e proteica associadas ao alto desempenho esportivo, como o gene PGC-1-alfa, responsável pela biogênese mitocondrial; a proteína GLUT4, responsável pela absorção de glicose pela célula muscular; e, ainda, as diferentes isoformas da creatina quinase (CK) e do receptor beta-2-adrenérgico que podem influenciar na performance do atleta.

Uma das adaptações provocadas pelo treinamento físico aeróbio bem descritas na literatura é o aumento no número e no tamanho das mitocôndrias. Essa resposta está relacionada à ativação de uma série de genes específicos responsáveis pela biogênese mitocondrial. Dentre os genes relacionados a esse processo, o gene PGC-1-alfa é descrito na literatura como fator coordenador nuclear, ou seja, controlador da expressão de outros genes responsáveis pelo processo de formação mitocondrial em células musculares esqueléticas[4,90]. Pilegaard et al.[90] constataram que após 4 semanas de treinamento físico, os indivíduos treinados apresentavam aumento do fator de transcrição do gene PGC-1-alfa e maior expressão do RNAm, quando comparados com os indivíduos controles. Esses achados sugerem que o gene PGC-1-alfa pode coordenar, por meio da coativação do fator de transcrição de genes responsáveis pela biogênese mitocondrial, a ativação de genes relacionados ao metabolismo muscular esquelético após um período de treinamento físico[90].

Durante provas de característica aeróbia, a oferta de substratos como ácidos graxos e glicose torna-se um fator relevante no rendimento do atleta. Dessa maneira, uma das respostas ao treinamento aeróbio é a supercompensação das reservas de glicogênio e triacilglicerol intramuscular. Ikeda et al.[41] analisaram a influência da expressão de determinados genes na facilitação da síntese de glicogênio e triacilglicerol durante o treinamento aeróbio de natação de 2 semanas e após 1 sessão de corrida de 6 horas. Eles observaram aumento na expressão gênica do GLUT4 (proteína responsável pela captação da glicose para o interior da célula muscular) e aumento na expressão gênica de proteínas responsáveis pela síntese de triacilglicerol intramusculares, tais como, acetil-CoA carboxilase-1 e diacilglicerol aciltransferase-1, e da proteína regulatória do ligante esterol 1 (SREBP-1). O aumento da expressão gênica dessas proteínas otimiza a captação e a síntese de triacilglicerol intramuscular[41]. E maior disponibilidade de glicose e de triacilglicerol intramuscular resulta em melhor desempenho esportivo em provas aeróbias, em razão da produção de energia pela via metabólica aeróbia e ao aumento dos estoques energéticos intramusculares.

A enzima CK apresenta 2 diferentes isoformas, relacionadas com o rendimento físico em provas aeróbias de longa duração. A CK e a fosfocreatina formam um importante sistema metabólico responsável pela geração de energia nas células com altas demandas metabólicas. A CK-M é a isoforma predominante encontrada na musculatura esquelética, enquanto a CK-B é encontrada no músculo cardíaco. As diferentes isoenzimas CK (CK-M e CK-B) apresentam expressões variadas nos diferentes tecidos. Estudos realizados com humanos e animais de experimentação demonstraram que o aumento da expressão do RNAm da isoforma CK-B está relacionado à melhora na resposta cardiovascular ao treinamento aeróbio[29]. Já Deursen et al.[24] observaram que animais nocautes (gene removido) para o gene da isoforma CK-M apresentaram aumento na tolerância à fadiga e aumento das adaptações celulares responsáveis pela melhora da condição aeróbia. Esses resultados sugerem que a isoenzima CK-M está relacionada à fadiga muscular local e à queda no rendimento das adaptações observadas durante o treinamento aeróbio[24]. Nesse mesmo sentido, Wang et al.[117] encontraram aumento abrupto de CK e CK-MB no plasma de atletas de elite de basquetebol, após 1 semana de treinamento físico intenso, indicando que houve dano muscular, dada a relação da CK com espécies reativas de oxigénio (ROS).

A função dos receptores beta-2-adrenérgicos tem sido estudada em diferentes tecidos. No tecido adiposo, relaciona-se com a lipólise. No coração, relaciona-se com o controle da FC e da força de contração, além de promover importante redução na morte celular programada. Já na musculatura esquelética, os receptores beta-2-adrenérgicos estão associados à regulação do trofismo, da força de contração e do fornecimento de energia. Segundo Wolfarth et al.[122], a presença do aminoácido arginina em substituição ao aminoácido glicina na posição 16 do receptor beta-2-adrenérgico favorece o desempenho em competições de longa duração, como maratonas, por se relacionar à menor massa corporal e ao maior consumo de oxigênio.

Na busca por mecanismos capazes de distinguir a performance humana, no que diz respeito à resposta ao treinamento físico, muitos investigadores dedicaram-se ao estudo do polimorfismo do gene ACTN3. Esse gene, localizado no cromossomo 11, pode ser traduzido na proteína alfa-actinina-3 presente especificamente nas fibras do tipo II (brancas e glicolíticas)[116], que são responsáveis por gerar maior força de contração muscular em exercícios de alta velocidade[124]. A mutação ocorre com a substituição de uma única base nitrogenada (C para T, R577X) gerando um *stop códon* em que antes se encontrava uma arginina. Os indivíduos com tal alteração possuem um alelo X e quando homozigotos XX. Eles apresentam deficiência na proteína alfa-actinina-3, levando, potencialmente, a respostas distintas ao treinamento físico. Apesar de estudos com resultados divergentes, a literatura majoritariamente evidencia que os indivíduos que expressam a alfa-actinina-3 são mais responsivos ao treinamento físico força e velocidade[23,86], enquanto os indivíduos XX ao treinamento físico aeróbio[108]. Essa resposta em indivíduos que expressam a proteína alfa-actinina-3 (carreadores do alelo R) tem sido atribuída à fosforilação das proteínas mTOR e p70S6k que exercem funções reguladoras de hipertrofia muscular[80]. Como exemplo dessas adaptações relacionadas à mutação do gene ACTN3 pode-se citar o estudo de Yang et al.[124] que descreveram que velocistas apresentam maior frequência do alelo R, corroborando a ideia de que indivíduos carreadores do alelo R respondem melhor ao treinamento físico de força e velocidade[47], e o estudo de Mägi et al. (2016) que mostraram que esquiadores XX responderam melhor ao treinamento em período de 5 anos.

Embora haja especial interesse no estudo do polimorfismo da ACTN3 em relação à potencial vantagem de indivíduos RR em exercícios que requeiram aumento substancial de contrações vigorosas e rápidas, o polimorfismo da ACTN3 também pode ser relacionado com recuperação pós-exercício, com predisposição ao aumento de marcadores de lesão muscular em indivíduos com alelo X ou homozigotos XX, além de menor risco de lesões associadas ao exercício físico de indivíduos com alelo R ou homozigotos RR[89].

Existem evidências, também, de que o polimorfismo do gene BDNF (fator neurotrófico derivado do cérebro) – troca do aminoácido valina por metionina (Val66Met) – possa alterar a resposta ao treinamento físico. Lemos et al.[49] demonstraram que indivíduos saudáveis submetidos a treinamento físico aeróbico apresentam aumento no VO_2pico e diminuição da FC repouso. Entretanto, aqueles sem o polimorfismo (indivíduos Val66Val) tiveram aumento na concentração sérica do BDNF e aumento na PA e na resistência vascular durante a realização do exercício de *handgrip* quando comparados aos indivíduos com polimorfismo (indivíduos Val66Met). Esses resultados evidenciam que as alterações nas respostas hemodinâmicas durante manobras fisiológicas causadas pelo treinamento físico podem variar de acordo com a presença do polimorfismos do gene BDNF.

Baseados nos conhecimentos aqui apresentados de que o exercício físico pode influenciar a expressão e a função de determinados genes e de que as características genéticas podem determinar as adaptações ao treinamento físico, torna-se crucial compreender as bases bioquímicas, celulares e moleculares da interação gene-exercício para a melhora da saúde humana e para o aprimoramento da performance do atleta.

CONSIDERAÇÕES FINAIS

O coração e o músculo esquelético apresentam alta plasticidade, remodelando-se em resposta a diferentes demandas a eles impostas. No coração, esta adaptabilidade é resultante de um mecanismo protetor, onde o coração tenta reduzir o estresse causado frente a uma sobrecarga. Dependendo da intensidade e da continuidade deste estímulo, serão geradas diferentes adaptações, sendo que a principal é uma resposta hipertrófica, que leva a mudança no fenótipo cardíaco. Essa alteração fenotípica é dependente da natureza do estímulo, podendo gerar uma hipertrofia cardíaca fisiológica ou patológica. A diferença destas hipertrofias está nas respostas moleculares e também funcionais do miocárdio. Muitas dessas respostas são bastante conhecidas, conforme evidenciado nesse capítulo, entretanto muito ainda necessita ser investigado. As OMICS (genômica, proteômica, metabolômica, etc) tem dado suporte para muitas das novas investigações, entretanto no futuro todos esses fatores necessitam ser integrados a genômica, epigenômica com fatores ambientais como dieta, exercício físico e outras variáveis de estilo de vida, para que se conheça melhor as bases moleculares do risco e/ou benefício cardiovascular e sua regulação.

REFERÊNCIAS BIBLIOGRÁFICAS

1. Allen DL, Roy RR, Edgerton VR. Myonuclear domains in muscle adaptation and disease. Muscle Nerve. 1999;22(10):1350-60.
2. Alves GB. Influência do polimorfismo do gene da ECA e do angiotensinogênio na hipertrofia miocárdica e melhora da capacidade funcional provocados pelo treinamento físico [Tese]. Faculdade de Medicina, Universidade de São Paulo; 2007.
3. Anderson PA, Greig A, Mark TM, Malouf NN, Oakeley AE, Ungerleider RM, et al. Molecular basis of human cardiac troponin T isoforms expressed in the developing, adult, and failing heart. Circ Res. 76:681-6, 1995.
4. Barral JM, Epstein HF. Protein machines and self assembly in muscle organization. Bioessay. 1999;21(10):813-23.
5. Baker KM, Aceto JF. Angiotensin II stimulation of protein synthesis and cell growth in chick heart cells. Am J Physiol. 1990;259(2 Pt 2):H610-8.
6. Barral, J.W. & Epstein, H.F. Protein machines and self assembly in muscle organization. Bioessay. 21:813-23, 1999.
7. Bennett CL, Schrader AP, Morris BJ. Cross sectional analysis of Met 235 – the variant of angiotensinogen gene in severe, familial hypertension. Biochem Biophys Res Commun. 1993;197(2):833-9.
8. Beige J, Zilch O, Hohenbleicher H, Ringel J, Kunz R, Distler A, Sharma AM. Genetic variants of the renin-angiotensin system and ambulatory blood pressure in essential hypertension. J Hypertension. 1997;15(5):503-8.
9. Blomqvist CG, Saltin B. Cardiovascular adaptations to physical training. Ann Rev Physiol. 1983;45:169-89.
10. Booth FW, Tseng BS, Flück M, Carson JA. Molecular and cellular adaptation of muscle in response to physical training. Acta Physiol Scand. 1998;162(3):343-50.
11. Brand E, Chatelain N, Keavney B, Caulfield M, Citterio L, Connell J, et al. Evaluation of the angiotensinogen locus in human essential hypertension. A European Study. Hypertension. 1998;31(3):725-9.

12. Bray MS. Genomics, genes, and environmental interaction: the role of exercise. J. Applied Physiol (1985). 2000;88(2):788-92.
13. Brown NJ, Blais C Jr, Gandhi SK, Adam A. ACE insertion/deletion genotype affects bradykinin metabolism. J Cardiovasc Pharmacol. 1998;32(3):373-7.
14. Brull D, Dhamrait S, Myerson S, Erdmann J, Woods D, World M, et al. Bradykinin B2BKR receptor polymorphism and left-ventricular growth response. Lancet. 2001;358(9288):1155-6.
15. Cameron-Smith D. Exercise and skeletal muscle gene expression. Clin Exp Pharmacol Physiol. 2002;29(3):209-13.
16. Claessens C, Claessens P, Bloemen H, Claessens M, Verbanck M, Fagard R, Claessens J. Structural heart adaptations in triathletes. Acta Cardiology. 1999;54(6):317-25.
17. Colan SD. Mechanics of left ventricular systolic and diastolic function in physiological hypertrophy of the athlete heart. Cardiol Clin. 1992;10(2):227-40.
18. Colan SD. The adult athlete with congenital heart disease. In: Williams RA, editors. The athlete and heart disease: Diagnosis, Evaluation & Management. Filadélfia: Lippincott Williams & Wilkins; 1999.
19. Corvol P, Jeunemaitre X. Molecular genetics of human hypertension: role of angiotensinogen. Endocrine Rev. 1997;18(5):662-77.
20. Dabiri GA, Turnacioglu KK, Sanger JM, Sanger JW. Myofibrillogenesis visualized in living embriogenesis visualized in living embryonic cardiomyocytes. Proc Natl Acad Sci U S A. 1997;94(17):9493-8.
21. Danser AH, Saris JJ, Schuijt MP, van Kats JP. Is there a local renin-angiotensin system in the heart? Cardiovascular Res. 1999;44(2):252-65.
22. Defoor J, Vanhees L, Martens K, Matthijs G, Van Vlerken A, Zielinska D, et al. ACE gene I/D polymorphism and effect of physical traning on aerobic power in coronary artery disease. Heart. 2006;92(4):527-8.
23. Delling U, Tureckova J, Lim HW, De Windt LJ, Rotwein P, Molkentin JD. A calcineurin-NFATc3-dependent pathway regulates skeletal muscle differenciation and slow myosin heavy-chain expression. Mol Cell Biol. 2000;20(17):6600-11.
24. Delmonico MJ, Kostek MC, Doldo NA, Hand BD, Walsh S, Conway JM, et al. Alpha-actinin-3 (ACTN3) R577X polymorphism influences knee extensor peak power response to strength training in older men and women. J Gerontol A Biol Sci Med Sci. 2007;62(2):206-12.
25. van Deursen J, Ruitenbeek W, Heerschap A, Jap P, ter Laak H, Wieringa B. Creatine kinase in skeletal muscle energy metabolism: a study mouse of mutants with graded reduction in muscle CK expression. Proc Natl Acad Sci U S A. 1994;91(19):9091-5.
26. Diet F, Graf C, Mahnke N, Wassmer G, Predel HG, Palma-Hohmann I, et al. ACE and angiotensinogen gene genotypes and left ventricular mass in athletes. Eur J Clin Invest. 2000;82(1-2):117-20.
27. Diffee GM, Seversen EA, Stein TD, Johnson JA. Microarray expression analysis of effects of exercise training: increase in atrial MLC-1 in rat ventricles. Am J Physiol Heart Circ Physiol. 2003;284(3):H830-7.
28. Dix DJ, Eisenberg BR. Redistribution of myosin heavy chain mRNA in the midregion of stretched muscle fibers. Cell Tissue Res. 1991;263(1):61-9.
29. Dzau VJ, Re R. Tissue angiotensin system in cardiovascular medicine. A paradigm shift? Circulation. 1994;89(1):493-8.
30. Echegaray M, Rivera MA. Role of creatine kinase isoenzymes on muscular and cardiorespiratory endurance: genetic and molecular evidence. Sports Med. 2001;31(13):919-34.
31. Eisenberg BR, Goldspink PH, Wenderoth MP. Distribution of myosin heavy chain mRNA in normal and hyperthyroid heart. J Mol Cell Cardiol. 1991;23(3):287-96.
32. Epstein HF, Fischman DA. Molecular analysis of protein assembly in muscle development. Science. 1991;251(4997):1039-44.
33. Esther CR, Marino EM, Howard TE, Machaud A, Corvol P, Capecchi MR, Bernstein KE. The critical role of tissue angiotensin-converting enzyme as revealed by gene targeting in mice. J Clin Invest. 1997;99(10):2375-85.
34. Fatini C, Guazzelli R, Manetti P, Battaglini B, Gensini F, Vono R, et al. Influence exercise-induced left ventricular hypertrophy: an elite athletes study. Med Sci Sports Exerc. 2000;32(11):1868-72.

35. Garry DJ, Meeson A, Elterman J, Zhao Y, Yang P, Bassel-Duby R, Williams RS. Myogenic stem cell function is impaired in mice lacking the forkhead/winged helix protein MNF. Proc Natl Acad Sci U S A. 2000;97(10):5416-21.
36. Gayagay G, Yu B, Hambly B, Boston T, Hahn A, Celermajer DS, Trent RJ. Elite endurance athletes and the ACE I allele the role of genes in athletic performance. Hum Genet. 1998;103(1):48-50.
37. Geenen D, Buttrick P, Scheuer J. Cardiovascular and hormonal responses to swimming and running in the rat. J Appl Physiol (1985). 1988;65(1):116-23.
38. Goldspink G. Selective gene expression during adaptation of muscle in response to diffent physiological demands. Comp Biochem Physiol B Biochem Mol Biol. 1998;120(1):5-15.
39. Gollnick PD, Timson BF, Moore RL, Riedy M. Muscular enlargement and number of fibres in skeletal muscle of rats. J Appl Physiol Respir Environ Exerc Physiol. 1981;50(5):936-43.
40. Gordon SE, Davis BS, Carlson CJ, Booth FW. ANG II is required for optimal overload-induced skeletal muscle hypertrophy. Am J Physiol Endocrinol Metab. 2001;280(1):E150-9.
41. Grossman W, Jones D, McLaurin LP. Wall stress and patterns of hypertrophy in the human left ventricle. J Clin Invest. 1975;56(1):56-64.
42. Ikeda S, Miyazaki H, Nakatani T, Kai Y, Kamei Y, Miura S, et al. Up-regulation of SREBP-1c and lipogenic genes in skeletal muscles after exercise training. Biochem Biophys Res Commun. 2002;296(2):395-400.
43. Iwai N, Ohmichi N, Nakamura Y, Kinoshita M. DD genotype of the angiotensin-converting enzyme gene is a risk factor for left ventricular hypertrophy. Circulation. 1994;90(6):2622-8.
44. Jeunemaitre X, Soubrier F, Kotelevtsev YV, Lifton RP, Williams CS, Charru A, et al. Molecular basis of human hypertension. Role of angiotensinogen. Cell. 1992;71(1):169-80.
45. Jones A, Woods DR. Skeletal muscle RAS and exercise performance. Int J Biochem Cell Biol. 2003;35(6):855-66.
46. Karjalainen J, Kujala UM, Stolt A, Mäntysaari M, Viitasalo M, Kainulainen K, Kontula K. Angiotensinogen gene M235T polymorphism predicts left ventricular hypertrophy in endurance athletes. J Am Coll Cardiol. 1999;34(2):494-9.
47. Katona PG, McLean M, Dighton DH, Guz A. Sympathetic and parasympathetic cardiac control in athletes and nonathletes at rest. J Appl Physiol Respir Environ Exerc Physiol. 1982;52(6):1652-7.
48. Lachurié ML, Azizi M, Guyene TT, Alhenc-Gelas F, Ménard J. Converting enzyme gene polymorphism has no influence on the circulation renin-angiotensin-aldosterone system or blood pressure in normotensive subjects. Circulation. 1995;91(12):2933-42.
49. Lemos JR Jr, Alves CR, de Souza SB, Marsiglia JD, Silva MS, Pereira AC, et al. Peripheral vascular reactivity and serum BDNF responses to aerobic training are impaired by the BDNF Val66Met polymorphism. Physiol Genom. 2016;48(2):116-23.
50. Loeb GE, Pratt CA, Chanaud CM, Richmond FJ. Distribution and innervation of short, interdigitated muscle in parallel-fibered muscles of the cat hindlimb. J Morphol. 1987;191(1):1-15.
51. MacDougall JD, Tuxen D, Sale DG, Moroz JR, Sutton JR. Arterial blood pressure response to heavy resistance exercise. J Appl Physiol (1985). 1985;58(3):785-90.
52. Maier F, Bornemann A. Comparison of the muscle fiber diameter and satellite cell frequency in human muscle biopsies. Muscle Nerve. 1999;22(5):578-83.
53. Marian AJ, Roberts R. The molecular biology of cardiac abnormalities in athletes. In: Williams RA, editors. The athlete and heart disease: Diagnosis, Evaluation & Management. Filadélfia: Lippincott Williams & Wilkins; 1999.
54. Marsh DR, Criswell DS, Carson JA, Booth FW. Myogenic regulatory factors during regeneration of skeletal muscle in young, adult, and old rats. J Appl Physiol (1985). 1997;83(4):1270-5.
55. Martin AF. Turnover of cardiac troponin subunits. J Biol Chem. 1981;236:964-8.
56. Mauro A. Satellite cell of skeletal muscle fibers. J Biophys Biochem Cytol. 1961;9:493-5.
57. McArdle WB, Katch FI, Katch VL, editors. Exercise Physiology: energy, nutrition, and human performance. 5th ed. Lippincott Williams & Wilkins; 2001.
58. Menard J. Anthology of the renin-angiotensin system: a one hundred reference approach to angiotensin antagonists. J Hypertension. 1993;11(Suppl 3):S3-S11.

59. Mesnard L, Logeart D, Taviaux S, Diriong S, Mercadier JJ, Samson F. Human cardiac troponin T: cloning and expression of new isoforms in the normal and failing heart. Circ Res. 1995;76(4):687-92.
60. Michele DE, Albayya FP, Metzger JM. Thin filament protein dynamics in fully differentiated adult cardiac myocytes: toward a model of sarcomere maintenance. J Cell Biology. 1999;145(7):1483-95.
61. Milliken MC, Stray-Gundersen J, Peshock RM, Katz J, Mitchell JH. Left ventricular mass as determined by magnetic resonance imaging in male endurance athletes. Am J Cardiol. 1988;62(4):301-5.
62. Montgomery HE. Should the contribution of ACE gene polymorphism to left ventricular hypertrophy be reconsidered? Heart. 1997;77(6):489-90.
63. Montgomery H, Brull D, Humphries SE. Analysis of gene-enviroment interactions by 'stressing-the-genotype' studies: the angiotensin converting enzyme and exercise-induced left ventricular hypertrophy as an example. Ital Heart J. 2002;3(1):10-4.
64. Montgomery HE, Clarkson P, Dollery CM, Prasad K, Losi MA, Hemingway H, et al. Association of angiotensin-converting enzyme gene I/D polymorphism with change in left ventricle mass in response to physical training. Circulation. 1997;96(3):741-7.
65. Montgomery HE, Marshall R, Hemingway H, Myerson S, Clarkson P, Dollery C, et al. Human gene for physical performance. Nature. 1998;393(6682):221-2.
66. Moore R. Cellular adaptations of the heart muscle to exercise training. Ann Med. 1998;30(Suppl 1):46-53.
67. Morano I, Hädicke K, Haase H, Böhm M, Erdmann E, Schaub MC. Changes in essencial myosin light chain isoform expression provide a molecular basis for isometric force regulation in the failing human heart. J Mol Cell Cardiol. 1997;29(4):1177-87.
68. van Dijk MA, Kroon I, Kamper AM, Boomsma F, Danser AH, Chang PC. The angiotensin-converting enzyme gene polymorphism and responses to angiotensin and bradykinin in the human forearm. J Cardiovasc Pharmacol. 2000;35(3):484-90.
69. Murphey LJ, Gainer JV, Vaughan DE, Brown NJ. Angiotensin-converting enzyme Insertion/Deletion polymorphism modulates the human in vivo metabolism of bradykinin. Circulation. 2000;102(8):829-32.
70. Musarò A, McCullagh KJ, Naya FJ, Olson EN, Rosenthal N. IGF-1 induces skeletal myocyte hypertrophy through calcineurin in association with GATA-4 and NF-ATc1. Nature. 1999;400)6744):581-5.
71. Myerson S, Hemingway H, Budget R, Martin J, Humphries S, Montgomery H. Human angiotensin I-converting enzyme gene and endurance performance. J Appl Physiol (1985). 1999;87(4):1313-6.
72. Myerson SG, Montgomery HE, Whittingham M, Jubb M, World MJ, Humphries SE, Pennell DJ. Left ventricular hypertrophy with exercise and ACE gene Insertion/Deletion polymorphism. A randomized controlled trial with Losartan. Circulation. 2001;103(2):226-30.
73. Nassar R, Malouf NN, Kelly MB, Oakeley AE, Anderson PA. Force-pCa relation and troponin T isoforms of rabbit myocardium. Circ Res. 1991;69(6):1470-5.
74. Negrao CE, Moreira ED, Santos MC, Farah VM, Krieger EM. Vagal function impairment after exercise training. J Appl Physiol (1985). 1992;72(5):1749-53.
75. Negrão CE, Rondon MUPB. Exercício físico, hipertensão e controle barorreflexo da pressão arterial. Rev Bras Hipertens. 2001;8:89-95.
76. Neufer PD, Ordway GA, Williams RS. Transient regulation of c-fos, ab-crystallin, and hsp70 in muscle during recovery from contractile activity. Am J Physiol. 1998;274(2):C341-6.
77. Newlands S, Levitt LK, Robinson CS, Karpf AB, Hodgson VR, Wade RP, Hardeman EC. Transcription occurs in pulses in muscle fibres. Genes Dev. 1998;12(17):2748-58.
78. Nishiyasu T, Nagashima K, Nadel ER, Mack GW. Human cardiovascular and humoral responses to moderate muscle activation during dynamic exercise. J Appl Physiol (1985). 2000;88(1):300-7.
79. Niu T, Chen X, Xu X. Angiotensin converting enzyme gene Insertion/Deletion polymorphism and cardiovascular disease – therapeutic implications. Drugs. 2002;62(7):977-93.
80. Norrbom J, Sundberg CJ, Ameln H, Kraus WE, Jansson E, Gustafsson T. PGC-1alfa mRNA expression is influenced by metabolic perturbation in exercising human skeletal muscle. J Appl Physiol. 2003;96(1):189-94.
81. Olson E, Williams R. Calcineurin signaling and muscle remodeling. Cell. 2000;101(7):689-92.

82. Paul AC. Muscle length affects the architecture and pattern of innervation differently in leg muscles of mouse, guinea pig, and rabbit compared to those of human and monkey muscles. Anat Rec. 2001;262(3):301-9.
83. Paul AC, Rosenthal N. Different modes of hypertrophy in skeletal muscle fibers. J Cell Biology. 2002;156(4):751-60.
84. Pereira FEL. Hipertrofia cardíaca: aspectos morfológicos e patológicos. In: Vassallo DV, Lima EG, editors. Contratilidade miocárdica. Aspectos básicos e clínicos. São Paulo: Fundo Editorial BYK; 1993.
85. Pereira A, Costa AM, Izquierdo M, Silva AJ, Bastos E, Marques MC. ACE I/D and ACTN3 R/X polymorphisms as potential factors in modulating exercise-related phenotypes in older women in response to a muscle power training stimuli. Age (Dordr). 2013;35(5):1949-59.
86. Perry R, Rudnick M. Molecular mechanisms regulating myogenic determination and differentation. Front Biosci. 2000;5:750-67.
87. Pette D. Training effects on the contractile apparatus. Acta Physiol Scand. 1998;162(3):367-76.
88. Pilegaard H, Saltin B, Neufer PD. Exercises induces transient transcriptional activation of the PGC-1 alfa gene in human skeletal muscle. J Physiol. 2003;546(Pt 3):851-8.
89. Prasad N, O'Kane KP, Johnstone HA, Wheeldon NM, McMahon AD, Webb DJ, MacDonald TM. The relationship between blood pressure and left ventricular mass in essential hypertension is observed only in the presence of the angiotensin-converting enzyme gene deletion allele. QJM. 1994;87(11):659-62.
90. Puntschart A, Wey E, Jostarndt K, Vogt M, Wittwer M, Widmer HR, et al. Expression of fos and jun genes in human skeletal muscle after exercise. Am J Physiol. 1998;274(1):C129-37.
91. Rankinen T, Gagnon J, Pérusse L, Chagnon YC, Rice T, Leon AS, et al. AGT M235T and ACE ID polymorphism and exercise blood pressure in the Heritage Family Study. Am J Physiol Heart Circ Physiol. 2000;279(1):H368-74.
92. Resende MM, Mill JG. Vias alternativas de produção de angiotensina II e sua importância em condições fisiológicas ou fisiopatológicas. Arq Bras Cardiol. 2002;78(4):425-31.
93. Rigat B, Hubert C, Alhenc-Gelas F, Cambien F, Corvol P, Soubrier F. An insertion/deletion polymorphism of the angiotensin I-converting enzyme gene accounting for half the variance of serum enzyme levels. J Clin Invest. 1990;86(4):1343-6.
94. Rost R. O coração de atleta. Perspectivas históricas – Problemas resolvidos e não resolvidos. In: Clínicas Cardiológicas. Interlivros; 1997.
95. Russell B, Dix DJ. Mechanisms for intracellular distribution of mRNA: in situ hybridization studies in muscle. Am J Physiol. 1992;262(1 Pt 1):C1-8.
96. Russell B, Wenderoth MP, Goldspink PH. Remodeling of myofibrils: subcellular distribution of myosin heavy chain mRNA and protein. Am J Physiol. 1992;262(3 Pt 2):R339-45.
97. Russell B, Motlagh D, Ashley WW. Form follows function: how muscle shape is regulated by work. J Appl Physiol. (1985). 2000;88(3):1127-32.
98. Sadoshima J, Izumo S. Molecular characterization of angiotensin II-induced hypertrophy of cardiac myocytes and hyperplasia of cardiac fibroblasts: critical role of the AT1 receptor subtype. Circ Res. 1993;73(3):413-23.
99. Scale P, Rudnicki MA. A new look at the origin, function, and 'stem-cell' status of muscle satellite cells. Dev Biol. 2000;218(2):115-24.
100. Scata KA, Bernard DW, Fox J, Swain JL. FGF receptor availability regulates skeletal myogenesis. Exp Cell Res. 1999;250(1):10-21.
101. Schaible T, Malhotra A, Ciambrone G, Buttrick P, Scheuer J. Combined effects of hypertension and chronic running program on rat heart. J Appl Physiol (1985). 1987;63(1):322-7.
102. Schaible TF, Scheuer J. Cardiac function in hypertrophied hearts from chronically exercised female rats. J Appl Physiol Respir Environ Exerc Physiol. 1981;50(6):1140-5.
103. Schmieder RE, Erdmann J, Delles C, Jacobi J, Fleck E, Hilgers K, Regitz-Zagrosek V. Effect of the angiotensin II type 2-receptor gene (+1675G/A) on left ventricular struture in humans. J Am Coll Cardiol. 2001;37(1):175-82.

104. Schunkert H, Dzau VJ, Tang SS, Hirsch AT, Apstein CS, Lorell BH. Increased rat cardiac angiotensin converting enzyme activity and mRNA expression in pressure overload left ventricular hypertrophy: Effects on coronary resistance, contractility, and relaxation. J Clin Invest. 1990;86(6):1913-20.
105. Schunkert H, Hense HW, Holmer SR, Stender M, Perz S, Keil U, et al. Association between a deletion polymorphism of the angiotensin-convertingenzyme gene and left ventricular hypertrophy. New Engl J Med. 1994;330(23):1634-8.
106. Solaro RJ, el-Saleh SC, Kentish JC. Ca2+, pH and the regulation of cardiac myofilament force and ATPase activity. Mol Cell Biochem. 1989;89(2):163-7.
107. Sonna LA, Sharp MA, Knapik JJ, Cullivan M, Angel KC, Patton JF, Lilly CM. Angiotensin-converting enzyme genotype and physical performance during US Army basic training. J Appl Physiol (1985). 2001;91(3):1355-63.
108. Swynghedauw B. Development and functional adaption of contractile proteins in cardiac and skeletal muscles. Physiol Rev. 1986;66(3):710-71.
109. Swynghedauw B. Molecular mechanisms of myocardial remodeling. Physiol Rev. 1999;79(1):215-62.
110. Thomis MA, Huygens W, Heuninckx S, Chagnon M, Maes HH, Claessens AL, et al. Exploration of myostatin polymorphism and the angiotensin-converting enzyme insertion/deletion genotype in response of human muscle to strenqth training. Eur J Appl Physiol. 2004;92(3):267-74.
111. Tibbits GF, Barnard RJ, Baldwin KM, Cugalj N, Roberts NK. Influence of exercise on excitation-contraction coupling in rat myocardium. Am J Physiol. 198;1240(4):H472-H480.
112. Timson BF, Dudenhoeffer GA. Skeletal muscle fiber number in the rat from youth to adulthood. J Anat. 1990;173:33-6.
113. Vincent B, De Bock K, Ramaekers M, Van den Eede E, Van Leemputte M, Hespel P, Thomis MA. ACTN3 (R577X) genotype is associated with fiber type distribution. Physiol Genomics. 2007;32(1):58-63.
114. Wang L, Zhang J, Wang J, He W, Huang H. Effects of high-intensity training and resumed training on macroelement and microelement of elite basketball athletes. Biol Trace Elem Res. 2012;149(2):148-54.
115. Weber KT, Brilla CG, Janicki JS. Myocardial remodeling and pathological hypertrophy. Hosp Pract (Off Ed). 1991;26(4):73-80.
116. Wicklmayr M, Brunnbauer H, Dietze G. The kallikrein-kinin-prostaglandin system: involvement in the control of capillary blood flow and substrate metabolism in skeletal muscle tissue. Adv Exp Med Biol. 1983;156:625-38.
117. Williams AG, Rayson MP, Jubb M, World M, Woods DR, Hayward M, et al. The ACE gene and muscle performance. Nature. 2000;403(6770):614.
118. Woods DR, Humphries SE, Montgomery HE. The ACE I/D polymorphism and human physical performance. Trends Endocrinol Metab. 2000;11(10):416-20.
119. Wolfarth B, Rankinen T, Mühlbauer S, Scherr J, Boulay MR, Pérusse L, et al. Association between a β2-adrenergic receptor polymorphism and elite endurance performance. Metabolism. 2007 Dc;56(12):1649-51.
120. Wolska BM, Keller RS, Evans CC, Palmiter KA, Phillips RM, Muthuchamy M, et al. Correlation between myofilament response to Ca2+ and altered dynamics of contraction and relaxation in transgenic cardiac cells that express beta-tropomyosin. Circ Res. 1999;84(7):745-51.
121. Yang N, MacArthur DG, Gulbin JP, Hahn AG, Beggs AH, Easteal S, North K. ACTN3 genotype is associated with human elite athletic performance. Am J Hum Genet. 2003;73(3):627-31.
122. 123b. Yamazaki T, Komuro I, Yazaki Y. Molecular mechanism of cardiac cellular hypetrophy by mechanical stress. J Mol Cell Cardiology. 1995;27(1):133-40.
123. Zarco P. Bases moleculares de la cardiología clínica. Madri: Editorial Médica Panamericana; 1996.
124. Zhang B, Tanaka H, Shono N, Miura S, Kiyonaga A, Shindo M, Saku K. The I allele of the angiotensin-converting enzyme gene is associated with an increased percentage of slow-twich type I fibers in human skeletal muscle. Clin. Genet. 2003;63(2):139-44.
125. Hubert C, Houot AM, Corvol P, Soubrier F. Structure of angiotensin I-converting enzyme gene. Two alternate promoters correspond to evolutionary steps of a duplicated gene. J Biol Chem. 1991;266(23):15377-83.
126. Kato N, Julier C. Linkage mapping for hypertension susceptibility genes. Curr Hypertens Rep. 1999;1(1):15-24.

7
Função cardíaca e exercício

Camila Paixão Jordão
Marcelo Luiz Campos Vieira
Vera Maria Cury Salemi

INTRODUÇÃO

Muito já se sabe a respeito da relação entre função cardíaca e exercício. Entretanto, com o avanço das técnicas de avaliação da função cardíaca em humanos e em experimentação animal, pode-se ter evidências mais robustas das respostas do coração ao exercício agudo e o exercício crônico (treinamento físico), tanto em indivíduos saudáveis quanto em cardiopatias, como insuficiência cardíaca e doença arterial coronariana. Neste capítulo abordaremos o efeito do exercício na função cardíaca normal e reduzida utilizando técnicas de avaliação que têm contribuído para o conhecimento de novos conceitos sobre esse tema.

CORAÇÃO SAUDÁVEL E EXERCÍCIO

Sabe-se que durante o exercício, para atingir a demanda metabólica imposta, ocorre aumento da frequência cardíaca e do volume sistólico. Este último aumenta até 50% do consumo de oxigênio no exercício progressivo máximo dinâmico, enquanto no exercício com predominância isométrica ele se mantém inalterado ou apresenta leve queda. Essas respostas são acompanhadas de consequente aumento do débito cardíaco[1] representando, por sua vez, a capacidade cardíaca global durante o exercício.

Contudo, ao discutir função cardíaca, é de extrema importância salientar as diferentes mensurações que envolvem tanto as funções sistólica global e segmentar do ventrículo esquerdo (VE) quanto a diastólica, além de alguns aspectos importantes da função do ventrículo direito (VD).

A análise da função sistólica ventricular esquerda representa elemento importante não somente do ponto de vista diagnóstico, mas, sobretudo, prognóstico do indivíduo em diferentes circunstâncias clínicas. A função sistólica ventricular pode ser determinada a partir da avaliação de diferentes parâmetros, quais sejam: (i) fração de ejeção; (ii) fração de encurtamento; (iii) velocidade média de encurtamento circunferencial das fibras miocárdicas; (iv) mensuração do débito e dos índices cardíacos; (v) mensuração do índice de desempenho miocárdico (índice de Tei), expresso pela razão entre a soma dos tempos de contração e relaxamento isovolumétrico divididos pelo tempo de ejeção, considerando assim, parâmetros sistólicos e diastólicos; (vi) aferição da dP/dT (variação da pressão em relação ao tempo) levando-se em consideração o fluxo de regurgitação mitral (quando presente); (vii) avaliação da onda S', obtida pelo Doppler tecidual; (viii) análise dos índices de deformação miocárdica,[2-5] além de mensurações que são feitas de forma invasiva ou em pesquisa experimental em órgão isolado.

A fração de ejeção do VE (FEVE), avaliada principalmente pelo método ecocardiográfico, é a forma mais fácil e prática de mensurar a função sistólica do VE, de forma não invasiva, sendo o resultado da seguinte fórmula: FEVE (%) = VDFVE (volume diastólico final do VE, mL) – VSFVE (volume sistólico final do VE, mL)/VDFVE.[4] A FEVE aumenta durante e no pico do esforço em função da diminuição do VSFVE (avaliados pela técnica de ecocardiográfica sob estresse físico, tanto em bicicleta ergométrica como em esteira, atividades com predominância dinâmica) em indivíduos saudáveis.[6] A FE reflete o aumento da contratilidade global do VE durante o exercício.[6,7]

Por meio da técnica ecocardiográfica sob estresse físico pode-se avaliar também a motilidade segmentar, que representa uma técnica semiquantitativa, em que o VE é dividido em 17 segmentos que representam a distribuição arterial do VE. Ele é principalmente utilizada para avaliação de isquemia, no caso, desencadeada pelo esforço físico. Em indivíduos saudáveis, obviamente, a motilidade segmentar é aumentada durante o exercício, pois resulta na contratilidade global.[4,8]

Com o avanço da nanotecnologia e da computação, tornou-se possível a aferição por ecocardiografia da FE tridimensional (Figura 7.1), tanto para o VE quanto para o VD. A aferição tridimensional da FE ventricular proporciona maior aproximação com a anatomia ventricular real, em decorrência de uma análise em que a estrutura cardíaca é observada a partir de múltiplos planos espaciais de identificação, diminuindo erros que podem ocorrer quando a análise é feita de forma bidimensional (exemplo: quando a análise é feita a partir de plano apical encurtado).

Entretanto, poucos estudos avaliaram a resposta da função e da estrutura cardíaca durante uma sessão de exercício pela técnica tridimensional. Apesar das vantagens e do avanço tecnológico, ela ainda tem baixa resolução espacial e temporal, o que exige um maior tempo de análise dos dados. De qualquer forma, a ecocardiografia tridimensional parece ter boa correlação com a ressonância magnética e resultados bem próximos do método convencional de duas dimensões quanto à função sistólica do VE durante o exercício.[9,10]

A avaliação da FEVE no exercício de força (predominância do componente isométrico) tem pouca viabilidade do ponto de vista técnico, pois a pequena variação em um período muito curto (a cada série) dificulta a realização da medida. Todavia, em estudo clássico, Fisman et al.[11] avaliaram a resposta ao exercício isométrico de preensão palmar (*handgrip*) a 50% da contração voluntária máxima, em sedentários e atletas, corredores e levantadores de peso. Interessantemente, durante o exercício isométrico em indivíduos sedentários saudáveis, a FEVE diminuiu aproximadamente 7%, acompanhada pelo aumento de um terço do VSFVE. Por outro lado, atletas (levantadores de peso) apresentam aumento da FEVE e redução do VSFVE durante exercício isométrico. Essa resposta da função cardíaca ao exercício agudo com predominância isométrica de indivíduos treinados parece refletir as adaptações provocadas pelo treinamento físico.

O efeito crônico do exercício provoca adaptações, como aumento do débito cardíaco no pico do esforço e volume sistólico no repouso e no pico do exercício. Já a FEVE não é influenciada pelo treinamento físico.[11,12]

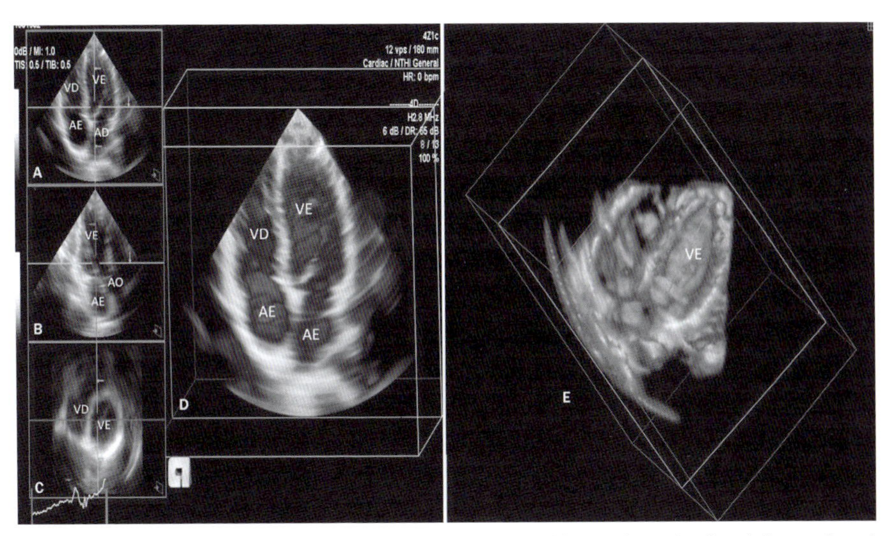

FIGURA 7.1 Imagens bidimensionais (A, B e C) adquiridas pelo método tridimensional (D e E) de planos espaciais múltiplos de ciclista com função ventricular preservada. Imagens dos eixos longitudinal (A e B) e transversal (C). VE: ventrículo esquerdo; VD: ventrículo direito; AE: átrio esquerdo; AD: átrio direito; AO: aorta.

Contudo, quando se fala de treinamento voltado ao desempenho, como em atletas profissionais, observam-se respostas diferentes em relação à função sistólica. Abergel et al.[13] observaram que ciclistas profissionais têm função sistólica do VE levemente reduzida em relação aos sedentários. Além disso, trabalho clássico que avaliou algumas modalidades (corredores, levantadores de peso e nadadores) observou menor fração de encurtamento do VE de corredores em relação aos sedentários, alteração que pode ser decorrente da redução da pré-carga com pós-carga e contratilidade normais.[14] Ademais, é importante salientar que mesmo alguns trabalhos que mostram que o treinamento físico de alto desempenho pode reduzir a função do VE de repouso, evidenciam aumento adequado durante o exercício, isto é dentro dos valores de normalidade.

Atletas de modalidades com predominância isométrica parecem não apresentar função sistólica diferente de sedentários.[11,14]

Quando se fala de função cardíaca e exercício de longa duração (p. ex., maratona e ultramaratona), não se pode deixar de falar sobre a função do VD. Apesar de ainda haver desafios em relação às mensurações de função e estrutura do VD, já que tem forma complexa e normalmente trabeculada, tem-se observado que tanto à anatomia quanto a função do VD parecem ser influenciadas pelo treinamento físico dinâmico de longa duração.[15]

A função do VD é de crucial importância para a função circulatória durante o exercício, mesmo em indivíduos saudáveis e com função vascular pulmonar normal. A sobrecarga de volume do VD aumenta mais do que no VE durante o exercício.[16,17]

Variáveis mensuradas pela ecocardiografia, como mudança de área fracional (MAF), fração de ejeção do VD (FEVD), deslocamento do anel tricúspide pelo modo M (TAPSE) e pelo Doppler tecidual (S'), são paramentos geralmente utilizados para a análise da função sistólica do VD. Mais recentemente, além da ressonância magnética, os índices de deformação miocárdica passaram a ser utilizados para avaliação da função global e segmentar do VD.[18]

Alguns estudos têm demonstrado redução da função do VD logo após exercício de longa duração, como maratona e ultramaratona.[15,19-22] Em metanálise, em que foram analizados 15 estudos que incluíram indivíduos saudáveis de ambos os sexos, com mais de 18 anos, a função do VD após 1 hora da realização de exercício, com pelo menos 90 minutos de duração, mostram redução da MAF do VD, TAPSE e FEVD.[15] Essas alterações acontecem na ausência de disfunção de VE e são transitórios, tanto para o VE quanto o para o VD.[19-21] Além disso, parece que essas alterações têm correlação positiva com o nível de aptidão física do indivíduo, ou seja, quanto maior o consumo de oxigênio de pico menor serão as alterações pós-prova.[21,22]

Ao falar de função cardíaca não se pode deixar de citar, também, a função diastólica, um parâmetro de grande importância para a capacidade física do indivíduo.

A disfunção diastólica está presente em várias doenças, inclusive aquelas com FE preservada. A disfunção diastólica é resultado de alterações patológicas como relaxamento miocárdico lentificado, redução na distensibilidade do VE, elevadas pressões de enchimento e redução das forças de sucção ventricular. Estas alterações limitam o aumento do enchimento ventricular e o aumento do débito cardíaco durante o exercício, podendo levar à congestão pulmonar.[23]

No repouso, o enchimento do VE ocorre principalmente pela diferença no gradiente de pressão do átrio para ventrículo e secundariamente pela contração atrial. Dessa forma, a avaliação do padrão do fluxo através da válvula mitral e variações da pressão atrial durante a diástole são de extrema importância para a análise da função diastólica. Contudo, a mensuração da função diastólica por meio da ecocardiografia (atualmente, técnica mais acessível e não invasiva) é feita pela mensuração dos padrões de fluxo de entrada do sangue do átrio para o VE através válvula mitral (onda inicial, E; tempo de desaceleração da onda E e onda de contração atrial, A) (Figura 7.2) e entrada do fluxo sanguíneo no átrio esquerdo pela veia pulmonar (onda sistólica, VPs, e onda diastólica, VPd), além das velocidades de deslocamento do anel mitral (septal e lateral, E'), esta última, de mais recente utilização, porém, não menos importante.

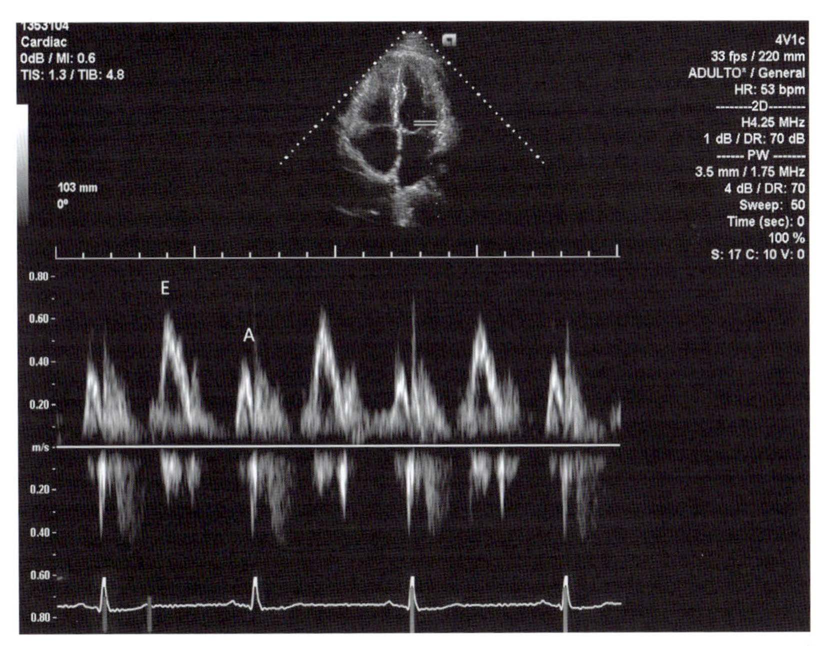

FIGURA 7.2 Imagem do Doppler ecocardiográfico do fluxo de enchimento normal de ciclista com função ventricular preservada. E: onda E (fluxo protodiastólico); A: onda A (fluxo telessistólico).

Entretanto, poucos estudos avaliam a função diastólica durante o exercício pela ecocardiografia em indivíduos normais, pois o aumento da frequência cardíaca que reduz do tempo da diástole causa fusão das ondas E e A, o que prejudica a análise. Um estudo clássico em que se analisou a resposta do padrão de influxo mitral no exercício em esteira de indivíduos saudáveis e mostrou aumento das ondas E, A e E' e diminuição do tempo de desaceleração da onda E, com manutenção das relações E/A e E/E' caracterizando, dessa forma, uma resposta diastólica normal durante o exercício dinâmico.[24,25]

Durante o exercício, o aumento da frequência cardíaca reduz o tempo de enchimento diastólico, o que resulta em queda ou manutenção do volume sistólico durante o exercício em intensidades elevadas. Em atletas de modalidades de longa distância, a redução no tempo de enchimento diastólico é alternada, o que resulta em maior volume sistólico durante o exercício.

O treinamento físico pode causar hipertrofia e dilatação das câmaras, as quais são adaptações benéficas e essenciais. Esse remodelamento depende do tipo de treinamento e pode ser facilmente avaliado pela ecocardiografia (Figura 7.3), que permite avaliar o aumento nas dimensões das câmaras cardíacas e da massa ventricular

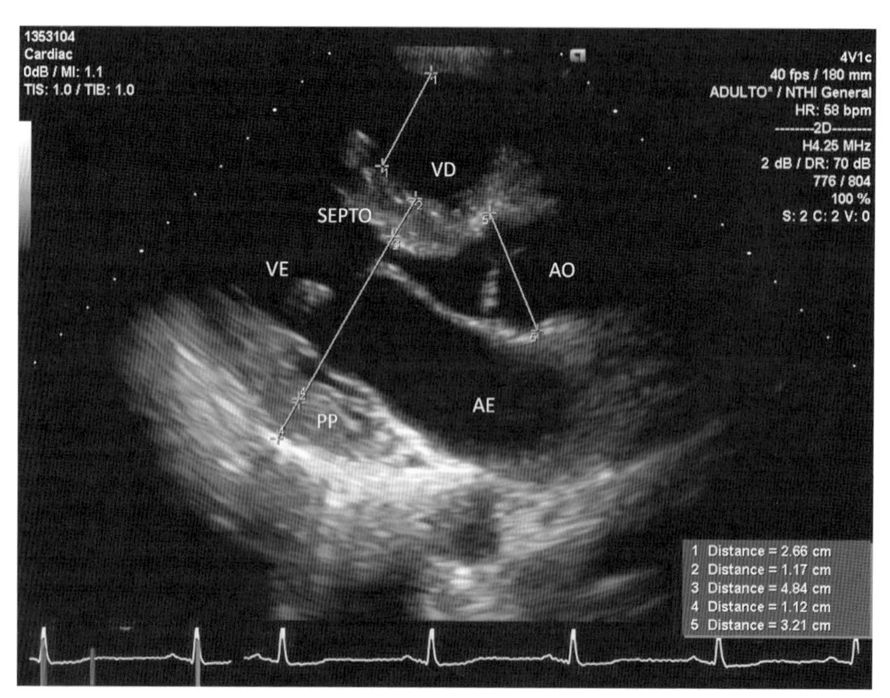

FIGURA 7.3 Ecocardiografia bidimensional. Aferição das estruturas cardíacas de ciclista com função ventricular preservada. PP: parede posterior; VE: ventrículo esquerdo; VD: ventrículo direito; AE: átrio esquerdo; AD: átrio direito; AO: aorta.

esquerda. Entretanto, de forma geral, essas adaptações não interferem na função cardíaca (sistólica e diastólica).[11]

A análise morfofuncional do atleta é de grande importância, pois tem impacto na prevenção da morte súbita. Além disso, muitas vezes as alterações podem ser um fator intrigante, pois os valores estão no limite entre o fisiológico e o patológico, necessitando de avaliação mais detalhada (consultar capítulo 35).

A presença de três situações clínicas no atleta: coronária anômala; cardiomiopatia hipertrófica; e displasia arritmogênica do ventrículo direito, na investigação ecocardiográfica, é de enorme aplicação diagnóstica e pode desqualificá-lo.[27]

CORAÇÃO DOENTE E EXERCÍCIO

Existem algumas evidências de que o treinamento físico tem efeitos benéficos no desempenho cardíaco na insuficiência cardíaca com FEVE reduzida. Dados experimentais mostram que o treinamento físico aeróbio pode melhorar a função cardíaca por restaurar a contratilidade do cardiomiócito e da sensibilidade ao cálcio em camundongos induzidos à insuficiência cardíaca por hiperatividade simpática.[28,29]

Haykowsky et al.,[30] em metanálise, demonstraram que o treinamento físico aeróbio aumenta a FEVE e reduz o VDFVE de pacientes com insuficiência cardíaca de etiologias isquêmica e idiopática. Porém, na mesma metanálise, não foi observada alteração na função sistólica com o treinamento de força (predominância isométrica). Esses resultados não foram replicados em outra metanálise.[31]

Ademais, a melhora na função cardíaca parece depender da etiologia da insuficiência cardíaca. Pacientes isquêmicos, por exemplo, podem apresentar viabilidade miocárdica (miocárdio hibernado), quando infarto do miocárdio não cause necrose.

Além da função sistólica, a diastólica é de grande valor na insuficiência cardíaca. Existe uma gama de pacientes sintomáticos que não apresenta disfunção sistólica do VE. E os que apresentam disfunção diastólica podem ser classificados como pacientes com insuficiência cardíaca e com FEVE preservada.[34]

A insuficiência cardíaca com FEVE preservada representa aproximadamente 50% dos casos. Ela ocorre mais em idosos, hipertensos e mulheres, nos quais um dos critérios para o diagnóstico são sintomas de intolerância ao exercício. Nesses pacientes a disfunção diastólica é identificada como um dos motivos de tal intolerância.[34,35]

Ainda não há dados consistentes na literatura para indicar alguma melhora da função diastólica com o treinamento físico de pacientes com insuficiência cardíaca e FEVE preservada. Em metanálise, em que se avaliou o efeito do treinamento físico de pacientes com insuficiência cardíaca e FEVE preservada, não se observou melhora nas variáveis de função diastólica, mesmo com melhora da qualidade de vida e da capacidade cardiorrespiratória. Esses reultados sugerem que os benefícios do treinamento físico aeróbio independem da melhora da função cardíaca.[35] No entanto, os resultados em relação à função diastólica de pacientes com insuficiência cardíaca e FEVE preservada ainda são controversos na literatura e é necessário maior entendimento tanto da fisiopatologia e da etiologia da doença quanto do próprio efeito fisiológico do exercício nesse contexto.

Sabe-se que o exercício tem um papel importante no tratamento do paciente com doença arterial coronariana, tanto na recuperação de pós-infarto agudo do miocárdio ou pós-revascularização quanto na prevenção de novos eventos.[36,37] Além disso, o exercício é considerado uma ferramenta valiosa para avaliação diagnóstica e prognóstica.

A ecocardiografia de estresse, nas diversas modalidades (esteira, cicloergômetro, farmacológico), traz informações importantes sobre morte súbita, infarto agudo do miocárdico, necessidade de tratamento cirúrgico, entre outros. Tanto o exercício em esteira quanto em bicicleta ergométrica são recomendados, sendo o teste limitado pelos sintomas ou pela evidência de elementos que caracterizem o teste como alterado, por exemplo, um teste considerado com resposta isquêmica ao estresse físico.[6]

Vários achados ecocardiográficos são considerados relevantes para a observação de alterações isquêmicas induzidas pelo estresse físico, quais sejam: ocorrência de novas alterações segmentares diferentes das de repouso; agravamento de alterações segmentares prévias (evidência de acinesia em segmentos em que se observava hipocinesia no repouso); diminuição da FE ao esforço; e aumento dos volumes ventriculares (principalmente do VSF) ao esforço.

Além disso, para a análise da possibilidade de isquemia miocárdica e da implicação prognóstica das alterações, levam-se em consideração principalmente o estágio de sua ocorrência (tempo do início do teste até o momento das alterações), o número de segmentos miocárdicos alterados durante o teste e o tempo de recuperação ou a normalização das alterações. As alterações ao eletrocardiograma (ECG) podem auxiliar no diagnóstico de doença arterial coronariana, sobretudo quando da vigência de supradesnivelamento do segmento ST.[6]

O teste deve seguir protocolo padronizado em que a carga de trabalho seja gradualmente aumentada nos diferentes estágios. O teste ecocardiográfico de esforço deve ser precedido de exame ecocardiográfico convencional, com a aferição dos parâmetros morfofuncionais e da função em repouso, tanto global como segmentar. Na dificuldade de visualização de mais de dois segmentos miocárdicos de forma adequada, deve ser empregado contraste ecocardiográfico endovenoso para a melhor observação segmentar.

A ecocardiografia de estresse em cicloergômetro pode ser realizada tanto com bicicleta supina como em posição vertical ou lateral, sendo a imagem adquirida no repouso, no pico do esforço e na recuperação. A carga é aumentada em estágios de dois ou três minutos. Uma carga inicial maior ou igual a 25 W pode ser mais apropriada para jovens ou atletas. A carga de trabalho e a frequência cardíaca máximas atingidas tendem a ser maiores em exercício na esteira, enquanto a pressão arterial durante o exercício tende a ser maior na bicicleta supina.[6]

Diante das alterações observadas durante o teste de estresse, deve-se levar em consideração a probabilidade pré-teste do paciente em relação à possibilidade de doença arterial coronariana. Dessa forma, fatores de risco habituais para a ocorrência de doença coronariana (hipertensão, tabagismo, dislipidemia, diabete melito, doença familiar, eventos prévios) devem ser considerados e analisados em conjunto.

Ademais, durante o teste é importante observar a possibilidade da ocorrência dos diferentes padrões de desempenho miocárdico ao esforço: (i) teste normal (diminuição dos volumes ventriculares [VDF e VSF] e aumento da FEVE); (ii) presença de isquemia miocárdica esforço induzida (diminuição da FEVE ao esforço, aumento dos volumes ventriculares ao esforço); (iii) presença de viabilidade miocárdica (melhora da contratilidade segmentar em segmentos previamente hipocinéticos ao repouso); e (iv) ausência de modificação do padrão contrátil em segmentos com alteração segmentar ao repouso. Em geral, esse padrão ocorre em portadores de doença arterial crônica e miocárdica em hibernação, e podem ser estudados do ponto de vista de metabolismo miocárdico com o emprego de medicina nuclear, ou seja, pela tomografia por emissão de pósitrons.[6]

O padrão presente em pacientes coronarianos considerado de relevância clínica é a ocorrência do bifásico, ou seja, em que há melhora da contratilidade de segmentos hipocontráteis em relação ao repouso quando submetidos a baixas doses de fármacos (p. ex., dobutamina ou dipiridamol) ou estresse físico, e piora da contratilidade quando expostos a altas doses do fármaco ou estresse físico. Esse padrão bifásico demonstra a evidência de viabilidade miocárdica (melhora em baixas doses ou estresse físico) e isquemia miocárdica (piora em altas doses do fármaco ou estresse físico).[38]

A sensibilidade e a especificidade do ecocardiograma de estresse para a detecção de doença arterial coronariana varia em decorrência da modalidade de estresse aplicada. A sensibilidade média pode variar de 80 a 88% e a especificidade média de 83 a 86%, dependendo dos estudos considerados.[39,40]

Os benefícios do treinamento físico na função cardíaca em pacientes com doença arterial coronariana, são bem documentados e envolvem aumento do debito cardíaco máximo, diminuição da demanda miocárdica de oxigênio (para a mesma carga absoluta), melhora da perfusão miocárdica e diminuição da atividade nervosa simpática cardíaca.[36,37,41,42] Alguns pacientes podem ter melhora na fração de ejeção com o treinamento físico, especialmente aqueles que apresentam miocárdio hibernado com FE reduzida após infarto. O miocárdio hibernado caracteriza-se por viabilidade miocárdica (melhora da contratilidade do segmento isquêmico) após restauração do fluxo sanguíneo, pois, neste caso,parece não ocorrer necrose miocárdica pós infarto.[43,44]

SPECKLE TRACKING E EXERCÍCIO

Novas técnicas vêm surgindo com intuito de diagnosticar precocemente possíveis alterações na função cardíaca após intervenções, como o exercício, ou no intuito de tratamento precoce, a fim de aumentar a sobrevida.[45]

Já existe um corpo de evidências mostrando que a técnica de avaliação da mecânica cardíaca pelo rastreamento de pontos (*speckle tracking*), ou seja, avaliação da deformação cardíaca, fornece informações enriquecedoras na clínica das doenças cardiovasculares. Sabe-se que o miocárdio realiza três padrões de deformação durante o ciclo cardíaco: encurtamento longitudinal; circunferencial; e espessamento radial (Figura 7.4). A partir desses padrões, tem-se informações, tanto regional (dos 17 segmentos miocárdicos) quanto global (longitudinal, circunferencial e radial) da função ventricular. A técnica, além de fornecer evidências precoces de disfunção cardíaca, tem redução da variabilidade entre e intraobservador, fato que na ecocardiografia convencional é um fator limitante.[46]

A análise da deformação miocárdica pode ser feita na ecocardiografia pelo Doppler tecidual, porém essa técnica é limitada à direção do feixe de ultrassom e é geralmente realizada somente na direção longitudinal. Todavia, com o avanço tecnológico na área da ultrassonografia cardíaca eliminando o problema de dependência do ângulo na análise, foi desenvolvida a técnica de mensuração da deformação miocárdica por meio do rastreamento de pontos (*speckle tracking*), em todas as direções.[47]

Pode-se obter com a técnica, alguns índices clínicos, como, o *strain*, que representa a deformação fracional do comprimento dos segmentos miocárdicos, normalmente expresso em porcentagem, e o *strain rate*, que representa a velocidade que o miocárdio se desloca ao longo do ciclo cardíaco, em cada um dos 17 segmentos do VE. Com a média dos 17 segmentos miocárdicos podemos obter o *strain* Global longitudinal, circunferencial e radial que representam o deslocamento das fibras nos respectivos

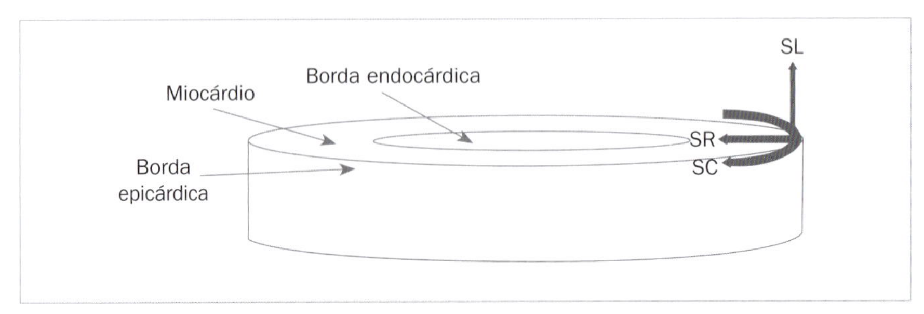

FIGURA 7.4 Ilustração esquemática dos três padrões de deformação miocárdica. SL: *strain* longitudinal; SC: *strain* circunferencial; SR: *strain* radial.

Fonte: adaptada de Almeida et al., 2013.[53]

eixos (principais padrões de deformação miocárdica) (Figura 7.4). Além disso, a mensuração do *strain* do ventrículo direito também pode ser obtida por esta técnica.[46]

Essa análise possibilita aferição de índices novos de desempenho miocárdico, como rotação e torção do VE. Ela pode ser ainda mais ampla ao avaliar os parâmetros não somente de forma bidimensional, mas também tridimensional.[48-50]

A análise de deformação miocárdica representa avanço em relação à observação da FE, pois pode mostrar-se diminuída mesmo na vigência de FE preservada. Este achado demonstra avanço em relação a investigação da mecânica cardíaca e da performance miocárdica. Em algumas circunstâncias, como na possibilidade de cardiotoxicidade, podemos observar fração preservada e *strain* miocárdico diminuído. Esse aspecto pode ser de enorme valia em situações clínicas, como no caso de rejeição de pacientes transplantados e de cardiotoxicidade após uso de quimioterápicos para o tratamento de neoplasias. A análise da deformação miocárdica não sofre influência da geometria ventricular e apresenta menor dependência da pré-carga cardíaca.[49]

Existe grande dificuldade em avaliar a mecânica cardíaca durante o exercício, pois a técnica depende da resolução temporal das imagens (quadros por segundo) e com a elevada frequência cardíaca atingida durante o exercício perde-se resolução temporal, dificultando a análise.

Alguns trabalhos têm focado na análise dos efeitos do treinamento físico nesse contexto, envolvendo várias modalidades de treinamento. Baggish et al.[51] demonstraram aumento do *strain* em todos os segmentos do eixo radial e longitudinal após 90 dias de treinamento de aeróbio, apesar de nenhuma mudança na FEVE. Em contraste, o *strain* dos segmentos septais diminuíram no eixo circunferencial em função da melhora dos segmentos da parede livre do VE. Baseados nesses resultados, os autores concluíram que o treinamento aeróbio em indivíduos saudáveis pode melhorar a função sistólica global com variabilidade regional, o que pode ser resultado da adaptação do VD ao treinamento, já que a alteração foi encontrada nos segmentos septais.

Além disso, estudo em atletas de modalidades coletivas quando comparados com indivíduos não treinados, mostrou que os valores de *strain* global longitudinal e circunferencial, tanto bi- quanto tridimensionais, são menores.[52] De forma interessante, outro estudo demonstrou que no repouso os valores de *strain* longitudinal se assemelhavam em atletas e indivíduos sedentários saudáveis. No entanto, após exercício agudo, ocorriam modificações da contratilidade regional nos atletas, assim como diminuição do *strain* radial do segmento apical, quando comparados com os valores pré-exercício. Tal situação pode ser decorrente da maior influência apical em relação à estimulação simpática de atletas.[53] Em estudo nacional recente,[54] com a comparação ao repouso de 16 boxeadores e indivíduos não treinados normais, observou-se aumento do *strain* global radial tridimensional no grupo de atletas (24,7 ± 5,2 *vs.* 16,3 ± 7,2; p = 0,007).

Metanálise que incluiu 13 estudos que avaliaram atletas de modalidades distintas mostrou que, independentemente da modalidade (tanto de predominância dinâmica quanto estática), atletas não apresentam *strain* diferente dos indivíduos saudáveis-controle.

Atletas de elite de modalidade com alto componente dinâmico parecem apresentar diminuição na torção do VE acompanhada pela menor rotação apical, o que não é presente em atletas com outros níveis de treinamento, demonstrando que existe relação dose-resposta do exercício para essas alterações.[55]

CONSIDERAÇÕES FINAIS

Ainda são poucos os resultados para uma conclusão efetiva e, também, o número de variáveis e a complexidade da análise e da mecânica cardíaca dificultam resultados conclusivos. Acredita-se que a aplicação da análise da deformação miocárdica apresente importância para a detecção precoce de alterações subclínicas de atletas nas mais diversas modalidades de treinamento, além de melhor entendimento das adaptações miocárdicas ao treinamento físico.

Contudo, sabe-se dos benefícios do treinamento físico para população em geral. Mesmo em alguns casos não se observando melhora na função cardíaca, a melhora periférica e da capacidade física é de extrema importância para a qualidade de vida e o prognóstico de cardiopatas. Ainda, com o avanço das técnicas de avaliação da função cardíaca, talvez, seja possível observar alterações ainda não vistas em métodos convencionais e até mesmo fazer diagnóstico precoce para uma abordagem preventiva do exercício.

REFERÊNCIAS BIBLIOGRÁFICAS

1. Laughlin MH. Cardiovascular response to exercise. Am J Physiol. 1999;277(6 Pt 2):S244-59.
2. Teichholz LE, Kreulen T, Herman MV, Gorlin R. Problems in echocardiographic volume determinations: echocardiographic-angiographic correlations in the presence of absence of asynergy. Am J Cardiol. 1976;37(1):7-11.
3. Tei C, Ling LH, Hodge DO, Bailey KR, Oh JK, Rodeheffer RJ, et al. New index of combined systolic and diastolic myocardial performance: a simple and reproducible measure of cardiac function--a study in normals and dilated cardiomyopathy. J Cardiol. 1995;26(6):357-66.
4. Lang RM, Badano LP, Mor-Avi V, Afilalo J, Armstrong A, Ernande L, et al. Recommendations for cardiac chamber quantification by echocardiography in adults: an update from the American Society of Echocardiography and the European Association of Cardiovascular Imaging. J Am Soc Echocardiogr. 2015;28(1):1-39.
5. Kolias TJ, Aaronson KD, Armstrong WF. Doppler-derived dP/dt and -dP/dt predict survival in congestive heart failure. J Am Coll Cardiol. 2000;36(5):1594-9.
6. Pellikka PA, Nagueh SF, Elhendy AA, Kuehl CA, Sawada SG. American Society of Echocardiography recommendations for performance, interpretation, and application of stress echocardiography. J Am Soc Echocardiogr. 2007;20(9):1021-41.

7. Kelbaek H, Gjorup T, Christensen NJ, Vestergaard B, Godtfredsen J. Cardiac function and plasma catecholamines during upright exercise in healthy young subjects. Int J Cardiol. 1986;10(3):223-35.
8. Cerqueira MD, Weissman NJ, Dilsizian V, Jacobs AK, Kaul S, Laskey WK, et al. Standardized myocardial segmentation and nomenclature for tomographic imaging of the heart. A statement for healthcare professionals from the Cardiac Imaging Committee of the Council on Clinical Cardiology of the American Heart Association. Circulation. 2002;105(4):539-42.
9. Sugiura Kojima M, Noda A, Miyata S, Kojima J, Hara Y, Minoshima M, et al. The effect of habitual physical training on left ventricular function during exercise assessed by three-dimensional echocardiography. Echocardiography. 2015;32(11):1670-5.
10. Lang RM, Badano LP, Tsang W, Adams DH, Agricola E, Buck T, et al. EAE/ASE recommendations for image acquisition and display using three-dimensional echocardiography. J Am Soc Echocardiogr. 2012;25(1):3-46.
11. Fisman EZ, Embon P, Pines A, Tenenbaum A, Drory Y, Shapira I, et al. Comparison of left ventricular function using isometric exercise Doppler echocardiography in competitive runners and weightlifters versus sedentary individuals. Am J Cardiol. 1997;79(3):355-9.
12. Ichige MH, Santos CR, Jordao CP, Ceroni A, Negrao CE, Michelini LC. Exercise training preserves vagal preganglionic neurones and restores parasympathetic tonus in heart failure. J Physiol. 2016;594(21):6241-54.
13. Abergel E, Chatellier G, Hagege AA, Oblak A, Linhart A, Ducardonnet A, et al. Serial left ventricular adaptations in world-class professional cyclists: implications for disease screening and follow-up. J Am Coll Cardiol. 2004;44(1):144-9.
14. Colan SD, Sanders SP, Borow KM. Physiologic hypertrophy: effects on left ventricular systolic mechanics in athletes. J Am Coll Cardiol. 1987;9(4):776-83.
15. Elliott AD, La Gerche A. The right ventricle following prolonged endurance exercise: are we overlooking the more important side of the heart? A meta-analysis. Br J Sports Med. 2015;49(11):724-9.
16. La Gerche A, Claessen G. Is exercise good for the right ventricle? Concepts for health and disease. Can J Cardiol. 2015;31(4):502-8.
17. Ghio S, Gavazzi A, Campana C, Inserra C, Klersy C, Sebastiani R, et al. Independent and additive prognostic value of right ventricular systolic function and pulmonary artery pressure in patients with chronic heart failure. J Am Coll Cardiol. 2001;37(1):183-8.
18. Rudski LG, Lai WW, Afilalo J, Hua L, Handschumacher MD, Chandrasekaran K, et al. Guidelines for the echocardiographic assessment of the right heart in adults: a report from the American Society of Echocardiography endorsed by the European Association of Echocardiography, a registered branch of the European Society of Cardiology, and the Canadian Society of Echocardiography. J Am Soc Echocardiogr. 2010;23(7):685-713.
19. Trivax JE, Franklin BA, Goldstein JA, Chinnaiyan KM, Gallagher MJ, deJong AT, et al. Acute cardiac effects of marathon running. J Appl Physiol (1985). 2010;108(5):1148-53.
20. La Gerche A, Burns AT, Mooney DJ, Inder WJ, Taylor AJ, Bogaert J, et al. Exercise-induced right ventricular dysfunction and structural remodelling in endurance athletes. Eur Heart J. 2012;33(8):998-1006.
21. Gaudreault V, Tizon-Marcos H, Poirier P, Pibarot P, Gilbert P, Amyot M, et al. Transient myocardial tissue and function changes during a marathon in less fit marathon runners. Can J Cardiol. 2013;29(10):1269-76.
22. Neilan TG, Januzzi JL, Lee-Lewandrowski E, Ton-Nu TT, Yoerger DM, Jassal DS, et al. Myocardial injury and ventricular dysfunction related to training levels among nonelite participants in the Boston marathon. Circulation. 2006;114(22):2325-33.
23. Barmeyer A, Mullerleile K, Mortensen K, Meinertz T. Diastolic dysfunction in exercise and its role for exercise capacity. Heart Fail Rev. 2009;14(2):125-34.
24. Nagueh SF, Appleton CP, Gillebert TC, Marino PN, Oh JK, Smiseth OA, et al. Recommendations for the evaluation of left ventricular diastolic function by echocardiography. J Am Soc Echocardiogr. 2009;22(2):107-33.
25. Ha JW, Lulic F, Bailey KR, Pellikka PA, Seward JB, Tajik AJ, et al. Effects of treadmill exercise on mitral inflow and annular velocities in healthy adults. Am J Cardiol. 2003;91(1):114-5.

26. Gledhill N, Cox D, Jamnik R. Endurance athletes' stroke volume does not plateau: major advantage is diastolic function. Med Sci Sports Exerc. 1994;26(9):1116-21.
27. Ghorayeb N, Costa RV, Castro I, Daher DJ, Oliveira Filho JA, Oliveira MA. Guidelines on exercise and sports cardiology from the Brazilian Society of Cardiology and the Brazilian Society of Sports Medicine. Arq Bras Cardiol. 2013;100(1 Suppl 2):1-41.
28. Rolim NP, Medeiros A, Rosa KT, Mattos KC, Irigoyen MC, Krieger EM, et al. Exercise training improves the net balance of cardiac Ca^{2+} handling protein expression in heart failure. Physiol Genomics. 2007;29(3):246-52.
29. Medeiros A, Rolim NP, Oliveira RS, Rosa KT, Mattos KC, Casarini DE, et al. Exercise training delays cardiac dysfunction and prevents calcium handling abnormalities in sympathetic hyperactivity-induced heart failure mice. J Appl Physiol (1985). 2008;104(1):103-9.
30. Haykowsky MJ, Liang Y, Pechter D, Jones LW, McAlister FA, Clark AM. A meta-analysis of the effect of exercise training on left ventricular remodeling in heart failure patients: the benefit depends on the type of training performed. J Am Coll Cardiol. 2007;49(24):2329-36.
31. van Tol BA, Huijsmans RJ, Kroon DW, Schothorst M, Kwakkel G. Effects of exercise training on cardiac performance, exercise capacity and quality of life in patients with heart failure: a meta-analysis. Eur J Heart Fail. 2006;8(8):841-50.
32. Wisloff U, Stoylen A, Loennechen JP, Bruvold M, Rognmo O, Haram PM, et al. Superior cardiovascular effect of aerobic interval training versus moderate continuous training in heart failure patients: a randomized study. Circulation. 2007;115(24):3086-94.
33. Roveda F, Middlekauff HR, Rondon MU, Reis SF, Souza M, Nastari L, et al. The effects of exercise training on sympathetic neural activation in advanced heart failure: a randomized controlled trial. J Am Coll Cardiol. 2003;42(5):854-60.
34. Yancy CW, Jessup M, Bozkurt B, Butler J, Casey DE, Jr., Drazner MH, et al. 2013 ACCF/AHA guideline for the management of heart failure: a report of the American College of Cardiology Foundation/American Heart Association Task Force on Practice Guidelines. J Am Coll Cardiol. 2013;62(16):e147-239.
35. Pandey A, Parashar A, Kumbhani D, Agarwal S, Garg J, Kitzman D, et al. Exercise training in patients with heart failure and preserved ejection fraction: meta-analysis of randomized control trials. Circ Heart Fail. 2015;8(1):33-40.
36. Stewart RAH, Held C, Hadziosmanovic N, Armstrong PW, Cannon CP, Granger CB, et al. Physical activity and mortality in patients with stable coronary heart disease. J Am Coll Cardiol. 2017;70(14):1689-700.
37. Martinez DG, Nicolau JC, Lage RL, Toschi-Dias E, de Matos LD, Alves MJ, et al. Effects of long-term exercise training on autonomic control in myocardial infarction patients. Hypertension. 2011;58(6):1049-56.
38. Schinkel AF, Bax JJ, Geleijnse ML, Boersma E, Elhendy A, Roelandt JR, et al. Noninvasive evaluation of ischaemic heart disease: myocardial perfusion imaging or stress echocardiography? Eur Heart J. 2003;24(9):789-800.
39. Quinones MA, Verani MS, Haichin RM, Mahmarian JJ, Suarez J, Zoghbi WA. Exercise echocardiography versus 201Tl single-photon emission computed tomography in evaluation of coronary artery disease. Analysis of 292 patients. Circulation. 1992;85(3):1026-31.
40. Fleischmann KE, Hunink MG, Kuntz KM, Douglas PS. Exercise echocardiography or exercise SPECT imaging? A meta-analysis of diagnostic test performance. J Nucl Cardiol. 2002;9(1):133-4.
41. Niebauer J, Hambrecht R, Velich T, Hauer K, Marburger C, Kalberer B, et al. Attenuated progression of coronary artery disease after 6 years of multifactorial risk intervention: role of physical exercise. Circulation. 1997;96(8):2534-41.
42. Gielen S, Hambrecht R. Effects of exercise training on vascular function and myocardial perfusion. Cardiol Clin. 2001;19(3):357-68.
43. Kubo H, Yano K, Hasegawa N, Okura K, Nakamura M, Hase H, et al. Effects of exercise training on restoration of residual myocardial ischemia after percutaneous transluminal coronary angioplasty. J Cardiol. 1992;22(2-3):375-81.

44. Belardinelli R, Georgiou D, Purcaro A. Low dose dobutamine echocardiography predicts improvement in functional capacity after exercise training in patients with ischemic cardiomyopathy: prognostic implication. J Am Coll Cardiol. 1998;31(5):1027-34.
45. Thavendiranathan P, Poulin F, Lim KD, Plana JC, Woo A, Marwick TH. Use of myocardial strain imaging by echocardiography for the early detection of cardiotoxicity in patients during and after cancer chemotherapy: a systematic review. J Am Coll Cardiol. 2014;63(25 Pt A):2751-68.
46. Geyer H, Caracciolo G, Abe H, Wilansky S, Carerj S, Gentile F, et al. Assessment of myocardial mechanics using speckle tracking echocardiography: fundamentals and clinical applications. J Am Soc Echocardiogr. 2010;23(4):351-69.
47. Korinek J, Wang J, Sengupta PP, Miyazaki C, Kjaergaard J, McMahon E, et al. Two-dimensional strain--a Doppler-independent ultrasound method for quantitation of regional deformation: validation in vitro and in vivo. J Am Soc Echocardiogr. 2005;18(12):1247-53.
48. Tatsumi K, Tanaka H, Matsumoto K, Sawa T, Miyoshi T, Imanishi J, et al. Global endocardial area change rate for the assessment of left ventricular relaxation and filling pressure: using 3-dimensional speckle-tracking study. Int J Cardiovasc Imaging. 2014;30(8):1473-81.
49. Du GQ, Hsiung MC, Wu Y, Qu SH, Wei J, Yin WH, et al. Three-dimensional speckle-tracking echocardiographic monitoring of acute rejection in heart transplant recipients. J Ultrasound Med. 2016;35(6):1167-76.
50. Amundsen BH, Helle-Valle T, Edvardsen T, Torp H, Crosby J, Lyseggen E, et al. Noninvasive myocardial strain measurement by speckle tracking echocardiography: validation against sonomicrometry and tagged magnetic resonance imaging. J Am Coll Cardiol. 2006;47(4):789-93.
51. Baggish AL, Yared K, Wang F, Weiner RB, Hutter AM, Jr., Picard MH, et al. The impact of endurance exercise training on left ventricular systolic mechanics. Am J Physiol Heart Circ Physiol. 2008;295(3):H1109-H16.
52. D'Ascenzi F, Solari M, Mazzolai M, Cameli M, Lisi M, Andrei V, et al. Two-dimensional and three-dimensional left ventricular deformation analysis: a study in competitive athletes. Int J Cardiovasc Imaging. 2016;32(12):1697-705.
53. Silva AP. Deformação miocárdica em atletas de diferentes modalidades – Um estudo por 2D Speckle Tracking. Lisboa: Universidade de Lisboa; 2011.
54. Daminello ER, Echenique L, Cordovil A, Oliveira WA, Lira Filho EB, Piveta RB, et al. Evaluation of strain parameters by three dimensional speckle tracking echocardiography in competitive athletes. Arq Bras Cardiol. 2017;30:92-7.
55. Beaumont A, Grace F, Richards J, Hough J, Oxborough D, Sculthorpe N. Left ventricular speckle tracking-derived cardiac strain and cardiac twist mechanics in athletes: a systematic review and meta-analysis of controlled studies. Sports Med. 2017;47(6):1145-70.
56. Almeida ALC, Gjesdal O, Mewton M, Choi EY, Teixido-Tura G, Yoneyama K, et al. Speckle-tracking pela ecocardiografia bidimensional – aplicações clínicas. Rev Bras Ecocardiogr Imagem Cardiovasc. 2013;26(1):38-49.

8

MicroRNA e exercício físico: importantes reguladores do remodelamento cardíaco e do músculo esquelético

João Lucas Penteado Gomes
Gabriel Cardial Tobias
Edilamar Menezes de Oliveira

INTRODUÇÃO

Nas últimas duas décadas os microRNA estão sendo amplamente estudados por seu papel na regulação de muitos processos celulares. São pequenas moléculas de ácido ribonucleico (RNA), com tamanho entre 17 e 25 nucleotídeos, que não codificam proteína e têm como principal função a regulação pós-transcricional em plantas, animais e seres humanos.[1]

A literatura aponta que aproximadamente um terço de todos os genes que codificam proteínas são regulados por microRNA. Os microRNA se ligam à região 3'UTR (região não traduzida) de RNA-mensageiros (RNAm) e impedem a tradução deste gene em uma proteína. Dessa forma, o aumento da expressão de determinado microRNA acarreta a redução da tradução de seus mRNA-alvo e, consequentemente, diminui a expressão proteica. Por outro lado, o inverso também é verdadeiro, ou seja, a inibição de determinado microRNA gera o aumento da tradução do mRNA-alvo em proteína.[1,2]

A ligação dos microRNA com o mRNA-alvo pode ser com parcial ou total complementariedade, processos que indicam se o mRNA será degradado ou se a tradução será apenas inibida.[3] A complementariedade total se dá com o pareamento perfeito do microRNA com o alvo, levando à degradação dos mRNA, fenômeno este que é mais comumente observado em plantas. Todavia, a complementariedade parcial é o processo no qual apenas alguns dos pares de base são complementares, promovendo a inibição da tradução do alvo. A possibilidade desse pareamento imperfeito juntamente com o pequeno tamanho dessas moléculas faz com que existam diversos alvos para um único microRNA.[2,4-6]

Atualmente são conhecidas mais de 30 mil sequências de microRNA maduros nos mais diferentes organismos que vão de protozoários a mamíferos.[5] Em humanos são mais de 2 mil microRNA maduros conhecidos, números que indicam a importância dos microRNA para a regulação endógena de muitos processos celulares.

BIOGÊNESE DOS MICRORNA

A biogênese dos microRNA inicia-se no núcleo celular com a atividade da enzima RNA polimerase II. Essa ação gera um transcrito primário com o formato de dupla hélice com, aproximadamente, 300 nucleotídeos denominado pri-microRNA, o qual sofre uma série de clivagens para chegar à forma madura.[1,2]

Após esse evento, a enzima *Drosha* cliva o pri-microRNA em um precursor do microRNA maduro denominado pré-microRNA, que apresenta aproximadamente 70 nucleotídeos. Esse transcrito, já em menor tamanho, é exportado para o citoplasma pela enzima exportina 5. No citoplasma ocorre a terceira clivagem por ação enzimática, novamente, pela enzima *Dicer*, a qual cliva o pré-microRNA, originando uma molécula de RNA de dupla fita, sendo que uma das fitas é o microRNA maduro e a outra é denominada antissense.[1,2]

O microRNA maduro é então incorporado por um complexo ribonucleoproteico de nome RISC (*RNA induced silencer complex*), complexo fundamental para direcionar a atividade dos microRNA. O complexo multimérico de RISC é composto fundamentalmente de endonucleases dirigidas e proteínas argonautas, enquanto a fita antissense é degradada.[7] A Figura 8.1 exemplifica a biogênese dos microRNA.

O entendimento da regulação da expressão proteica orquestrada pelos microRNA por meio dos genes-alvo é muito importante. Dados da literatura mostram que processos patológicos influenciam a expressão de microRNA. Consequentemente, essas alterações na expressão dos microRNA podem alterar a expressão de proteínas relacionadas com função ou fenótipo de diversos tecidos.[8-11]

Nas seções seguintes, será tratada a influência dos microRNA no tecidos musculares cardíaco e esquelético em processos patológicos e também no treinamento físico.

MICRORNA E CORAÇÃO

Um indivíduo no decorrer da vida pode passar por várias mudanças funcionais e estruturais no coração dependendo dos estímulos impostos ao sistema cardiovas-

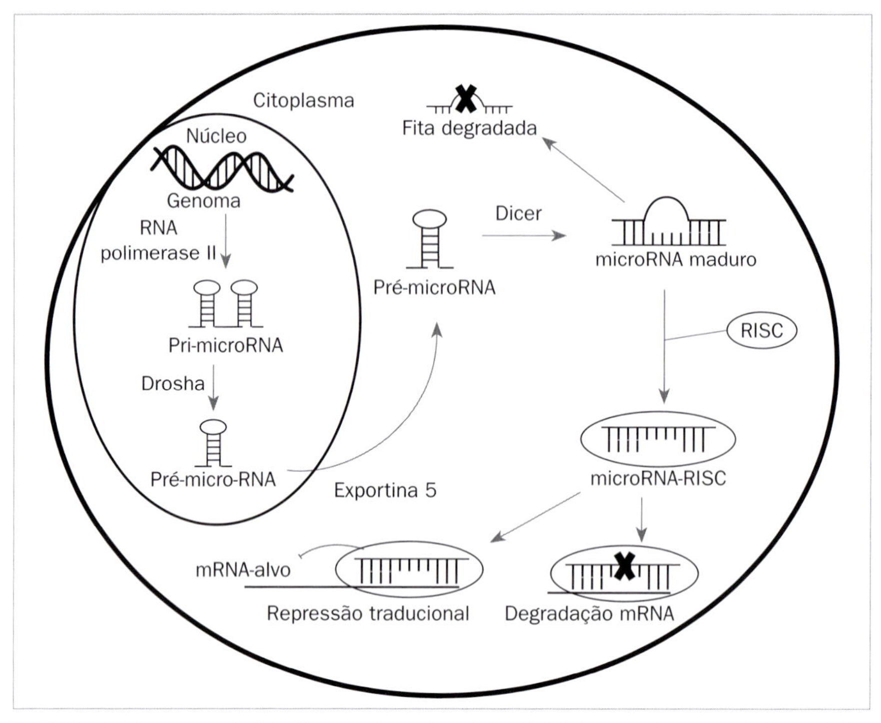

FIGURA 8.1 Esquema da biogênese dos microRNA. O início acontece no núcleo celular em que é transcrito o pri-microRNA pela enzima RNA polimerase II. O pri-microRNA é clivado pela enzima Drosha e dá origem ao pré-microRNA. Este último, por sua vez, na forma madura, é exportado do núcleo para o citoplasma pela exportina 5 e clivado pela enzima Dicer, assim originando o microRNA maduro em dupla fita. Uma das fitas é degradada e a outra é incorporada ao complexo RISC, o qual desempenhará sua função biológica ao encontrar um RNA mensageiro-alvo. O pareamento perfeito leva à degradação do mRNA, enquanto o pareamento imperfeito inibe o mRNA, prejudicando a tradução proteica.

cular. O coração se adapta a estímulos que podem ser patológicos, como uma sobrecarga pressórica, algum tipo de cardiopatia, ou adaptações a estímulos fisiológicos, tal como, o treinamento físico.

Sabe-se que os microRNA representam importante papel no sistema cardiovascular e com as alterações moleculares ocorrem as mudanças fenotípicas e funcionais, tanto em situações fisiológicas como patológicas.[12] Há informações que os microRNA participariam do desenvolvimento cardíaco, como no remodelamento do coração por ações que geram hipertrofia dos cardiomiócitos, fibrose e angiogênese.[12,13]

As pesquisas que visam a entender o papel dos microRNA no sistema cardiovascular estão progredindo rapidamente, uma vez que as doenças cardiovasculares estão entre as principais causas de morte no mundo.[14] Muitos esforços têm sido lançados para identificar potenciais terapias com microRNA. Algumas dessas pequenas moléculas já foram identificadas como biomarcadores de doenças cardiovasculares.[15,16] Entretanto, a maioria dos estudos foi realizado com modelo animal e focados no remodelamento do ventrículo esquerdo visando à melhora da função cardíaca.

As primeiras evidências de que os microRNA desempenham um papel significativo no desenvolvimento do sistema cardiovascular vieram com estudos de inibição dessas pequenas moléculas. Yang et al. mostraram que a deleção da *Dicer* (uma enzima-chave para o processamento dos microRNA) interrompeu a angiogênese embrionária em camundongos.[17] Posteriormente, Chen et al. verificaram que a deleção específica da *Dicer* cardíaca resultou em anormalidade na expressão de proteínas contráteis e profundo desarranjo dos sarcômeros, acompanhado de cardiomiopatia dilatada, insuficiência cardíaca e letalidade pós-natal.[18] Dessa forma, torna-se evidente que os microRNA participam do desenvolvimento do sistema cardiovascular e, também, do remodelamento cardíaco.

Cabe ressaltar que o coração e o músculo esquelético apresentam um conjunto de microRNA expresso quase exclusivamente nesses tecidos. Estes microRNA foram denominados *myomiR*: microRNA-1, -133a/b, -499, -208a/b, -206 e -486, sendo que o microRNA-208a é expresso exclusivamente no coração, enquanto o microRNA-206 no músculo esquelético. Os *myomiR* apresentam diversas funções no coração, tais como, remodelamento cardíaco e função contrátil.[19] Ainda existem outros microRNA que já foram encontrados no tecido cardíaco envolvidos com processos como hipertrofia cardíaca, lesão de cardiomiócitos, fibrose cardíaca, angiogênese e resposta inflamatória.

A próxima seção trata do papel dos microRNA no remodelamento cardíaco patológico causado por algumas doenças e, também, adaptações fisiológicas causado pelo treinamento físico, com ênfase a três processos característicos do remodelamento cardíaco: hipertrofia, fibrose e angiogênese.

Hipertrofia cardíaca e microRNA

A hipertrofia cardíaca é uma resposta adaptativa do tecido cardíaco em decorrência de mudanças hemodinâmicas, tais como, aumento de pressão, aumento de volume sanguíneo nas cavidades cardíacas[20] e alterações hormonais e humorais. A hipertrofia cardíaca pode ser patológica ou fisiológica, diferenciadas por adaptações morfológicas específicas a cada estímulo, principalmente no remodelamento do ventrículo esquerdo.[21]

A hipertrofia cardíaca patológica está comumente associada a mecanismos compensatórios resultantes de uma sobrecarga crônica de pressão ou volume no coração, como aqueles observados em doenças, como hipertensão, cardiopatias e doenças vasculares.[20] A hipertrofia cardíaca fisiológica, por sua vez, é decorrente do crescimento normal do coração desde a idade neonatal e do treinamento físico. Essa condição é mais conhecida como "coração de atleta" e pode apresentar um padrão concêntrico (acúmulo de sarcômeros em série) ou excêntrico (acúmulo de sarcômeros em paralelo) de hipertrofia; sendo o padrão concêntrico decorrente do treinamento físico resistido e o padrão excêntrico do aumento de volume proveniente de treinamento aeróbico.[13] Para mais detalhes ver Capítulo 13. A maioria dos estudos mostra o papel dos microRNA na hipertrofia cardíaca fisiológica excêntrica. Poucos são os estudos com treinamento resistido, Melo et al. foram um dos primeiros a demonstrar que o treinamento resistido diminui a expressão do microRNA-124, levando ao aumento da expressão de SERCA2 e melhora da contratilidade cardíaca.[22] Entretanto, o efeito do treinamento resistido sobre a expressão dos microRNA ainda é um campo vasto a ser investigado.

Os microRNA têm um papel importante na hipertrofia cardíaca.[11,14] Estudos conduzidos com modelos animais evidenciam que alguns deles são pró-hipertróficos (microRNA-143, -103, -130a, -146a, -21, -210, -221, -222, -27a/b, -199a/b, -208, -195, -499, -34a/b/c, -497, -23a, e -15a/b), enquanto outros são anti-hipertróficos (microRNA-1, -133, -26, -9, -98, -29, -378, e -145).[13]

Os microRNA também são fundamentais no controle da hipertrofia cardíaca fisiológica. Liu et al. mostraram que a inibição do microRNA-222 no coração bloqueia o processo de hipertrofia cardíaca ocasionada pelo treinamento físico.[23]

É possível observar que existe uma série de microRNA que atua na regulação da hipertrofia cardíaca. O microRNA-1 é conhecido pela função anti-hipertróficos e em condições patológicas a expressão deste microRNA está comumente diminuída. Sayed et al. verificaram que animais submetidos à constrição aórtica apresentavam grave aumento do espessamento da parede do ventrículo esquerdo (característica da hipertrofia cardíaca patológica) associada à diminuição da expressão do microRNA-1.[24] Foi observado, também, aumento na expressão de genes-alvo desse microRNA, relacionados com vias de síntese e proliferação como RasGAP, CDK9 e fibronectina. Células submetidas ao tratamento com microRNA *mimic* para superexpressão do microRNA-1 tiveram diminuição da expressão desses genes e apresentaram menor tamanho.

Os microRNA-133a/b também podem ter um papel anti-hipertrófico.[12] Carè et al. mostraram que a inibição do microRNA-133a, com consequente aumento dos seus microRNA-alvo RhoA, Cdc42, Nelf-A/WHSC2, provoca hipertrofia cardíaca.[25]

Uma outra característica do microRNA-133a/b e do microRNA-1 é que também atuam sobre a contratilidade cardíaca regulando vias de liberação de cálcio.[12]

O microRNA-208, por outro lado, é um *myomiR* que tem uma ação pró-hipertrófica. Van Rooij et al. mostraram que a superexpressão do microRNA-208a muda o perfil metabólico e contrátil do tecido cardíaco por aumentar a expressão da isoforma "de contração lenta" de miosinas de cadeia pesada (beta-MHC). Além disso, essa superexpressão provoca aumento de fibrose e, em consequência, de espessura da parede do ventrículo esquerdo.[26] Outro *myomiR* importante no controle do processo da hipertrofia cardíaca é o microRNA-499. Estudos mostram que a superexpressão desse microRNA provoca hipertrofia cardíaca associada à disfunção cardíaca sistólica. Esses estudos experimentais abriram caminho para a aplicação desse microRNA na clínica médica. Níveis mais altos de microRNA-208a e -499 circulantes são usados como biomarcadores sistêmicos de dano cardíaco, em pacientes cardiopatas.[15,16]

A hipertrofia cardíaca fisiológica provocada pelo exercício físico também está relacionada com a expressão de microRNA. Recentemente, Ultimo et al. demonstraram que o potencial do treinamento físico aeróbio ou de força no controle da expressão dos microRNA desregulados nas doenças cardiovasculares.[27] Esses autores descreveram que diferentes tipos de treinamento físico, natação, treinamento aeróbio e treinamento de força e mesmo a atividade física aeróbia voluntária, podem alterar a expressão de microRNA associados a doenças cardiovasculares. A Figura 8.2 ilustra a discussão feita pelos autores.

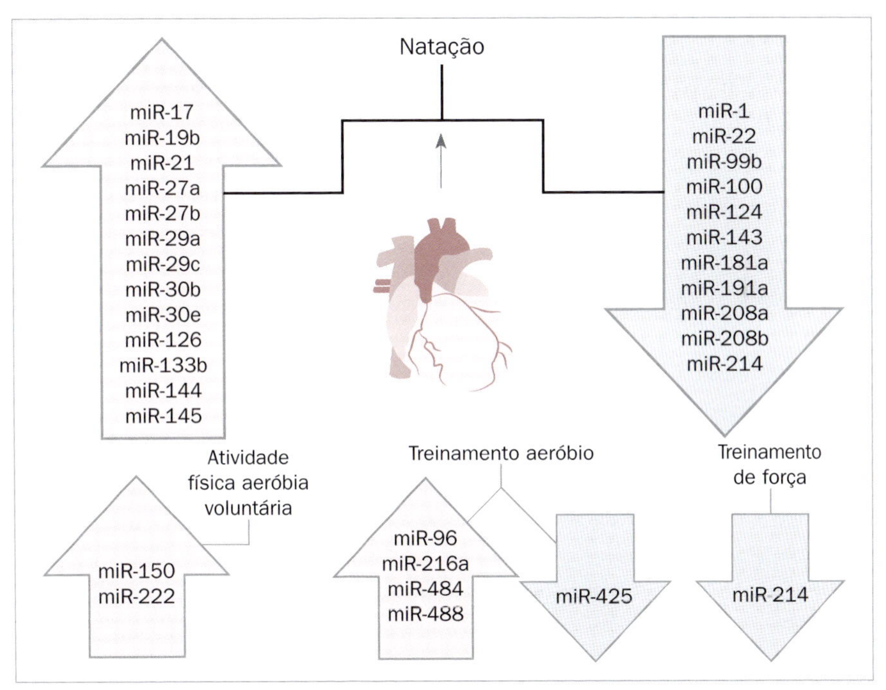

FIGURA 8.2 Modulação dos microRNA circulantes pelas diferentes modalidades de atividade física.

Fonte: Adaptado de Ultimo et al.[27]

Conforme citado nesta revisão de Ultimo et al.,[27] Soci et al. demonstraram que animais submetidos a treinamento de natação apresentam hipertrofia cardíaca excêntrica associada à diminuição da expressão dos microRNA-1, e -133a/b, o que evidencia que mesmo em condições fisiológicas esses microRNA são igualmente reguladores da hipertrofia cardíaca.[28]

Ma et al. demonstraram que o exercício físico aeróbio também é capaz de controlar a expressão de outros microRNA relacionados com a hipertrofia cardíaca. Nesse estudo, os autores verificaram que a expressão das proteínas PI3K, AKT e mTOR, conhecidas pela ação no metabolismo celular e na síntese proteica, estava aumentada no coração de ratas saudáveis treinadas por natação. Ademais, essa resposta associada com a diminuição do microRNA-124 (alvo do gene da PI3K) e o aumento da expressão dos microRNA -21 e -144, ambos alvos da proteína PTEN (do inglês: *phosphatase and tensin homolog*) (uma proteína que reprime a via de sinalização da PI3K-AKT-mTOR).[29]

O treinamento físico também tem um importante papel no controle do remodelamento cardíaco. Souza et al. mostraram que o treinamento físico melhora a função ventricular de animais com insuficiência cardíaca. Comparando o perfil global da expressão dos microRNA, esses investigadores encontraram 53 microRNA diferencialmente expressos. Desses, foram selecionados 14 microRNA, com alvos validados e expressos no tecido cardíaco. Os genes-alvo desses microRNA estavam relacionados com vias de sinalização de TGF-beta, processos metabólicos celulares, sinalização de citocinas e morfogênese celular, o que sugere que o exercício físico atenua as anormalidades cardíacas decorrentes da insuficiência cardíaca e que esse efeito pode ser orquestrado por microRNA.[30]

Fibrose cardíaca e microRNA

Os fibroblastos cardíacos são as células mais abundantes no coração. Danos ao miocárdio levam à proliferação de fibroblastos para manter a integridade e a função cardíaca. Entretanto, a proliferação sustentada dos fibroblastos aumenta o processo fibrótico e causa remodelamento maléfico do miocárdico e disfunção cardíaca.[12]

O aumento do processo fibrótico no coração (geralmente associado ao acúmulo de colágeno) leva à disfunção cardíaca, uma vez que diminui complacência e contratilidade do coração e interrompe estímulos elétricos podendo levar a arritmias.[31] Vários estudos mostram que os microRNA estão intimamente ligados ao desenvolvimento do processo fibrótico, tais como, o microRNA-98,[32] microRNA-19b,[33] microRNA-328[34] e a família do microRNA-29.[10]

A família do microRNA-29 tem como alvo um grupo de genes que codificam proteínas envolvidas na fibrose, incluindo múltiplos colágenos, fibrilinas e elastina. Dessa forma, entende-se que a diminuição da expressão dos componentes da família do microRNA-29 aumente a resposta fibrótica. Van Rooji et al. mostraram que, de fato, a inibição da expressão dos microRNA-29 com anti-miR em células e em animais induz a expressão de diferentes tipos de colágenos, enquanto a superexpressão reduz a sua expressão. Sendo assim, os microRNA dessa família atuam como regulador da fibrose cardíaca e representam um potencial alvo terapêutico para a fibrose tecidual.[10]

Soci et al. demonstraram que animais saudáveis treinados por natação apresentavam aumento na expressão do microRNA-29c, acompanhada da diminuição da expressão de colágeno tipos I e III, além de apresentarem maior complacência ventricular e melhora da função cardíaca.[28] Melo et al. verificaram que o treinamento de natação preveniu o aumento exacerbado da expressão de colágeno em animais infartados e que essa resposta está relacionada à expressão da família do microRNA-29. A expressão dos microRNA-29a, 29b e -29c foi restabelecida a níveis comparados aos do controle. Ademais, o treinamento físico preveniu o aumento da expressão do colágeno tipos I e III na borda e nas regiões remotas do infarto do miocárdio.[35]

Angiogênese cardíaca e os microRNA

A angiogênese é um processo importante no remodelamento cardíaco. É caracterizada pela formação de novos vasos a partir de vasos já existentes. No remodelamento cardíaco fisiológico, a angiogênese ocorre concomitante com a hipertrofia, um processo importante para que as células tenham aporte de nutrientes e oxigênio. Na hipertrofia miocárdica patológica, decorrente de sobrecarga pressórica, a taxa de crescimento do tecido vascular é menor que o processo de hipertrofia dos cardiomiócitos. Essa resposta leva à diminuição significativa na densidade dos vasos sanguíneos no miocárdio, o que reduz o suprimento de sangue e pode afetar a função cardíaca.[12] A literatura mostra que os microRNA desempenham um papel fundamental na manutenção da integridade vascular, proliferação de células endoteliais, migração e formação de vasos sanguíneos.

Silva et al. observaram que o treinamento físico aeróbio, de animais saudáveis, aumenta a capilarização do tecido cardíaco e que essa resposta se correlaciona com a expressão do microRNA-126 e a via de sinalização de VEGF. Esse microRNA inibe a expressão dos genes SPRED1 e PI3KR2, que, por sua vez, são reguladores negativos das cascatas de fosforilação que leva à expressão de ERK e eNOS (um dos principais componentes da angiogênese).[36]

Fernandes et al. mostraram que animais obesos apresentam diminuição da densidade capilar no miocárdio e que o treinamento físico aeróbio normalizam a capilarização. Esse efeito foi acompanhado do aumento da expressão de eNOS, e VEGF e a diminuição do microRNA-16 (alvo da proteína VEGF).[37]

MICRORNA E O MÚSCULO ESQUELÉTICO

O músculo esquelético representa um dos mais abundantes tecidos do corpo humano, chegando a aproximadamente 40% do peso corporal de humanos adultos. Esse tecido apresenta diversas funções, tais como, sustentação, movimentação articular e produção de calor, além de ser um tecido de extrema plasticidade e fácil adaptação a diversos estímulos, como os nutricionais, mecânicos e humorais. O músculo esquelético também apresenta um papel fundamental na regulação dos depósitos de glicogênio e gasto energético decorrentes da contração muscular.[38] Recentemente, o músculo esquelético vem sendo profundamente estudado. Diversos trabalhos mostram a capacidade do músculo esquelético em produzir fatores humorais que promovem comunicação com outros órgãos; as proteínas e os peptídeos responsáveis por essa comunicação são denominados *myokines*.[38,39]

Sabe-se que diversas doenças, principalmente as crônicas metabólicas, causam danos ao músculo esquelético.[40-42] É importante ressaltar que esses danos podem proporcionar o agravamento das doenças, culminando em um pior prognóstico. Considerando-se que esses danos são decorrentes de alterações moleculares que causam mudanças fenotípicas que estão diretamente associadas à diminuição da função muscular esquelética, é possível sugerir que os microRNA tenha importante papel na disfunção muscular induzida por doenças crônicas degenerativas.

Como já mencionado, o músculo esquelético apresenta o próprio conjunto de microRNA (*myomiR*), a saber: microRNA-1, microRNA-133a/b, microRNA-206, microRNA-208a/b, microRNA-486 e microRNA-499.[43] Desses apenas o microRNA-206 é expresso exclusivamente no músculo esquelético. Estes microRNA estão envolvidos no controle da biogênese e na manutenção do tecido muscular.[5] Em casos de doenças crônicas é comum encontrar expressão anormal desses microRNA, acompanhada por lesão no músculo esquelético.

Esta seção será destinada às alterações nos microRNA em doenças que causam disfunção do músculo esquelético, como câncer, insuficiência cardíaca, rabdomiossarcoma, distrofia de Duchenne, diabete e insuficiência renal crônica. Além disso, será apresentada a contribuição do exercício físico na regulação dos microRNA em algumas dessas doenças.

Perda de massa muscular e os microRNA

A caquexia induzida pelo câncer é uma síndrome que gera perda progressiva de massa e função muscular. He et al. demonstraram que tumores que induzem a perda de massa muscular liberam microRNA-21 dentro de microvesículas que chegam ao músculo esquelético e provocam apoptose das células musculares esqueléticas.[44] Os mecanismos envolvidos nessa resposta parecem estar relacionados com a sinalização do microRNA-21 para o TLR7 (do inglês *toll-like 7 receptor*) nos mioblastos, o que causa a morte celular. Além disso, foi demonstrado que o microRNA-21 necessita da ativação de JNK (do inglês *c-Jun N-terminal kinase*) para regular essa resposta apoptótica.[44] Esse foi o primeiro estudo a demonstrar que um microRNA liberado por células tumorais pode exercer influência sobre a resposta do músculo esquelético em condições de caquexia do câncer.

O papel dos microRNA na disfunção do músculo esquelético também é observado na caquexia cardíaca, síndrome gerada durante o desenvolvimento da insuficiência cardíaca.[45] Novaes et al. demonstraram que uma série de microRNA está alterada no músculo esquelético na caquexia cardíaca,[45] com ênfase no aumento da expressão do microRNA-29b. Os autores observaram que o músculo sóleo de ratos tratados com monocrotalina, substância que induz hipertrofia cardíaca patológica, insuficiência cardíaca e caquexia cardíaca,[45] apresentavam aumento significativo da expressão do microRNA-29a-3p e do microRNA-29b-3p. Ademais, esses microRNA têm como alvos genes associados com a organização da matriz extracelular, que estavam diminuídos no músculo esquelético dos animais com caquexia cardíaca.

A insuficiência renal crônica também é uma doença que acarreta disfunção do músculo esquelético com perda progressiva da massa e da função muscular, ocasionando aumento da morbimortalidade.[46] Wang et al. demonstraram pela primeira vez que o músculo atrófico de animais com insuficiência renal crônica apresenta redução significativa dos microRNA-29a/b.[46] Os autores observaram que essa redução foi acompanhada do aumento na expressão gênica e proteica de YY1 (*Yin Yang 1*).[46] É importante ressaltar que a superexpressão do microRNA-29a em mioblastos isolados do músculo esquelético de camundongos com insuficiência renal crônica provoca melhora na diferenciação das células progenitoras musculares.[46]

Recentemente, Zhang et al. verificaram em modelo animal com diabete induzida por estreptozotocina, que a superexpressão dos microRNA-23a/27a no músculo esquelético causa atenuação da perda de massa muscular induzida pela doença.[47] Esses autores observaram também que a superexpressão dos microRNA-23a/27a no músculo esquelético estava associada à atenuação na fibrose renal. Finalmente, ficou evidenciado que essa resposta estava relacionada com o aumento da liberação de exossomos contendo os microRNA-23a/27a pelo músculo esquelético, os quais foram transportados para o tecido renal, provocando regulação negativa da cascata de TGF-beta/SMAD.[47]

Distrofia muscular de Duchenne

A distrofia muscular é uma doença que pode ter a gravidade reduzida pelos microRNA. Wu et al. reportaram que o microRNA-431 reduz a agressividade da doença.[48] Utilizando-se de um modelo animal de distrofia muscular de Duchenne, esses autores observaram que a superexpressão do microRNA-431 reduz os níveis séricos de creatina quinase, o que sugere redução no dano muscular induzido pela doença. Além disso, os animais com superexpressão do microRNA-431 apresentavam maior tempo de corrida durante um teste progressivo até a exaustão e maior força tetânica de pico e força de contração pico. A diminuição da gravidade da doença acompanhada pela melhora da função muscular foi resultado dos efeitos do microRNA-431 na função das células-satélite, as quais foram mais abundantes, tanto nas em proliferação ($Pax7^+$/$MyoD^+$) quanto em diferenciação ($Pax7^-$/$MyoD^+$), no músculo esquelético.

Outros autores[49] verificaram que o aumento crônico da expressão do microRNA-155 no músculo de animais com distrofia muscular de Duchenne pode causar inflamação crônica no músculo esquelético e, consequentemente, debilitar a homeostase dos macrófagos, o que contribui para a progressão da doença. Além disso, os autores observaram que esse aumento crônico da expressão do microRNA-155 não está diretamente regulando a proliferação ou diferenciação das células-satélite, mas o balanço entre macrófagos pró-inflamatórios M1 e anti-inflamatórios M2 durante a regeneração do músculo esquelético. Esses resultados mostram um novo papel do microRNA-155 na regulação inicial da resposta imune durante a regeneração muscular. Ademais, sugerem esse microRNA como um novo alvo terapêutico para a regeneração muscular em doenças musculares degenerativas .[49]

Câncer (rabdomiossarcoma)

No rabdomiossarcoma, um tipo raro de câncer de músculo esquelético que ocorre como consequência do balanço disfuncional do crescimento e da diferenciação terminal das células progenitoras musculares,[50] foi demonstrado que os microRNA podem ter um papel importante no desenvolvimento da doença. A expressão do microRNA-29b está diminuída no tumor em comparação com o tecido muscular esquelético saudável adjacente.[50] Foi verificado também que o aumento da via de NF-kB (do inglês *nuclear factor kappa B*)-YY1 constitutivamente reprime a expressão do microRNA-29. Na ausência da atividade supressora tumoral no microRNA-29b ocorre aumento exacerbado na expressão gênica de YY1, o que leva ao prejuízo da diferenciação dos mioblastos com consequente aumento da proliferação das células tumorais de rabdomiossarcoma.[50] Ao contrário, na condição de superexpressão do microRNA-29b nas células tumorais de rabdomiossarcoma, o tumor se desenvolve de forma mais lenta.[50]

Outros autores demonstraram que nos tumores de rabdomiossarcoma há a inibição dos microRNA-221/222 que funcionam como supressores tumorais. Por outro lado, ocorre aumento na expressão do microRNA-485-5p, que causa proliferação, invasão e crescimento das células tumorais de rabdomiossarcoma.[51] Tanto o aumento da expressão do microRNA-485-5p quanto a diminuição da expressão do microRNA-221/222 foram decorrentes da fusão dos genes PAX3/7-FOXO1 encontrada nas células tumorais de rabdomiossarcoma.[51]

Esse cenário sugere que a homeostase dos microRNA é de fundamental importância para a manutenção da saúde. Um desarranjo na expressão de microRNA pode aumentar a suscetibilidade a doenças e à sua agressividade.

Exercício físico aeróbio e microRNA

Uma vez que dados epidemiológicos mostram que a intolerância ao exercício está diretamente relacionada à morte precoce,[52] pode-se pensar na atividade física aeróbia como uma estratégia para o tratamento ou a prevenção de doenças e melhor prognóstico de vida. De fato, alguns verificaram que indivíduos que tinham melhor desempenho em um único teste progressivo máximo foram justamente aqueles que apresentaram maior sobrevida.[52] Há também evidências de que a prática regular de exercício físico tem papel importante na prevenção e no tratamento de doenças crônicas.[53-58] Estudos com animais de experimentação reforçam esses resultados. Ratos com alta capacidade aeróbia (*high capacity runners* [HCR]) apresentam maior sobrevida (~ 45%) quando comparados a ratos com baixa capacidade aeróbia (*low capacity runners* [LCR]).[59,60]

A influência do exercício físico na expressão microRNA tem sido objeto de muito interesse. Nesse sentido, estudos apontam o fato de que o treinamento físico aeróbio modula a expressão de diversos microRNA, tanto em nível tecidual como circulantes. Zhang et al. verificaram que diferentes modalidades de exercício físico podem alterar a expressão de microRNA no músculo esquelético e que essas mudanças podem influenciar no fenótipo e na função do músculo esquelético.[61] A Figura 8.3 ilustra as alterações nos microRNA musculares frente aos diferentes estímulos de treinamento físico.

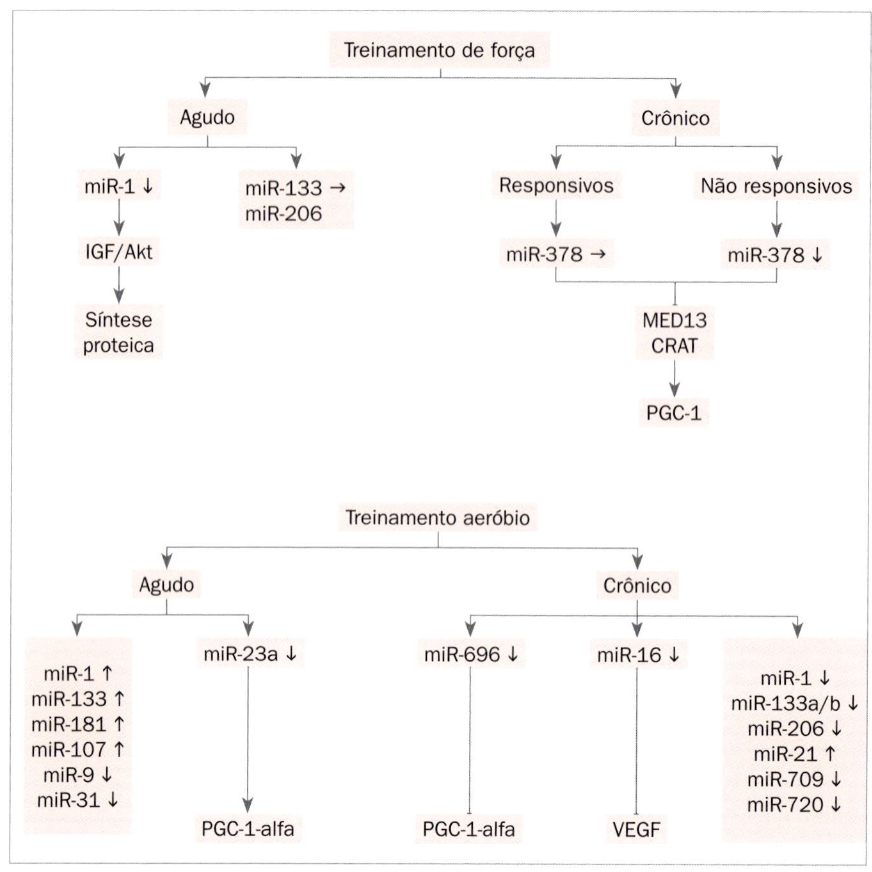

FIGURA 8.3 Esquema dos efeitos das diferentes modalidades de treinamento físico sobre a expressão dos microRNA do músculo esquelético.

Fonte: Adaptado de Zhang et al.[61]

Outros mostram que o exercício é capaz de aumentar a expressão de microRNA circulantes envolvidos com a diminuição de fatores inflamatórios, tais como, os microRNA-21 e miR-146a. Há também evidência de que o exercício pode modificar o microRNA-133a que está envolvido no trofismo e na contratilidade muscular esquelética .[62] O treinamento físico aeróbico pode alterar também a expressão dos microRNA-206, -1 e -21 circulantes .[63] Recentemente, Oliveira et al. mostraram que o exercício aeróbio agudo com ratos não altera o tamanho das vesículas extracelulares na circulação, mas a a concentração. Ademais, esses autores observaram que 12 microRNA tiveram a expressão alterada pelo exercício: microRNA-128-3p, -103- 3p, -330-5p, -148a-3p, -191a-5p, -10b-5p, -93-5p, -25-3p, -142-5p, -3068-3p, -142-3p e -410-3p.

Finalmente, eles verificaram que o exercício agudo diminui a expressão dos microRNA-128-3p, -103-3p, -148a-3p, -191a-5p, -93-5p, -25-3p, -142-5p e -3068-3p no soro.[64]

Exercício físico, microRNA e doenças

Estudos mostram que o exercício físico aeróbio pode regular microRNA em condições patológicas.[65,66] Em uma recente revisão, Ultimo et al. descrevem que o exercício físico pode afetar a regulação dos microRNA durante a regeneração muscular, envelhecimento e desenvolvimento de diferentes doenças que afetam o músculo esquelético.[65] Em outra recente revisão, Safdar et al. discutem o potencial terapêutico dos exossomos derivados do músculo esquelético, o que evidencia que o exercício físico pode alterar o conteúdo de microRNA carregados por exossomos, os quais podem ser de muita importância no combate a diversas doenças.[66]

A relação entre o microRNA-133a e a biogênese mitocondrial também tem sido proposta.[67] Utilizando-se de um modelo animal nocaute para o microRNA-133a, alguns autores observaram que a perda do microRNA-133a diminui a resposta adaptativa ao exercício físico aeróbio, assim como, causa intolerância ao exercício físico aeróbio.[67] Essas respostas estariam associadas à hiperativação de Akt, o que parece prejudicar a biogênese mitocondrial e provocar a perda das fibras musculares de tipo IIB. Esses resultados sugerem que o microRNA-133a emerge como um alvo terapêutico para doenças que afetam o músculo esquelético,[67] inclusive a caquexia do câncer.[68]

Como mencionado, ratos com alta capacidade aeróbia intrínseca (HCR) apresentam maior sobrevida (~ 45%) quando comparados a ratos com baixa capacidade aeróbia (LCR).[59,60] Pinto et al. avaliaram a expressão dos 84 microRNA mais abundantemente expressos e mais bem caracterizados no músculo tibial anterior de ratos HCR e LCR.[69] Identificaram que 15 microRNA expressos eram diferentes entre os animais HCR e LCR, dos quais 14 estavam aumentados no músculo dos animais LCR. Através de análises de bioinformática, os autores identificaram que esses microRNA alterados são alvos de diversas proteínas relacionadas com a disfunção mitocondrial e metabolismo energético. Foi observado também que o aumento na expressão do microRNA-19a-3p no músculo tibial anterior dos animais LCR estava associado com a menor expressão proteica de citrato sintase. Embora não tenha sido observada alteração no ensaio de luciferase para confirmar que o microRNA-19a-3p seria alvo da citrato sintase,[69] os microRNA diferentemente expressos que são alvos de proteínas relacionadas à disfunção mitocondrial e metabolismo energético podem ser um dos mecanismos envolvidos na maior incidência de doenças metabólicas e maior mortalidade dos animais LCR em comparação aos animais HCR.

CONSIDERAÇÕES FINAIS

Há evidências crescentes de que o aumento ou a diminuição da expressão de um microRNA pode ativar ou inibir diferentes vias de sinalização intracelular, com implicações na estrutura e na função de órgãos. Sabe-se, também, que a expressão dos microRNA pode ser alterada por estímulos fisiológicos e por condições patológicas. O exercício físico agudo ou crônico pode modificar a expressão de muitos microRNA, o que contribui para adaptação e o funcionamento de diferentes órgãos. Por outro lado, as alterações na expressão de microRNA que ocorrem nas doenças podem contribuir para o desarranjo de órgãos e o agravamento de doença.

Portanto, entender os mecanismos moleculares relacionados aos microRNA que levam à adaptação do músculo cardíaco e do músculo esquelético ao exercício físico e às modificações provocadas pelas doenças nesses órgãos representam uma prioridade. Compreender a influência dessas pequenas moléculas no funcionamento da célula significa um avanço para a melhora da qualidade de vida do ser humano, bem como para a prevenção e o tratamento de doenças.

REFERÊNCIAS BIBLIOGRÁFICAS

1. Kim VN. MicroRNA biogenesis: Coordinated cropping and dicing. Vol. 6, Nature Rev Molecular Cell Biology; 2005.
2. Ambros V. microRNAs: Tiny regulators with great potential. Cell. 2001;107(7):823-6.
3. He L, Hannon GJ. MicroRNAs: Small RNAs with a big role in gene regulation. Vol. 5, Nature Rev Genetics; 2004.
4. van Rooij E, Purcell AL, Levin AA. Developing MicroRNA Therapeutics. Circ Res. 2012;110(3):496-507.
5. Horak M, Novak J, Bienertova-Vasku J. Muscle-specific microRNAs in skeletal muscle development. Dev Biol. 2016;410(1):1-13.
6. Hong Y, Lee RC, Ambros V. Structure and function analysis of LIN-14, a temporal regulator of postembryonic developmental events in Caenorhabditis elegans. Mol Cell Biol. 2000;20(6):2285-95.
7. Carthew RW, Sontheimer EJ. Origins and Mechanisms of miRNAs and siRNAs. Vol. 136, Cell; 2009.
8. Micrornas C, Factor SR. Regulation of cardiac MicroRNAs by serum response factor. J Biomed Sci. 2011;113(1):62-71.
9. Li J, Dong X, Wang Z, Wu J. MicroRNA-1 in cardiac diseases and cancers. Korean J Physiol Pharmacol. 2014;18(5):359-63.
10. van Rooij E, Sutherland LB, Thatcher JE, DiMaio JM, Naseem RH, Marshall WS, et al. Dysregulation of microRNAs after myocardial infarction reveals a role of miR-29 in cardiac fibrosis. Proc Natl Acad Sci U S A. 2008;105(35):13027-32.
11. Gupta SK, Bang C, Thum T. Circulating MicroRNAs as Biomarkers and Potential Paracrine Mediators of Cardiovascular Disease. Circ Cardiovasc Genet. 2010;3(5):484-8.
12. Chen C, Ponnusamy M, Liu C, Gao J, Wang K, Li P. MicroRNA as a therapeutic target in cardiac remodeling. Biomed Res Int. 2017;2017:1278436.
13. Fernandes T, Baraúna VG, Negrão CE, Phillips MI, Oliveira EM. Aerobic exercise training promotes physiological cardiac remodeling involving a set of microRNAs. Am J Physiol Heart Circ Physiol. 2015;309(4):H543-52.

14. Wojciechowska A, Osiak A, Kozar-Kamińska K. MicroRNA in cardiovascular biology and disease. Adv Clin Exp Med. 2017;26(5):868-74.
15. Salic K, De Windt LJ. MicroRNAs as biomarkers for myocardial infarction. Curr Atheroscler Rep. 2012;14(3):193-200.
16. Fichtlscherer S, Zeiher AM, Dimmeler S. Circulating microRNAs: biomarkers or mediators of cardiovascular diseases? Arterioscler Thromb Vasc Biol. 2011;31(11):2383-90.
17. Yang WJ, Yang DD, Na S, Sandusky GE, Zhang Q, Zhao G. Dicer is required for embryonic angiogenesis during mouse development. J Biol Chem. 2005;280(10):9330-5.
18. Chen J-F, Murchison EP, Tang R, Callis TE, Tatsuguchi M, Deng Z, et al. Targeted deletion of Dicer in the heart leads to dilated cardiomyopathy and heart failure. Proc Natl Acad Sci. 2008;105(6):2111–6.
19. Winbanks CE, Ooi JY, Nguyen SS, McMullen JR, Bernardo BC. MicroRNAs differentially regulated in cardiac and skeletal muscle in health and disease: potential drug targets? Clin Exp Pharmacol Physiol. 2014;41(9):727-37.
20. Hein S, Arnon E, Kostin S, Schönburg M, Elsässer A, Polyakova V, et al. Progression from compensated hypertrophy to failure in the pressure-overloaded human: Heart structural deterioration and compensatory mechanisms. Circulation. 2003;107(7):984-91.
21. Butz T, Van Buuren F, Mellwig KP, Langer C, Plehn G, Meissner A, et al. Two-dimensional strain analysis of the global and regional myocardial function for the differentiation of pathologic and physiologic left ventricular hypertrophy: A study in athletes and in patients with hypertrophic cardiomyopathy. Int J Cardiovasc Imaging. 2011;27(1):91-100.
22. Melo SF, Barauna VG, Júnior MA, Bozi LH, Drummond LR, Natali A, et al. Resistance training regulates cardiac function through modulation of miRNA-214. Int J Mol Sci. 2015;16(4)6855-67.
23. Liu X, Xiao J, Zhu H, Wei X, Platt C, Damilano F, et al. MiR-222 is necessary for exercise-induced cardiac growth and protects against pathological cardiac remodeling. Cell Metab. 2015;21(4):584-95.
24. Sayed D, Hong C, Chen IY, Lypowy J, Abdellatif M. MicroRNAs play an essential role in the development of cardiac hypertrophy. Circ Res. 2007;100(3):416-24.
25. Carè A, Catalucci D, Felicetti F, Bonci D, Addario A, Gallo P, et al. MicroRNA-133 controls cardiac hypertrophy. Nat Med. 2007;13(5):613-8.
26. van Rooij E, Sutherland LB, Qi X, Richardson J a, Hill J, Olson EN. Control of stress-dependent cardiac growth and gene expression by a microRNA. Science. 2007;316(5824):575-9.
27. Ultimo S, Zauli G, Martelli AM, Vitale M, McCubrey JA, Capitani S, et al. Cardiovascular disease-related miRNAs expression: potential role as biomarkers and effects of training exercise. Oncotarget. 2018;9(24):17238-54.
28. Soci UPR, Fernandes T, Hashimoto NY, Mota GF, Amadeu MA, Rosa KT, et al. MicroRNAs 29 are involved in the improvement of ventricular compliance promoted by aerobic exercise training in rats. Physiol Genomics. 2011;43(11):665-73.
29. Ma Z, Qi J, Meng S, Wen B, Zhang J. Swimming exercise training-induced left ventricular hypertrophy involves microRNAs and synergistic regulation of the PI3K/AKT/mTOR signaling pathway. Eur J Appl Physiol. 2013;113(10):2473-86.
30. Souza RWA, Fernandez GJ, Cunha JPQ, Piedade WP, Soares LC, Souza PAT, et al. Regulation of cardiac microRNAs induced by aerobic exercise training during heart failure. Am J Physiol Heart Circ Physiol. 2015;309(10):H1629-41.
31. Azevedo PS, Polegato BF, Minicucci MF, Paiva SAR, Zornoff LAM. Cardiac remodeling: concepts, clinical impact, pathophysiological mechanisms and pharmacologic treatment. Arq Bras Cardiol. 2016;106(1):62-9.
32. Cheng R, Dang R, Zhou Y, Ding M, Hua H. MicroRNA-98 inhibits TGF-β1-induced differentiation and collagen production of cardiac fibroblasts by targeting TGFBR1. Hum Cell. 2017;30(3):192-200.
33. Beaumont J, López B, Ravassa S, Hermida N, José GS, Gallego I, et al. MicroRNA-19b is a potential biomarker of increased myocardial collagen cross-linking in patients with aortic stenosis and heart failure. Sci Rep. 2017;7:40696.
34. Du W, Liang H, Gao X, Li X, Zhang Y, Pan Z, et al. MicroRNA-328, a Potential Anti-Fibrotic Target in Cardiac Interstitial Fibrosis. Cell Physiol Biochem. 2016;39(3):827-36.

35. Melo SFS, Fernandes T, Baraúna VG, Matos KC, Santos AAS, Tucci PJF, et al. Expression of microRNA-29 and collagen in cardiac muscle after swimming training in myocardial-infarcted rats. Cell Physiol Biochem. 2014;33(3):657-69.
36. Da Silva ND, Fernandes T, Soci UPR, Monteiro AWA, Phillips MI, De Oliveira EM. Swimming training in rats increases cardiac MicroRNA-126 expression and angiogenesis. Med Sci Sports Exerc. 2012;44(8):1453-62.
37. Fernandes T, Casaes LB, Soci UPR, Silveira AC, Gomes JLP, Barretti D, et al. Exercise training restores the cardiac microRNA-16 levels preventing microvascular rarefaction in obese Zucker rats. Obes Facts. 2018;11(1):15-24.
38. Ahima RS, Park H-K. Connecting myokines and metabolism. Endocrinol Metab. 2015;30(3):235.
39. Schnyder S, Handschin C. Skeletal muscle as an endocrine organ: PGC-1α, myokines and exercise. Bone. 2015;80:115-25.
40. Groarke JD, Cheng S, Jones LW, Moslehi J. Cancer cachexia: getting to the heart of the matter. Eur Heart J. 2013;Oct 14. [Epub ahead of print].
41. Nicoletti I, Zanolla L, Brighetti G, Zaedini P. Skeletal muscle abnormalities in chronic heart failure patients : relation to exercise capacity and therapeutic implications. Congest Heart Fail. 2003;9(3):148-54.
42. Tisdale M. Mechanisms of cancer cachexia. Physiol Rev. 2009;89(1):381-410.
43. Brown DM, Goljanek-Whysall K. microRNAs: Modulators of the underlying pathophysiology of sarcopenia? Ageing Res Rev. 2015;24:263-73.
44. He WA, Calore F, Londhe P, Canella A, Guttridge DC, Croce CM. Microvesicles containing miRNAs promote muscle cell death in cancer cachexia via TLR7. Proc Natl Acad Sci. 2014;111(12):4525-9.
45. Moraes LN, Fernandez GJ, Vechetti-Júnior IJ, Freire PP, Souza RWA, Villacis RAR, et al. Integration of miRNA and mRNA expression profiles reveals microRNA-regulated networks during muscle wasting in cardiac cachexia. Sci Rep. 2017;7(1):6998.
46. Wang XH, Hu Z, Klein JD, Zhang L, Fang F, Mitch WE. Decreased miR-29 Suppresses Myogenesis in CKD. J Am Soc Nephrol. 2011;22(11):2068-76.
47. Zhang A, Li M, Wang B, Klein JD, Price SR, Wang XH. miRNA-23a/27a attenuates muscle atrophy and renal fibrosis through muscle-kidney crosstalk. J Cachexia Sarcopenia Muscle. 2018;9(4):755-70.
48. Wu R, Li H, Zhai L, Zou X, Meng J, Zhong R, et al. MicroRNA-431 accelerates muscle regeneration and ameliorates muscular dystrophy by targeting Pax7 in mice. Nat Commun. 2015;6:7713.
49. Nie M, Liu J, Yang Q, Seok HY, Hu X, Deng ZL, et al. MicroRNA-155 facilitates skeletal muscle regeneration by balancing pro- and anti-inflammatory macrophages. Cell Death Dis. 2016;7(6):e2261.
50. Wang H, Garzon R, Sun H, Ladner KJ, Singh R, Dahlman J, et al. NF-κB-YY1-miR-29 Regulatory Circuitry in Skeletal Myogenesis and Rhabdomyosarcoma. Cancer Cell 2008;14(5):369-81.
51. Hanna JA, Garcia MR, Lardennois A, Leavey PJ, Maglic D, Fagnan A, et al. PAX3-FOXO1 drives miR-486-5p and represses miR-221 contributing to pathogenesis of alveolar rhabdomyosarcoma. Oncogene. 2018;37(15):1991-2007.
52. Kokkinos P, Myers J, Kokkinos JP, Pittaras A, Narayan P, Manolis A, et al. Exercise Capacity and Mortality in Black and White Men. Circulation. 2008;117(5):614-22.
53. Pahor M, Guralnik JM, Ambrosius WT, Blair S, Bonds DE, Church TS, et al. Effect of structured physical activity on prevention of major mobility disability in older adults: The LIFE study randomized clinical trial. JAMA. 2014;311(23):2387-96.
54. Fiuza-Luces C, Garatachea N, Berger NA, Lucia A. Exercise is the real polypill. Physiology. 2013;28(5):330-58.
55. Flachenecker P. Autoimmune diseases and rehabilitation. Autoimmun Rev. 2012;11(3):219-25.
56. Booth FW, Roberts CK, Laye MJ. Lack of exercise is a major cause of chronic diseases. Compr Physiol. 2012;2(2):1143-211.
57. Hillman CH, Erickson KI, Kramer AF. Be smart, exercise your heart: Exercise effects on brain and cognition. Nat Rev Neurosci. 2008;9(1):58-65.
58. Moore SC, Lee IM, Weiderpass E, Campbell PT, Sampson JN, Kitahara CM, et al. Association of leisure-time physical activity with risk of 26 types of cancer in 1.44 million adults. JAMA Intern Med. 2016;176(6):816-25.

59. Koch LG, Kemi OJ, Qi N, Leng SX, Bijma P, Gilligan LJ, et al. Intrinsic aerobic capacity sets a divide for aging and longevity. Circ Res. 2011;109(10):1162-72.
60. Wisløff U, Najjar SM, Ellingsen Ø, Haram PM, Swoap S, Al-Share Q, et al. Cardiovascular risk factors emerge after artificial selection for low aerobic capacity. Science. 2005;307(5708):418-20.
61. Zhang S, Chen N. Regulatory role of microRNAs in muscle atrophy during exercise intervention. Int J Mol Sci. 2018;19(2).
62. Baggish AL, Park J, Min P-K, Isaacs S, Parker BA, Thompson PD, et al. Rapid upregulation and clearance of distinct circulating microRNAs after prolonged aerobic exercise. J Appl Physiol. 2014;116(5):522-31.
63. Mooren FC, Viereck J, Kruger K, Thum T. Circulating microRNAs as potential biomarkers of aerobic exercise capacity. Am J Physiol Circ Physiol. 2014;306(4):H557--63.
64. Oliveira GP, Porto WF, Palu CC, Pereira LM, Petriz B, Almeida JA, et al. Effects of acute aerobic exercise on rats serum extracellular vesicles diameter, concentration and small RNAs content. Front Physiol. 2018;9:532.
65. Ultimo S, Zauli G, Martelli AM, Vitale M, James A, Capitani S, et al. Influence of physical exercise on microRNAs in skeletal muscle regeneration, aging and diseases. 2018;9(24):17220-37.
66. Safdar A, Saleem A, Tarnopolsky MA. The potential of endurance exercise-derived exosomes to treat metabolic diseases. Nat Rev Endocrinol. 2016;12(9):504-17.
67. Nie Y, Sato Y, Wang C, Yue F, Kuang S, Gavin TP. Impaired exercise tolerance, mitochondrial biogenesis, and muscle fiber maintenance in miR-133a-deficient mice. Faseb J. 2016;30(11):3745-58.
68. Aria Tzika A, Fontes-Oliveira CC, Shestov AA, Constantinou C, Psychogios N, Righi V, et al. Skeletal muscle mitochondrial uncoupling in a murine cancer cachexia model. Int J Oncol. 2013;43(3):886-94.
69. Pinto SK, Lamon S, Stephenson EJ, Kalanon M, Mikovic J, Koch LG, et al. Expression of microRNAs and target proteins in skeletal muscle of rats selectively bred for high and low running capacity. Am J Physiol Endocrinol Metab. 2017;313(3):E335-43.

9

Teste ergométrico

Andréa Marinho Falcão
William Azem Chalela
Paulo Jorge Moffa

INTRODUÇÃO

O exercício é um esforço fisiológico comumente utilizado para evidenciar anormalidades cardiovasculares ausentes em repouso e indiretamente avaliar a função cardíaca. O teste de esforço (TE) é um dos exames não invasivos mais usados para avaliar pacientes com doença cardiovascular suspeita ou conhecida, em razão do favorável custo-efetividade, da fácil execução e da alta reprodutibilidade, e grande disponibilidade quando comparados aos métodos de imagem.

O TE tem por objetivo submeter o paciente ao estresse físico programado e personalizado, com a finalidade de avaliar a resposta clínica, hemodinâmica, eletrocardiográfica, metabólica e autonômica ao esforço. O TE possibilita o diagnóstico e o prognóstico das doenças cardiovasculares, a identificação de isquemia miocárdica, arritmias e alterações hemodinâmicas esforço-induzidas (por exemplo, avaliação das respostas inotrópica e cronotrópica), a avaliação da capacidade funcional, a prescrição de exercícios e a eficácia das intervenções terapêuticas.[1]

INDICAÇÕES

As indicações para o uso do TE estão descritas na III Diretriz de teste ergométrico da SBC/DERC.[1]

Na doença arterial coronária

O TE deve ser empregado para o diagnóstico de doença arterial coronariana (DAC) em adultos com probabilidade de risco intermediário (Tabelas 9.1 e 9.2).

TABELA 9.1 Probabilidade de doença coronariana por idade, sexo e sintomas

Idade* (anos)	Sexo	Angina típica	Dor atípica provável angina	Dor torácica não anginosa	Assintomática
30 a 39	Homens	Intermediária	Intermediária	Baixa	Muito baixa
	Mulheres	Intermediária	Muito baixa	Muito baixa	Muito baixa
40 a 49	Homens	Alta	Intermediária	Intermediária	Baixa
	Mulheres	Intermediária	Baixa	Muito baixa	Muito baixa
50 a 59	Homens	Alta	Intermediária	Intermediária	Baixa
	Mulheres	Intermediária	Intermediária	Baixa	Muito baixa
60 a 69	Homens	Alta	Intermediária	Intermediária	Baixa
	Mulheres	Alta	Intermediária	Intermediária	Baixa

Não há dados de pacientes com idade inferior a 30 ou superior a 69 anos. Probabilidade alta > 90%; intermediária de 10 a 90%; baixa < 10%; e muito baixa < 5% de chance de apresentar a doença arterial coronariana.
Fonte: Adaptada de Gibbons et al.[2]

O TE pode ser indicado também a pacientes com bloqueio de ramo direito ou infradesnivelamento do segmento ST menor que 1 mm em repouso. A interrupção da terapia com digoxina ou betabloqueador deve ser recomendada quando a finalidade for diagnóstica, pois poderá prejudicar a interpretação dos resultados (Tabela 9.3).

Nos pacientes com suspeita ou confirmação de DAC (Tabela 9.2), o TE é muito útil como parte da avaliação inicial, uma vez que os resultados podem ajudar a identificar subpopulações de alto risco que terão, provavelmente, melhora da sobrevida com a revascularização cirúrgica ou a intervenção percutânea coronariana. O TE também é indicado a pacientes que tiveram mudança da condição clínica, pois pode esclarecer se os novos sintomas são decorrentes da progressão da DAC. Também está recomendado para pacientes com angina instável desde que estejam estabilizados clinicamente (Tabela 9.2).

Após o infarto do miocárdio, o TE pode ser utilizado para estratificação de risco (Tabela 9.2) e pode ser realizado antes da alta hospitalar (4 a 6 dias – teste submáximo) para avaliação terapêutica, prognóstica e prescrição de atividade física ou entre 14 e 21 dias com finalidades para a reabilitação cardíaca (teste limitado por sintomas).[2] Indicado a partir do 4º dia pós-infarto em pacientes grupo I de Killip, assintomáticos no momento do teste e em vigência de medicação, deverá ser submáximo, sintoma-limitante ou com nível de esforço pré-fixado (5 a 6 MET). O emprego de protocolo

TABELA 9.2 Indicações do teste de esforço na doença arterial coronariana

Classe I	✔ Pacientes com probabilidade pré-teste intermediária para DAC, baseada em idade, sexo e sintomas (nível B) ✔ Pacientes com SCA de baixo risco, após estabilização clínica e hemodinâmica, sem disfunção ventricular ou arritmias complexas (avaliação de prognóstico – nível B) ✔ Pacientes admitidos em unidades de dor torácica e sintomas atípicos (nível B) ✔ Avaliação de prognóstico em pacientes com DAC estável (nível C)
Classe IIa	✔ Pacientes com suspeita de angina vasoespástica ✔ Avaliação seriada de pacientes com DAC em programas de reabilitação cardiovascular (nível B) ✔ Avaliação de indivíduos assintomáticos com mais de dois fatores de risco (nível B) ✔ Avaliação de terapêutica farmacológica (nível B)
Classe IIb	✔ Pacientes com alta ou baixa probabilidade de DAC, de acordo com idade, sexo e sintomas (nível B) ✔ Avaliação após intervenção coronariana percutânea e após cirurgia de revascularização miocárdica (nível B) ✔ Avaliação prognóstica e evolutiva de DAC, anual, de acordo com a condição clínica (nível B) ✔ Investigação de alterações de repolarização ventricular no ECG de repouso (nível C) ✔ Complementação de outros métodos que tenham evidenciado suspeita de DAC (nível B) ✔ Avaliação de risco em cirurgia não cardíaca, de paciente com baixo risco cardiovascular (nível C) ✔ Perícia médica: pesquisa de DAC obstrutiva para fins trabalhistas ou de seguro (nível C)
Classe III	✔ Diagnóstico de DAC de pacientes com BRE, WPW ou ritmo de MP, depressão do segmento ST > 1 mm ou hipertrofia ventricular esquerda no ECG de repouso, uso de digitálicos (nível B) ✔ Pacientes com SCA, não estabilizada ou em evolução (nível B) ✔ Lesão significativa de tronco de coronária esquerda ou equivalente conhecida (nível B)

DAC: doença arterial coronariana; BRE: bloqueio de ramo esquerdo; WPW: síndrome de Wolff-Parkinson-White; MP: marca-passo artificial; SCA: síndrome coronariana aguda.

atenuado (Naughton ou Naughton modificado) é recomendado. O exame é seguro, com baixo risco de complicações fatal (0,03%), não fatal (0,09%) e arritmias complexas – 1,4%. As principais variáveis prognósticas do TE são: infradesnivelamento do segmento ST, angina intraesforço, queda da pressão sistólica e baixa capacidade funcional (< 5 MET).

Nas mulheres, a prevalência de DAC é mais baixa do que em homens, com maior dificuldade diagnóstica no TE, em especial na mulher mais jovem. Resultados falso-positivos são mais frequentes, mas não é recomendado exame de imagem como teste inicial para DAC em mulheres, exceto diabéticas (risco 7 a 8 vezes maior risco

TABELA 9.3 Tempo de suspensão dos medicamentos preconizado para realização do teste de esforço

Medicação	Dias de suspensão
Amiodarona	60
Betabloqueadores	7
Bloqueadores dos canais de cálcio	4
Digoxina	7
Antiarrítmicos	5
Nitrato	1
Metildopa e clonidina	1

Obs.: o fenômeno de rebote pode ser observado com suspensão dos betabloqueadores e de alguns agentes anti-hipertensivos. Recomenda-se a retirada gradual dos fármacos antes do exame.

de DAC do que não diabéticas). O WOMEN trial (*what is the optimal method for ischemia evaluation in women?*)[3] comparou o resultado do TE e do TE associado à cintilografia miocárdica para avaliação de DAC em mulheres com mais de 40 anos, com probabilidade intermediária de DAC e sintomáticas. Não houve diferenças significativas entre as estratégias em relação aos eventos maiores (infarto, morte ou hospitalização por insuficiência cardíaca ou síndrome coronariana aguda) ao final de dois anos, com redução de custos de 48% em relação à cintilografia. O estudo demonstrou que o TE continua sendo uma ferramenta importante para avaliação inicial de DAC em mulheres.

Em indivíduos assintomáticos ou atletas[1]

Não há recomendação do TE na avaliação de pacientes assintomáticos devido à baixa prevalência de DAC nesse grupo, aumentando a incidência de resultados falso-positivos. O valor preditivo para a incidência de eventos futuros é pequeno (angina, infarto do miocárdio e morte). Portanto, não é recomendada a aplicação indiscriminada do TE como elemento de apoio ao diagnóstico nessa população.

Por outro lado, o TE nessa população pode ser útil para avaliar a capacidade funcional, programação de exercícios físicos, complementação de avaliação clínica rotineira, identificação de indivíduos em risco de morte súbita na atividade esportiva e até para mudança de hábitos de vida (Tabela 9.4).

Nas diretrizes do American College of Cardiology/American Heart Association (ACC/AHA), recomenda-se o TE como exame opcional (classe IIb) em pacientes assintomáticos com múltiplos fatores de risco (dislipidemia, hipertensão arterial, tabagismo, diabete, histórico familiar de DAC precoce ou morte súbita de familiares

TABELA 9.4 Indicações do teste de esforço em indivíduos assintomáticos ou atletas

Classe I	Avaliação de indivíduos com histórico familiar de DAC precoce ou morte súbita (nível B) Indivíduos de alto risco pelo escore de Framingham (nível B) Avaliação de indivíduos com histórico familiar de DAC que se submeterão à cirurgia não cardíaca com risco intermediário a alto (nível C)
Classe IIa	Avaliação de candidatos a programas de exercício – homem > 40 anos e mulher > 50 anos (nível C) Avaliação de indivíduos com ocupações especiais responsáveis pela vida de outros (nível C)
Classe IIb	Avaliação inicial de atletas de competição (nível B) Avaliação funcional seriada de atletas para ajustes de prescrição do exercício (nível B)

DAC: doença arterial coronária.

de primeiro grau).[2] Para os pacientes assintomáticos diabéticos há uma consideração especial. Há evidência muito boa para a indicação do TE para avaliação dos assintomáticos com diabetes mellitus que queiram iniciar exercícios. Essa consideração se baseia na probabilidade pré-teste de doença cardiovascular estar aumentada em presença de: idade maior que 40 anos; mais dois fatores de risco para DAC; presença de doença microvascular (retinopatia ou nefropatia, incluindo a microalbuminúria); doença vascular periférica; ou neuropatia autonômica.[4,5]

Na hipertensão arterial sistêmica[1]

A hipertensão arterial sistêmica representa fator de risco para DAC, o emprego do TE permite avaliação de sintomas sugestivos de isquemia (Tabela 9.5). Entretanto, em hipertensos com alterações no eletrocardiograma (ECG) de repouso como sobrecarga ventricular esquerda, o valor preditivo positivo do teste pode ser prejudicado já que os desníveis do segmento ST podem ocorrer mesmo na ausência de DAC obstrutiva e representam falso-positivos. Assim, em pacientes com hipertensão arterial e alterações da repolarização ventricular secundária é desejável a complementação diagnóstica com métodos de imagem.

O alto valor preditivo negativo nessa população torna o exame ideal para rastreamento inicial de DAC, já que com teste negativo a probabilidade de DAC torna-se reduzida. Para diagnóstico de DAC, o TE deverá ser realizado após a interrupção de medicações que interfiram nas respostas fisiológicas do coração ao exercício (betabloqueadores, bloqueadores dos canais de cálcio e nitratos). Em relação ao papel do TE na avaliação da resposta pressórica ao esforço, tem-se demonstrado[1,6,7]

TABELA 9.5 Indicações do teste de esforço para portadores de hipertensão arterial sistêmica

Classe I	✔ Investigação de DAC em hipertensos com mais de um fator de risco (nível A)
Classe IIa	✔ Estudo do comportamento da PA ao exercício em indivíduos com histórico familiar de HAS ou com suspeita de síndrome metabólica (nível B) ✔ Estudo do comportamento da PA em diabéticos (nível C)
Classe IIb	✔ Investigação de HAS em pacientes com evidência de comportamento anômalo (nível B) ✔ Diagnóstico de DAC de pacientes com HAS e SVE no ECG (nível B) ✔ Diagnóstico de DAC de pacientes com HAS em uso de drogas que alterem a resposta cardiovascular (betabloqueadores, bloqueadores dos canais de cálcio e nitratos) (nível B)
Classe III	✔ Avaliação de pacientes com HAS descompensada (PA > 240 × 120 mmHg) (nível C)

DAC: doença arterial coronariana; PA: pressão arterial; HAS: hipertensão arterial sistêmica; SVE: sobrecarga ventricular esquerda; ECG: eletrocardiograma.

que, em normotensos com aumento exagerado da pressão arterial sistólica e diastólica durante o exercício, há maior risco de desenvolvimento de hipertensão arterial.

Estudo que envolveu população assintomática com mais de 6 mil pessoas acompanhadas por 20 anos mostrou que aqueles que atingem um nível maior de 180 × 90 mmHg no segundo estágio do protocolo de Bruce tiveram risco de 96 e 48% respectivamente, de morte cardiovascular quando comparados àqueles que não atingiram esses níveis (risco duas vezes maior). Houve maior mortalidade à medida que se obtiveram pressões sistólicas ou diastólicas maiores no pico do exercício. A partir dessa publicação, o conceito de resposta hiperreativa da pressão arterial ao TE ficou mais estrito.[8]

O TE em hipertensos também pode ser útil para quantificar alterações da pressão arterial durante as atividades diárias; selecionar a melhor terapêutica medicamentosa e/ou modificações do estilo de vida para o tratamento; avaliar a eficácia terapêutica; detectar e acompanhar indivíduos hiperreativos por meio de condicionamento físico adequado e outras mudanças do estilo de vida, e monitorar e avaliar o aparecimento de complicações referentes à hipertensão arterial sistêmica.

Nas valvopatias[1]

As diretrizes recomendam uso limitado do TE em pacientes com doença valvar. A utilidade primária do TE é avaliar sintomas, capacidade de exercício e a gravidade das limitações. Porém, o TE tem pouco valor para avaliação de DAC (Tabela 9.6).

Ao ECG de repouso de muitos valvopatas, observam-se alterações da repolarização ventricular secundárias à própria valvopatia, o que limita a indicação do TE para diagnóstico de isquemia miocárdica esforço-induzida nesses pacientes.

Na estenose aórtica grave sintomática, o TE é contraindicado, porém na estenose aórtica moderada pouco sintomática, o exame pode ser útil e a observação da resposta de pressão arterial e de capacidade funcional podem auxiliar no manejo terapêutico. Na insuficiência aórtica e sintomas questionáveis, a avaliação de sintomas e/ou da fração de ejeção do ventrículo esquerdo ao exercício podem contribuir para detecção de insuficiência ventricular esquerda. O TE não é recomendado rotineiramente para pacientes sintomáticos com função sistólica preservada, porém pode ser empregado na avaliação da capacidade funcional. Na insuficiência e na estenose mitral, a repercussão na capacidade funcional é de fundamental importância na indicação cirúrgica. Portanto, o TE pode ser de grande utilidade para pacientes poucos sintomas. A capacidade funcional reduzida e a queda da pressão arterial ao exercício podem ajudar no manejo terapêutico.

TABELA 9.6 Indicações do teste de esforço nas valvopatias

Classe I	✔ Avaliação da capacidade funcional e de sintomas em pacientes com IAo e sintomatologia duvidosa ou de origem não esclarecida (nível B)
Classe IIa	✔ Avaliação da capacidade funcional de pacientes com valvopatia leve a moderada para esclarecer sintomas, orientar atividade física ou auxiliar na indicação cirúrgica (nível B) ✔ Avaliação em pacientes com IAo para detectar piora na capacidade funcional (nível B) ✔ Avaliação de pacientes com estenose aórtica moderada a grave, assintomáticos ou com sintomas atípicos (nível B)
Classe IIb	✔ Quando associado ao ECO, para avaliação de pacientes com estenose mitral leve (área entre 1,5 e 2 cm^2), sintomáticos (classe funcional II-IV) (nível B) ✔ Avaliação do comportamento hemodinâmico para determinar efeitos da troca valvar na função ventricular (nível B) ✔ Avaliação prognóstica antes da troca valvar de pacientes com IAo e IVE (nível B)
Classe III	✔ Diagnóstico de DAC em pacientes com valvopatia (nível B) ✔ Avaliação da capacidade funcional de pacientes com estenose aórtica ou mitral grave (nível C)

IAo: insuficiência aórtica; IVE: insuficiência ventricular esquerda; ECO: ecocardiograma; DAC: doença arterial coronariana.

Na insuficiência cardíaca e em cardiomiopatias[1]

O TE tem especial utilidade para portadores de insuficiência cardíaca congestiva (ICC) quando realizado em conjunto com a análise dos gases expirados, na ergoespirometria. O método permite diagnóstico de isquemia como fator etiológico na ICC, avaliação da capacidade funcional, avaliação prognóstica para indicação de transplante cardíaco, avaliação para programas de exercícios e diagnóstico diferencial da dispneia aos esforços. Na cardiomiopatia idiopática dilatada, as aplicações são semelhantes àquelas para a ICC.

No entanto, na cardiomiopatia restritiva e na hipertrófica[1] com obstrução da via de saída do ventrículo esquerdo, o TE está contraindicado. Nas formas não obstrutivas, os protocolos convencionais podem ser aplicados com cuidados especiais para arritmias ventriculares, queda da pressão arterial sistêmica e sinais de baixo débito (tonturas, alterações visuais etc.). Existe forte relação entre o consumo de oxigênio (VO_2) no pico do exercício e o prognóstico da insuficiência cardíaca congestiva (ICC), valorizado como o marcador prognóstico individual mais importante e utilizado na seleção para transplante cardíaco. Pacientes com $VO_{2\,pico} > 18$ $mL.kg^{-1}.min^{-1}$ têm excelente prognóstico e os com $VO_{2\,pico} < 10$ $mL.kg^{-1}.min^{-1}$ têm prioridade para o transplante. Alguns aspectos fundamentais devem ser lembrados na avaliação funcional da ICC: pacientes estáveis, individualizar os protocolos (preferir protocolos de rampa), usar pequenos incrementos de cargas (1 MET), ter duração máxima entre 8 e 12 minutos, preferir testes com medida direta do VO_2, utilizar teste de 6 minutos para avaliação submáxima e aplicar teste de qualidade de vida para acompanhamento ambulatorial (Tabela 9.7).

TABELA 9.7 Indicações do teste de esforço na insuficiência cardíaca e cardiomiopatias

Classe	Indicações
Classe I	✔ Investigação de DAC como causa da ICC em pacientes sem etiologia definida (nível B) ✔ Teste com análise de gases para a seleção de pacientes para transplante cardíaco (nível B)
Classe IIb	✔ Para a elaboração da prescrição de exercício (nível B) ✔ Determinação do nível de supervisão e monitoração do programa de exercício (nível B) ✔ Avaliação da gravidade da síndrome (nível B) ✔ Avaliação da resposta a intervenções terapêuticas (nível B) ✔ Identificação de mecanismos fisiopatológicos e esclarecimento de sintomas (nível B)
Classe III	✔ Miocardite e pericardite agudas (nível C) ✔ Seleção para transplante cardíaco, com base nos valores de VO_2 obtidos indiretamente (nível B) ✔ Para diagnóstico de insuficiência cardíaca (nível C) ✔ Cardiomiopatia hipertrófica com obstrução de via de saída do VE (nível C)

Investigação das arritmias cardíacas, estratificação de risco de morte súbita e síndromes arritmogênicas[1]

Está indicado o TE para pacientes com arritmias conhecidas ou suspeitas ao esforço (Tabela 9.8). O teste também avalia resposta terapêutica de pacientes com arritmias induzidas por esforço.

As arritmias graves e a morte súbita provocada pelo exercício geralmente dependem de cardiopatia, como a isquêmica, a hipertrófica, a displasia arritmogênica do ventrículo direito e as síndromes do QT longo, síndromes de Wolff-Parkinson-White e de Brugada. O TE pode identificar pacientes que necessitem de maior investigação, como nos casos de taquicardia ventricular da displasia arritmogênica do ventrículo direito ou síndrome do QT longo. Na síndrome de Wolff-Parkinson-White,[1] o TE pode auxiliar quando o objetivo for estratificar risco para aparecimento de taquiarritmias paroxísticas. Na fibrilação atrial,[1] o teste pode ser útil na avaliação dos efeitos das medicações utilizadas para o controle da resposta ventricular ao exercício.

TABELA 9.8 Indicações do teste de esforço na investigação de alterações do ritmo cardíaco, estratificação de risco de morte súbita e síndromes arritmogênicas

Classe	Indicações
Classe I	✔ Palpitação, síncope, pré-síncope ou sintomas relacionados ao esforço (nível B) ✔ Assintomáticos com arritmia constatada ou suspeita após esforço (nível B) ✔ Pacientes com arritmias durante o esforço, incluindo TV catecolaminérgica (nível C) ✔ Avaliação de terapêutica com betabloqueadores e possível indicação para CDI (nível C)
Classe IIa	✔ Recuperados de PCR, antes da liberação para vida normal e atividade física (nível B) ✔ Avaliação da terapêutica ou de ablação em arritmias desencadeadas ou agravadas pelo esforço (nível B) ✔ Avaliação de pacientes com arritmias ventriculares, com probabilidade intermediária a alta para DAC, de acordo com idade, sexo e sintomas (nível B)
Classe IIb	✔ Avaliação de risco para desenvolvimento de arritmias na síndrome WPW (nível C) ✔ Avaliação de risco de arritmias em portadores de cardiomiopatia hipertrófica não obstrutiva (nível C) ✔ Avaliação de pacientes com arritmias em programas de reabilitação (nível C) ✔ Síndrome do QT longo, para avaliação de arritmias, terapêutica e naqueles com antecedentes ou histórico familiar de síncope ou morte súbita (nível C) ✔ Avaliação de resposta ventricular na fibrilação atrial para adequação medicamentosa e programação de atividade física ou reabilitação (nível C)
Classe III	✔ Arritmias ventriculares complexas não controladas, sintomáticas e com comprometimento hemodinâmico (nível C)

PCR: parada cardiorrespiratória; TV: taquicardia ventricular; DAC: doença arterial coronariana; WPW: Wolff-Parkinson-White; CDI: cardiodesfibrilador implantável.

Investigação das bradiarritmias e marca-passo[1]

O TE tem indicações restritas para a avaliação de alterações do ritmo, incluindo os marca-passos com biossensores (Tabela 9.9).

TABELA 9.9 Indicações do teste de esforço na investigação das bradiarritmias e marca-passo

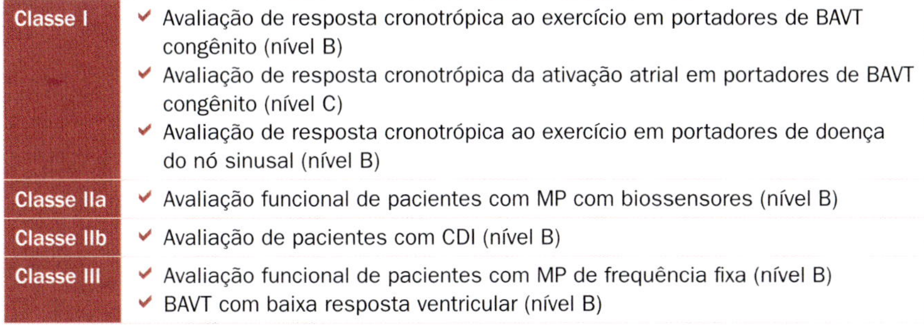

Classe	Indicações
Classe I	✔ Avaliação de resposta cronotrópica ao exercício em portadores de BAVT congênito (nível B) ✔ Avaliação de resposta cronotrópica da ativação atrial em portadores de BAVT congênito (nível C) ✔ Avaliação de resposta cronotrópica ao exercício em portadores de doença do nó sinusal (nível B)
Classe IIa	✔ Avaliação funcional de pacientes com MP com biossensores (nível B)
Classe IIb	✔ Avaliação de pacientes com CDI (nível B)
Classe III	✔ Avaliação funcional de pacientes com MP de frequência fixa (nível B) ✔ BAVT com baixa resposta ventricular (nível B)

BAVT: bloqueio atrioventricular total; MP: marca-passo; CDI: cardiodesfibrilador implantável.

Em pacientes com distúrbios de condução ou de automatismo atrial avançados que apresentam indicação de marca-passo definitivo, o TE pode ser usado para avaliar a resposta do nó sinusal. Nos portadores de marca-passo, o TE pode ser adotado para adequar a resposta de frequência do marca-passo, avaliar a capacidade funcional e identificar a presença de arritmias. Nos pacientes portadores de desfibriladores implantáveis, o teste pode provocar arritmias e disparo do desfibrilador. Antes de realizar o exame é preciso saber o limiar de ativação do desfibrilador, pois o teste de esforço deverá ser interrompido 10 batimentos abaixo desse limiar.

Populações especiais

Referem-se às aplicações do TE em populações selecionadas para avaliação funcional: cardiopatias congênitas, doenças não cardíacas, crianças com sopro ou disfunções leves, arritmias ou pós-operatório de cardiopatias congênitas.

Na sala de emergência e centros de dor torácica[1]

O diagnóstico das síndromes isquêmicas agudas ainda é um desafio aos serviços de emergência mundialmente. Para sistematizar o atendimento de pacientes com dor torácica nas emergências o TE tem sido empregado em pacientes com baixa probabilidade de síndrome isquêmica aguda, com segurança e alto valor preditivo negativo, devendo ser realizado depois que o diagnóstico de infarto do miocárdio estiver definitivamente descartado. Baixa probabilidade inclui pacientes com quadro clínico não típico, porém compatível com síndrome coronariana aguda. As seguintes condições são pré-requisitos ideais para a realização do teste:[9-11]

- Baixa probabilidade de síndrome coronariana aguda.
- ECG sem alterações isquêmicas significativas na admissão e imediatamente antes da realização do exame.
- Marcadores de necrose miocárdica negativos.
- Ausência de sintomas clínicos no momento da realização do exame.
- Ausência de alterações ECG que dificultem a interpretação do exame (sobrecarga ventricular esquerda, bloqueios de ramo, arritmias, marca-passo definitivo etc.).
- Capacidade de deambular.

Teste de esforço em associação com outros métodos[1]

Os principais métodos complementares não invasivos associados ao TE que fazem parte da metodologia de avaliação dos cardiopatas são a cintilografia de perfusão miocárdica, a ecocardiografia de esforço e o teste cardiopulmonar (ergoespirometria). A utilização desses métodos permite superar as limitações do TE, tanto do ponto de vista técnico como por características da população, melhorando a acurácia diagnóstica.

Cintilografia de perfusão miocárdica[1]

A cintilografia miocárdica é indicada na avaliação pós-procedimentos de revascularização miocárdica na complementação de TE não conclusivo,[12] na detecção da gravidade e da extensão da área isquêmica e nas situações em que fica prejudicada a identificação dos sinais de isquemia, como infartados prévios (áreas de necrose).[13,14] Dessa forma, está indicada quando se observar:

Testes anormais em portadores de doença valvar, doença cardíaca congênita, cardiomiopatias, hipertensão arterial sistêmica, hipertrofia ventricular esquerda (inclusive atletas), duplo produto elevado, bloqueio de ramo esquerdo, bloqueio de ramo direito induzido pelo esforço, síndrome de Wolff-Parkinson-White e variantes da síndrome de pré-excitação, prolapso de valva mitral (Figuras 9.1A e 9.1B), controle evolutivo de revascularização do miocárdio, infarto do miocárdio com supradesnivelamento do segmento ST em área eletricamente inativa, outras condições que

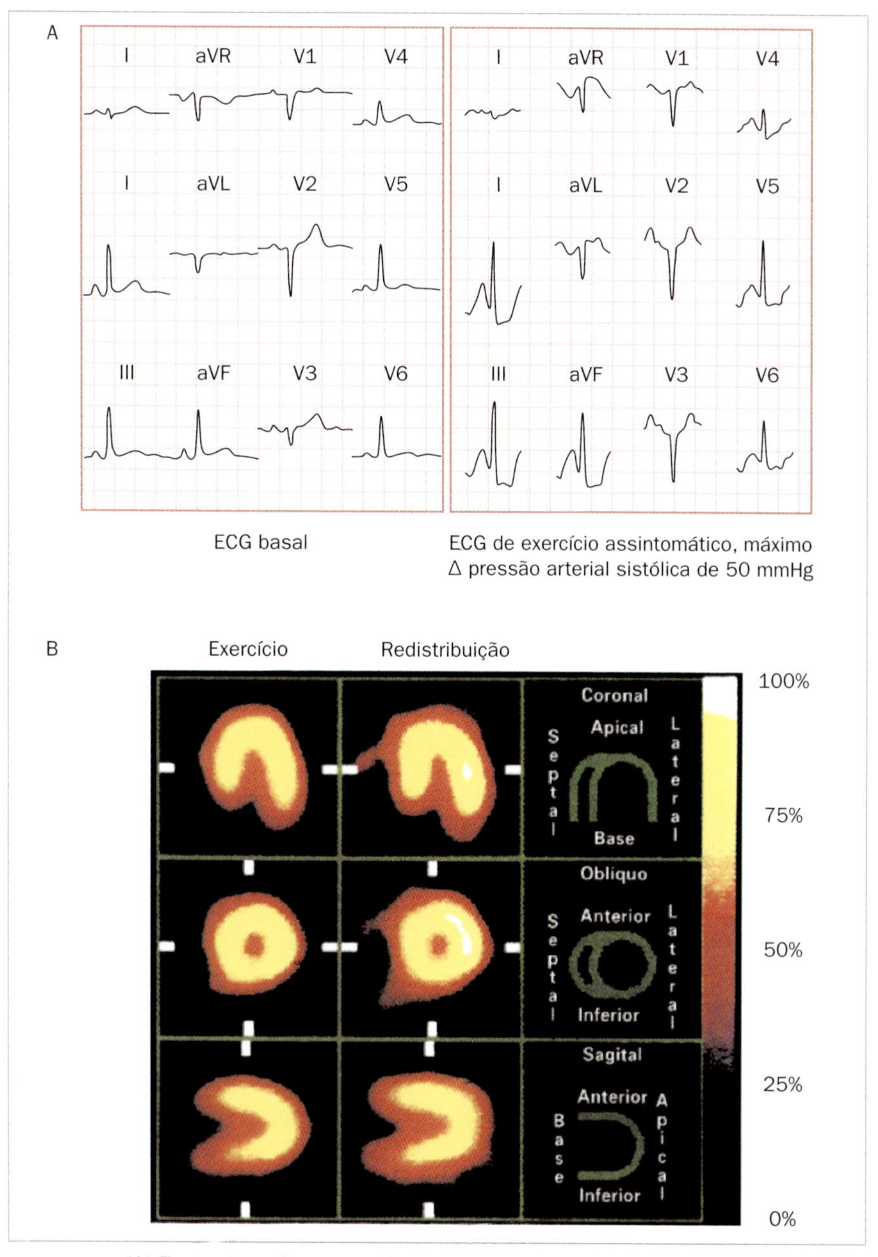

FIGURA 9.1 (A) Teste de esforço positivo em paciente com prolapso de valva mitral. (B) Imagens da cintilografia de perfusão miocárdica realizada com o teste de esforço. Observa-se captação homogênea do radiofármaco em todas as paredes do ventrículo esquerdo, ou seja, aspecto cintilográfico normal.

Fonte: Adaptada de Moffa e Sanches.[17]

promovam sobrecarga ventricular esquerda e utilização de drogas (compostos digitálicos, hormônios femininos e outros).

Testes normais com incompetência cronotrópica e/ou capacidade funcional < 5 MET e/ou déficit inotrópico e/ou arritmias complexas induzidas ao esforço.

Outras considerações em indivíduos com alta probabilidade pré-teste de DAC e TE normal ou vice-versa, mulheres ou com angina atípica e TE anormal (Tabela 9.10).

TABELA 9.10 Principais indicações para o uso da cintilografia de perfusão miocárdica

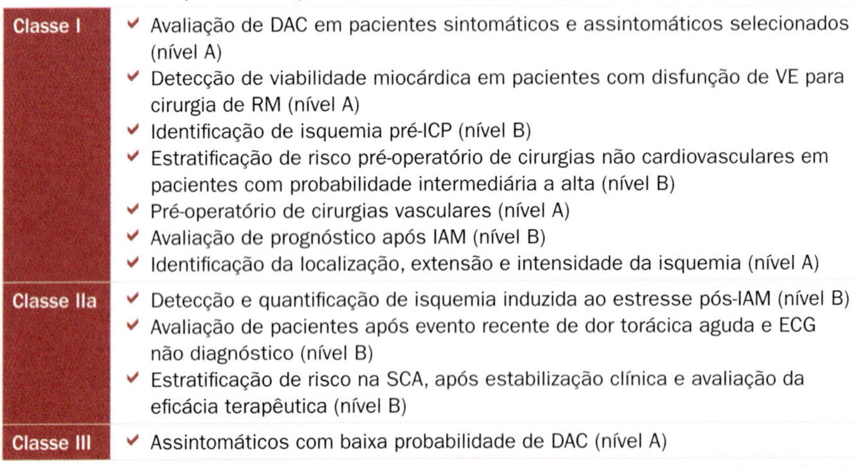

Classe	Indicações
Classe I	✔ Avaliação de DAC em pacientes sintomáticos e assintomáticos selecionados (nível A) ✔ Detecção de viabilidade miocárdica em pacientes com disfunção de VE para cirurgia de RM (nível A) ✔ Identificação de isquemia pré-ICP (nível B) ✔ Estratificação de risco pré-operatório de cirurgias não cardiovasculares em pacientes com probabilidade intermediária a alta (nível B) ✔ Pré-operatório de cirurgias vasculares (nível A) ✔ Avaliação de prognóstico após IAM (nível B) ✔ Identificação da localização, extensão e intensidade da isquemia (nível A)
Classe IIa	✔ Detecção e quantificação de isquemia induzida ao estresse pós-IAM (nível B) ✔ Avaliação de pacientes após evento recente de dor torácica aguda e ECG não diagnóstico (nível B) ✔ Estratificação de risco na SCA, após estabilização clínica e avaliação da eficácia terapêutica (nível B)
Classe III	✔ Assintomáticos com baixa probabilidade de DAC (nível A)

DAC: doença arterial coronariana; VE: ventrículo esquerdo; IAM: infarto agudo do miocárdio; SCA: síndrome coronariana aguda; ICP: intervenção coronariana percutânea; RM: revascularização miocárdica.

Os radiofármacos mais utilizados são o tálio-201 e a 2-metoxi-isobutil-isonitrila (MIBI), ambos com capacidades similares em relação aos defeitos de perfusão miocárdica na DAC. Para pesquisa de viabilidade miocárdica,[13] dá-se preferência pelo tálio-201. Em relação aos tipos de estresse, podem ser utilizados para a realização da cintilografia de perfusão miocárdica estresse físico, farmacológico com vasodilatadores (dipiridamol ou adenosina) ou dobutamina,[15] na impossibilidade de realizar o exercício físico.

O exercício proporciona informações clínicas, hemodinâmicas e metabólicas, possibilitando, assim, o diagnóstico e o prognóstico com adequada precisão para DAC. Nos portadores de doença vascular periférica ou cerebral, insuficiência cardíaca, distúrbios musculoesqueléticos ou neurológicos, doença pulmonar obstrutiva crônica, baixa capacidade funcional, hipertensão arterial sistêmica moderada a grave, estudos em vigência de medicamentos que limitam a resposta funcional ao esforço (betabloqueadores, bloqueadores de canais de cálcio etc.), pode-se sensibilizar com atropina associado ao estresse farmacológico.

O aumento do fluxo coronariano ocorre por vasodilatação direta (dipiridamol, adenosina, ATP) ou secundária à vasodilatação causada pelo aumento da demanda de oxigênio do miocárdio (dobutamina, arbutamina). Estudos[16,17] mostram que o TE e o estímulo farmacológico são comparáveis em relação às imagens. Em algumas condições, como no bloqueio de ramo esquerdo[14,15] (Figura 9.2) e marca-passo, para melhor especificidade, o estudo da perfusão deve ser associado ao estresse com dipiridamol ou adenosina, pois com dobutamina ou TE a movimentação paradoxal do septo interventricular fica muito intensificada (em razão da taquicardia), podendo resultar em defeitos de captação da região septal, mesmo na ausência de DAC. As contraindicações[4] para o uso de dipiridamol ou adenosina são: asma brônquica, doença pulmonar obstrutiva crônica dependente de derivados das xantinas, hipotensão arterial sistólica (< 90 mmHg), bradicardia significativa, bloqueio atrioventricular de II/III graus não protegido por marca-passo artificial, angina instável. Para o uso de dobutamina as contraindicações são: angina instável, fase aguda do infarto do miocárdio, cardiomiopatia hipertrófica obstrutiva, arritmias complexas, hipertensão arterial não controlada, dissecção de aorta e aneurismas arteriais.

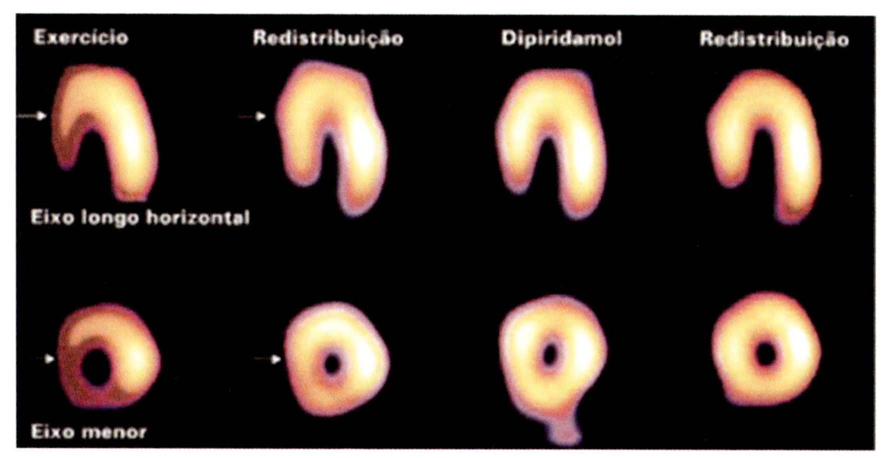

FIGURA 9.2 Cintilografia de perfusão miocárdica associada ao estresse físico (primeira e segunda colunas) e ao estímulo farmacológico (terceira e quarta colunas), em um indivíduo de 45 anos, assintomático, com bloqueio de ramo esquerdo. Observa-se hipocaptação do radiofármaco na região septal nos cortes do eixo longo horizontal e do eixo curto nas imagens de exercício. Na redistribuição, nota-se captação normal dessa parede, portanto, defeito transitório ou isquemia dessa região. Nas imagens com dipiridamol, o aspecto cintilográfico é normal.

Fonte: Adaptada de Moffa e Sanches.[17]

Ecocardiografia de estresse[1]

A ecocardiografia de estresse é um método eficiente na avaliação da função sistólica global e segmentar do ventrículo esquerdo. Assim, pode-se determinar a presença ou não da isquemia miocárdica[18] e também avaliar o grau funcional de cardiomiopatias e valvopatias.[1] Tem sensibilidade e especificidade similares à cintilografia miocárdica de perfusão. Pode ser associada tanto ao esforço físico quanto ao uso de drogas, seguindo os mesmos critérios já descritos para a cintilografia. Atualmente, é possível avaliar simultaneamente a perfusão e a contratilidade miocárdica, utilizando contrastes específicos (Tabela 9.11).

TABELA 9.11 Indicações para o uso do ecocardiograma de estresse

Classe I	✔ Avaliação de viabilidade miocárdica (nível B) ✔ Avaliação de áreas de risco no pós-IAM (nível B) ✔ ECG basal com alterações significativas (HVE, BRE) (nível B) ✔ TE de indivíduo assintomático com marcadas alterações no ECG de esforço (nível B)
Classe IIa	✔ Avaliação de valvopatias e de cardiomiopatias (nível B) ✔ TE de indivíduos sintomáticos e com ECG no esforço normal (nível B)
Classe IIb	✔ Avaliação pré-operatória de grandes cirurgias em pacientes idosos e/ou incapazes de realizar exercício (uso do ECO de estresse com drogas) (nível B)

IAM: infarto agudo do miocárdio; HVE: hipertrofia ventricular esquerda; BRE: bloqueio de ramo esquerdo; TE: teste de esforço; ECO: ecocardiograma.

Ergoespirometria ou teste cardiopulmonar de exercício[1]

O TE baseia-se na análise das respostas clínicas, eletrocardiográficas e hemodinâmicas, sem incluir variáveis ventilatórias. A ergoespirometria acrescenta dados da função pulmonar e variáveis de trocas respiratórias, permitindo avaliação mais objetiva da capacidade funcional e análise do limiar anaeróbio. Tem indicação precisa na avaliação da capacidade cardiorrespiratória de indivíduo normal, atleta e portador de insuficiência cardíaca, sendo muito importante na diferenciação de dispnéia respiratória e cardíaca (Tabela 9.12).

TABELA 9.12 Indicações para o uso do teste cardiopulmonar de exercício (ergoespirométrico)

Classe I	✔ Seleção de pacientes para transplante cardíaco (nível B)
Classe IIa	✔ Diagnóstico diferencial da etiologia da dispneia (nível B) ✔ Prescrição otimizada de exercício para atletas, cardiopatas e pneumopatas ou indivíduos normais (nível B)
Classe IIb	✔ Avaliação funcional de cardiopatas e pneumopatas (nível C)

CONTRAINDICAÇÕES

São consideradas contraindicações[1,2,19] absolutas para o TE: infarto agudo do miocárdio complicado, angina instável (não estabilizada em pelo menos 48 horas), arritmias não controladas, estenose aórtica grave, bloqueio atrioventricular de grau elevado e baixa frequência ventricular, lesão importante do tronco de coronária esquerda ou equivalente, hipertensão arterial grave, ICC, embolia e infarto pulmonares, miocardite e pericardite aguda, enfermidade aguda febril ou grave, dissecção de aorta; relativas: lesão crítica de artéria descendente anterior, estenose valvar moderada, anomalias eletrolíticas, hipertensão arterial, taquiarritmias ou bradiarritmias, cardiomiopatia hipertrófica ou outras formas de obstrução da via de saída do ventrículo esquerdo, limitação física ou emocional, bloqueio atrioventricular de alto grau.

RISCOS E PRECAUÇÕES

As precauções para a realização do TE iniciam-se com a escolha do local e do equipamento necessário para as emergências. Material para ressuscitação cardiopulmonar deve estar disponível. Durante o exame, observação constante do paciente e do traçado eletrocardiográfico são fundamentais para a prevenção de ocorrências indesejáveis. Em algumas situações especiais de alto risco,[1,2,10,20] o TE deve ser realizado apenas em ambiente hospitalar, com retaguarda cardiológica adequada, mediante consentimento escrito, após adequado esclarecimento do paciente e/ou dos responsáveis sobre a indicação do exame. São consideradas situações de alto risco[3] infarto agudo do miocárdio não complicado, a angina instável estabilizada, a dor torácica aguda em sala de emergência, lesão conhecida e tratada de tronco de coronária esquerda ou equivalente, arritmias ventriculares complexas, arritmias com repercussões clínicas e hemodinâmicas mesmo sob controle, síncopes por provável etiologia arritmogênica, bloqueio atrioventricular avançado, presença de desfibrilador implantável, insuficiência cardíaca avançada compensada, estenoses valvares moderadas ou insuficiências graves, hipertensão pulmonar, cardiomiopatia hipertrófica, insuficiência respiratória, renal ou hepática.

O risco de parada cardíaca associada ao TE é referido por vários autores, em particular correlacionada à fase de recuperação ou pós-esforço. Irving e Bruce,[21] revisando 10.751 TE limitados por sintomas, encontraram cinco paradas cardíacas na fase de recuperação. Gibbons et al.[2] relatam taxa de complicações de 0,8/10.000 testes. Os autores sugeriram que a baixa taxa de complicações poderia estar relacionada ao fato de manter o paciente em atividade na fase de recuperação.

METODOLOGIA

Ergômetros e protocolos

A esteira ergométrica é o tipo de ergômetro que melhor simula as atividades físicas, originando testes mais fisiológicos em relação à condição aeróbica do indivíduo, com maior grupo de musculatura envolvida na atividade. A bicicleta ergométrica, apesar de custo e tamanho menores, tem a desvantagem de provocar exaustão precoce em membros inferiores, antes de atingir a frequência cardíaca máxima.

A escolha do protocolo deve levar em consideração as condições específicas do paciente. Para tanto, deve-se proceder a uma escolha individualizada, de tal forma que a velocidade e a inclinação da esteira ou a carga da bicicleta possam ser aplicadas de acordo com a capacidade do paciente. O protocolo em esteira mais utilizado é o de Bruce, que apresenta aumentos progressivos da velocidade e da inclinação (Tabela 9.13). Como o incremento de trabalho é grande em cada estágio, não deve ser usado em indivíduos limitados. É indicado para diagnóstico e/ou avaliação da capacidade funcional, de indivíduos que possuam algum grau de condicionamento físico.

Protocolos mais intensos podem ser utilizados em indivíduos fisicamente ativos e/ou em jovens aparentemente saudáveis, sendo os protocolos de Bruce ou de Ellestad[1,2,21] (Tabelas 9.13 e 9.14) os mais aplicados.

O protocolo de Rampa[1,2,19] emprega pequenos incrementos na carga a cada estágio, permitindo medida mais acurada da capacidade funcional, em especial quando aplicados individualmente, baseados em questionários da atividade física da vida diária do paciente e tem duração de 8 a 12 minutos.

Para a bicicleta ergométrica,[22] o mais utilizado é o protocolo de Balke, com incremento de cargas de 25 watts, a cada 2 minutos. Em indivíduos jovens e sadios, recomenda-se iniciar com 50 watts; já em indivíduos limitados deve-se iniciar com carga livre, e nos demais pacientes deve-se começar com 25 watts, com mudança de carga a cada 3 minutos.

Outra sugestão para ser utilizada em esteira é o protocolo de Naughton[22] (Tabela 9.15), reservado para indivíduos com limitações físicas importantes, especialmente idosos e sedentários, bem como pacientes em evolução recente de infarto agudo do miocárdio não complicado e portadores de insuficiência cardíaca compensada. Outros protocolos de esteira são adotados para estudos específicos, como o de Bruce modificado (Tabela 9.16) e de Naughton (Tabela 9.15).

TABELA 9.13 Protocolo de Bruce

Estágio	Tempo (min)	Velocidade (mph)	Inclinação (%)	MET
1	03:00	1,7	10	4,6
2	03:00	2,5	12	7,0
3	03:00	3,4	14	10,1
4	03:00	4,2	16	12,9
5	03:00	5	18	15,1
6	03:00	5,5	20	16,9
7	03:00	6	22	19,2

MET: equivalente metabólico (1 MET: 3,5 mL.kg.min^{-1} de oxigênio).

TABELA 9.14 Protocolo de Ellestad

Estágio	Tempo (min)	Velocidade (mph)	Inclinação (%)	MET
1	03:00	1,7	10	4,6
2	02:00	3	10	7,4
3	02:00	4	10	9,6
4	02:00	5	10	12,0
5	02:00	5	15	13,9
6	02:00	6	15	16,3
7	02:00	7	15	18,9

MET: equivalente metabólico (1 MET: 3,5 mL.kg.min^{-1} de oxigênio).

TABELA 9.15 Protocolo de Naughton

Estágio	Tempo (min)	Velocidade (mph)	Inclinação (%)	MET
1	03:00	2	2,5	3,2
2	03:00	2	3,5	3,5
3	03:00	2	4,4	3,7
4	03:00	2	5,4	4,0
5	03:00	2	6,4	4,3
6	03:00	2	7,3	4,5

MET: equivalente metabólico (1 MET: 3,5 mL.kg.min^{-1} de oxigênio).

SISTEMA DE REGISTRO ELETROCARDIOGRÁFICO

O posicionamento dos eletrodos para a realização do TE é padronizada. O principal sistema usado é o de 12 derivações de Mason Likar.[1,19] Nesse sistema, os eletrodos do plano frontal são colocados nas bases das extremidades inferiores e superiores. Além de minimizar os artefatos produzidos pelos movimentos dos membros, essa colocação diferenciada não mostrou diferenças significativas dos traçados assim obtidos em relação ao ECG clássico. A Figura 9.3 mostra a colocação original dos eletrodos por Mason-Likar.

Nos sistemas que utilizam 12 derivações preservando a derivação CM5, passa-se a usar uma distribuição diferente das derivações de Mason-Likar: eletrodo de braço direito junto à fúrcula esternal; eletrodo de braço esquerdo colocado na posição V5 do ECG clássico; eletrodo de perna direita posicionado no rebordo costal direito, em

TABELA 9.16 Protocolo de Bruce modificado

Estágio	Tempo (min)	Velocidade (mph)	Inclinação (%)	MET
1	03:00	1,5	5	3,2
2	03:00	1,7	5	3,5
3	03:00	1,7	10	4,6
4	03:00	2,5	12	7,0
5	03:00	3,4	14	10,1
6	03:00	4,2	16	12,9
7	03:00	5	18	15,1
8	03:00	5,5	20	16,9
9	03:00	6	22	19,2

MET: equivalente metabólico (1 MET: 3,5 mL.kg.min^{-1} de oxigênio).

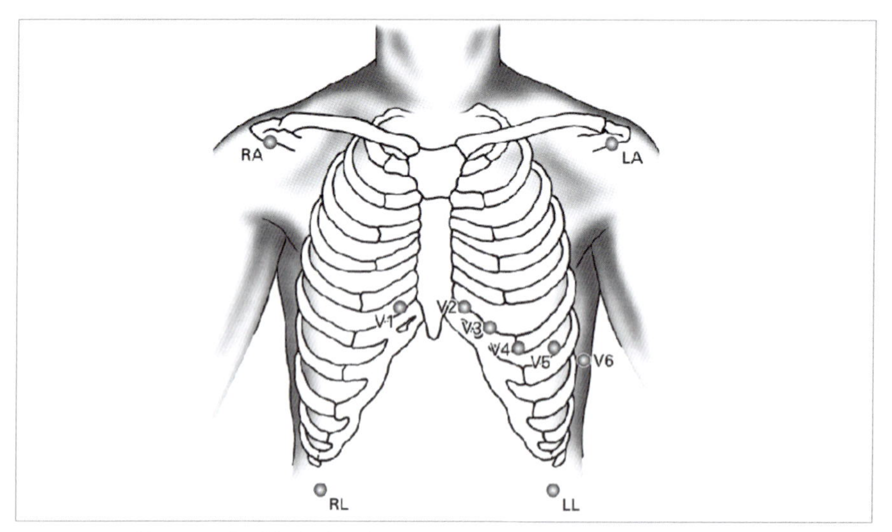

FIGURA 9.3 Sistema de 12 derivações segundo Mason-Likar: braço direito (RA) – 2º espaço intercostal direito, próximo à raiz do ombro; braço esquerdo (LA) – 2º espaço intercostal esquerdo, próximo à raiz do ombro; perna direita (RL) – acima da crista ilíaca direita; perna esquerda (LL) – acima da crista ilíaca esquerda; precordiais – nos pontos de V1 a V6 do eletrocardiograma clássico.

um ponto determinado pela linha hemiclavicular direita ou, ainda, na crista ilíaca; eletrodo de perna esquerda colocado em um ponto no rebordo costal esquerdo determinado pela linha hemiclavicular esquerda ou, ainda, na crista ilíaca; os eletrodos precordiais são colocados nas respectivas posições.

RESPOSTAS CLÍNICAS, HEMODINÂMICAS, METABÓLICAS E ELETROCARDIOGRÁFICAS

Sintomas

A dor torácica é um dos sintomas mais importantes. Deve ser classificada como angina típica ou atípica e dor torácica inespecífica, e os aspectos relevantes para a definição da dor, que são as características clínicas e a reprodutibilidade ao esforço, nos mesmos valores de duplo produto (ver adiante) em testes seriados. Essa reprodutibilidade é fortemente sugestiva de isquemia dependente do consumo de oxigênio, mesmo na ausência de alterações de ST e, em particular, se a dor cede com o uso de nitratos sublinguais. Cansaço, fadiga e dispneia são subjetivos, também com boa reprodutibilidade na mesma intensidade de esforço em testes repetidos. Eventualmente, podem ser considerados como um equivalente de insuficiência ventricular esquerda, quando desproporcionais ao esforço. Tonturas ou vertigens são sintomas frequentes e inespecíficos, sendo cansaço ou dor nos membros inferiores mais evidentes em indivíduos sedentários e muitas vezes, limitam o esforço.

Ausculta

A presença de 3ª ou 4ª bulha, como a presença de estertores pulmonares, reflete disfunção ventricular esquerda. Sibilos à ausculta pulmonar sugerem broncoespasmo induzido pelo esforço.[1]

Frequência cardíaca

Os mecanismos de incremento da frequência cardíaca (FC) em exercício se devem à inibição vagal e à descarga adrenérgica. Também à distensão mecânica do átrio direito e, consequentemente, do nó sinusal, o aumento da temperatura corporal e da acidez sanguínea contribuem para o aumento da FC. A FC apresenta relação linear com a intensidade do exercício. Nos primeiros minutos da fase de desaceleração, a FC diminui rapidamente por causa do retorno da atividade vagal e, posteriormente, há redução da atividade metabólica muscular, que acarreta diminuição da atividade simpática. O parâmetro teórico de FC máxima varia inversamente com a idade e pode ser previsto pela fórmula (com desvio-padrão de 11 bpm):

$$FC_{máx} = 220 - idade$$

A elevação desproporcional em relação à carga de trabalho pode ser encontrada em sedentários, em indivíduos muito ansiosos, na distonia neurovegetativa, em hipertireoidismo e em estados anêmicos. A incompetência cronotrópica[1] ou aumento inadequado da FC durante o esforço pode ser sinal de coronariopatia ou cardiomiopatia, sendo definidas como incapacidade do paciente de elevar a FC a um valor inferior a dois desvios-padrão da FC máxima prevista (24 bpm), sem outras limitações concomitantes. A queda da FC com a progressão do esforço, apesar de rara, apresenta alta correlação com doença isquêmica, sendo critério absoluto para interrupção do TE. O retardo na redução da FC no primeiro minuto pós-teste, que pode ser decorrente da diminuição da atividade vagal, associado à maior mortalidade total.[23,24] É definido como redução de 12 ou menos bpm da FC medida no primeiro minuto pós-teste quando comparada à FC do pico máximo de exercício. Ocasionalmente indivíduos jovens e sadios, exercitados até a exaustão, podem desenvolver, no pós-esforço imediato, episódios de bradicardia sinusal e, às vezes, progredir a pausas maiores até segundos de assistolia, resultado de reação vagal reflexa (síncope vasovagal). Na prática clínica, a maior causa de interferência na resposta cronotrópica é atribuída ao uso de fármacos específicos na época da realização do exame (betabloqueadores, bloqueadores dos canais de cálcio, digitálicos etc.).

Pressão arterial

A pressão arterial sistólica é o principal elemento para avaliação indireta da resposta inotrópica do coração ao esforço, juntamente ao grau de tolerância ao exercício. Ela tende a aumentar em razão direta à intensidade do exercício, semelhante ao volume sistólico. Consenso sobre os valores normais de variação da pressão arterial durante o esforço variam, entretanto sugere-se que diferenças devem ser definidas para idade, sexo e raça. O conceito vigente nas atuais diretrizes de hipertensão reativa ao esforço é o achado de valores da pressão arterial sistólica acima de 220 mmHg e/ou elevação de 15 mmHg ou mais de pressão arterial diastólica, partindo de valores normais de pressão em repouso. Esse tipo de resposta aumenta a probabilidade de hipertensão futura 4 a 5 vezes em relação àqueles com curva normal. Estudo recente demonstrou que em indivíduos normotensos, o aumento da pressão > 180 × 90 mmHg no segundo estágio de Bruce associa-se à mortalidade cardiovascular duas vezes maior, sendo esse o conceito mais aceito atualmente.[8]

A elevação inadequada da pressão sistólica é definida quando o gradiente intraesforço (diferença em relação ao repouso) for menor que 35 mmHg, na ausência de acentuada queda da pressão diastólica, podendo refletir disfunção contrátil do miocárdio. Maior valor preditivo para doença isquêmica grave[1] é a queda do componente sistólico da pressão arterial durante o esforço. O achado de níveis de pressão sistólica ao exercício inferiores ao de repouso é índice de pior prognóstico. Hipotensão sistólica no esforço máximo pode ocorrer em indivíduos jovens, bem condicionados. Igualmente, hipotensão arterial no período pós-esforço em indivíduos aparentemente sadios, a despeito de aumentar a incidência de arritmias, não tem associação com morbimortalidade cardiovascular, sendo mais frequente em indivíduos jovens exercitados até a exaustão.

Duplo produto

É o índice não invasivo que melhor reflete o consumo de oxigênio do miocárdio (MVO_2) e corresponde ao produto da pressão arterial sistólica e da frequência cardíaca. A importância reside na avaliação do limiar da dor torácica e dos esquemas terapêuticos.[1]

RESPOSTAS ELETROCARDIOGRÁFICAS[1]

O comportamento do segmento ST é o principal parâmetro, pois é o principal marcador de isquemia. No entanto, outras variáveis do exame são analisadas em conjunto com o segmento ST, tornando a análise multifatorial. Compreendem as modificações das deflexões P, PR, Q, R, S, J, T, U (Figura 9.4) e as respostas clínicas, hemodinâmicas e metabólicas já comentadas.

Onda P

Normalmente há aumento na amplitude com elevação da FC, sendo melhor visualizadas em derivações inferiores. A observação de aumento da fase negativa na derivação V1 pode indicar disfunção ventricular esquerda, porém a análise ao TE tem sido pouco utilizada devido ao baixo valor preditivo positivo.

Intervalo PR

Tem a duração diminuída, podendo infradesnivelar por influência da onda T da repolarização atrial. Em alguns casos, na fase pós-esforço, pode ter duração aumentada e estar relacionada à hipertonia vagal.

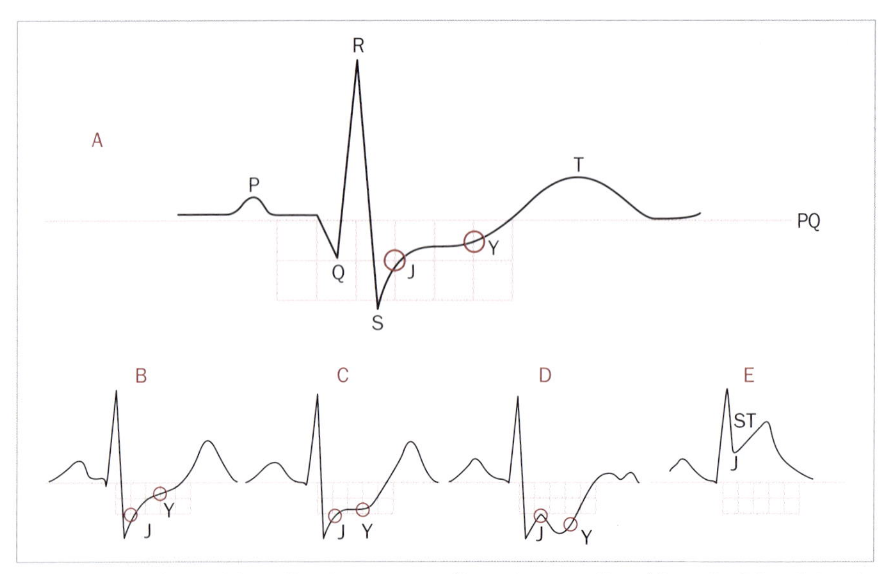

FIGURA 9.4 Referenciais utilizados para análise eletrocardiográfica. (A) PQ – linha de base ou de referência (término do segmento PR e início do complexo QRS); J – final de inscrição do QRS e início do segmento ST; Y – dista 80 ms do ponto J. (B) Resposta normal do segmento ST. (C) Infradesnivelamento de 2 mm do segmento ST com morfologia horizontal. (D) Infradesnivelamento de 2 mm do segmento ST com morfologia descendente. (E) Supradesnivelamento do segmento ST.

Fonte: Adaptada de Moffa e Sanches.[17]

Onda Q

É analisada em derivação lateral (V5) e aumenta de amplitude ao final do exercício em indivíduos normais. A diminuição de amplitude, quando associada ao infradesnivelamento do segmento ST, tem forte associação com isquemia. Já o aumento da amplitude associado ao infradesnivelamento do segmento ST aparece mais frequentemente em fenômenos de origem não obstrutiva. Possui pequeno valor quando a deflexão é analisada isoladamente. Não deve ser avaliada em portadores de bloqueios de ramo, área inativa por infarto prévio ou na pré-excitação ventricular.

Onda R

Do mesmo modo que a deflexão Q, a onda R é analisada em derivação lateral requerendo frequência cardíaca máxima para ser valorizada. Na maioria dos indivíduos normais, ela diminui de amplitude. Também tem pouco valor diagnóstico quando analisada isoladamente, porém, quando a amplitude aumenta, associada à diminuição de onda Q e infradesnivelamento do segmento ST, apresenta grande associação com isquemia miocárdica. A relação ST/R quando = 0,1 é grande preditor de isquemia, mas se < 0,1 pode indicar resposta falso-positiva.

Onda S

Aumenta a amplitude à medida que a deflexão R diminui. Não apresenta valor específico para diagnóstico de isquemia durante o exercício. No entanto, no atraso final de condução intraventricular, pode aumentar a duração refletindo na transição J/ST, simulando pseudo depressões do segmento ST.

Ponto J

Pode apresentar infradesnivelamento sem representar significado clínico.

Segmento ST

Os deslocamentos negativos e positivos em relação à linha de base do ECG são as manifestações mais frequentes relacionadas à isquemia miocárdica. No entanto, assim como o ponto J, também pode ocorrer infradesnivelamento considerado normal se retornar à linha de base antes de 80 ms. Em relação à morfologia, pode apresentar-se sob três formas: (i) ascendente lenta; (ii) horizontal; e (iii) descendente. São critérios anormais: ascendente lenta ≥ 1,5 mm, medido no ponto Y (80 ms após o ponto J); horizontal ≥ 1 mm, medido na origem do segmento ST (ponto J) e com duração de 80 ms; descendente ≥ 1 mm medido no ponto J. Na morfologia descendente, não é utilizado o ponto Y, pois com frequência se encontra na fase descendente da onda T. O infradesnivelamento descendente (Figuras 9.4 e 9.5) indica maior gravidade da doença que o horizontal e ambos, que o segmento ST ascendente lento (Figura 9.4). O infradesnivelamento do segmento ST com convexidade superior representa isquemia de origem não obstrutiva. O infradesnivelamento do segmento ST na fase pós-esforço é valorizado de maneira semelhante a que ocorre no esforço.

O supradesnivelamento é pouco frequente (< 0,1% dos exames), sendo resposta anormal quando o desvio maior ou igual a 1 mm, medido no nível da junção J/ST (Figura 9.4). Não há definição de ponto Y para supradesnivelamento. A interpretação varia em derivações sem onda Q, salvo em aVR e V1, associa-se a lesões de tronco de coronária esquerda ou proximais (frequentemente artéria descendente anterior), ou ao espasmo coronário. Elevação de ST (outra derivação além de aVR ou V1) em

ECG em repouso normal, representa isquemia transmural. Quando a elevação de ST ocorre de V2 a V4 há correlação com o envolvimento de artéria coronariana descendente anterior; em derivações laterais a artéria circunflexa e em DII, DIII e aVF, a artéria coronária direita.

Alguns fatores estão relacionados à maior gravidade das alterações do segmento ST: tempo de aparecimento – quanto mais precoce a alteração, isto é, cargas baixas de trabalho e nível de frequência cardíaca e pressão arterial menores; duração – quanto maior a persistência na fase de recuperação; magnitude e número de derivações atingidas – quanto maior o infradesnivelamento em número maior de derivações, mais grave será a isquemia.

Onda T

Apresenta morfologia variável, aumentando de amplitude em frequências cardíacas elevadas e fases iniciais da recuperação. As alterações encontradas durante e após o exercício são consideradas inespecíficas e sem valor diagnóstico para isquemia miocárdica. Em derivações com área inativa, a positivação de T previamente negativa (pseudonormalização de T) tem sido associada às áreas de viabilidade miocárdica.

Onda U

É difícil de ser analisada em exercício em razão da fusão das ondas T e P pela elevação da frequência cardíaca. É sempre uma deflexão positiva em normais.

PSEUDONORMALIZAÇÃO OU AUSÊNCIA DE MUDANÇAS NA ONDA T E/OU NO SEGMENTO ST

Anormalidades eletrocardiográficas em repouso (inversão da onda T e/ou depressão do ST) podem retornar ao normal durante episódios anginosos e no exercício em alguns pacientes com DAC. Essa modificação tem sido descrita como pseudonormalização do segmento ST que ocorre por causa do "efeito de cancelamento", no qual a normalização do infradesnivelamento prévio do ST é na verdade a elevação do segmento ST associada à isquemia transmural.[32] O paciente poderá ter o traçado eletrocardiográfico "normalizado" durante um episódio de isquemia. Esse padrão de normalização do segmento ST (pseudo normalização verdadeira) terá significado isquêmico somente se houver a presença concomitante de angina ou algum equivalente anginoso durante o TE.[22]

OUTROS PADRÕES DE RESPOSTA ELETROCARDIOGRÁFICA ANORMAL[1]

Distúrbios de condução

Os distúrbios da condução atrioventricular são raros; o bloqueio AV de 1º grau tem caráter benigno, sendo o aparecimento predominante na fase de recuperação. É observado por vezes em atletas, em virtude da predominância vagal, porém deve ser interpretado à luz de outras variáveis, podendo estar associado à utilização de medicamentos, como os digitálicos. O bloqueio AV de 2º grau induzido pelo esforço pode representar lesão do sistema His-Purkinje. Já o bloqueio AV de 3º grau é grave, podendo estar relacionado à isquemia.

Os distúrbios da condução intraventricular do tipo bloqueio de ramo direito são raros e benignos, na maioria das vezes, correlacionando-se com DAC quando aparece com frequência cardíaca < 105 bpm. Bloqueio de ramo direito fixo não invalida as alterações de ST/T em derivações inferiores e laterais, porém não devem ser valorizadas em precordiais direitas (V1-V3). O bloqueio de ramo esquerdo indica anormalidade quando induzido pelo exercício em frequência < 125 bpm. Apresenta maior correlação com cardiopatia estrutural (degeneração do sistema de condução, miocardites, cardiomiopatias e hipertrofia ventricular esquerda), e o valor preditivo para DAC depende da prevalência da doença na população estudada. Quando fixo, invalida a análise das alterações de ST/T para isquemia em todas as derivações. Pode ocorrer em pessoas normais.

Arritmias supraventriculares

São fenômenos raros durante o TE, mais frequentemente observado em frequência máxima. Pode aparecer tanto em indivíduos normais (ingestão de álcool, estimulantes) quanto em doentes (idosos, doença pulmonar obstrutiva crônica [DPOC], tabagismo, hipertireoidismo, cardiomiopatias ou pré-excitação). Apresentam pouca ou nenhuma relação com DAC. As taquiarritmias atriais paroxísticas durante o TE aumentam o risco de desenvolver fibrilação atrial (oito vezes maior) no seguimento.[25,26]

Arritmias ventriculares

São frequentes durante e após o exercício, podendo ocorrer em indivíduos normais. A incidência aumenta com idade, sexo masculino, hipertensão e diabete. Quando presentes em repouso, o aumento de densidade ou da complexidade durante o TE deve ser considerada. São anormais quando ocorrem em número superior a 10 extrassístoles ventriculares por minuto, em exercício ou na recuperação.[1] Extrassístoles ventriculares frequentes, em pares ou mais (taquicardia ventricular), estão associadas à maior mortalidade cardiovascular, especialmente na recuperação, independentemente da presença de cardiopatia, presença de isquemia ou de disfunção ventricular.[27]

CRITÉRIOS DE INTERRUPÇÃO[1,2]

O TE deve terminar quando se atinge a exaustão, embora outros motivos para o término evitem complicações graves. A frequência cardíaca pode ter suas limitações em pacientes que recebem betabloqueador, ou em pacientes que têm resposta cronotrópica elevada. O uso de escalas (Borg)[22] pode ajudar a avaliar a fadiga. Queda da pressão arterial sistólica ou resposta em platô, presença de anormalidade eletrocardiográfica, aparecimento de angina ou se o paciente solicitar a interrupção por qualquer razão deve-se interromper o exame. Na maioria das vezes, o teste é limitado por sintomas como cansaço, mas é aconselhável parar quando o desnível for de 0,3 mV ou 3 mm de morfologia horizontal ou descendente.

São consideradas indicações absolutas para interromper o TE: suspeita de infarto agudo do miocárdio, presença de angina de forte intensidade, infradesnivelamento horizontal/descendente de 0,3 mV ou 3 mm, elevação do segmento de 0,2 mV ou 2 mm em derivação sem presença de onda Q, queda da pressão sistólica com o aumento da carga de trabalho acompanhada de sinais ou sintomas; arritmias graves (bloqueios AV de 2º ou 3º grau, taquicardia ventricular, extrassístoles ventriculares polimórficas), sinais de má perfusão (incluindo palidez, cianose ou pele fria e úmida), sintomas nervosos centrais (ataxia, vertigem, problemas visuais ou de marcha e confusão), problemas técnicos com a monitoração e solicitação do paciente.

Os critérios relativos são: infradesnivelamento horizontal/descendente com mais de 0,2 mV ou 2 mm, angina crescente, fadiga pronunciada, dispneia, sibilos, câimbras nos membros inferiores ou claudicação intermitente, resposta hipertensiva (pressão sistólica > 260 mmHg e/ou diastólica > 120 mmHg), arritmias de menor gravidade (como taquicardia supraventricular não sustentada), bloqueio do ramo induzido por exercício que não possa ser distinguido de taquicardia ventricular.

AVALIAÇÃO DO DIAGNÓSTICO PARA DOENÇA ARTERIAL CORONÁRIA[1]

A maioria dos estudos[1,2,28-30] demonstra sensibilidade entre 50 e 72% (média de 67%) e especificidade entre 69 e 74% (média de 71%). É importante, no entanto, ressaltar as limitações desses valores, uma vez que o padrão-ouro de comparação é a coronariografia que analisa apenas anatomia da árvore arterial coronariana. É conhecimento vigente que estágios iniciais da DAC podem determinar disfunção endotelial e desencadear respostas anormais da vasculatura coronária, mesmo na ausência de doença. O valor preditivo do TE está também diretamente relacionado à prevalência de DAC na população estudada.[1,2] O TE tende a ser menos sensível em pacientes com infarto extenso de parede anterior e quando é usado um número limitado de derivações. Aproximadamente 75 a 80% das informações diagnósticas do infradesnivelamento do segmento ST induzido por esforço estão nas derivações V4 a V6. O TE é menos específico quando pacientes com resultados falso-positivos são incluídos (Tabela 9.1). O resultado falso-positivo está mais associado a alterações isoladas nas derivações inferiores[2,22] (DII, DIII, aVF) e em níveis altos de exercício.

CAUSAS NÃO CORONARIANAS DE INFRADESNIVELAMENTO DO SEGMENTO ST (TESTES FALSO-POSITIVOS)

São aceitos como causas não coronarianas de testes falso-positivos, estenose aórtica grave, hipertensão grave, cardiomiopatia, anemia, hipocalemia, hipóxia grave, digitálicos, esforço súbito excessivo, carga de glicose, hipertrofia ventricular esquerda, hiperventilação, prolapso de valva mitral, distúrbio de condução intraventricular, síndrome de pré-excitação, sobrecarga acentuada de volume (regurgitação aórtica, mitral) e taquiarritmias supraventriculares.

A análise pré-teste é de fundamental importância para a interpretação do TE. Para tanto é necessário conhecer o histórico clínico, os fatores de risco, os sintomas e, em especial, a dor torácica, bem como um exame físico sumário. Os dados devem sempre ser analisados de acordo com a idade e o sexo (Tabela 9.1). Todos esses parâmetros fazem parte da análise de probabilidade de DAC, que pode ser resumida "na probabilidade de um indivíduo ter doença ser igual à probabilidade pré-teste desse indivíduo *versus* o índice de probabilidade do teste ser positivo (análise bayesiana)". Esse índice depende de características peculiares do teste, como sensibilidade e especificidade. Conhecendo-se essas variáveis, pode-se indicar o TE e avaliar o real valor dos resultados.

GRAVIDADE DA RESPOSTA ELETROCARDIOGRÁFICA ISQUÊMICA[1]

O resultado do TE tem maior chance de ser alterado em pacientes com DAC mais grave, mais extensa e após vários níveis extenuantes de exercícios. Angina e queda da pressão arterial (Figura 9.5) com baixa carga de esforço são parâmetros mais importantes associados ao prognóstico adverso e DAC de múltiplos vasos.[2,22] Outros marcadores incluem infradesnivelamento do segmento ST de grande magnitude, alterações isquêmicas em cinco ou mais derivações eletrocardiográficas e a persistência dessas alterações tardiamente na fase de recuperação.

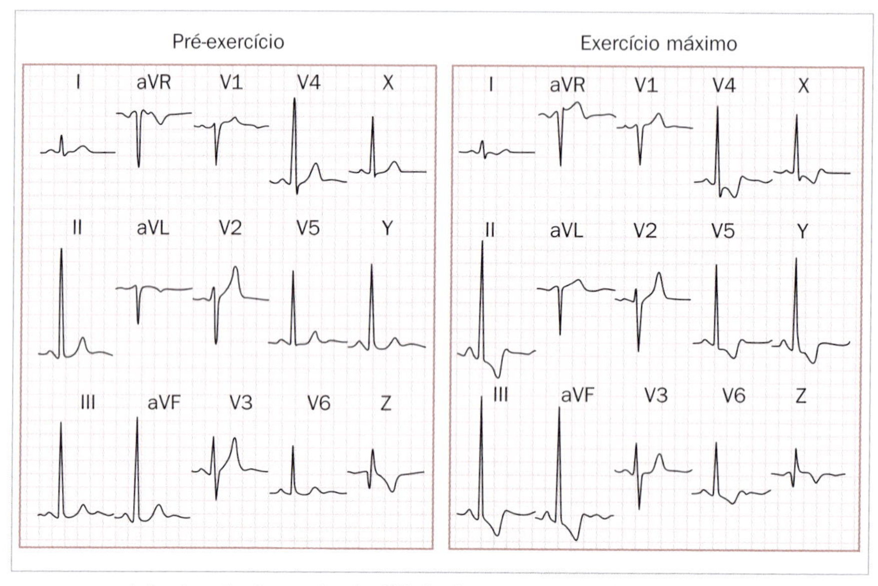

FIGURA 9.5 Infradesnivelamento do ST de 1 mm com morfologia descendente nas derivações: DII, DIII, aVF, V4, V5 e V6. No esforço máximo, houve queda da pressão sistólica de 20 mmHg em relação ao valor de repouso.

Fonte: Adaptada de Moffa e Sanches.[17]

QUADRO 9.1 Parâmetros de exercício associados a prognóstico adverso e doença coronária de múltiplos vasos

- Teste limitado por sintomas < 6 MET
- Incapacidade de aumentar a pressão sistólica até 120 mmHg ou diminuição sustentada de ≥ 10 mmHg ou inferior aos valores de repouso durante exercício progressivo
- Infradesnivelamento do segmento ST de 2 mm, de morfologia descendente, começando em < 6 MET, envolvendo cinco derivações, persistindo além de 5 minutos da recuperação
- Elevação do segmento ST induzido por esforço
- Angina com baixa carga de exercício
- Taquicardia ventricular sintomática ou sustentada (> 30 segundos)

ESCORES PARA DIAGNÓSTICO E PROGNÓSTICO DE DOENÇA CORONÁRIA

Análises estatísticas combinando o histórico do paciente, características da dor no peito, dados hemodinâmicos e a resposta do TE tem mostrado ser melhor preditor de DAC que o simples critério eletrocardiográfico do segmento ST. Embora as diretrizes (ACC/AHA)[2] recomendem o uso de equações para melhorar o valor do TE, na prática isso não ocorre em razão da complexidade. Escores simplificados foram desenvolvidos com a intenção de estimar a probabilidade pré-teste[2,31] de ter doença, como também para avaliar prognóstico[32-34]. Esses escores foram derivados dessas equações matemáticas resultantes de análises estatísticas multivariáveis.

Utilizando a análise regressiva de Cox, Mark et al.[32,33] criaram o escore de Duke para esteira ergométrica. Ele é calculado pela fórmula: escore de Duke = tempo de exercício em minutos – 5 × desnivelamento do segmento ST em mm – 4 × índice da angina ao esforço. O índice da angina varia em escala de 0 a 2: 0 = ausência de angina; 1 = angina ao esforço e 2 = angina limitante. Assim, define-se: (i) grupo de alto risco, aquele com escore ≤ –11, com taxa anual de mortalidade cardiovascular ≥ 5%; (ii) grupo de baixo risco, pacientes com escore ≥ 5, com taxa anual de mortalidade cardiovascular de 0,5%. Na prática clínica, considera-se: (i) alto risco (taxa anual de mortalidade > 3%) os pacientes com alterações isquêmicas do segmento ST presentes em carga de trabalho ≤ 6 MET, o escore de Duke será ≤ –11 e, nesses casos, é indicada a coronariografia; (ii) risco intermediário (taxa anual de mortalidade de 1 a 3%), os pacientes com alterações isquêmicas do segmento ST presentes em carga de trabalho > 6 MET, o escore de Duke será > –11 e < 5 e, nesses casos, deve-se realizar outro estudo de imagem para melhor triagem dos pacientes que devem ou não realizar um estudo invasivo; (iii) baixo risco (taxa anual de mortalidade < 1%), os pacientes sem alterações isquêmicas com carga de trabalho > 6 MET, o escore de Duke será ≥ 5 e faz-se a prevenção primária.

As limitações do escore de Duke incluem a aplicação em indivíduos assintomáticos e idosos, pacientes no pós-infarto recente, pós-revascularização do miocárdio, dor torácica aguda, em uso de digitálicos e alterações do ECG de repouso (bloqueio de ramo esquerdo, sobrecarga ventricular esquerda, pré-excitação, valvopatias). A comparação entre sensibilidade, especificidade e valores de corte de outros escores com a avaliação isolada do segmento ST encontram-se na Tabela 9.17.

TABELA 9.17 Sensibilidade, especificidade e precisão dos escores comparados com o infradesnivelamento do segmento ST ao teste de esforço[32-34]

Variáveis	Valor de corte	Sensibilidade (%)	Especificidade (%)	Valor preditivo (+) (%)
Infradesnivelamento do segmento ST	1 mm	50	80	62
Escore pré-teste (Morise)	13 pontos	50	75	60
Escore diagnóstico	50 pontos	61	80	69
Escore de Duke	1 ponto	54	81	65

CONSIDERAÇÕES FINAIS

Mesmo conhecendo-se as limitações do TE quando aplicado a indivíduos assintomáticos e com baixa probabilidade pré-teste de doença, como no seguimento e no manejo da DAC com menor valor preditivo para reestenose ou perviabilidade de enxertos após a revascularização cirúrgica, e a menor precisão documentada nas mulheres, esse teste continua sendo o método de melhor relação custo-efetividade na investigação da DAC.

REFERÊNCIAS BIBLIOGRÁFICAS

1. Meneghelo RS, Araujo CGS, Stein R., Mastrocolla LE, Albuquerque PF, Serra SM et al. Sociedade Brasileira de Cardiologia. III Diretrizes da Sociedade Brasileira de Cardiologia sobre Teste Ergométrico. Arq Bras Cardiol. 2010; 95 (5 supl. 1):1-26.
2. Gibbons, RJ et al. ACC/AHA 2002 guidelines update for exercise testing: summary article. A report of the American College of Cardiology/American Heart Association. Task Force on Practice Guidelines (Committee to Update the 1997 Exercise Testing Guidelines). Circulation. 2002; 106:1883-92.
3. Shaw, LJ et al. Comparative effectiveness of exercise electrocardiography with or without myocardial perfusion single photon emission computed tomography in women with suspected coronary artery disease: results from the What Is the Optimal Method for Ischemia Evaluation in Women (WOMEN) trial. Circulation. 2011; 24(11):1239-49.
4. Chamberlain, JJ et al. Diagnosis and Management of Diabetes: Synopsis of the 2016 American Diabetes Association Standards of Medical Care in Diabetes. Ann Intern Med. 2016; 164:542-52.
5. Young, LH et al. Cardiac outcomes after screening for asymptomatic coronary artery disease in patients with type 2 diabetes: the DIAD study: a randomized controlled trial. JAMA. 2009; 301:1547-55.
6. Allison, TG et al. Prognostic significance of exercise-induced systemic hypertension in healthy subjects. Am J Cardiol. 1999; 83:371-5.
7. Singh, JP et al. Blood pressure response during treadmill testing as a risk factor for new-onset hypertension: the Framingham heart study. Circulation. 1999; 99:1831-6.

8. Weiss, SA et al. Exercise blood pressure and future cardiovascular death in asymptomatic individuals. Circulation. 2010; 121:2109-16.
9. Goldman, L et al. A computer protocol to predict myocardial infarction in emergency room patients with chest pain. N Engl J Med. 1988; 318:797-803
10. Polanczyck, CA et al. Clinical correlates and prognostic significance of nearly negative exercise tolerance test in patients with acute chest pain seen in the hospital emergency department. Am J Cardiol. 1998; 81:288-92.
11. Stein RA et al. Safety and utility of exercise testing in emergency room chest pain centers. An advisory from the Committee on Exercise, Rehabilitation, And Prevention, Council on Clinical Cardiology, American Heart Association. Circulation. 2000; 102:1463-7.
12. Hachamovitch, R et al. Comparison of the Short-Term Survival Benefit Associated with Revascularization Compared with Medical Therapy in Patients with No Prior Coronary Artery Disease Undergoing Stress Myocardial Perfusion Single Photon Emission Computed Tomography. Circulation. 2003; 107:2900-07.
13. Gursurer, MH et al. Long-term prognostic value of stress-redistribution-reinjection Tl-201 imaging in patients with severe left ventricular dysfunction and coronary artery bypass surgery. Int J Cardiovasc Imaging. 2002; 18:125-33.
14. Ronan, G et al. Multimodality appropriate use criteria for the detection and risk assessment of stable ischemic heart disease: a report of the ACCF/AHA/ASE/ASNC/HFSA/HRS/SCAI/SCCT/SCMR/STS 2013. J Nucl Cardiol. 2014; 21(1):192-220.
15. Henzlova, MJ et al. ASNC imaging guidelines for SPECT nuclear cardiology procedures: Stress, protocols, and tracers. J Nucl Cardiol. 2016; 23:606–39.
16. Iskandrian, AS et al. Pharmacologic stress testing: mechanism of action, hemodynamic response, and results in detection of coronary artery disease. J Nucl Cardiol. 1994; 1:94-111.
17. Leppo, JA. Comparison of pharmacologic stress agents. J Nucl Cardiol. 1996; 3:22-6.
18. Lombardo, A et al. Significance of transient ST-T segment changes during dobutamine testing in Q wave myocardial infarction. J Am Coll Cardiol. 1995; 27:599-605.
19. Fletcher, GF et al. Exercise standards for testing and training: a statement for healthcare professionals from the American Heart Association. Circulation. 2001; 104:1694-740.
20. Moffa, PJ & Sanches, P. Eletrocardiograma normal e patológico. 7.ed. São Paulo, Roca, 2001.
21. Irving, JB & Bruce RA. Exertional hypotension and post exertional ventricular fibrillation in stress testing. Am J Cardiol. 1977; 39:849-51.
22. Ellestad, MH. Stress Testing: Principles and Practice. Filadélfia, Davis Company, 1996.
23. Cole, CR et al. Heart rate recovery after submaximal exercise testing as a predictor of mortality in a cardiovascular healthy cohort. Ann Intern Med. 2000; 132:552-5.
24. Cole, CR et al. Heart rate recovery immediately after exercise as a predictor of mortality. N Engl J Med. 1999; 341:1351-7.
25. Maurer, MS et al. Prevalence and prognostic significance of exercise-induced supraventricular tachycardia in apparently healthy volunteers. Am J Cardiol. 1995; 75:788-92.
26. Beckerman, J et al. Exercise-induced ventricular arrhythmias and cardiovascular death. A.N.E. 2005; 10(1):47-52.
27. Lee, V et al. Prognostic significance of exercise-induced premature ventricular complexes: a systematic review and meta-analysis of observational studies. Heart Asia (BMJ). 2017; 9: 14–24.
28. Detrano, R et al. The diagnostic accuracy of the exercise eletrocardiogram: a meta-analysis of 22 years of research. Prog Cardiovasc Dis. 1989; 32:173-206.
29. Gianrossi, R et al. Exercise-induced ST depression in the diagnosis of coronary artery disease: a meta-analysis. Circulation. 1989; 80:87-98.
30. Ladenheim, ML et al. Incremental prognostic power of clinical history, exercise electrocardiography, and myocardial perfusion scintigraphy in suspected coronary artery disease. Am J Cardiol. 1987; 59:270-7.
31. Morrow, K et al. Prediction of cardiovascular death in men undergoing noninvasive evaluation for coronary artery disease. Ann Intern Med. 1993; 118:689-93.

32. Mark, DB et al. Exercise treadmill score for predicting prognosis in coronary artery disease. Ann Intern Med. 1987; 106:793-800.
33. Mark, DB et al. Prognostic value of a treadmill exercise score in outpatients with suspected coronary artery disease. N Engl J Med. 1991; 325:849-53.
34. Morise, AP et al. Development and validation of a clinical score to estimate the probability of coronary artery disease in men and women presenting with suspected coronary artery disease. Am J Med. 1997; 102:350-6.

10

Avaliação ecocardiográfica no esforço

Márcio Silva Miguel Lima
Sandra Nívea dos Reis Saraiva Falcão
Jeane Mike Tsutsui
Wilson Mathias Jr.

INTRODUÇÃO

O ecocardiograma é uma ferramenta diagnóstica que possibilita tanto uma análise morfológica, que compreende o miocárdio, valvas, pericárdio e grandes vasos, quanto o estudo hemodinâmico funcional de fluxo sanguíneo, velocidades e pressões, por meio da Dopplerfluxometria. A integração desses dois aspectos se traduz na avaliação muito completa e versátil desse método, além de ser de relativo baixo custo e muito disponível em nosso meio.

Essa versatilidade do exame ecocardiográfico é representada, por exemplo, pelo fato de poder ser realizado tanto em repouso quanto em associação ao estresse farmacológico ou físico, ou ainda, menos frequentemente, realizado por estimulação atrial ou ventricular, nos portadores de marca-passo. A ecocardiografia sob estresse é realizada por infusão de agentes cronotrópicos/inotrópicos e vasodilatadores, sendo a dobutamina e o dipiridamol, ambos associados à atropina, as principais drogas usadas.

A principal indicação do ecocardiograma sob estresse é sem dúvida a pesquisa da doença arterial coronariana (DAC) e avaliação funcional da extensão da isquemia, com sensibilidade entre 74 e 97% (média 88%) e especificidade entre 64 e 86% (média 79%).[1] Um outro ponto que deve ser ressaltado é o valor do exame negativo, sobretudo nos testes máximos em pacientes assintomáticos. A probabilidade de óbito e infarto agudo do miocárdio (IAM) não fatal gira em torno de menos de 1% ao ano para esses indivíduos, não necessitando de testes adicionais.[2] Avaliação de valvopatias, hipertensão pulmonar (HP) e gradiente sistólico dinâmico em via de saída do ventrículo esquerdo (VSVE) na cardiomiopatia hipertrófica (CMH) são outras indicações na rotina dos diversos serviços de ecocardiografia.

No geral, para indivíduos fisicamente ativos, deve-se preferir o estresse físico frente ao farmacológico, método muito mais fisiológico.[3] O presente capítulo focará no estresse sob esforço físico, que pode ser realizado na esteira ergométrica ou na bicicleta supina. A escolha entre essas modalidades de esforço recai sobre vários aspectos, contudo, uma das principais variáveis para a decisão é a opção do paciente. A escolha pelo tipo de atividade física a que estiver acostumado a realizar eleva a possibilidade de se obter um teste mais efetivo. O outro seria o motivo da solicitação do exame, a ser discutido na sequência.

ASPECTOS TÉCNICOS DA AVALIAÇÃO ECOCARDIOGRÁFICA

Os passos iniciais para realização de um ecocardiograma associado ao esforço físico incluem uma boa anamnese, com identificação do motivo para a solicitação do exame, fatores de risco para DAC, para se determinar a probabilidade pré-teste, e medicações em uso, com especial atenção para cronotrópicos negativos, como os betabloqueadores. Mede-se e registra-se a pressão arterial, e é obtido um eletrocardiograma de 12 derivações.

Um ecocardiograma transtorácico completo basal é realizado em repouso. As imagens são adquiridas no modo bidimensional, em escala de cinza, na posição supina, decúbito lateral esquerdo, sob rotina padronizada. Os diâmetros das cavidades são medidos pela imagem bidimensional obtida na incidência longitudinal da janela ecocardiográfica paraesternal esquerda (Figura 10.1). A fração de ejeção do ventrí-

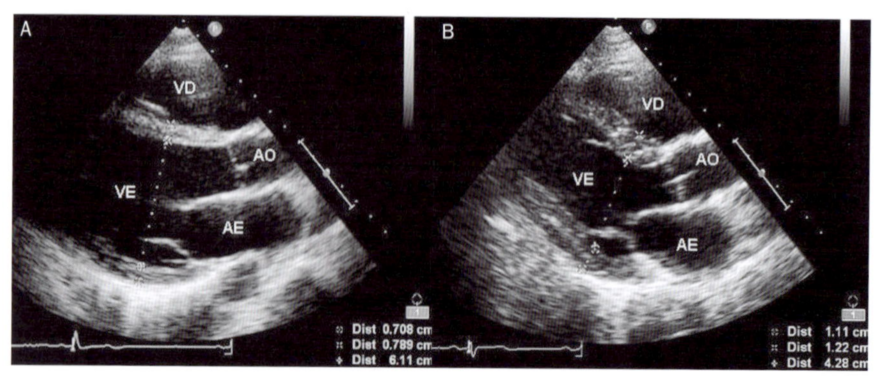

FIGURA 10.1 Imagem paraesternal longitudinal no exame basal em repouso. Medidas lineares do ventrículo esquerdo: septo interventricular e parede inferolateral, diâmetros diastólico (A) e sistólico (B) do ventrículo esquerdo. VD: ventrículo direito; VE: ventrículo esquerdo; AE: átrio esquerdo; AO: aorta.

culo esquerdo (FEVE) pode ser calculada pelo método de Teichholz, fórmula que utiliza os diâmetros cavitários do VE. Contudo, em havendo alteração na contração segmentar, deve-se estimar a FEVE pelo método biplanar de Simpson, conforme recomendações da Sociedade Americana de Ecocardiografia,[4] possibilitando também o cálculo dos volumes cavitários sistólico e diastólico. A análise de contração segmentar é realizada avaliando a motilidade dos 16 segmentos do VE, com respectivo cálculo do índice do escore de motilidade de parede (IEMP), realizado da seguinte forma: são atribuídas pontuações para cada um dos 16 segmentos (normal = 1; hipocinesia = 2; acinesia 3; discinesia = 4), sendo o total dividido por 16.

Para o cálculo da massa, a fórmula adotada pode ser a recomendada pela Sociedade Norte-Americana de Ecocardiografia, corrigida pela Convenção de Penn:[4,5]

$$\text{Massa VE (g)} = [(\text{DDVE} + \text{S} + \text{IL})3 - (\text{DDVE})3] \times 1{,}04 \times 0{,}8 + 0{,}6$$

VE: ventrículo esquerdo; DDVE: diâmetro diastólico do ventrículo esquerdo; S: espessura do septo interventricular e IL: espessura da parede inferolateral.

O índice de massa do VE é calculado corrigindo-se o valor da massa do VE pela área de superfície corpórea, sendo considerado normal um índice de massa ventricular menor ou igual a 95 g/m^2, em mulheres, e menor ou igual a 102 g/m^2, em homens. Acima desses valores, considera-se que o indivíduo apresenta hipertrofia ventricular.

O padrão geométrico do VE (Tabela 10.1) é obtido com base no valor do índice de massa e da espessura relativa de parede, que é calculada como a soma da espessura do septo interventricular e da parede inferolateral, dividida pelo diâmetro diastólico do VE.

TABELA 10.1 Classificação do padrão geométrico do ventrículo esquerdo

	Geometria normal	Remodelamento concêntrico	Hipertrofia excêntrica	Hipertrofia concêntrica
IMVE (g/m^2)	≤ 95 (M) ≤ 102 (H)	≤ 95 (M) ≤ 102 (H)	> 95 (M) > 102 (H)	> 95 (M) > 102 (H)
ERP	≤ 0,42	> 0,42	≤ 0,42	> 0,42

IMVE: índice de massa do ventrículo esquerdo; ERP: espessura relativa de parede; M: mulheres; H: homens.

A análise dos fluxos valvares é realizada por Doppler pulsátil e contínuo, além do mapeamento de fluxo em cores, conforme as diretrizes vigentes. A pressão sistólica na artéria pulmonar é estimada pela obtenção da curva espectral de insuficiência da valva tricúspide e análise da veia cava inferior. A função diastólica do VE, com estimativa da pressão de enchimento ventricular, é determinada pela análise do padrão das curvas de influxo da valva mitral e do Doppler tecidual do anel mitral septal, além de outros parâmetros quando necessários, seguindo as diretrizes atuais (Figura 10.2). As medidas lineares anteroposterior e do volume atrial são obtidas conforme mostrada na Figura 10.3.

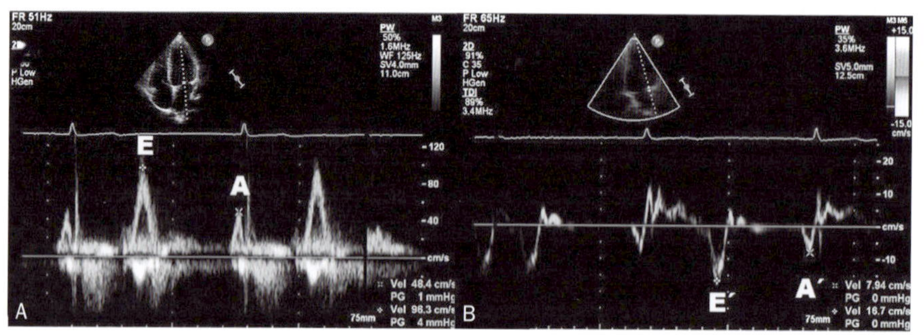

FIGURA 10.2 (A) Traçado espectral do fluxo transvalvar mitral mostrando velocidade de onda E = 96 cm/segundo, velocidade de onda A = 48 cm/segundo, relação E/A = 2; (B) Doppler tecidual do anel mitral septal mostrando velocidade de onda e'= 16,7 cm/segundo, velocidade de onda a'= 7,9 cm/segundo. Relação e'/a' = 2,1 e relação E/e' = 5,7.

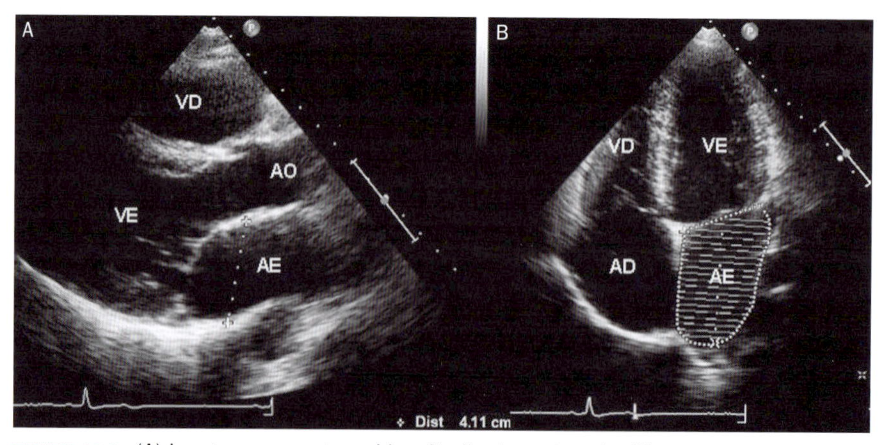

FIGURA 10.3 (A) Imagem paraesternal longitudinal mostrando diâmetro anteroposterior do átrio esquerdo (A) e exemplo de medida do volume do átrio esquerdo no plano apical de quatro câmaras; (B) medida do volume do átrio esquerdo. VD: ventrículo direito; VE: ventrículo esquerdo; AD: átrio direito; AE: átrio esquerdo; AO: aorta.

METODOLOGIA DO ECOCARDIOGRAMA ASSOCIADO AO ESFORÇO FÍSICO

As modalidades de esforço físico utilizam a esteira ergométrica ou a bicicleta supina. A escolha entre essas duas é balizada por algumas variáveis, mas, sem dúvida, a preferência do paciente é uma das principais. A opção de acordo com a atividade física a que o indivíduo está acostumado a praticar aumentará significativamente a chance de se obter um esforço efetivo para o exame. Os tipos de esforço relativamente se equivalem, contudo, no esforço na esteira ergométrica atingem-se maiores frequências cardíacas e, na bicicleta supina, maior aumento na pressão arterial.[6]

Esteira ergométrica

Após finalização do ecocardiograma transtorácico de repouso, ciclos cardíacos basais são gravados nas quatro principais janelas ecocardiográficas (paraesternal nos eixos longo e curto, e apical 4 e 2 câmaras) para comparação com as imagens de estresse (Figura 10.4). O paciente é então posicionado na esteira e o protocolo de esforço é escolhido de acordo com a sua capacidade funcional, sendo os mais comumente usados o de Bruce e Ellestad.[3,7,8] Esses protocolos estão descritos em capítulo específico. Durante o esforço, o paciente é questionado sobre a intensidade do cansaço físico de acordo com uma tabela de graduação específica. Caso não haja um *endpoint*, como dor torácica, ou uma intercorrência maior, como uma arritmia importante, recomenda-se que o exame seja interrompido na exaustão física.[3]

Imediatamente após a parada da esteira, o paciente deve der levado com agilidade para a maca de exame e posicionado rapidamente em decúbito lateral esquerdo para a aquisição das imagens de pico do esforço. O ideal é que esse processo seja concluído em 60 segundos, visto que alterações limitadas na contração e nas pequenas áreas isquêmicas podem retornar ao normal rapidamente. Esse fato pode ocorrer sobretudo nas doenças univasculares, enquanto ocorre diminuição da frequência cardíaca, o que pode também evoluir de forma rápida. Um exemplo de uma sala de exame montada com ecocardiógrafo e esteira ergométrica com *workstation* está disposto na Figura 10.5.

Por fim, os *loops* (ciclos cardíacos) selecionados no pico do esforço são dispostos lado a lado com os de repouso para fins comparativos, para identificação de novas alterações na contração segmentar.

Bicicleta supina

A grande vantagem do estresse físico na bicicleta supina é a possibilidade de aquisição de imagens durante o esforço, importante sobretudo nas situações em que

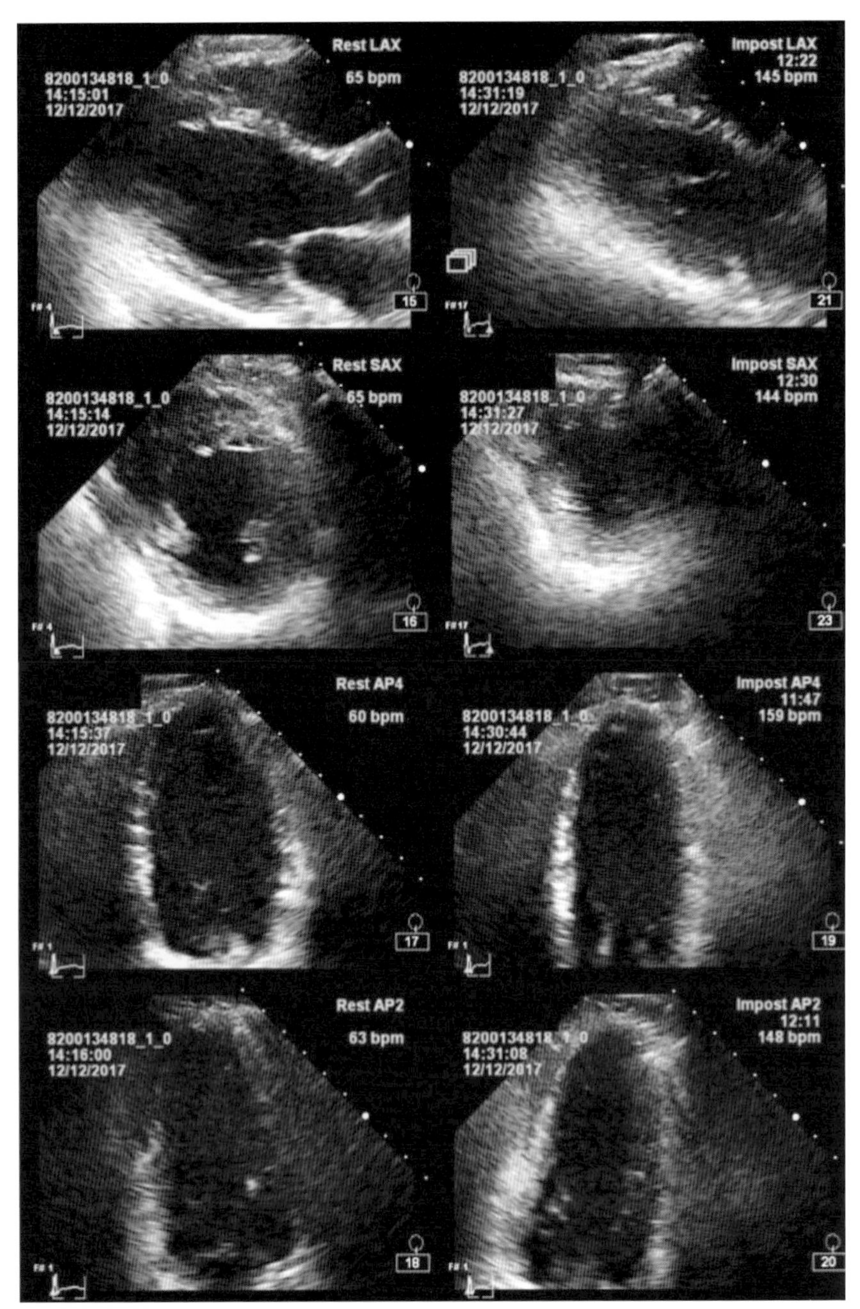

FIGURA 10.4 Exemplo de *quad-screen* com as imagens adquiridas em exame de ecocardiograma sob estresse físico. Imagens basais em repouso são dispostas lado a lado com *loops* adquiridos no pico do esforço para análise.

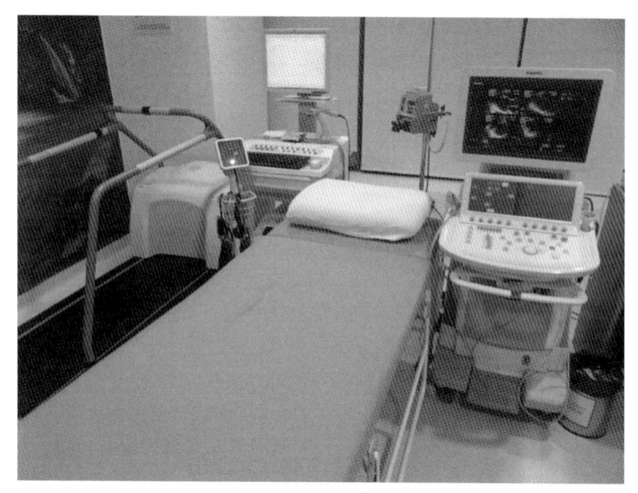

FIGURA 10.5 Exemplo de sala para realização de ecocardiograma sob estresse físico na esteira ergométrica.

se faz necessária, por exemplo, uma avaliação hemodinâmica sequencial, como obtenção de fluxos valvares, estimativa de pressões e gradientes pressóricos. Um exemplo de sala de exame montada para realização desse método está disposto na Figura 10.6.

Novamente, após conclusão do ecocardiograma de repouso e aquisição das imagens basais, o paciente é posicionado na bicicleta supina. A carga inicial resistiva a ser programada na bicicleta varia de acordo com a capacidade funcional do indivíduo. No geral situa-se entre 0 e 50 W. Após orientação, o paciente é solicitado a pedalar na rotação entre 60 e 80 rpm e a carga é aumentada em 25 W a cada 3 minutos.[3] Assim como na esteira ergométrica, recomenda-se que o esforço seja interrompido por exaustão física. É importante assinalar que, diferentemente desta última, na bicicleta é possível adquirir as imagens de pico ainda durante o esforço físico. A bicicleta pode ser lateralizada enquanto o paciente ainda está pedalando, fato que melhora a qualidade das imagens, assim como possibilita melhor alinhamento do Doppler com os fluxos de vias de entrada e saída do VE e na interceptação da insuficiência tricúspide para uma estimativa da pressão sistólica na artéria pulmonar. Essa avaliação dinâmica durante o esforço também melhora a sensibilidade do método, por exemplo, para detecção de isquemia de pequena extensão uniarterial, sobretudo relacionada à artéria circunflexa.[9-11]

A avaliação funcional hemodinâmica é uma indicação pertinente em valvopatias, em especial na estenose mitral, quando sintomas referidos pelo paciente são discrepantes em relação à área valvar e aos gradientes transvalvares estimados.[12-14] O incremento

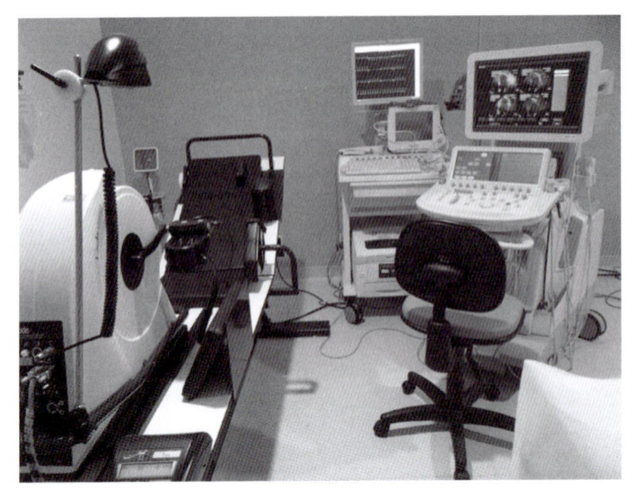

FIGURA 10.6 Exemplo de sala para realização de ecocardiograma sob estresse físico na bicicleta supina.

do gradiente médio AE-VE para acima de 15 mmHg e da Pressão Sistólica de Artéria Pulmonar (PSAP) acima de 60 mmHg são balizadores de indicação de abordagem da valva mitral, seja por valvoplastia por cateter-balão ou cirurgia.[12,13,15-18] De forma menos consistente, está a pesquisa e a avaliação de insuficiência mitral de etiologia isquêmica. A demonstração de aparecimento ou aumento da insuficiência mitral durante o esforço em um paciente com edema agudo de repetição pode apontar esta como a causa da dispneia e assim embasar a indicação de um eventual tratamento cirúrgico.[19]

O esforço na bicicleta também auxilia no acompanhamento sequencial do gradiente sistólico dinâmico na VSVE em pacientes portadores de CMH. Nesse aspecto, pode se definir a CMH como obstrutiva e o grau de obstrução. Adicionalmente, nos atletas hipertróficos, esse método pode fornecer informação acerca do nível máximo de atividade física a se prescrever.

Por fim, embora seja uma indicação incomum, o "teste de estresse diastólico" pode ser solicitado para auxiliar no diagnóstico da antes chamada "insuficiência cardíaca diastólica", e agora denominada insuficiência cardíaca com fração de ejeção preservada. Por esse teste, tenta-se reproduzir o sintoma do paciente e associá-lo ao aparecimento ou à piora da alteração da fisiologia diastólica. Para isso, obtém-se o fluxo de via de entrada do VE, para determinação do padrão de fluxo diastólico, e medida das ondas E e A, e a curva espectral do Doppler tecidual no anel mitral com medida principalmente da onda e' (Figura 10.2). A relação E/e', quando acima de 15, prediz uma pressão de enchimento ventricular esquerda aumentada.[20,21]

SEGURANÇA

A ecocardiografia sob estresse físico é realizada há muitos anos, sendo considerada um método diagnóstico muito seguro. Em um estudo de segurança do método realizado em 2006, que incluiu mais de 25 mil ecocardiogramas sob estresse físico, complicações graves ocorreram em 0,015% dos exames.[22]

Adicionalmente, respeitadas as normas de segurança, o ecocardiograma com esforço pode ser realizado precocemente no pós-IAM para avaliar capacidade funcional e pesquisar isquemia residual após o tratamento coronariano.[23,24]

CONSIDERAÇÕES SOBRE LIMITAÇÕES DO MÉTODO

Apesar de ser um método com grande versatilidade e disponibilidade, a acurácia diagnóstica do ecocardiograma sob esforço nas diversas indicações depende significativamente da qualidade da imagem, assim como da experiência do ecocardiografista. Em relação à qualidade de imagem, o uso de contraste ecocardiográfico pode auxiliar no delineamento das bordas, salvando exames com janela acústica subótima, possibilitando uma avaliação mais acurada da contração segmentar (Figura 10.7).[25-28]

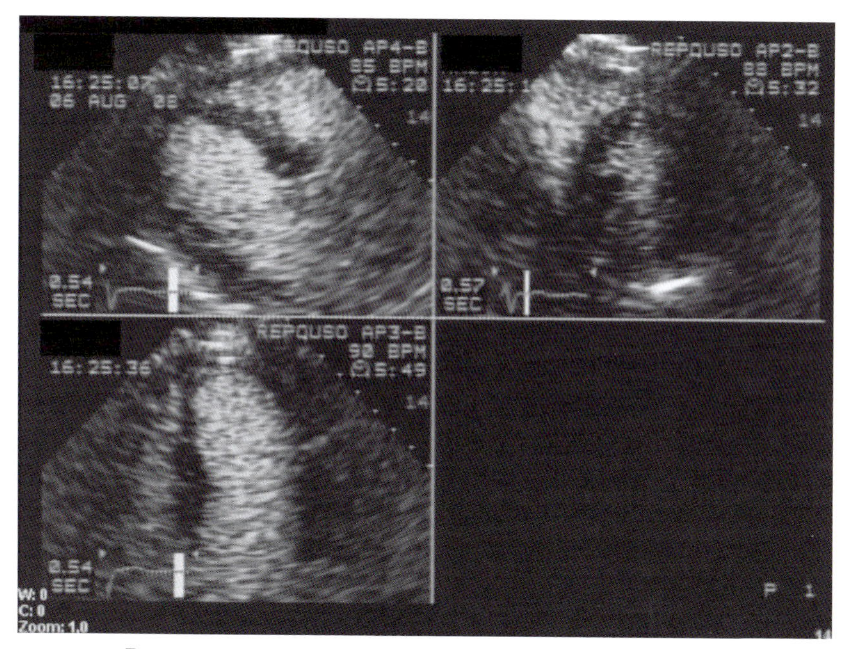

FIGURA 10.7 Exemplo de uso do contraste ecocardiográfico em ecocardiograma sob estresse físico com janela acústica subótima.

Conforme mencionado, no teste de esteira, recomenda-se que as imagens de pico sejam adquiridas em no máximo 60 segundos, o que exige destreza do operador. Adicionalmente, a análise e a determinação das alterações na contração segmentar do VE também exigem experiência. No geral, considera-se que um ecocardiografista tenha habilidade adequada para esse método quando executa cerca de 100 exames/ano.[29]

CONSIDERAÇÕES FINAIS

A ecocardiografia sob estresse físico é um método fisiológico, versátil, disponível, com vasta possibilidade de indicações na cardiologia. O estresse pode ser realizado na esteira ergométrica ou na bicicleta supina, cada uma com peculiaridades próprias. Para situações clínicas em que se faz necessária uma avaliação funcional, hemodinâmica, em que o Doppler será usado, deve-se preferir a bicicleta. Para indivíduos fisicamente ativos, em que a indicação é a pesquisa de DAC, a mais frequente entre as solicitações, o teste associado ao esforço na esteira ergométrica é uma excelente opção.

REFERÊNCIAS BIBLIOGRÁFICAS

1. Marwick TH. Stress echocardiography. Heart. 2003;89(1):113-8.
2. McCully RB, Roger VL, Mahoney DW, Karon BL, Oh JK, Miller FA, et al. Outcome after normal exercise echocardiography and predictors of subsequent cardiac events: follow-up of 1,325 patients. J Am Coll Cardiol. 1998;31(1):144-9.
3. Pellikka PA, Nagueh SF, Elhendy AA, Kuchl CA, Sawada SG. American society of echocardiography recommendations for performance, interpretation, and application of stress echocardiography. J Am Soc Echocardiogr. 2007;20(9):1021-41.
4. Lang RM, Badano LP, Mor-Avi V, Afilalo J, Armstrong A, Ernande L, et al. Recommendations for cardiac chamber quantification by echocardiography in adults: an update from the American Society of Echocardiography and the European Association of Cardiovascular Imaging. J Am Soc Echocardiogr. 2015;28(1):1-39.e14.
5. Devereux RB, Alonso DR, Lutas EM, Gottlieb GJ, Campo E, Sachs I, et al. Echocardiographic assessment of left ventricular hypertrophy: comparison to necropsy findings. Am J Cardiology. 1986;57(6):450-8.
6. Modesto KM, Rainbird A, Klarich KW, Mahoney DW, Chandrasekaran K, Pellikka PA. Comparison of supine bicycle exercise and treadmill exercise Doppler echocardiography in evaluation of patients with coronary artery disease. Am J Cardiology. 2003;91(10):1245-8.
7. Applegate RJ, Dell'Italia LJ, Crawford MH. Usefulness of two-dimensional echocardiography during low-level exercise testing early after uncomplicated acute myocardial infarction. Am J Cardiology. 1987;60(1):10-4.
8. Crouse LJ, Kramer PH. Exercise echocardiography: coming of age. J Am Coll Cardiol. 1994;24(1):115-6.
9. Ryan T, Segar DS, Sawada SG, Berkovitz KE, Whang D, Dohan AM, et al. Detection of coronary artery disease with upright bicycle exercise echocardiography. J Am Soc Echocardiogr. 1993;6(2):186-97.
10. Hecht HS, DeBord L, Sotomayor N, Shaw R, Dunlap R, Ryan C. Supine bicycle stress echocardiography: peak exercise imaging is superior to postexercise imaging. J Am Soc Echocardiogr. 1993;6(3 Pt 1):265-71.

11. Hecht HS, DeBord L, Shaw R, Dunlap R, Ryan C, Stertzer SH, et al. Usefulness of supine bicycle stress echocardiography for detection of restenosis after percutaneous transluminal coronary angioplasty. Am J Cardiology. 1993;71(4):293-6.
12. Nishimura RA, Otto CM, Bonow RO, Carabello BA, Erwin JP, Fleisher LA, et al. 2017 AHA/ACC Focused Update of the 2014 AHA/ACC Guideline for the Management of Patients With Valvular Heart Disease: A Report of the American College of Cardiology/American Heart Association Task Force on Clinical Practice Guidelines. Circulation. 2017;135(25):e1159-e95.
13. Bonow RO, Carabello BA, Kanu C, de Leon AC, Faxon DP, Freed MD, et al. ACC/AHA 2006 guidelines for the management of patients with valvular heart disease: a report of the American College of Cardiology/American Heart Association Task Force on Practice Guidelines (writing committee to revise the 1998 Guidelines for the Management of Patients With Valvular Heart Disease): developed in collaboration with the Society of Cardiovascular Anesthesiologists: endorsed by the Society for Cardiovascular Angiography and Interventions and the Society of Thoracic Surgeons. Circulation. 2006;114(5):e84-231.
14. Picano E, Pibarot P, Lancellotti P, Monin JL, Bonow RO. The emerging role of exercise testing and stress echocardiography in valvular heart disease. J Am Coll Cardiol. 2009;54(24):2251-60.
15. Wu WC, Aziz GF, Sadaniantz A. The use of stress echocardiography in the assessment of mitral valvular disease. Echocardiography. 2004;21(5):451-8.
16. Voelker W, Jacksch R, Dittmann H, Schmidt A, Mauser M, Karsch KR. Validation of continuous-wave Doppler measurements of mitral valve gradients during exercise--a simultaneous Doppler-catheter study. Eur Heart J. 1989;10(8):737-46.
17. Aviles RJ, Nishimura RA, Pellikka PA, Andreen KM, Holmes DR. Utility of stress Doppler echocardiography in patients undergoing percutaneous mitral balloon valvotomy. J Am Soc Echocardiogr. 2001;14(7):676-81.
18. Hecker SL, Zabalgoitia M, Ashline P, Oneschuk L, O'Rourke RA, Herrera CJ. Comparison of exercise and dobutamine stress echocardiography in assessing mitral stenosis. Am J Cardiology. 1997;80(10):1374-7.
19. Piérard LA, Lancellotti P. The role of ischemic mitral regurgitation in the pathogenesis of acute pulmonary edema. N Engl J Med. 2004;351(16):1627-34.
20. Ha JW, Oh JK, Pellikka PA, Ommen SR, Stussy VL, Bailey KR, et al. Diastolic stress echocardiography: a novel noninvasive diagnostic test for diastolic dysfunction using supine bicycle exercise Doppler echocardiography. J Am Soc Echocardiogr. 2005;18(1):63-8.
21. Burgess MI, Jenkins C, Sharman JE, Marwick TH. Diastolic stress echocardiography: hemodynamic validation and clinical significance of estimation of ventricular filling pressure with exercise. J Am Coll Cardiol. 2006;47(9):1891-900.
22. Varga A, Garcia MA, Picano E, Registry ISEC. Safety of stress echocardiography (from the International Stress Echo Complication Registry). Am J Cardiology. 2006;98(4):541-3.
23. Sicari R, Landi P, Picano E, Pirelli S, Chiarandà G, Previtali M, et al. Exercise-electrocardiography and/or pharmacological stress echocardiography for non-invasive risk stratification early after uncomplicated myocardial infarction. A prospective international large scale multicentre study. Eur Heart J. 2002;23(13):1030-7.
24. Greco CA, Salustri A, Seccareccia F, Ciavatti M, Biferali F, Valtorta C, et al. Prognostic value of dobutamine echocardiography early after uncomplicated acute myocardial infarction: a comparison with exercise electrocardiography. J Am Coll Cardiol. 1997;29(2):261-7.
25. Rainbird AJ, Mulvagh SL, Oh JK, McCully RB, Klarich KW, Shub C, et al. Contrast dobutamine stress echocardiography: clinical practice assessment in 300 consecutive patients. J Am Soc Echocardiogr. 2001;14(5):378-85.
26. Vlassak I, Rubin DN, Odabashian JA, Garcia MJ, King LM, Lin SS, et al. Contrast and harmonic imaging improves accuracy and efficiency of novice readers for dobutamine stress echocardiography. Echocardiography. 2002;19(6):483-8.
27. Dolan MS, Riad K, El-Shafei A, Puri S, Tamirisa K, Bierig M, et al. Effect of intravenous contrast for left ventricular opacification and border definition on sensitivity and specificity of dobutamine stress

echocardiography compared with coronary angiography in technically difficult patients. Am Heart J. 2001;142(5):908-15.
28. Thanigaraj S, Nease RF, Schechtman KB, Wade RL, Loslo S, Pérez JE. Use of contrast for image enhancement during stress echocardiography is cost-effective and reduces additional diagnostic testing. Am J Cardiology. 2001;87(12):1430-2.
29. Bierig SM, Ehler D, Knoll ML, Waggoner AD; Echocardiography ASo. American Society of Echocardiography minimum standards for the cardiac sonographer: a position paper. J Am Soc Echocardiogr. 2006;19(5):471-4.

11

Avaliação cardiopulmonar

Ana Maria Fonseca Wanderley Braga
Natan Daniel da Silva Junior
Newton Nunes
Patricia Alves de Oliveira

INTRODUÇÃO

Com o avanço tecnológico e a possibilidade de se avaliar parâmetros respiratórios e metabólicos associados à resposta cardiovascular e hemodinâmica durante o teste ergométrico, a ergoespirometria ou teste cardiopulmonar em exercício se tornou uma ferramenta importante na avaliação do desempenho físico, bem como diagnóstica e prognóstica de doenças cardiovasculares e pulmonares. Os parâmetros adquiridos nessa valiação possibilitam também informações úteis para a prescrição de treinamento físico, tanto em indivíduos em prevenção primária ou secundária de doenças cardiorrespiratórias, como em atletas.

O teste ergoespirométrico pode ser realizada em diferentes ergômetros, tais como esteira, cicloergômetro e remoergômetro, sempre levando-se em consideração a adaptação do paciente ao ergômetro e a modalidade de exercício físico praticado.

HISTÓRICO E ASPECTOS METODOLÓGICOS

O binômio exercício-saúde é um sentimento que vem desde a Antiguidade por intermédio de médicos famosos da época, como Hipócrates (460-377 a.C.) e Galeno (131-201 d.C.).[1] Em 1869, J.C. Dalton em seu livro de fisiologia do College of Physicians and Surgeons chamava a atenção para os efeitos nocivos da falta de uso muscular. Para ele, o exercício físico de intensidade moderada, realizado de forma regular, tinha influência benéfica na saúde.[2]

No entanto, uma das primeiras fontes de fisiologia do exercício veio pela publicação de um renomado médico fisiologista norte-americana, Austin Flint Jr.[3] Entre outras coisas, ele descreveu a influência da posição do corpo, da idade, do sexo e do exercício sobre a frequência de pulso, a influência da atividade muscular sobre a respiração, além da influência do exercício muscular sobre a eliminação de nitrogênio. Muito importante, também, foram as medidas antropométricas e de força, publicadas por Hitchcock et al.[4]

Desde 1929, tem-se tentado avaliar a capacidade funcional e o gasto energético durante o esforço.[5] No entanto, o consumo de oxigênio só foi instituído em 1955, quando as técnicas de medidas de gases tornaram-se disponíveis.

Em 1964, Wasserman et al.[6] introduziram o conceito de limiar anaeróbio ventilatório durante o exercício. A partir de então, técnicas e equipamentos foram aprimorados para se obter o consumo máximo de oxigênio da forma mais precisa e rápida.

A determinação do consumo de oxigênio começou a ser feita tanto em sistemas de circuito respiratório fechado como aberto. No circuito fechado, o indivíduo respirava uma mistura preestabelecida de oxigênio colocado previamente em um aparelho chamado espirômetro que, por sua vez, mede o ar inspirado e expirado dos pulmões, estimando, por meio do consumo de oxigênio, o gasto energético.

A espirometria de circuito aberto baseia-se na diferença entre o ar ambiente inspirado, composto de 20,93% de oxigênio, 0,03% de dióxido de carbono e 79,04% de nitrogênio, e o ar expirado. A partir da diferença de concentração entre o oxigênio inspirado e o expirado calcula-se o consumo ou a taxa metabólica.

Até a década de 1970, o consumo de oxigênio era avaliado pela coleta de ventilação pulmonar em bolsa (Douglas) ou balão meteorológico, por meio de uma válvula respiratória bidirecional, da qual era retirada uma amostra de gases em seringa de vidro devidamente vedada, cujas concentrações de oxigênio e dióxido de carbono eram analisadas em microanalisadores apropriados, como o desenvolvido por Scholander[7] (Figura 11.1). A ventilação pulmonar era medida pelo espirômetro de Tissot. Apesar de ser um método preciso, essa coleta de gases era feita de forma descontínua, em intervalos de aproximadamente 1 minuto, o que além da dificuldade técnica limitava uma análise mais detalhada das mudanças metabólicas durante o exercício.

Com o advento de novas tecnologias, baseadas em computadores e microprocessadores, tornou-se possível associar a análise das medidas respiratórias àquelas dos parâmetros hemodinâmico detectados durante o teste ergométrico, de forma extremamente precisa e em tempo real, caracterizando, assim, a ergoespirometria.

Esses equipamentos são constituídos de pneumotacógrafos e sensores de fluxo de ar que medem a diferença de pressão por uma malha de resistência, proporcional ao

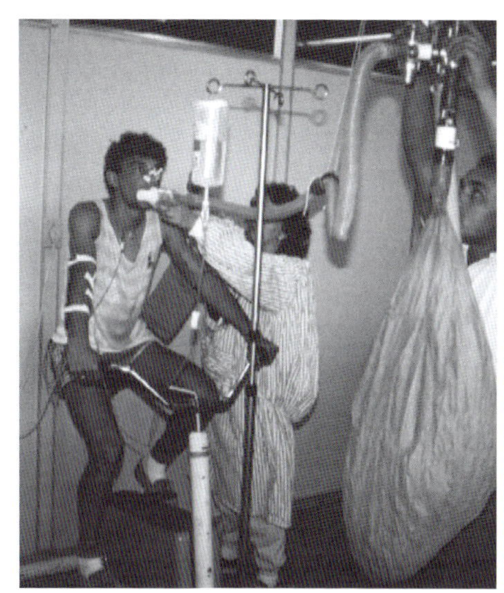

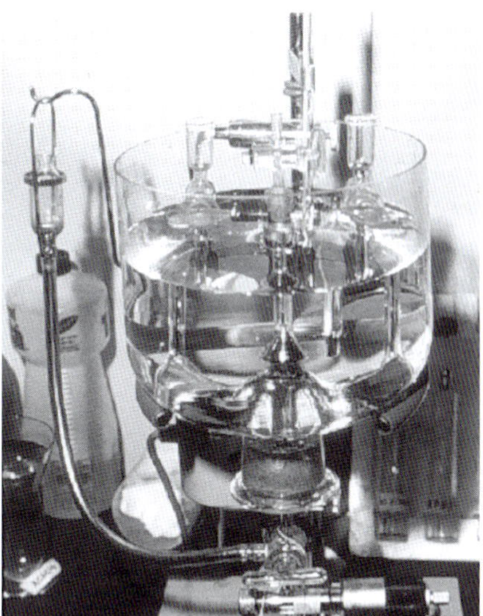

FIGURA 11.1 Bolsa de Douglas e microanalisadores de gases tipo Scholander.

fluxo respiratório. Esse fluxo, de características laminares, é proporcional à diminuição da pressão e pode ser traduzido por leitura mecânica.

A leitura mecânica feita pelo pneumotacógrafo sensibiliza o transdutor de pressão diferencial acoplado a ele, transformando o sinal em energia elétrica, proporcional à pressão que é aplicada, medindo dessa forma o fluxo respiratório. O sinal gerado é amplificado e transmitido a um computador, que converte essa energia elétrica na curva quantificada do volume respiratório em litros por minuto (Figuras 11.2 e 11.3).

Atualmente, a maioria dos equipamentos é constituída de analisadores paramagnéticos e eletroquímicos, com célula de óxido de zircônio para medir a concentração de oxigênio e analisadores de absorção de radiação infravermelha para medir a concentração de dióxido de carbono, analisando-se, assim, as diferenças inspiratórias (ar ambiente) e expiratórias dos gases. O sinal é então transmitido a um computador com programas de análises específicas que fornecem gráficos e permitem a análise das variáveis obtidas a cada respiração (*breath by breath*) ou pela média determinada pelo examinador (Figura 11.4).

As correções dos volumes gasosos das variáveis analisadas são feitas nas condições de BTPS (*body temperature ambient pressure saturated with water vapor*), que considera a temperatura corporal de 37 °C e a pressão correspondente à pressão barométrica local. A correção dos volumes de gases para BTPS é feita quando se quer saber o volume de ar ventilado pelos pulmões. Por esse motivo, a ventilação é analisada em BTPS.

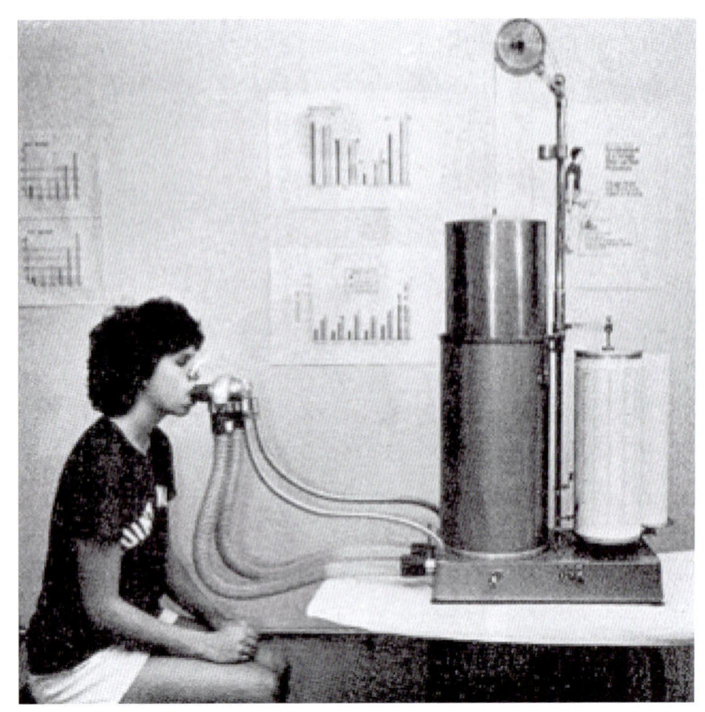

FIGURA 11.2 Ergoespirometria realizada com circuito fechado.

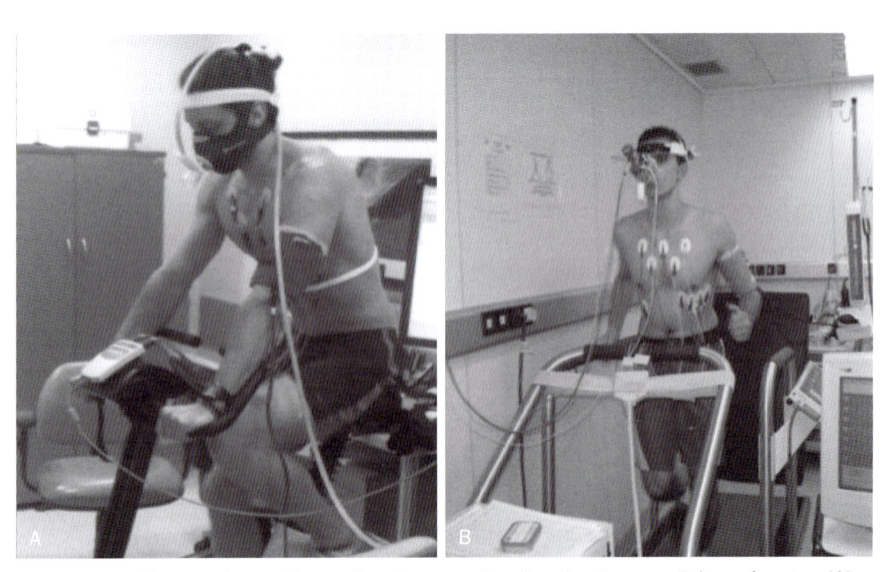

FIGURA 11.3 Ergoespirometria realizada com circuito aberto, em cicloergômetro (A) e esteira rolante (B).

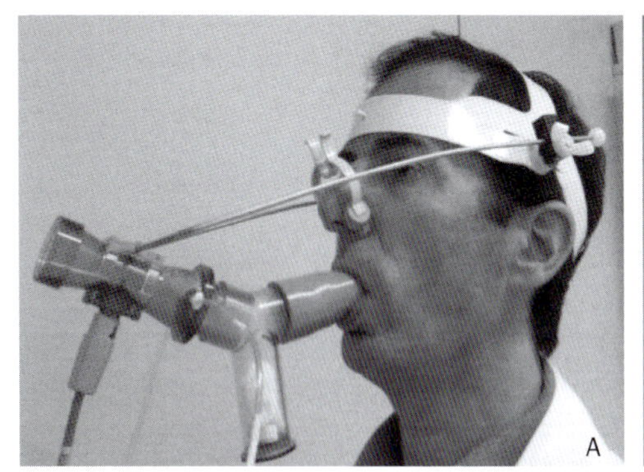

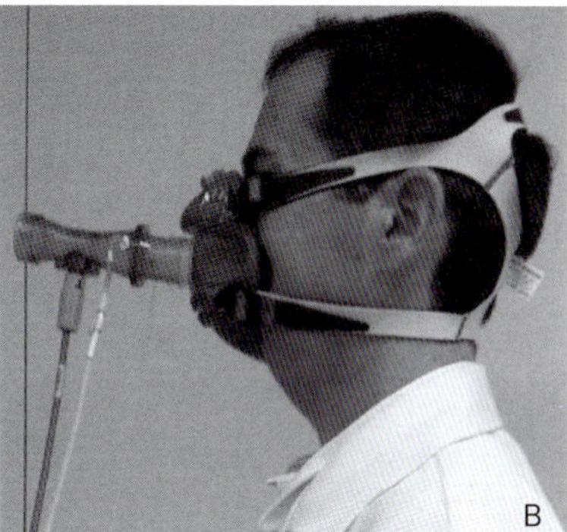

FIGURA 11.4 Equipamento de coleta de gases com valvas unidirecionais. (A). Sistema de bocal com grampo nasal. (B). Máscaras de câmara única. Paciente inspirando em um sensor que mede a concentração do ar ambiente conhecida, o volume de ar expirado e as concentrações de O_2 e CO_2 expirados.

Já as correções dos volumes gasosos analisados em STPD (*standard temperature and pressure, dry*), que corresponde à temperatura padronizada de 0 °C, pressão barométrica de 760 mmHg ao nível do mar, com o volume ocupado pelas moléculas de vapor d'água extraído, ou seja, a seco. As correções dos volumes gasosos para STPD são feitas quando se quer conhecer o consumo de oxigênio e a quantidade de produção de gás carbônico em condições atmosféricas padronizadas.[8]

A calibração de volume e fluxo são realizadas com precisão, por meio de seringa de 3 L, em que é simulado amplo espectro de fluxos, que contenha uma variação de fluxo que abranja desde a condição de repouso até a condição do esforço máximo.

Apesar de alguns aparelhos mais modernos apresentarem um sistema de calibração automática, a calibração manual ainda continua sendo muito utilizada, dada a sua precisão, validação e reprodutibilidade.

A calibração do equipamento, em condições ambientais controladas deve ser realizada antes do início da coleta de dados. Ela compreende:

- Calibração de fluxos e volumes do pneumotacógrafo por seringa graduada com capacidade de 3 L.
- Calibração dos analisadores dos gases mediante mistura conhecida de O_2 e CO_2 balanceada com nitrogênio.

O protocolo de rampa é o mais utilizado na ergoespirometria. Ele se baseia na aplicação constante e progressiva da potência, o que provoca um ajuste ininterrupto entre a oferta e a demanda de oxigênio na musculatura esquelética. Com esse procedimento é possível identificar com mais exatidão as fases metabólicas durante o exercício, também o consumo de oxigênio de pico.[9]

Os testes devem ter duração não inferior a 8 minutos e não superior a 17 minutos, o que possibilita a obtenção do verdadeiro consumo de oxigênio de pico, independente do ergômetro.[10,11] Testes com duração inferior a 8 minutos resultam em redução média de cerca de 10% do consumo de oxigênio de pico. Esse mesmo princípio pode ser aplicado a testes com duração superior a 17 minutos. Nesse caso, o exercício é tão prolongado que se torna de resistência muscular localizada em que o término se dá mais por fadiga muscular em membros inferiores do quelimitação cardiorrespiratória.[10]

O resultado do teste depende em grande parte do entendimento, do aprendizado e da familiaridade do indivíduo com a metodologia e com o ergômetro.

O examinado é preparado de maneira semelhante a do teste de esforço convencional, acrescentando-se um equipamento de coleta de gases, do ar expirado por válvulas bidirecionais, que separam os fluxos inspiratórios dos fluxos expiratórios, cuja via de saída é conectada a um sensor de fluxo ou um tubo que direciona ar para um pneumotacógrafo.

A válvula deve apresentar baixa resistência, pequeno espaço morto e facilidade de limpeza e esterilização. O uso de bocal e grampo nasal é uma opção barata, segura e confiável de direcionar o ar expirado. Uma alternativa é o uso de máscaras, que consiste em sistema de câmara única para o nariz e a boca. Apesar de mais confortável e permitir deglutinação, esse sistema exige um ajuste anatômico muito preciso para evitar coletas imprecisas. (Figuras 11.4A e 11.4B).

A pressão arterial pode ser aferida pelo sistema automatizado ou por método auscultatório, utilizando-se um esfigmomanômetro aneroide. A frequência cardíaca é monitorada pelo registro do eletrocardiograma durante todo o teste ergoespirométrico.

PARÂMETROS FISIOLÓGICOS

- Consumo de oxigênio no ponto máximo do esforço (VO_2 pico). Ele é registrado em $L.min^{-1}$ ou $mL.kg^{-1}.min^{-1}$, e expressa a capacidade do organismo de absorver oxigênio durante o exercício. Portanto, ele tem grande importância na avaliação da capacidade física. O VO_2 pico é considerado adequado quando atinge um valor superior a 85% do predito para a idade.[11-13]
- Produção de dióxido de carbono (VCO_2). Ela é registrada em $mL.min^{-1}$ e consiste no produto final do metabolismo aeróbio e, dependendo da intensidade do exercício, no produto final da acidose metabólica, isto é, a combinação de íon hidrogênio com bicarbonato de sódio. Isoladamente ela é pouco empregada. No entanto, a importância aumenta muito quando é associada a outras variáveis.[11-13]

- Ventilação pulmonar (VE). Ela pode ser definida como o volume de ar inspirado do ar atmosférico ou expirado pelos pulmões. Ela é o produto da frequência respiratória e do volume corrente. Em repouso, o valor normal varia entre 7 e 9 L/min (BTPS). Durante o exercício intenso, a frequência respiratória pode elevar-se até 40 a 50 rpm e o volume corrente até 3,5 L/ciclo respiratório. Dessa forma, a VE pode atingir valores superiores a até 150 L/min. A VE tem papel importante no equilíbrio ácido-básico do organismo, aumentando de modo proporcional à produção de VCO_2. Ela é um mecanismo importante para compensar a acidose metabólica.[11-13]
- Equivalente ventilatório de oxigênio (VE/VO_2). Ele é definido pela razão entre a VE e o VO_2. Isto é ventilação necessária para o consumo de 1 litro de O_2. Esse parâmetro é importante para determinar o limiar anaeróbio (LA), conforme ficará evidenciado a seguir. O valor de normalidade no repouso varia entre 25 a 30 litros/litros (L/L) e no LA depende do sexo e da idade.[11-13]
- Equivalente ventilatório de dióxido de carbono (VE/VCO_2). Ele é definido pela razão entre a VE e a produção de dióxido de carbono. Isto é, a VE necessária para se eliminar 1 litro de CO_2, sendo particularmente útil na determinação do ponto de compensação respiratória (PCR), que será discutido a seguir. O valor de normalidade de repouso varia de 35 a 40 litros/litros (L/L).[11-13]
- Razão de troca respiratória ou quociente respiratório (VCO_2/VO_2). Ela é definida pela razão entre a produção de dióxido de carbono e o consumo de oxigênio. No repouso, espera-se um valor entre 0,80 a 0,88. Entretanto, esse valor pode variar dependendo do grau de ansiedade do paciente. Ele é utilizado como um indicador de exercício máximo quando atinge um valor superior a 1,11.[11-13]
- Pressão parcial de oxigênio na porção final da expiração ($PetO_2$). Ela é avaliada em mmHg e expressa a pressão parcial de oxigênio em nível alveolar. Neste caso, no repouso, reflete a PaO_2 com valores entre 95 e 100 mmHg. Esse parâmetro é bastante utilizado na determinação do LA.[11-13]
- A pressão parcial de dióxido de carbono na porção final da expiração ($PetCO_2$), avaliada em mmHg, expressa a pressão parcial de dióxido de carbono no sangue arterial. Portanto, ela é semelhante à $PaCO_2$. Essa variável é bastante utilizada para determinação do ponto de compensação respiratória.[11-13]
- A razão entre espaço morto estimado e volume corrente (Vd/Vt) expressa a porção pulmonar efetivamente ventilada e o espaço morto fisiológico, ou seja, a quantidade de ar ventilado não utilizada para a troca gasosa e que depende tanto de fatores anatômicos quanto fisiológicos. O aumento durante o esforço indica alterações na relação ventilação/perfusão pulmonar, podendo ser considerado um índice da eficiência das trocas gasosas pulmonares. A curva Vd/Vt declina

curvilineamente com a intensidade do esforço passando de 0,25 a 0,35 no repouso a valores < 0,20 no pico do esforço.[11-13]

- Frequência respiratória, refere-se ao número de ciclos respiratórios por tempo, sendo mais comumente expressa em respirações por minuto (conjunto inspiração e expiração). Para o indivíduo adulto saudável são consideradas normais 12 a 20 incursões respiratórias por minuto no repouso.[11-13]
- Volume corrente, refere-se ao volume pulmonar de ar circulante entre a inspiração e a expiração. O valor do volume corrente de um adulto saudável é de aproximadamente 500 mL por inspiração ou 7 mL/kg de massa corporal.[11-13]
- A frequência cardíaca (FC) refere-se ao número de batimentos cardíacos por minuto (bpm). Ela é obtida por eletrocardiograma e serve para avaliar a resposta cronotrópica durante o esforço. Nos indivíduos saudáveis, ela aumenta de maneira proporcional ao consumo de oxigênio.
- Pressão arterial (PA) avaliada em mmHg é outro parâmetro de interesse durante a avaliação ergoespirométrica. A pressão sistólica expressa a força de contração do ventrículo esquerdo, enquanto a pressão diastólica, a resistência vascular periférica.

DETERMINAÇÃO DO LIMIAR ANAERÓBIO E DO PONTO DE COMPENSAÇÃO RESPIRATÓRIA

Um dos aspectos de maior relevância da avaliação cardiopulmonar em esforço é a discriminação de fases metabólicas. Elas são divididas da seguinte forma:[12]

1. **Fase I**: Em termos metabólicos, essa fase é caracterizada como preodominantemente aeróbica. No início do exercício, seguido de aumento progressivo na intensidade, ocorre elevação gradual na extração de oxigênio (O_2) pelos tecidos musculares, o que resulta na diminuição na F_EO_2. Há, também, aumento progressivo da produção de gás carbônico (CO_2), como produto final do metabolismo aeróbio. Portanto, observa-se um aumento linear do VO_2 do CO_2 expirado e da VE. Nessa fase do exercício ocorre recrutamento progressivo de fibras musculares do Tipo I.
2. **Fase II**: Essa fase é caracterizada por uma acidose metabólica compensada. Entre 45-65% do VO_2 pico, observa-se perda de proporcionalidade entre o VO_2 e o VCO_2. O CO_2 expirado torna-se maior que o VO_2 consumido. Essa resposta se deve à acidose metabólica. O íon de hidrogênio (H^+) proveniente do ácido láctico (pelo aumento no recrutamento de fibras musculares do Tipo II),

é tamponado pelo bicarbonato (HCO_3^-), resultando em elevação na produção de CO_2:

$$\text{Ácido láctido} \rightarrow H^+ + \text{Lactato}$$

$$H^+ + HCO_3 \rightarrow H_2CO_3 \rightarrow H_2O + CO_2$$

O excesso de CO_2 é eliminado pela VE. Íons de H^+ estimulam o centro respiratório, provocando aumento na VE. Essa resposta ventilatória causa elevação gradual na $PetO_2$. O ponto em que há perda de linearidade entre o VO_2 e o VCO_2 o menor valor na produção de $PetO_2$ e perda de linearidade entre a VE e o VO_2 é definido como limiar anaeróbio limiar ventilatório ou mesmo 1º limiar (LA ou LV1 ou L1, respectivamente).

3. **Fase III**: Essa fase é caracterizada por uma acidose metabólica descompensada. Num ponto entre 65 a 90% do VO_2 pico, o tamponamento da acidose metabólica torna-se insuficiente. O resultado é um aumento na concentração de ácido láctico plasmático. Essa condição metabólica estimula ainda mais a VE (hiperventilação). Contudo, essa resposta é insuficiente para compensar a acidose. Nesse momento ocorre queda na $PetCO_2$e aumento na relação VE/VCO_2. Esse momento é definido como ponto de compensação respiratória ou segundo limiar ventilatório (PCR e LV2, respectivamente).
4. **Fase IV.** Essa fase ou momento é caracterizada pela exaustão. É o momento em que não há mais condição física para suportar o aumento de carga.

A seguir são apresentados os critérios para caracterização de cada momento metabólico no exercício.

Liminar Anaeróbio:

- ✔ Menor valor da $PetO_2$ precedendo a ascensão progressiva.
- ✔ Perda da linearidade entre a VE e o VO_2, observada a partir da razão VE/VO_2[6,11-15] (Figura 11.5A).
- ✔ Perda de linearidade entre a produção de VCO_2 e o consumo de VO_2 representada na mudança de inclinação da curva entre essas duas variáveis *(V-Slope)* (Figura 11.6).

Habitualmente os aparelhos fazem a detecção do LA de maneira automática pelo *V-Slope*, o que facilita a avaliação do LA. Entretanto, essa detecção deve ser sempre verificada pelos responsáveis pelo exame.

O Ponto de Compensação Respiratória:

- Maior valor da $PetCO_2$, precedendo a queda abrupta.
- Perda da linearidade da razão VE e VCO_2, verificada pela relação VE/VCO_2.[11,12]
- Elevação da ventilação.

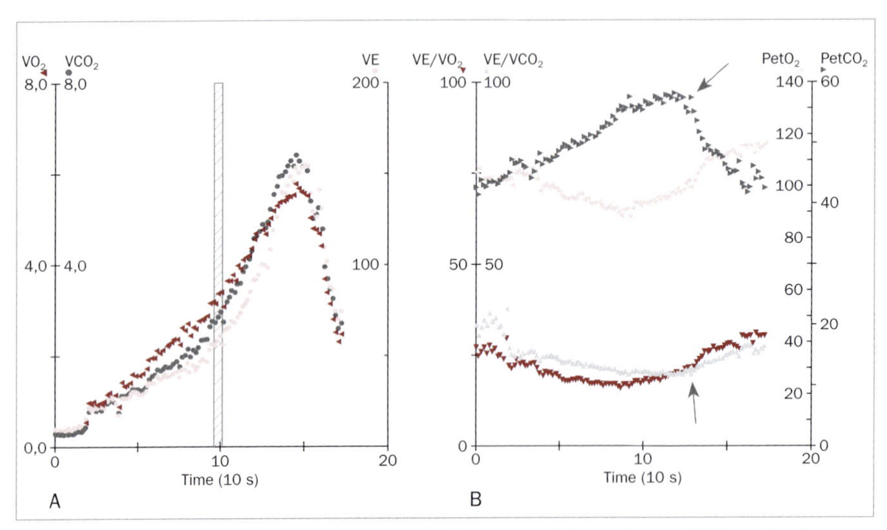

FIGURA 11.5 Detecção dos limiares ventilatórios, considerando-se $VEVO_2$ e $PetO_2$ para LA (A) e $VEVCO_2$ e $PetCo_2$ para PCR (B).

(Dados da Unidade de Reabilitação Cardiovascular e Fisiologia do Exercício do InCor-HCFMUSP.)

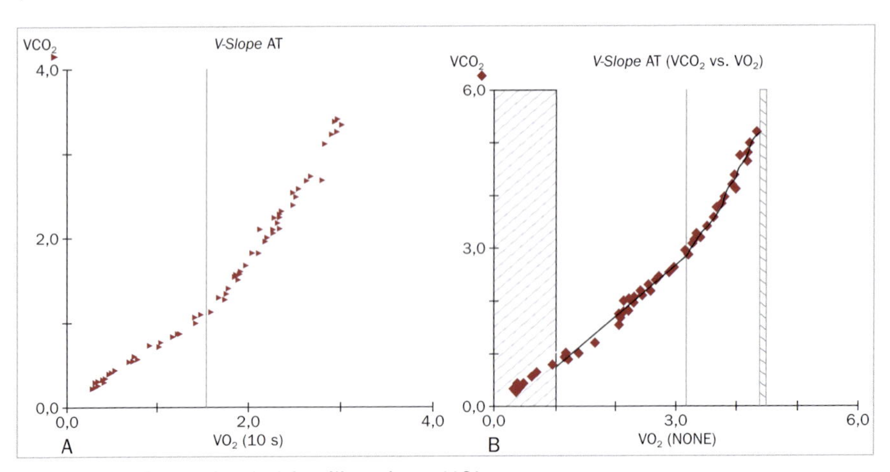

FIGURA 11.6 Detecção do LA utilizando-se *V-Slope*.

(Dados da Unidade de Reabilitação Cardiovascular e Fisiologia do Exercício do InCor-HC FMUSP.)

Exaustão:

- Momento em que o examinado não consegue mais continuar executando o exercício.
- Razão de troca respiratória maior que 1,10.
- Momento em que não há mais aumento no consumo de oxigênio, apesar do aumento na intensidade do exercício. Essa resposta é mais comumente observada em atletas que estão habituados a exercício muito intenso.

IMPLICAÇÕES CLÍNICAS DA ERGOESPIROMETRIA

O VO_2 pico é um importante indicador do nível de capacidade física. Ele depende da eficiência integrativa dos sistemas pulmonar, cardiovascular e muscular esquelético. Ele pode ser definido pelo produto do débito cardíaco (DC) e da diferença arteriovenosa de oxigênio ($Ca\text{-}vO_2$), conforme fórmula de Fick:[17]

$$VO_2 \text{ pico} = DC\ (Ca - vO_2)$$

O DC é um fator determinante nessa equação durante o exercício físico. O aumento do DC acima dos níveis de repouso é denominada reserva cardíaca. Esse parâmetro pode aumentar até 5-6 vezes acima dos valores de repouso. Há relatos de aumento de até 7-8 vezes em atletas de alta *performance*.

A $Ca\text{-}vO_2$ também contribui para o consumo de oxigênio, mas numa porporção muito menor. Ela depende em grande parte da capacidade de difusão pulmonar, do conteúdo de hemoglobina, da densidade capilar e da distribuição do tipo de fibra muscular.

O VO2 pico é muito útil tanto na avaliação de atletas de alta *performance*, quanto na avaliação diagnóstica e prognóstica de pacientes com doença cardiovascular.

Weber et al.[19] demonstraram que a resposta do VO_2 pico em pacientes com insuficiência cardíaca correlaciona-se com a gravidade das alterações do DC e com as pressões de enchimento das câmaras cardíacas. Esses conhecimentos atribuem ao VO_2 pico um valor muito importante na avaliação de pacientes com disfunção cardíaca ou pulmonar, sendo inclusive um preditor independente de eventos e óbito de pacientes com insuficiência cardíaca ou submetidos a transplante cardíaco. A Diretriz Brasileira de Insuficiência Cardíaca atribui ao VO_2 pico indicação IA.[20]

O VE/VCO_2 obtido no teste cardiopulmonar também têm valor prognóstico. Pacientes com $VE/VCO_2 > 34$ têm capacidade física limitada e pior prognóstico na evolução da insuficiência cardíaca.[24,25,26] A sobrevida estimada em 18 meses é de 95%

em pacientes com VE/VCO_2 em níveis normais. Essa estimativa cai para 69% em pacientes com VE/VCO_2 elevado.[27] O valor prognóstico desse parâmetro é ainda maior quando associado a um consumo de oxigênio no LA < 11ml.kg^{-1}.min^{-1}.[24,26,27] Os mecanismos envolvidos nessa "hiperventilação" não são totalmente conhecidos. Entretando, um aumento inadequado do DC o que resulta em perfusão muscular insuficiente e precoce.[22,23] Uma estimulação exacerbada dos quimiorreceptores centrais e mecano e metaborreceptores musculares explicam, em grande parte, esse padrão ventilatório em pacientes com insuficiência cardíaca.

Mais recentemente,[27] sugeriu-se que a associação do VO_2 pico e do consumo de oxigênio no LA, e do consumo de oxigênio no LA e do VE/VCO_2 como parâmetros deprognósticos de risco relativo de morte em pacientes com insuficiência cardíaca avançada, mesmo naqueles que não conseguem realizar teste máximo por limitação periférica,[28-30] alterações eletrocardiográficas[31,32], ou por receio do examinador em continuar o exame.[24,33] Dessa forma, mesmo avaliações submáximas podem representar uma alternativa de grande relevância na avaliação prognóstica do paciente com insuficiência cardíaca[34,35] (Figura 11.7).

Outro parâmetro obtido no teste cardiopulmonar com valor preditivo é o $PetCO_2$.[35,36] Uma resposta 36,1 mmHg separa indivíduos de alto risco daqueles de baixo risco.

O coeficiente de variação do consumo de oxigênio e da carga ($\Delta VO_2/\Delta W$) durante o teste cardiopulmonar é uma variável que caracteriza bem a eficiência metabólica aeróbia. Por essa razão, ela tem sido utilizada na avaliação diagnóstica de indivíduos não treinados, bem como de pacientes cardiopatas. Essa avaliação, no entanto, exige um protocolo de teste rampa em cicloergômetro, acoplado a um sistema computadorizado[15] que permita a análise dessas variáveis a cada ciclo respiratório. Em in-

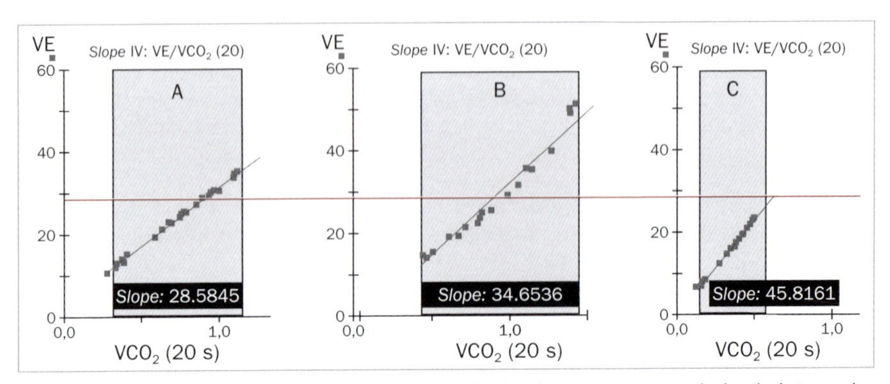

FIGURA 11.7 Cálculo de $VEVCO_2$ *slope* por meio de sistema computadorizado integrado. (A) Indivíduos normais. (B) Indivíduos normais ou doença limítrofe. (C) Paciente com ICC.

divíduos saudáveis, a razão $\Delta VO_2/\Delta W$ é de aproximadamente 10 mLO_2 por min por Watt; esse valor pode ser alterado pelo treinamento físico[33] e reduzido pelas cardiopatias.[43,44]

A relação VD/VT é outro parâmetro de interesse obtido na avaliação cardiopulmonar.[43,44,45] Nesses indivíduos saudáveis, a relação VD/VT em repouso varia entre 0,28 e 0,35, diminuindo para 0,20 a 0,25 perto do LA e inferior a esse valor no exercício máximo.[38] No entanto, em pacientes pneumopatas ou com insuficiência cardíaca, nos quais há desproporção significativa na relação ventilação/perfusão, a relação VD/VT é elevada em repouso e durante o exercício.[38]

Além destes fatores, há outros que são considerados marcadores independentes de mau prognóstico. Entre eles pode-se citar o comportamento da resposta ventilatória ao esforço (ventilação periódica), o OUES, que é definido pelo coeficiente de inclinação da relação logarítmica VE e VO_2, e o pulso de oxigênio que é caracterizada pela quantidade de oxigênio por batimento cardíaco (VO_2/FC). Esse último, na análise da curva pelo tempo, aumenta de forma significativa a sensibilidade e a especificidade de testes isquêmicos[15,46, 47,48] (Figura 11.8).

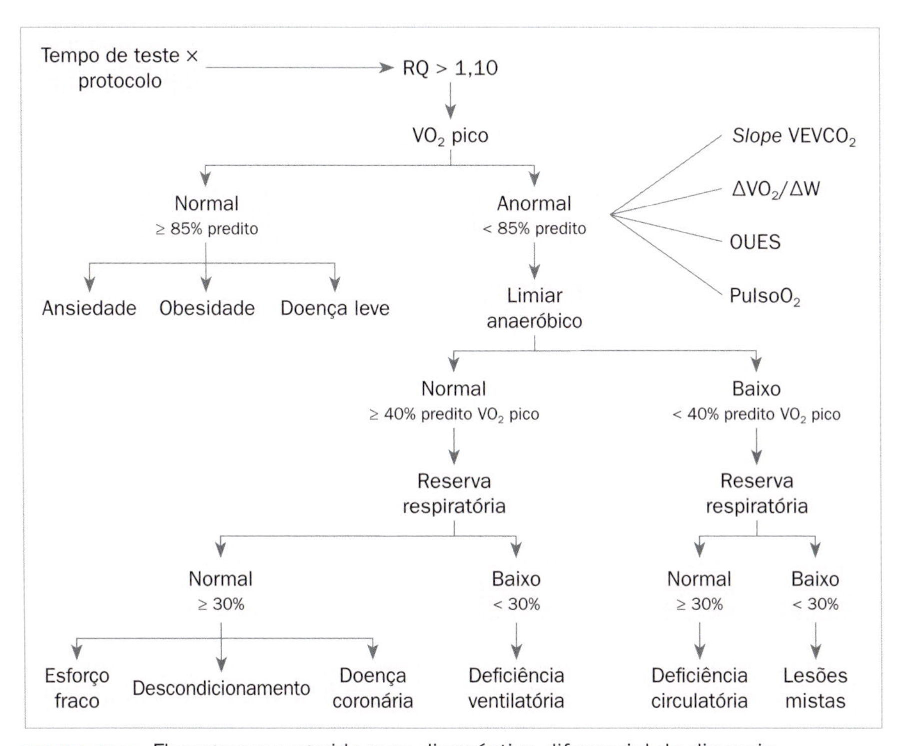

FIGURA 11.8 Fluxograma sugerido para diagnóstico diferencial de dispneia.
Fonte: Adaptado de Wasserman et al.[11]

PROTOCOLOS DE TESTES ERGOESPIROMÉTRICOS

Apesar de as diretrizes sugerirem a utilização dos protocolos de rampa para os testes ergoespirométricos, muitos serviços ainda utilizam os protocolos escalonados usuais da ergometria, o que pode interferir sobremaneira no comportamento não linear dos componentes metabólicos, dificultando a análise dos limiares ventilatórios.

Outros serviços consideram o princípio do incremento uniforme de carga e utilizam incrementos somente da velocidade, o que muitas vezes limita a execução do teste até a exaustão por limitação periférica, ou seja, dificuldade mecânica de acompanhar a carga imposta, devendo na maioria, ficar restritos aos atletas de corrida.

Considerando esses pontos, foram elaborado pela Unidade de Reabilitação Cardiovascular e Fisiologia do Exercício do Instituto do Coração protocolos de testes cardiopulmonares em rampa, com incrementos metabólicos lineares, para esteira rolante e cicloergômetro de membros inferiores e que são apresentados a seguir.

CONSIDERAÇÕES FINAIS

Apesar de a ergoespirometria requerer investimento em equipamentos e pessoal especializado, ela representa uma ferramenta muito importante de avaliação das respostas cardiovascular e metabólica durante o exercício. É precisa, reprodutível e, principalmente, tem grande aplicabilidade clínica. A ergoespirometria auxilia o diagnóstico diferencial de doenças cardiovascular, pulmonar e da musculatura esquelética. É também um exame importante na avaliação da severidade da insuficiência cardíaca e do prognóstico de sobrevida de portadores dessa síndrome.

Finalmente, a ergoespirometria possibilita uma avaliação precisa da capacidade física e dos limiares ventilatórios, que são muito importantes na prescrição individualizada, segura e precisa de exercício físico em programas de reabilitação cardíaca, prevenção primária de doenças cardiovasculares e na adequação de treinamento físico para atletas de alto rendimento.

Protocolos de testes ergoespirométricos

TABELA 11.1 Protocolo de Balke modificado: 3,0 mph a 2% e 3,4 mph a 2%

3,0 mph			3,4 mph	
Tempo (min)	Velocidade (mph)	Inclinação (%)	Velocidade (mph)	Inclinação (%)
Exercício				
1	1,7	0	1,7	0
2	2,4	0	2,4	0

(continua)

TABELA 11.1 Protocolo de Balke modificado: 3,0 mph a 2% e 3,4 mph a 2% *(continuação)*

3,0 mph			3,4 mph	
Tempo (min)	**Velocidade (mph)**	**Inclinação (%)**	**Velocidade (mph)**	**Inclinação (%)**
Exercício				
3	3,0	0	3,4	0
4	3,0	2	3,4	2
5	3,0	4	3,4	4
6	3,0	6	3,4	6
7	3,0	8	3,4	8
8	3,0	10	3,4	10
9	3,0	12	3,4	12
10	3,0	14	3,4	14
11	3,0	16	3,4	16
12	3,0	18	3,4	18
13	3,0	20	3,4	20
14	3,0	22	3,4	22
15	3,0	24	3,4	24
16	3,0	26	3,4	26
17	3,0	28	3,4	28
Recuperação				
18	2,4	9	2,4	9
19	1,7	0	1,7	0
20	0	0	0	0
21	0	0	0	0
22	0	0	0	0
23	0	0	0	0

TABELA 11.2 Protocolo de Balke modificado: 4,0 mph a 2%

	4,0 mph	
Tempo (min)	**Velocidade (mph)**	**Inclinação (%)**
Exercício		
1	2,0	0
2	3,0	0
3	4,0	0
4	4,0	2
5	4,0	4
6	4,0	6
7	4,0	8

(continua)

TABELA 11.2 Protocolo de Balke modificado: 4,0 mph a 2% *(continuação)*

	4,0 mph	
Tempo (min)	**Velocidade (mph)**	**Inclinação (%)**
Exercício		
8	4,0	10
9	4,0	12
10	4,0	14
11	4,0	16
12	4,0	18
13	4,0	20
14	4,0	22
15	4,0	24
16	4,0	26
17	4,0	28
Recuperação		
18	3,0	9
19	2,0	0
20	0	0
21	0	0
22	0	0
23	0	0

TABELA 11.3 Protocolo D

Tempo (min)	Velocidade (mph)	Inclinação (%)
Exercício		
1	1,7	0,0
2	3,5	0,0
3	4,0	2,0
4	4,0	4,5
5	4,8	0,0
6	5,0	3,0
7	5,5	4,0
8	5,5	8,0
9	5,5	12,0
10	5,8	14,0
11	6,0	16,0
12	6,2	18,0

(continua)

TABELA 11.3 Protocolo D *(continuação)*

Tempo (min)	Velocidade (mph)	Inclinação (%)
Exercício		
13	6,2	21,5
14	6,6	22,0
15	6,8	24,0
16	7,2	24,5
17	7,6	25,0
Recuperação		
18	3,5	12
19	2,0	0
20	0	0
21	0	0
22	0	0
23	0	0

TABELA 11.4 Protocolo Velocidade 1

Tempo (min)	Velocidade (mph)	Inclinação (%)
Exercício		
1	2,0	0
2	4,4	0
3	4,6	2
4	4,8	0
5	5,2	3
6	6,0	4
7	6,8	5
8	7,4	7
9	7,8	9
10	8,2	11
11	8,5	13
12	8,6	15
13	8,6	17
14	9,0	17
15	9,0	19
16	9,0	21

(continua)

TABELA 11.4 Protocolo Velocidade 1 *(continuação)*

Tempo (min)	Velocidade (mph)	Inclinação (%)
17	9,0	23
Recuperação		
18	4,0	9
19	3,0	0
20	0	0
21	0	0
22	0	0
23	0	0

TABELA 11.5 Protocolo Velocidade 2

Tempo (min)	Velocidade (mph)	Inclinação (%)
Exercício		
1	2,0	0
2	4,4	0
3	4,6	2
4	4,8	0
5	5,6	1
6	6,6	2
7	7,4	3
8	8,2	4
9	9,0	5
10	9,6	6
11	10,0	7
12	10,2	8
13	10,5	9
14	10,6	11
15	10,6	13
16	10,6	15
17	10,6	17
Recuperação		
18	4,0	6
19	3,0	0
20	0	0
21	0	0
22	0	0
23	0	0

TABELA 11.6 Protocolo Velocidade 3

Tempo (min)	Velocidade (mph)	Inclinação (%)
Exercício		
1	2,0	0,0
2	3,6	3,0
3	4,5	5,0
4	5,4	3,0
5	6,6	4,0
6	7,7	5,0
7	8,7	6,0
8	9,7	7,0
9	10,7	8,0
10	11,7	8,5
11	12,3	10,0
12	12,6	12,0
13	13,0	14,0
14	13,3	16,0
15	13,6	18,0
16	13,8	20
17	14,0	22
Recuperação		
18	4,0	9
19	3,0	0
20	0	0
21	0	0
22	0	0
23	0	0

TABELA 11.7 Ciclo rampa

Tempo (min)	5 watts	10 watts	15 watts	20 watts	30 watts
Exercício					
1	5	10	15	20	30
2	10	20	30	40	60
3	15	30	45	60	90
4	20	40	60	80	120
5	25	50	75	100	150
6	30	60	90	120	180
7	35	70	105	140	210

(continua)

TABELA 11.7 Ciclo rampa *(continuação)*

Tempo (min)	5 watts	10 watts	15 watts	20 watts	30 watts
Exercício					
8	40	80	120	160	240
9	45	90	135	180	270
10	50	100	150	200	300
11	55	110	165	220	330
12	60	120	180	240	360
13	65	130	195	260	390
14	70	140	210	280	420
15	75	150	225	300	450
16	80	160	240	320	480
17	85	170	255	340	510
Recuperação					
18	30	60	90	120	180
19	15	30	45	60	90
20	0	0	0	0	0
21	0	0	0	0	0
22	0	0	0	0	0
23	0	0	0	0	0

REFERÊNCIAS BIBLIOGRÁFICAS

1. Berryman, J.W. "The tradition of the 'six things non-natural': Exercise and medicine from Hippocrates through Ante-Bellum America". Exerc Sport Sci Rev 17:515-9, 1989.
2. Dalton, J.C. "Treatise on Physiology and Hygiene; for Schools, Families, and Colleges". Nova York, Harper & Brtothers, 1869. Apud in: Mcardle, W.D.; Katch, F.I. & Katch, V.L. Fisiologia do exercício. 4. ed. Rio de Janeiro, Guanabara Koogan, p. XI-XXXVIII, 1998.
3. Flint, A. "The Source of Muscular Power, as Deduced from Observations Upon the Human Subject Under Conditions of Rest, and of Muscular Exercise". Londres, 1877. Apud in: Mcardle, W.D.; Katch, F.I., Katch, V.L. Fisiologia do exercício. 4. ed. Rio de Janeiro Guanabara Koogan, p. 11-38, 1998.
4. Hitchcock, E. & Seelye, H.H. "An Anthropometric Manual, Giving the Average and Mean Physical Measurements and Tests of Male College Students and Method of Securing Them". 2. ed. Amherst, Mass., Williams, 1889. Apud in: McArdle, W.D.; Katch, F.I. & Katch, V.L. Fisiologia do exercício. 4. ed. Rio de Janeiro, Guanabara Koogan, p. XI-XXXVIII, 1998.
5. Master, A.M. & Oppenheimer, E.J. "A simple exercise tolerance test for circulatory efficiency with standard tables for normal individuals". Am J Med Sci 177:223-5, 1929.
6. Wasserman, K. et al. "Anaerobic threshold and respiratory gas exchange during exercise". J Appl Physiol 33:236-43, 1973.
7. Scholander, P.F. "Analyzer for accurate estimation of respiratory gases in one-half cubic centimeter samples". J Biol Chem 167:235-50, 1947.

8. Fox, E.L. & Mathews, D.K. "Lei dos Gases". In: Bases fisiológicas da educação física e dos desportos. Rio de Janeiro, Interamericana, 435-9, 1983.
9. Wasserman, K. & Whipp, B.J. "Exercise physiology in health and disease". American Review of Respiratory Disease 2:219-49, 1975.
10. Buchfuhrer, M.J. et al. "Optimizing the exercise protocol for cardiopulmonary assessment". J Appl Physiol 55:1558-64, 1983.
11. Wasserman, K. et al. "Principles of interpretation". In: Wasserman, K. et al. Principles of Exercise Testing and Interpretation. Philadelphia, Lea & Febiger, 1987:87-97.
12. Skinner, J.S. & McLellan, T.H. "The transition from aerobic to anaerobic metabolism." Research Quarterly for Exercise and Sport 1:234-48, 1980.
13. Balady GJ, Arena R, Sietsema K, Myers J, Coke L, Fletcher GF, Forman D, Franklin B, Guazzi M, Gulati M, Keteyian SJ, Lavie CJ, Macko R, Mancini D, Milani RV; American Heart Association Exercise, Cardiac Rehabilitation, and Prevention Committee of the Council on Clinical Cardiology; Council on Epidemiology and Prevention; Council on Peripheral Vascular Disease; Interdisciplinary Council on Quality of Care and Outcomes Research. Statement from the American Heart Association Clinician's Guide to Cardiopulmonary Exercise Testing in Adults: A Scientific. Circulation 122;191-22, 2010.
14. Wasserman, H. & McIlroy, M.B. "Detecting the threshold of anaerobic metabolism in cardiac patients during exercise". Am J Cardiology 14:844-52, 1964.
15. Ramos RP[1], Alencar MC, Treptow E, Arbex F, Ferreira EM, Neder JA. Clinical usefulness of response profiles to rapidly incremental cardiopulmonary exercise testing. Pulm Med. 2013;2013.
16. Beaver WL, Wasserman K and Whipp BJ. A new method for detecting anaerobic threshold by gas exchange. J Appl Physiol.60:2020-2027,1986.
17. Mcardle, W.D.; Katch, F.I., Katch, V.L. "Capacidade funcional do sistema cardiovascular". In: Fisiologia do exercício. 8a. ed. Rio de Janeiro Guanabara Koogan, 2016.
18. Guyton, A.C. "Insuficiência cardíaca". In: Tratado de fisiologia médica. 13ª. Ed. Rio de Janeiro, Elservier, 2016.
19. Weber, K.T. et al. "Oxygen utilization and ventilation during exercise in patients with chronic cardiac failure". Circulation 65:1213-23, 1982.
20. Atualização da Diretriz Brasileira de Insuficiência Cardíaca Crônica. Arq Bras Cardiol. 98(1 supl.1):1-33,2012.
21. Ingle L.Theoretical rationale and practical recommendations for cardiopulmonary exercise testing in patients with chronic heart failure. Heart Fail Rev. 12(1):12-22, 2007.
22. Andreas, S. et al. "Ventilatory response to exercise and to carbon dioxide in patients with heart failure". Eur Heart J 17:750-5, 1996.
23. Buller, N.P. & Poole-Wilson, P.A. "Mechanism of the increased ventilatory response to exercise in patients with chronic heart failure". Br Heart J 63:281-3, 1990.
24. Gitt, A.K. et al. "Exercise anaerobic threshold and ventilatory efficiency identify heart failure patients for high risk of early death". Circulation 106:3079-84, 2002.
25. Kleber, F.X. et al. "Impairment of ventilatory efficiency in heart failure: prognostic impact". Circulation 101:2803-9, 2000.
26. Metra, M. et al. "Exercise hyperventilation chronic congestive heart failure, and its relation to functional capacity and hemodynamics". Am J Cardiol 70:622-8, 1992.
27. Chua, T.P. "Clinical correlates and prognostic significance of the ventilatory response to exercise in chronic heart failure". J Am Coll Cardiol 29:1585-90, 1977.
28. Drexler H. et al. "Alterations of skeletal muscle in chronic heart failure". Circulation 85:1751-9, 1992.
29. Mancini, D.M.; Walter, G.; Reichek, N.; Lenkinski, R.; McCully, K.K. et al. "Contribution of skeletal muscle atrophy to exercise intolerance and altered muscle metabolism in heart failure". Circulation 85:1364-73; 1992.
30. Minotti, J.R. et al. "Skeletal muscle function, morphology, and metabolism in patients with congestive heart failure. Chest 101:333S-339S,1992.
31. III Diretrizes da Sociedade Brasileira de Cardiologia Sobre Teste Ergométrico. Arq Bras Cardiol. 95(5 supl.1):1-26, 2010.

32. Agostoni P, Paolillo S, Mapelli M, Passantino A, Filardi PP, et al. Multiparametric prognostic scores in chronic heart failure with reduced ejection fraction: a long-term comparison. Eur J Heart Fail. 2017 Sep 26. [Epub ahead of print]
33. Lipkin, D.P. et al. "Factors determining symptoms in heart failure: comparison of fast and slow exercise tests". Br Heart J 55:439-45, 1986.
34. Corrà U. et al. "Cardiopulmonary exercise testing and prognosis in chronic heart failure". Chest 126:942-49, 2004.
35. Malhotra R, Bakken K, D'Elia E, Lewis GD. Cardiopulmonary Exercise Testing in Heart Failure. JACC Heart Fail 4(8):607-16, 2016.
36. Arena, R. et al. "Prognostic value of end-tidal carbon dioxide during exercise testing in heart failure." International Journal of Cardiology 117:103-108, 2007.
37. Myers J, Gujja P, Neelagaru S, Hsu L, Vittorio T, Jackson-Nelson T, Burkhoff D. End-tidal CO2 pressure and cardiac performance during exercise in heart failure. Med Sci Sports Exerc 41(1):19-25, 2009.
38. Neder JA, Nery LE. "Variáveis e parâmetros metabólicos obtidos no teste cardiopulmonar." In: Fisiologia Clínica do exercício: Teoria e Prática. Editora Artes Médicas. 1ª. Edição. 2002.
39. Flaherty, K.V. et al. "Unexplained exertional limitation. Characterization of patients with a mitochondrial myopathy". Am J Respir Crit Care Med 164:425-32, 2001.
40. Brunelli A, Charloux A, Bolliger CT, Rocco G, Sculier JP, et al: European Respiratory Society and European Society of Thoracic Surgeons joint task force on fitness for radical therapy: ERS/ESTS clinical guidelines on fitness for radical therapy in lung cancer patients (surgery and chemo-radiotherapy). Eur Respir J 34(1):17-41, 2009.
41. Colice GL, Shafazand S, Griffin JP, Keenan R and Bolliger CT: American College of Chest Physicians. Physiologic evaluation of the patient with lung cancer being considered for resectional surgery: ACCP evidenced-based clinical practice guidelines (2nd edition). Chest 132(3 Suppl): 161S-77S, 2007.
42. Weisman, I.M. "Cardiopulmonary exercise testing in the preoperative assessment for lung resection surgery". Semin Thorac Cardiovasc Sur 13:116-25, 2001.
43. Mahler, D.A. & Franco, M.J. "Clinical applications of cardiopulmonary exercise testing". J Cardiopulmonary Rehabil 16:357-65, 1996.
44. Hansen, J.E. et al. "Relation of oxygen uptake to work rate in normal men with circulatory disorders". Am J Cardiol 59:669-74, 1987.
45. Jones, N.L. et al. "Physiological dead space and alveolar-arterial gas pressure differences during exercise". Clin Sci 31:19-29, 1966.
46. Corrà U. Exercise oscillatory ventilation in heart failure. Int J Cardiol 206 Suppl:S13-15, 2016.
47. Alba AC, Adamson MW, MacIsaac J, Lalonde SD, Chan WS, Delgado DH, Ross HJ. The Added Value of Exercise Variables in Heart Failure Prognosis. J Card Fail. 22(7):492-497, 2016.
48. Belardinelli R, Lacalaprice F, Carle F, Minnucci A, Cianci G, Perna G, D'Eusanio G Exercise-induced myocardial ischaemia detected by cardiopulmonary exercise testing. Eur Heart J.24(14):1304-13,2003.

12

Sistema cardiovascular e exercícios resistidos

Julio Cesar Silva de Sousa
Rafael Yokoyama Fecchio
Andréia Cristiane Carrenho Queiroz
Cláudio Chaim Rezk
Crivaldo Gomes Cardoso Junior
Taís Tinucci
Cláudia Lúcia de Moraes Forjaz

INTRODUÇÃO

O treinamento resistido promove benefícios expressivos ao sistema musculoesquelético, provocando aumento da força, da resistência e da massa musculares, além de aumento da densidade mineral óssea, sendo recomendado para a manutenção da saúde e da qualidade de vida de adultos e idosos.[1-4] No entanto, quando se trata da saúde cardiovascular, até alguns anos atrás, apenas os exercícios aeróbicos eram recomendados. De fato, naquela época, os exercícios resistidos eram ignorados quando a preocupação estava voltada para o sistema cardiovascular. Isso fez com que, por muitos anos, pouquíssimos estudos fossem realizados para avaliar o efeito dos exercícios resistidos no sistema cardiovascular. Entretanto, mais recentemente, o interesse científico cresceu em relação a esses efeitos e o número de investigações aumentou. Este capítulo discutirá o conhecimento atual sobre os efeitos, agudos e crônicos, dos exercícios resistidos no sistema cardiovascular.

Os efeitos agudos dizem respeito às respostas cardiovasculares que ocorrem durante e após a realização de uma sessão de exercício, enquanto os efeitos crônicos se referem às adaptações fisiológicas decorrentes de um período de treinamento.

As respostas observadas durante o exercício expressam a sobrecarga cardiovascular imposta pelo exercício e podem refletir o risco cardiovascular da execução (p. ex., a sobrecarga cardíaca muito elevada durante o exercício pode causar eventos cardiovasculares agudos).[5] Por outro lado, as respostas agudas pós-exercício podem: refletir o risco agudo imposto pós-exercício (p. ex., quando a atividade simpática cardíaca permanece elevada pós-exercício, aumentando o risco de arritmias); expressar o benefício cardiovascular agudo imposto pelo exercício (p. ex., quando a pressão arterial permanece reduzida após o exercício por longo período); e/ou servir como preditoras das respostas crônicas ao treinamento (p. ex., a redução aguda da pressão arterial após o exercício correlaciona-se à resposta hipotensora crônica decorrente do treinamento físico).[6] Quanto às respostas crônicas, elas expressam as adaptações decorrentes do treinamento regular, refletindo os benefícios que essa prática pode trazer ao indivíduo (p. ex., a redução da pressão arterial de hipertensos após um período de treinamento).[2] Dessa forma, o conhecimento dos efeitos agudos e crônicos dos exercícios resistidos sobre o sistema cardiovascular permite a ponderação dos riscos e benefícios, bem como a análise do exercício mais adequado em diferentes situações.

CARACTERIZAÇÃO DOS EXERCÍCIOS RESISTIDOS

O termo exercício resistido é utilizado na área da saúde para denominar o que os profissionais de educação física chamam exercício de força, com pesos, contra resistência, localizado, de resistência muscular localizada ou, ainda, musculação (o termo mais conhecido). Trata-se de um tipo de exercício no qual a contração muscular é realizada por determinado segmento corporal contra uma força que se opõe ao movimento, ou seja, contra uma resistência que pode ser oferecida por equipamentos de musculação, pesos livres, elásticos, outros acessórios ou pelo peso do próprio corpo. Quando essa contração gera tensão muscular, mas não há movimento articular, o exercício resistido é denominado estático ou isométrico (o segundo nome é mais utilizado na prática clínica e, por esse motivo, será utilizado neste capítulo); quando a contração muscular é acompanhada de movimento articular, o exercício resistido é denominado dinâmico.[1,3,4]

Os exercícios resistidos isométricos são realizados em séries nas quais a contração é mantida por períodos curtos (alguns segundos)[3] ou prolongados (alguns minutos).[7] Esse tipo de exercício é principalmente utilizado quando há necessidade de fortalecimento muscular sem a movimentação da articulação (e.g. em indivíduos com doenças articulares), gerando hipertrofia muscular e aumento da força no ângulo exercitado. Esses exercícios são normalmente realizados com baixas intensidades (20 a 50% da contração voluntária máxima [CVM], i.e., força máxima que se consegue gerar com 1 contração isométrica).[2,3]

Os exercícios resistidos dinâmicos são realizados em séries (i.e., sequências contínuas de repetições do movimento) separadas por intervalos ativos ou passivos de duração variada. Os exercícios resistidos dinâmicos realizados com baixa intensidade (< 50% de uma repetição máxima [1 RM], i.e., a máxima carga com a qual o indivíduo consegue realizar apenas um movimento completo e de forma correta), grande número de repetições (de 15 a 20) e com pausas curtas entre as séries (≤ 2 minutos) propiciam, principalmente, aumento da resistência muscular, ou seja, da capacidade de o músculo de suportar esforços prolongados. Por outro lado, os exercícios resistidos dinâmicos realizados com cargas mais elevadas (60 a 80% de 1 RM), com poucas repetições (normalmente 8 a 12) e com pausas longas entre as séries (de 2 a 3 minutos) promovem hipertrofia e aumento da força muscular. Os exercícios com intensidades bem elevadas (> 80% de 1 RM) e pouquíssimas repetições (1 a 6) são utilizados, basicamente, para o treinamento esportivo, promovendo aumento da força muscular.[2,3] Cabe ressaltar, entretanto, que, apesar da presença do movimento articular, os exercícios resistidos dinâmicos realizados com alta intensidade e aqueles realizados com baixa intensidade, mas repetidos até a fadiga concêntrica (momento em que o indivíduo não é mais capaz de repetir o movimento) possuem importante componente isométrico.

Dessa forma, os exercícios resistidos isométricos e dinâmicos apresentam características diferentes e produzem diferentes adaptações musculoesqueléticas. Para a manutenção da saúde, é normalmente recomendada a combinação de exercícios resistidos dinâmicos e isométricos,[4] seguindo protocolos coerentes com os objetivos desejados para cada população e cada fase do treinamento.[1-4] Entretanto, em razão das características mecânicas distintas dos exercícios resistidos isométricos e dinâmicos, eles promovem alterações cardiovasculares agudas e crônicas distintas, que serão discutidas a seguir.

RESPOSTAS CARDIOVASCULARES AGUDAS AOS EXERCÍCIOS RESISTIDOS

A realização do exercício resistido isométrico ativa o comando central, promovendo aumento da atividade nervosa simpática e redução da parassimpática para o coração, causando o aumento da frequência cardíaca.[8,9] Além disso, como a contração muscular se mantém constante durante o exercício, ocorre aumento da pressão intramuscular, comprimindo os vasos arteriais do músculo ativo e, consequentemente, restringindo o fluxo de sangue na musculatura exercitada.[10] De fato, a partir da intensidade de 15% de 1 CVM já é possível verificar impedimento progressivo do fluxo sanguíneo muscular e, em intensidades superiores a 70% de 1 CVM, ocorre a oclusão vascular completa.[10] Com essa oclusão, a retirada dos metabólitos (lactato, hidrogênio, fosfato, adenosina, potássio, entre outros) produzidos pelo exercício é impedida, gerando acúmulo no músculo, o que estimula os metaborreceptores locais.[11,12] Esse estímulo promove aumento da atividade nervosa simpática, contribuindo ainda mais para o aumento da frequência cardíaca e promovendo vasoconstrição das regiões não ativas.[13,14] Em paralelo a esses ajustes neurais, a oclusão do fluxo sanguíneo muscular diminui o retorno venoso e aumenta a pós-carga, o que faz com que o volume sistólico não aumente ou mesmo diminua um pouco durante esse tipo de exercício.[13] Assim, o débito cardíaco aumenta pouco e esse aumento se deve, sobretudo, ao aumento da frequência cardíaca.[13,14] Por outro lado, a resistência vascular periférica aumenta em decorrência da vasoconstrição, tanto da região ativa quanto da inativa, provocando grande elevação da pressão arterial, tanto sistólica quanto diastólica.[13,14] Essas respostas estão apresentadas na Figura 12.1.

É importante ressaltar que o aumento tanto da frequência cardíaca quanto das pressões arteriais sistólica e diastólica é progressivo com o tempo de contração isométrica.[15,16] Além disso, esse aumento está diretamente relacionado ao tamanho da massa muscular contraída[15] e da intensidade do exercício.[16] Dessa forma, exercícios isométricos envolvendo grande massa muscular, moderada a alta intensidades e/ou longa duração promovem elevações muito expressivas da pressão arterial sistólica e diastólica, ocasionando grande sobrecarga cardiovascular durante a execução.

Considerando-se os exercícios resistidos dinâmicos, durante a execução também há ativação do comando central, que aumenta a atividade nervosa simpática e diminui a parassimpática para o coração.[9,11,17,18] Além disso, nesse tipo de exercício, como a contração muscular promove movimento articular, os mecanorreceptores articulares também são ativados, contribuindo para o aumento da atividade simpática e a redução

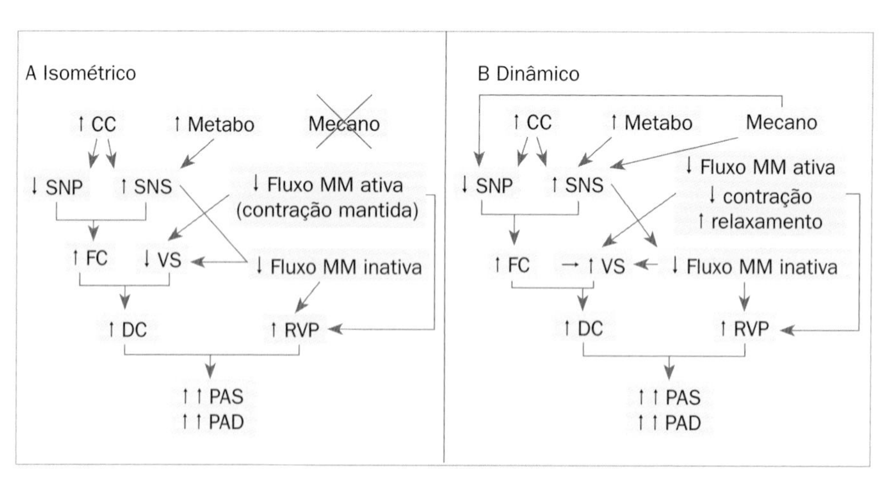

FIGURA 12.1 Respostas cardiovasculares durante a execução do exercício resistido isométrico (A) e dinâmico (B). CC: comando central; DC: débito cardíaco; FC: frequência cardíaca; Mecano: mecanorreflexo; Metabo: metaborreflexo; MM: massa muscular; PAD: pressão arterial diastólica; PAS: pressão arterial sistólica; RVP: resistência vascular periférica; SNP: sistema nervoso parassimpático; SNS: sistema nervoso simpático; VS: volume sistólico; ↓: diminui; →: mantém; ↑: aumenta.

da parassimpática. Juntamente com as adaptações anteriores, durante a execução das repetições do movimento há obstrução do fluxo sanguíneo muscular durante a contração muscular (ação mecânica), mas aumento desse fluxo no relaxamento entre as repetições. Apesar do aumento do fluxo no relaxamento, ele não é suficiente para a retirada dos metabólitos, que se acumulam e ativam os metaborreceptores locais, contribuindo ainda mais para o aumento da atividade nervosa simpática, principalmente periférica, e levando à vasoconstrição das regiões inativas. Além disso, o aumento do fluxo contribui para o aumento do retorno venoso durante os períodos de relaxamento entre as repetições.[10] Em resposta a esses ajustes neurais e de fluxo sanguíneo, ocorre aumento da frequência cardíaca, do volume sistólico, do débito cardíaco, da resistência vascular periférica (das regiões inativas e da região ativa durante a contração) e das pressões arteriais sistólica e diastólica durante a execução dos exercícios resistidos dinâmicos.[10,11,19] Essas respostas estão apresentadas na Figura 12.1B.

Durante a execução dos exercícios resistidos dinâmicos, à medida que as repetições do movimento se sucedem ao longo de uma série, a frequência cardíaca e as pressões arteriais sistólica e diastólica aumentam progressivamente,[19-24] atingindo os valores mais altos nas últimas repetições, ou seja, próximo à fadiga concêntrica[19,21,23] (Figura 12.2). Nos estudos existentes, os valores máximos das pressões arteriais sistólica/diastólica atingidos variam de 155 × 87[25] a 360 × 234 mmHg.[26] Diversos fatores explicam os diferentes valores máximos, destacando-se a técnica de medida da pressão arterial, o tamanho da massa muscular exercitada, a intensidade do exercício e o fato de se atingir ou não a fadiga concêntrica.

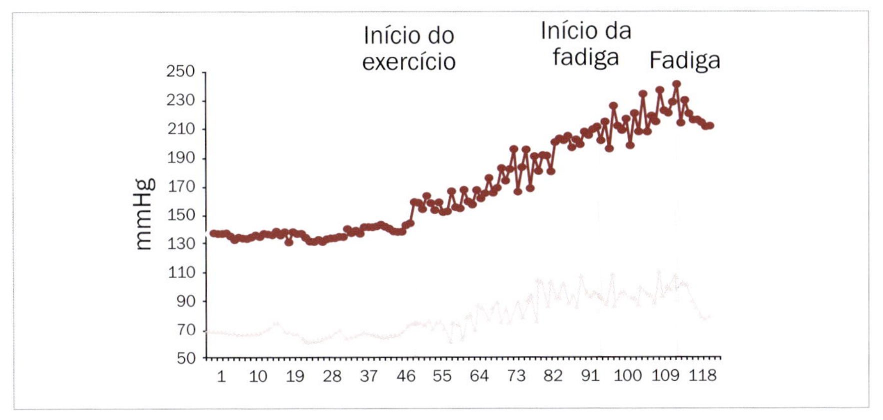

FIGURA 12.2 Pressões arteriais sistólica (círculos) e diastólica (triângulos) medidas na artéria radial durante uma série do exercício de extensão de pernas em 40% de uma repetição máxima (1 RM) executada até a exaustão.

Em relação à técnica de medida da pressão arterial, os estudos que verificaram os menores valores de pressão arterial mediram-na com a técnica auscultatória.[25,27] Isso é esperado, considerando que a medida auscultatória da pressão arterial no membro inativo durante o exercício resistido dinâmico subestima os valores intra-arteriais da pressão arterial sistólica em, aproximadamente, 13%, e a medida realizada imediatamente após a finalização do exercício subestima-os em mais de 30%.[24] Dessa forma, a técnica auscultatória não é válida para a medida da pressão arterial durante a execução do exercício resistido dinâmico e, por esse motivo, não deve ser utilizada para esse fim. Por outro lado, a técnica fotopletismográfica, com a medida da pressão arterial batimento a batimento realizada no dedo médio dos indivíduos por equipamentos, como o Finometer (Finapres Medical Systems, PRO, Holanda), pode ser utilizada para avaliar o aumento (diferença do valor no exercício com o valor de repouso pré-exercício) da pressão arterial sistólica durante o exercício resistido dinâmico, mas não para avaliar o valor absoluto.[28] Cabe ressaltar que a técnica intra-arterial é o padrão-ouro para essa medida, mas por ser invasiva tem utilização restrita à pesquisa científica.[29]

Quanto às características do exercício resistido dinâmico, para a mesma intensidade e o mesmo número de repetições, o exercício com maior área muscular contraída produz maior aumento da pressão arterial e da frequência cardíaca.[20-22] Quanto ao efeito da intensidade, para o mesmo número de repetições, quanto maior for a intensidade maior será o aumento dessas variáveis.[20] Contudo, se exercícios de diferentes intensidades forem realizados até a fadiga concêntrica, o mesmo valor máximo de pressão arterial será atingido.[23] Além disso, comparando-se exercícios de intensidades moderadas realizados até a fadiga (p.ex., exercícios de 10 ou 20 RM) ao exercício de 1 RM, a elevação da pressão arterial será menor no exercício de 1 RM.[3,33] Além dos aspectos anteriores, a execução da manobra de Valsalva durante a execução do exercício resistido dinâmico também aumenta a resposta da pressão arterial, sendo importante ressaltar, no entanto, que a execução dessa manobra é inevitável em exercícios com intensidade igual ou superior a 80% de 1 RM.[30]

Dessa forma, durante a execução, tanto dos exercícios resistidos isométricos quanto dos dinâmicos, a sobrecarga cardíaca aumenta, sobretudo pelo aumento da pressão arterial, o qual é mais expressivo com exercícios que envolvam maior massa muscular, maior intensidade e maior volume.

RESPOSTAS CARDIOVASCULARES PÓS-EXERCÍCIO RESISTIDO

Poucos estudos investigaram as respostas cardiovasculares após os exercícios resistidos isométricos. Considerando-se a resposta da pressão arterial, alguns estudos demonstram manutenção da pressão arterial clínica[31] e ambulatorial,[32,33] outros relataram aumento imediatamente após[34] e por até 30 minutos pós-exercício,[35] e outros ainda verificaram redução por 30 minutos[36] e nas primeiras 7 horas de monitoração ambulatorial pós-exercício.[34] É interessante ressaltar que as características dos exercícios não parecem ser responsáveis pelos resultados distintos, uma vez que a maior parte desses estudos adotou o mesmo protocolo de exercício (4 séries de contrações isométricas de *handgrip* por 2 minutos e com intensidades de 30% da CVM).[31,33-35] Em relação às respostas da frequência cardíaca, Teixeira et al.[35] e Taylor et al.[36] observaram a redução pós-exercício acompanhada de aumento da modulação parassimpática cardíaca e da sensibilidade barorreflexa, apesar das respostas diferentes em relação à pressão arterial.

Considerando-se o exercício resistido dinâmico, diversos estudos[37-53] têm demonstrado eficácia em promover a hipotensão pós-exercício, caracterizada pela redução da pressão arterial no período de recuperação pós-exercício em relação aos valores observados antes do exercício ou em um dia controle sem a realização do exercício.[54] Os mecanismos relacionados à redução da pressão arterial pós-exercício resistido dinâmico foram pouco estudados e os resultados são controversos. Em indivíduos jovens saudáveis, a redução parece estar relacionada à redução do débito cardíaco nos homens e da resistência vascular periférica nas mulheres.[39] Por outro lado, em homens de meia-idade, a redução da pressão arterial se deve à diminuição do débito cardíaco em alguns indivíduos e da resistência vascular periférica em outros[40] e, em idosos, a redução relaciona-se à diminuição do débito cardíaco.[41] É importante ressaltar, no entanto, que, independentemente da redução da resistência vascular periférica ou do débito cardíaco, a diminuição da pressão arterial após o exercício resistido dinâmico é acompanhada de diminuição do volume sistólico e aumento da frequência cardíaca, bem como do aumento do balanço simpatovagal cardíaco e redução da sensibilidade barorreflexa.[39-43,51] Essas respostas estão apresentadas na Figura 12.3.

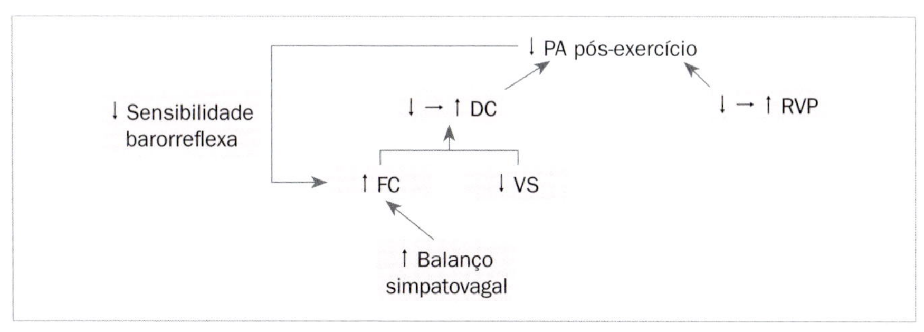

FIGURA 12.3 Respostas cardiovasculares após a execução de uma sessão de exercícios resistidos dinâmicos. PA: pressão arterial; DC: débito cardíaco; RVP: resistência vascular periférica; FC: frequência cardíaca; VS: volume sistólico. ↓: diminui; →: mantém; ↓: aumenta.

A hipotensão pós-exercício parece depender dos níveis basais da pressão arterial, sendo normalmente observada maior hipotensão em indivíduos com maiores valores de pressão arterial pré-exercício.[44,45,55] Nesse sentido, a hipotensão pós-exercícios resistidos dinâmicos é maior em hipertensos que em normotensos.[56,57] Diversos fatores podem afetar as características (magnitude e duração) da hipotensão pós-exercício resistido dinâmico. Em relação à intensidade do exercício, os resultados são controversos. Um estudo[58] comparando exercícios em 40 e 80% de 1 RM relatou maior redução da pressão arterial com o exercício de maior intensidade em homens treinados, enquanto outro estudo[42] comparando as mesmas intensidades relatou redução da pressão arterial sistólica semelhantes em ambas, mas diminuição da pressão arterial diastólica apenas na intensidade mais baixa. Quanto ao volume (número de séries e repetição), os exercícios resistidos dinâmicos com maior volume promovem maior efeito hipotensor agudo.[48,52,59] Figueiredo et al.[59] compararam a hipotensão pós-exercícios resistidos dinâmicos realizados com uma, três ou cinco séries. Os três volumes de exercícios promoveram redução das pressões arteriais sistólica e diastólica pós-exercício, mas a magnitude da redução foi maior após as cinco séries. Resultados semelhantes foram observados por Mediano et al.[48] e Brito et al.[52]

Alguns estudos investigaram a duração do efeito hipotensor pós-exercício resistido dinâmico em condições ambulatoriais. Em normotensos, as evidências sugerem que os exercícios resistidos dinâmicos não provocam redução da pressão arterial ambulatorial.[42,55,60,61] Com hipertensos, há poucos estudos e os resultados são controversos. Alguns estudos não demonstram redução da pressão arterial ambulatorial,[46,56] outros relatam redução somente no período de vigília[62] e outros somente no período de sono.[63]

Dessa forma, com o escasso conhecimento atual, o exercício resistido isométrico não parece promover, de forma consistente, a hipotensão pós-exercício. Por outro lado, uma única sessão de exercícios resistidos dinâmicos promove a hipotensão pós-exercício quando a pressão arterial clínica é considerada, mas o efeito sobre a pressão ambulatorial não é consistente. Para completar, nesse tipo de exercício, o maior efeito hipotensor parece depender, principalmente, do volume de exercício.

EFEITO DO TREINAMENTO RESISTIDO SOBRE O SISTEMA CARDIOVASCULAR

Com relação aos efeitos do treinamento resistido no sistema cardiovascular, antigamente, supunha-se que poderia prejudicar a função do sistema, aumentando, por exemplo, a pressão arterial. No entanto, a evolução das pesquisas nessa área demonstrou que não ocorria essa resposta.

Considerando-se o efeito do treinamento resistido isométrico, a maioria dos estudos demonstrou redução da pressão arterial clínica tanto em normotensos[64-67] quanto em hipertensos[68-71] e uma metanálise recente[7] sugeriu maior efeito hipotensor desse treinamento que do resistido dinâmico. Contudo, com relação à pressão arterial ambulatorial, poucos estudos foram conduzidos, tendo sido relatada redução em normotensos[72] e manutenção em hipertensos.[73,74] Cabe ressaltar, no entanto, que a maioria desses resultados foi obtida com o treinamento empregando o exercício de *handgrip*, de modo que a extrapolação desses achados para um treinamento resistido isométrico global ainda é prematura. Os mecanismos responsáveis pela redução da pressão arterial após o treinamento resistido isométrico foram pouco estudados e precisam ser esclarecidos. Entretanto, alguns estudos observaram que esse treinamento pode promover adaptações vasculares periféricas, como melhora da função endotelial[64,65,75] e da condutância vascular.[76] Outros estudos relataram efeitos sobre o sistema nervoso autônomo, com melhora da modulação autonômica cardíaca[70,71] e redução da modulação simpática vasomotora.[71]

Em relação ao treinamento resistido dinâmico, ele promove alterações estruturais e funcionais no sistema cardiovascular (Tabela 12.1). A principal adaptação estrutural é a hipertrofia cardíaca, caracterizada pelo aumento da espessura da parede cardíaca com manutenção dos diâmetros internos das cavidades cardíacas proporcionais à massa corporal, caracterizando a hipertrofia fisiológica concêntrica.[77] Cabe ressaltar que essa hipertrofia é acompanhada de aumento da força de contração, diferindo da hipertrofia concêntrica observada em condições patológicas, como na hipertensão arterial.[78] Considerando-se as adaptações funcionais, em sua metanálise, Cornelissen e Smart (2013)[7] concluíram que o treinamento resistido dinâmico reduz a pressão arterial de indivíduos normotensos e pré-hipertensos, porém não diminui a pressão arterial de hipertensos. No entanto, essa metanálise incluiu apenas quatro estudos bem delineados que haviam sido conduzidos com hipertensos,[25,79-81] de modo que os achados deveriam ser interpretados com cautela. De fato, existem outros estudos, que não fizeram parte da metanálise por não atenderem aos critérios de inclusão ou por terem sido realizados posteriormente, que também avaliaram o efeito hipotensor do treinamento resistido dinâmico em hipertensos[82-91] e parte desses estudos constatou redução da pressão arterial.[82-84,88,89,91] Desses estudos, todos os realizados com mulheres idosas em uso de medicação, observaram redução da pressão arterial,[82,83,88,89] o que sugere que o treinamento resistido dinâmico possui efeito hipotensor, pelo menos, nessa população específica de hipertensos. No entanto, mais estudos são necessários em populações com outras características. Outro aspecto importante e que precisa ser mais investigado refere-se ao efeito do treinamento resistido dinâmico na pressão arterial ambulatorial, que possui maior associação com lesões de órgão-alvo e mortalidade em comparação à pressão arterial clínica.[92] Os poucos estudos conduzidos até o momento não observaram nenhum efeito do treinamento resistido dinâmico na pressão ambulatorial de normotensos[93-95] nem de hipertensos.[79]

TABELA 12.1 Adaptações cardiovasculares ao treinamento resistido dinâmico

Estruturais	
Hipertrofia	↑ da parede
	→ volume da câmara interna proporcional à massa corporal
Funcionais em repouso	
Pressão arterial	→ ou ↓
Frequência cardíaca	→ ou ↓
Volume sistólico	→ proporcional à massa corporal
Débito cardíaco	→ proporcional à massa corporal
Função endotelial	↑ ou →
Rigidez arterial	↑ ou →
Modulação autonômica	→
Funcionais no exercício	
Resistido – mesma carga absoluta	↓
Resistido – mesma carga relativa	→ ou ↓ ou ↑
Aeróbico	→ ou ↓

↓: diminui, →: mantém; ↑: aumenta.

Em relação aos outros aspectos cardiovasculares, o treinamento resistido dinâmico parece não alterar a frequência cardíaca de repouso,[25,80,83,85,93] exceto quando se emprega um volume de treinamento muito elevado.[96] Essa resposta está de acordo com a ausência de modificação na modulação autonômica cardíaca após o treinamento resistido dinâmico.[93,97-99] Com relação ao volume sistólico, a hipertrofia cardíaca concêntrica decorrente do treinamento resistido dinâmico não modifica o volume sistólico de repouso quando é corrigido pela massa corporal.[93] Em consequência da não modificação da frequência cardíaca e do volume sistólico, o débito cardíaco de repouso não se modifica com esse treinamento.[77,80,93,96] Considerando-se a função vascular, uma metanálise[100] concluiu que o treinamento resistido dinâmico de alta intensidade aumenta a rigidez arterial, mas o treinamento de intensidade leve a moderada não tem o mesmo efeito. Por outro lado, outra metanálise[101] concluiu que o treinamento resistido dinâmico melhora a função endotelial.

O treinamento resistido dinâmico também pode modificar a resposta cardiovascular durante a execução do próprio exercício, mas os dados a esse respeito ainda são escassos. Alguns estudos avaliaram a resposta da pressão arterial durante o exercício resistido antes e após o período de treinamento resistido dinâmico e demonstraram que o aumento da pressão arterial durante o exercício de mesma carga absoluta foi menor após o treinamento,[22,26] porém para a mesma carga relativa os resultados foram conflitantes, com um estudo demonstrando maior aumento,[26] outro menor[102] e outro igual.[22]

Em relação ao efeito do treinamento resistido na resposta da pressão arterial durante o exercício aeróbio, um estudo[103] demonstrou menores valores de pressão arterial durante o exercício aeróbio submáximo, tanto para mesma carga absoluta (40 W) quanto relativa (50% do $VO_{2máx}$), após o treinamento resistido dinâmico. Entretanto, outro estudo[104] não verificou modificação nas respostas submáximas e máximas a um teste de esforço máximo após um treinamento resistido dinâmico. Cabe ressaltar que todos esses estudos[22,26,102-104] envolveram apenas indivíduos normotensos ou pré-hipertensos, de modo que estudos futuros devem avaliar essas respostas em indivíduos hipertensos.

Desta forma, embora o treinamento resistido isométrico pareça ter efeito hipotensor crônico, esse efeito precisa ser verificado com protocolos de treinamento mais globais (i. e. envolvam grupos musculares maiores). Com relação ao treinamento resistido dinâmico, ele parece reduzir a pressão arterial clínica, mas os efeitos sobre a pressão arterial ambulatorial e sobre a resposta da pressão arterial durante o exercício em hipertensos ainda precisam ser investigados.

TREINAMENTO RESISTIDO EM SITUAÇÕES ESPECIAIS: RISCOS *VERSUS* BENEFÍCIOS

Cardiopatias

Há cerca de 10 a 20 anos, o treinamento resistido, tanto dinâmico quanto isométrico, era contraindicado para cardiopatas. Entretanto, esses pacientes são normalmente idosos e, portanto, apresentam força, potência e resistência musculares reduzidas, além de diminuição da massa óssea.[1] Dessa forma, o treinamento resistido pode auxiliá-los na melhora desses fatores, contribuindo para a saúde geral e a qualidade de vida.[1,2] Além disso, algumas evidências demonstram efeitos benéficos do exercício resistido dinâmico no controle de alguns fatores de risco cardiovasculares, como a resistência à insulina, a dislipidemia e a obesidade,[1,2] de modo que esse treinamento pode contribuir para a prevenção primária e secundária das cardiopatias. Assim, atualmente, as instituições de saúde, como o Colégio Americano de Ciências do Esporte[2] e a Associação Americana de Cardiologia (AHA)[1] recomendam os exercícios resistidos dinâmicos, em complemento aos aeróbicos, para indivíduos com cardiopatias, como os coronariopatas. Entretanto, é importante analisar essa recomendação em relação aos riscos e benefícios.

Como visto anteriormente, o treinamento resistido dinâmico apresenta poucos efeitos devidamente comprovados sobre o sistema cardiovascular e não há evidências de efeitos sobre o fluxo sanguíneo coronariano e/ou sobre o limiar de isquemia de coronariopatas. Por esses motivos, esse tipo de treinamento não é recomendado como forma única de condicionamento em portadores de cardiopatias. Em relação aos riscos, os exercícios resistidos dinâmicos de baixa intensidade e que não atinjam a fadiga concêntrica promovem menor sobrecarga cardíaca e, por esse motivo, podem ser recomendados para cardiopatas. Por outro lado, os exercícios resistidos dinâmicos de alta intensidade e/ou que atinjam a fadiga concêntrica promovem aumento excessivo da frequência cardíaca e da pressão arterial, o que acarreta grande trabalho cardíaco. Entretanto, durante a execução desse tipo de exercício, como dito anteriormente, a pressão arterial diastólica também se eleva, facilitando a perfusão miocárdica e reduzindo, portanto, a chance de desenvolvimento de isquemia durante o exercício.[105] Todavia, imediatamente após a finalização desse tipo de exercício, ocorre aumento abrupto do fluxo sanguíneo muscular, em virtude da hiperemia reativa, e essa vasodilatação muscular reduz o retorno venoso, promovendo queda do débito cardíaco e, consequentemente, drástica redução das pressões arteriais sistólica e diastólica, o que pode diminuir a perfusão coronariana, aumentando o risco de isquemias cardíacas pós-exercício.[2] Dessa forma, os exercícios resistidos de alta intensidade e/ou executados até a fadiga concêntrica não são indicados para a população portadora de cardiopatias. Assim, o Colégio Americano de Medicina do Esporte e a Associação Americana do Coração[1,2] recomendam que, para portadores de cardiopatias, os exercícios resistidos dinâmicos sejam executados pela seguinte prescrição: duas a três sessões por semana, sessões com oito a dez exercícios, executados em uma a três séries de dez a quinze repetições até a fadiga moderada, em intensidade baixa de, aproximadamente, 50% de 1 RM e pausas longas. Esses exercícios podem ser feitos em circuito, utilizando-se pesos, equipamentos, elásticos e aparelhos específicos para essa finalidade (Tabela 12.2).

Hipertensão

As diretrizes nacionais e internacionais de hipertensão[106,107] também recomendam que os indivíduos hipertensos realizem exercícios resistidos dinâmicos como complemento aos aeróbicos, em virtude dos inegáveis benefícios musculoesqueléticos e metabólicos. Entretanto, como dito anteriormente, não existem evidências consistentes de que esse tipo de treinamento auxilie no controle da hipertensão arterial, visto que uma metanálise recente não evidenciou redução da pressão arterial clínica na população hipertensa[7] e os estudos com a pressão arterial ambulatorial não revelaram diminuição.[79]

Quanto aos exercícios resistidos isométricos, de modo geral, não são recomendados para os hipertensos em razão do grande aumento da pressão arterial durante a execução, sem demonstração de efeito hipotensor crônico com treinamentos globais. Em relação aos riscos dos exercícios resistidos na hipertensão, residem na elevação exacerbada da pressão arterial que pode ocorrer durante a sua realização (Figura 12.4B). Um pico de pressão arterial muito elevado e abrupto pode provocar o rompimento de aneurismas preexistentes, como os aneurismas cerebrais, causando o acidente vascular encefálico; cabendo ressaltar que esse risco é especialmente importante nos hipertensos

TABELA 12.2 Prescrição de treinamento resistido dinâmico para portadores de doenças cardiovasculares

Recomendação
2 a 3 vezes por semana
8 a 10 exercícios resistidos dinâmicos, preferencialmente pequena massa muscular (unilaterais)
1 a 3 séries
10 a 15 repetições até a fadiga moderada (diminuição da velocidade de movimento)
Pausas passivas longas entre as séries e os exercícios (90 a 120 segundos)
Evitar apneia e manobra de Valsalva

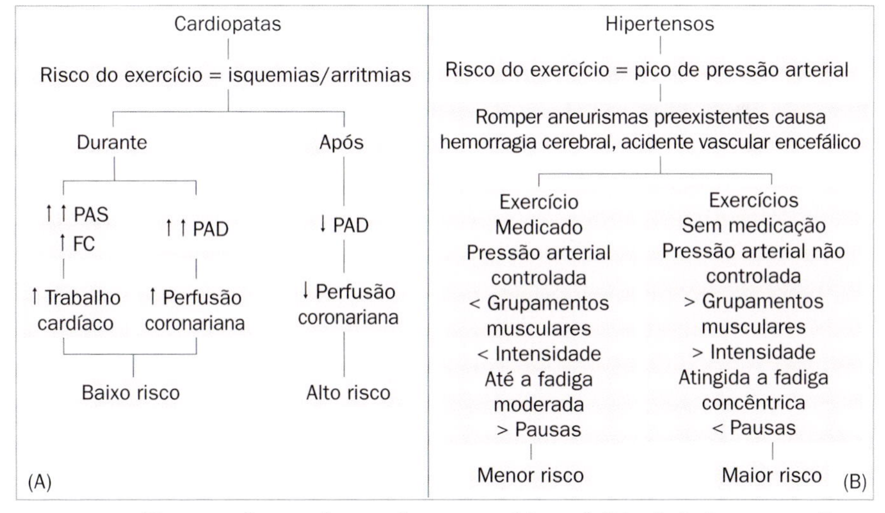

FIGURA 12.4 Risco cardiovascular agudo no exercício resistido dinâmico em cardiopatas (A) e hipertensos (B). ↑: aumenta; ↓: diminui; >: maior; <: menor ; PAS: pressão arterial sistólica; PAD: pressão arterial diastólica; FC: frequência cardíaca.

em razão da maior prevalência de aneurismas cerebrais nessa população.[108] Nesse sentido, é importante controlar as variáveis da sessão de treinamento resistido dinâmico visando a minimizar o aumento de pressão arterial durante a realização do exercício para hipertensos.

Os medicamentos anti-hipertensivos reduzem os valores de pressão arterial atingidos durante o exercício resistido dinâmico,[109,110] o que sugere que os hipertensos estejam mais protegidos durante os exercícios se estiverem medicados. Recomenda-se que os níveis de pressão arterial sistólica/diastólica pré-exercício estejam até, no máximo, 160 × 105 mmHg para se iniciar a sessão de treinamento resistido dinâmico com hipertensos.[2,106,107] Além disso, como visto anteriormente, o aumento da pressão arterial durante a realização dos exercícios resistidos dinâmicos pode ser minimizado utilizando-se exercícios com o envolvimento de menor massa muscular (p. ex., exercícios unilaterais em vez de bilaterais) e com menor intensidade.

Para completar, como o aumento da pressão arterial se faz de forma progressiva ao longo da série, com os maiores valores sendo atingidos próximo à fadiga concêntrica, uma forma de minimizar o aumento é interromper o exercício na fadiga moderada (i.e., na repetição em que há redução da velocidade do movimento), o que diminui o pico de pressão arterial atingido no exercício. Para completar, é importante relatar que, em hipertensos, as pausas muito curtas entre as séries (p. ex., 45 s) não permitem uma recuperação completa da pressão arterial durante o intervalo, fazendo com que essa pressão aumente mais na série subsequente, enquanto intervalos maiores (p. ex., 90 s) permitem a recuperação total.[23,109] Assim, para minimizar o aumento da pressão arterial nos exercícios resistidos dinâmicos, é mais interessante um maior intervalo passivo.

Dessa forma, a recomendação do treinamento resistido dinâmico para hipertensos é realizá-lo de duas a três vezes por semana, de oito a dez exercícios para os principais grupamentos musculares, dando prioridade para a execução de exercícios de forma unilateral. Devem-se realizar de uma a três séries, de dez a quinze repetições até a fadiga moderada (intensidade leve – cerca de 50% de 1 RM), mantendo-se intervalos passivos longos (90 a 120 s) entre as séries e os exercícios[1,107] (Figura 12.4).

CONSIDERAÇÕES FINAIS

Diante do exposto, torna-se claro que os exercícios resistidos isométricos e dinâmicos possuem efeitos distintos, mas nenhum dos dois apresenta cronicamente benefícios expressivos e comprovados sobre a função cardiovascular, embora tenham efeitos extremamente benéficos para a função musculoesquelética. Assim, qualquer programa de condicionamento físico visando à melhora da saúde geral e da condição física para indivíduos saudáveis deve incluir exercícios aeróbicos e resistidos. Entretanto, em populações especiais, como cardiopatas e hipertensos, os exercícios resistidos também devem ser empregados, porém sempre em complemento ao treinamento aeróbico, e realizados conforme recomendações específicas para essas populações.

REFERÊNCIAS BIBLIOGRÁFICAS

1. Williams MA, Haskell WL, Ades PA, Amsterdam EA, Bittner V, Franklin BA, et al.; American Heart Association Council on Clinical Cardiology; American HeartAssociation Council on Nutrition, Physical Activity, and Metabolism. Resistance exercise in individuals with and without cardiovascular disease: 2007 update: A scientific statement from the American Heart Association Council on Clinical Cardiology and Council on Nutrition, Physical Activity, and Metabolism. Circulation. 2007;116(2):572-84.
2. American College of Sports Medicine. ACSM's guidelines for exercise testing and prescriptionin. ACSM's guidelines for exercise testing and prescription. Lippincott Williams & Wilkins; 2014.
3. Fleck SJ, Kraemer WJ. Types of Strenght Training. In: Kraemer WJ, Fleck SJ, editors. Designing Resistance Training Programs. Human Kinetcs; 2014.
4. American College of Sports Medicine. American College of Sports Medicine position stand. Progression models in resistance training for healthy adults. Med Sci Sport Exerc. 2009;41(3):687-708.
5. Tofler GH, Muller JE. Triggering of acute cardiovascular disease and potential preventive strategies. Circulation. 2006;114(7):1863-72.
6. Luttrell MJ, Halliwill JR. Recovery from exercise: vulnerable state, window of opportunity, or crystal ball? Front Physiol. 2015;6:204.
7. Cornelissen VA, Smart NA. Exercise training for blood pressure: a systematic review and meta-analysis. J Am Heart Assoc. 2013;2(1):e004473.
8. Williamson JW, Olesen HL, Pott F, Mitchell JH, Secher NH. Central command increases cardiac output during static exercise in humans. Acta Physiol Scand. 1996;156(4):429-34.
9. Nobrega ACL, O'Leary D, Silva BM, Marongiu E, Piepoli MF, Crisafulli A. Neural regulation of cardiovascular response to exercise: Role of central command and peripheral afferents. Biomed Res Int. 2014:2014:478965.
10. Asmussen E. Similarities and dissimilarities between static and dynamic exercise. Circ Res. 1981;48(6 Pt 2):3-10.
11. Rowell LB, O'Leary DS. Reflex control of the circulation during exercise: chemoreflexes and mechanoreflexes. J Appl Physiol (1985). 1990;69(2):407-18.
12. Greaney JL, Wenner MM, Farquhar WB. Exaggerated increases in blood pressure during isometric muscle contraction in hypertension: Role for purinergic receptors. Auton Neurosci. 2015;188:51-7.
13. Friedman DB, Peel C, Mitchell JH. Cardiovascular responses to voluntary and nonvoluntary static exercise in humans. J Appl Physiol (1985). 1992;73(5):1982-5.
14. Seals DR. Influence of active muscle size on sympathetic nerve discharge during isometric contractions in humans. J Appl Physiol (1985). 1993;75(3):1426-31.
15. Seals DR, Washburn RA, Hanson PG, Painter PL, Nagle FJ. Increased cardiovascular response to static contraction of large muscle groups. J Appl Physiol Respir Environ Exerc Physiol. 1983;54(2):434-7.
16. Perez-Gonzales JE. Factors determining the blood pressure responses to isometric exercise. Circ Res. 1981;48(6 Pt 2):I76-86.
17. Palatini P. Exercise haemodynamics in the normotensive and the hypertensive subject. Clin Sci (Lond). 1994;87(3):275-87.
18. Montain SJ, Jilka SM, Ehsani AA, Hagberg JM. Altered hemodynamics during exercise in older essential hypertensive subjects. Hypertension. 1988;12(5):479-84.
19. MacDougall JD, Tuxen D, Sale DG, Moroz JR, Sutton JR. Arterial blood pressure response to heavy resistance exercise. J Appl Physiol (1985). 1985;58(3):785-90.

20. Haslam DRS, et al. Direct measurements of arterial blood pressure during formal weightlifting in cardiac patients. J Cardiopulm Rehabil. 1988;8:213-25.
21. McCartney N. Acute responses to resistance training and safety. Med Sci Sports Exerc. 1999;31(1):31-7.
22. Mccartney N, McKelvie RS, Martin J, Sale DG, MacDougall JD. Weight-training-induced attenuation of the circulatory response of older males to weight lifting. J Appl Physiol (1985). 1993;74(3):1056-60.
23. de Souza Nery S, Gomides RS, da Silva GV, de Moraes Forjaz CL, Mion D Jr, Tinucci T. Intra-arterial blood pressure response in hypertensive subjects during low and high-intensity resistance exercise. Clinics (Sao Paulo). 2010;65(3):271-7.
24. Wiecek EM, McCartney N, McKelvie RS. Comparison of direct and indirect measures of systemic arterial pressure during weightlifting in coronary artery disease. Am J Cardiol. 1990;66(15):1065-9.
25. Harris KA, Holly RG. Physiological response to circuit weight training in borderline hypertensive subjects. Med Sci Sport Exerc. 1987;19(3):246-52.
26. Sale DG, Moroz DE, McKelvie RS, MacDougall JD, McCartney N. Effect of training on the blood pressure response to weight lifting. Can J Appl Physiol. 1994;19(1):60-74.
27. Wescott W, Howes B. Blood pressure response during weight training exercise. Nat Strengh Cond Assoc J. 1983;5:67-71.
28. Gomides RS, Dias RM, Souza DR, Costa LA, Ortega KC, Mion D Jr, et al. Finger blood pressure during leg resistance exercise. Int J Sports Med. 2010;31(8):590-5.
29. Lightfoot JT. Can blood pressure be measured during exercise? a review. Sport Med. 1991;12(5):290-301.
30. MacDougall JD, McKelvie RS, Moroz DE, Sale DG, McCartney N, Buick F. Factors affecting blood pressure during heavy weight lifting and static contractions. J Appl Physiol (1985). 1992;73(4):1590-7.
31. Olher Rdos R, Bocalini DS, Bacurau RF, Rodriguez D, Figueira A Jr, Pontes FL Jr, et al. Isometric handgrip does not elicit cardiovascular overload or post-exercise hypotension in hypertensive older women. Clin Interv Aging. 2013;8:649-55.
32. Goessler K, Buys R, Cornelissen VA. Low-intensity isometric handgrip exercise has no transient effect on blood pressure in patients with coronary artery disease. J Am Soc Hypertens. 2016;10(8):633-9.
33. McGowan CL, Levy AS, Millar PJ, Guzman JC, Morillo CA, McCartney N, et al. Acute vascular responses to isometric handgrip exercise and effects of training in persons medicated for hypertension. Am J Physiol Hear Circ Physiol. 2006;291(4):H1797-802.
34. van Assche T, Buys R, de Jaeger M, Coeckelberghs E, Cornelissen VA. One single bout of low-intensity isometric handgrip exercise reduces blood pressure in healthy pre- and hypertensive individuals. J Sports Med Phys Fitness. 2017;57(4):469-75.
35. Teixeira AL, Ritti-Dias R, Antonino D, Bottaro M, Millar PJ, Vianna LC. Sex differences in cardiac baroreflex sensitivity following isometric handgrip exercise. Med Sci Sport Exerc. 2017 Nov 13. doi: 10.1249/MSS.0000000000001487. [Epub ahead of print].
36. Taylor KA, Wiles JD, Coleman DD, Sharma R, O'driscoll JM. Continuous cardiac autonomic and hemodynamic responses to isometric exercise. Med Sci Sports Exerc. 2017;49(8):1511-9.
37. Bentes CM, Costa PB, Corrêa Neto VG, Simão R, Paz GA, Maia MF, et al. Hypotensive responses of reciprocal supersets versus traditional resistance training in apparently healthy men. Int J Exerc Sci. 2017;10(3):434-45.
38. Mota MR, Oliveira RJ, Terra DF, Pardono E, Dutra MT, de Almeida JA, Silva FM. Acute and chronic effects of resistance exercise on blood pressure in elderly women and the possible influence of ACE I/D polymorphism. Int J Gen Med. 2013;6:581-7.
39. Queiroz AC, Rezk CC, Teixeira L, Tinucci T, Mion D, Forjaz CL. Gender influence on post-resistance exercise hypotension and hemodynamics. Int J Sports Med. 2013;34(11):939-44.
40. Queiroz ACC, et al. Hipotensão pós-exercício resistido entre homens jovens e de meia idade. Rev Soc Cardiol Estado São Paulo. 2014;24:9-15.
41. Queiroz AC, Kanegusuku H, Chehuen MR, Costa LA, Wallerstein LF, Dias da Silva VJ, et al. Cardiac work remains high after strength exercise in elderly. Int J Sports Med. 2013;34(5):391-7.
42. Rezk CC, Marrache RC, Tinucci T, Mion D Jr, Forjaz CL. Post-resistance exercise hypotension, hemodynamics, and heart rate variability: Influence of exercise intensity. Eur J Appl Physiol. 2006;98(1):105-12.

43. Teixeira L, Ritti-Dias RM, Tinucci T, Mion Júnior D, Forjaz CL. Post-concurrent exercise hemodynamics and cardiac autonomic modulation. Eur J Appl Physiol. 2011;111(9):2069-78.
44. Atkinson G, Cable NT, George K. The relationship between baseline blood pressure and magnitude of postexercise hypotension. J Hypertens. 2005;23(6):1271-2.
45. Taylor CE, Jones H, Zaregarizi M, Cable NT, George KP, Atkinson G. Blood pressure status and post-exercise hypotension: an example of a spurious correlation in hypertension research? J Hum Hypertens. 2010;24(9):585-92.
46. Hardy DO, Tucker LA. The effects of a single bout of strength training on ambulatory blood pressure levels in 24 mildly hypertensive men. Am J Health Promot. 1998;13(2):69-72.
47. Oliveira MM, et al. Efeito hipotensivo de exercícios resistidos realizados em diferentes intensidades em idosos. Rev Bras Cardiol. 2011;24:354-61.
48. Mediano MFF, et al. Subacute behavior of the blood pressure after power training in controlled hypertensive individuals. Rev Bras Med Esporte. 2005;11:337-40.
49. Moraes MR, Bacurau RF, Ramalho JD, Reis FC, Casarini DE, Chagas JR, et al. Increase in kinins on post-exercise hypotension in normotensive and hypertensive volunteers. Biol Chem. 2007;388(5):533-40.
50. Cucato GG, Ritti-Dias RM, Wolosker N, Santarem JM, Jacob Filho W, Forjaz CL. Post-resistance exercise hypotension in patients with intermittent claudication. Clinics (Sao Paulo). 2011;66(2):221-6.
51. Queiroz ACC, Sousa JC Jr, Silva ND Jr, Tobaldini E, Ortega KC, de Oliveira EM, et al. Captopril does not potentiate post-exercise hypotension: a randomized crossover study. Int J Sports Med. 2017;38(4):270-7.
52. Brito A de F, de Oliveira CV, Brasileiro-Santos Mdo S, Santos Ada C. Resistance exercise with different volumes: Blood pressure response and forearm blood flow in the hypertensive elderly. Clin Interv Aging. 2014;9:2151-8.
53. de Freitas Brito A, Brasileiro-Santos Mdo S, Coutinho de Oliveira CV, Sarmento da Nóbrega TK, Lúcia de Moraes Forjaz C, da Cruz Santos A. High-intensity resistance exercise promotes postexercise hypotension greater than moderate intensity and affects cardiac autonomic responses in women who are hypertensive. J Strength Cond Res. 2015;29(12):3486-93.
54. Kenney MJ, Seals DR. Postexercise hypotension: key features, mechanisms, and clinical significance. Hypertension. 1993;22(5):653-64.
55. Queiroz AC, Gagliardi JF, Forjaz CL, Rezk CC. Clinic and ambulatory blood pressure responses after resistance exercise. J Strentgh Cond Res. 2009;23(2):571-8.
56. Queiroz ACC, Sousa JC, Cavalli AA, Silva ND Jr, Costa LA, Tobaldini E, et al. Post-resistance exercise hemodynamic and autonomic responses: Comparison between normotensive and hypertensive men. Scand J Med Sci Sport. 2015;25(4):486-94.
57. Forjaz CL, Tinucci T, Ortega KC, Santaella DF, Mion D Jr, Negrão CE. Factors affecting post-exercise hypotension in normotensive and hypertensive humans. Blood Press Monit. 2000;5(5-6):255-62.
58. Duncan MJ, Birch SL, Oxford SW. The effect of exercise intensity on postresistance exercise hypotension in trained men. J Strength Cond Res. 2014;28(6):1706-13.
59. Figueiredo T, Willardson JM, Miranda H, Bentes CM, Reis VM, Simão R. Influence of number of sets on blood pressure and heart rate variability after a strength training session. J Strength Cond Res. 2015;29(10):2941-8.
60. Roltsch MK, Mendez T, Wilund KR, Hagberg JM. Acute resistive exercise does not affect ambulatory blood pressure in young men and women. Med Sci Sports Exerc. 2001;33(6):881-6.
61. Tibana RA, de Sousa NM, da Cunha Nascimento D, Pereira GB, Thomas SG, Balsamo S, et al. Correlation between acute and chronic 24-hour blood pressure response to resistance training in adult women. Int J Sports Med. 2015;36(1):82-9.
62. Melo CM, Alencar Filho AC, Tinucci T, Mion D Jr, Forjaz CL. Postexercise hypotension induced by low-intensity resistance exercise in hypertensive women receiving captopril. Blood Press Monit. 2006;11(4):183-9.
63. Prista A, Macucule CF, Queiroz AC, Silva ND Jr, Cardoso CG Jr, Tinucci T, et al. A bout of resistance exercise following the 2007 AHA guidelines decreases asleep blood pressure in mozambican men. J Strength Cond Res. 2013;27(3):786-92.

64. Badrov MB, Bartol CL, DiBartolomeo MA, Millar PJ, McNevin NH, McGowan CL. Effects of isometric handgrip training dose on resting blood pressure and resistance vessel endothelial function in normotensive women. Eur J Appl Physiol. 2013;113(8):2091-100.
65. Badrov MB, Freeman SR, Zokvic MA, Millar PJ, McGowan CL. Isometric exercise training lowers resting blood pressure and improves local brachial artery flow-mediated dilation equally in men and women. Eur J Appl Physiol. 2016;116(7):1289-96.
66. Garg R, Malhotra V, Kumar A, Dhar U, Tripathi Y. Effect of isometric handgrip exercise training on resting blood pressure in normal healthy adults. J Clin Diagn Res. 2014;8(9):BC08-10.
67. Wiles JD, Coleman DA, Swaine IL. The effects of performing isometric training at two exercise intensities in healthy young males. Eur J Appl Physiol. 2010;108(3):419-28.
68. Badrov MB, Horton S, Millar PJ, McGowan CL. Cardiovascular stress reactivity tasks successfully predict the hypotensive response of isometric handgrip training in hypertensives. Psychophysiology. 2013;50(4):407-14.
69. Carlson DJ, Inder J, Palanisamy SK, McFarlane JR, Dieberg G, Smart NA. The efficacy of isometric resistance training utilizing handgrip exercise for blood pressure management: A randomized trial. Medicine (Baltimore). 2016;95(52):e5791.
70. Millar PJ, Levy AS, McGowan CL, McCartney N, MacDonald MJ. Isometric handgrip training lowers blood pressure and increases heart rate complexity in medicated hypertensive patients. Scand J Med Sci Sport. 2013;23(5):620-6.
71. Taylor AC, McCartney N, Kamath MV, Wiley RL. Isometric training lowers resting blood pressure and modulates autonomic control. Med Sci Sports Exerc. 2003;35(2):251-6.
72. Somani Y, Baross A, Levy P, Zinszer K, Milne K, Swaine I, et al. Reductions in ambulatory blood pressure in young normotensive men and women after isometric resistance training and its relationship with cardiovascular reactivity. Blood Press Monit. 2017;22(1):1-7.
73. Pagonas N, Vlatsas S, Bauer F, Seibert FS, Zidek W, Babel N, et al. Aerobic versus isometric handgrip exercise in hypertension: a randomized controlled trial. J Hypertens. 2017;35(11):2199-206.
74. Stiller-Moldovan C, Kenno K, McGowan CL. Effects of isometric handgrip training on blood pressure (resting and 24 h ambulatory) and heart rate variability in medicated hypertensive patients. Blood Press Monit. 2012;17(2):55-61.
75. McGowan CL, Visocchi A, Faulkner M, Verduyn R, Rakobowchuk M, Levy AS, et al. Isometric handgrip training improves local flow-mediated dilation in medicated hypertensives. Eur J Appl Physiol. 2007;99(3):227-34.
76. Baross AW, Wiles JD, Swaine IL. Effects of the intensity of leg isometric training on the vasculature of trained and untrained limbs and resting blood pressure in middle-aged men. Int J Vasc Med. 2012;2012:964697.
77. Longhurst JC, Kelly AR, Gonyea WJ, Mitchell JH. Echocardiographic left ventricular masses in distance runners and weight lifters. J Appl Physiol Respir Environ Exerc Physiol. 1980;48(1):154-62.
78. Ganau A, Devereux RB, Roman MJ, de Simone G, Pickering TG, Saba PS, et al. Patterns of left ventricular hypertrophy and geometric remodeling in essential hypertension. J Am Coll Cardiol. 1992;19(7):1550-8.
79. Blumenthal JA, Siegel WC, Appelbaum M. Failure of exercise to reduce blood pressure in patients with mild hypertension: Results of a randomized controlled trial. JAMA. 1991;266(15):2098-104.
80. Cononie CC, Graves JE, Pollock ML, Phillips MI, Sumners C, Hagberg JM. Effect of exercise training on blood pressure in 70- to 79-yr-old men and women. Med Sci Sport Exerc. 1991;23(4):505-11.
81. Stensvold D, Tjønna AE, Skaug EA, Aspenes S, Stølen T, Wisløff U, et al. Strength training versus aerobic interval training to modify risk factors of metabolic syndrome. J Appl Physiol (1985). 2010;108(4):804-10.
82. Mota MR, de Oliveria RJ, Dutra MT, Pardono E, Terra DF, Lima RM, et al. Acute and chronic effects of resistive exercise on blood pressure in hypertensive elderly women. J Strength Cond Res. 2013;27(12):3475-80.

83. Terra DF, Mota MR, Rabelo HT, Bezerra LM, Lima RM, Ribeiro AG, et al. Redução da pressão arterial e do duplo produto de repouso após treinamento resistido em idosas hipertensas. Arq Bras Cardiol. 2008;91(5):299-305.
84. Park YH, Song M, Cho BL, Lim JY, Song W, Kim SH. The effects of an integrated health education and exercise program in community-dwelling older adults with hypertension: a randomized controlled trial. Patient Educ Couns. 2011;82(1):133-7.
85. Hu M, Finni T, Zou L, Perhonen M, Sedliak M, Alen M, et al. Effects of strength training on work capacity and parasympathetic heart rate modulation during exercise in physically inactive men. Int J Sports Med. 2009;30(10):719-24.
86. Locks RR, Costa TC, Koppe S, Yamaguti AM, Garcia MC, Gomes AR. Effects of strength and flexibility training on functional performance of healthy older people. Rev Bras Fisioter. 2012;16(3):184-90.
87. Shim K, Kim J. The effect of resistance exercise on fitness, blood pressure, and blood lipid of hypertensive middle-aged men. J Exerc Rehabil. 2017;13(1):95-100.
88. Dantas FF, Brasileiro-Santos Mdo S, Batista RM, do Nascimento LS, Castellano LR, Ritti-Dias RM, et al. Effect of strength training on oxidative stress and the correlation of the same with forearm vasodilatation and blood pressure of hypertensive elderly women: A randomized clinical trial. PLoS One. 2016;11(8):e0161178.
89. Tomeleri CM, Marcori AJ, Ribeiro AS, Gerage AM, Padilha CS, Schiavoni D, et al. Chronic blood pressure reductions and increments in plasma nitric oxide bioavailability. Int J Sports Med. 2017;38(4):290-9.
90. Cardoso GA, Silva AS, de Souza AA, Dos Santos MA, da Silva RS, de Lacerda LM, et al. Influence of resistance training on blood pressure in patients with metabolic syndrome and menopause. J Hum Kinet. 2014;43:87-95.
91. Abdelaal AAM, Mohamad MA. Obesity indices and haemodynamic response to exercise in obese diabetic hypertensive patients: Randomized controlled trial. Obes Res Clin Pract. 9 2015;9(5):475-86.
92. Dolan E, Stanton A, Thijs L, Hinedi K, Atkins N, McClory S, et al. Superiority of ambulatory over clinic blood pressure measurement in predicting mortality: The Dublin outcome study. Hypertension. 2005;46(1):156-61.
93. Kanegusuku H, Queiroz AC, Silva VJ, de Mello MT, Ugrinowitsch C, Forjaz CL. High-intensity progressive resistance training increases strength with no change in cardiovascular function and autonomic neural regulation in older adults. J Aging Phys. Act. 2015;23(3):339-45.
94. Van Hoof R, Macor F, Lijnen P, Staessen J, Thijs L, Vanhees L, et al. Effect of strength training on blood pressure measured in various conditions in sedentary men. Int J Sports Med. 1996;17(6):415-22.
95. Yu CC, McManus AM, So HK, Chook P, Au CT, Li AM, et al. Effects of resistance training on cardiovascular health in non-obese active adolescents. World J Clin Pediatr. 2016;5(3):293-300.
96. Fisman EZ, Embon P, Pines A, Tenenbaum A, Drory Y, Shapira I, Motro M. Comparison of left ventricular function using isometric exercise Doppler echocardiography in competitive runners and weightlifters versus sedentary individuals. Am J Cardiol. 1997;79(3):355-9.
97. Gerage A, Forjaz CL, Nascimento MA, Januário RS, Polito MD, Cyrino ES. Cardiovascular adaptations to resistance training in elderly postmenopausal women. Int J Sports Med. 2013;34(9):806-13.
98. Collier SR, Kanaley JA, Carhart R Jr, Frechette V, Tobin MM, Bennett N, et al. Cardiac autonomic function and baroreflex changes following 4 weeks of resistance versus aerobic training in individuals with pre-hypertension. Acta Physiol (Oxf). 2009;195(3):339-48.
99. Trevizani GA, Seixas MB, Benchimol-Barbosa PR, Vianna JM, Pinto da Silva L, Nadal J. Effect of resistance training on blood pressure and autonomic responses in treated hypertensives. J Strength Cond Res. 2017 Jul 17. doi:10.1519/JSC.0000000000001995.
100. Miyachi M. Effects of resistance training on arterial stiffness: a meta-analysis. Br J Sports Med. 2013;47(6):393-6.
101. Ashor AW, Lara J, Siervo M, Celis-Morales C, Oggioni C, Jakovljevic DG, et al. Exercise modalities and endothelial function: a systematic review and dose–response meta-analysis of randomized controlled trials. Sport Med. 2015;45(2):279-96.

102. Fleck SJ, Dean LS. Resistance-training experience and the pressor response during resistance exercise. J Appl Physiol (1985). 1987;63(1):116-20.
103. Lovell DI, Cuneo R, Gass GC. Resistance training reduces the blood pressure response of older men during submaximum aerobic exercise. Blood Press Monit. 2009;14(4):137-44.
104. Kanegusuku H, Queiroz AC, Chehuen MR, Costa LA, Wallerstein LF, Mello MT, et al. Strength and power training did not modify cardiovascular responses to aerobic exercise in elderly subjects. Braz J Med Biol Res. 2011;44(9):864-70.
105. DeBusk RF, Valdez R, Houston N, Haskell W. Cardiovascular responses to dynamic and static effort soon after myocardial infarction. Application to occupational work assessment. Circulation. 1978;58(2):368-75.
106. Mancia G, Fagard R, Narkiewicz K, Redón J, Zanchetti A, Böhm M, et al.; Task Force Members 2013 ESH/ESC guidelines for the management of arterial hypertension: The Task Force for the management of arterial hypertension of the European Society of Hypertension (ESH) and of the European Society of Cardiology (ESC). Eur Heart J. 2013;31(7):1281-357.
107. Malachias M, Souza WKSB, Plavnik FL, Rodrigues CIS, Brandão AA, Neves MFT, et al. 7a Diretriz Brasileira de Hipertensão Arterial. Arq Bras Cardiol. 2016;107(1):1-83.
108. Anderson C, Ni Mhurchu C, Scott D, Bennett D, Jamrozik K, Hankey G; Australasian Cooperative Research on Subarachnoid Hemorrhage Study Group. Triggers of subarachnoid hemorrhage: Role of physical exertion, smoking, and alcohol in the Australasian Cooperative Research on Subarachnoid Hemorrhage Study (ACROSS). Stroke. 2003;34(7):1771-6.
109. Gomides RS, Costa LA, Souza DR, Queiroz AC, Fernandes JR, Ortega KC, et al. Atenolol blunts blood pressure increase during dynamic resistance exercise in hypertensives. Br J Clin Pharmacol. 2010;70(5):664-73.
110. Souza DR, Gomides RS, Costa LA, Queiroz AC, Barros S, Ortega KC, et al. Amlodipine reduces blood pressure during dynamic resistance exercise in hypertensive patients. Scand J Med Sci Sport. 2015;25(1):53-60.

Seção 2

Exercício físico nos fatores de risco cardiovascular

13

Sistema imune e exercício físico

Tania Cristina Pithon-Curi
Adriana Cristina Levada-Pires
Rui Curi

INTRODUÇÃO

Os leucócitos são as células brancas do sangue que, ao contrário dos eritrócitos, realizam suas funções predominantemente nos tecidos e apresentam função central nas respostas imune e inflamatória. Compreendem um grupo heterogêneo de células que circulam no sangue e na linfa e chegam aos órgãos linfoides e aos tecidos.

Os granulócitos polimorfonucleares compreendem os neutrófilos, os eosinófilos e os basófilos, e constituem a maior parte dos leucócitos circulantes. Os agranulócitos, por sua vez, são os monócitos, linfócitos T, B e as células *natural killer* (NK).[1] Os leucócitos exercem função particular na resposta imune, que pode ser modulada por situações que induzam estresse ao organismo, entre as quais podem ser citado o exercício físico. O exercício físico modula a função de leucócitos de acordo com a frequência, a intensidade e a duração em que é realizado. O exercício físico regular e moderado reduz a incidência de infecções.[2,3] No entanto, atletas que realizam treinamento intenso e que participam de competições são três vezes mais suscetíveis a doenças infecciosas, principalmente às que acometem o trato respiratório superior em relação à população em geral.[4] Tal fato pode estar relacionado às alterações na função de leucócitos.[3]

CARACTERÍSTICAS E FUNÇÕES DOS LEUCÓCITOS

Neutrófilos

Os neutrófilos originam-se de células primordiais pluripotenciais da medula óssea e constituem aproximadamente 60 a 70% do total dos leucócitos circulantes. Essas células são consideradas a primeira linha de defesa do organismo pela habilidade de migrar para o local da infecção, em que fagocitam e matam os agentes invasores. Além disso, possuem função importante no início e na sustentação do processo inflamatório.

Quando liberados da medula óssea, os neutrófilos permanecem por curto período na circulação (8 a 20 horas) e nos tecidos (1 a 4 dias). O aumento da ocorrência de morte celular leva à diminuição do número de neutrófilos na circulação (neutropenia) e ao maior risco de infecção por fungos ou bactérias. Por outro lado, a redução da morte aumenta o número de neutrófilos circulantes (neutrofilia), o que ocorre na infecção bacteriana, leucemia mieloide e infarto agudo do miocárdio.[5]

A resposta neutrofílica à lesão envolve aderência às células endoteliais (marginação), migração das células aderentes para o exterior do vaso (diapedese), deslocamento para o sítio extravascular (quimiotaxia), acúmulo no tecido inflamado, fagocitose, produção de espécies reativas de oxigênio (ERO) e degranulação.[6]

Os neutrófilos presentes na circulação são atraídos quimiotaxicamente para o local da inflamação por células secretoras de fatores quimiotáticos (mastócitos e basófilos), bactérias e outros corpos estranhos. A marginação é iniciada em virtude da diminuição da velocidade do fluxo sanguíneo e do aumento da força de adesão provocada por interações leucócito-endotélio. As moléculas de adesão envolvidas nessa interação pertencem às famílias das selectinas e integrinas e da superfamília das imunoglobulinas. O *rolling* é decorrente de substâncias quimioatraentes e ocorre pela interação da L-selectina presente na membrana de neutrófilos com moléculas presentes nas células endoteliais. Dessa forma, os neutrófilos aderem reversivelmente à parede dos vasos e rolam sobre o endotélio.[7] Após a adesão, ocorre migração das células aderentes para o exterior do vaso por intermédio de junções interendoteliais (diapedese).

No local da lesão, os neutrófilos entram em contato com a partícula ou o microrganismo invasor, que é envolvido por pseudópodos, formando o fagossomo. Na fagocitose, a internalização da partícula inicia-se pela interação entre receptores específicos situados na superfície do neutrófilo com ligantes presentes na superfície da partícula. Essa interação leva à polimerização da actina no sítio de ingestão e à internalização da partícula por um mecanismo dependente de actina. Assim, a partícula finalmente ocupa um vacúolo (fagossoma) delimitado por uma membrana derivada da superfície celular.[8,9] Após a internalização, os microrganismos fagocitados, recobertos ou não com complemento ou anticorpo específico, são mortos por proteínas citotóxicas derivadas dos grânulos citoplasmáticos e por uma combinação de ERO.[10]

Durante a fagocitose, há aumento no consumo de oxigênio. Uma vez estimulado, a maior parte do oxigênio consumido pelos neutrófilos é convertida em peróxido de hidrogênio (H_2O_2) e ânion superóxido pela enzima NADPH-oxidase. O passo inicial na produção das ERO é a redução do oxigênio a superóxido, utilizando

NADPH como doador de elétrons. A NADPH-oxidase é o sítio mais importante para a produção de ERO em fagócitos.[10] O superóxido gerado pela NADPH-oxidase pode ser espontaneamente dismutado a peróxido de hidrogênio (H_2O_2), o qual pode gerar ácido hipocloroso ($HOCl^-$) por meio da oxidação de Cl^-. Essa reação é catalisada pela mieloperoxidase.[10] ERO geradas pelos neutrófilos auxiliam na morte das partículas fagocitadas.

A ação microbicida desenvolvida pelos neutrófilos não depende somente da ativação da enzima NADPH-oxidase, mas também dos grânulos, responsáveis pela liberação de proteínas e enzimas para o interior dos fagossomos.[10] Os grânulos primários liberam enzimas lisossomais, tais como mieloperoxidase, elastase neutrofílica, proteinase 3 alfa-1 antitripisina e catepsina G. Esses grânulos também contêm fatores bactericidas, como as defensinas. Já os grânulos secundários apresentam lactoferrina, lisozima, gelatinase, fosfatase alcalina e proteínas ligantes à B12, e não contêm peroxidase. Os grânulos terciários contêm gelatinase, uma enzima com grande similaridade à colagenase neutrofílica, à catepsina e à heparanase.[11] As proteínas e enzimas liberadas por esses grânulos possuem alto poder bactericida. A lisozima, por exemplo, ataca os peptidoglicanos da parede de bactérias Gram-positivas. Já a lactoferrina é uma proteina ávida por ferro e, como este mineral é importante para a nutrição bacteriana, a remoção prejudica o metabolismo das bactérias.[8]

Macrófagos

Macrófagos são células mononucleares que se diferenciam a partir de monócitos. O tamanho varia entre 25 e 50 mcm de diâmetro. Possuem núcleo irregular e excentricamente posicionado, com 1 ou 2 nucléolos e cromatina dispersa. Essas células apresentam complexo de Golgi bem desenvolvido, número variável de vesículas de endocitose e elevado número de mitocôndrias. A superfície da membrana apresenta-se irregular, com microvilos, e o citoesqueleto é bem desenvolvido, rodeando o núcleo e estendendo-se até a periferia.[12] Macrófagos ativados apresentam superfície mais irregular, grandes vacúolos citoplasmáticos e número aumentado de lisossomos secundários em relação às células quiescentes.

Uma vez nos tecidos, os macrófagos geralmente não retornam à circulação, podendo sobreviver por vários meses. Esses são chamados macrófagos residentes, encontram-se em tecidos não inflamados e secretam lisozima, proteinases neutras e ácidas, e ERO, possuindo pequena capacidade microbicida e fungicida. Uma vez ativados, realizam fagocitose e aumentam a secreção das substâncias mencionadas. Liberam também uma variedade de proteinases e hidrolases neutras, componentes do sistema complemento, fatores de coagulação e arginase. Além disso, possuem importante função citotóxica. Os macrófagos residentes recebem uma nomenclatura diferente de acordo com o órgão em que se encontram, por exemplo, histiócito – macrófago do tecido conjuntivo; macrófagos alveolares – macrófago dos pulmões; célula de Kupffer – macrófago do fígado; osteoclasto – macrófago dos ossos.[8]

Os macrófagos participam do início da resposta imune por agirem como célula inflamatória e apresentadora de antígenos. Linfócitos e macrófagos agem em conjunto para responder rapidamente na eliminação de antígenos estranhos, regulando a resposta imune após a eliminação destes.[13]

Em humanos, os monócitos constituem uma forma imatura de macrófagos viáveis presentes em pequenas quantidades no sangue periférico. Como os macrófagos dos tecidos são relativamente inacessíveis em humanos, modelos animais (utilizando macrófagos peritoniais ou alveolares) têm sido utilizados para o estudo do efeito do exercício físico.[14]

No peritônio dos animais (ratos e camundongos), macrófagos residentes são células quiescentes, que possuem baixa atividade funcional. Agentes inflamatórios, como o tioglicolato, podem pré-ativar os macrófagos aumentando a responsividade aos sinais de ativação, como exposição às citocinas produzidas por células NK ativadas por interferon-gama (IFN-gama).[14] Assim como os neutrófilos, os macrófagos fagocitam microrganismos e produzem ERO e nitrogênio.

Linfócitos

Os linfócitos são células pequenas (6 a 10 mcm de diâmetro), com alta razão núcleo-citoplasma. Têm origem nos tecidos linfoides primários (timo e medula óssea) e podem migrar para órgãos linfoides secundários (baço, linfonodos e placa de Peyer). Diferentemente dos outros leucócitos que não retornam ao sangue após migrar para os tecidos, os linfócitos migram dos tecidos para o sangue, recirculando de maneira contínua.[8]

Os linfócitos são subdivididos de acordo com as propriedades funcionais e as proteínas específicas que expressam. A distinção mais fundamental consiste na classificação dessas células em duas linhagens principais, conhecidas como células T (derivadas do timo) e células B (derivadas da medula óssea). O linfócito B está relacionado com a imunidade humoral; apresenta imunoglobulinas na superfície; e, quando ativado por antígeno específico, prolifera por mitose e se diferencia em plasmócito, secretando grande quantidade de anticorpos. Algumas dessas células também originam os linfócitos B da memória imunológica. Estes, por sua vez, mantêm a memória da exposição anterior ao antígeno e respondem rapidamente após outra exposição ao mesmo antígeno.[8,15]

Os linfócitos T são os mais numerosos do sangue. Possuem diferenciação e maturação intratímicas, não sintetizam quantidades detectáveis de imunoglobulinas, mas atuam como reguladores da resposta imunitária celular.

Os linfócitos maduros que surgem do timo ou da medula óssea encontram-se na fase G0 do ciclo celular, o que significa que estão em estado quiescente e mitoticamente inativos. Nessa fase, embora sejam capazes, ainda não foram estimulados a sofrer divisões celulares e a desempenhar funções imunológicas. Os linfócitos quiescentes (*naive*) migram para os órgãos linfoides secundários, tais como, baço, linfonodos e amídalas, cuja função é facilitar o encontro dos linfócitos com substâncias estranhas.[15,16] Quando essa célula entra em contato com substâncias estranhas ou patógenos específicos, ela se torna ativa. A ativação dos linfócitos ocorre quando ligantes específicos ligam-se a receptores presentes na superfície. A ativação dos linfócitos refere-se a uma série ordenada que inclui a indução da proliferação celular (mitogênese) e a expressão de receptores de membrana específicos que coordenarão as funções imunológicas.[16] Desse modo, o microambiente tecidual em que os linfócitos T se encontram, favorece a diferenciação destas células em subtipos com funções específicas na resposta imunitária. Integra a população de linfócitos T os linfócitos T $CD4^+$ e $CD8^+$ *naive* diferenciados em linfócitos T tipo 1 (T1), com fenótipo de T auxiliar tipo 1 (Th1) ou T citotóxico tipo1 (Tc1), linfócitos T tipo 2 (T2), que compreende os fenótipos de linfócito T auxiliar tipo 2 (Th2) e T citotóxico tipo 2 (Tc2). Existem ainda os linfócitos T regulatórios (Treg) e os supressores (Ts).[1,16]

As células NK são linfócitos granulares grandes que apresentam alta razão citoplasma/núcleo. Essas células representam 10 a 15% dos linfócitos do sangue e possuem atividade citotóxica espontânea em uma variedade de células infectadas por vírus. As células NK também possuem funções não citolíticas e podem inibir colonização microbiana e crescimento de certos vírus, bactérias, fungos e parasitas. Ao contrário dos linfócitos T, as células NK não precisam de sensibilização prévia e não requerem expressão do MHC (complexo de histocompatibilidade principal) para lisar as células-alvo.[17]

EFEITOS DO EXERCÍCIO FÍSICO NA FUNÇÃO DOS LEUCÓCITOS

Neutrófilos e exercício físico

Em um estudo pioneiro de 1902, Larrabee[18] verificou leucocitose, principalmente de neutrófilos, em corredores após a realização de maratona. Os neutrófilos são recrutados principalmente da população marginal e do pulmão.[19] Recentemente foi demonstrado em ultramaratonistas e nadadores, que o aumento no número de neutrófilos e de outros leucócitos ocorre pela liberação de novas células pela medula óssea.[20,21] A neutrofilia observada contribui para a elevação do número total de leucócitos[22,23] circulantes em resposta ao exercício físico intenso e a competições de longa duração (> 60 minutos).[24-28] A leucocitose observada parece estar mais relacionada à duração do que à intensidade do exercício, especialmente em sessões de esforço físico que elevam a liberação de hormônios (adrenocorticotrófico, cortisol) e citocinas (interleucina-6 e M-CSF [fator estimulador da colônia de macrófagos]).[27,29,30]

Os neutrófilos da circulação são atraídos quimiotaxicamente para o local da lesão ou inflamação por agentes quimiotático e citocinas. O aumento da expressão dos receptores de L-selectina e *Fas* na membrana dos neutrófilos de maratonistas 24 horas após competição indica a ocorrência de atraso no rolamento e na ativação dos neutrófilos.[31]

A migração de neutrófilos estimulados por um peptídeo quimiotático chamado fMLP (orto-formil metionil-leucil fenilalanina) é reduzida 24 horas após a realização de exercício físico intenso como competição de maratona e exercício aeróbio (70% do VO_2 máx, durante 30 minutos); porém, essa redução é transitória, sendo recuperada após 48 horas.[32,33]

Os efeitos do exercício físico moderado e intenso na função de neutrófilos ainda são controversos. A atividade fagocitária de neutrófilos após o exercício intenso pode ser mantida, reduzida e/ou aumentada. Isso ocorre em função das diferenças interindividuais na responsividade dos neutrófilos, do estado de treinamento dos indivíduos estudados, do protocolo de exercício e da técnica do ensaio utilizada.[24,34,35] A redução da atividade fagocitária em neutrófilos é observada principalmente em triatletas, maratonistas, judocas e jogadores de futsal e corredores de longa distância após a competição.[24,35-37] Já o aumento na fagocitose é verificado após exercício moderado.[38,39]

A atividade plasmática da mieloperoxidase, lactoferrina, elastase e lisozima é elevada após o exercício físico intenso (80 a 100% do VO_2 máx),[27,40] como competições intensas e de longa duração, tal qual o *half ironman*. O exercício físico moderado (50 a 60% do VO_2 máx) e de longa duração (60 a 150 minutos) também aumenta a atividade da elastase.[41,42]

A produção de ERO aumenta em neutrófilos de triatletas, sugerindo que o triatlo ativa essas células.[43] A produção de ERO pelos neutrófilos após o exercício físico intenso varia de acordo com a duração e com o tipo de exercício realizado, podendo estar diminuída[23,24,41] ou aumentada[28,34,43-46]. Por outro lado, o exercício físico com intensidade moderada (50 a 70% do VO_2 máx) realizado por 60 a 90 minutos, assim como o treinamento, eleva a produção de ERO dessas células.[42,47] O provável mecanismo envolvido é o aumento na expressão do componente $p47^{phox}$ do complexo NADPH-oxidase.[47] Além disso, o exercício físico intenso também facilita a formação de projeções de membrana chamadas de NET (*neutrophil extracellular traps*), as quais possuem ação microbicida.[48]

O exercício físico realizado a 55% do VO_2 máx até a exaustão (por 3 horas ou até a fadiga) induz à maior redução da degranulação e da produção de ERO dos neutrófilos em resposta a lipopolissacarídeos (LPS) do que o exercício realizado a 80% do VO_2 máx (resultando em fadiga em até 1 hora). Portanto, os exercícios físicos prolongados possuem efeitos mais pronunciados na função dos neutrófilos.[23]

A neutrofilia e a consequente geração de superóxido por neutrófilos pode estar associada a quadros de estresse oxidativo.[49] O exercício físico de alta intensidade leva ao estresse oxidativo, que pode ser necessário para a adaptação e para a prevenção de doenças. Por outro lado, o estresse oxidativo induz também à peroxidação lipídica, que pode estar envolvida no disparo de morte celular induzida pelo exercício físico.

Macrófagos e exercício físico

O exercício físico moderado e intenso modula várias funções de macrófagos peritoneais de diferentes classes de mamíferos (humanos, ratos, camundongos e porquinhos-da-índia). Dentre essas funções, podem ser citados: aumento da produção de ERO,[50-53] atividade de enzimas lisossomais e metabólicas,[54] quimiotaxia,[50,55,56] atividade fagocitária[50,51,53,57-60] e citotóxica,[61-63] e produção de espécies reativas de nitrogênio.[53]

O exercício intenso parece ser um modulador mais potente do que o exercício moderado na função de macrófagos. Os mecanismos responsáveis por esses efeitos estimulatórios na quimiotaxia e na fagocitose podem ser mediados por corticosterona, prolactina e tiroxina e pelo aumento na produção do fator de necrose tumoral-alfa (TNF-alfa) e óxido nítrico por macrófagos.[54]

O exercício moderado (velocidade final de 17 m/minuto por 30 minutos) e intenso realizado em esteira ergométrica até a exaustão ativa os macrófagos broncoalveolares de camundongos e aumenta a capacidade fagocitária, que é mediada por receptores *scavengers* e ICAM-1/CR3.[59]

O exercício físico moderado (18 m/minutos, 5% de inclinação, 30 minutos/dia) e o exaustivo (18 a 35 m/minuto, 5% de inclinação, 2 a 4 horas), realizados em esteira ergométrica durante 3 a 7 dias, aumentam a atividade antitumoral de macrófagos peritoneais pré-ativados com agentes pró-inflamatórios. Esse aumento na citotoxicidade dos macrófagos pode estar relacionado à produção de TNF-alfa e óxido nítrico.[62,63] O número de metástases de tumor no pulmão, após injeção intravenosa de células B16 melanoma, é reduzido após uma sessão de exercício físico realizado em esteira ergométrica. Tal fato está associado ao aumento da citotoxicidade de macrófagos alveolares contra células neoplásicas.[60]

Uma sessão aguda de exercício intenso e curta duração realizada por ratos (natação, 60 minutos, 5% de sobrecarga) aumenta a produção de peróxido de hidrogênio por macrófagos e estão associados ao estresse oxidativo;[52] estes efeitos permanecem por 12 horas após a realização do esforço.

O MHC é essencial para reações de reconhecimento do sistema imune.[64] Os antígenos da classe MHC II auxiliam no processo da resposta imune mediada por células e podem ser encontrados nos macrófagos. Após fagocitose e processamento do antígeno, pequenos peptídeos antigênicos são ligados ao MHC II dos macrófagos e apresentados aos linfócitos T, uma etapa importante da resposta imune adaptativa.[64]

Ao contrário do efeito estimulatório observado em outras funções dos macrófagos, o exercício exaustivo (2 a 4 horas/dia por 7 dias) reduz a expressão da molécula MHC II em macrófagos pré-ativados com agentes inflamatórios em camundongos, um efeito atribuído ao cortisol. O exercício físico intenso pode afetar o processo de apresentação de antígeno ao linfócito T e, desse modo, a habilidade em responder a alterações antigênicas.[14,64]

O exercício físico intenso realizado até a exaustão também diminui a função antiviral dos macrófagos e, deste modo, aumenta a suscetibilidade a infecções. Tal fato foi evidenciado pelo aumento da replicação viral e da expressão do interferon-beta (IFN-beta) após infecção com o vírus tipo I herpes (HSV-1) observado nos macrófagos de camundongos exercitados.[65]

A redução na resistência antiviral de macrófagos alveolares também é observada no período de recuperação do exercício realizado até a exaustão, aumentando a morbimortalidade em resposta à infecção por HSV-1.[66]

Linfócitos e exercício físico

No período de recuperação (30 minutos após o exercício físico intenso e de longa duração) ocorre diminuição da quantidade de linfócitos circulantes abaixo dos valores basais que permanecem por 3 a 6 horas.[25,67] A quantidade dos subtipos de linfócitos T1 e T2 circulantes pode ser alterada imediatamente após a prática do exercício físico intenso ou até mesmo no período de recuperação,[68-71] levando a modificações na razão T1/T2 as quais favorecem o perfil T2. A adrenalina e a noradrenalina, hormônios liberados mais ativamente durante o exercício, possuem ação inibitória mais efetiva nos linfócitos T1, porque este tipo de linfócito apresenta maior número de receptores beta-adrenérgicos do que o linfócito T2.1 A razão linfócito T $CD4^+/CD8^+$ também diminui após o exercício físico intenso.[72,73] Por outro lado, o exercício físico moderado aumenta a razão linfócito T $CD4^+/CD8^+$ e atenua as alterações provocadas pelo estresse na função de linfócitos T de ratos.[74]

A função imune de idosos melhora em virtude da prática regular de exercício físico. O treinamento moderado, realizado por 6 meses, durante 2 ou 4 anos, induz diferenciação de células T *naive* a fenótipo do tipo 1 em idosos. Tal fato previne a redução do número de células Th1 e das citocinas produzidas por essas células que sabidamente ocorre em razão do envelhecimento.[1,75]

Em crianças obesas, o exercício físico moderado (realizado durante 4 meses) também melhora a função de linfócitos. O exercício reduz a porcentagem de linfócitos Treg e reverte o desequilíbrio entre a proliferação e a expressão de moléculas envolvidas no controle da ativação de linfócitos[76] causado pela obesidade. Desse modo, o exercício induz em crianças obesas perfil de resposta de linfócitos similar ao de crianças eutróficas não exercitadas.

A ativação dos linfócitos pode ser induzida *in vitro* por meio da ligação cruzada de glicoproteínas de superfície.[15] A concanavalina A, por exemplo, é uma lectina (algumas vezes denominada mitógeno) muito utilizada para estimular a proliferação dos linfócitos T extraídos do organismo.

O exercício físico intenso diminui a resposta proliferativa dos linfócitos e a expressão de marcadores de ativação (CD 69) em resposta à estimulação com mitógenos.[77-81] A redução na proliferação de linfócitos é mantida mesmo no período de recuperação de maratona ou ciclismo.[37,82,83] Por outro lado, não há alteração após uma caminhada ou corrida (5 e 6,6 km).[73,83]

Assim como em neutrófilos, a competição de triatlo e a partida de futsal[72,79] estimulam a produção de espécies reativas de oxigênio em linfócitos circulantes.

Já o número de células NK é maior em atletas de *endurance* quando comparado aos indivíduos sedentários.[3,84] Uma única sessão de exercício físico aumenta temporariamente o número de células NK circulantes.[26] No entanto, após o exercício intenso, ocorre redução de 40 a 60% na quantidade dessas células[85,86] e os valores normais são restabelecidos em 24 horas.[87] Essa redução é ainda mais pronunciada quando o exercício é realizado por período superior a 1 hora.[88,89]

A redução de células NK parece estar relacionada à sua redistribuição do sangue para tecidos do organismo induzida pelo cortisol.[88] A atividade citolítica dessas células é reduzida após o exercício físico intenso e prolongado,[87] que parece estar relacionada à produção de prostaglandina E_2 por monócitos.[90] A redução dessa função das células NK ocorre no período de *open window*, em que há aumento da suscetibilidade do trato respiratório superior à infecção.[90] No entanto, é importante salientar que, até o momento, não foi demonstrada associação entre a diminuição da citotoxicidade das células NK observada após o exercício físico e a ocorrência de infecção viral do trato respiratório.

PROCESSO DE MORTE DOS LEUCÓCITOS E EXERCÍCIO FÍSICO

A apoptose é um tipo de morte celular bem caracterizado que pode ocorrer por uma diversidade de estímulos fisiológicos e não fisiológicos. Trata-se de um suicídio celular e ocorre mediante a ativação de um processo bioquímico controlado, que requer energia e não envolve inflamação. As células que morrem por apoptose apresentam condensação de cromatina, clivagem do DNA internucleossomal causado pelas endonucleases endógenas em fragmentos de 180 a 200 pares de base ou maiores,[91] ativação de caspases e nucleases, permeabilização das membranas mitocondriais, vazamento de diversas moléculas dessa organela (citocromo c, *Smac/Diablo*) para o citoplasma, desestabilização do citoesqueleto e externalização celular de fosfatidilserina, um fosfolípide de membrana.[92] Durante a apoptose, surgem vacúolos citoplasmáticos e ocorrem projeções da membrana celular denominadas *blebs*. A seguir, essas se destacam, dando origem aos corpos apoptóticos, que são rapidamente fagocitados por macrófagos ou por células vizinhas.[91,93]

A apoptose de timócitos de ratos induzida pelo exercício físico foi verificada pela primeira vez após a realização de duas sessões de corrida em esteira até a exaustão (com intervalo de 24 horas).[94] Após o exercício físico intenso, linfócitos apresentam externalização de fosfatidilserina,[95,96] despolarização de membrana mitocondrial,[97,98] fragmentação de DNA,[99] aumento na expressão de caspase 3 e do receptor CD95[95] e o conteúdo citossólico de citocromo c.[100] Uma única sessão de exercício intenso induz apoptose de neutrófilos de ratos caracterizada por aumento da fragmentação de DNA, externalização de fosfatidilserina e condensação de cromatina.[101] Em seres humanos, o exercício realizado após uma aula de balé clássico[102] e após competições como *half ironman*[43] também induzem apoptose de neutrófilos, a qual parece estar relacionada à concentração plasmática de ácidos graxos livres.[43]

Além dos ácidos graxos, o exercício aumenta o conteúdo plasmático de outros fatores que induzem à morte de leucócitos, como catecolaminas e cortisol.[103] A redução na concentração plasmática de glutamina também se associa à diminuição da função imune e à imunossupressão observada em atletas após períodos de treinamento intenso.[104] De fato, esse aminoácido protege parcialmente a apoptose de linfócitos e neutrófilos de sedentários e triatletas.[105]

Os mecanismos envolvidos no processo de indução da apoptose dos leucócitos pelo exercício físico intenso são o aumento na produção de ERO, da despolarização da membrana mitocondrial e da expressão da proteína pró-apoptóticas (Bax), além da redução das antiapoptóticas (Bcl-xL) e da ativação de caspases.[97,43,44,106]

A produção de ERO estimulada durante o exercício físico induz à apoptose por diferentes vias, como redução do conteúdo intracelular de glutationa, alteração de proteínas mitocondriais (BcL-xL, Bax, citocromo c) e fragmentação do DNA.[107] Além disso, existe associação entre a produção de ERO e a sinalização ao cálcio e ao conteúdo de cálcio (Ca^{2+}) no citoplasma nas fases que precedem a apoptose.[107]

O superóxido regula a expressão de genes tanto antiapoptóticos como pró-apoptóticos.[108] A competição de triatlo (*half ironman*), além de estimular a produção de ERO, induz à expressão das proteínas da família Bcl-2, diminuindo a Bcl-xL e aumentando a Bax.[43] A diminuição da quantidade de proteínas antiapoptóticas (Bcl-xL) e/ou o aumento das pró-apoptóticas (Bax) resulta em apoptose, pois facilita a formação de homodímeros Bax:Bax, o que propicia a abertura do poro de transição na mitocôndria e, consequentemente, o extravasamento do citocromo c para o citoplasma e a ativação de caspases, culminando na apoptose da célula. Além disso, as ERO podem agir na proteína Bax provocando alterações conformacionais, que a liberam do heterodímero com a Bcl-xL, permitindo a migração para a membrana mitocondrial. O extravasamento do citocromo c está relacionado à despolarização da membrana mitocondrial e à redução na síntese de adenosina trifosfato (ATP). O citocromo c liberado se associa à proteína Apaf-1 e à pró-caspase 9, formando o apoptossomo que ativa a caspase 9, a qual, por sua vez, ativa a caspase 3. Dessa forma, o aumento da permeabilidade mitocondrial é um evento determinante desse processo.[108]

CONSIDERAÇÕES FINAIS

O exercício físico modula a função dos leucócitos de acordo com a intensidade, a frequência e a duração do esforço realizado (Tabela 5.1). Uma única sessão de exercício físico intenso causa diminuição temporária nas funções dos leucócitos, tais como: produção de ERO e fagocitose dos neutrófilos, proliferação de linfócitos, expressão do MHC de classe II em macrófagos que podem permanecer por 3 ou até 24 horas após a realização do esforço. Esses efeitos são pronunciados quando o exercício físico é contínuo e prolongado (acima de 1h30) e de intensidade moderada para alta (60 a 75% do VO_2 máx). Períodos de treinamento intenso podem resultar em alteração da função imune. Com o aumento da duração do esforço físico, ocorre *overreaching*, que antecede o supertreinamento.

Embora os atletas de elite não sejam clinicamente imunodeficientes, é possível que a combinação de pequenas alterações em vários parâmetros imunes possa comprometer a resistência a doenças leves, assim como, a infecção do trato respiratório superior. A redução da função imune associada ao treinamento prolongado pode determinar a maior suscetibilidade às infecções, particularmente em períodos de competição. A condição de um episódio infeccioso prejudica de modo marcante a *performance* do atleta. No supertreinamento, a imunossupressão é mais grave que no

TABELA 13.1

Efeitos do exercício físico em neutrófilos

Intensidade	Efeitos	Classe de mamíferos	Duração	Tipo de exercício físico	Autores/Ano
Moderada	↑ Leucócitos circulantes	Humano	3 h	Pedalar em bicicleta ergométrica (55% do VO_2 máx)	Robson et al., 1999
			40 min (2 sessões)	Corrida em esteira ou pegalar em bicicleta ergométrica	Pyne et al., 1996
			40 min (8 × 5 min)	Corrida em esteira ergométrica (52% do VO_2 máx)	Pyne et al., 2000
	↑ Capacidade fagocitária	Humano	–	Treinamento moderado	Hack et al., 1992
		Rato	30 dias (1 h/dia/5 dias)	60% do VO_2 máx	Braz et al., 2015
	↑ Concentração de elastase no plasma	Humano	1 h	Pedalar em bicicleta ergométrica (60% do VO_2 máx)	Smith et al., 1996
			40 min (8 × 5 min)	Corrida em esteira ergométrica (52% do VO_2 máx)	Pyne et al., 2000
	↑ Produção de ERO	Humano	1 h	Pedalar em bicicleta ergométrica (60% do VO_2 máx)	Smith et al., 1996
		Rato	11 semanas (1 h/dia)	Treinamento crônico (40-50% do VO_2 máx)	Levada-Pires et al., 2007
			30 dias (1 h/dia/5 dias)	60% do VO_2 máx	Braz et al., 2015
	↓ Produção de ERO	Humano	40 min (2 sessões)	Corrida em esteira ou pedalar em bicicleta ergométrica	Pyne et al., 1996
			3 h	Pedalar em bicicleta ergométrica (50-55% do VO_2 máx)	Robson et al., 1999
			40 min (8 × 5 min)		Pyne et al., 2000
	↑ Componente da p47phox	Rato	11 semanas (1 h/dia)	Treinamento crônico (40-50% do VO_2 máx)	Levada-Pires et al., 2007

(continua)

TABELA 13.1 *(continuação)*

Efeitos do exercício físico em neutrófilos					
Intensidade	**Efeitos**	**Classe de mamíferos**	**Duração**	**Tipo de exercício físico**	**Autores/Ano**
Intensa	↑ Leucócitos circulantes	Humano	–	Competição de maratona	Larrabee, 1902
					Suzuki et al., 2003
					Mooren et al., 2004
				Competição de ultramaratona	Shin et al., 2013
			40 min (8 × 5 min)	Corrida em esteira ergométrica (90% do VO_2 máx)	Pyne et al., 2000
			1 h	Pedalar em bicicleta ergométrica (80% do VO_2 máx)	Robson et al., 1999
			–	Treinamento de judô	Chinda et al., 2003b
			2 h		Umeda et al., 2008
			–	Corrida de *ultra-endurance*	Pacque et al., 2007
				Corrida em esteira ergométrica (80% do VO_2 pico)	Neves et al., 2015
	↓ Capacidade fagocitária	Humano	–	Competição de maratona	Chinda et al., 2003a
				Treinamento de judô	Chinda et al., 2003b
			~ 8 h	Competição de ultradistância (100 km)	Gabriel et al., 1995
			2 h 52 ± 7 min	Competição de maratona	Santos et al., 2013
	↑ Concentração de lactoferrina e mieloperoxidase no plasma	Humano	–	Competição de maratona	Suzuki et al., 2003
					Morozov et al., 2003

(continua)

TABELA 13.1 *(continuação)*

Efeitos do exercício físico em neutrófilos					
Intensidade	**Efeitos**	**Classe de mamíferos**	**Duração**	**Tipo de exercício físico**	**Autores/Ano**
Intensa	↑ Produção de ERO	Rato	1 h	Corrida em esteira ergométrica	Lagranha et al., 2005
		Humano	~ 2 h	Corrida em esteira ergométrica (70-75% do VO_2 máx)	Singh et al., 1994
			–	Treinamento de judô	Chinda et al., 2003b
			2 h		Umeda et al., 2008
			–	Competição de triathlon	Levada-Pires et al., 2008
				Competição *adventure race*	Levada-Pires et al., 2010
				Partida de futebol	de Moura et al 2012
	↓ Produção de ERO	Humano	1 h	Pedalar em bicicleta ergométrica (80-90% do VO_2 máx)	Robson et al., 1999
			40 min (8 × 5 min)		Pyne et al., 2000
			–	Competição de maratona	Chinda et al., 2003a
	↓ Quimiotaxia	Humano	24 h após o exercício	Corrida em esteira ergométrica (70-80% do VO_2 máx)	Wolach et al., 2000, 2005
	↑ Apoptose	Rato	1 h	Corrida em esteira ergométrica	Lagranha et al., 2004
		Humano	–	Competição de triathlon	Levada-Pires et al., 2008
			70 minutos	18 h após aula de balé clássico	Borges et al., 2014
	↑ Necrose	Humano	–	Competição *adventure race*	Levada-Pires et al., 2010

(continua)

TABELA 13.1 *(continuação)*

Efeitos do exercício físico em neutrófilos					
Intensidade	**Efeitos**	**Classe de mamíferos**	**Duração**	**Tipo de exercício físico**	**Autores/Ano**
Intensa	↑ Externalização de fosfatidilserina	Humano	–	Partida de futebol	de Moura et al., 2012
	↑ ICAM-1 (CD54)	Humano	257 ± 34 minutos	24 h após competição de maratona	Santos et al., 2016
	↑ Liberação de NETs	Humano	Até a exaustão	Corrida em esteira ergométrica	Syu et al., 2013
Efeitos do exercício físico em linfócitos					
Intensidade	**Efeitos**	**Classe de mamíferos**	**Duração**	**Tipo de exercício físico**	**Autores/Ano**
Moderada	↑ Razão $CD4^+$/ $CD8^+$	Rato	8 semanas (1 h/ dia)	Treinamento em esteira ergométrica	Leandro et al., 2006
	↑ Th1 Th2	Humano	4 anos (30 min/ dia)	57% do VO_2 pico, 3-5 km caminhada	Ogawa et al., 2003
	↑ Th1				
	↑ Th2				
	↑ Tc1				
	↑ Tc2				
	↑ Proliferação de LY	Humano	4 meses (1 h/dia, 2×/semana)	Atividade circence	Momesso dos Santos et al., 2015
Intensa	Linfopenia (> 30-60 min após exercício)	Humano	–	Competição de ultramaratona	Shin et al., 2013

(continua)

TABELA 13.1 *(continuação)*

Efeitos do exercício físico em linfócitos					
Intensidade	**Efeitos**	**Classe de mamíferos**	**Duração**	**Tipo de exercício físico**	**Autores/Ano**
Intensa	Linfopenia (> 30-60 min após exercício)	Humano	Corrida em esteira ergométrica (80% do VO_2 pico)	–	Neves et al., 2015
			–	Competição de triathlon	Shinkai et al., 1993
			Até a exaustão	Corrida em esteira ergométrica (80% do VO_2 máx)	Mooren et al., 2002
			–	Corrida de *ultra-endurance*	Pacque et al., 2007
	↓ Proliferação de LY	Humano	–	Competição de maratona	Santos et al., 2013
			2,5 h	Competição de maratona	Eskola et al., 1978
			30-120 min	Pedalar em bicicleta ergométrica (65-75% do VO_2 máx)	MacNeil et al., 1991
			–	Competição de triathlon	Shinkai et al., 1993
			2,5 h	Corrida em esteira ergométrica (75% do VO_2 máx)	Nieman et al., 1995
			20 min/6 repetições	Pedalar em bicicleta ergométrica (90% do VO_2 máx)	Bacurau et al., 2002
			–	Competição de triathlon	Levada-Pires et al., 2009
	↓ Atividade citolítica das células NK	Humano	–	Competição de triathlon	Shinkai et al., 1993
			2,5 h	Corrida em esteira ergométrica (75% do VO_2 máx)	Nieman et al., 1995
	↑ Produção de ERO	Humano	–	Competição de triathlon	Levada-Pires et al., 2009
				Partida de futsal	Cury-Boaventura et al., 2018

(continua)

TABELA 13.1 *(continuação)*

Efeitos do exercício físico em linfócitos					
Intensidade	**Efeitos**	**Classe de mamíferos**	**Duração**	**Tipo de exercício físico**	**Autores/Ano**
Intensa	↑ Apoptose de linfócitos	Camundongo	90 min	Corrida em esteira ergométrica	Quadrilatero e Hoffman-Goetz, 2004, 2005
		Humano	Até a exaustão	Corrida em esteira ergométrica (75-80% do VO_2 máx)	Mars et al., 1998
					Mooren et al., 2002
			–	Competição de maratona	Mooren et al., 2004
			Até a exaustão	Corrida em esteira ergométrica	Cury-Boaventura et al., 2008
			–	Competição de triathlon	Levada-Pires et al., 2009
				Competição *adventure race*	Levada-Pires et al., 2010
				Competição de maratona	Santos et al., 2013
				Partida de futsal	Cury-Boaventura et al., 2018
	↓ T1	Humano	107 ± 7 min	Ciclismo (~ 74% do VO_2 máx)	Lancaster et al., 2004
	↑ Th1	Humano	1,5 h	Corrida em esteira ergométrica, 5% de inclinação (75% do VO_2 máx)	Ibfelt et al., 2002
	↓ Th1	Humano	2,5 h	Corrida em esteira ergométrica (75% do VO_2 máx)	Steensberg et al., 2001
	↑ Tc1	Humano	2,5 h	Ciclismo (65% do VO_2 máx)	Lancaster et al., 2005
			1,5 h	Corrida em esteira ergométrica, 5% de inclinação (75% do VO_2 máx)	Ibfelt et al., 2002

(continua)

TABELA 13.1 *(continuação)*

Efeitos do exercício físico em linfócitos					
Intensidade	**Efeitos**	**Classe de mamíferos**	**Duração**	**Tipo de exercício físico**	**Autores/Ano**
Intensa	↓ Tc1	Humano	2,5 h	Corrida em esteira ergométrica	Steensberg et al., 2001
	↑ Th2	Humano	1,5 h	Corrida em esteira ergométrica, 5% de inclinação (75% do VO_2 máx)	Ibfelt et al., 2002
	↑ Tc2	Humano	1,5 h	Corrida em esteira ergométrica, 5% de inclinação (75% do VO_2 máx)	Ibfelt et al., 2002
	↓ CD 25 ↓ CD 28	Humano	–	Partida de futsal	Cury-Boaventura et al., 2018
	↓ Razão $CD4^+$/$CD8^+$	Humano	Até a exaustão	Corrida em esteira ergométrica	Fry et al., 1992
		Humano	–	Partida de futsal	Cury-Boaventura et al., 2018

Efeitos do exercício físico em macrófagos					
Intensidade	**Efeitos**	**Classe de mamíferos**	**Duração**	**Tipo de exercício físico**	**Autores/Ano**
Moderada	↑ Fagocitose ↑ Produção de ERO	Rato	1 h	Natação	Silveira et al., 2007
	↑ Atividade antitumor de macrófagos	Camundongo	Até fadiga	Corrida em esteira ergométrica	Davis et al., 1998
			30 min/3 dias		Woods et al., 1993,1994
	↓ Expressão de MHC	Camundongo	30 min/dia/7 dias	Corrida em esteira ergométrica	Woods et al., 1997
	↑ Produção de NO	Rato	1 h	Natação	Silveira et al., 2007

(continua)

TABELA 13.1 *(continuação)*

Efeitos do exercício físico em macrófagos					
Intensidade	**Efeitos**	**Classe de mamíferos**	**Duração**	**Tipo de exercício físico**	**Autores/Ano**
Intensa	↑ Aderência	Porquinho-da-índia	Até a exaustão	Natação	Ortega et al., 1992
	↑ Quimiotaxia	Porquinho-da-índia	Até a exaustão	Natação	Ortega et al., 1992
		Camundongo e Porquinho-da-índia			Forner et al., 1994
		Camundongo			Ortega et al., 1997
	↑ Fagocitose	Humano	–	Corrida de *endurance*	Fehr et al., 1989
		Camundongo	Até a exaustão	Natação	de la Fuente et al., 1990
		Porquinho-da-índia			Ortega et al., 1992
		Camundongo			Ortega et al., 1993
			Até a exaustão	Corrida em esteira ergométrica	Su et al., 2001
		Rato	1 h	Natação	Schöler et al., 2016
	↓ Fagocitose	Rato	60 min/dia durante 7 dias	Corrida em esteira ergométrica	Xiao et al., 2015
	↑ Produção de ERO	Porquinho-da-índia	Até a exaustão	Natação	Ortega et al., 1992
		Camundongo			Ortega et al., 1993
	↓ Produção de ERO	Humano	–	Corrida em esteira ergométrica (80% do VO_2 pico)	Neves et al., 2015
	↑ Peroxido de hidrogênio	Rato	1 h	Natação	Schöler et al., 2016
	↓ Expressão de MHC II em macrófagos	Camundongo	2-4 h/dia durante 7 dias	Corrida em esteira ergométrica	Woods et al., 1997

exercício intenso[104] e ocorre em razão de distúrbios na função de leucócitos.[3] Alterações na secreção hormonal e na produção de citocinas são decorrentes do exercício intenso e alteram a função de neutrófilos, macrófagos e linfócitos.[109] Outra possibilidade para explicar a redução da função dos leucócitos provocada pelo exercício físico intenso é a diminuição na concentração plasmática de glutamina.[104] A taxa de utilização de glutamina por neutrófilos, linfócitos e macrófagos é similar à de glicose, se não maior. A utilização desse aminoácido por neutrófilos de ratos incubados por uma hora é de 12,8 nmol/minuto por mg de proteína. Curi et al.[110] demonstraram que menos de 1% desse aminoácido é completamente oxidado, indicando que o metabolismo desse metabólito por essas células não é preferencialmente para a produção de energia, mas para outras funções. A glutamina nas concentrações de 1 e 2 mM (*in vitro*), além de assegurar a produção de ERO,[111] protege neutrófilos de humanos e de ratos da apoptose,[112] sendo capaz de prevenir os eventos apoptóticos desencadeados nessas células após uma única sessão de exercício físico.[101] Além disso, a glutamina também preserva a função dos neutrófilos durante infecções e lesões por meio da diminuição da produção de TNF-alfa[113]. O exercício com intensidade moderada e de curta duração, por outro lado, estimula as funções de neutrófilos e macrófagos melhorando a função imune.

REFERÊNCIAS BIBLIOGRÁFICAS

1. Zhao G, Zhou S, Davie A, Su Q. Effects of moderate and high intensity exercise on T1/T2 balance. Exerc Immunol Rev. 2012;18:98-114.
2. Nieman DC. Exercise immunology: future directions for research related to athletes, nutrition, and the elderly. Int J Sports Med. 2000;21(Suppl 1):S61-8.
3. Nieman DC. Is infection risk linked to exercise workload? Med Sci Sports Exerc. 2000;32(7 Suppl):S406-11.
4. Gleeson M. Immune function in sport and exercise. J Appl Physiol (1985). 2007;103(2):693-9.
5. Akgul C, Moulding DA, Edwards SW. Molecular control of neutrophil apoptosis. FEBS Lett. 2001;487(3):318-22.
6. Selvatici R, Falzarano S, Mollica A, Spisani S. Signal transduction pathways triggered by selective formylpeptide analogues in human neutrophils. Eur J Pharmacol. 2006;534(1-3):1-11.
7. Celi A, Lorenzet R, Furie B, Furie BC. Platelet-leukocyte-endothelial cell interaction on the blood vessel wall. Semin Hematol. 1997;34(4):327-35.
8. Junqueira L, Carneiro J. Células do sangue. In: Histologia Básica. Junqueira L, Carneiro J. editors. Rio de Janeiro: Guanabara Koogan; 2004.
9. Mudd J, McCutcheon M, Lucke B. Phagocytosis. Phisiol Rev. 1934;14:210.
10. Babior BM. NADPH oxidase. Curr Opin Immunol. 2004;16(1):42-7.
11. Cruvinel Wde M, Mesquita D Jr, Araújo JA, Catelan TT, de Souza AW, da Silva NP, Andrade LE. Immune system – part I. Fundamentals of innate immunity with emphasis on molecular and cellular mechanisms of inflammatory response. Rev Bras Reumatol. 2010;50(4):434-61.
12. Dinarello CA. The endogenous pyrogens in host-defense interactions. Hosp Pract (Off Ed). 1989;24(11):111-5, 118, 121 passim.

13. Parslow T, Bainton D. Imunidade Inata. In: Imunologia Médica. Stites D, editor. Rio de Janeiro: Guanabara Koogan; 2000.
14. Woods JA, Davis JM, Smith JA, Nieman DC. Exercise and cellular innate immune function. Med Sci Sports Exerc. 1999;31(1):57-66.
15. Parslow T. Linfócitos e Tecido Linfóide. In: Imunologia Médica. Stites D, Terr A, Parslow T, editors. Rio de Janeiro: Guanabara Koogan; 2000.
16. Grubbs H, Whitten RA. Physiology, Active Immunity. Treasure Island (FL): Stat Pearls. 2018.
17. Gumperz JE, Parham P. The enigma of the natural killer cell. Nature. 1995 Nov 16;378(6554):245-8.
18. Larrabee R. Leucocytosis after violent exercise. J Med Res. 1902;7(1):76-82.
19. Benschop RJ, Rodriguez-Feuerhahn M, Schedlowski M. Catecholamine-induced leukocytosis: early observations, current research, and future directions. Brain Behav Immun. 1996;10(2):77-91.
20. Morgado JP, Monteiro CP, Matias CN, Reis JF, Teles J, Laires MJ, Alves F. Long-term swimming training modifies acute immune cell response to a high-intensity session. Eur J Appl Physiol. 2018;118(3):573-83.
21. Žákovská A, Knechtle B, Chlíbková D, Miličková M, Rosemann T, Nikolaidis PT. The effect of a 100-km ultra-marathon under freezing conditions on selected immunological and hematological parameters. Front Physiol. 2017;8:638.
22. Pyne DB, Baker MS, Smith JA, Telford RD, Weidemann MJ. Exercise and the neutrophil oxidative burst: biological and experimental variability. Eur J Appl Physiol Occup Physiol. 1996;74(6):564-71.
23. Robson PJ, Blannin AK, Walsh NP, Castell LM, Gleeson M. Effects of exercise intensity, duration and recovery on in vitro neutrophil function in male athletes. Int J Sports Med. 1999;20(2):128-35.
24. Chinda D, Nakaji S, Umeda T, Shimoyama T, Kurakake S, Okamura N, et al. A competitive marathon race decreases neutrophil functions in athletes. Luminescence. 2003;18(6):324-9.
25. Pacque PF, Booth CK, Ball MJ, Dwyer DB. The effect of an ultra-endurance running race on mucosal and humoral immune function. J Sports Med Phys Fitness. 2007;47(4):496-501.
26. Shin YO, Lee JB. Leukocyte chemotactic cytokine and leukocyte subset responses during ultra-marathon running. Cytokine. 2013 Feb;61(2):364-9.
27. Suzuki K, Nakaji S, Yamada M, Liu Q, Kurakake S, Okamura N, et al. Impact of a competitive marathon race on systemic cytokine and neutrophil responses. Med Sci Sports Exerc. 2003;35(2):348-55.
28. Umeda T, Yamai K, Takahashi I, Kojima A, Yamamoto Y, Tanabe M, et al. The effects of a two-hour judo training session on the neutrophil immune functions in university judoists. Luminescence. 2008;23(1):49-53.
29. Neves PRDS, Tenório TRDS, Lins TA, Muniz MTC, Pithon-Curi TC, Botero JP, Do Prado WL. Acute effects of high- and low-intensity exercise bouts on leukocyte counts. J Exerc Sci Fit. 2015;13(1):24-8.
30. Peake JM. Exercise-induced alterations in neutrophil degranulation and respiratory burst activity: possible mechanisms of action. Exerc Immunol Rev. 2002;8:49-100.
31. Santos VC, Sierra AP, Oliveira R, Caçula KG, Momesso CM, Sato FT, et al. Marathon race affects neutrophil surface molecules: role of inflammatory mediators. PLoS One. 2016;11(12):e0166687.
32. Wolach B, Falk B, Gavrieli R, Kodesh E, Eliakim A. Neutrophil function response to aerobic and anaerobic exercise in female judoka and untrained subjects. Br J Sports Med. 2000;34(1):23-8.
33. Wolach B, Gavrieli R, Ben-Dror SG, Zigel L, Eliakim A, Falk B. Transient decrease of neutrophil chemotaxis following aerobic exercise. Med Sci Sports Exerc. 2005;37(6):949-54.
34. Chinda D, Umeda T, Shimoyama T, Kojima A, Tanabe M, Nakaji S, Sugawara K. The acute response of neutrophil function to a bout of judo training. Luminescence. 2003;18(5):278-82.
35. Gabriel H, Müller HJ, Kettler K, Brechtel L, Urhausen A, Kindermann W. Increased phagocytic capacity of the blood, but decreased phagocytic activity per individual circulating neutrophil after an ultradistance run. Eur J Appl Physiol Occup Physiol. 1995;71(2-3):281-4.
36. de Moura NR, Cury-Boaventura MF, Santos VC, Levada-Pires AC, Bortolon J, Fiamoncini J, et al. Inflammatory response and neutrophil functions in players after a futsal match. J Strength Cond Res. 2012;26(9):2507-14.
37. Santos VC, Levada-Pires AC, Alves SR, Pithon-Curi TC, Curi R, Cury-Boaventura MF. Changes in lymphocyte and neutrophil function induced by a marathon race. Cell Biochem Funct. 2013;31(3):237-43.

38. Braz GR, Ferreira DS, Pedroza AA, da Silva AI, Sousa SM, Pithon-Curi TC, Lagranha C. Effect of moderate exercise on peritoneal neutrophils from juvenile rats. Appl Physiol Nutr Metab. 2015;40(9):959-62.
39. Hack V, Strobel G, Rau JP, Weicker H. The effect of maximal exercise on the activity of neutrophil granulocytes in highly trained athletes in a moderate training period. Eur J Appl Physiol Occup Physiol. 1992;65(6):520-4.
40. Morozov VI, Pryatkin SA, Kalinski MI, Rogozkin VA. Effect of exercise to exhaustion on myeloperoxidase and lysozyme release from blood neutrophils. Eur J Appl Physiol. 2003;89(3-4):257-62.
41. Pyne DB, Smith JA, Baker MS, Telford RD, Weidemann MJ. Neutrophil oxidative activity is differentially affected by exercise intensity and type. J Sci Med Sport. 2000;3(1):44-54.
42. Smith JA, Gray AB, Pyne DB, Baker MS, Telford RD, Weidemann MJ. Moderate exercise triggers both priming and activation of neutrophil subpopulations. Am J Physiol. 1996;270(4 Pt 2):R838-45.
43. Levada-Pires AC, Cury-Boaventura MF, Gorjão R, Hirabara SM, Puggina EF, Peres CM, et al. Neutrophil death induced by a triathlon competition in elite athletes. Med Sci Sports Exerc. 2008;40(8):1447-54.
44. Lagranha CJ, de Lima TM, Senna SM, Doi SQ, Curi R, Pithon-Curi TC. The effect of glutamine supplementation on the function of neutrophils from exercised rats. Cell Biochem Funct. 2005;23(2):101-7.
45. Levada-Pires AC, Fonseca CE, Hatanaka E, Alba-Loureiro T, D'Angelo A, Velhote FB, et al. The effect of an adventure race on lymphocyte and neutrophil death. Eur J Appl Physiol. 2010;109(3):447-53.
46. Singh A, Failla ML, Deuster PA. Exercise-induced changes in immune function: effects of zinc supplementation. J Appl Physiol (1985). 1994;76(6):2298-303.
47. Levada-Pires AC, Lambertucci RH, Mohamad M, Hirabara SM, Curi R, Pithon-Curi TC. Exercise training raises expression of the cytosolic components of NADPH oxidase in rat neutrophils. Eur J Appl Physiol. 2007;100(2):153-60.
48. Syu GD, Chen HI, Jen CJ. Acute severe exercise facilitates neutrophil extracellular trap formation in sedentary but not active subjects. Med Sci Sports Exerc. 2013;45(2):238-44.
49. Quindry JC, Stone WL, King J, Broeder CE. The effects of acute exercise on neutrophils and plasma oxidative stress. Med Sci Sports Exerc. 2003;35(7):1139-45.
50. Ortega E, Collazos ME, Barriga C, de la Fuente M. Stimulation of the phagocytic function in guinea pig peritoneal macrophages by physical activity stress. Eur J Appl Physiol Occup Physiol. 1992;64(4):323-7.
51. Ortega E, Forner MA, Barriga C, de la Fuente M. Effect of age and of swimming-induced stress on the phagocytic capacity of peritoneal macrophages from mice. Mech Ageing Dev. 70(1-2): 53-63, 1993.
52. Scholer, C.M., et al. Modulation of rat monocyte/macrophage innate functions by increasing intensities of swimming exercise is associated with heat shock protein status. Mol Cell Biochem. 1993;70(1-2):53-63.
53. Silveira EM, Rodrigues MF, Krause MS, Vianna DR, Almeida BS, Rossato JS, et al. Acute exercise stimulates macrophage function: possible role of NF-kappaB pathways. Cell Biochem Funct. 2007;25(1):63-73.
54. Woods J, Lu Q, Ceddia MA, Lowder T. Special feature for the Olympics: effects of exercise on the immune system: exercise-induced modulation of macrophage function. Immunol Cell Biol. 2000;78(5):545-53.
55. Forner MA, Collazos ME, Barriga C, de la Fuente M, Rodriguez AB, Ortega E. Effect of age on adherence and chemotaxis capacities of peritoneal macrophages. Influence of physical activity stress. Mech Ageing Dev. 1994;75(3):179-89.
56. Ortega E, Forner MA, Barriga C. Exercise-induced stimulation of murine macrophage chemotaxis: role of corticosterone and prolactin as mediators. J Physiol. 1997;498 (Pt 3):729-34.
57. de la Fuente M, Martin MI, Ortega E. Changes in the phagocytic function of peritoneal macrophages from old mice after strenuous physical exercise. Comp Immunol Microbiol Infect Dis. 1990;13(4):189-98.
58. Fehr HG, Lötzerich H, Michna H. Human macrophage function and physical exercise: phagocytic and histochemical studies. Eur J Appl Physiol Occup Physiol. 1989;58(6):613-7.
59. Su SH, Chen HI, Jen CJ. Severe exercise enhances phagocytosis by murine bronchoalveolar macrophages. J Leukoc Biol. 2001;69(1):75-80.

60. Xiao W, Chen P, Liu X, Zhao L. The impaired function of macrophages induced by strenuous exercise could not be ameliorated by BCAA supplementation. Nutrients. 2015;7(10):8645-56.
61. Davis JM, Kohut ML, Jackson DA, Colbert LH, Mayer EP, Ghaffar A. Exercise effects on lung tumor metastases and in vitro alveolar macrophage antitumor cytotoxicity. Am J Physiol. 1998;274(5):R1454-9.
62. Woods JA, Davis JM, Mayer EP, Ghaffar A, Pate RR. Effects of exercise on macrophage activation for antitumor cytotoxicity. J Appl Physiol (1985). 1994;76(5):2177-85.
63. Woods JA, Davis JM, Mayer EP, Ghaffar A, Pate RR. Exercise increases inflammatory macrophage antitumor cytotoxicity. J Appl Physiol (1985). 1993;75(2):879-86.
64. Woods JA, Ceddia MA, Kozak C, Wolters BW. Effects of exercise on the macrophage MHC II response to inflammation. Int J Sports Med. 1997;18(6):483-8.
65. Kohut ML, Davis JM, Jackson DA, Jani P, Ghaffar A, Mayer EP, Essig DA. Exercise effects on IFN-beta expression and viral replication in lung macrophages after HSV-1 infection. Am J Physiol. 1998;275(6):L1089-94.
66. Davis JM, Kohut ML, Colbert LH, Jackson DA, Ghaffar A, Mayer EP. Exercise, alveolar macrophage function, and susceptibility to respiratory infection. J Appl Physiol (1985). 1997;83(5):1461-6.
67. Shephard RJ. Adhesion molecules, catecholamines and leucocyte redistribution during and following exercise. Sports Med. 2003;33(4):261-84.
68. Ibfelt T, Petersen EW, Bruunsgaard H, Sandmand M, Pedersen BK. Exercise-induced change in type 1 cytokine-producing $CD8^+$ T cells is related to a decrease in memory T cells. J Appl Physiol (1985). 2002;93(2):645-8.
69. Lancaster GI, Halson SL, Khan Q, Drysdale P, Wallace F, Jeukendrup AE, et al. Effects of acute exhaustive exercise and chronic exercise training on type 1 and type 2 T lymphocytes. Exerc Immunol Rev. 2004;10:91-106.
70. Lancaster GI, Khan Q, Drysdale PT, Wallace F, Jeukendrup AE, Drayson MT, Gleeson M. Effect of prolonged exercise and carbohydrate ingestion on type 1 and type 2 T lymphocyte distribution and intracellular cytokine production in humans. J Appl Physiol (1985). 2005;98(2):565-71.
71. Steensberg A, Toft AD, Bruunsgaard H, Sandmand M, Halkjaer-Kristensen J, Pedersen BK. Strenuous exercise decreases the percentage of type 1 T cells in the circulation. J Appl Physiol (1985). 2001;91(4):1708-12.
72. Cury-Boaventura MF, Gorjão R, de Moura NR, Santos VC, Bortolon JR, Murata GM, et al. The effect of a competitive futsal match on T lymphocyte surface receptor signaling and functions. Front Physiol. 2018;9:202.
73. Fry RW, Morton AR, Crawford GP, Keast D. Cell numbers and in vitro responses of leucocytes and lymphocyte subpopulations following maximal exercise and interval training sessions of different intensities. Eur J Appl Physiol Occup Physiol. 1992;64(3):218-27.
74. Leandro CG, Martins de Lima T, Folador A, Alba-Loreiro T, do Nascimento E, Manhães de Castro R, et al. Physical training attenuates the stress-induced changes in rat T-lymphocyte function. Neuroimmunomodulation. 2006;13(2):105-13.
75. Ogawa K, Oka J, Yamakawa J, Higuchi M. Habitual exercise did not affect the balance of type 1 and type 2 cytokines in elderly people. Mech Ageing Dev. 2003;124(8-9):951-6.
76. Momesso dos Santos CM, Sato FT, Cury-Boaventura MF, Guirado-Rodrigues SH, Caçula KG, Gonçalves Santos CC, et al. Effect of regular circus physical exercises on lymphocytes in overweight children. PLoS One. 2015;10(3):e0120262.
77. Bacurau RF, Bassit RA, Sawada L, Navarro F, Martins E Jr, Costa Rosa LF. Carbohydrate supplementation during intense exercise and the immune response of cyclists. Clin Nutr. 2002;21(5):423-9.
78. Gleeson M. Immune function in sport and exercise. J Appl Physiol. 2007;103(2):693-9.
79. Levada-Pires AC, Cury-Boaventura MF, Gorjão R, Hirabara SM, Puggina EF, Pellegrinotti IL, et al. Induction of lymphocyte death by short and long duration triathlon competitions. Med Sci Sports Exerc. 2009;41(10):1896-901.
80. Nieman DC, Ahle JC, Henson DA, Warren BJ, Suttles J, Davis JM, et al. Indomethacin does not alter natural killer cell response to 2.5 h of running. J Appl Physiol (1985). 1995;79(3):748-55.

81. Ronsen O, Pedersen BK, Øritsland TR, Bahr R, Kjeldsen-Kragh J. Leukocyte counts and lymphocyte responsiveness associated with repeated bouts of strenuous endurance exercise. J Appl Physiol. (1985). 2001;91(1):425-34.
82. Eskola J, Ruuskanen O, Soppi E, Viljanen MK, Järvinen M, Toivonen H, Kouvalainen K. Effect of sport stress on lymphocyte transformation and antibody formation. Clin Exp Immunol. 1978;32(2):339-45.
83. MacNeil B, Hoffman-Goetz L, Kendall A, Houston M, Arumugam Y. Lymphocyte proliferation responses after exercise in men: fitness, intensity, and duration effects. J Appl Physiol (1985). 1991;70(1):179-85.
84. Pedersen BK, Tvede N, Christensen LD, Klarlund K, Kragbak S, Halkjr-Kristensen J. Natural killer cell activity in peripheral blood of highly trained and untrained persons. Int J Sports Med. 1989;10(2):129-31.
85. Mackinnon LT, et al. Effects of prolonged intense exercise on natural killer cell number and function. Exercise Physiol. Curr Selected Res. 1988;3:77-89.
86. Shinkai S, Kurokawa Y, Hino S, Hirose M, Torii J, Watanabe S, et al. Triathlon competition induced a transient immunosuppressive change in the peripheral blood of athletes. J Sports Med Phys Fitness. 1993;33(1):70-8.
87. Shephard RJ, Shek PN. Effects of exercise and training on natural killer cell counts and cytolytic activity: a meta-analysis. Sports Med. 1999;28(3):177-95.
88. Nieman DC, Miller AR, Henson DA, Warren BJ, Gusewitch G, Johnson RL, et al. Effects of high- vs moderate-intensity exercise on natural killer cell activity. Med Sci Sports Exerc. 1993;25(10):1126-34.
89. Shek PN, Sabiston BH, Buguet A, Radomski MW. Strenuous exercise and immunological changes: a multiple-time-point analysis of leukocyte subsets, CD4/CD8 ratio, immunoglobulin production and NK cell response. Int J Sports Med. 1995;16(7):466-74.
90. Pedersen BK, Ullum H. NK cell response to physical activity: possible mechanisms of action. Med Sci Sports Exerc. 1994;26(2):140-6.
91. Kerr JF, Wyllie AH, Currie AR. Apoptosis: a basic biological phenomenon with wide-ranging implications in tissue kinetics. Br J Cancer. 1972;26(4):239-57.
92. Vermes I, Haanen C, Steffens-Nakken H, Reutelingsperger C. A novel assay for apoptosis. Flow cytometric detection of phosphatidylserine expression on early apoptotic cells using fluorescein labelled Annexin V. J Immunol Methods. 1995;184(1):39-51.
93. Wyllie AH, Kerr JF, Currie AR. Cell death: the significance of apoptosis. Int Rev Cytol. 1980;68:251-306.
94. Concordet JP, Ferry A. Physiological programmed cell death in thymocytes is induced by physical stress (exercise). Am J Physiol. 1993;265(3 Pt 1):C626-9.
95. Mooren FC, Blöming D, Lechtermann A, Lerch MM, Völker K. Lymphocyte apoptosis after exhaustive and moderate exercise. J Appl Physiol (1985). 2002;93(1):147-53.
96. Mooren FC, Lechtermann A, Völker K. Exercise-induced apoptosis of lymphocytes depends on training status. Med Sci Sports Exerc. 2004;36(9):1476-83.
97. Hsu TG, Hsu KM, Kong CW, Lu FJ, Cheng H, Tsai K. Leukocyte mitochondria alterations after aerobic exercise in trained human subjects. Med Sci Sports Exerc. 2002;34(3):438-42.
98. Quadrilatero J, Hoffman-Goetz L. N-Acetyl-L-cysteine prevents exercise-induced intestinal lymphocyte apoptosis by maintaining intracellular glutathione levels and reducing mitochondrial membrane depolarization. Biochem Biophys Res Commun. 2004;319(3):894-901.
99. Mars M, Govender S, Weston A, Naicker V, Chuturgoon A. High intensity exercise: a cause of lymphocyte apoptosis?. Biochem Biophys Res Commun. 1998;249(2):366-70.
100. Quadrilatero J, Hoffman-Goetz L. N-acetyl-L-cysteine inhibits exercise-induced lymphocyte apoptotic protein alterations. Med Sci Sports Exerc. 2005;37(1):53-6.
101. Lagranha CJ, Senna SM, de Lima TM, Silva E, Doi SQ, Curi R, Pithon-Curi TC. Beneficial effect of glutamine on exercise-induced apoptosis of rat neutrophils. Med Sci Sports Exerc. 2004;36(2):210-7.
102. Borges Lda S, Bortolon JR, Santos VC, de Moura NR, Dermargos A, Cury-Boaventura MF, et al. Chronic inflammation and neutrophil activation as possible causes of joint diseases in ballet dancers. Mediators Inflamm. 2014;2014:846021.

103. Mastaloudis A, Leonard SW, Traber MG. Oxidative stress in athletes during extreme endurance exercise. Free Radic Biol Med. 2001;31(7):911-22.
104. Castell L. Glutamine supplementation in vitro and in vivo, in exercise and in immunodepression. Sports Med. 2003;33(5):323-45.
105. Cury-Boaventura MF, Levada-Pires AC, Folador A, Gorjão R, Alba-Loureiro TC, Hirabara SM, et al. Effects of exercise on leukocyte death: prevention by hydrolyzed whey protein enriched with glutamine dipeptide. Eur J Appl Physiol. 2008;103(3):289-94.
106. Quadrilatero J, Hoffman-Goetz L. N-acetyl-l-cysteine protects intestinal lymphocytes from apoptotic death after acute exercise in adrenalectomized mice. Am J Physiol Regul Integr Comp Physiol. 2005;288(6):R1664-72.
107. Gennari A, Viviani B, Galli CL, Marinovich M, Pieters R, Corsini E. Organotins induce apoptosis by disturbance of [Ca(2+)](i) and mitochondrial activity, causing oxidative stress and activation of caspases in rat thymocytes. Toxicol Appl Pharmacol. 2000;169(2):185-90.
108. Kroemer G. The mitochondrion as an integrator/coordinator of cell death pathways. Cell Death Differ. 1998;5(6):547.
109. Lakier Smith L. Overtraining, excessive exercise, and altered immunity: is this a T helper-1 versus T helper-2 lymphocyte response? Sports Med. 2003;33(5):347-64.
110. Curi TC, de Melo MP, de Azevedo RB, Zorn TM, Curi R. Glutamine utilization by rat neutrophils: presence of phosphate-dependent glutaminase. Am J Physiol. 1997;273(4 Pt 1):C1124-9.
111. Pithon-Curi TC, Levada AC, Lopes LR, Doi SQ, Curi R. Glutamine plays a role in superoxide production and the expression of p47phox, p22phox and gp91phox in rat neutrophils. Clin Sci (Lond). 2002;103(4):403-8.
112. Pithon-Curi TC, Schumacher RI, Freitas JJ, Lagranha C, Newsholme P, Palanch AC, et al. Glutamine delays spontaneous apoptosis in neutrophils. Am J Physiol Cell Physiol. 2003;284(6):C1355-61.
113. Pithon-Curi TC, Trezena AG, Tavares-Lima W, Curi R. Evidence that glutamine is involved in neutrophil function. Cell Biochem Funct. 2002;20(2):81-6.

14

Obesidade, síndrome metabólica e exercício físico

Ivani Credidio Trombetta
Luciana Tavares Batalha
Felipe Xerez Cepêda Fonseca
Cristiane Maki Nunes

INTRODUÇÃO

O excesso de tecido adiposo maior que 20% do peso corporal no homem e 30% na mulher caracteriza a obesidade e ocorre pelo balanço energético positivo de forma crônica, isto é, ingestão calórica que sobrepassa o gasto calórico. Embora os mecanismos que determinam a obesidade não sejam totalmente conhecidos, sabe-se que alguns fatores interagem e caracterizam a multifatoriedade da doença. A epidemia global da obesidade resulta da combinação de suscetibilidade genética com fatores ambientais. Entre os fatores do meio ambiente, a abundância de alimentos palatáveis de baixo custo é, indubitavelmente, uma das causas que mais contribuem para a epidemia.[98]

Outro consenso da causa do aumento da obesidade no mundo industrializado é o consumo de grande proporção de calorias derivadas da gordura, associado a um estilo de vida sedentário. Esses aspectos, em conjunto, apontam uma associação entre o estilo de vida sedentária e a má qualidade alimentar, por um lado, e a predisposição genética, por outro, como determinantes da prevalência de obesidade nas sociedades industrializadas.

Há dados epidemiológicos bem documentados que demonstram haver várias comorbidades ligadas à obesidade, como diabetes melito tipo 2 (DM2), hipertensão arterial sistêmica (HAS), doença coronariana, dislipidemia, colelitíase, acidente vascular cerebral, síndrome da apneia obstrutiva do sono (SAOS) e problemas respiratórios, osteoartrose do joelho e vários tipos de cânceres, como o endometrial, de mama e próstata.[1] Peso corporal está também associado com aumento em todas as causas de mortalidade.[2]

A distribuição do tecido adiposo influencia na morbidade e na mortalidade causada pela obesidade. A distribuição central de gordura, que caracteriza a obesidade do tipo androide (também chamada abdominal ou visceral), associa-se fortemente a fatores de risco cardiovascular como DM2, HAS e dislipidemia. Embora cada fator de risco por si só tenha o próprio impacto na saúde, a sobreposição é frequentemente encontrada em indivíduos com sobrepeso e obesidade. De fato, ao atingir a meia-idade, a maioria dos indivíduos aumenta de peso. Esse aumento predispõe aos fatores de risco cardiovascular, como HAS e DM2. Esses indivíduos se consideram saudáveis; no entanto, frequentemente apresentam obesidade visceral associada a alterações como dislipidemia, aumento na pressão arterial e aumento na glicemia em jejum. Essa transição geralmente começa com algumas mudanças menores nos fatores de risco, que uma vez combinadas já caracterizam uma condição denominada síndrome metabólica (SMet). A gravidade é que a SMet aumenta o risco cardiovascular em até 78%.[3]

Adicionalmente, tem sido proposto que a SMet, também conhecida como síndrome X, quando associada com a SAOS deva ser chamada síndrome de Z. De fato, a SAOS é uma condição comumente presente em indivíduos com SMet. Pesquisas recentes do grupo de estudos dos autores mostram que mais de 60% dos pacientes com SMet também apresentam SAOS moderada ou grave.[4,5] Estudos observacionais fornecem informações que SMet e SAOS apresentam substratos fisiopatológicos similares para as doenças cardiovasculares. Um desses exemplos é o aumento da pressão arterial, que é uma consequência comum à SMet e à SAOS. Esse conhecimento mostra a gravidade dessa associação, pois a SMet e a SAOS podem ter um efeito aditivo sobre o risco cardiovascular.

PREVALÊNCIA DA OBESIDADE E DA SÍNDROME METABÓLICA

O aumento crescente da prevalência da obesidade nas últimas décadas vem alcançando proporções epidêmicas. Um em cada dois adultos e quase uma em cada seis crianças têm excesso de peso ou obesidade, segundo recente atualização da Organização para a Cooperação e Desenvolvimento Econômico,[6] organização que reúne os países mais industrializados do mundo e alguns países emergentes.

Nos EUA, dados do Centro Nacional de Estatísticas de Saúde,[7] publicado em dezembro de 2017, mostram que a prevalência de obesidade está em 39,8% entre os adultos norte-americanos, no período de 2015 e 2016.

Os hábitos dos brasileiros também têm contribuído para o sobrepeso e a obesidade, assim como no aumento da prevalência do DM2 e da HAS. Apesar de a prevalência da obesidade, propriamente dita, não ser tão alta no Brasil quanto nos países industrializados, dados da Pesquisa de Vigilância de Fatores de Risco e Proteção para Doenças Crônicas por Inquérito Telefônico,[8] realizada em todas as capitais brasileiras de fevereiro a dezembro de 2016, com 53,2 mil pessoas com mais de 18 anos, evidenciaram que o excesso de peso (índice de massa corporal [IMC] $\geq$ 25 kg/m^2) atinge mais da metade da população, tendo crescido 26,3% em 10 anos, passando de 42,6%, em 2006, para 53,8%, em 2016, e a obesidade (IMC $\geq$ 30 kg/m^2), 60%, passando de 11,8%, em 2006, para 18,9%, em 2016, sendo semelhante entre os sexos (Figura 14.1). A prevalência de excesso de peso é semelhante nas diversas capitais do Brasil, sendo que Rio Branco, AC, tem a maior prevalência (60,6%) e Palmas, TO, a menor (47,7%).

As doenças crônicas, como DM e HAS, também tiveram aumento de prevalência, principalmente em mulheres e em indivíduos de menos escolaridade. O diagnóstico de DM2 passou de 5,5%, em 2006, para 8,9%, em 2016 (crescimento de 61,8%; sendo maior com o avançar da idade), enquanto o diagnóstico da HAS aumentou de 22,5% para 25,7% (crescimento de 14,2%).[8]

Mesmo sendo menor do que nos EUA ou na Europa, o problema da obesidade no Brasil não pode ser negligenciado, já que a prevalência vem crescendo a cada novo levantamento, seguindo a tendência mundial, infelizmente. O levantamento do The INTERHEART Latin American Study,[9] que engloba Argentina, Brasil, Colômbia, Chile, Guatemala e México, mostrou que, de fato, a obesidade abdominal é o fator de risco mais prevalente nesses países. A obesidade, apesar de todas as tentativas de tratamento e reversão, está ainda fora de controle.

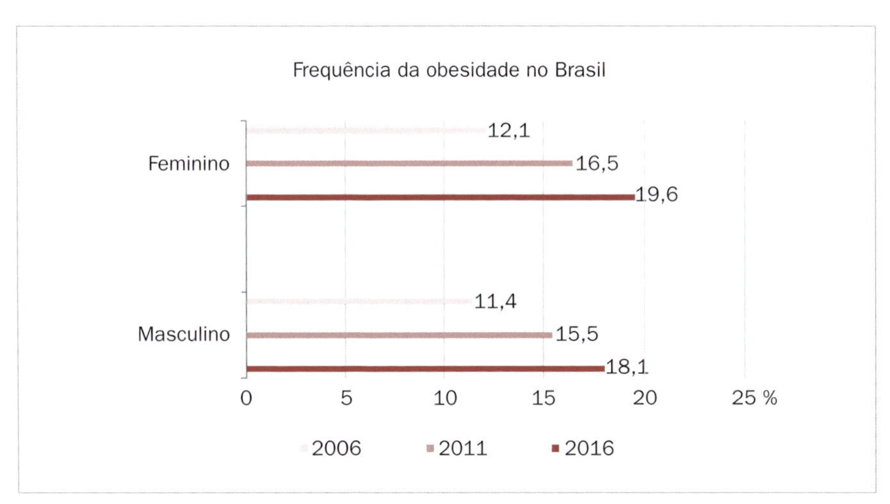

FIGURA 14.1 Aumento da obesidade em 10 anos no Brasil, segundo dados da Vigilância de Doenças Crônicas por Inquérito Telefônico do Ministério da Saúde (MS). Vigitel Brasil.[8]

O contínuo aumento da prevalência da obesidade, especialmente a obesidade visceral, tem levado ao também crescente aumento da SMet. Isso é observado principalmente nas maiores faixas etárias, chegando aproximadamente a 50% a partir dos 60 anos de idade.[10]

CLASSIFICAÇÃO DA OBESIDADE E DA SÍNDROME METABÓLICA

A Organização Mundial de Saúde (OMS)[11] classifica a obesidade entre adultos de acordo com o cálculo do peso relacionado à altura (IMC) e correlaciona tais números a riscos de saúde para o indivíduo (Tabela 14.1).

TABELA 14.1 Índice de massa corpórea (IMC) e risco de morbimortalidade

Classificação	IMC (peso/altura^2 = kg/m^2)	Riscos de comorbidades
Baixo peso	< 18,5	Baixo (porém, maiores riscos de outros problemas clínicos)
Normal	18,5 a 24,9	Ausente
Excesso de peso	≥ 25	
Pré-obeso	25 a 29,9	Aumentado
Obeso classe I	30 a 34,9	Moderado
Obeso classe II	35 a 39,9	Grave
Obeso classe III	≥ 40	Muito grave

Adaptada de WHO, 1998.[11]

A definição da SMet tem sido divergente em razão da falta de padronização nas variáveis incluídas e nos pontos de corte adotados.

Em 1998, a OMS[11] propôs que a resistência à insulina ou o distúrbio do metabolismo da glicose seria o principal fator da SMet, associado a dois outros componentes: obesidade (IMC > 30 kg/m^2 e/ou relação a cintura/quadril > 0,85 nas mulheres e > 0,90 nos homens), pressão arterial elevada (PA ≥ 140 x 85 mmHg ou uso de anti-hipertensivo), e/ou dislipidemia (triglicérides ≥ 150 mg/dL ou HDL-c < 35 mg/dL nos homens e < 40 mg/dL nas mulheres).[12]

A I Diretriz Brasileira de Diagnóstico e Tratamento da Síndrome Metabólica[13] adotou os critérios para diagnóstico propostos pelo Programa Nacional de Educação sobre o Colesterol (NCEP) – Painel de Tratamento para Adultos III (ATP III),[14] que é mais simples por se basear em critérios de uso clínico. O NCEP-ATP III caracterizada a SMet pela associação de 3 a 5 fatores de risco, como obesidade central (pelo aumento da circunferência abdominal), níveis elevados de PA (ou histórico de HAS), triglicérides (ou tratamento medicamentoso para triglicérides elevado), glicemia de jejum (ou tratamento medicamentoso para glicose elevada) e níveis baixos do bom colesterol, a lipoproteína de alta densidade (HDL-c) (Tabela 14.2).

TABELA 14.2 Critérios de diagnóstico da SMet segundo o Programa Nacional de Educação sobre o Colesterol – Painel de Tratamento para Adultos III (NCEP-ATP III, 2005) e a Federação Internacional de Diabetes (IDF[15])

	NCEP–ATP III	IDF
	Presença de 3 a 5 fatores constitui diagnóstico de SMet	**SMet: obesidade central – aumento da circunferência abdominal (conforme etnia) + 2 dos fatores**
Circunferência abdominal (cm)	≥ 102 nos homens e ≥ 88 nas mulheres	América do Sul*: ≥ 90 nos homens e ≥ 80 nas mulheres Europeus: ≥ 94 nos homens e ≥ 80 nas mulheres
Triglicérides (mg/dL)	≥ 150 ou tratamento medicamentoso para triglicérides elevado	≥ 150 ou tratamento medicamentoso para triglicérides elevados
HDL-c (mg/dL)	< 40 nos homens e < 50 nas mulheres; ou tratamento medicamentoso para HDL-c reduzido	< 40 nos homens e < 50 nas mulheres; ou tratamento medicamentoso para anormalidade lipídica
Pressão arterial (mmHg)	Sistólica ≥ 130 ou diastólica ≥ 85 ou tratamento medicamentoso anti-hipertensivo com histórico de hipertensão	Sistólica ≥ 130 ou diastólica ≥ 85 ou tratamento medicamentoso para prévio diagnóstico de hipertensão
Glicose de jejum (mg/dL)	≥ 100 ou tratamento medicamentoso para glicose elevada	≥ 100 ou diagnóstico prévio de diabetes tipo 2

Adaptada de NCEP-ATP III[14] e da IDF[15].
* Grupos étnicos das Américas Central e do Sul devem usar as recomendações para o sul asiático, até que mais dados específicos estejam disponíveis.

Entretanto, existe consenso na literatura e na prática clínica de que a obesidade central ou visceral é o principal gatilho para as alterações fisiopatológicas que predispõem aos outros fatores de risco, sendo, portanto, considerada a base para a SMet. Nesse sentido, a Federação Internacional de Diabetes[15] preconiza que na SMet o indivíduo deve ter obesidade central (definida como circunferência da cintura com valores específicos para diferentes etnias), associada a mais dois dos outros quatro fatores: (i) triglicérides aumentado (ou tratamento medicamentoso para triglicérides elevado); (ii) HDL-c diminuído (ou tratamento medicamentoso para anormalidade lipídica); (iii) PA sistólica ou diastólica elevada (ou prévio diagnóstico de HAS); e (iv) glicose de jejum aumentada (ou diagnóstico prévio de DM2) (ver Tabela 14.2).

DETERMINANTES DA OBESIDADE E DA SÍNDROME METABÓLICA

De forma simplista, pode-se dizer que a obesidade resulta do desequilíbrio entre ingestão e gasto calórico. No entanto, os mecanismos que levam ao fenótipo obesidade são muito mais complexos. Fatores de suscetibilidade, como os genéticos (genes suscetíveis), desempenham importante papel de ação permissiva para os fatores ambientais e, em alguns casos, podem ser determinantes da obesidade. Além disso, outras características participam das variações interindividuais da composição corporal. São elas: idade, sexo, metabolismo de repouso, oxidação lipídica, atividade nervosa simpática, metabolismo do tecido adiposo e do músculo esquelético, tabagismo e níveis hormonais de leptina, insulina, esteroides sexuais e cortisol.

A causa da obesidade, na maioria dos casos, não parece estar associada ao decréscimo no nível de metabolismo de repouso ou na termogênese dos alimentos. A diminuição de gasto energético é observada pela diminuição de atividade física habitual no trabalho e em rotinas diárias, além de aumento do tempo gasto em hábitos sedentários, como assistir televisão, trabalhar no computador, jogar *videogames*, etc. Foreyt e Goodrick[16] postularam que o aumento da prevalência do sobrepeso e da obesidade estariam fatalmente ligados à modernização como causa-efeito.

Como dito anteriormente, a obesidade parece ser a principal causa da SMet. O cúmulo de gordura, principalmente na região visceral, favorece o processo inflamatório e o estresse oxidativo. Na obesidade, há a elevação na expressão e na secreção das adipocinas proporcionalmente ao maior volume das células adiposas, com consequente aumento das adipocinas pró-inflamatórias e diminuição das anti-inflamatórias. A inflamação parece estar na gênese das alterações fisiopatológicas que predispõem aos fatores de risco cardiovascular.

Nesse contexto, uma das mais importantes consequências da obesidade é o aumento da atividade nervosa simpática. De fato, a obesidade de forma independente leva a alterações autonômicas que são potencializadas pela SMet e pela SAOS. As alterações autonômicas têm reflexos importantes no controle metabólico, hemodinâmico[17] e do sistema vascular.[18,19] De fato, a sobreposição da SAOS parece sobrecarregar de forma importante o sistema autonômico, pois em estudos observam-se que pacientes com SMet quando exibem a sobreposição da SAOS apresentam maior PA, maior atividade simpática, diminuição na sensibilidade barorreflexa[5] e aumento da sensibilidade quimiorreflexa[4] quando comparados a pacientes com características e fatores de risco semelhantes da SMet, porém sem SAOS.

Adicionalmente, parece haver um ciclo vicioso no qual a SMet é causa e consequência das alterações autonômicas e vasculares.

REGULAÇÃO PERIFÉRICA E CENTRAL DO BALANÇO ENERGÉTICO

Antes de falar do desequilíbrio do gasto energético que caracteriza o padrão alimentar do indivíduo obeso, é necessário compreender os mecanismos fisiológicos que determinam o padrão alimentar normal, os quais dependem de uma série de interações neuronais e hormonais centrais e periféricas.

O circuito neuronal hipotalâmico responsável pelo controle do balanço energético é composto de duas vias principais: núcleos arqueado e paraventricular (ARC-PVN); e núcleo arqueado e hipotálamo lateral (ARC-LHA). Nessas localizações há importantes peptídeos anabólicos, como neuropeptídeo Y (NPY), *agouti-related protein* (AgRP), *melanin-concentrating hormone* (MCH) e orexina; e catabólicos, como hormônio liberador de corticotropina (CRH-derivado do alfa-MSH), hormônio liberador da tireotrofina *cocaine and amphetamine-regulated transript* (CART) e o precursor de melanocortina, pró-opiomelanocortina (POMC-derivado do alfa-MSH). Esses neuropeptídeos são expressos e liberados de acordo com mecanismos de *feedback*, aumentando ou diminuindo a ingestão de alimentos para manter a homeostase do balanço energético. Há também a regulação entre os neuropeptídeos: o AgRP, por exemplo, antagoniza o alfa-MSH e, portanto, bloqueia o efeito anorético.

Os sinalizadores periféricos que atuam no principal centro de comando do hipotálamo (núcleo arqueado) são os nutrientes e hormônios. Esses últimos são oriundos do tecido adiposo (leptina, adiponectina, resistina, interleucina 6, ácidos graxos de cadeia longa), do pâncreas (insulina, amilina, glucagon, polipetídeo pancreático), do sistema gustatório e do trato gastrointestinal (grelina, colecistoquinina, peptídeo YY, GLP-1, oxintomodulina).[20] Muitos dos sinais periféricos, particularmente aqueles produzidos no sistema gustatório e trato gastrointestinal, chegam ao sistema nervoso central (SNC) pela ligação a receptores localizados no tronco encefálico e em aferentes vagais. Dos neurônios do núcleo arqueado partem conexões para outros núcleos hipotalâmicos, como o hipotálamo lateral e o núcleo paraventricular, que geram novos sinais anabólicos e catabólicos e dos quais são desencadeadas respostas endócrinas, autonômicas e comportamentais aos estímulos da fome e da saciedade, envolvendo neurônios de várias áreas cerebrais e da medula espinhal.[21] O córtex cerebral e o sistema límbico participam desse mecanismo proporcionando a interação com estímulos provenientes do meio ambiente.

O controle agudo (refeição a refeição) é dado por sinais humorais que vão do fígado e do intestino, através do nervo vago, para o cérebro. Esse controle depende da presença do alimento no tubo gastrointestinal e da integridade do sistema nervoso parassimpático. O controle de longo prazo tem como principais sinalizadores a leptina e a insulina, que fazem *feedback* com neurotransmissores no hipotálamo.

A leptina é o mais importante sinal periférico responsável por estabelecer uma conexão entre os locais de estoque de energia e o SNC. Ela responde mais a variações na massa do tecido adiposo do que propriamente à ingestão do alimento. A insulina por sua vez exerce uma ação intermediária entre o controle da adiposidade e o controle imediato da fome (saciedade). Seus níveis oscilam em função da ingestão imediata do alimento, mas também em função da massa adiposa total do organismo. Além dessa ação abrangente, tem a função de potencializar a ação da leptina, sendo considerado o segundo mais importante sinalizador periférico para o hipotálamo.

COMPONENTES DO GASTO ENERGÉTICO

O gasto energético representa a conversão de alimentos (energia estocada sobretudo nos depósitos de gordura, além do glicogênio e da proteína), na presença de oxigênio, em dióxido de carbono, água, calor e trabalho orgânico.[22] É composto pelo metabolismo de repouso (MR), pela termogênese alimentar e pela termogênese por atividade física.

O MR é a energia gasta para a manutenção da temperatura e dos sistemas do organismo e permanece relativamente estável ao longo do tempo. Ele corresponde a aproximadamente 60 a 70% do gasto energético diário, e é o maior componente do gasto energético, podendo aumentar após as refeições e atividade física. Decresce durante o sono cerca de 10%, e pode decrescer em mais de 40% durante o jejum.[22] Cerca de 70 a 80% desse componente varia de acordo com a massa magra, a idade, o sexo, os hormônios, o sistema nervoso simpático e a massa gorda. O MR está relacionado, principalmente, com a massa magra do indivíduo, mas também pela área de superfície corporal, pela massa gorda, pela idade, sexo, etnia, sistema nervoso simpático e por fatores genéticos.

Vários estudos demonstraram que o metabolismo basal baixo está associado ao ganho de peso, enquanto outros estudos demonstraram que, após perda de peso, os indivíduos têm menor metabolismo basal quando comparados a indivíduos que nunca foram obesos.[23]

Trabalhos documentados na literatura demonstraram redução no MR com a perda de peso durante dietas hipocalóricas. Essa redução de cerca de 20% permanece em níveis inferiores por longo tempo, mesmo após se restabelecer a ingestão calórica normal.

Apesar de os mecanismos que regulam menor taxa metabólica de repouso em situação de baixo consumo calórico não estarem totalmente esclarecidos, sabe-se que o decréscimo é proporcional à perda de tecido metabolicamente ativo. Isso ocorre porque qualquer perda de peso resulta na perda do tecido muscular, adquirido para sustentar o excesso de tecido adiposo. No entanto, outras adaptações ocorrem durante a diminuição de peso corporal, como diminuição do efeito térmico dos alimentos pela diminuição da quantidade total de calorias ingeridas e menor quantidade de energia gasta nos movimentos e nos deslocamentos corporais pela obtenção do peso corporal menor.

Indivíduos com menores quantidades de gordura corporal apresentam maior perda de nitrogênio por quilo de redução de peso corporal que os obesos. Logo, a proporção de perda de massa isenta de gordura também deverá ser maior. Experimentalmente tem-se verificado que, em dietas balanceadas com aporte calórico entre 1.400 e 1.900 kcal/dia, a massa isenta de gordura pode representar até a metade da redução total de peso corporal nos indivíduos magros, e somente por volta de 20% nos obesos.[24] A manutenção da perda de peso por longos períodos favorece a redução da gordura armazenada, limitando assim a perda de proteínas que acompanham a perda de peso.

A termogênese corresponde ao aumento no metabolismo de repouso em resposta a estímulos como ingestão de alimentos, exposição a temperaturas altas ou baixas (termogênese adaptativa), estresses psicológicos. A principal forma da termogênese em seres humanos é o efeito térmico dos alimentos e corresponde a 5 a 15% do gasto energético diário. Apesar da pequena contribuição no gasto energético total, muitos pesquisadores acreditam que baixo efeito térmico da alimentação predispõe ao ganho de peso. O custo energético da termogênese alimentar é influenciado pela composição do alimento consumido, pelo volume, horário e principalmente pelo modo de preparo do alimento. Além disso, o *background* genético e a idade do indivíduo, assim como o grau de atividade física e a sensibilidade à insulina, influenciam a termogênese alimentar. Logo, observa-se que esse componente do gasto energético é difícil de ser quantificado em razão do grande número de variáveis.

Primariamente, a alimentação teria duas funções: suprir as calorias da demanda energética dos indivíduos e estocar aminoácidos para síntese de proteínas. Quando a dieta é pobre em proteínas, a eficiência metabólica pode diminuir em 40% e os indivíduos podem aumentar a ingestão alimentar para suprir essa demanda.[22] O carboidrato é o principal constituinte da dieta padrão, porém produz menor termogênese alimentar que as proteínas. As gorduras têm alta densidade energética e constituem a maior reserva energética do corpo humano. A quantidade diária de gordura recomendada na dieta padrão para um indivíduo normal é de 15 a 20%.

A oxidação de carboidratos e gorduras pode ser quantificada pela avaliação do quociente respiratório (QR), que é a quantidade de gás carbônico produzido pela quantidade de oxigênio consumido na combustão dos alimentos. Em indivíduos com baixo QR, há maior oxidação de gorduras e, portanto, menor tendência ao ganho de peso.[23] Há uma correlação entre o QR e a atividade nervosa simpática e é independente da massa gordurosa total, e, claramente, há associação entre baixa atividade nervosa simpática e baixa oxidação de gorduras.[23] Esses autores sugerem que, em indivíduos obesos, pode haver diminuição na lipólise intracelular e na captação de ácidos graxos livres pelo músculo, os quais são determinados pelo sistema nervoso simpático.[23]

A atividade física (ou trabalho físico de modo geral) é o componente relacionado às contrações musculares voluntárias, sejam elas espontâneas ou programadas, e é o mais variável dos componentes do gasto energético diário. Para a maioria dos indivíduos adultos sedentários corresponde entre 20 e 30% do gasto energético diário total, porém pode aumentar até 40% em indivíduos ativos.

A atividade física tem potencial importância no desenvolvimento da obesidade porque, além de depender da vontade individual, pode aumentar a massa magra, e com isso aumentar o MR, com consequências no longo prazo no balanço energético, além de trazer benefícios cardiovasculares e auxílio no controle glicêmico. Baixos níveis de atividade física podem ser classificados como causa ou consequência da obesidade. Da mesma forma que o MR, a quantidade de calorias gastas com os movimentos corporais está relacionada ao peso corporal, que interfere diretamente na intensidade e na quantidade de movimentos espontâneos (inquietude motora) e formais do corpo, também chamado metabolismo voluntário. No metabolismo voluntário, o gasto energético se dá por causa de todo movimento corporal, porém a demanda energética despendida nas atividades esportivas e de condicionamento físico é responsável pela maior variação do gasto energético, podendo aumentar até 15 vezes o dispêndio energético do metabolismo voluntário.

INFLUÊNCIA DA GENÉTICA E DO AMBIENTE NA OBESIDADE

A compreensão da influência genética na obesidade humana tem crescido tremendamente nos últimos anos e estima-se que 40 a 70% da variação do fenótipo relacionado à obesidade seja herdada. O risco de obesidade chega a 50% quando um dos genitores é obeso e atinge 80% quando ambos o são. O maior objetivo em identificar esses genes é estabelecer novas formas de tratamento pela identificação dos mecanismos fisiopatológicos ou para estratificar a eficácia de diferentes tipos de tratamento feitos empiricamente.[22]

Todas as investigações relacionadas com doenças de transmissão por genética mendeliana acompanhada de manifestação clínica de obesidade, como as mutações monogênicas em animais geneticamente obesos, as análises genéticas inespecíficas, as experiências com cruzamento de animais e os estudos de associação e ligamento com genes candidatos, indicam que todos os cromossomos do genoma humano contêm *loci* relacionados com a obesidade, exceto no Y.[25,26] O risco de obesidade quando nenhum dos pais é obeso cai para 9%.

A obesidade é uma das manifestações descritas em 24 doenças mendelianas e em nove tipos de doenças monogênicas não mendelianas. No entanto, a obesidade comum tem herança poligênica. Diversos genes participam no desenvolvimento da obesidade afetando o controle do apetite (NPY, leptina, POMC, CCK, MCH, serotonina, dopamina), o gasto energético e a regulação termogênica (ADR2 e 3, UCP1, UCP3, leptina), assim como a utilização metabólica de substratos combustíveis e sinalização (PPAR, APOB, APOD, PKA, etc.). Aqueles que pelo papel na obesidade atraíram maior atenção nos últimos tempos foram: o gene da leptina (LEP) e o receptor (LEPR); as proteínas desacoplantes (UCP2 e 3); e as moléculas implicadas na diferenciação de adipócitos e no transporte de lipídios (PPAR, aP2). Há também outros genes, relacionados com o metabolismo, como o da adenosina desaminase (ADA), da fosfatase ácida (ACP1), do fator de necrose tumoral alfa (TNF-alfa), de determinados neuropeptídeos hipotalâmicos e receptores (MCR3,4 e 5, POMC, NPY); e dos receptores adrenérgicos (ADRB2 e 3).[27]

Estudos clássicos demonstram o importante papel da genética na obesidade, como o estudo realizado com 12 pares de gêmeos monozigóticos submetidos à dieta hipercalórica, o qual demonstrou grande variação de ganho de peso entre os indivíduos, porém não em membros do mesmo par.[28] Outro estudo comparou pares de gêmeos criados em ambientes distintos, um com os pais biológicos e outro com pais adotivos. Nesse, foi demonstrada associação positiva entre o IMC dos adotados com o IMC dos pais biológicos e não com o dos pais adotivos, para qualquer classificação de massa corporal. Outros fatores também indicam influências genéticas na obesidade, como o início precoce da obesidade na infância ou na adolescência e histórico familiar de obesidade. Contudo, é possível que os extremos de desequilíbrio de energia no útero (superalimentação e baixo peso de nascimento) possam contribuir para a obesidade.

As conclusões obtidas nos vários estudos epidemiológicos e genéticos não devem ser extensivas a populações diferentes em virtude das distintas interações ambientais e étnicas.[22] Pode-se citar o efeito do ambiente no ganho de peso em indivíduos geneticamente suscetíveis do clássico estudo com os índios Pima, oriundos do norte do México e do sul do Arizona (EUA), que, ao passarem a ter dieta muito rica em gordura e estilo de vida sedentário, adquiriram diabetes e obesidade,[29] enquanto aqueles etnicamente semelhantes que vivem no México e estão isolados do ambiente obesogênico têm incidência muito menor dessas doenças.

Portanto, apesar de as evidências de que fatores genéticos têm grande importância na etiologia da obesidade, é evidente que o fator ambiental é o principal determinante da epidemia da doença, uma vez que algumas décadas atrás, período em que houve o aumento expressivo da obesidade, não seriam suficientes para estabelecer alterações genéticas substanciais, ao passo que a mudança nos hábitos e no estilo de vida foi enorme.

COMORBIDADES ASSOCIADAS À OBESIDADE: SÍNDROME METABÓLICA

A SMet é caracterizada pela coexistência da obesidade visceral, dislipidemia, níveis elevados de PA (ou HAS) e resistência à insulina (ou DM2). Essa síndrome foi descrita pela primeira vez por Gerald Reaven, em 1988.[30] O reconhecimento dessa desordem metabólica recebeu ao longo do tempo diversas denominações, entre elas síndrome da resistência à insulina, síndrome de Reaven, quarteto mortal, síndrome X, síndrome plurimetabólica, até ser definida como SMet pela OMS.[12]

A SMet, assim como a obesidade mórbida, resulta no aumento de risco de morte por eventos cardiovasculares. Entretanto, mais estudos são necessários para entender a complexa fisiopatologia da SMet.

Assim como a HAS é uma das importantes manifestações do grupo de anormalidades clínicas que caracterizam a SMet, estudos demonstram que 30 a 40% dos hipertensos também apresentam SMet. Investigações confirmam que o ganho de peso ao longo da vida é um preditor para o surgimento da HAS, reforçando a ideia da associação direta entre obesidade e HAS.[30]

Entre os mecanismos fisiopatológicos comuns à SMet e à HAS, destacam-se a hiperativação simpática e a diminuição do tônus parassimpático.[31] Essa alteração no balanço simpatovagal aumenta a frequência cardíaca de repouso, causa vasoconstrição vascular periférica e reduz a capacitância venosa. Adicionalmente, a obesidade visceral, condição fortemente presente nos indivíduos com SMet, favorece o acúmulo de gordura na parede dos vasos, prejudicando a liberação e ação dos vasodilatores endoteliais. Todas essas alterações desencadeiam o aumento da PA.

Corroborando com a tese de que a obesidade visceral é a alteração primária na SMet, estudos têm mostrado que o aumento da circunferência abdominal é um preditor de HAS,[32] além de estar relacionado com DM2 e dislipidemias.[33]

De fato, já está bem estabelecida a associação entre a obesidade central e a resistência à insulina.[34] A hiperinsulinemia e a resistência à insulina[35] têm sido apontadas como mecanismos que podem explicar a hiperativação simpática na obesidade.

Alterações da ativação do sistema nervoso simpático,[36,37] associadas a alterações autonômicas reflexas, poderiam representar uma das muitas mudanças envolvidas nessa doença multifatorial. Evidências têm sido acumuladas de que a obesidade se relaciona diretamente aos níveis de atividade nervosa simpática muscular, PA e resistência vascular periférica, e inversamente aos níveis de fluxo sanguíneo muscular.[36,38] Indivíduos obesos têm disfunção barorreflexa,[39] SAOS[40] e hipersensibilidade quimiorreflexa durante condições de eucapnia,[41] além da diminuição no controle metaborreflexo.[42]

Em seres humanos, clampeamento euglicêmico/hiperinsulinêmico demonstra que a elevação da insulinemia provoca aumento expressivo na atividade nervosa simpática, a partir de elevação das concentrações plasmáticas de catecolaminas,[43] aumento no *spillover* de noradrenalina[44] e mesmo aumento no tráfico eferente simpático para o músculo esquelético.[38] A resistência à insulina está relacionada à quantidade de gordura corporal não somente em indivíduos com grandes depósitos de gordura visceral, mas também em indivíduos com grande armazenamento de gordura subcutânea e muscular.[45] Em um elegante estudo, Vollenweider et al.[43] demonstraram que a resistência à insulina nos indivíduos obesos está associada ao aumento na atividade nervosa simpática de repouso e à resposta de fluxo sanguíneo muscular diminuído à hiperinsulinemia fisiológica. No entanto, a ligação entre a atividade nervosa simpática e a hiperinsulinemia parece ser dependente da etnia, o que dá caráter genético a essa relação. Por exemplo, em estudo conduzido em índios Pima, foi observado que essa etnia apresenta alta prevalência de obesidade e hiperinsulinemia, porém com baixa prevalência de HAS. Comparados com homens brancos, os índios Pima do sexo masculino têm alta porcentagem de gordura corporal e altas concentrações de insulina de jejum, mas, ao contrário, baixa atividade nervosa simpática.[46] Esses baixos níveis de atividade nervosa simpática podem estar relacionados à etiologia da obesidade nos índios Pima e, portanto, a seu perfil genético.

Em indivíduos com peso normal, Laakso et al.[47] demonstraram que, apesar de a insulina aumentar a atividade nervosa simpática, ela provoca aumento no fluxo sanguíneo muscular, podendo ser este um importante determinante de captação de glicose pelo músculo. Portanto, a principal ação da insulina no controle cardiovascular tem sido direcionada para o sistema nervoso simpático e para a produção de L-arginina-óxido nítrico. O predomínio nesse balanço depende, aparentemente, da herança genética.

Nos indivíduos obesos com resistência à insulina, no entanto, há perda do efeito vasodilatador no músculo, o que tem sido proposto como explicação para a diminuição da captação de glicose pelo músculo.[43] Além da insulina, a leptina e sua ação sobre o SNC têm direcionado para uma nova ligação entre obesidade e ativação nervosa simpática.[48]

A competição por substrato pode ser um dos mecanismos fisiopatológicos da hiperinsulinemia e da resistência à insulina nos indivíduos obesos, nos quais o nível cronicamente elevado de ácidos graxos livres, pelo aumento do aporte energético, leva ao aumento da oxidação de lipídios e à redução da oxidação da glicose. A menor utilização de glicose faz que os níveis séricos tendam a se elevar, estimulando assim a produção de insulina e a hiperinsulinemia. Além de levar ao DM2, tem sido demonstrado que a hiperinsulinemia pode contribuir para a elevação dos níveis de PA pela ação no hipotálamo medial, elevando os níveis de atividade nervosa simpática, o que contribui para a vasoconstrição. Além disso, tanto a insulina quanto a atividade nervosa simpática podem estimular a reabsorção de sódio que, por sua vez, também contribui para a elevação da PA.[49]

Os indivíduos obesos em geral apresentam perfil lipídico desfavorável, isto é, hipertrigliceridemia, baixo HDL-c e alta concentração de partículas pequenas e densas de LDL-c, com grande poder aterogênico.[50]

As dislipidemias estão associadas particularmente à obesidade abdominal e, em consequência, relacionam-se com distúrbios metabólicos. A obesidade visceral leva à oferta de ácidos graxos livres aumentada para o fígado. Esse aumento estimula diretamente a produção de glicose hepática, ocasionando hiperinsulinemia. Essa combinação de hiperinsulinemia e aumento da oferta de ácidos graxos livres para o fígado pode resultar em produção exacerbada de partículas ricas em triglicérides.[36]

A SMet é um fator agravante na abordagem das dislipidemias, representado por níveis elevados de triglicérides e baixos níveis de HDL-c. De fato, as dislipidemias estão fortemente associadas ao desenvolvimento da aterosclerose. Um estudo clássico mostrou estreita relação entre níveis reduzidos do HDL-c e o aumento de eventos coronarianos, sendo que a redução de 1 mg/dL de HDL-c se associou com aumento de 2 a 3% de risco cardiovascular.[51] As alterações nos níveis de gordura no sangue são comumente observadas em pacientes com DM2 e SMet, o que é denominado dislipidemia aterogênica. Recentes estudos têm apontado também a importância da ação da insulina no metabolismo das gorduras. Juntamente com outros hormônios, a insulina regula uma série de enzimas que agem no metabolismo das gorduras e o seu mau funcionamento aumenta inicialmente os triglicérides circulantes.[52]

Além da conjunção dos diversos fatores de risco, uma condição frequentemente associada à SMet é a SAOS. Contudo, o diagnóstico e a importância da SAOS ainda são negligenciados.[53]

A SAOS é um distúrbio respiratório que acontece durante o sono caracterizado por apneias (obstruções totais) ou hipopneias (obstruções parciais) recorrentes das vias aéreas superiores em consequência do relaxamento ou do aumento das estruturas das vias aéreas superiores durante o sono.[54] Nesses eventos obstrutivos, ocorrem hipóxia (diminuição de oxigênio no sangue) e hipercapnia (aumento de gás carbônico no sangue). Para se restabelecer desses eventos, ocorrem despertares, que restauram o tônus da musculatura faríngea, permitindo que o fluxo aéreo se restabeleça, normalizando a oxigenação e as concentrações de gás carbônico no sangue. Por causa da recorrência dos eventos de apneias/hipopneias, o sono se torna bastante fragmentado e pouco restaurador, levando à sonolência excessiva diurna e, em alguns casos, podendo levar a disfunções neurocognitivas, como déficit de memória e prejuízo na concentração.

Um dos primeiros estudos sobre a prevalência da SAOS constatou que, na população norte-americana, a presença da SAOS era de cerca de 24% nos homens e de 9% nas mulheres na faixa etária de 30 a 60 anos.[55] Estudo realizado com população brasileira, especificamente com residentes na região da cidade de São Paulo, mostrou a prevalência da SAOS em 32,9% de 1.042 pessoas com idade de 20 a 80 anos, sendo 40,6% nos homens e 26,1% nas mulheres.[56] No entanto, essa prevalência é bem maior em obesos e hipertensos, sendo de aproximadamente 50% nos indivíduos hipertensos[53] e de pelo menos 50% nos indivíduos obesos.[57] Maior ainda é a prevalência em indivíduos com obesidade mórbida, que pode chegar a 70%.[58]

O diagnóstico da SAOS é realizado pela polissonografia noturna, técnica padrão-ouro para a quantificação do índice de apneia e hipoapneia (IAH). É considerado sem SAOS o indivíduo que apresentar o IAH igual ou inferior a 5 eventos/hora. Quando o índice é de 5 a 14,9 eventos/hora, é considerado SAOS leve. Na frequência entre 15 até 29 eventos/hora, é considerada SAOS moderada. Já o índice maior ou igual a 30 eventos/hora representa SAOS grave.[59]

Vale ressaltar que níveis de SAOS moderada e grave (IAH ≥ 15 eventos/hora) têm sido associados à morbimortalidade, com correlação positiva entre o IAH e o aumento de risco de eventos cardiovasculares.[60,61] De fato, foi demonstrado que a gravidade da SAOS prevê maior aterosclerose coronária oculta em indivíduos saudáveis com excesso de peso.[62] Além disso, a hipóxia e a hipercapnia recorrentes durante o sono levam à estimulação quimiorreflexa, com consequentes aumentos no tráfego nervoso simpático, não somente durante o sono, mas também durante o período de vigília.[63]

Mesmo sem apneia obstrutiva do sono, indivíduos obesos e/ou com SMet geralmente apresentam maior ativação simpática. Alterações fisiológicas relacionadas à obesidade (principalmente abdominal) são atribuídas, em parte, à ativação do sistema nervoso simpático.[64]

Portanto, sugere-se que a sobreposição da SAOS está etiologicamente relacionada com os fatores de risco da SMet. No entanto, mais informações são necessárias para ampliar o conhecimento dos mecanismos fisiopatológicos subjacentes a esse conjunto de fatores de risco cardiovascular.

EXERCÍCIO NO TRATAMENTO DA OBESIDADE E DA SÍNDROME METABÓLICA

Enquanto há consenso na literatura sobre os fatores de risco associados ao sobrepeso e à obesidade, ainda se discute muito sobre o melhor tratamento, já que a maioria deles falha na manutenção da perda de peso em longo prazo. Os insucessos nas dietas consecutivas, levando ao conhecido efeito ioiô, têm potencial efeito negativo para a saúde. A associação de exercício físico aos programas de emagrecimento tem-se mostrado bastante eficaz, já que vários estudos demonstram que o maior benefício da atividade física está em favorecer a manutenção do peso corporal em médio e longo prazos.[65]

As principais recomendações nos programas para perda de peso corporal são: redução do aporte energético de 500 a 1.000 kcal/dia, diminuição na proporção de gordura na dieta, que deve ser inferior a 30% do total de energia ingerida, participação em sessões de exercício físico moderado com tempo mínimo de 150 minutos (2,5 horas) por semana, com progressão para 200 a 300 minutos (3,3 a 5 horas).[66] A inclusão de exercícios de resistência pode aumentar a força e a função muscular, mas não evita a perda da massa magra observada em programas de redução de ingesta alimentar com perda de peso.[67]

Em determinados casos, a farmacoterapia pode ser necessária no tratamento da obesidade, porém a efetividade depende da combinação com diminuição na ingesta calórica e concomitante realização de exercícios físicos.[67]

Tendo tudo isso em vista, a dieta hipocalórica e o treinamento físico têm sido constantemente recomendados como tratamento não farmacológico para indivíduos obesos.[68] A dieta hipocalórica produz déficit calórico expressivo que leva à redução do peso corporal,[69] enquanto o exercício físico associado à dieta apresenta efeito sinérgico à redução do peso corporal, aumentando o déficit calórico. Além disso, o treinamento físico provoca adaptações fisiológicas, cardiovasculares[70] e autonômicas importantes.[71]

Assim, a obesidade tem-se tornado alvo de estudos de vários pesquisadores para a compreensão dos mecanismos fisiopatológicos, além de estudos das diferentes possibilidades terapêuticas para o controle.

REDUÇÃO DO PESO CORPORAL POR DIETA ASSOCIADA AO TREINAMENTO FÍSICO

Combinar dieta hipocalórica e treinamento físico é uma excelente intervenção não farmacológica para o tratamento da obesidade.

Alguns estudos têm demonstrado o efeito da dieta e do treinamento físico isoladamente ou combinados sobre a perda de peso corporal. Há consenso na literatura sobre o efeito da dieta na redução do peso corporal, entretanto a inclusão de exercícios nem sempre resulta em perda adicional de peso.[68,72,73]

O exercício produz gasto de energia pelo efeito direto no nível metabólico. Entretanto, esse nível é mínimo em relação ao balanço energético. O aumento no gasto energético diário pela atividade física correspondente a 200 kcal. Sem o aumento correspondente no consumo energético, esse gesto pode reduzir o peso corporal em aproximadamente 5 kg em um período de 6 meses a 1 ano. Dietas hipocalóricas têm demonstrado que déficits energéticos marcadamente reduzem o peso corporal de indivíduos obesos.[69] Na maioria dos estudos, o treinamento físico provoca gasto calórico adicional pouco expressivo na redução do peso corporal em indivíduos obesos sob orientação dietética hipocalórica. De fato, na experiência dos autores, em um programa de 4 meses, a associação de exercício físico a dieta hipocalórica não potencializou a perda de peso corporal alcançada com a dieta isoladamente (Figura 14.2).

Além disso, qualquer perda de peso alcançada com exercício físico moderado pode ser facilmente revertida por pequeno aumento compensatório no consumo alimentar.[74] Não se pode esquecer, no entanto, que pessoas que se mantêm ativas ao longo da vida têm menores chances de se tornarem obesas e têm melhor distribuição corporal, com menores depósitos de gordura intra-abdominal.

Várias adaptações metabólicas ocorrem com o exercício físico e podem ser vantajosas na obesidade. Durante o treinamento, a atividade nervosa simpática

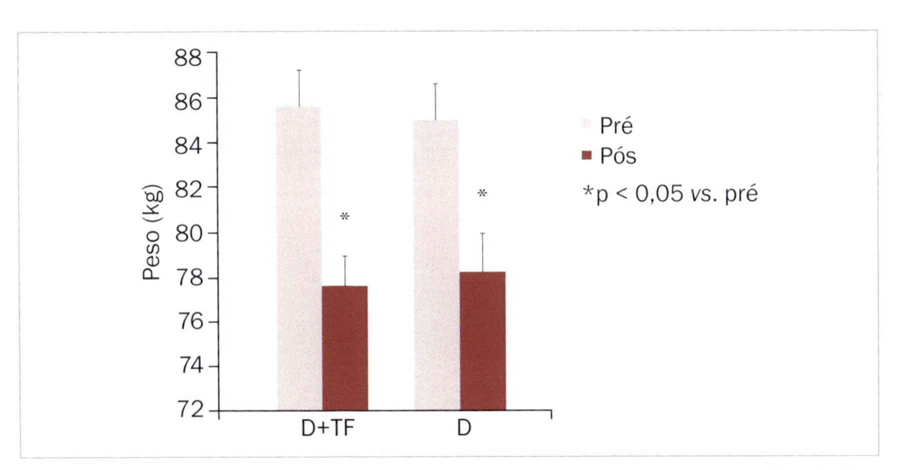

FIGURA 14.2 Diminuição do peso corporal após quatro meses de intervenção. Dados comparativos entre um grupo de 20 mulheres obesas submetidas à dieta hipocalórica (D) e 19 mulheres obesas submetidas à dieta hipocalórica associada a treinamento físico (D+TF).

Fonte: Unidade de Reabilitação Cardiovascular e Fisiologia do Exercício do InCor-HC-FMUSP.

aumenta, elevando a resposta lipolítica às catecolaminas no tecido adiposo.[75] Outra importante adaptação é o aumento da sensibilidade à insulina. A resistência à insulina, frequente na obesidade, resulta na diminuição da oxidação da glicose e na diminuição dos estoques de glicose no músculo. Isso resulta no bloqueio da termogênese facultativa como resposta à alimentação. A resistência à insulina e a diminuição da termogênese podem ser explicadas por um mecanismo comum: diminuição da sensibilidade do músculo esquelético à ação das catecolaminas.[76] Essa resposta sustenta a ideia de que o treinamento físico seja um potente estimulador do aumento da captação de glicose e da sensibilidade à insulina no músculo. Além disso, a atividade das enzimas lipoproteína lipase (LPL) aumenta com a atividade física. Como as LPL podem ser consideradas controladoras dos estoques de gordura, o exercício físico aumenta tanto a capacidade da liberação quanto a de armazenamento de energia no tecido adiposo, além de aumentar a capacidade de oxidar carboidrato e gordura no músculo. Nessas condições, o organismo está mais adaptado a manter o balanço energético. Apesar da falta de estudos prospectivos que mostrem que o nível baixo de atividade física seja um risco para o desenvolvimento da obesidade e que, ao contrário, o alto nível de atividade proteja contra a obesidade, essas associações são defendidas pela maioria dos investigadores.

Outro efeito importantíssimo do treinamento físico refere-se à manutenção do peso corporal após programas de emagrecimento. A manutenção da perda de peso é mais difícil de se obter do que a própria perda de peso. Nesse sentido, a inclusão de programas de exercício físico regular durante e, sobretudo, após o emagrecimento por dieta tem-se mostrado extremamente eficiente. Muitos estudos têm comprovado que o treinamento físico melhora o controle do peso corporal em médio e longo prazos, após períodos de emagrecimento.[41,77] No entanto, pouco se sabe se a atividade física interfere na mudança da dieta, interage com ela ou comporta-se de forma sinérgica a ela. Há indícios de que os exercícios podem, de fato, estar associados ao decréscimo da ingestão alimentar ou pelo menos à melhor adesão à dieta hipocalórica prescrita. Aparentemente, os principais mecanismos relacionam-se ao aumento da taxa metabólica e à preservação ou ao aumento da massa magra. Além disso, um mecanismo potencialmente importante refere-se ao efeito psicológico dos exercícios, como a influência sobre a autoestima, a imagem corporal e o humor.[78] Esse bem-estar proporcionado pelo treinamento físico pode levar à melhora na adesão dietética.

EXERCÍCIO FÍSICO E METABOLISMO DE REPOUSO

A hipótese de que o exercício físico possa estimular o MR ou evitar a queda induzida por dieta tem sido objeto de numerosos estudos. No entanto, a interferência da atividade física no MR é ainda controversa na literatura, em razão de diferenças quanto ao tipo, à intensidade e à duração de um programa de treinamento.[79] Alguns estudos sugerem que a inclusão de exercícios físicos nos programas de controle do peso corporal pode minimizar a redução da taxa metabólica de repouso que ocorre como causa das dietas hipocalóricas.[76,80,81] Ainda não está claro como o exercício físico atua para alterar o MR. Todavia, alguns estudos associam o aumento do MR pelo treinamento físico ao maior *turnover* de noradrenalina.[79]

Em um levantamento feito por Saris et al.,[76] ficou evidenciado o efeito do exercício na preservação de massa magra durante restrição dietética. Mesmo em indivíduos com restrições calóricas severas, o exercício pode corrigir, pelo menos em parte, a perda excessiva de massa magra. Um interessante trabalho realizado por Ballor e Poehlman[81] mostrou que o treinamento físico foi eficaz em minimizar a perda de massa magra que ocorreu com dieta isoladamente, tanto em homens quanto em mulheres. Em trabalho realizado com mulheres, pode-se observar que, em um programa de 12 semanas de emagrecimento por dieta ou dieta associada ao treinamento físico aeróbio de intensidade moderada, a associação de treinamento físico à dieta hipocalórica foi capaz de preservar a massa magra e o metabolismo de repouso, reduzidos no emagrecimento por dieta isoladamente (Figura 14.3). A quantidade e a intensidade de exercícios necessários para obter esse efeito foram de três sessões semanais em intensidade baixa ou moderada.

Nos vários estudos, o fato de haver grande heterogeneidade da capacidade física, idade muito variada e, sobretudo, nem sempre terem sido estudados indivíduos obesos, pode ter limitado interpretação mais específica sobre o real efeito do treinamento físico no MR e a associação com a atividade do sistema nervoso simpático em indivíduos obesos.

EXERCÍCIO FÍSICO E DIMINUIÇÃO DE GORDURA CORPORAL

Em um levantamento feito por Saris,[76] ficou evidente que a maioria dos estudos prospectivos tem demonstrado relação inversamente proporcional entre o nível habitual de atividade física e o ganho de peso ao longo dos anos de vida.

Qualquer modificação que ocorra na cascata da lipólise pode resultar em alteração na atividade lipolítica e diminuição da lipólise[82] e, em consequência, perda da oxidação de gordura, uma das possíveis causas da obesidade.

A prática regular de exercício físico leva o organismo a ter melhor controle sobre o balanço energético. Isso se deve ao aumento na capacidade de oxidação de ácidos graxos livres nas células musculares. Além do efeito protetor da massa magra, o exercício acelera a perda de massa gorda durante restrição dietética.

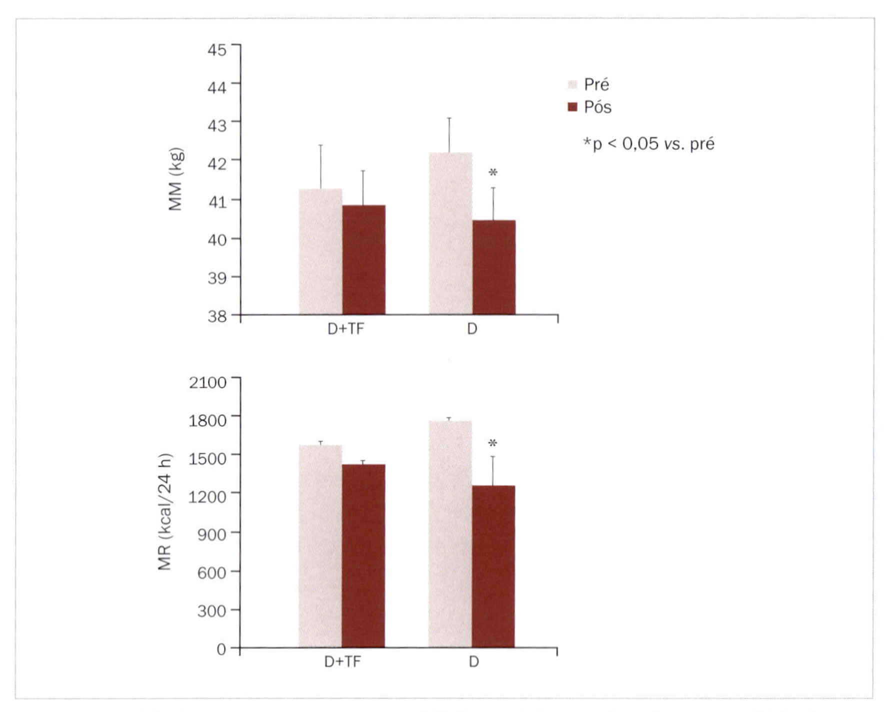

FIGURA 14.3 Mudança na massa magra (MM), medida por densitometria (DEXA), e no metabolismo de repouso (MR), medido pela calorimetria, após quatro meses de intervenção. Dados comparativos entre um grupo de 20 mulheres obesas submetidas à dieta hipocalórica (D) e 19 mulheres obesas submetidas à dieta hipocalórica associada a treinamento físico (D+TF).

Fonte: Unidade de Reabilitação Cardiovascular e Fisiologia do Exercício do InCor-HC-FMUSP.

Na célula adiposa, o exercício físico aumenta a sensibilidade beta-adrenérgica,[83] o que sugere maior modulação do sistema nervoso simpático no tecido adiposo. Além disso, durante o exercício, a atividade nervosa simpática aumenta e, com isso, cresce a resposta lipolítica às catecolaminas no tecido adiposo.[84] O efeito da prática de exercício físico sobre a mobilização e a utilização de gordura apresenta aspectos relacionados ao efeito agudo e também crônico que influenciam o emagrecimento. Além do efeito direto no gasto calórico, o exercício mantém o metabolismo aumentado por longo período após a execução. Isso quer dizer que, mesmo após o exercício, a mobilização e a oxidação de lípides permanece elevada. Além disso, o exercício físico realizado cronicamente aumenta a atividade da enzima lipase hormônio sensível (enzima responsável pela maior mobilização de lípides no tecido adiposo) e a densidade mitocondrial, potencializando a oxidação de lípides e favorecendo assim o emagrecimento.

Outro benefício alcançado pela associação da dieta hipocalórica ao treinamento físico diz respeito à redistribuição da gordura corporal. Observa-se em programas de exercício físico que, apesar da redução de todos os depósitos de gordura, há preferência para a redução de gordura na região visceral. Isso pode ser explicado pelo fato de essas células serem ricas em receptores beta-adrenérgicos, que são mais suscetíveis à lipólise.[85]

DIETA E EXERCÍCIO FÍSICO NO TRATAMENTO DAS COMORBIDADES ASSOCIADAS À OBESIDADE

Estilo de vida ativo e capacidade física elevada podem atenuar o risco de morbimortalidade em indivíduos com sobrepeso e obesidade. Além disso, há evidências recentes de que a taxa de mortalidade é menor de indivíduos com sobrepeso ou moderadamente obesos ativos do que de indivíduos sedentários.[86]

Um dos principais mecanismos de diminuição de risco após emagrecimento está na diminuição da atividade nervosa simpática (Figura 14.4).

Muitas vezes a diminuição do peso corporal é suficiente para normalizar a glicemia sanguínea e os níveis de PA.[87] No entanto, a prática regular de exercício físico tem efeitos favoráveis nos fatores de risco de doenças cardiovasculares e no DM2, mesmo quando não há diminuição do peso corporal.[74]

Diabetes melito tipo 2

Resultados epidemiológicos[88] têm indicado que a prática regular de exercício físico está associada ao menor peso corporal e à maior sensibilidade à insulina. O efeito da prática regular de exercício físico sobre a sensibilidade à insulina continua sendo observado mesmo quando os resultados são corrigidos para o peso corporal e o IMC, o que sugere efeito do exercício físico sobre a resistência à insulina, independentemente da perda de peso.

Estudos observacionais e experimentais têm mostrado que o treinamento físico aumenta a sensibilidade à insulina.

A dieta reduz o peso corporal e melhora a tolerância à glicose e a ação da insulina, enquanto o treinamento físico, apesar de não alterar o peso corporal tanto quanto a dieta hipocalórica, aumenta a tolerância à glicose e a sensibilidade à ação da insulina de maneira mais intensa que a dieta hipocalórica.[89] Esses resultados sugerem que a associação do exercício físico à dieta hipocalórica pode provocar respostas aditivas na sensibilidade à insulina.

Os mecanismos responsáveis pelo efeito do treinamento físico na ação da insulina e na captação de glicose ainda não estão totalmente esclarecidos. Entretanto, três

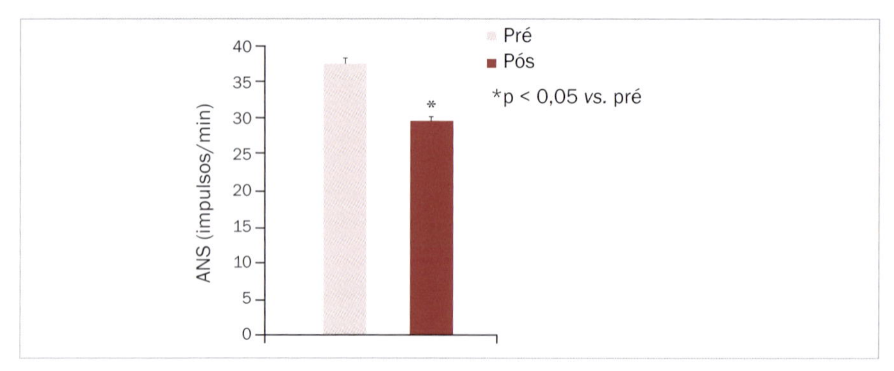

FIGURA 14.4 Mudança absoluta na atividade nervosa simpática (ANS) muscular, medida no nervo fibular pela microneurografia, em 19 mulheres obesas normotensas submetidas a quatro meses de dieta associada a treinamento físico.

Fonte: Unidade de Reabilitação Cardiovascular e Fisiologia do Exercício do InCor-HC-FMUSP.

mecanismos podem ser sugeridos para explicar essa adaptação fisiológica. Primeiro, o treinamento físico aumenta o fluxo sanguíneo muscular, o que facilita a ação da insulina e a captação de glicose.[90] Segundo, o treinamento físico aumenta a agregação da insulina ao seu receptor, em consequência do maior número de receptores e maior concentração de transportadores de glicose (GLUT4) na membrana celular,[90] o que melhora a captação de glicose. Terceiro, o treinamento físico potencializa o metabolismo não oxidativo da glicose a partir do aumento da atividade da enzima glicogênio sintase, o que aumenta a captação de glicose.[91]

Em resumo, a redução de peso corporal por dieta hipocalórica aumenta a tolerância à glicose e a sensibilidade à insulina. Da mesma forma, a prática regular de exercícios físicos, mesmo na ausência de perda de peso corporal, provoca aumento da ação da insulina. A associação dessas duas condutas traz efeitos aditivos sobre o metabolismo de carboidratos, sendo, portanto, a melhor recomendação para indivíduos obesos.

Hipertensão arterial sistêmica

Na tentativa de melhor compreender a relação entre obesidade e HAS, e a importância relativa das diferentes condutas não farmacológicas no tratamento desses distúrbios, alguns pesquisadores compararam o efeito hipotensor do exercício físico com o efeito hipotensor da dieta hipocalórica de indivíduos obesos. Apesar de controversos, os resultados de vários estudos apontam a associação das duas condutas como o melhor tratamento para a perda de peso e a diminuição da PA.[92]

Os mecanismos responsáveis pela diminuição da PA, alcançada com o treinamento físico ou com a associação do treinamento físico e da dieta hipocalórica de indivíduos obesos, deve-se à redução da resistência vascular periférica, em decorrência da diminuição dos níveis de noradrenalina plasmática e da redução da atividade nervosa simpática.[92]

Sabe-se que o treinamento físico pode provocar alterações hemodinâmicas importantes, entre elas o aumento no fluxo sanguíneo muscular.[93,94] Alguns autores[95] têm sugerido que o exercício físico aumenta a produção de óxido nítrico e a densidade de receptores beta-2-adrenérgicos na musculatura esquelética. Portanto, o treinamento físico melhora a resposta vasodilatadora muscular de indivíduos obesos e, em consequência, melhora a distribuição de fluxo sanguíneo regional durante certos comportamentos presentes no cotidiano humano, como o exercício físico,[93] diminuindo, portanto, o risco de acidentes cardiovasculares.

Em resumo, a redução do peso corporal com a dieta e com o exercício regular auxilia na diminuição da PA de indivíduos obesos.

Dislipidemia

Embora haja ainda pontos controversos quanto ao efeito específico do exercício físico sobre os lípides sanguíneos, sabe-se que a associação do exercício físico regular à dieta hipocalórica é conduta importante para a redução do peso corporal, o que leva, também, à redução dos níveis de lípides circulantes.[96]

O exercício físico melhora o perfil lipídico a partir do aumento da atividade da enzima lipase lipoproteica presente no músculo esquelético e da diminuição da atividade da lipase hepática. Essa enzima, responsável pela reposição dos estoques de triglicérides intramiofibrilares, tem a atividade aumentada após uma sessão de exercício. Isso explica a diminuição aguda dos níveis plasmáticos de triglicérides após o exercício físico. Tal efeito ocorre, sobretudo, após exercícios prolongados e com intensidade moderada, situação caracterizada pelo aumento da utilização de gordura como fonte energética. O aumento da atividade da lipase lipoproteica e o catabolismo de triglicérides também resultam em um dos maiores efeitos do exercício no colesterol plasmático, que é o aumento do HDL-c.[93] A diminuição da lipase hepática, por sua vez, evita a degradação do HDL.

A atividade física regular leva a pouca ou nenhuma redução do LDL-c; porém, há um efeito cardioprotetor que se deve ao fato de ocorrerem alterações na composição química por aumento do colesterol livre, de ésteres de colesterol, fosfolípides e aumento da relação lípide/proteína. Williams et al.[97] demonstraram haver redução na concentração das LDL pequenas e densas em homens moderadamente obesos após sete meses de exercício físico regular, sem haver, no entanto, mudanças nos níveis absolutos plasmáticos.

Programas de exercício físico com gasto energético de 1.200 a 2.200 kcal por semana podem aumentar o HDL-c e diminuir os triglicérides. No entanto, o colesterol total e o LDL-c melhoram quando se associa exercício físico a uma dieta balanceada.

Na experiência dos autores, foi observado que pacientes com SMet submetidos à intervenção por dieta e treinamento físico apresentaram expressiva redução nos fatores de risco, sendo que muitos deles (aproximadamente 50%) deixaram de ter a SMet (Figura 14.5).

Pode-se então concluir que o exercício físico regular associado à dieta hipocalórica não somente favorece a regulação do balanço energético, mas também pode interferir favoravelmente nos fatores de risco associados à obesidade.

PROGRAMA DE EXERCÍCIO FÍSICO PARA O PACIENTE OBESO E COM SÍNDROME METABÓLICA

Na experiência dos autores, quatro meses de treinamento físico associados à dieta hipocalórica, mesmo sem haver a normalização do peso corporal, propiciam grandes benefícios adaptativos, sobretudo pelo aumento da capacidade física representado pelo aumento do consumo de oxigênio de pico.

Sugere-se para o paciente obeso e com SMet que, antes de iniciar um programa de exercício físico, se submeta a teste ergométrico ou, melhor ainda, a teste ergoespirométrico, para a avaliação do funcionamento do sistema cardiovascular durante o exercício e a análise da capacidade física máxima. A avaliação cardiovascular tem por objetivo diagnosticar uma doença cardiovascular subclínica, enquanto a avaliação da capacidade física máxima serve para, além de determinar a capacidade física, fornecer parâmetros para a prescrição mais adequada de treinamento físico.

O programa de treinamento físico deve constar de exercícios aeróbios, cíclicos e contínuos, que envolvam grandes grupos musculares, como caminhada, ciclismo e natação. Deve-se incluir exercícios de resistência muscular localizada, de baixa sobrecarga e muitas repetições, pois auxiliam na manutenção da massa magra.

O volume e a intensidade do exercício físico devem ser aumentados de modo gradativo para que haja adaptação adequada ao exercício. O tempo total da sessão de exercício físico deve ser de 60 minutos, podendo progredir para duração de 90 minutos. A sessão deve ser subdividida em um período de aquecimento, em torno de 5 minutos, seguido por período específico de exercício aeróbio, com duração de 40 minutos, período de exercícios de resistência muscular localizada, com

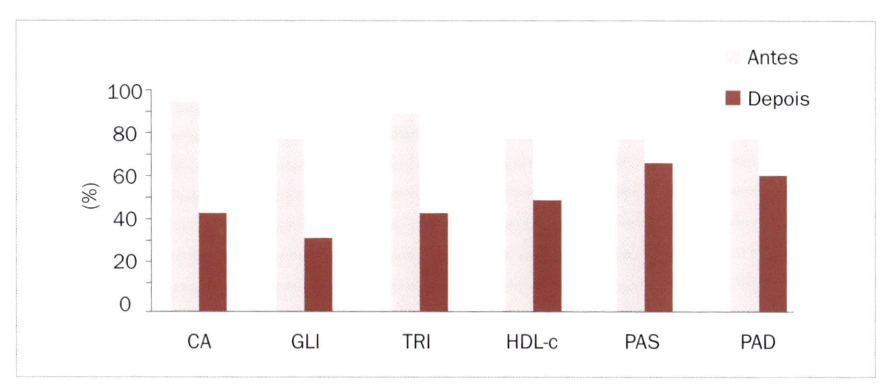

FIGURA 14.5 Redução da porcentagem de sujeitos com cada fator de risco (segundo os cortes da NCEP ATP-III), nos períodos antes e depois de quatro meses de intervenção por dieta hipocalórica associada ao treinamento físico em um grupo de 18 pacientes com SMet. CA: circunferência abdominal; GLI: glicemia de jejum; TRI: triglicérides; HDL-c: lipoproteína de alta densidade; PAS: pressão arterial sistólica; PAD: pressão arterial diastólica.

Fonte: Unidade de Reabilitação Cardiovascular e Fisiologia do Exercício do InCor-HC-FMUSP.

duração em torno de 15 a 20 minutos e período de relaxamento com duração aproximada de 5 minutos. O tempo gasto pode aumentar, em especial no exercício específico aeróbio, com a finalidade de aumentar o gasto energético e melhorar a adaptação cardiovascular.

A frequência deve ser de três dias por semana, podendo chegar a cinco ou mais dias semanais.

A intensidade de exercício deve se basear no resultado do teste ergométrico/ergoespirométrico. Desde que não haja sintomas ou sinais e alterações hemodinâmicas e eletrocardiográficas durante o teste ergométrico, a prescrição da intensidade do treinamento físico deverá ser de 50 a 70% da frequência cardíaca de reserva. Essa frequência cardíaca de treino é calculada pela fórmula de Karvonen, que corresponde a:

$$FC_{alvo} = (FC_{máx} - FC_{rep})\ \% + FC_{rep}$$

Em que FC_{alvo} = frequência cardíaca de treino; $FC_{máx}$ = frequência cardíaca máxima atingida no teste ergométrico; FC_{rep} = frequência cardíaca de repouso.

Quando for possível o teste ergoespirométrico, a intensidade de exercício deve progredir do limiar anaeróbio até o ponto de compensação respiratória. Essa intensidade poderá ser aferida nas sessões de treinamento pela frequência cardíaca correspondente ao limiar anaeróbio e o ponto de compensação respiratória.

Cuidados preventivos relativos ao controle da PA (antes, durante e no período de recuperação), assim com problemas osteomioarticulares, comuns na obesidade, devem ser adotados na tentativa de se evitar lesões durante a sessão de treinamento.

REFERÊNCIAS BIBLIOGRÁFICAS

1. Kopelman PG. Obesity as a medical problem. Nature. 2000;404(6778):635-43.
2. Calle EE, Thun MJ, Petrelli JM, Rodriguez C, Heath CW Jr. Body-mass index and mortality in a prospective cohort of U.S. adults. N Engl J Med. 1999;341(15):1097-105.
3. Gami AS, Witt BJ, Howard DE, Erwin PJ, Gami LA, Somers VK, Montori VM. Metabolic syndrome and risk of incident cardiovascular events and death: a systematic review and meta-analysis of longitudinal studies. JACC. 2007;49(4):403-14.
4. Trombetta IC, Maki-Nunes C, Toschi-Dias E, Alves MJ, Rondon MU, Cepeda FX, et al. Obstructive sleep apnea is associated with increased chemoreflex sensitivity in patients with metabolic syndrome. Sleep. 2013;36(1):41-9,
5. Trombetta IC, Somers VK, Maki-Nunes C, Drager LF, Toschi-Dias E, Alves MJ, et al. Consequences of comorbid sleep apnea in the metabolic syndrome--implications for cardiovascular risk. Sleep. 2010;33(9):1193-9.
6. Better Policies for Better Lives [OECD]. OECD Obesity Update 2017. Disponível em: http://www.oecd.org/health/obesity-update.htm [Acesso em: 12 fev. 2018].
7. National Center for Health Statistics [NCHS]. Fact Sheet. December 2017. Disponível em: https://www.cdc.gov/nchs/data/factsheets/factsheet_nhanes.pdf [Acesso em: 12 fev. 2018].
8. Vigitel Brasil 2016. Disponível em: http://portalarquivos.saude.gov.br/images/pdf/2017/maio/12/Lancamento-resultados-2016.pdf [Acesso em: 12 fev. 2018].
9. Lanas F, Avezum A, Bautista LE, Diaz R, Luna M, Islam S, et al.; INTERHEART Investigators in Latin America. Risk factors for acute myocardial infarction in Latin America: the Interheart Latin American study. Circulation. 2007;115(9):1067-74.
10. Ceska R. Clinical implications of the metabolic syndrome. Diabetes Vasc Dis Res. 2007;4:S2-S4.
11. World Health Organization [WHO]. Obesity: preventing and managing the global epidemic. Report of a WHO consultation on obesity. Genebra, World Health Organization, 1998.
12. Alberti KG, Zimmet PZ. Definition, diagnosis and classification of diabetes mellitus and its complications. Part 1: diagnosis and classification of diabetes mellitus provisional report of a WHO consultation. Diabet Med. 1998;15(7):539-53.
13. I Diretriz Brasileira de Diagnóstico e Tratamento da Síndrome Metabólica. Hipertensão. 2004;7(4):130-59.
14. Grundy SM, Cleeman JI, Daniels SR, Donato KA, Eckel RH, Franklin BA, et al. American Heart Association; National Heart, Lung, and Blood Institute. Diagnosis and management of the metabolic syndrome: an American Heart Association/National Heart, Lung, and Blood Institute Scientific Statement. Circulation. 2005;112(17):2735-52.
15. International Diabetes Federation. Worldwide definition of the metabolic syndrome 2006. Disponível em: http://www.idf.org/webdata/docs/IDF_Metasyndrome_definition.pdf [Acesso em: 12 fev. 2018].
16. Foreyt J, Goodrick K. The ultimate triumph of obesity. Lancet 1995;346(8968):134-5.
17. Cepeda FX, Toschi-Dias E, Maki-Nunes C, Rondon MU, Alves MJ, Braga AM, et al. Obstructive sleep apnea impairs postexercise sympathovagal balance in patients with metabolic syndrome. Sleep. 2015;38(7):1059-66.
18. Lopes-Vicente WRP, Rodrigues S, Cepeda FX, Jordão CP, Costa-Hong V, Dutra-Marques ACB, et al. Arterial stiffness and its association with clustering of metabolic syndrome risk factors. Diabetol Metab Syndr. 2017;9:87.
19. Rodrigues S, Cepeda FX, Toschi-Dias E, Dutra-Marques ACB, Carvalho JC, Costa-Hong V, et al. The role of increased glucose on neurovascular dysfunction in patients with the metabolic syndrome. J Clin Hypertens (Greenwich). 2017;19(9):840-7.

20. Murphy KG, Dhillo WS, Bloom SR. Gut peptides in the regulation of food intake and energy homeostasis. Endocr Rev. 2006;27(7):719-27.
21. Morton GJ, Cummings DE, Baskin DG, Barsh GS, Schwartz MW. Central nervous system control of food intake and body weight. Nature. 2006;443(7109):289-95.
22. Barsh GS, Farooqi IS, O'Rahilly S. Genetics of body-weight regulation. Nature. 2000;404(6778):644-51.
23. Snitker S, Macdonald I, Ravussin E, Astrup A. The sympathetic nervous system and obesity: role in aetiology and treatment. Obes Rev. 2000;1(1):5-15.
24. Forbes GB. Lean body mass-body fat interrelationships in humans. Nutr Rev. 1987;45(8):225-31.
25. Bray G, Bouchard C. Genetics of human obesity: research directions. FASEB J. 1997;11(12):937-45.
26. Naggert J, Harris T, North M. The genetics of obesity. Curr Op Gene Dev. 1997;7(3):398-404.
27. Marques-Lopes I, et al. Aspectos genéticos da obesidade. Rev Nutr, Campinas. 2004;17(3):327-38.
28. Bouchard C, et al. The response to long-term overfeeding in identical twins. N Engl J Med. 1990;322(21):1477.
29. Ravussin E, Valencia ME, Esparza J, Bennett PH, Schulz LO. Effects of a traditional lifestyle on obesity in Pima Indians. Diabetes Care. 1994;17(9):1067-74.
30. Reaven GM, Lithell H, Landsberg L. Hypertension and associated metabolic abnormalities--the role of insulin resistance and the sympathoadrenal system. N Engl J Med. 1996;334(6):374-81.
31. Toschi-Dias E, Trombetta IC, Dias da Silva VJ, Maki-Nunes C, Cepeda FX, Alves MJ, et al. Time delay of baroreflex control and oscillatory pattern of sympathetic activity in patients with metabolic syndrome and obstructive sleep apnea. Am J Physiol Heart Circ Physiol. 2013;1304(7):1038-44.
32. Gus M, Fuchs SC, Moreira LB, Moraes RS, Wiehe M, Silva AF, et al. Association between different measurements of obesity and the incidence of hypertension. Am J Hypertens. 2004;17(1):50-3.
33. Janssen I, Katzmarzyk PT, Ross R. Body mass index, waist circumference, and health risk: evidence in support of current National Institutes of Health guidelines. Arch Intern Med. 2002;162(18):2074-9.
34. Stevens J, Cai J, Pamuk ER, Williamson DF, Thun MJ, Wood JL. The effect of age on the association between bodymass index and mortality. N Engl J Med. 1998;338(1):1-7.
35. Stepniakowski KT, Goodfriend TL, Egan BM. Fatty acids enhance vascular α-adrenergic sensitivity. Hipertension. 1995;25(4 Pt 2):774-8.
36. Ribeiro MM, Trombetta IC, Batalha LT, Rondon MU, Forjaz CL, Barretto AC, et al. Sympathetic nerve activity and hemodynamic alterations in middle-age obese women. Braz J Med Biol Res. 2001;34(4):475-8.
37. Grassi G, Seravalle G, Cattaneo BM, Bolla GB, Lanfranchi A, Colombo M, et al. Sympathetic activation in obese normotensive subjects. Hypertension. 1995;25(4 Pt 1):560-63.
38. Scherrer U, Randin D, Tappy L, Vollenweider P, Jéquier E, Nicod P. Body fat and sympathetic nerve activity in health subjects. Circulation. 1994;89(6):2634-40.
39. Grassi G, Seravalle G, Colombo M, Bolla G, Cattaneo BM, Cavagnini F, et al. Body weight reduction, sympathetic nerve traffic, and arterial baroreflex in obese normotensive humans. Circulation. 1998;97(20):2037-42.
40. Narkiewicz K, van de Borne PJ, Cooley RL, Dyken ME, Somers VK. Sympathetic activity in obese subjects with and without obstructive sleep apnea. Circulation. 1998;98(8):772-6.
41. Pronk NP, Wing RR. Physical activity and long-term maintenance of weight loss. Obes Res. 1994;2(6):587-99.
42. Negrão CE, Trombetta IC, Batalha LT, Ribeiro MM, Rondon MU, Tinucci T, et al. Muscle metaboreflex control is diminished in normotensive obese women. Am J Physiol Heart Circ Physiol. 2001;281(2):H469-75.
43. Vollenweider P, Randin D, Tappy L, Jéquier E, Nicod P, Scherrer U. Impaired insulin-induced sympathetic neural activation and vasodilatation in skeletal muscle in obese humans. J Clin Invest. 1994;93(6):2365-71.
44. Lembo G, Napoli R, Capaldo B, Rendina V, Iaccarino G, Volpe M, et al. Abnormal sympathetic overactivity evoked by insulin in skeletal muscle of patients with essential hypertension. J Clin Invest. 1992;90(1):24-9.
45. Goodpaster BH, Thaete FL, Kelley DE. Composition of skeletal muscle evaluated with computed tomography. Ann NY Acad Sci. 2000;904:18-24.

46. Weyer C, Pratley RE, Snitker S, Spraul M, Ravussin E, Tataranni PA. Ethnic differences in insulinemia and sympathetic tone as links between obesity and blood pressure. Hypertension. 2000;36(4):531-7.
47. Laakso M, Edelman SV, Brechtel G, Baron AD. Impaired insulin-mediated skeletal muscle blood flow in patients with NIDDM. Diabetes. 1992;41(9):1076-83.
48. Hall JE, et al. Is leptin a link between obesity and hypertension? Curr Opinion Endoc Diab. 1999;6:225-9.
49. Zanella MT. Obesidade e anormalidades cardiovasculares. In: Obesidade. São Paulo: Lemos; 1998.
50. Denke MA, Sempos CT, Grundy SM. Excess body weight. An under-recognized contributer to dyslipidemia in white American men. Arch Intern Med. 1993;153(9):1093-103.
51. Gordon T, Castelli WP, Hjortland MC, Kannel WB, Dawber TR. High density lipoprotein as a protective factor against coronary heart disease. Framingham Study. 1977;62(5):707-14.
52. Mooradian AD. Dyslipidemia in type 2 diabetes mellitus. Nat Clin Pract Endocrinol Metab. 2009;5(3):150-9.
53. Vgontzas AN, Bixler EO, Chrousos GP. Sleep apnea is a manifestation of the metabolic syndrome. Sleep Med Rev. 2005;9(3):211-24.
54. Bradley TD, Floras JS. Sleep apnea and heart failure: Part I: obstructive sleep apnea. Circulation. 2003;107(12):1671-8.
55. Young T, Palta M, Dempsey J, Skatrud J, Weber S, Badr S. The occurrence of sleep-disordered breathing among middle-aged adults. N Engl J Med. 1993;328(17):1230-5.
56. Tufik S, Santos-Silva R, Taddei JA, Bittencourt LR. Obstructive sleep apnea syndrome in the Sao Paulo epidemiologic sleep study. Sleep Med. 2010;11(5):441-46.
57. Knorst MM, Souza FJ, Martinez D. Obstructive sleep apnea-hypopnea syndrome: association with gender, obesity and sleepiness-related factors. J Bras Pneumol. 2008;34(7):490-6.
58. Lorenzi-Filho G. Como deve ser tratado um paciente com obesidade mórbida e apneia do sono? Rev Ass Med Brasil. 2001;47:169-77.
59. Sleep related reathing disorders in adults: recommendations for syndrome definition and measurement techniques in clinical research. The Report of an American Academy of Sleep Medicine Task Force. Sleep. 1999;22(5):667-89.
60. Somers VK, White DP, Amin R, Abraham WT, Costa F, Culebras A, et al. Sleep apnea and cardiovascular disease: an American Heart Association/American College of Cardiology Foundation Scientific Statement from the American Heart Association Council for High Blood Pressure Research Professional Education Committee, Council on Clinical Cardiology, Stroke Council, and Council on Cardiovascular Nursing. JACC. 2008;52(8):686-717.
61. Parish JM, Somers VK. Obstructive sleep apnea and cardiovascular disease. Mayo Clin Proc. 2004;79(8):1036-46.
62. Kent BD, Garvey JF, Ryan S, Nolan G, Dodd JD, McNicholas WT. Severity of obstructive sleep apnoea predicts coronary artery plaq e burden: a coronary CT angiography study. Eur Respir J. 2013;42(5):1263-70.
63. Somers VK, Dyken ME, Clary MP, Abboud FM. Sympathetic neuralmechanisms in obstructive sleep apnea. J Clin Invest. 1995;96(4):1897-904.
64. Scherrer URS, Sartori C. Insulin as a vascular and sympathoexcitatory hormone: implications for blood pressure regulation, insulin sensitivity, and cardiovascular morbidity. Circulation. 1997;96(11):4104-13.
65. Pavlou KN, Krey S, Steffee WP. Exercise as an adjunct to weight loss and maintenance in moderately obese subjects. Am J Clin Nutr. 1989;49(5 Suppl):1115-23.
66. Huszar D, Lynch CA, Fairchild-Huntress V, Dunmore JH, Fang Q, Berkemeier LR, et al. Targeted disruption of melanocortin-4 receptor results in obesity in mice. Cell. 1997;88(1):131-41.
67. Jakicic JM, Clark K, Coleman E, Donnelly JE, Foreyt J, Melanson E, et al.; American College of Sports Medicine. American College of Sports Medicine position stand. Appropriate intervention strategies for weight loss and prevention of weight regain for adults. Med Sci Sports Exerc. 2001;33(12):2145-56.
68. Weinstock RS, Dai H, Wadden TA. Diet and exercise in treatment of obesity. Arch Intern Med. 1998;158(22):2477-83.

69. McInns KJ. Exercise and obesity. Coron Artery Dis. 2000;11(2):111-6.
70. Gielen S, Schuler G, Hambrecht R. Exercise in coronary artery disease and coronary vasomotion. Circulation. 2001;103(1):E1-6.
71. Macor F, Fagard R, Amery A. Power spectral analysis of RR interval and blood pressure short-term variability at rest and during dynamic exercise: comparison between cyclists and controls. Int J Sports Med. 1996;7(3):175-81.
72. Skender ML, Goodrick GK, Del Junco DJ, Reeves RS, Darnell L, Gotto AM, Foreyt JP. Comparison of 2-year weight loss trends in behavioral treatments of obesity: Diet, exercise, and combination interventions. J Am Diet Assoc. 1996;96(4):342-6.
73. Wing RR. Physical activity in the treatment of the adulthood overweight and obesity: current evidence and research issues. Med Sci Sports Exerc. 1999;31(11 Suppl):S547-52.
74. Grundy SM, Blackburn G, Higgins M, Lauer R, Perri MG, Ryan D. Physical activity in the prevention and treatment of obesity and its comorbities. Med Sci Sports Exerc. 1999;31(11 Suppl):S502-8.
75. Björntorp P. Importance of fat as a support nutrient for energy: metabolism of athletes. J Sports Sci. 1991;9:71-6.
76. Saris WHM. The role of exercise in the dietary treatment of obesity. Int J Obes. 1993;17(Suppl 1):S17-21.
77. Miller WC, Koceja DM, Hamilton EJ. A meta-analysis of the past 25 years of weight loss research using diet, exercise or diet plus exercise interventions. Int J Obes Related Metab Dis. 1997;21(10):941-7.
78. Brownell KD. Exercise and obesity treatment: psycological aspects. Int J Obes Related Metab Dis. 1995;10(Suppl 4):122-5.
79. Poehlman ET, Melby CL, Goran MI. The impact of exercise and diet restriction on daily energy expenditure. Sports Med. 1991;11(2):78-101.
80. Mole PA, Stern JS, Schultz CL, Bernauer EM, Holcomb BJ. Exercise reverses depressed metabolic rate produced by severe caloric restriction. Med Sci Sports Exerc. 1989;21(1):29-33.
81. Ballor DL, Poehlman ET. A meta-analysis of the effects of exercise and/or dietary restriction on resting metabolic rate. Eur J Appl Physiol Occup Physiol. 1995;71(6):535-42.
82. Lafontan M, Berlan M. Fat cell adrenergic receptors and the control of white and brown fat cell function. J Lipid Res. 1993;34(7):1057-91.
83. De Glisezinski I, Crampes F, Harant I, Berlan M, Hejnova J, Langin D, et al. Endurance training changes in lipolytic responsiveness of obese adipose tissue. Am J Physiol. 1998;275(6 Pt 1):E951-6.
84. Crampes F, Beauville M, Riviere D, Garrigues M. Effect of physical training in humans on the response of isolated fat cells to epinephrine. J Appl Physiol. 1986;61(1):25-9.
85. Wilmore JH, Després JP, Stanforth PR, Mandel S, Rice T, Gagnon J, et al. Alterations in body weight and composition consequent to 20 wk of endurance raining: the HERITAGE family study. Am J Clin Nutr. 1999;70(3):346-52.
86. Lee CD, Blair SN, Jackson AS. Cardiorespiratory fitness, body composition, and all cause and cardiovascular disease mortality in men. Am J Clin Nutr. 1999;69(3):373-80.
87. Tuck ML, Sowers JR, Dornfeld L, Whitfield L, Maxwell M. Reductions in plasma catecholamines and blood pressure during weight loss in obese subjects. Acta Endocrinol. 1983;102(2):252-7.
88. Mayer-Davis EJ, D'Agostino R Jr, Karter AJ, Haffner SM, Rewers MJ, Saad M, et al. Intensity and amount of physical activity in relation to insulin sensitivity: the Insulin Resistance Atherosclerosis Study. JAMA. 1998;279(9):669-74.
89. Dengel DR, Pratley RE, Hagberg JM, Rogus EM, Goldberg AP. Distinct effects of aerobic exercise training and weight loss on glucose homeostasis in obese sedentary men. J Appl Physiol. 1996;81(1):318-25.
90. Hardin DS, Azzarelli B, Edwards J, Wigglesworth J, Maianu L, Brechtel G, et al. Mechanisms of enhanced insulin sensitivity in endurance-trained athletes: effects on blood flow and differential expression of GLUT4 in skeletal muscles. J Clin Endocrinol Metab. 1995;80(8):2437-46.
91. Perseghin G, Price TB, Petersen KF, Roden M, Cline GW, Gerow K, et al. Increased glucose transport--phosphorylation and muscle glycogen systhesis after exercise training in insulin-resistant subjects. N Engl J Med. 1996;335(18):1357-62.

92. Reid CM, Dart AM, Dewar EM, Jennings GL. Interactions between the effects of exercise and weight loss on risk factors, cardiovascular haemodynamics and left ventricular structure in overweight subjects. J Hypertension. 1994;12(3):291-301.
93. Trombetta IC, Batalha LT, Rondon MU, Laterza MC, Kuniyoshi FH, Gowdak MM, et al. Weight loss improves neurovascular and muscle metaboreflex control in obesity. Am J Physiol Heart Circ Physiol. 2003;285(3):H974-82.
94. van Veen S, Chang PC. Prostaglandins and nitric oxide mediate insulin-induced vasodilatation in human forearm. Cardiovascular Res. 1997;34(1):223-9.
95. Green SA, Turki J, Bejarano P, Hall IP, Liggett SB. Influence of beta 2-adrenergic receptor genotypes on signal transduction in human airway smooth muscle cells. Am J Respir Cell Mol Biol. 1995;13(1):25-33.
96. Durstine JL, Grandjean PW, Davis PG, Ferguson MA, Alderson NL, DuBose KD. Blood lipid and lipoprotein adaptations to exercise: a quantitative analysis. Sports Med. 2001;31(15):1033-62.
97. Williams PT, Krauss RM, Vranizan KM, Wood PD. Changes in lipoprotein subfractions during diet-induced and exercise-induced weight loss in moderately overwheight men. Circulation. 1990;81(4):1293-304.
98. McArdle WD, Katch FI & Katch VL. "Peso Excessivo, Obesidade e Controle Ponderal". In: McArdle WD, Katch FI & Katch VL. (eds.) Fisiologia do Exercício: Energia, Nutrição e Desempenho Humano. 5. ed. Guanabara Koogan, 2003:842-88.

15

Diabetes e exercício físico

Kátia de Angelis Lobo D'Avila
Denise de Oliveira Alonso
Paulo Rizzo Ramires
Karla Melo
Maria Cláudia Irigoyen
Maria Elizabeth Rossi da Silva

O diabete melito, ou diabetes, é uma síndrome de etiologia múltipla, decorrente da falta de insulina e/ou da resistência à sua ação, ou seja, da incapacidade da insulina de exercer seus efeitos de modo adequado. A resistência à ação da insulina e a diminuição da sua secreção pelas células β do pâncreas, resulta na menor captação e armazenagem da glicose nos tecidos alvos da ação da insulina (fígado, músculos e tecido adiposo) e no aumento da produção hepática de glicose, elevando as glicemias pós-prandiais e de jejum, respectivamente. Além disto, a supressão inadequada da secreção de glucagon e a diminuição do efeito incretínico participam d o processo.[11,59,141,155,182,188]

O diabetes caracteriza-se por níveis de glicose sanguínea elevados (hiperglicemia) e distúrbios do metabolismo de carboidratos, lipídios e proteínas e está associado a complicações agudas, como a cetoacidose diabética, em situações de extrema deficiência da ação insulínica, e a complicações tardias, que acometem olhos, rins, nervos, coração e vasos sanguíneos, que são, muitas vezes, incapacitantes para a vida ou causam invalidez.[11,155,188] O diabetes e suas complicações são a maior causa de cegueira adquirida, insuficiência renal crônica, gangrena, amputação de membros inferiores, infarto do miocárdio e acidente vascular cerebral, aumentando a frequência dessas enfermidades em duas a sete vezes.[11,188]

O aumento da incidência mundial de diabetes está relacionado à obesidade e ao sedentarismo, atribuídos à crescente urbanização, além do envelhecimento populacional.[11,157,190] O tratamento da hiperglicemia e dos demais fatores de risco predisponentes de doença cardiovascular, geralmente associado ao diabetes, e a prática regular de exercício físico previnem ou ao menos retardam o desenvolvimento do diabetes e de suas complicações.[14,57,76,118,144,192,197,201,202]

CLASSIFICAÇÃO DO DIABETES

A classificação do diabetes, segundo os critérios da Sociedade Brasileira de Diabetes (SBD)[188] e da Associação Americana de Diabetes (ADA)[11] baseia-se no processo patogênico:

A. Diabetes tipo 1 – Quando há destruição das células β-pancreáticas, causando deficiência absoluta de insulina e tendência à cetose. Pode ter causa autoimune (1A) ou idiopática(1B).
B. Diabetes tipo 2 – Quando há graus variados de deficiência e resistência à ação da insulina. No paciente magro prevalece a deficiência da secreção insulínica e, no obeso, a resistência à ação do hormônio e a hiperinsulinemia.
C. Outros tipos de diabetes associadosa:
   - Defeitos genéticos da função da célula beta e da ação da insulina – causam formas graves e raras de diabetes;
   - Doenças pancreáticas – pancreatites, alcoolismo, câncer, cirurgias;
   - Doenças endócrinas – tumores produtores de hormônios que inibem a ação ou secreção da insulina como hormônio de crescimento, cortisol, catecolaminas, glucagon e aldosterona, entreoutros;
   - Fármacos ou agentes químicos – glicocorticoides, hormônios tireoidianos, diuréticos tiazídicos, alfa-interferon, inibidores de proteases, clozapina, bloqueadores β-adrenérgicos;
   - Infecções – vírus da rubéola (congênita), vírus coxsakie, citomegalovírus;
   - Formas raras de diabetes autoimune;
   - Outras síndromes genéticas – síndromes de Turner, Down, Prader-Willi e Klinefelter;
D. Diabetes gestacional – As alterações hormonais e metabólicas da gravidez induzem resistência à insulina, podendo causar diabetes ou intolerância à glicose em 4% ou mais das gestações. Embora essas alterações sejam em geral reversíveis no pós-parto, o risco de evoluir para diabetes posteriormente é de 30 a 60%.

PREVALÊNCIA E INCIDÊNCIA

O diabetes dos tipos 1 e 2 são os mais frequentes.[11,99,188] Porém, o tipo 2 é o mais prevalente, compreendendo cerca de 90% dos casos.[11,188]

No Brasil, a prevalência de diabetes, avaliada em estudo conduzido em 1992 por Malerbi e cols.,[131] foi de 7,6% da população adulta entre 30-69 anos, sendo maior de 12,7 e 17,4 % nas faixas etárias de 50 a 59 anos e de 60 a 69 anos, respectivamente.

Atualmente, a prevalência é de 8,7%.[99] No último século, a prevalência de diabetes tipo 2 no mundo cresceu em proporções alarmantes, associada ao aumento da obesidade e mudanças no estilo de vida, acometendo atualmente 425 milhões de pessoas, com projeção para 629 milhões em 2045 de acordo com a Federação Internacional de Diabetes (IDF).[99] Vale destacar que em 2007, o Brasil era o oitavo país do mundo em número de indivíduos com diabetes (6,9 milhões de indivíduos entre 20 e 79 anos de idade).[11,99,188] Atualmente são 13,3 milhões de pessoas portadoras de diabetes no Brasil,[99] com projeção para 17,6 milhões em 2025. Além disto, estima-se que 46% dos casos de diabetes no adulto não sejam diagnosticados,[15] retardando o tratamento e aumentando as complicações e amortalidade.

O diabetes tipo 1 compreende cerca de 10% dos casos de diabetes e predomina nos caucasianos, em particular nos da Finlândia e da Sardenha, com incidência de 35/100 mil jovens com menos de 15 anos/ano; mas é extremamente raro nos países orientais (1-3/100 mil jovens < 15 anos/ano)107. No Brasil a incidência de diabetes tipo 1 é de 7,4/100 mil jovens com idade inferior a 15 anos.[68]

DIAGNÓSTICO DE DIABETES

Diagnóstico clínico

Os sinais e os sintomas do diabetes dependem principalmente da hiperglicemia. Diante dos elevados níveis glicêmicos, parte da glicose é eliminada na urina (glicosúria), carregando consigo muita água (diurese osmótica) e eletrólitos, aumentando o volume urinário (poliúria). A perda de líquidos acarreta aumento da sede e da ingesta de água (polidipsia). A diminuição na armazenagem dos nutrientes em tecidos e órgãos e a perda destes pela urina causam fraqueza e fome (polifagia) e emagrecimento. A visão turva pode ser sinal de hiperglicemia. Esses sinais estão sempre presentes na criança, ao diagnóstico. Já no adulto, a doença costuma ter progressão lenta, sendo assintomática por muitos anos.[11,157,188]

Diagnóstico laboratorial

O diagnóstico de diabetes, segundo a SBD[188] e ADA[11], é feito com a medida laboratorial da glicemia (concentração de glicose no sangue), seguindo os critérios abaixo:

- Sintomas clássicos de diabetes e glicemia ao acaso ≥ 200mg/dL.
- Ausência de sintomas e glicemia de jejum ≥ 126 mg/dL, ou ≥ 200 mg/dL ao acaso ou no teste de tolerância à glicose oral (GTT oral).

O GTT oral compreende a dosagem de glicose em jejum (de 8 horas) e 2 h após a ingestão de 75 g de glicose por boca. A tolerância normal à glicose (ausência de diabetes) é definida para os valores de glicemias no jejum < 100 mg/dL e < 140 mg/dL após 2 h (Tabela 15.1). No indivíduo assintomático, o diagnóstico deve ser sempre confirmado com nova coleta de sangue, considerando que situações de estresse extremo podem elevar a glicemia temporariamente, sem configurar diabetes.

TABELA 15.1 Critérios de diagnóstico do diabetes em função dos valores de glicemias (mg/dL), segundo a Associação Americana de Diabetes[10,11] e a Sociedade Brasileira de Diabetes[188]

Categorias	Glicemia de jejum	Glicemia 2 horas após 75 g de glicose oral	Glicemia casual	HbA1c (%)
Normal	< 100	< 140	–	< 5,7
Pré-diabetes ou risco aumentado	≥ 100 e < 126*	≥ 140 e < 200**		≥ 5,7 e < 6,5
Diabetes	≥ 126 ou	≥ 200	≥ 200 e sintomas clássicos	≥ 6,5

* Categoria conhecida como glicemia de jejum alterada; ** Categoria conhecida como tolerância à glicose diminuída.

Há ainda situações intermediárias, entre o normal e o diabetes. Compreendem a glicemia de jejum alterada e a tolerância à glicose diminuída, sendo que ambas podem estar associadas à maior frequência de doença cardiovascular. Estas alterações foram definidas como "pré-diabetes". Cerca de 2% a 5% dos portadores de alteração na glicemia após refeição progridem, por ano, para diabetes, enquanto outros revertem à tolerância normal à glicose. Assim, a gravidade do distúrbio metabólico pode manter-se inalterada, piorar ou regredir, na dependência de fatores externos, como mudança de peso, atividade física, processos infecciosos, drogas ou da própria progressão da doença.[11,188]

Adicionalmente, o diagnóstico de diabetes é feito pelo valor da hemoglobina glicada (HbA1c) ≥ 6,5% e, valores entre 5,7 a 6,4% são considerados pré-diabetes. A hemoglobina glicada resulta da ligação da hemoglobina A (HbA) com açúcares, sendo a fração A1c a mais importante. A HbA1c também é útil para a avaliação do controle glicêmico, pois reflete os níveis glicêmicos dos últimos 2 a 3 meses.

Outros exames laboratoriais como a frutosamina e a glicosúria, embora possam ter indicação no controle do tratamento do diabetes, não servem para diagnóstico de diabetes e requerem confirmação pela glicemia. A frutosamina avalia a proteína glicada, principalmente albumina, e reflete o controle glicêmico dos últimos 7 a 14 dias. Essa avaliação é útil em portadores de algumas hemoglobinopatias (que alteram a determinação de HbA1c) e na avaliação precoce dos efeitos das terapias. A glicosúria mede a presença de açúcar na urina, geralmente presente nas glicemias acima de 180 mg/dL, mas depende ainda do estado de hidratação do paciente e de doenças renais.

FATORES DE RISCO E DIAGNÓSTICO PRECOCE DE DIABETES

A glicemia de jejum ou o GTT oral são importantes no diagnóstico precoce de diabetes tipo 2, que é uma doença pouco sintomática. Os sinais e sintomas geralmente só ocorrem quando a glicemia está muito elevada, acima de 180 mg/dL. Assim, numerosos portadores de diabetes desconhecem o diagnóstico, muitas vezes feito após até 10 anos do início da doença, justificando porque até 50% dos pacientes já têm uma ou mais complicações no diagnóstico. Dos casos novos de diabetes, 29% têm retinopatia e 30% a 50% têm doença cardiovascular.[11,155,188]

O diagnóstico precoce de diabetes tipo 2 e das situações conhecidas como pré-diabetes, por meio das determinações de glicemia de jejum e do GTT oral, visa o tratamento precoce e a prevenção de complicações. A ADA[11] e a SBD[188] sugerem que a avaliação laboratorial de diabetes seja realizada em todos os adultos com sobrepeso (IMC $\geq$ 25 kg/m^2 ou $\geq$ 23kg/m^2 em asiáticos) e que possuam um ou mais fatores de risco adicionais para diabetes (Quadro 15.1). Na ausência de fatores de risco, o diagnóstico laboratorial de diabetes deve ser investigado a partir de 45 anos de idade. Caso os resultados dos exames sejam normais, eles deverão ser repetidos a cada três anos, podendo ser mais frequentes, dependendo dos resultados iniciais e dos fatores de risco presentes, como o uso de drogas hiperglicemiantes (corticosteroides, diuréticos tiazídicos, betabloqueadores).

Como a incidência de diabetes tipo 2 está aumentando em crianças e adolescentes[99] aqueles com maior risco de desenvolver diabetes devem dosar a glicemia de jejum a cada três anos a partir dos dez anos de idade ou da puberdade (se esta ocorrer mais cedo) (Quadro 15.2).

Estudos clínicos randomizados como o *The Finnish Diabetes Prevention Study*[118], *The DaQing IGT and Diabetes Study*[144] e o *Diabetes Prevention Program*[112] têm demonstrado que indivíduos com pré-diabetes devem ser aconselhados a mudanças no estilo de vida. Várias abordagens terapêuticas foram testadas em pacientes com pré-diabetes: as mudanças no estilo de vida (dieta e exercícios) foram capazes de reduzir a incidência de diabetes em 28% a 59% no estudo DPP[111]. Vale destacar que drogas sensibilizadoras da ação da insulina (biguanidas e glitazonas), inibidores das alfa-glicosidases e da absorção de gorduras (orlistate) também foram efetivas em reduzir a incidência de diabetes, mas em menor grau que a mudança de estilo de vida.

QUADRO 15.1 Fatores de risco para diabetes em adultos

HbA1c ≥ 5,7% ou com glicemia de jejum alterada ou intolerância à glicose
Inatividade física
Familiar em primeiro grau com diabetes
Parentes em primeiro grau com diabetes
Histórico de doença cardiovascular
Hipertensão (> 140 × 90 mmHg ou em tratamento com hipotensor)
Dislipidemia (HDL-colesterol < 35 mg/dL ou triglicerídios > 250 mg/dL)
Grupo étnico de risco (latinos, asiáticos, índios)
Mulheres com ovários policísticos, diabetes gestacional ou que tenham tido filhos com peso acima de 4 kg ao nascimento
Condições clínicas associadas à resistência à insulina (obesidade e *Acanthosis nigricans*)

QUADRO 15.2 Fatores de risco para diabetes em crianças e adolescentes

Sobrepeso (IMC > 85° percentil para idade e sexo, peso/altura > 85° percentil ou peso > 120% do ideal para a altura)
Somado a dois dos seguintes critérios:
✔ Histórico familiar de diabete tipo 2 em parentes de 1º ou 2º grau
✔ Grupo étnico de risco
✔ Sinais clínicos ou condições associadas à resistência à insulina (*Acanthosis nigricans*, hipertensão, dislipidemia, síndrome de ovários policísticos e récem-nascido pequeno para a idade gestacional)
✔ Mãe com diabetes ou diabetes gestacional

O diagnóstico precoce de diabetes tipo 1 pode ser feito pela dosagem de autoanticorpos antiproteínas do tecido pancreático (antiinsulina, antiilhota, antitirosina fosfatase e antidescarboxilase do ácido glutâmico, antitransportador de zinco 8), todavia, estas não são dosagens de rotina porque não existe tratamento específico preventivo.[108,183]

FISIOPATOLOGIA DO DIABETES

Diabetes tipo 1

Anteriormente denominado diabetes insulinodependente ou diabetes juvenil, compreende 10% dos portadores de diabetes, preferencialmente crianças e adolescentes entre 5 e 14 anos de idade (Tabela 15.2). Há associação familiar em apenas 5% a 6% dos casos.[108,183]

TABELA 15.2 Características – diabetes tipos 1 e 2

Características	Diabete tipo 1	Diabete tipo 2
Frequência	5 a 10% dos casos de diabete	90 a 95% dos casos de diabetes
Prevalência na população	0,1 a 0,3%	8,6%
Idade e biotipo	Crianças e adolescentes Magros	Adultos acima de 40 anos obesos
Histórico familiar	Rara (menos de 6%)	Frequente (20 a 40%)
Produção de insulina	Baixa ou ausente	Baixa, normal ou elevada
Anticorpos: IAA, ICA, anti-IA2 e anti-GAD	Presentes	Ausentes
Sinais e sintomas do diabetes	Geralmente presentes	Sem sintomas em até 50%
Complicação aguda	Cetoacidose	Estado hiperosmolar
Tratamento	Insulina	Antidiabéticos orais e mudança no estilo de vida Insulina é necessária após anos de doença

O diabetes tipo 1 resulta da interação de fatores genéticos predisponentes, ambientais e imunológicos, culminando com a destruição das células β-pancreáticas e a deficiência de insulina, em um processo que pode levar vários anos. É uma doença autoimune na qual o sistema Imunológico não reconhece as células β-pancreáticas como próprias do organismo e passa a agredi-las,causandoinflamaçãoemortedessas células. Suspeita-se que esse processo seja deflagrado por fatores ambientais como agentes infecciosos, possivelmente virais (vírus de Coxsackie B e da rubéola), ou tóxico ambiental (compostos nitrosos, alimentos), que atuam em indivíduos geneticamente predispostos. Os principais genes envolvidos com a predisposição ao diabetes tipo 1 estão no braço curto do cromossomo 6, em particular os do sistema HLA-DR3 e -DR4, -DQ2 e -DQ8. Na fase inicial, antes do aparecimento dos sintomas do diabetes, essa agressão pode ser evidenciada pela presença de autoanticorpos circulantes, produzidos contra proteínas pancreáticas, como o anticorpo anti-insulina (IAA), anti-ilhotas (ICA), anti-descarboxilase do ácido glutâmico (anti-GAD65), antitirosina-fosfatase (anti-IA2) ou antitransportador de zinco 8 (anti-Znt8). A progressão da doença é variável, sendo rápida na criança, na qual a dependência de insulina é total, desde sua manifestação, e mais lenta no adulto, que, muitas vezes, necessitará de insulina apenas após anos de doença, mimetizando o diabetes tipo 2.[108,183]

Diabetes tipo 2

O diabetes tipo 2, inicialmente denominado diabetes do adulto ou não dependente de insulina, é uma síndrome de etiologia complexa, resultante de influências genéticas e ambientais. Vários genes, causando resistência à ação da insulina e redução da capacidade de secreção deste hormônio, atuam em sinergismo com dietas hipercalóricas, obesidade, sedentarismo e idade. O componente genético no diabetes tipo 2 é muito atuante. O risco familiar chega a 40% quando os dois pais são diabéticos (Tabela 15.2).[37,107,141,155,182,211]

Desta forma, a gênese da hiperglicemia envolve um conjunto de anormalidades, que inclui o aumento da produção hepática de glicose e a diminuição na secreção e ação da insulina (resistência à insulina), reduzindo a utilização e a armazenagem de glicose pelo organismo. Em associação ocorre aumento da secreção de glucagon e redução do efeito dos hormônios incretínicos.[59,140,188,206] Vale lembrar que os hormônios incretínicos são produzidos por células intestinais em resposta aos alimentos e estimulam a secreção de insulina. Nos indivíduos normais, a potencialização da resposta insulínica à glicose oral em relação à da glicose endovenosa é conhecida como efeito incretínico. Os dois principais hormônios responsáveis por esse efeito são o GLP-1 (peptídeo símile ao 1 glucagon) e o GIP (peptídeo insulinotrópico dependente de glicose), produzidos pelas células L e K respectivamente. Os hormônios incretínicos estão também envolvidos na replicação, diferenciação e função das células β.[59,140,155] Portadores de diabetes tipo 2 têm alteração do efeito incretínico devido à diminuição da produção de GLP-1 e da sensibilidade das células β ao GIP.[59,140]

As causas da resistência insulínica são pouco definidas. A obesidade, em particular a central (abdominal ou visceral), é frequente e agrava a resistência à insulina, sendo fator determinante do aparecimento do diabetes. O tecido adiposo produz citocinas (leptina, fator de necrose tumoral, interleucina-6) e ácidos graxos, que comprometem a secreção e a ação da insulina e causam inflamação.[150,155,184,206] Além disso, subprodutos da metabolização dos ácidos graxos inibem a fosforilação do IRS-1 em tirosina e estimulam sua fosforilação no resíduo de serina, prejudicando a sinalização intracelular da cascata insulínica. Os ácidos graxos favorecem o acúmulo de gordura ectópica, intramiocelular ou hepática, agravando o quadro. A produção de adiponectina e visfatina, que melhoram a sensibilidade à insulina, estão diminuídas na obesidade e no diabetes.

Além da quantidade, a distribuição de gordura corporal também é importante, sendo a abdominal (visceral) a mais relacionada à resistência à insulina. A proximidade do sistema porta hepático à gordura omental expõe o fígado a altas concentrações de ácidos graxos livres, facilitando seu depósito em hepatócitos, agravando a resistência hepática ao hormônio. Santomauro et al. demonstraram que a administração noturna de antilipolítico em obesos com diabetes tipo 2 reduziu a resistência à insulina, evidenciando o papel dos ácidos graxos neste processo.[174]

Na fase inicial da história natural do diabetes tipo 2, a resistência à ação da insulina é compensada por aumento da sua secreção e a tolerância à glicose é normal. Com o passar dos anos ocorre redução progressiva da secreção de insulina, que se torna insuficiente para sobrepujar a resistência à insulina, resultando em elevação da glicemia no jejum e após as refeições.[37] Os mecanismos envolvidos no processo degenerativo das células β incluem: disfunção mitocondrial, estresse oxidativo e glicolipotoxicidade (efeitos tóxicos do excesso de glicose e lipídios). A inflamação da ilhota, a glicação de proteínas, o depósito de amiloide, entre outros, aceleram o processo de deterioração e apoptose.[59,107,155,206]

O mecanismo da resistência à insulina, dificultando a entrada de glicose nos tecidos, não está de todo elucidado. Possivelmente envolve alterações musculares em várias proteínas intracelulares, responsáveis pelos efeitos da insulina no transporte e na utilização da glicose (Quadro 15.3).[37,87,169,177,168] Os defeitos pós-receptor nas proteínas que medeiam a ação insulínica (os substratos do receptor de insulina) são os mais implicados, originando um estado de resistência à insulina de origem poligênica, agravada pela obesidade e sedentarismo.

QUADRO 15.3 Alterações musculares e bioquímicas associadas à resistência à insulina

Redução no fluxo sanguíneo e na capilarização muscular
Alterações no tipo de fibras musculares e redução da massa muscular
Redução da concentração e da atividade quinase do receptor
Redução da concentração e da fosforilação do IRS
Redução da atividade da PI 3-quinase
Redução da concentração e da translocação do GLUT4
Redução da atividade das enzimas oxidativas

A resistência à ação da insulina é uma constante na síndrome X ou síndrome metabólica, que engloba, além de hiperinsulinemia e obesidade visceral, distúrbios lipídicos, hipertensão arterial, disfunção do endotélio vascular, aumento da coagulabilidade do sangue (favorecendo as obstruções arteriais e trombose), doença cardiovascular acelerada e gota.

O diabetes tipo 2 é uma doença poligênica. Os principais genes determinantes de susceptibilidade ao diabetes são PPARG, CAPN10, KCNJ11, TCF7L2, HHEXIIDE, KCNQ1, FTO e MC4R, os quais em conjunto com fatores ambientais, promovem adiposidade, alteração da função das células β e resistência à insulina. Neste sentido, os fatores ambientais incluem: baixo peso ao nascimento, dietas hipercalóricas, com alto teor de açúcares e gordura e pobre em fibras, que favorecem inflamação e obesidade e alteram a flora intestinal, aumento dos estoques de ferro no organismo, exposição a poluentes orgânicos sintéticos (pesticidas e plásticos) e sedentarismo.

COMPLICAÇÕES DO DIABETES

Complicações agudas

As principais complicações agudas do diabetes são relacionadas à hiperglicemia (cetoacidose diabética, o estado hiperosmolar não cetótico), a hipoglicemia e a acidose lática.[154]

Cetoacidose diabética e o estado hiperglicêmico hiperosmolar

A cetoacidose e o coma hiperosmolar, complicações relacionadas à falência na ação da insulina e intenso descontrole do diabetes, afetam portadores de diabetes tipo 1 e tipo 2 respectivamente, e estão associadas a alta morbimortalidade, particularmente nos extremos de idade cronológica. Advém do uso inadequado da insulina ou de situações de estresse (infecções, cirurgias, traumas, doenças cardiovasculares) quando ocorre liberação excessiva de hormônios contrarreguladores da insulina (catecolaminas, cortisol, hormônio do crescimento e glucagon) ou do uso de drogas (β-bloqueadores e corticosteroides, etc.), resultando em diminuição da utilização periférica e aumento da produção hepática de glicose. A degradação dos estoques periféricos pela proteólise e lipólise fornece os elementos necessários (aminoácidos e ácidos graxos) para a neoglicogênese e cetogênese no fígado (produção de glicose e corpos cetônicos, respectivamente) estimuladas pelo glucagon. Na cetoacidose, a glicemia é, geralmente, superior a 250 mg/dL, e a acidose é caracterizada por valores de pH sanguíneo inferiores a 7,30 e o bicarbonato sérico, menor que 18 mEq/L. A hiperventilação, com respiração ruidosa de Kussmaul e o hálito com odor de frutas (acetona), as náuseas e os vômitos são característicos da cetoacidose diabética.

O estado hiperglicêmico hiperosmolar ocorre em portadores de diabetes tipo 2 e é caracterizado por sinais e sintomas de hiperglicemia e hiperosmolaridade acentuadas, com envolvimento, em graus variáveis, do sistema nervoso central (alterações do nível de consciência, convulsão e sintomas sugestivos de acidente vascular cerebral).

No estado hiperglicêmico hiperosmolar (glicemias acima de 600 mg/dL) há sinais de desidratação grave, levando a alterações sensoriais e choque circulatório. Diferente da cetoacidose diabética, o quadro não é cetótico, devido à presença de níveis circulantes de insulina suficientes para bloquear a cetogênese hepática.

Sinais e sintomas: A hiperglicemia (acima de 250 mg/dL) é responsável pela glicosúria e diurese osmótica com perda de peso, água e eletrólitos e pela desidratação, que podem progredir para taquicardia, hipotensão e choque. As alterações de consciência ou coma e desidratação profundas são mais comuns no coma hiperosmolar.

O tratamento requer internação hospitalar administração rigorosa de insulina e líquidos, reposição de eletrólitos e correção de processos precipitantes, notadamente infecções ou eventos cardiovasculares.

Acidose láctica

Trata-se de acidose metabólica grave com elevação dos níveis de lactato sérico (> 5 mmol/L), decorrente de hipóxia tecidual (choque cardiogênico, septicemia), drogas (biguanidas, álcool, etanol, salicilatos) ou insuficiência hepática. O tratamento consiste em corrigir a acidose e tratar a causa precipitante.

Hipoglicemia

A diminuição da glicemia para valores abaixo de 70 mg/dL (hipoglicemia) é evento ocasional para os usuários de antidiabéticos orais, mas relativamente frequente para os usuários de insulina. As causas principais são a inadequação da dose de insulina ou dos antidiabéticos orais diante da ingestão de alimentos, exercícios ou o consumo excessivo de álcool. Também são fatores causais a deficiência dos hormônios de contrarregulação da insulina (hormônio de crescimento, cortisol, glucagon e catecolaminas), insuficiências renal, hepática e cardíaca.

Sinais e sintomas: na hipoglicemia, o cérebro fica privado da glicose, seu principal substrato energético, e desencadeia forte reação de alarme, que visa elevar a glicemia e "alertar" o paciente da necessidade de buscar alimentos. É caracterizada por tremores, sudorese fria, taquicardia, palidez, sensação de fome, fraqueza, irritabilidade, tonturas e distúrbios visuais. À medida que a deficiência de açúcar se agrava, há dificuldade de movimentação, confusão mental, coma e convulsões. Se o paciente não for tratado, pode evoluir para síncope, sonolência, convulsão e coma e ainda acarretar acidente vascular cerebral, infarto, arritmias e quedas com fraturas.

Tratamento: os casos leves são tratados com alimentos, contendo 15-20g carboidratos de rápida absorção (Tabela 15.5). Aguardar 15 minutos e verificar glicemia; se < 60 mg/dL, repetir o esquema. Na hipoglicemia grave, paciente confuso ou comatoso, administra-se glucagon intramuscular ou subcutâneo (0,5 mg a 1 mg) ou glicose endovenosa.

Complicações crônicas

O *diabetes mellitus* está associado às complicações microvasculares – retinopatia, nefropatia e neuropatia – e ao desenvolvimento de aterosclerose acelerada, responsável pelas complicações macrovasculares como infarto do miocárdio, acidente vascular cerebral e insuficiência vascular periférica. Essas complicações respondem por 80% da mortalidade do DM, que também é uma das principais causas de amaurose, insuficiência renal crônica e neuropatia debilitante, mais frequentes após 15 a 20 anos de doença.[156,185]

O controle glicêmico inadequado e as demais comorbidades presentes no diabetes como obesidade visceral, hipertensão, dislipidemia, hipercoagulabilidade, resistência à insulina e inflamação estão implicados nas complicações macro e microvasculares. O controle rigoroso dessas disfunções reduz as complicações tardias do diabetes.[57,76,192,201,202]

Os danos celulares causados pela hiperglicemia (glicotoxicidade) são resultantes do aumento da formação dos produtos finais de glicação avançada (AGES) e da ativação de vias alternativas do metabolismo da glicose, como as vias dos polióis, da proteína cinase C e da hexosamina. O processo de glicação (decorrente da ligação de glicose às moléculas) afeta a estrutura, função e processamento de proteínas, lipídios e DNA, contribuindo para o dano celular. Ainda, o excesso de glicose intracelular e seus metabólitos, nos tecidos nos quais a sua entrada independe da insulina, tem efeitos deletérios no metabolismo celular, na função endotelial, favorecendo a inflamação. O elemento comum a estas vias metabólicas parece ser o estresse oxidativo, e a formação de espécies reativas de oxigênio, que são lesivas para os órgãos e tecidos.[154,171]

A ligação dos produtos finais de glicação avançada nas paredes dos vasos sanguíneos predispõe à liberação de citocinas e fatores de crescimento, à aterosclerose, à destruição da estrutura e à alteração da composição vascular, contribuindo para o aumento da permeabilidade e do espessamento da parede arterial. Há diminuição da síntese de óxido nítrico, principal produto vasodilatador do endotélio, aumento da viscosidade sanguínea, da agregação das hemácias e das plaquetas, comprometendo o fluxo na microcirculação. O aumento do fluxo sanguíneo e da pressão estimulam o espessamento e a permeabilidade capilares. As mudanças estruturais e funcionais dos vasos sanguíneos alteram a irrigação, a permeabilidade e o tônus vasomotor, limitando a perfusão dos tecidos e causando dano tecidual.[37,156,169]

A retinopatia incide em até 80% dos diabéticos após 15 anos de doença. De início há alterações da retina, com hemorragias, exsudatos, microaneurismas. Na fase proliferativa há formação de novos vasos frágeis (que podem romper causando hemorragias de vítreo), fibrose, descolamento de retina, edema de mácula e até perda da visão. Catarata e glaucoma são também frequentes.

Na nefropatia, o aumento da filtração glomerular, a hipertensão glomerular, a lesão do endotélio e o processo inflamatório local culminam com a glomeruloesclerose, caracterizada por espessamento da membrana basal glomerular, hipertrofia glomerular e alterações no mesângio. A hiperfunção e a hipertrofia renal nos primeiros anos da doença são seguidas, após 5 a 10 anos de doença, de microalbuminúria, a qual pode progredir para proteinúria franca, hipertensão, insuficiência renal crônica e necessidade de diálise.

A neuropatia diabética cursa com desmielinização nervosa e degeneração dos axônios. Está presente em 50% dos diabéticos de longa duração, manifestando-se por comprometimento da sensibilidade ou da função motora de uma ou mais raízes nervosas (neuropatia sensitivo-motora). A neuropatia mais frequente é a polineuropatia periférica, com alteração das sensibilidades tátil, térmica, vibratória e dolorosa de braços e pernas, parestesias, anestesia ou dor nas extremidades (neuropatia em bota e em luva). A sensibilidade tátil pode ser avaliada pelo teste do monofilamento. Na mononeuropatia, o acometimento temporário de uma raiz nervosa determina perda da força muscular da mão, do pé e estrabismo, entre outros.

A neuropatia autonômica afeta a função cardiovascular, gastrintestinal, genitourinária, sudomotora e metabólica. O comprometimento do sistema cardiovascular predispõe à taquicardia de repouso, à hipotensão ortostática e à morte súbita. A prevalência de disfunção autonômica cardiovascular em diabéticos é alta. Evidências experimentais e clínicas demonstram que essa disfunção afeta a modulação do nodo sino atrial, reduzindo a variabilidade da frequência cardíaca e a sensibilidade dos reflexos autonômicos sendo em parte responsável pela redução da expectativa de vida nessa doença.[17,49,54,85,138,143,189,204]

Redução da sudorese e pele seca favorecem lacerações e infecções cutâneas, que, associadas à diminuição do suprimento sanguíneo, podem progredir para ulcerações e gangrena de membros inferiores. Outros problemas, como doenças gastrintestinais (empachamento gástrico, diarreia), geniturinárias (disfunção sexual, infecção urinária, incontinência ou retenção urinária) e diminuição da secreção de catecolaminas (e menor defesa contra hipoglicemias), contribuem para a morbidade da doença.

As complicações macrovasculares são duas a oito vezes mais prevalentes, mais graves e ocorrem em idades mais precoces em diabéticos do que em não diabéticos. O comprometimento dos grandes vasos está associado ao processo aterosclerótico precoce e acelerado das artérias coronárias, cerebrais e de membros inferiores, responsável pela alta taxa de infarto do miocárdio, acidente vascular cerebral e gangrena de membros inferiores. Devido à neuropatia, a insuficiência coronariana e o infarto do miocárdio podem ser assintomáticos ou se apresentarem com quadro de náuseas, sudorese, tontura e hipotensão.

É importante destacar que não apenas a hiperglicemia crônica é responsável por complicações do diabetes. Leve intolerância à glicose é associada ao aumento da mortalidade pela doença cardiovascular, justificando a intervenção terapêutica precoce e agressiva da hiperglicemia e de todas as disfunções que acompanham o diabetes, com ênfase na obesidade e no sedentarismo.

TRATAMENTO DO DIABETES

Vários estudos clínicos, como o DCCT (*Diabetes Control and Complications Trial*),[57] o *United Kingdon Prospective Diabetes Study – UKPDS*[201,202] e o *Steno-2 Study*,[76] atestaram os benefícios do controle intensivo da glicemia nas complicações micro e macrovasculares do diabetes e na redução da mortalidade. O controle dos outros fatores de risco cardiovasculares, além da hiperglicemia, como a hipertensão arterial, a dislipidemia e a hipercoagulabilidade se mostraram, também, extremamente eficazes na diminuição do risco de eventos micro e macrovasculares e da neuropatia autonômica em até 50%. No entanto, o estudo *Accord* trouxe dúvidas sobre a real eficácia do controle rigoroso da glicemia (HbA1c $< 7\%$) sobre a progressão da doença cardiovascular, sugerindo efeito deletério, associado a frequentes hipoglicemias. Contudo, outros estudos como o *VADT*, o *ADVANCE* e o *ProActive* não confirmaram aumento de eventos macrovasculares com o tratamento. Por esse motivo, a individualização de metas terapêuticas é indicada, evitando o risco de hipoglicemias em idosos e portadores de doença cardiovascular. Por outro lado, tratamento intensivo da dislipidemia e da hipertensão trazem benefícios a todos os pacientes diabéticos.[186]

O tratamento do diabetes envolve avaliação médica cuidadosa, interrogatório sobre o estilo de vida – hábitos alimentares, grau de atividade física, tabagismo, etilismo e alterações de peso. Exame físico completo e de fundo de olho. Os exames laboratoriais incluem: glicemia e hemoglobina glicada, perfil lipídico, testes de função hepática, renal e tireoidiana. Exames cardiológicos: R-X de tórax, eletrocardiograma e, se indicados, ecocardiograma, teste ergométrico ou cintilografia do miocárdio.

O tratamento do diabetes tipo 2 é complexo e requer, além do controle glicêmico, várias intervenções para melhorar a qualidade de vida e a sobrevida. As metas são individualizadas, segundo idade, complicações associadas e limitações do paciente.

Os objetivos do controle do diabetes, segundo a SBD[188] estão na Tabela 15.3. Para cumprir estes objetivos, o tratamento do diabetes tipo 2 deve ser abrangente.

TABELA 15.3 Objetivos no tratamento do diabetes tipo 2

Parâmetros	Valores desejáveis
Glicemia (mg/dL)	Jejum: < 100 2 horas pós-prandial: ≤ 160
Hemoglobina glicada (%)	≤ 7% 7,5 a 8,5% em idosos
Colesterol total (mg/dL)	< 200
HDL (mg/dL)	> 45
LDL (mg/dL)	< 100
Triglicerídeos (mg/dL)	< 150
Índice de massa corpórea (IMC, kg/m^2)	20 a 25
Pressão arterial (mmHg)	Sistólica: entre 130 e 135 Diastólica: < 80

Educação e cuidados gerais

Instruir o paciente sobre a doença, suas consequências e os cuidados a serem tomados, a adoção de hábitos alimentares saudáveis e a prática regular de exercício físico e de como reconhecer e tratar os episódios de hipoglicemia. Orientar a evitar o fumo, cuidar da higiene pessoal, tratar precocemente lesões de pele, utilizar sapatos confortáveis, cremes hidratantes (não passar entres os dedos dos pés) e efetuar inspeção diária dos pés. Enfatizar a importância do controle metabólico e da adesão ao tratamento e atuar nos problemas psicossociais. [11,181]

Os portadores de diabetes devem fazer a automonitorização glicêmica, por meio da medida da glicemia em sangue capilar, obtido da ponta dos dedos, antes e 1 a 2 h após as refeições, utilizando glicosímetros portáteis. A frequência da realização dos testes é estabelecida de acordo com o tipo de diabetes e o tratamento utilizado. As averiguações antes e 1 a 2 horas após as refeições, ao deitar e às 3h da manhã, auxiliam no acerto das doses dos medicamentos, previnem hipoglicemias e melhoram o sentimento de autocontrole sobre a doença. O paciente deve ser orientado a interpretar e a agir na vigência de glicemias inadequadas, efetuando ajustes nas doses das medicações frente a exercícios, variações na alimentação e na sensibilidade à insulina.

Tratamento medicamentoso da hiperglicemia

Diferentes medicamentos são geralmente necessários nos diferentes estágios da doença.[11,48,60,74,171,188] O tratamento abrange:

1. Sensibilizadores da ação da insulina (biguanidas e tiazolidinedionas), que melhoram o controle glicêmico sem aumentar a secreção de insulina, reduzindo a inflamação e o risco cardiovascular.
2. Secretagogos de insulina (sulfonilureias e glinidas).
3. Inibidores dos SGLT2 (co-transportadores renais de sódio e glicose), que têm efeito glicosúrico, auxiliando no controle da glicemia pós-prandial, perda de peso e redução do risco cardiovascular.
4. Incretino-miméticos que incluem análogos de GLP-1 e inibidores da enzima DPP4 (que aumentam os níveis de GLP-1), os quais estimulam a secreção de insulina e diminuem o esvaziamento gástrico e a secreção de glucagon, auxiliando na perda de peso e redução do risco cardiovascular.
5. Inibidores das enzimas alfa-glicosidases, que retardam a absorção de carboidratos, sendo úteis no controle da glicemia pós-prandial.

Nos obesos, os inibidores de lípases intestinais, reduzindo a absorção de gordura, auxiliam no controle do peso e perfil lipídico. Efeitos benéficos adicionais, reduzindo o risco cardiovascular, têm sido obtidos com os análogos de GLP-1 e inibidores de SGLT2.[48,60,74,172,175]

A insulinoterapia deve ser iniciada sempre que o controle glicêmico for inadequado. De uma maneira geral, após 10 a 15 anos de doença, cerca de 60% da população diabética vai necessitar de insulina.

Nos pacientes com diabetes tipo 1 a insulinoterapia é instituída precocemente, no esquema basal-bolus: insulina de ação lenta (NPH ou análogos de liberação prolongada) e insulina rápida (regular) ou ultrarrápida (análogos) às refeições, em doses que dependem da glicemia e da quantidade de carboidratos das refeições.

Segundo os consensos da SBD e da ADA, a terapêutica do diabetes do tipo 2 deve ser iniciada com mudanças no estilo de vida e uso da metformina, sensibilizador da ação da insulina. Se não for satisfatória, após dois a três meses, ou na presença de sinais e sintomas de hiperglicemia sem cetose, associar outros medicamentos.[11,188]

É importante destacar que o ajuste da terapia do diabetes para a prática de exercícios geralmente é necessário quando o paciente utiliza insulinoterapia ou medicamentos que estimulam a secreção de insulina independente dos níveis de glicemia, como as sulfonilureias. A automonitorização glicêmica é um instrumento útil para orientar o ajuste terapêutico para a prática de exercícios por portadores de diabetes.

Cirurgia bariátrica

A cirurgia metabólica, que compreende a gastroplastia, a banda gástrica ajustável, a gastrectomia em banda, *bypass* gástrico, derivação biliopancreática, produz perda de peso sustentável, melhora comorbidades associadas à obesidade (hipertensão, apneia do sono, artrite, infertilidade e doenças cardiovasculares) e a glicemia. A rápida remissão do diabetes (78,1%) é independente da perda de peso e associada ao aumento de hormônios gastrintestinais GLP-1 e peptídio YY, que são anoréticos, e redução da grelina, hormônio orexígero, produzido no estômago.[28] Em paralelo, é fundamental o controle da pressão arterial e da dislipidemia de todos os pacientes. Todavia, deve-se ter em mente que o controle do peso corpóreo e a prática de exercícios físicos são ferramentas fundamentais no sucesso terapêutico.

Dieta

A orientação nutricional é fundamental no controle do diabetes. O plano alimentar deve ser individualizado e a alimentação deve ser fracionada em três refeições principais e, se necessário, três intermediárias. Cerca de 80% da população diabética é obesa e, portanto, a dieta é em geral hipocalórica (20 kcal/kg de peso ideal/dia), composta de 15% a 20% de proteínas, 20% a 30% de gorduras e 45% a 60% de carboidratos complexos e ricos em fibras como cereais integrais, frutas, grãos, carnes magras e laticínios. O acesso à lista de equivalentes alimentares, orientando sobre a quantidade de carboidratos e de calorias por medidas caseiras dos alimentos dá flexibilidade à dieta e aumenta a adesão ao tratamento.[11,197] Redução da ingestão calórica reduz substancialmente a glicemia de jejum e melhora a resistência à insulina, antes mesmo da redução do peso. Nas obesidades refratárias (IMC > 27 kg/m^2) podem ser utilizados os agentes supressores do apetite, indutores da saciedade ou redutores da absorção de gorduras.

Exercício físico

Há relatos, desde o ano 600 a.C., que demonstram o papel do exercício físico no diabetes.[113] O aumento da capacidade física está associado à diminuição nos fatores de risco para o desenvolvimento do diabetes,[207] melhora no controle glicêmico,[65] no perfil lipídico,[143] redução da resistência à insulina,[118,199] redução da ocorrência de disfunções ventriculares ou autonômicas,[65] diminuição do risco cardiovascular[199] e de mortalidade.[42,187] Neste sentido, a prática regular do exercício físico, além de ser um dos componentes do tratamento do diabetes, tem papel fundamental na sua prevenção.[14,95,106,114,118,119,144,197]

O treinamento físico adequado proporciona importantes adaptações metabólicas, neuroendócrinas e cardiovasculares, contribuindo para prevenção, redução e reversão das alterações metabólicas presentes nos diabéticos e melhorando a qualidade de vida desses indivíduos.[9,21,53,70,119] Diabéticos que realizam exercício regularmente apresentam aumento na sensibilidade à insulina,[8,39,49,88,160] redução na sua dose diária,[157,159,161] melhora na cinética e no consumo máximo de oxigênio[21,23,126] e diminuição de complicações crônicas do diabetes,[17,26,52,63,69,86,122,176,189] além de melhora no controle de fatores de risco para doenças cardiovasculares, como redução na pressão arterial[105,126,127] e no peso corporal,[127] aumento na capacidade de oxidar ácidos graxos,[87] melhora no perfil lipídico,[81,125,126,127,196] na função endotelial,[56,72,130,166] na resposta inflamatória[105,166] e na capacidade antioxidante.[89,144]

A seguir serão abordados de forma mais detalhada os efeitos do exercício físico agudo e crônico para portadores de diabetes tipo 1 e tipo 2, bem como as recomendações, os cuidados e a prescrição adequada de exercícios físicos para esta população.

EFEITOS AGUDOS DO EXERCÍCIO FÍSICO NO DIABETES

Ao se iniciar uma sessão de exercício físico, há aumento na demanda energética muscular, suprida pela quebra do trifosfato de adenosina (ATP) armazenado na célula muscular e pela sua ressíntese a partir do metabolismo de glicose e ácidos graxos livres, sobretudo. No indivíduo não diabético, a concentração sanguínea de insulina diminui de modo progressivo, enquanto as concentrações de glucagon, catecolaminas, cortisol e hormônio de crescimento aumentam com a duração do exercício, fazendo com que o fígado e o tecido adiposo assumam importante papel na produção de substratos energéticos que chegarão à musculatura via corrente sanguínea[53,70]. Esse ajuste no balanço hormonal é fundamental para que o organismo consiga regular de maneira adequada as taxas de mobilização, de distribuição e de utilização de substratos energéticos, sem que haja perda da homeostase glicêmica. Com a diminuição na síntese e na secreção de insulina, o aumento na captação muscular de glicose, neste momento, é decorrente, principalmente, da translocação das vesículas de GLUT4 para a membrana da célula muscular, por mecanismos intracelulares independentes desse hormônio.[102,116]

Conforme descrito anteriormente no Capítulo 1, a contração muscular estimula uma via de sinalização intracelular distinta da cascata insulínica, mas não de todo conhecida.[170,177] O aumento da concentração intracelular de cálcio, o estímulo à enzima óxido-nítrico-sintase, ou até mesmo a hipóxia podem estar envolvidos na translocação do GLUT4 para a membrana celular estimulada pela contração muscular.[82,88] A diferenciação entre a via de sinalização insulínica e a estimulada pela contração muscular tem-se tornado cada vez mais evidente, desde a demonstração de que a contração muscular não estimula a autofosforilação do receptor de insulina, de seus substratos (IRS- 1 e IRS-2), nem da enzima-chave da cascata insulínica, a fosfatidilinositol-3-quinase (PI3K).[82] Postula-se, inclusive, que existam vesículas de GLUT4 responsivas especificamente a cada uma dessas vias[177,178] embora, especialmente nas etapas finais, possam haver passos comuns às duas vias.[169] O substrato da Akt (AS160) parece fazer parte dessas passagens comuns.[32] Além disso, foi demonstrado que a proteína quinase estimulada porAMP (AMPK), principal enzima ativada quando há contração muscular, não está envolvida na cascata insulínica.[82,88,139,170]

A independência entre essas duas vias é de grande importância para o diabético, que, ao realizar exercício, pode captar glicose por uma via não resistente e obter melhor controle da glicemia.[185]

Diabetes tipo 1

No portador de diabetes tipo 1 a resposta glicêmica ao exercício depende de fatores inerentes ao exercício realizado, tais como o tipo, a intensidade e a duração, bem como de fatores relacionados ao controle metabólico do indivíduo, antes, durante e após o exercício. Deste modo, o estado alimentar e de insulinização pré-exercício influenciam sobremaneira a resposta neuro-hormonal ao exercício e, consequentemente a resposta glicêmica. Nesses pacientes, o balanço entre a insulina e os hormônios antagônicos a ela não se dá de maneira fisiológica. Isto é, a insulinemia que o diabético tipo1 apresenta durante o exercício depende do tipo, da dose, do horário e do local de aplicação da insulina exógena. A resposta dos hormônios contrarreguladores da insulina depende, ainda, da integridade da função neuro-hormonal, a qual pode estar comprometida em alguns diabéticos.[25] Além disso, é sabido que o diabético pode apresentar sensibilidade à insulina exógena diminuída, o que contribui ainda mais para a variabilidade da sua resposta metabólica à atividade física.

Apesar do amplo avanço da insulinoterapia e da monitorização da glicemia, portadores de diabetes tipo 1 ainda apresentam grandes variações nos níveis de insulinemia e glicemia, relacionadas à perda da regulação da secreção e ação insulínica.

Em geral, a realização de exercícios aeróbios, com intensidade de leve a moderada, por pacientes bem controlados e com níveis de glicemia ligeiramente aumentados contribuem para diminuição da glicemia durante ou após o exercício. Entretanto, a magnitude dessa resposta é grandemente influenciada pela insulinemia durante o exercício físico. Assim, no portador de diabetes tipo 1, a administração da insulina exógena é ajustada gradativamente para menos. Isto é fundamental para que não ocorra uma rápida captação de glicose pelos músculos ativos e que o fígado consiga liberar glicose na mesma proporção que sua captação, permitindo que o exercício seja realizado sem causar efeitos indesejáveis, como a hipoglicemia durante ou mesmo horas após a realização do exercício.

Por outro lado, a realização de exercícios intensos e prolongados deve ser feita com cautela pelos pacientes diabéticos tipo 1, principalmente naqueles com complicações associadas como doença coronariana, hipertensão e doença microvascular[165], pois quanto mais elevada a intensidade do exercício maior é a taxa de captação de glicose circulante pela musculatura ativa, decorrente da ativação de mecanismos de captação independentes e dependentes de insulina.[25] Além disto, durante a realização de exercícios intensos, também ocorre resposta maior dos hormônios contrarreguladores, o que provoca elevação da glicemia. Bussau et al.[30] demonstraram que a realização de esforço máximo por 10 segundos, após 20 minutos de exercício em cicloergômetro a 40% do VO_2 máximo, comparado com repouso após pedalarem no cicloergômetro nas mesmas condições (grupo controle), resulta em estabilidade dos níveis glicêmicos nos 120 minutos após a prática destes exercícios. No grupo que não fez o esforço máximo os níveis glicêmicos continuaram em queda nos 120 minutos. A estabilização da glicemia do grupo com esforço máximo foi relacionada com a elevação das catecolaminas, cortisol e hormônio do crescimento que no grupo sem o esforço máximo permaneceram estáveis. Deste modo, é importante ressaltar que o portador de diabetes tipo 1 tenha as suas doses de insulina e a alimentação ajustadas para a prática de exercícios, bem como a intensidade e a duração do exercício.[30] Vale destacar que os exercícios intensos e de curta duração devem ser usados com cautela e mesmo evitados por paciente diabéticos tipo 1 e com retinopatia, nefropatia e neuropatia.[165]

Dessa forma, se o diabético apresentar insulinemia aumentada em associação à menor concentração sanguínea de hormônios contrarreguladores, a produção hepática de glicose poderá ser inferior à sua captação periférica, provocando diminuição acentuada da glicemia, que pode resultar em hipoglicemia durante o exercício (Figura 15.1). O exercício pode aumentar a absorção de insulina dos depósitos subcutâneos, sobretudo se ela for aplicada no membro ativo durante o exercício. Esse aumento parece estar relacionado ao aumento da ação mecânica decorrente da contração muscular e ao maior fluxo sanguíneo subcutâneo durante a prática.[82] Além disso, a necessidade de repor as reservas de glicogênio durante o período de recuperação do exercício pode contribuir para um quadro de hipoglicemia horas após a sua realização. Dessa maneira, o ajuste na insulina e na alimentação antes da atividade física são importantes condutas para evitar a hipoglicemia em diabéticos tipo 1.

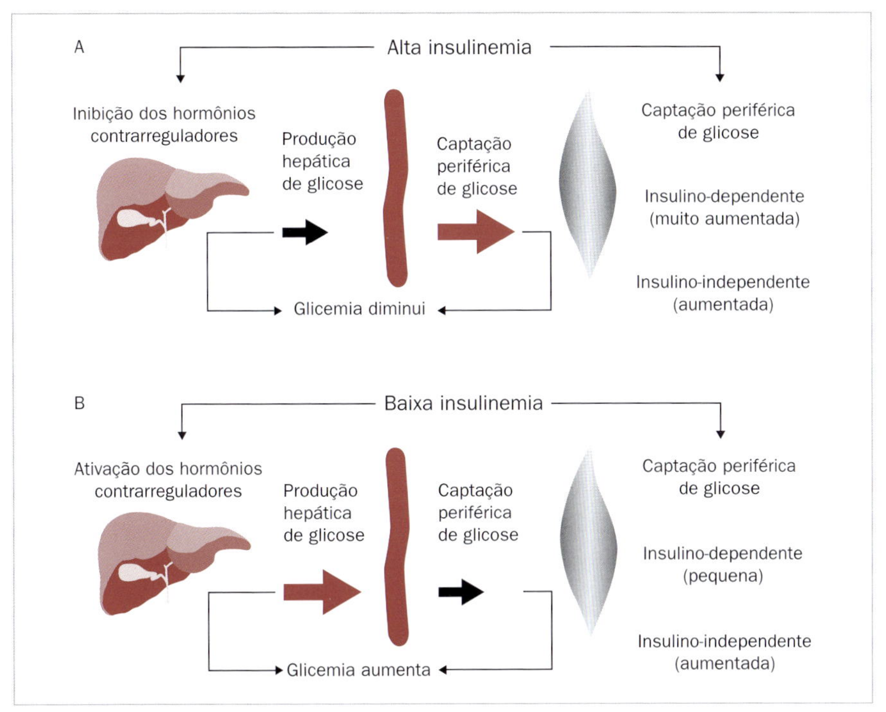

FIGURA 15.1 Resposta hormonal e glicêmica ao exercício em diabéticos tipo 1, com alta (painel A) e baixa (painel B) insulinemia.

Fonte: Adaptada de Forjaz et al.[70]

Por outro lado, em diabéticos com a insulinemia muito diminuída, em conjunto com descontrole metabólico (hiperglicemia e cetose), o exercício acarreta aumento na produção hepática de glicose, que, associado à limitada captação de glicose pela musculatura, resulta em piora da hiperglicemia e da cetose (Figura 15.1). Portanto, não é recomendada a prática de exercícios para diabéticos em estado de descontrole metabólico, com o risco de piorá-lo ainda mais.

Alguns trabalhos têm demonstrado a resposta hormonal e de substratos energéticos durante o exercício, no diabético tipo 1, em duas situações distintas: jejum[163] e no estado pós-prandial, com sobrecarga de glicose.[162] Em 1993, Ramires et al.[163] demonstraram que, em diabético tipo 1 bem controlado, em jejum, com privação de insulina por 12 horas e com níveis normais de insulinemia e glicemia moderadamente aumentada (~142 mg/dL) antes do exercício, a realização de uma sessão de atividade (ciclo, ~60% VO_2máx) até a exaustão (~60 min) não modificou a insulinemia durante todo o período, enquanto a glicemia foi mantida estável no período inicial de prática. Entretanto, na exaustão a glicemia diminuiu de forma significativa, apesar do aumento do glucagon. Os diabéticos apresentaram menor tolerância ao exercício do que os indivíduos que não eram diabéticos. Posteriormente, utilizando o mesmo protocolo experimental, Ramires et al.[141] investigaram o efeito da ingestão de glicose 30 min pré-exercício nestes diabéticos. Primeiro, observou-se que a hiperglicemia provocada pela ingestão de glicose era normalizada aos 15 min de exercício nos indivíduos controle, enquanto nos diabéticos ela aumentou ainda mais neste período. Além disso, a realização do exercício até a exaustão atenuou ligeiramente a hiperglicemia, mas não trouxe a glicemia para os níveis de pré-ingestão de glicose. Verificou-se, também, que nos diabéticos que apresentaram maior queda da glicemia durante o exercício, a ingestão de glicose pré-treinamento contribuiu para aumentar a tolerância à atividade, embora esta continuasse menor em relaçãoaos indivíduos controles.

Outros trabalhos têm observado a resposta de glicemia e insulinemia em diabéticos tipo 1 que utilizam regime de aplicação de insulina do tipo basal-*bolus*.[61,148,158] Embora não tenha sido observado aumento na insulinemia ou redução da glicemia durante o exercício e até 2 h após sua execução, não existem, ainda, dados conclusivos sobre o efeito deste regime de aplicação de insulina na hipoglicemia tardia.[148] Assim, sugere-se reduzir a dose de insulina rápida para os exercícios realizados no período pós-prandial e caso esta redução da dose de insulina não seja feita, ingerir 40 g de carboidratos antes do exercício.[61,158]

A resposta glicêmica durante e após o exercício realizado com utilização de bomba de infusão de insulina também tem sido estudada.[1] Nesse trabalho, não foram observadas diferenças significantes na resposta glicêmica durante o exercício, no número de casos de hipoglicemia durante o exercício e no número de casos de hipoglicemia tardia, entre situações nas quais crianças e jovens pedalaram por 45 minutos, com a bomba de infusão ligada ou não. Entretanto, como foi observada tendência a maior número de ocorrências de hipoglicemia após as sessões de exercício com a bomba de infusão ligada, os autores recomendam que esta seja desligada ou removida durante exercícios com esta duração e que a glicemia seja monitorada por várias horas após essas sessões.[3]

Apesar do efeito benéfico do exercício prolongado em diminuir a glicemia em diabéticos com o nível de insulina normal ou ligeiramente diminuído, a atividade física isoladamente parece não ser suficiente para normalizar a hiperglicemia decorrente da ingestão prévia de carboidratos.[162]

Por outro lado, a resposta contrarreguladora à hipoglicemia pode ser atenuada por pelo menos 24 horas após a realização de exercício, caracterizando-se por menor concentração plasmática de adrenalina e polipeptídeo pancreático, menor atividade nervosa simpática muscular, menor produção endógena de glicose e menor lipólise.[25,173] Assim, os diabéticos tipo 1 devem monitorar continuamente o efeito do exercício sobre a glicemia, a fim de verificar se os ajustes na administração de insulina e na dieta estão sendo adequados. O diabético precisa ajustar todos esses fatores e conseguir reproduzir os níveis sanguíneos de insulina semelhantes aos de um indivíduo não diabético, para minimizar a variação na sua resposta metabólica durante e após o exercício e obter os benefícios relacionados à prática de exercícios.

Além da possibilidade de hipo ou hiperglicemia durante a sessão de exercício, deve-se ressaltar ainda que o VO_2máx pode estar reduzido[153] em indivíduos com diabetes tipo 1 ativos, provavelmente associado a prejuízo na função muscular esquelética (miopatia diabética)[31,50,132] e na função cardiovascular[51,94,126,204] nesses sujeitos. Na miopatia diabética existem evidências de alteração nas proteínas contráteis[61] e aumento do estresse oxidativo,[51] o qual poderia induzir alteração na via dos polióis[31] e redução da Na^+K^+ ATPase e Ca^{++}ATPase da membrana muscular.[31,50] Além disto, um estudo evidenciou redução do metabolismo oxidativo, com consequente aumento do metabolismo glicolítico durante o exercício em diabéticos do tipo 1 sugerindo a possibilidade de acúmulo de lipídeos e de resistência à insulina semelhante ao observado no diabetes tipo 2.

Por fim, é importante salientar que o exercício agudo pode falsamente incrementar a excreção de albumina, um marcador de nefropatia em pacientes com diabetes,[66] pois aumenta a pressão intravascular nas artérias e arteríolas, levando a aumento da pressão glomerular e da filtração de albumina. Lane et al.[120] demonstraram que a excreção urinária de albumina não ultrapassa valores de normalidade após o exercício moderado ou intenso em indivíduos diabéticos do tipo 1, normoalbuminúricos e normotensos. Em contrapartida, pacientes com diabetes tipo 1 microalbuminúricos apresentam aumento da excreção de albumina e maior aumento da pressão arterial sistólica induzidos pelo exercício físico.[38] Alguns autores têm sugerido que a exagerada resposta albuminúrica causada pelo exercício poderia ser considerada um marcador prognóstico precoce de nefropatia diabética.[66]

Ainda não há na literatura dados conclusivos sobre a prática de exercícios resistidos ou com peso por portadores de diabetes tipo 1. Perazo[145] identificou que os portadores de diabetes tipo 1 apresentam decaimento linear dos níveis de glicose muito semelhante entre si, quando avaliado pelo sistema de monitorização contínua da glicose (CGMS). Nesses indivíduos, o exercício aeróbio promoveu uma queda maior e mais rápida da glicose subcutânea (69 mg/dL), quando comparado aos exercícios resistidos (37 mg/dL), de mesma duração e realizados no período pós-prandial, com ajuste da dose de insulina rápida que cobria a refeição em questão. Além disso, foi visto que a frequência cardíaca, a pressão arterial sistólica e a diastólica não foram influenciadas pelos exercícios resistidos. Ramalho et al.[160] também demonstraram redução significativa da glicemia após sessões de exercício aeróbio (65 mg/dL) e resistido (14 mg/dL), sendo que o maior decremento ocorreu no grupo de exercício aeróbio.

Portanto, no diabético tipo 1, em estado de bom controle metabólico, a atividade física é benéfica, pois aumenta a sensibilidade dos tecidos periféricos à ação da insulina, contribuindo para a redução da quantidade de insulina exógena administrada.

Diabetes tipo 2

No diabético tipo 2, a preservação da secreção pancreática de insulina permite boa regulação dos hormônios e substratos durante a realização de exercício físico. A captação de glicose do diabético tipo 2 durante o exercício é normal ou até mesmo aumentada em relação a controles saudáveis, provavelmente por um efeito adicional de ação de massa, provocado pela glicemia aumentada.[19,93] Em geral, não se observa hipoglicemia no diabético tipo 2, pois, assim como no indivíduo controle, quando o indivíduo inicia o exercício físico, há diminuição da secreção de insulina e aumento dos hormônios contrarreguladores, permitindo aumento na produção hepática de glicose.

A maior parte dos estudos com diabéticos tem sido realizada com os indivíduos em jejum, para melhor controle das alterações de hormônios e substratos, bem como com o uso de diferentes medicamentos hipoglicemiantes. Porém, na vida diária, o diabético não deve realizar exercício físico em jejum. Além disso, os parâmetros metabólicos, como a glicemia, medidos no período pós-prandial, têm sido cada vez mais valorizados na avaliação do quadro clínico do diabético.[91] Dessa maneira, alguns estudos têm-se voltado para avaliar a resposta metabólica ao exercício realizado no período pós-prandial. Nessas condições, alguns autores observaram diminuição da concentração sanguínea de glicose, sem hipoglicemia, por um período de até 5 horas após realização de exercício, em diabéticos tipo 2.[121,152] Em adição, a realização de exercício leve, 30 minutos após a última refeição, pode levar a menor hiperglicemia pós-prandial, em proporção semelhante a que seria obtida com hipoglicemiantes orais.[91] Este efeito na glicemia pós-prandial pode perdurar por até 14 horas após uma sessão de exercício resistido.[12] Mesmo com a administração de metformina ou glibenclamida não se observou alteração nas respostas cardiovasculares, metabólicas e hormonais durante o exercício, nem hipoglicemia após a realização de 45 min de exercício em 50% do VO_2pico[47] ou após uma sessão de exercício progressivo até a exaustão;[46] evidenciando a segurança dessas classes de drogas com relação à possibilidade de hipoglicemia pós-exercício físico. Adicionalmente, após uma refeição rica em gordura, a realização de exercício reduz a quantidade de triglicerídeos nos quilomícrons e nas VLDL.[64]

Em diabéticos, a sensibilidade à insulina pode permanecer aumentada após a interrupção do exercício físico por 24 h.[24] Esse efeito do exercício aeróbio é observado até mesmo em diabéticos tipo 2 obesos após a realização de 30 min de exercício de baixa intensidade (40% a 50% do VO_2máx) em cicloergômetro.[205] O exercício com pesos também exerce efeito agudo na melhora da sensibilidade insulínica.[67,90,97] Essa melhora na sensibilidade insulínica após o exercício físico em diabéticos tipo 2 é decorrência da maior translocação de GLUT4 para a membrana celular após o exercício.[88] A atividade da AMPK e a fosforilação do AS160 estão aumentadas após uma sessão de exercício aeróbio em diabéticos tipo 2, embora em menor magnitude naqueles que são obesos.[190] Os poucos estudos que observaram alterações na cascata de sinalização insulínica após o exercício ainda não dão lastro para uma conclusão definitiva sobre o papel dessa via na maior captação de glicose neste momento.[88,90,209] Por exemplo, tem sido observada maior fosforilação do resíduo do receptor de tirosina e de seu substrato (IRS-1) após uma sessão de exercício[50] e aumento na expressão proteica do receptor de insulina.[90] Entretanto, aumento na ligação da insulina ao seu receptor ou maior ativação da PI3K ainda precisam ser demonstradas.[19,88,209]

Após a realização de exercício físico a glicose é captada, predominantemente, pelo músculo esquelético, para repor o estoque de glicogênio muscular depletado, ao contrário do estado pós-prandial, quando a glicose é armazenada como glicogênio hepático. Diabéticos, assim como indivíduos resistentes à insulina e descendentes de diabéticos tipo 2, possuem estoque de glicogênio muscular reduzido.[147] Após o exercício, os diabéticos apresentam aumento na síntese de glicogênio, embora ainda abaixo do apresentado em indivíduos normais. Apesar da captação aumentada de glicose na célula, induzida pela prática de exercícios, a resistência insulínica limita a síntese de glicogênio nesses indivíduos, pois há menor ativação da glicogênio sintase estimulada pela insulina.[147] Dessa maneira, a melhora na sensibilidade à insulina provocada pelo exercício físico agudo contribui para o aumento na síntese de glicogênio muscular no diabetes tipo 2, porém não normaliza este mecanismo.

EFEITOS CRÔNICOS DO EXERCÍCIO FÍSICO NO DIABETES

A principal adaptação metabólica ao treinamento físico, em diabéticos ou não, é o aumento da sensibilidade à insulina.[39,82,88,160] Em indivíduos não diabéticos, essa adaptação leva à menor secreção de insulina pelo pâncreas, no repouso e durante o exercício.[82] Além disto, estudos têm evidenciado de forma cada vez mais consistente atenuação das disfunções cardíaca, vascular e autonômica[17,26,63,69,122,130,143,166,176] decorrentes do diabetes após um programa de treinamento físico, o que pode, somado a melhora metabólica, induzir redução da morbimortalidade de portadores de diabetes.

Diabetes tipo 1

Efeitos no controle glicêmico

No diabético tipo 1, embora o treinamento físico, obviamente, não influencie a secreção pancreática de insulina, nem reduza a hemoglobina glicada, ele pode aumentar a sensibilidade à insulina exógena e assim contribuir para a diminuição da dose diária necessária para o controle glicêmico, no repouso e durante o exercício.[160]

Em 1984, Zimnan et al.[212] demonstraram que o treinamento físico não modificou a glicemia, a hemoglobina glicada ou a reposição de insulina em indivíduos com diabetes tipo 1. Entretanto, Mosher et al.[137] evidenciaram redução dos níveis de hemoglobina glicada em adolescentes diabéticos do tipo 1 submetidos a treinamento físico. Um estudo envolvendo 142 diabéticos do tipo 1 em idade escolar (6-18 anos) mostrou que o tempo semanal gasto com atividades físicas foi maior neste grupo quando comparados com 97 crianças não diabéticas. Neste trabalho foram observadas correlações entre o aumento das atividades esportivas com a redução na reposição diária de insulina, mas não com alterações na hemoglobina glicada.[159] A melhora na ação insulínica, predominantemente no tecido muscular esquelético, induzida pelo treinamento físico dinâmico inclui várias adaptações, entre elas, aumento da densidade capilar e do conteúdo de GLUT4, alterações para fibras musculares mais sensíveis à ação insulínica, possíveis alterações na composição de fosfolípides do sarcolema, aumento na atividade de enzimas glicolíticas e oxidativas e aumento na atividade da enzima glicogênio sintetase.[100] Após um período de treinamento físico, os indivíduos diabéticos tratados com insulina também têm aumentado seu conteúdo de glicogênio muscular e hepático. Essas adaptações parecem ampliar o tempo para a depleção do glicogênio muscular ao longo da atividade realizada numa mesma carga absoluta.[16]

As informações sobre o efeito do treinamento físico no sistema neuroendócrino no indivíduo diabético tipo 1 são limitadas. O diabético sem complicações apresenta adaptações neuroendócrinas semelhantes às do indivíduo sem diabetes.[161] Os treinados têm menor liberação de adrenalina para uma mesma carga absoluta de exercício que os sedentários, mas essa liberação é semelhante quando os treinados e sedentários realizam exercício em uma mesma intensidade relativa.[77] Além disso, os ativos têm maior concentração sanguínea de catecolaminas no exercício máximo.

De maneira semelhante às catecolaminas, as concentrações sanguíneas de glucagon, hormônio de crescimento e cortisol também aumentam menos durante o exercício moderado no indivíduo treinado.[77] Essa menor estimulação neuroendócrina, observada após o treinamento físico, está relacionada ao aumento da sensibilidade dos tecidos à ação hormonal, isto é, a um maior efeito metabólico para uma mesma concentração sanguínea de hormônio. Essas adaptações levam o indivíduo treinado a ter maior e mais rápida ativação da lipólise no tecido adiposo e, em consequência, maior mobilização de ácidos graxos livres. O treinamento físico também potencializa a mobilização de glicose hepática, permitindo melhor manutenção da concentração sanguínea de glicose por um período mais longo de exercício.

Embora a elevação do metabolismo de glicose seja benéfica para os diabéticos tipo 1, o treinamento físico *per se* não melhora o controle glicêmico desses indivíduos.[128,160,167] Em diabéticos ativos, a redução na administração de insulina exógena e o aumento na ingestão alimentar, são os principais fatores que influenciam diariamente seu estado glicêmico. Deste modo, é fundamental que o diabético ativo tenha um amplo conhecimento da farmacocinética da insulina e a influência do exercício sobre a ação da insulina administrada. Assim, a diminuição na dose diária de insulina pode influenciar negativamente o controle glicêmico nos dias sem exercício, se a dieta não for ajustada adequadamente. Além disso, se for necessária, a ingestão de carboidratos simples para evitar episódios de hipoglicemia deve ser feita com cautela pelo diabético tipo 1 ativo, utilizando-se a quantidade necessária para normalização da glicemia. Caso a ingestão de carboidratos simples para a prática de exercícios esteja sendo muito frequente, deve-se discutir com o paciente e com o seu médico o ajuste das doses de insulina.

Efeitos em disfunções associadas ao diabetes tipo 1

É importante destacar que o diabetes do tipo 1 é associado ao maior risco cardiovascular e ao aumento de quatro a oito vezes a mortalidade em seus portadores quando comparados a indivíduos não diabéticos de mesma idade.[115] Apesar destes índices, poucos estudos têm investigado os efeitos do treinamento físico no manejo de fatores de risco cardiovascular e/ou nas disfunções crônicas de portadores de diabetes do tipo 1. Neste aspecto, alguns estudos têm demonstrado melhora no perfil lipídico após treinamento físico em diabéticos do tipo 1, incluindo redução dos níveis de colesterol total, LDL colesterol e triglicérides e aumento no HDL colesterol plasmático.[11,126,196]

Portadores de diabetes tipo 1 (~20 anos) podem apresentar disfunção endotelial em diferentes leitos arteriais (condutância e resistência), a qual pode ser atenuada após um programa de 4 meses de treinamento físico aeróbio em cicloergômetro[72]. Embora os mecanismos moleculares envolvidos na melhora da função endotelial decorrente do treinamento físico não sejam completamente compreendidos, tem sido amplamente demonstrado que o treinamento físico aeróbio promove melhora na biodisponibilidade de óxido nítrico, o qual apresenta importante função protetora vascular. O aumento do atrito do fluxo sanguíneo (*shear stress*) gerado pelo maior fluxo sanguíneo durante cada sessão de exercício age positivamente na indução (aguda e crônica) do sistema de defesa antioxidante vascular e do organismo como um todo.[74] Além disso, cronicamente, o exercício físico promove diminuição da atividade das vias produtoras de radicais livres nas células, gerando um menor estresse oxidativo basal e durante o exercício, contribuindo para uma maior biodisponibilidade de óxido nítrico.[116]

Entretanto, este benefício vascular do treinamento físico depende da realização sistemática do exercício, pois o mesmo é abolido pouco tempo após o treinamento ser interrompido.[72]

Muitos portadores de diabetes do tipo 1, no curso temporal das complicações relacionadas a essa doença, apresentam hipertensão. Lehmann et al [126] demonstraram que pacientes com diabetes do tipo 1, limítrofes para hipertensão, submetidos a um programa de exercícios aeróbios por 3 meses apresentavam aumento do VO_2 máximo, redução da pressão arterial e da frequência cardíaca, com melhora do perfil lipídico, independentemente de melhora glicêmica. Alguns diabéticos tipo 1, principalmente os mais velhos, também podem apresentar aumento da gordura corporal e obesidade. Nestes pacientes, o exercício físico é muito importante para aumentar o gasto calórico e prevenir o ganho de peso.

Outro importante benefício do treinamento físico no diabetes tipo 1 tem sido observado em estudos experimentais[52,86,138,179] e clínicos[94] que evidenciam atenuação da disfunção autonômica cardiovascular, a qual tem sido associada ao aumento de mortalidade.[54,204] Howorka et al.[94] verificaram que 12 semanas de exercícios em bicicleta ergométrica induziram melhora na modulação autonômica cardiovascular, verificada por aumento na variabilidade da frequência cardíaca, em diabéticos do tipo 1 sem neuropatia ou com disfunção autonômica cardíaca recente. Todavia, esse benefício não foi observado em pacientes com diabetes tipo 1 com neuropatia definitiva ou grave. Por fim, vale destacar que a melhora no controle autonômico cardiovascular após um programa de treinamento físico foi associada à menor mortalidade em ratos diabéticos.[138,179] No entanto, estudos clínicos com maior tempo de acompanhamento são necessários para confirmar tais achados em humanos.

Dessa forma, apesar de normalmente não melhorar o controle glicêmico, o exercício físico regular é recomendado para portadores de diabetes do tipo 1[9,11,158,188] em razão de seus vários efeitos benéficos sobre o controle metabólico e sobre o risco cardiovascular, além de seu papel importante na prevenção das complicações crônicas do diabetes.

Diabetes tipo 2

Efeitos no controle glicêmico

Ao contrário do diabético tipo 1,[128,160,167] o diabético tipo 2 consegue obter melhor controle glicêmico ao realizar exercício físico com regularidade.[8,9] Esse benefício pode ser verificado pela redução de 10% a 20% dos valores basais de hemoglobina glicada[9] e nas doses necessárias de hipoglicemiante oral ou de insulina.[73] Metanálises demonstram que melhores valores de hemoglobina glicada, assim como de VO_2max, são conseguidos com intensidades mais altas de treinamento físico aeróbio[21] e com maior duração.[200] Embora, muitas vezes, os efeitos do exercício estejam associados aos da dieta e da perda de peso, o que dificulta a avaliação de seu efeito isoladamente, têm ficado cada vez mais claros os efeitos independentes do exercício físico agudo e crônico que auxiliam na prevenção e no tratamento do diabetes tipo 2.[8,187]

A captação de glicose mediada pela insulina está aumentada no tecido muscular de diabéticos tipo 2 após o treinamento físico,[88,203] assim como a sensibilidade à insulina, principalmente por melhora na sensibilidade periférica à ação desse hormônio, e não por melhora na sensibilidade hepática.[39,82,89,208] A diminuição no peso corporal, que pode ocorrer após um período de treinamento, melhora, *per se*, a sensibilidade à insulina. Entretanto, uma metanálise, que incluiu 14 trabalhos, nos quais diabéticos tipo 2 realizaram pelo menos 8 semanas de treinamento físico, demonstrou que, mesmo sem provocar perda de peso adicional à encontrada em intervenções sem exercício, o treinamento melhorou o controle glicêmico, diminuindo a hemoglobina glicada a valores compatíveis com menor risco de desenvolvimento das complicações do diabetes.[20] Além disso, mesmo que não promova perda de peso, a prática de exercício físico pode diminuir a quantidade de gordura total e, até mesmo, a quantidade de gordura visceral, reduzindo o impacto da adiposidade no aumento da resistência insulínica.[123] Por outro lado, a despeito da maior adiposidade central em relação ao grupo jovem, idosos apresentam melhora na sensibilidade à insulina e aumento na concentração de GLUT4 na membrana celular após treinamento físico.[45] Entretanto, esta melhora na sensibilidade à insulina não possui a mesma magnitude da observada em jovens.[83] Dessa forma, idosos parecem depender mais do efeito agudo do exercício na sensibilidade à insulina do que do efeito crônico. Este fato reforça a importância do aumento na frequência semanal de prática de exercício físico, principalmente para esta população.[83]

Atualmente, a melhora da sensibilidade à insulina decorrente do treinamento físico tem sido relacionada a mudanças na expressão e atividade de proteínas envolvidas no transporte de glicose no músculo esquelético tais como a AMPK e a Akt.

Além disto, o aumento da oxidação de ácidos graxos livres (AGL) e do *turnover* de lipídeos têm sido outros mecanismos associados à redução da resistência à insulina em diabéticos tipo 2 após treinamento físico.[87] Entretanto, os resultados de estudos que avaliaram a expressão gênica de componentes da cascata de sinalização insulínica após um período de treinamento físico em diabéticos do tipo 2 é bastante controversa.[87,88,168,205] A expressão gênica de um dos substratos do receptor de insulina (IRS-2) está aumentada algumas horas após uma sessão de exercício, no entanto o treinamento físico diminui esse efeito. Apesar dos efeitos do treinamento sobre o IRS-1 e IRS-2 serem inconsistentes, a melhora no transporte de glicose mediado pela insulina após o treinamento físico tem sido atribuída ao aumento da atividade da PI3K.[75] Adicionalmente, a atividade da enzima glicogênio sintase[31] parecem estar aumentadas em diabéticos tipo 2 treinados. Mais recentemente, estudos têm sugerido que o músculo esquelético de indivíduos diabéticos do tipo 2 tenha um padrão diferente de marcadores epigenéticos no promotor de GLUT4 e PGC1, principal regulador da função mitocondrial, em comparação com indivíduos não diabéticos. Neste sentido, o exercício físico regular poderia melhorar a absorção de glicose pela atenuação de tais modificações epigenéticas; no entanto, os mecanismos exatos destes benefícios ainda devem ser estudados.[58]

Assim como o exercício agudo, o crônico parece melhorar o controle glicêmico aumentando a captação de glicose pela via independente da insulina. Após um período de treinamento, observa-se maior expressão proteica[39,82,88] e maior translocação do GLUT4 em humanos.[82,88] O aumento da expressão proteica de GLUT4 pode chegar a 80% em não diabéticos, a 60% em intolerantes à glicose e a 23% em diabéticos.[82] Embora seja de extrema importância, esse mecanismo não parece ser o único responsável pela melhora na sensibilidade à insulina, pois após 14 dias de interrupção de treinamento aeróbio ou de força, observou-se diminuição na sensibilidade à insulina, porém sem diminuição na expressão proteica do GLUT4.[92] Além disto, mudanças nas fibras musculares que incluem aumento da capilarização e do fluxo sanguíneo muscular, da massa muscular, da reserva de glicogênio, do número de mitocôndrias, da atividade e concentração de enzimas oxidativas após um período de treinamento físico podem contribuir para a redução da resistência à insulina em diabéticos do tipo 2.[82,119] A Figura 15.2 ilustra os principais mecanismos que têm sido associado à melhora da sensibilidade à insulina após treinamento físico em diabéticos tipo 2.

A quantidade de tecido muscular recrutado para executar o exercício parece ser mais importante do que o total de trabalho realizado, quando consideradas as respostas glicêmica e insulinêmica ao exercício.[22] Além disso, foi observada correlação

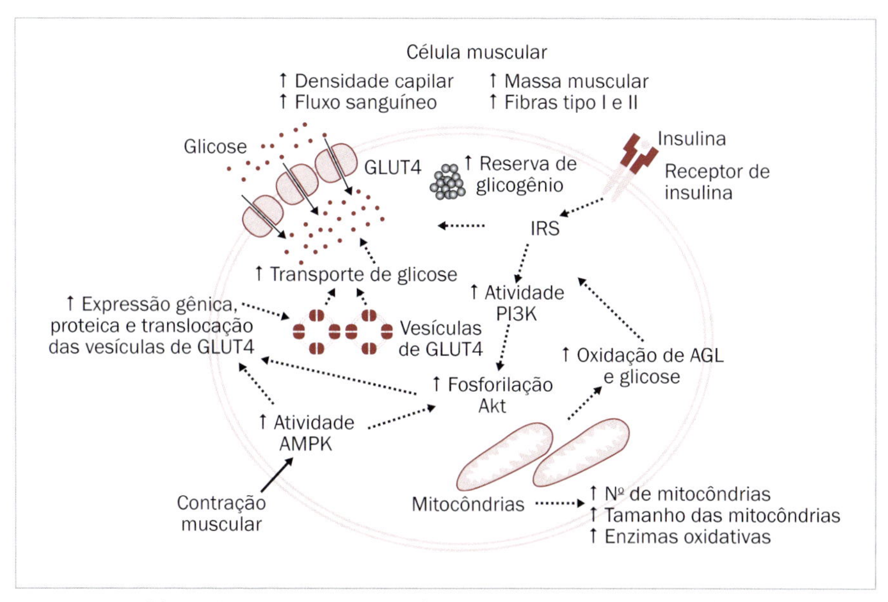

FIGURA 15.2 Mecanismos associados à melhora da sensibilidade à insulina após treinamento físico em diabéticos tipo 2.

inversa entre a seção transversa muscular e os valores de hemoglobina glicada em diabéticos tipo 2,[131] bem como correlação inversa entre a força muscular e a incidência de síndrome metabólica.[104]

Alguns estudos que avaliaram o efeito do exercício de resistência ou de força muscular no diabetes demonstraram melhora na captação de glicose, na sensibilidade e na cascata de sinalização insulínica, após um período de treinamento físico resistido.[64,67,90,97] Cauza et al.[35] ao compararem os valores de glicemia após sessões de exercício aeróbio e exercício com pesos, observaram redução da glicemia somente após as sessões de exercício com pesos. Além disso, outros estudos demonstraram melhora na sensibilidade à insulina, aumento na adiponectina e redução de ácidos graxos e proteína C reativa[21] e redução da hemoglobina glicada – um indicativo de melhora crônica no controle glicêmico após programas de treinamento físico resistido com duração de 4 a 6 meses.[34,62,64] Praet et al.[157] submeteram diabéticos tipo 2 com polineuropatia a treinamento resistido por 10 semanas e observaram aumento da força muscular e da capacidade máxima de exercício, bem como redução da pressão arterial, da glicemia de jejum e da necessidade de insulina exógena.

De forma semelhante, outros investigadores que compararam o exercício aeróbio com o exercício com pesos, encontraram melhores resultados após o treinamento com pesos.[35,36] Porém, a duração, a frequência e a intensidade do treinamento aeróbio eram muito baixas (30 min, três vezes por semana, 60% do VO_2máx), o que pode ter limitado o efeito desta intervenção. Uma metanalise que incluiu 20 estudos clínicos randomizados não evidenciou diferenças nos benefícios sobre hemoglobina glicada, índice de massa corporal e VO2 pico do treinamento aeróbio ou resistido em adultos portadores de diabetes do tipo 2.[210] Por essa razão, alguns autores têm sugerido a combinação de treinamento aeróbio com treinamento de resistência ou de força muscular, como um modo efetivo para melhorar o controle glicêmico de diabéticos tipo 2,[55,64,179,194] mesmo naqueles com complicações.[157] Além disto, um estudo demonstrou que o controle glicêmico (redução da hemoglobina glicada) foi melhor nos indivíduos diabéticos tipo 2 submetidos ao treinamento físico combinado em relação a diabéticos submetidos ao treinamento aeróbio dinâmico ou resistido dinâmico.[32]

Efeitos em disfunções associadas ao diabetes tipo 2

Além do benefício no controle glicêmico, o treinamento físico aeróbio dinâmico pode atenuar e/ou prevenir disfunções do diabetes do tipo 2. Neste aspecto vale destacar que estudos evidenciam atenuação da disfunção endotelial[56,166] e renal,[122] melhora do balanço simpatovagal cardíaco[213] e da variabilidade da frequência cardíaca[17,143] em diabéticos tipo 2 com[143] ou sem neuropatia autonômica.[17] Adicionalmente, redução da pressão arterial[41,105,125] e do estresse oxidativo,[89,102,166] além de melhora no perfil lipídico[98,125,127,164] e na resposta inflamatória[105,166] foram observadas nesse tipo de treinamento em diabéticos tipo 2.

Loimaala et al.[129] verificaram que o treinamento físico combinado (aeróbio e resistido) por 12 meses atenuou a disfunção dos pressorreceptores, o mais importante regulador momento a momento da pressão arterial, em pacientes diabéticos tipo 2. Além disto, estudos que combinaram o treinamento aeróbio com treinamento de resistência ou de força muscular têm evidenciado melhora no controle glicêmico, nas funções cardíaca e endotelial, na capacidade física, na massa magra e na força muscular em diabéticos tipo 2.[55,64,130,131,179,194] Uma metanálise que incluiu 34 estudos que realizaram treinamento físico (21 aeróbio, 8 resistido e 10 combinado) em portadores de diabetes tipo 2 demonstrou que o exercício aeróbio ou combinado, mas não resistido, induziram redução em fatores associados a risco cardiovascular, como redução da pressão arterial, de triglicerídeos e da circunferência da cintura.[41]

Vale destacar que reabilitação cardíaca reduziu as hospitalizações por problemas cardíacos e a mortalidade em pacientes diabéticos com doença arterial coronariana.[13]

O PAPEL DO EXERCÍCIO FÍSICO NA PREVENÇÃO DO DIABETES TIPO 2

O diabetes tipo 2 é o estágio final de uma sequência de alterações metabólicas, caracterizadas, de início, por aumento de resistência à insulina e, posteriormente, por um estado de intolerância à glicose, no qual a secreção de insulina, embora aumentada, já não é capaz de manter a glicemia em níveis normais. Diversos estudos têm demonstrado que a maior parte dos casos de diabetes tipo 2 pode ser prevenida com mudanças no estilo de vida que, invariavelmente, incluem a prática regular de exercício físico.[14,95,106,109,118,119,144,197] De fato, indivíduos com maior condicionamento aeróbio apresentam menor incidência de diabetes.[103] Indivíduos com maior risco de desenvolver diabetes tipo 2 como, por exemplo, descendentes de diabéticos, que apresentam maior conteúdo intramiocelular de triglicerídeos e menor capacidade oxidativa,[149] podem ser beneficiados pela prática de exercício físico, diminuindo a resistência insulínica e evitando ou postergando o desenvolvimento da doença ou de disfunções associadas à ela.[136] Estudo utilizando *clamp* euglicêmico e hiperinsulinêmico comparando a glicemia e a insulinemia de descendentes de diabéticos sedentários e treinados demonstrou maior resistência insulínica nos descendentes de diabéticos, sedentários.[4]

Em estudo desenvolvido ao longo de 16 anos, com 84.941 enfermeiras norte-americanas, foram detectados 3.300 novos casos de diabetes tipo 2. A obesidade e mesmo o sobrepeso foram importantes fatores preditores do desenvolvimento de diabetes tipo 2, enquanto o sedentarismo e a dieta inadequada estavam fortemente relacionados à elevação do risco da doença, mesmo após ajustes por índice de massa corpórea.[95] Um estudo finlandês verificou, após seguimento de 3,2 anos, diminuição de 58% no risco de desenvolvimento de diabetes tipo 2, em homens e mulheres que efetuaram mudança de estilo de vida, traduzida por realização de pelo menos 30 minutos de exercício de intensidade moderada, redução de 5% do peso corporal, de 30% da ingestão calórica de gordura e de 10% de gordura saturada.[197] O efeito isolado do exercício na prevenção do diabetes tipo 2 foi avaliado no estudo Da Qing IGT.[144] Este estudo, com seguimento de 6 anos, mostrou redução de 13% no risco de desenvolvimento de diabetes tipo 2 no grupo que realizou somente dieta e 46% no grupo que realizou somente exercício, sem efeito sinérgico da associação das duas intervenções. Esses, resultados, embora contundentes, refletem dados de populações específicas, como, mulheres,[95] caucasianos[197] e orientais.[144] Estudo posterior, realizado com indivíduos intolerantes à glicose, provenientes de etnias diversas, demonstrou que a mudança no estilo de vida preveniu em 58% o desenvolvimento de diabetes tipo 2, enquanto o uso preventivo de metformina foi eficiente somente em 31% dos casos.[113] O programa incluiu dieta adequada, perda de peso, controle de estresse e prática de pelo menos 150 min de exercício por semana.[180] Além disso, metade dos integrantes deste estudo apresentava síndrome metabólica no início da intervenção. Após três anos desta intervenção, a incidência de síndrome metabólica foi reduzida em 41% no grupo que mudou estilo de vida e em 17% no grupo que usou metformina.[142] Recente revisão sugere que 30 min diários de exercício físico moderado ou intenso previnem o diabetes tipo 2 em vários populações.[96] Adicionalmente, a prevenção do diabetes tipo 2 parece estar relacionada também ao grau de atividade física de tempo livre, mesmo que de baixa intensidade.[118] No entanto, deve-se considerar que existe um efeito dose-resposta na relação entre exercício e prevenção de diabetes.

A prevenção do desenvolvimento do diabetes promovida pela prática regular de exercício se deve, sobretudo, à diminuição na resistência à insulina, fator preponderante na etiopatogenia do diabetes tipo 2. Esse efeito do exercício pode ser observado agudamente após a realização de uma única sessão[24] ou cronicamente, após um período de treinamento.[117,134,151] Várias adaptações fisiológicas e metabólicas estão envolvidas na redução da resistência insulínica e, consequentemente, na prevenção de diabetes tipo 2, incluindo: aumento na expressão gênica do GLUT4, redução do conteúdo intramuscular de triglicerídeos, aumento da capacidade de oxidação de ácidos graxos,[81] aumento do número de capilares nas fibras musculares oxidativas,[82] aumento da densidade mitocondrial e de enzimas oxidativas[195] redução do peso corporal, redução de citocinas inflamatórias[12,69] redução da atividade da via IkappaB/NFkappaB (que está associada ao aumento na resistência à insulina e ao diabético tipo 2),[191] aumento na expressão gênica do receptor de adiponectina.[18] Estas adaptações associadas às melhorias na pressão arterial, na função endotelial, na capacidade fibrinolítica e no perfil lipídico, reduzem o risco de morbimortalidade cardiovascular em diabéticos.[14,119,179]

PRESCRIÇÃO DE EXERCÍCIO FÍSICO PARA O DIABÉTICO

Antes de iniciar um programa de exercício físico, os diabéticos devem ser submetidos à avaliação clínica prévia, a fim de que sejam diagnosticadas e tratadas as possíveis complicações associadas ao diabetes, com ajustes no tipo e intensidade dos exercícios. Diabéticos com maior risco de doença cardiovascular (Quadro 15.4) devem realizar, adicionalmente, teste ergométrico[11] ou, preferencialmente, ergoespirométrico. Esses exames devem ser realizados periodicamente para se ter o controle da evolução clínica durante o desenvolvimento do programa. É aconselhável que os diabéticos participem de programas de condicionamento físico com supervisão médica.

QUADRO 15.4 Critérios que indicam realização de teste ergométrico antes da participação em programa de exercício físico

Critérios
Idade > 35 anos
Idade > 25 anos, quando: ✔ Duração do diabete tipo 1 > 10 anos ✔ Duração do diabete tipo 2 > 15 anos
Presença de outro fator de risco para doença cardiovascular
Presença de complicação microvascular (retinopatia proliferativa ou nefropatia, incluindo microalbuminúria)
Doença vascular periférica
Neuropatia autonômica

O diabético deve estar em bom estado de controle metabólico. Esse controle deve ser verificado periodicamente por exames laboratoriais e por automonitorização glicêmica domiciliar. A glicemia capilar deve ser realizada antes, durante se necessário e após a sessão de exercícios para a análise da resposta individual à prática de exercícios e para orientar o ajuste da alimentação e das doses de insulina necessários para uma prática de exercícios segura.

Considerando a atual prevalência de sedentarismo, a prática de um maior volume de exercício físico parece ser ainda um objetivo distante. Assim, do ponto de vista de saúde pública, tem-se privilegiado a redução na prevalência de sedentarismo, em detrimento do alcance de maior grau de capacidade física, o que pode explicar o porquê das recomendações serem geralmente menos rigorosas do que o sugerido por resultados encontrados em estudos clínicos.[14] Neste sentido, crianças de uma forma geral, mas principalmente as pré-diabéticas e diabéticas devem ser estimuladas a realizar pelo menos 60 min de atividade física todos os dias da semana, sendo que três vezes por semana recomenda-se que sejam incluídas atividades de intensidade aeróbia vigorosa e de fortalecimento muscular e ósseo.[101] O ACSM e a ADA recomendam pelo menos 2,5 horas/semana de atividade física moderada a intensa como parte da mudança de estilo de vida para prevenção do aparecimento de diabetes tipo 2 em indivíduos adultos com alto risco.[43]

Segundo a ACSM (2018),[2] a prescrição de exercícios para os indivíduos diabéticos pode seguir os mesmos princípios do treinamento para indivíduos não diabéticos, quanto a intensidade, duração, frequência e tipo do exercício, desde que sejam seguidas as recomendações de controle do estado glicêmico e feito o acompanhamento clínico adequado.[9] No entanto, para muitos pacientes diabéticos, devido ao elevado risco de doença cardiovascular ou presença de comorbidades associadas à doença cardiovascular e ao diabetes, o programa de treinamento físico precisa ser adaptado para garantir efetividade e segurança do mesmo.

O exercício aeróbio deve ser realizado três a cinco vezes por semana,[188] ou mesmo diariamente,[180] desde que mantido um padrão regular quanto ao tipo de exercício, ao horário de realização, à dose de insulina administrada e à dieta. Devem ser evitados os exercícios intensos e esporádicos. A duração das sessões deve ter entre 30 e 60 min, de acordo com o número de sessões por semana, distribuídos em, pelo menos, 150 min semanais.[180,188] A intensidade dos exercícios dinâmicos deve ser leve a moderada.[180,188] A Sociedade Brasileira de Diabetes[188] e a ADA[180] recomendam que o exercício seja realizado entre 40 a 60% do VO_2máx ou 50 a 70% da frequência cardíaca máxima, quando realizado todos os dias. Se for realizado três vezes por semana, deve ter intensidade maior que 60% do VO_2max ou maior que 70% da frequência cardíaca máxima. Quando determinada por teste ergométrico, deve ficar entre 50% e 80% da frequência cardíaca de reserva; quando determinada por teste ergoespirométrico, deve ficar entre o limiar anaeróbio e o ponto de compensação respiratória. As atividades devem aumentar de intensidade de maneira progressiva,[11] e este aumento deve ser estimulado com o objetivo de obter melhor controle glicêmico,[180,188] especialmente em diabéticos obesos, que precisam de maior intensidade de exercício para alcançar os mesmos benefícios obtidos por diabéticos magros.[190]

O exercício com pesos deve ser realizado três vezes por semana, envolvendo os grandes grupos musculares. Cabe destacar que o programa de treinamento de força deve ser prescrito somente para pacientes diabéticos sem contraindicações, como hipertensão não controlada, retinopatia proliferativa grave e tratamento recentes usando cirurgia a laser.[2] A intensidade do treinamento de força deve ser moderada, realizada com 10 – 15 repetições por série, e o aumento de carga deve ser acompanhado por uma redução inicial no número de repetições para 8 a 10, e posterior aumento do número de repetições. Além disso, um maior volume de treinamento pode ser obtido por aumento do número de séries diárias e/ou maior frequência semanal de treinamento.[79] Embora não haja definição clara sobre qual percentual da força máxima, recomenda-se que idosos e diabéticos com longo tempo de doença não pratiquem exercícios com pesos em alta intensidade.[11,64,180] Devido à presença de processo de glicação de colágeno,[1] que pode afetar a mobilidade articular dos diabéticos, a progressão de carga do exercício de força deve ser apropriada para se evitar lesões musculo-articulares.

Com relação ao treinamento de flexibilidade, ainda não há evidências suficientes[80,114] para recomendar ou contraindicar este tipo de treinamento para diabéticos.[180]

Os diabéticos que utilizam insulina devem receber orientações médica sobre como realizar os ajustes de doses de insulina e de ingestão de alimentos para realizarem atividades físicas de longa duração, os quais podem provocar hipoglicemia durante ou após o exercício. Além disso, orientações individualizadas também deverão ser dadas para a prática de exercício de alta intensidade. Embora ele reduza o risco de hipoglicemia,[84] por aumentar a produção hepática de glicose, por outro lado, ele pode induzir hiperglicemia,[133] a partir deste mesmo mecanismo, caso não sejam feitos os ajustes adequados na dose de insulina.

CUIDADOS PARA PREVENIR A HIPOGLICEMIA DURANTE E APÓS O EXERCÍCIO

A concentração de insulina aumentada antes, durante ou após o exercício físico reduz a produção de glicose pelo fígado e aumenta a captação de glicose pelo músculo, podendo ocasionar hipoglicemia. Baseando-se nas observações sobre o comportamento metabólico de diabéticos durante o exercício físico, são feitas algumas recomendações, para que eles possam realizá-lo sem medo e obter o máximo de benefícios para sua saúde.[3,9,11,61,71,135,158,187,193] Entre elas, pode-se citar:

- A dose e o tipo de insulina precisam ser ajustados, sob orientação médica. Cada indivíduo precisa ter seu próprio ajuste. Em geral, quando o exercício é realizado no período pós-prandial, para portadores de diabetes em insulinoterapia intensiva (esquema basal-bolus) a dose de insulina rápida (insulina tipo bolus, prandial ou a dose de insulina que cobre a refeição) deve ser reduzida em 25 a 75%, particularmente se o exercício for realizado durante o pico da insulina (geralmente dentro de 2 a 3 horas), na dependência do tempo e intensidade do exercício físico (Tabela 15.4);[1,60,187]

TABELA 15.4 Orientação para a redução da dose de insulina prandial, em relação à duração e à intensidade do exercício pós-prandial

Intensidade do exercício	Redução da dose de insulina prandial (%)	
	30 minutos de exercício	60 minutos de exercício
25% VO_2 max	25*	50
50% VO_2 max	50	75
75% VO_2 max	75	–

* Extrapolado.
Fonte: Adaptada de SBD[188] e Rabasa-Loret et al.[158]

- Deve-se evitar a aplicação de insulina na região do corpo que será mais solicitada durante o exercício físico;
- Diabéticos que usam bomba de infusão de insulina devem desligá-la ou retirá-la quando realizarem exercícios por 40 a 45 minutos;[3] e mesmo reduzir a taxa basal

de infusão de insulina por até 12 horas após o exercício, dependendo da intensidade e duração do mesmo;

- Se necessário, aumentar a ingestão de carboidratos antes ou após o exercício. Diabéticos que realizam atividade física prolongada, principalmente no período pós-prandial e sem ajustes nas doses de insulina, geralmente necessitam de ingestão de 15 g de carboidrato a cada 30 min de exercício, durante sua realização. É indispensável que o diabético tenha sempre uma fonte de carboidratos para uso imediato, durante ou após o exercício físico;[9]
- Crianças e adolescentes podem precisar de 30-45 g de carboidratos,[193] principalmente se transcorrido pouco tempo da última aplicação de insulina, sem ajuste desta dose [71] ou muito tempo após a última refeição;[61]
- Quando líquidos forem ingeridos para reposição de carboidratos, a sua concentração pode chegar a 10%, sem causar desconforto intestinal;
- Concentrações de 6% não evitam hipoglicemia e, de 8%, evitam-na apenas para alguns;[146]
- Crianças e adolescentes apresentam maior risco de hipoglicemia do que adultos. Assim, enquanto, para adultos, a recomendação de valor mínimo de glicemia para início de exercício é de 100 mg/dL, crianças e adolescentes deveriam iniciar o exercício somente com glicemia acima de 120 mg/dL.[193] Caso os valores de glicemia capilar sejam inferiores aos descritos acima, recomenda-se a ingestão de carboidratos simples, antes de iniciar a sessão de exercícios físicos. Os monitores contínuos de glicose podem ser muito úteis na detecção de padrões de glicose no sangue em vários dias e avaliando os efeitos imediatos e retardados do exercício;[5]
- Crianças, pais, professores e colegas devem conhecer os principais sintomas de hipoglicemia (sudorese, tremores, taquicardia, mudança de comportamento, desorientação, etc.) para que sejam tomadas as providências para controlá-la (Tabela 15.5). Ao primeiro sintoma de hipoglicemia, deve-se interromper o exercício e ingerir carboidratos;

TABELA 15.5 Relação de alimentos, contendo 15 g de carboidratos simples para serem administrados durante hipoglicemias

Alimento	Medida caseira
Açúcar ou mel	1 colher das de sopa
Refrigerante comum ou suco de laranja	1 copo americano (150 mL)
Balas de caramelo	3 unidades

- Se o indivíduo souber que realizará um exercício físico mais intenso e prolongado que o habitual deve diminuir a dose de insulina antes da atividade e ingerir um lanche;
- Medir a glicemia antes de iniciar o exercício e observar os parâmetros adequados para fazê-lo (Tabela 15.6); e

TABELA 15.6 Parâmetros glicêmicos para início do exercício

Glicemia (mg/dL)	Conduta
Até 80	Não realizar exercício
80 a 100*	Ingerir carboidrato; medir novamente a glicemia
100* a 250	Realizar exercício
Acima de 250, com cetonúria, ou acima de 300**	Não realizar exercício

*120 para crianças e adolescentes; ** Acima de 300, sem cetonúria e sem sintomas de hiperglicemia para diabéticos do tipo 2, pode-se realizar exercício sob supervisão.
Fonte: Adaptada de ACSM[8], ADA[9-11], SBD.[188]

- Medir a glicemia com maior frequência nos dias em que são realizados exercícios, especialmente na madrugada, pois a glicemia apresenta um padrão bifásico, tendendo à queda logo após o exercício e, novamente, depois de 7 a 11 h de sua realização.[135] Indivíduos que já tiveram hipoglicemia induzida por exercício devem, idealmente, exercitar com um parceiro ou sob supervisão para reduzir o risco de problemas associados a eventos hipoglicêmicos. Durante o exercício, recomenda-se o uso de identificação médica identificando diabetes, um telefone celular e comprimidos de glicose ou outro tratamento rápido de carboidratos para hipoglicemia. Por fim, podemos destacar a real importância de se realizar periodicamente o monitoramento da glicemia antes e, ocasionalmente durante a sessão de exercício, de modo a permitir que sejam feitas compensações por meio de mudanças apropriadas no exercício (ex. intensidade e duração), na dieta e/ou na medicação (com orientação médica), para manter a glicemia controlada. Além disso, o monitoramento frequente da glicemia ao longo do dia é o único meio para se detectar e prevenir a hipoglicemia tardia ao exercício, que pode ocorrer até 12 h ou mais após o exercício, permitindo que sejam feitos os ajustes adequados na alimentação e/ou insulina/medicação, não apenas quanto às suas quantidades e tipos, mas também ajustes em relação ao intervalo de tempo entre a administração da insulina, a alimentação e o início e término do exercício.[40]

CUIDADOS PARA A PRÁTICA SEGURA DE EXERCÍCIO NA PRESENÇA DE COMPLICAÇÕES CRÔNICAS DO DIABETES

Diabéticos portadores de complicações crônicas devem tomar mais alguns cuidados para realizar exercício físico,[9,11,180,188] entre os quais:

- Diabéticos com retinopatia, devido ao risco de hemorragia vítrea, devem evitar exercícios intensos (aeróbicos ou resistido/força), que elevem demasiadamente a pressão arterial sistólica ou exijam a realização de manobra de Valsalva e aguardar três a seis meses para início do exercício, após fotocoagulação;
- Diabéticos com nefropatia devem ser incentivados a serem ativos, pois o exercício moderado parece não acelerar a progressão da doença renal, mesmo que a excreção de proteínas aumente após o exercício.[2,10] No entanto, o exercício deve ser de baixa intensidade e volume devido à reduzida da capacidade física e devem ser evitados exercícios de alta intensidade, pois estes aumentam sobremaneira a proteinúria;
- Diabéticos com neuropatia periférica necessitam de maior cuidado com os pés para prevenir úlceras nos pés e reduzir o risco de amputação.[43] Esses pacientes devem manter os pés secos, usar palmilhas de silicone, meias de algodão, sem costura, examinar os pés após a sessão de exercício, para verificar se não houve nenhuma lesão e, em casos mais graves, devem priorizar exercícios que não exijam suporte do peso corporal como, por exemplo, nadar ou pedalar; e
- Diabéticos com neuropatia autonômica podem apresentar menor resposta da frequência cardíaco (insuficiência cronotrópica), menor cinética de oxigênio (VO_2/carga) e anidrose (redução ou ausência da secreção de suor),[43] o que pode prejudicar a adequada termorregulação corporal. Esses pacientes devem monitorar sinais e sintomas de isquemia silenciosa, como falta de ar ou dor nas costas, devido à incapacidade de perceber a angina; monitorar a pressão arterial antes e após o exercício para verificar hipotensão e hipertensão associadas ao exercício; e usar apercepção subjetiva ao esforço para avaliar a intensidade do exercício, devido as alterações nas respostas de frequência cardíaca e pressão arterial,[44] além disso devem evitar a realização de exercícios que exijam mudanças bruscas de posição e em ambiente com temperaturas extremas. Finalmente, alguns pacientes podem apresentar uma desidratação resultante da poliúria secundária à hiperglicemia, o que pode prejudicar a resposta termorregulatória[29] e aumentar a glicemia,[7] aumentando o risco para doença de calor (estresse térmico).

REFERÊNCIAS BIBLIOGRÁFICAS

1. Abate, M. et al. "Limited joint mobility (LJM) in elderly subjects with type II diabetes mellitus". Arch Gerontol Geriatr 53 (2): 135 – 40, 2011.
2. ACSM´s Guidelines for Exercise Testing and Prescription. Senior editor, Deborah Riebe; associate editors, Jonathan K. Ehrman, Gary Liguori, Meir Magal. Tenth edition. | Philadelphia, PA : Wolters Kluwer Health, 2018.
3. Admon, G. et al. "Exercise with and without an insulin pump among children and adolescents with type 1 diabetes mellitus". Pediatrics 116(3):e348-55, 2005.
4. Ahn, C.W. et al. "Insulin sensitivity in physically fit and unfit children of parents with type 2 diabetes". Diabet Med 21(1):59-63, 2004.
5. Allen, N.A. et al. "Continuous glucose monitoring counseling improves physical activity behaviors of individuals with type 2 diabetes: a randomized clinical trial". Diabetes Res Clin Pract . 80(3): 371 – 9, 2008.
6. Alonso, D.O. Efeito do treinamento físico na neuropatia autonômica diabética. São Paulo, 2001. 135p. Dissertação (Mestrado), Escola de Educação Física e Esporte, Universidade de São Paulo.
7. American College of Sports Medicine, et al. "American College of Sports Medicine Position Stand. Exertional heat illness during training and competition". Med Sci Sports Exerc 39(3): 556–72, 2007.
8. American College of Sports Medicine. "Exercise and type 2 diabetes". Med Sci Sports Exerc 1345-60, 2000.
9. American Diabetes Association. "Physical activity/Exercise and diabetes". Diabetes Care 27:S58-62, 2004.
10. American Diabetes Association. "Section 4: 4. Foundations of care: Education, nutrition, physical activity, smoking cessation, psychosocial care, and immunization". Diabetes Care, 38(Suppl 1), S20–S30, 2015.
11. American Diabetes Association. "Standards of medical care in diabetes 2017". Diabetes Care 40(Suppl 1): S6-S127, 2017.
12. Andersen, E. & Hostmark, A.T. "Effect of a single bout of resistance exercise on postprandial glucose and insulin response the next day in healthy, strength-trained men". J Strength Cond Res 21(2):487-91, 2007.
13. Armstrong, M.J. et al. "Cardiac rehabilitation completion is associated with reduced mortality in patients with diabetes and coronary artery disease". Diabetologia 58(4):691-8, 2015.
14. Bassuk, S.S. & Manson, J.E. "Epidemiological evidence for the role of physical activity in reducing risk of type 2 diabetes and cardiovascular disease". J Appl Physiol 99(3):1193-204, 2005.
15. Beagley J. et al. "Global estimates of undiagnosed diabetes in adults". Diabetes Res Clin Pract 103:150-60, 2014.
16. Berg, K.E. Diabetic's guide to health and fitness. Champaign: Leisure Press, 1986.
17. Bhagyalakshmi, S. et al. "Effect of supervised integrated exercise on heart rate variability in type 2 diabetes mellitus". Kardiol Pol 65:363-8, 2007.
18. Blüher, M. et al. "Gene expression of adiponectin receptors in human visceral and subcutaneous adipose tissue is related to insulin resistance and metabolic parameters and is altered in response to physical training". Diabetes Care 30(12):3110-5, 2007.
19. Borghouts, L.B. & Keizer, H.A. "Exercise and insulin sensitivity: A review". Int J Sports Med 21:1-12, 2000.
20. Boulé, N.G. et al. "Effects of exercise on glycemic control and body mass in type 2 diabetes mellitus". JAMA 286:1218-27, 2001.
21. Boulé, N.G. et al. "Meta-analysis of the structured exercise training on cardiorespiratory fitness in type 2 diabetes mellitus". Diabetologia 46:1071-81, 2003.
22. Brambrink, J.K. et al. "Influence of muscle mass and work on post-exercise glucose and insulin response in young untrained subjects". Acta Physiol Scand 161:371-7, 1997.

23. Brandenburg, S.L. et al. "Effects of exercise training on oxygen uptake kinetic response in women with type 2 diabetes". Diabetes Care 22:1640-6, 1999.
24. Braun, B. et al. "Effects of exercise intensity on insulin sensitivity in women with non-insulin-dependent diabetes mellitus". J Appl Phyisol 78:300-6, 1995.
25. Briscoe, V.J. et al. "Type 1 diabetes: exercise and hypoglycemia". Appl Physiol Nutr Metab 32(3):576-82, 2007.
26. Broderick, T.L. et al. "Exercise training restores abnormal myocardial glucose utilization and cardiac function in diabetes". Diabetes Metab Res Rev 21:44-50, 2005.
27. Brooks, N. et al. "Strength training improves muscle quality and insulin sensitivity in Hispanic older adults with type 2 diabetes". Int J Med Sci 18;4:19-27, 2006.
28. Buchwald, H. et al. "Weight and type 2 diabetes after bariatric surgery: systematic review and meta-analysis". Am J Med 122:248-56, 2009.
29. Burge, M.R. et al. "Diferential effects of fasting and dehydration in the pathogenesis of diabetic ketoacidosis". Metabolism 50(2): 171–7, 2001.
30. Bussau, V.A. et al. "The 10-s maximal sprint: a novel approach to counter an exercise-emediated fall in glycemia in individuals with type 1 diabetes". Diabetes Care 29:601-6, 2006.
31. Cameron, N.E. et al. "Changes in skeletal muscle contractile properties in streptozocin-induced diabetic rats and role of polyol pathway and hypoinsulinemia". Diabetes 39(4):460-5, 1990.
32. Carrier, J. "Aerobic plus resistance training was more effective than either alone for glycaemic control in type 2 diabetes". Evid Based Nurs 11:48, 2008.
33. Cartee, G.D. & Wojtaszewski, J.F. "Role of Akt substrate of 160 kDa in insulin-stimulated and contraction-stimulated glucose transport". Appl Physiol Nutr Metab 32:557-66, 2007.
34. Castaneda, C. et al. "A randomized controlled trial of resistance exercise training to improve glycemic control in older adults with type 2 diabetes". Diabetes Care 25(12):2335-41, 2002.
35. Cauza, E. et al. "Strength and endurance training lead to different post exercise glucose profiles in diabetic paricipants using a continuous subcutaneous glucose monitoring system". Eur J Clin Invest 35:745-51, 2005.
36. Cauza, E. et al. "The relative benefits of endurance and strength training on the metabolic factors and muscle function of people with type 2 diabetes mellitus". Arch Phys Med Rehabil 86:1527-33, 2005.
37. Cefalu, W.T. "Insulin Resistance: Cellular and clinical concepts. Overview of insulin action". Exp Biol Med 226:13-26, 2001.
38. Christensen, C. "Abnormal albuminuria and blood pressure rise in incipient diabetic nephropathy induced by exercise". Kidney Int 25:819-23, 1984.
39. Christ-Roberts, C.Y. et al. "Exercise training increases glycogen syntase activity and GLUT4 expression but not signaling in overweight nondiabetic and type 2 diabetic subjects". Metabolism 53:1233-42, 2004.
40. Chu, L. et al. "Clinical management of the physically active patient with type 1 diabetes". Phys Sports Med . 39(2): 64–77, 2011.
41. Chudyk, A. & Petrella, R.J. "Effects of exercise on cardiovascular risk factors in type 2 diabetes: a meta-analysis". Diabetes Care 34(5):1228-37, 2011.
42. Church, T.S. et al. "Cardiorespiratory fitness and body mass index as predictors of cardiovascular disease mortality among men with diabetes". Arch Intern Med 165:2114-20, 2005.
43. Colberg, S.R. et al. "Exercise and type 2 diabetes: American College of Sports Medicine and the American Diabetes Association: joint position statement. Exercise and type 2 diabetes". Med Sci Sports Exerc 42 (12): 2282–303, 2010.
44. Colberg, S.R. et al. "Use of heart rate reserve and rating of perceived exertion to prescribe exercise intensity in diabetic autonomic neuropathy". Diabetes Care 26(4): 986–90, 2003.
45. Cox, J.H. et al. "Effect of aging on response to exercise training in humans: skeletal muscle GLUT-4 and insulin sensitivity". J Appl Physiol 86:2019-25, 1999.
46. Cunha, M.R. et al. "Cardiovascular, metabolic and hormonal responses to the progressive exercise performed to exhaustion in patients with type 2 diabetes treated with metformin or glyburide". Diabetes Obes Metab 10(3):238-45, 2008.

47. Cunha, M.R. et al. "The effects of metformin and glibenclamide on glucose metabolism, counter-regulatory hormones and cardiovascular responses in women with Type 2 diabetes during exercise of moderate intensity". Diabet Med 24(6):592-9, 2007.
48. Dalsgaard, N.B. et al. "Effects of glucagon-like peptide-1 receptor agonists on cardiovascular risk factors: A narrative review of head-to-head comparisons". Diabetes Obes Metab. doi: 10.1111/dom.13128, 2017.
49. De Angelis, K. et al. "Diabetes and cardiovascular autonomic dysfunction: Application of animal models". Auton Neuroscience 145(1-2):3-10, 2009.
50. De Angelis, K. et al. "Diabetes-induced alterations in latissimus dorsi muscle properties impair effectiveness of dynamic cardiomyoplasty in rats". Artif Organs 28(4):326-31, 2004.
51. De Angelis, K. et al. "Effects of exercise training on autonomic and myocardial dysfunction in streptozotocin-diabetic rats". Braz J Med Biol Res 33(6):635-41, 2000.
52. De Angelis, K. et al. "Oxidative stress in the latissimus dorsi muscle of diabetic rats". Braz J Med Biol Res 33(11):1363-8, 2000.
53. De Angelis, K. et al. "Physiological effects of exercise training in patients with type 1 diabetes". Arq Bras Endocrinol Metabol 50(6):1005-13, 2006.
54. De Angelis, K. et al. "Sistema Nervoso Autônomo e Doença Cardiovascular". Rev Soc Card RS 3:10-14, 2004.
55. De Feyter, H.M. et al. "Exercise training improves glycemic control in long-standing, insulin-treated type 2 diabetes patients". Diabetes Care 30:2511-3, 2007.
56. De Filippis, E. et al. "Exercise-induced improvement in vasodilatory function accompanies increased insulin sensitivity in obesity and type 2 diabetes mellitus". J Clin Endocrinol Metab 91(12):4903-10, 2006.
57. Diabetes Control and Complications Trial Research Group. "The effect of intensive treatment of diabetes on the development and progression of long term complications of insulin-dependent diabetes mellitus". N Engl J Med 329:977-86, 1993.
58. Dos Santos, J.M. et al. "The effect of exercise on skeletal muscle glucose uptake in type 2 diabetes: An epigenetic perspective". Metabolism 64(12):1619-28, 2015.
59. Drucker, D.J. "The role of gut hormones in glucose homeostase". J Clin Invest 117:24-32, 2007.
60. Drucker, D.J. et al. "The safety of incretin-based therapies--review of the scientific evidence". J Clin Endocrinol Metab 96:2027-31, 2011.
61. Dubé, M.C. et al. "Exercise and newer insulins: How much glucose supplement to avoid hypoglycemia?". Med Sci Sports Exerc 37:1276-82, 2005.
62. Dunstan, D.W. et al. "High-intensity resistance training improves glycemic control in older patients with type 2 diabetes". Diabetes Care 25:1729-36, 2002.
63. Estacio, R.O. et al. "The association between diabetic complications and exercise capacity in NIDDM patients". Diabetes Care 21:291-5, 1998.
64. Eves, N.D. & Plotnikoff, R.C. "Resistance training and type 2 diabetes: Considerations for implementation at the population level". Diabetes Care 29(8):1933-41, 2006.
65. Fang, Z.Y. et al. "Determinants of exercise capacity in patients with type 2 diabetes". Diabetes Care 28:1643-8, 2005.
66. Feldt-Rasmussen, B. et al. "Exercise as a provocative test in early renal disease in type 1 (insulin-dependent) diabetes: albuminuria, systemic and renal haemodynamic responses". Diabetologia 28:389-396, 1985.
67. Fenicchia, L.M. et al. "Influence of resistance exercise training on glucose control in women with type 2 diabetes". Metabolism 53:284-9, 2004.
68. Ferreira, S.R. et al. "Population-based incidence of IDDM in the state of São Paulo, Brazil". Diabetes Care 16(5):701-4, 1993.
69. Fisher, M.A. et al. "Physiological improvement with moderate exercise in type II diabetic neuropathy". Electromyogr Clin Neurophysiol 47:23-8, 2007.
70. Forjaz, C.L.M. et al. "Exercício físico e diabetes". Rev Soc Cardiol Estado de São Paulo 8:981-90, 1998.

71. Francescato, M.P. et al. "Carbohydrate requirement and insulin concentration during moderate exercise in type 1 diabetic patients". Metabolism 53:1126-30, 2004.
72. Fuchsjäger-Mayrl, G. et al. "Exercise training improves vascular endothelial function in patients with type 1 diabetes". Diabetes Care 25(10):1795-801, 2002.
73. Fujinuma, H. et al. "Effect of exercise training on doses of oral agents and insulin". Diabetes Care 22:1754-5, 1999.
74. Fujita, Y. & Inagaki, N. "Renal sodium glucose cotransporter 2 inhibitors as a novel therapeutic approach to treatment of type 2 diabetes: Clinical data and mechanism of action". J Diabetes Investig 5:265-75, 2014.
75. Fukai, T. et al. "Regulation of the vascular extracellular superoxide dismutase by nitric oxide and exercise training". J Clin Invest 105:1631-9, 2000.
76. Gaede P et al. "Multifactorial intervention and cardiovascular disease in patients with type 2 diabetes". N Engl J Med 348:383-93, 2003.
77. Galbo, H. et al. "Responses to acute exercise in type 2 diabetes, with an emphasis on metabolism and interaction with oral hypoglycemic agents and food intake". Appl Physiol Nutr Metab 32:567-75, 2007.
78. Galbo, H. Hormonal and metabolic adaptation to exercise. Nova York: Georg Thieme Verlag, 1983.
79. Garber, C.E. et al. "Quantity and quality of exercise for developing and maintaining cardiorespiratory, musculoskeletal, and neurom
80. Goldsmith, J.R. et al. "The effects of range-of-motion therapy on the plantar pressures of patients with diabetes mellitus". J Am Pediatr Med Assoc 92:483-90, 2002.
81. Goodpaster, B.H. et al. "Skeletal muscle lipid content and insulin resistance: evidence for a paradox in endurance-trained athletes". J Clin Endocrinol Metab 86:5755-61, 2001.
82. Goodyear, L.J. & Kahn, B.B. "Exercise, glucose transport, and insulin sensitivity". Annu Rev Med 49:235-61, 1998.
83. Goulet, E.D. et al. "Aerobic training improves insulin sensitivity 72-120 h after the last exercise session in younger but not in older women". Eur J Appl Physiol 95: 146-52, 2005.
84. Guelfi, K.J. et al. "Intermittent high-intensity exercise does not increase the risk of early postexercise hypoglycemia in individuals with type 1 diabetes". Diabetes Care 28:416-8, 2005.
85. Harrison. "Endocrinologia". In: Kasper, D.L. et al. (eds.). Medicina Interna. Rio de Janeiro: McGraw-Hill, 2002:98-105.
86. Harthmann, A.D. et al. "Exercise training improves arterial baro- and chemoreflex in control and diabetic rats". Auton Neurosci 133(2):115-20, 2007.
87. Hawley, J.A. & Lessard, S.J. "Exercise training-induced improvements in insulin action". Acta Physiol 192:127-35, 2008.
88. Henriksen, E.J. "Exercise effects of muscle insulin signaling and action. Invited review: Effects of acute exercise training on insulin resistance". J Appl Physiol 93:788-96, 2002.
89. Henriksen, E.J. "Exercise training and the antioxidant -lipoic acid in the treatment of insulin resistance and type 2 diabetes". Free Rad Biol Med 40:3-12, 2006.
90. Holten, M.K. et al. "Strength training increases insulin-mediated glucose uptake, GLUT4 content, and insulin signaling in skeletal muscle in patients with type 2 diabetes". Diabetes 53:294-305, 2004.
91. Hostmark, A.T. et al. "Postprandial light physical activity blunts the blood glucose increase". Prev Med 42(5):369-71, 2006.
92. Houmard, J.A. et al. "Training cessation does not alter GLUT-4 protein levels in human skeletal muscle". J Appl Physiol 74:776-81, 1993.
93. Howlett, K. et al. "Effect of increased blood glucose availability on glucose kinetcs during exercise". J Appl Physiol 84:1413-7, 1998.
94. Howorka, K. et al. "Effects of physical training on heart rate variability in diabetic patients with various degrees of cardiovascular autonomic neuropathy". Cardiovasc Res 34(1):206-14, 1997.
95. Hu, F.B. et al. "Diet, lifestyle, and the risk for type 2 diabetes mellitus in women". N Engl J Med 345:790-7, 2001.
96. Hu, G. et al. "Epidemiological studies of exercise in diabetes prevention". Appl Physiol Nutr Metab 32:583-95, 2007.

97. Ibañez, J. et al. "Twice-weekly progressive resistance training decrease abdominal fat and improves insulin sensitivity in older men with type 2 diabetes". Diabetes Care 28:662-7, 2005.
98. Iborra, R.T. et al. "Aerobic exercise training improves the role of high-density lipoprotein antioxidant and reduces plasma lipid peroxidation in type 2 diabetes mellitus". Scand J Med Sci Sports 18:742-50, 2008.
99. International Diabetes Federation. Diabetes Atlas 2017.
100. Ivy, J.L. et al. "Prevention and treatment of non-insulin-dependent diabetes mellitus". Exerc Sport Sci Rev 27:1-35, 1999.
101. Janssen, I. & Leblanc, A.G. "Systematic review of the health benefits of physical activity and fitness in school-aged children and youth". Int J Behav Nutr Phys Act 7:40, 2010.
102. Jessen, N. & Goodyear, L.J. "Contraction signaling to glucose transport in skeletal muscle". J Appl Physiol 99:330-7, 2005.
103. Juraschek, S.P. et al. "Cardiorespiratory fitness and incident diabetes: the FIT (Henry Ford Exercise Testing) Project". Diabetes Care 38(6):1075-81, 2015.
104. Jurca, R. et al. "Association of muscular strength with incidence of metabolic syndrome in men". Med Sci Sports Exerc 37:1849-55, 2005.
105. Kadoglou, N.P. et al. "The anti-inflammatory effects of exercise training in patients with type 2 diabetes mellitus". Eur J Cardiovasc Prev Rehabil 14:837-43, 2007.
106. Karvonen, M. et al. "A review of recent epidemiological data on the worldwide incidence of type 1 diabetes mellitus". Diabetologia 36:883-92, 1993.
107. Kasuga M. "Insulin resistance and pancreatic β cell failure". J Clinical Investigation 116: 1756–60, 2006.
108. Katsarou A. et al. "Type 1 diabetes mellitus". Nat Rev Dis Primers 30;3:17016, 2017.
109. Kemmer, F.W. & Berger, M. "Exercise and diabetes mellitus: physical activity as a party of daily life and its role in the treatment of diabetic patients". Int J Sports Med 4:77-88, 1983.
110. Khawali, C. et al. "Benefícios da atividade física no perfil lipídico de pacientes com diabetes tipo 1". Arq Bras Endocrinol Metab 47(1), 2003.
111. King, H. et al. "Global Burden of diabetes, 1995-2025: prevalence, numerical estimates, and projections". Diabetes Care 21:1414-31, 1998.
112. Knowler W.C. et al. "Diabetes Prevention Program Research Group. Reduction in the incidence of type 2 diabetes with lifestyle intervention or metformin". N Engl J Med 346:393–403, 2002.
113. Knowler, W.C. al. "Reduction in the incidence of type 2 diabetes with lifestyle interventions or metformin". N Engl J Med 346:393-403, 2002.
114. Kohut, M.L. "Aerobic exercise, but not flexibility/resistance exercise, reduces serum IL-18, CRP, and IL-6 independent of beta-blockers, BMI, and psychosocial factors in older adults". Brain Behav Immun 20:201-9, 2006.
115. Kojda, G. & Harrison, D. "Interactions between NO and reactive oxygen species: pathophysiological importance in atherosclerosis, hypertension, diabetes and heart failure". Cardiov Research 43(3):562-71, 1999.
116. Krolewski, A.S. et al. "Magnitude and determinants of coronary artery disease in juvenile-onset insulin-dependent diabetes mellitus". Am J Cardiol 59:750-5, 1987.
117. Krook, A. et al. "Sending the signal: Molecular mechanisms regulating glucose uptake". Med Sci Sports Exer 36:1212-7, 2004.
118. Laaksonen, D.E. et al. "Low levels of leisure time-physical activity and cardiorespiratory fitness predict development of the metabolic syndrome". Diabetes Care 25:1612-8, 2002.
119. LaMonte, M.J. et al. "Physical activity and diabetes prevention". J Appl Physiol 99:1205-13, 2005.
120. Lane, J.T. et al. "Acute effects of different intensities of exercise in normoalbuminuric/normotensive patients with type 1 diabetes". Diabetes Care 27(1):28-32, 2004.
121. Larsen, J.J. et al. "The effect of moderate exercise on postprandial glucose homeostasis in NIDDM patients". Diabetologia 40:447-53, 1997.
122. Lazarevic, G. et al. "Effects of aerobic exercise on microalbuminuria and enzymuria in type 2 diabetic patients". Ren Fail 29:199-205, 2007.

123. Lee, S. et al. "Cardiorespiratory fitness attenuates metabolic risk independent of abdominal subcutaneous and visceral fat in men". Diabetes Care 28:895-901, 2005.
124. Lee, S. et al. "Exercise without weigth loss is an effective strategy for obesity reduction in obese individuals with and without type 2 diabetes". J Appl Physiol 99:1220-5, 2005.
125. Lehmann, R. et al. "Alterations of lipolytic enzymes and high-density lipoprotein subfractions induced by physical activity in type 2 diabetes mellitus". Eur J Clin Invest 31:37-44, 2001.
126. Lehmann, R. et al. "Impact of physical activity on cardiovascular risk factors in IDDM". Diabetes Care 20(10):1603-11, 1997.
127. Lehmann, R. et al. "Loss of abdominal fat and improvement of the cardiovascular risk profile by regular moderate exercise training in patients with NIDDM". Diabetologia 38:1313-9, 1995.
128. Ligtenberg, P.C. et al. "No effect on long-term physical activity on the glycemic control in type 1 diabetes patients: a cross-sectional study". Neth J Med 55:59-63, 1999.
129. Loimaala, A. et al. "Exercise training improves baroreflex sensitivity in type 2 diabetes". Diabetes 52(7):1837-42, 2003.
130. Maiorana, A. et al. "The effect of combined aerobic and resistance exercise training on vascular function in type 2 diabetes". J Am Coll Cardiol 38:860-6, 2001.
131. Malerbi, D.A. & Franco, L.J. "Multicenter study of the prevalence of diabetes mellitus and impaired glucose tolerance in the urban brazilian population aged 30-69yr". Diabetes Care 15:1509-12, 1992.
132. Mandroukas, K. et al. "Muscle adaptations and glucose control after physical training in insulin dependent diabetes mellitus". Clin Physiol 6:39-52, 1986.
133. Marliss, E.B. & Vranic, M. "Intense exercise has unique effects on both insulin release and its roles in glucoregulation: implications for diabetes". Diabetes 51:S271-83, 2002.
134. McAuley, K.A. et al. "Intensive lifestyle changes are necessary to improve insulin sensitivity". Diabetes Care 25:445-52, 2002.
135. McMahon, S.K. et al. "Glucose requirements to maintain euglycemia after moderate-intensity afternoon exercise in adolescents with type 1 diabetes are increased in a biphasic manner". J Clin Endocrinol Metab 92:963-8, 2007.
136. Middlebrooke, A.R. et al. "Does aerobic fitness influence microvascular function in healthy adults at risk of developing type 2 diabetes?". Diabet Med 22:483-9, 2005.
137. Mosher, P.E. et al. "Aerobic circuit exercise training: effect on adolescents with well-controlled insulin-dependet diabetes mellitus". Arch Phys Med Rehab 79:652-7, 1998.
138. Mostarda, C. et al. "Benefits of exercise training in diabetic rats persist after three weeks of detraining". Auton Neuroscience 145(1-2):11-16, 2009.
139. Musi, N. et al. "AMP-activated protein kinase (AMPK) is activated in muscle of subjects with type 2 diabetes during exercise". Diabetes 50:621-7, 2001.
140. Nauck M.A. & Meier J.J. "Incretin hormones: Their role in health and disease". Diabetes Obes Metab 20 Suppl 1:5-21, 2018.
141. Nolan, C.J. et al. "Type 2 diabetes across generations: from pathophysiology to prevention and management". Lancet 378:169-81, 2011.
142. Orchard, T.J. et al. "The effect of metformin and intensive lifestyle intervention on the metabolic syndrome: the Diabetes Prevention Program randomized trial". Ann Intern Med 142:611-9, 2005.
143. Pagkalos, M. et al. "Heart rate variability modifications following exercise training in type 2 diabetic patients with definite cardiac autonomic neuropathy". Br J Sports Med 42(1):47-54, 2008.
144. Pan, X.R. et al. "Effects of diet and exercise in preventing NIDDM in people with impaired glucose tolerance. The DaQing IGT and Diabetes Study". Diabetes Care 20:537-44, 1997.
145. Perazo, M.N.A. Respostas agudas e crônicas de poradores de diabetes mellitus tipo 1 às sessões de exercícios aeróbios e resistidos. São Paulo, 2006, 134p. Tese (Doutorado), Faculdade de Medicina, Universidade de São Paulo.
146. Perrone, C. et al. "Effect of carbohydrate ingestion on the glycemic response of type 1 diabetic adolescents during exercise". Diabetes Care 28:2537-8, 2005.
147. Perseghin, G. et al. "Increased glucose transport-phosphorilation and muscle glycogen synthesis after exercise training in insulin-resistant subjects". N Engl J Med 335:1357-62, 1996.

148. Peter, R. et al. "Effect of exercise on the absorption of insulin glargine in patients with type 1 diabetes". Diabetes Care 28:560-5, 2005.
149. Petersen, K.F. et al. "Impaired mitochondrial activity in the insulin-resistant offspring of patients with type 2 diabetes". N Engl J Med 12;350(7):664-71, 2004.
150. Pirola, L., & Ferraz, J.C. "Role of pro- and anti-inflammatory phenomena in the physiopathology of type 2 diabetes and obesity". World J Biol Chem 8:120-8, 2017.
151. Poirier, P. et al. "Impact of moderate exercise training on insulin sensitivity in type 2 diabetic men treated with oral hypoglycemic agents: Is insulin sensitivity enhanced only in non-obese subjects?". Med Sci Monit 8:CR59-65, 2002.
152. Poirier, P. et al. "Impact of time interval from the last meal on glucose response to exercise in subjects with type 2 diabetes mellitus". J Clin Endocrinol Metab 85:2860-4, 2000.
153. Poortmans, J.R. et al. "Influence of the degree of metabolic control on physical fitness in type I diabetic adolescents". Int J Sports Med 7:232-5, 1986.
154. Powers A.C. "Diabetes melito- complicações". In: Harrison Medicina Interna. 19a edição. Editora McGraw Hill- Artmed, Kasper, D.L., et al. v. 2, p. 9553-602, 2017.
155. Powers, A.C. "Diabetes melito- diagnóstico, classificação e fisiopatologia." In: Harrison Medicina Interna. 19a edição. Editora McGraw Hill- Artmed, Kasper, D.L. et al., v. 2, p. 9524-52, 2017.
156. Powers, A.L. "Diabetes Mellitus". In: Braunwald, E. et al. (eds.). Harrison's Principles of Internal Medicine. Nova York: McGraw Hill Companies Inc., 2001:2109-38.
157. Praet, S.F.E. et al. "Long-standing, insulin-treated type 2 diabetes patients with complications respond well to short-term resistance and interval exercise training". European Journal of Endocrinology 158:163-72, 2008.
158. Rabasa-Lhoret, R. et al. "Guidelines for premeal insulin dose reduction for postprandial exercise of different intensities and durations in type 1 diabetic subjects treated intensively with a basal-bolus insulin regimen (ultralente-lispro)". Diabetes Care 24:625-30, 2001.
159. Raile, K. et al. "Physical activity and competitive sports in children and adolescents with type 1 diabetes". Diabetes Care 22(11):1904-5, 1999.
160. Ramalho, A.C. et al. "The effect of resistance versus aerobic training on metabolic control of in patients with type 1 diabetes mellitus". Diab Res Clin Pract 72:271-6, 2006.
161. Ramires, P.R. Efeito do treinamento físico sobre o impacto metabólico provocado pela ingestão de glicose pré-exercício, em indivíduos portadores de diabete melito insulino-dependente. São Paulo, 1994. 122p. Dissertação (Mestrado), Escola de Educação Física e Esporte, Universidade de São Paulo.
162. Ramires, P.R. et al. "Oral glucose ingestion increases endurance capacity in normal and diabetic (type I) humans". J Appl Physiol 83:608-14, 1997.
163. Ramires, P.R. et al. "Exercise tolerance is lower in type I diabetics compared with normal young men". Metabolism 42:191-5, 1993.
164. Ribeiro, I.C. et al. "HDL atheroprotection by aerobic exercise training in type 2 diabetes mellitus". Med Sci Sports Exerc 40:779-86, 2008.
165. Riddell, M.C. & Perkins, B.A. "Type 1 Diabetes and Vigorous Exercise: Applications of Exercise Physiology to Patient Management". Canadian Journal Of Diabetes 30(1):63-71, 2006.
166. Roberts, C.K. et al. "Effect of a diet and exercise intervention on oxidative stress, inflammation and monocyte adhesion in diabetic men". Diabetes Res Clin Pract 73:249-59, 2006.
167. Roberts, L. et al. "Exercise training and glycemic control in adolescents with poorly controlled type 1 diabetes mellitus". J Pediatr Endocrinol Metab 15:621-7, 2002.
168. Röckl, K.S. et al. "Signaling mechanisms in skeletal muscle: acute responses and chronic adaptations to exercise". IUBMB Life 60:145-53, 2008.
169. Roith, D.L. & Zick, Y. "Recent advances in our understanding of insulin action and insulin resistance". Diabetes Care 24:588-97, 2001.
170. Ryder, J.W. et al. "Intracellular mechanisms underlying increases in glucose uptake in response to insulin or exercise in skeletal muscle". Acta Physiol Scand 171:249-57, 2001.
171. Saad, M.J.A. "Mecanismos Moleculares das complicações Crônicas do Diabete Melito (DM)". In: Saad M.J.A., et al. Endocrinologia Princípios e Prática. 2a ed. São Paulo:Atheneu, v.1,p1001-12, 2017.

172. Saad, M.J.A., et al. "Tratamento do diabete melito tipo 2". In: Endocrinologia – Princípios e Prática. Saad M.J.A., et al. 2ª ed. São Paulo: Atheneu, p 923-48, 2017.
173. Sandoval, D.A. et al. "Effects of low and moderate antecedent exercise on counterregulatory responses to subsequent hypoglycemia in type 1 diabetes". Diabetes 53:1798-806, 2004.
174. Santomauro, A.T., et al. "Overnight lowering of free fatty acids with Acipimox improves insulin resistance and glucose tolerance in obese diabetic and nondiabetic subjects". Diabetes 48: 1836–41, 1999.
175. Scheen, A.J. "Pharmacological management of type 2 diabetes: what's new in 2017?". Expert Rev Clin Pharmacol 10:1383-94, 2017.
176. Searls, Y.M. et al. "Exercise attenuates diabetes-induced ultrastructural changes in rat cardiac tissue". Med Sci Sports Exerc 36:1863-70, 2004.
177. Shepherd, P.R. & Kahn, B.B. "Glucose transporters and insulin action. Implications for insulin resistance and diabetes mellitus". N Engl J Med 341:248-57, 1999.
178. Shulman, G.I. "Cellular mechanisms of insulin resistance". J Clin Invest 106:171-6, 2000.
179. Sigal, R.J. et al. "Effects of aerobic training, resistance training, or both on glycemic control in type 2 diabetes: a randomized trial". Ann Intern Med 147:357-69, 2007.
180. Sigal, R.J. et al. "Physical Activity/Exercise and type 2 diabetes". Diabetes Care 27:2518-39, 2004.
181. Silva, M.E.R. "Como diagnosticar e tratar. Diabetes mellitus tipo 2". Rev Bras Med 58:23-32, 2001.
182. Silva, M.E.R. et al. "Diabetes Mellitus". In: Martins, M.A. et al. (org.) Clínica Médica. 2a ed. São Paulo: Manole, v. 5, p. 303-18, 2016.
183. Silva, M.E.R. et al. "Marcadores Genéticos e Auto-Imunes do Diabetes Melito Tipo 1: da Teoria para a Prática". Arq Bras Endocrinol Metab 52(2):166-80, 2008.
184. Silva, M.E.R., et al. "Tecido adiposo como orgão endócrino". In: Tratado de Síndrome Metabólica. 1 ed. São Paulo: Roca, v. 1, p. 221-238, 2010.
185. Skov-Jensen, C. et al. "Contraction-mediated glucose uptake is increased in men with impaired glucose tolerance". Appl Physiol Nutr Metab 32:115-24, 2007.
186. Skyler, J.S., et al. "Intensive glycemic control and the prevention of cardiovascular events: implications of the ACCORD, ADVANCE, and VA Diabetes Trials: a position statement of the American Diabetes Association and a Scientific Statement of the American College of Cardiology Foundation and the American Heart Association". J Am Coll Cardiol 53(3):298-304, 2009.
187. Smith, T.C. et al. "Walking decreased risk of cardiovascular disease mortality in older adults with diabetes". J Clin Epidemiol 60:309-17, 2007.
188. Sociedade Brasileira de Diabetes. "Diretrizes da Sociedade Brasileira de Diabetes 2017-2018".
189. Souza, S.B.C. et al. "Role of exercise training in cardiovascular autonomic dysfunction and mortality in diabetic ovariectomized rats". Hypertension 50:786-91, 2007.
190. Sriwijitkamol, A. et al. "Effect of acute exercise on AMPK signaling in skeletal muscle of subjects with type 2 diabetes: a time-course and dose-response study". Diabetes 56:836-48, 2007.
191. Sriwijitkamol, A. et al. "Reduced skeletal muscle inhibitor of kappaB beta content is associated with insulin resistance in subjects with type 2 diabetes: reversal by exercise training". Diabetes 55:760-7, 2006.
192. Stratton, I.M. et al. "Association of glycaemia with macrovascular and microvascular complications of type 2 diabetes(UKPDS 35); prospective observational study". BMJ 321:405-12, 2000.
193. Tansey, M.J. et al. "The effects of aerobic exercise on glucose and counterregulatory hormone concentrations in children with type 1 diabetes". Diabetes Care 29:20-5, 2006.
194. Tokmakidis, S.P. et al. "The effects of a combined stength training and aerobic exercise program on glucose control and insulin action in women with type 2 diabetes". Eur J Appl Physiol 92:437-42, 2004.
195. Toledo, F.G. et al. "Effects of physical activity and weight loss on skeletal muscle mitochondria and relationship with glucose control in type 2 diabetes". *Diabetes* 56:2142-7,2007.
196. Torres-Tamayo, M. et al. "Improved metabolic control does not change plasma lipoprotein(a) levels in adolescents with type 1 diabetes mellitus". *Arch Med Res* 29(4):307-12,1998.
197. Tuomilehto, J. et al. "Prevention of type 2 diabetes mellitus by changes in lifestyle among subjects with impaired glucose tolerance". *N Engl J Med* 344:1343-50,2001.

198. Tuomilehto, J. et al. "Prevention of type 2 diabetes mellitus by changes in lifestyle among subjects with impaired glucose tolerance". *N Engl J Med* 344:1343-50,2001.
199. Ugur-Altun, B. et al. "Factors related to exercise capacity in asymptomatic middle-aged type 2 diabetic patients". *Diabetes Res Clin Pract* 67:130-6,2005.
200. Umpierre, D., et al. "Physical activity advice only or structured exercise training and association with HbA1c levels in type 2 diabetes: a systematic review and metaanalysis". *JAMA* 305(17):1790-9,2011.
201. United Kingdom Prospective Diabetes Study Group. "Intensive blood-glucose control with sulfonylureas or insulin compared withconventionaltreatmentandriskofcomplicationsinpatientswithtype2diabetes:UKPDS33".*Lancet*358:837-53,1998.
202. United Kingdom Prospective Diabetes Study Group. "Tight blood pressure control and risk of macrovascular and macrovascular complications in type 2 diabetes: UKPDS 38". *Br Med J* 317:703-12,1998.
203. Usui, K. et al. "The effect of low intensity bicycle exercise on the insulin-induced glucose uptake in obese patients with type 2 diabetes mellitus". *Diabetes Res Clin Pract* 41:57-61,1998.
204. Vinik, A.I. et al. "Diabetic autonomic neuropathy". *Diabetes Care*26(5):1553-79, 2003.
205. Wadley, G.D. et al. "Differential effects of exercise on insulin-signaling gene expression in human skeletal muscle". *J Appl Physiol* 90:436-40,2001.
206. Wajchenberg,B.L."βcellfailureindiabetesandpreservationbyclinicaltreatment".*EndocrineReviews*28:187-218,2007.
207. Wilmore, J.H. et al. "Relationship of changes in maximal and submaximal aerobic fitness in cardiovascular disease and non-insulin- dependent diabetes mellitus risk factors with endurance training: the Heritage Family Study". *Metabolism* 50:1255-63,2001.
208. Winnick, J.J. et al. "Short-term aerobic exercise training in obese humans with type 2 diabetes mellitus improves whole-body insulin sensitivity through gains in peripheral, not hepatic insulin sensitivity". *J Clin EndocrinolMetab* 93:771-8, 2008.
209. Wojtaszewski, J.F. et al. "Insulin signalling: Effect of prior exercise". *Acta Physiol Scand* 178:321-8,2003.
210. Yang, Z. et al. "Resistance exercise versus aerobic exercise for type 2 diabetes: a systematic review and meta-analysis". *Sports Med.* 44(4):487-99,2014.
211. Yazıcı D. & Sezer H. "Insulin Resistance, Obesity and Lipotoxicity". *Adv Exp Med Biol* 960:277-304,2017.
212. Zinman, B. et al. "Comparison of the acute and long term effects of exercise on glucose control in type 1 diabetes". *Diabetes Care* 7:515-9,1984.
213. Zoppini, G. "Effect of moderate aerobic exercise on sympatho-vagal balance in Type 2 diabetic patients". *Diabet Med* 24(4):370- 6,2007.

16

Exercício físico na dislipidemia

Guilherme da Silva Ferreira
Paula Ramos Pinto
Rodrigo Tallada Iborra
Marisa Passarelli

CLASSIFICAÇÃO DAS DISLIPIDEMIAS

As dislipidemias são alterações na concentração dos lípides plasmáticos – colesterol e triglicérides – refletidas por aumento ou diminuição na quantidade de lipoproteínas circulantes. São classificadas como primárias e secundárias, de acordo com a etiologia de ordem genética ou decorrente de outras alterações metabólicas. Além disso, podem manifestar-se isolada ou conjuntamente. Essas alterações são altamente prevalentes na população brasileira. Resultados da Pesquisa Nacional de Saúde demonstram que 12,5% das pessoas de 18 anos de idade ou mais (18,4 milhões) tiveram diagnóstico médico de hipercolesterolemia, mais frequente nas maiores faixas etárias (25,9% das pessoas de 60 a 64 anos de idade, e 25,5% das pessoas de 65 a 74 anos de idade).[1]

Maior incidência de hipercolesterolemia foi demonstrada no Estudo Longitudinal de Saúde do Adulto (ELSA-Brasil): 61,5% população estudada que incluíam pessoas entre 35 e 74 anos. Ainda neste estudo, 31,2 e 18% relataram diagnóstico médico de, respectivamente, hipertrigliceridemia e redução na concentração de colesterol na lipoproteína de densidade alta (HDL colesterol ou HDL-c).[2]

Dislipidemias primárias

Notadamente, a hipercolesterolemia (elevação do colesterol total no plasma acima de 200 mg/dL) contribui como principal causa da doença macrovascular aterosclerótica, caracterizando-se pelo aumento do colesterol transportado pelas lipoproteínas de densidade baixa (LDL-c).[3]

Devido ao pequeno tamanho e por serem as principais transportadoras de colesterol aos tecidos periféricos, as LDL atravessam com facilidade a barreira endotelial dos grandes vasos, sofrendo modificação oxidativa, em que exercem quimiotaxia a monócitos. Na íntima arterial, os monócitos diferenciam-se em macrófagos que captam, avidamente, LDL modificadas levando à formação das células espumosas, etapa inicial da aterogênese. Além disso, LDL podem ser modificadas na circulação, por exemplo, por glicação, carbamilação, dessialização ou associação com imunocomplexos, já atingindo a íntima com alterações químicas que propiciam a rápida captação por macrófagos ou células da musculatura lisa vascular que invadem a íntima ao longo da progressão da lesão aterosclerótica.

As principais causas de elevação do LDL-c, forma de herança genética, frequência e valores de lípides plasmáticos encontram-se na Tabela 16.1. A hipercolesterolemia familial é decorrente de mutações no gene *LDLR* (receptor B-E ou receptor de LDL) que ocasionam defeito na síntese, no processamento pós-traducional no retículo endoplasmático e Golgi, menor ligação à partícula de LDL, redução na internalização do complexo LDL/receptor ou da dissociação da LDL e reciclagem/inserção do receptor à membrana. Como consequência, na forma homozigótica (incidência 1:1.000.000), a elevação da colesterolemia é de 5 a 7 vezes o limite da normalidade (200 mg/dL) e de 2 a 3 vezes na forma heterozigótica (incidência 1:500). Xantomas tuberosos e tendíneos são manifestações clínicas típicas da hipercolesterolemia, caracterizados pelo acúmulo de colesterol em macrófagos infiltrados em tendões e articulações. Xantomas, arco senil ou arco corneano (infiltração na córnea) e xantelasmas são comuns nos homozigotos mesmo quando crianças e, nos heterozigotos, na fase adulta jovem.

Defeitos mais raros que condicionam alteração isolada da colesterolemia incluem: (i) defeito familial de apolipoproteína (apo) B-100 (incidência 1:1000), que acarreta redução de 50% na remoção de LDL plasmática; (ii) hipercolesterolemia autossômica recessiva, decorrente de mutações na proteína adaptadora do receptor B-E, denominada ARH (*autossomal recessive hypercholesterolemia*). Nesse caso, por ocasionar menor remoção de LDL pelo receptor B-E, a elevação do colesterol é semelhante, porém pouco menor, a da hipercolesterolemia familial; (iii) mutações na PCSK9 (pró-proteína subtilisin/kexin 9 convertase) com ganho de função condicionam maior degradação ao receptor B-E, com aumento do LDL-c. Por outro lado, mutações de PCSK9 com perda de função levam à redução do LDL-c (hipobetalipoproteinemia) e, consequentemente, do risco cardiovascular; (V) hiperlipidemia familiar combinada (HFC) é a forma mais comum das hiperlipidemias genéticas,

TABELA 16.1 Dislipidemias primárias

Tipo	Causa	Incidência
Hipercolesterolemia		
Hipercolesterolemia familial	Mutação do gene *LDLR* (receptor B-E)	1:500* (heterozigose) 1:1.000.000** (homozigose)
Defeito familial da apoB-100	Mutação da APOB100 (apoB-100)	1:1.000
Hipercolesterolemia poligênica	Não identificada	1 a 5%
Hiperlipidemia familial combinada	Não identificada	1 a 2%
Hipercolesterolemia autossômica recessiva	Mutação da *LDLRAP1* (proteína adaptadora do receptor de LDL – ARH)	Muito rara
Hipercolesterolemia PCSK9	Mutação com ganho de função do gene *PCSK9* (proproteína convertase subtisilina kexina tipo 9 – PCSK9)	Muito rara
Hipertrigliceridemia		
Hiperlipidemia familial combinada	Não identificada	1 a 2%
Hipertrigliceridemia	Não identificada	1:300
Hiperquilomicronemia	Mutação no gene da *LPL* (lipoproteína lipase) ou *APOCII* (apoC-II)	1:1.000.000
Hipercolesterolemia e hipertrigliceridemia		
Hiperlipidemia familial combinada	Não identificada	1 a 2%
Disbetalipoproteinemia	Mutação no gene da APOE (apoE)	Muito rara
Hipocolesterolemia		
Abetalipoproteinemia	Mutação no gene da *MTP* (proteína microssomal de transferência de triglicérides – MTP)	Muito rara
Hipobetalipoproteinemia	Mutação no gene da APOB (apoB)	Muito rara
Hipocolesterolemia	Mutação com perda de função do gene PCSK9	Muito rara
HDL-c reduzido		
Hipoalfalipoproteinemia familial	Não conhecida	1:400
Deficiência de apoA-I	Mutação no gene da *APOAI* (apoA-I)	Muito rara
Fish eye disease e deficiência parcial de LCAT	Deficiência do gene *LCAT*	Muito rara
Doença de Tangier e deficiência familial de HDL	Mutação no gene *ABCA1*	Muito rara
HDL-c elevado		
Hiperalfalipoproteinemia	Mutação nos genes da *CETP*, *SCARB1* (SR-BI), superexpressão de apoA-I	Muito rara

* Em algumas populações, a incidência pode ser de 1:200; ** Em algumas populações, a incidência pode ser de 1:500.

com aumento da produção de apoB e, portanto, de VLDL e LDL. A caracterização genética é heterogênea e não completamente elucidada, embora pareça envolver alterações no *cluster* gênico *APOAI/CIII/AIV/AV*.[3,4]

Elevação da trigliceridemia isolada (TG > 150 mg/dL) contribui independentemente para a doença cardiovascular, embora não seja apontada como fator de risco primário. O aumento de TG é, invariavelmente, observado, frente à elevação das lipoproteínas de densidade muito baixa (VLDL), quilomícrons (QM) e remanescentes. A associação com a aterogênese é múltipla, vinculando-se à redução do HDL-c, aumento da geração de LDL pequenas e densas, muito aterogênicas, elevação do potencial inflamatório, redução da resposta vasodilatadora e alterações hemostáticas.[5] As principais causas genéticas de hipertrigliceridemia estão apresentadas na Tabela 16.1.

Hipertrigliceridemia familial (incidência 1:300) e hiperquilomicronemia familial (incidência 1:1.000.000) contribuem para a elevação dos TG plasmáticos em, respectivamente, 200, 500 e 1000 mg/dL. Na hiperquilomicronemia, mutações no gene da lipoproteína lipase ou do gene do seu cofator, a apoC-II, ocasionam prejuízo na lipólise de TG dos QM e VLDL.[4,6]

A concentração plasmática de HDL-c é importante preditor negativo de risco cardiovascular. Isso porque a HDL exerce várias ações antiaterogênicas, especialmente no leito arterial, que favorecem: (i) a remoção do excesso de colesterol dos macrófagos (efluxo de colesterol, primeira etapa do transporte reverso de colesterol); (ii) a inibição da oxidação de LDL, principalmente graças à ação das enzimas paraoxonases, lecitina colesterol aciltransferase e PAF-acetil-hidrolase; (iii) a redução da resposta inflamatória, com menor produção de citocinas e moléculas de adesão que agravam o dano vascular; e (iv) a resposta vasodilatadora dependente de óxido nítrico. Além disso, a HDL melhora a secreção de insulina pelo pâncreas e a sensibilidade periférica à ação deste hormônio.

Reduções acentuadas na concentração de HDL (hipoalfalipoproteinemia) são observadas na doença de Tangier e na deficiência familial de HDL. Ambas se caracterizam por mutação no gene *ABCA1* que codifica para o transportador ATP *binding cassete tansporter* A1 (ABCA-1), responsável pela exportação do excesso de colesterol celular para as apoA-I e partículas nascentes de HDL (pré-beta HDL) (Tabela 16.1). O prejuízo no efluxo de colesterol, especialmente de macrófagos arteriais, condiciona acúmulo intracelular de colesterol e derivados oxigenados (óxidos de colesterol) com manifestação precoce de aterosclerose.

Variações alélicas nos genes da *APOA1, LCAT, LIPIC e LPL* que codificam, respectivamente, para apoA-I, lecitina colesterol aciltransferase (LCAT), lipase hepática (LH) e lipoproteína lipase (LPL) também promovem redução acentuada na concentração plasmática de HDL-c e maior incidência de doença cardiovascular.[4]

No entanto, as mais frequentes reduções de HDL-c associam-se à presença de diabete melito e componentes da síndrome metabólica, como a hipertrigliceridemia (Tabela 16.2). Em virtude da resistência insulínica, há menor síntese e atividade da lipoproteína lipase, o que diminui a metabolização de VLDL e QM na circulação, elevando a trigliceridemia e reduzindo a geração de pré-beta HDL, partícula que origina a HDL madura. Com o aumento dos triglicérides, há maior atividade da proteína de transferência de colesterol esterificado (CETP), a qual transfere colesterol esterificado (CE) das HDL para as VLDL, LDL ou QM, reduzindo o conteúdo de colesterol das HDL. Além disso, frente à hiperglicemia e hiperinsulinemia, aumenta a síntese hepática *de novo* de triglicérides pela ativação do fator de transcrição *sterol regulatory element binding protein 1 a/c* (SREBP1a/c). Uma região intrônica do gene *SREBF1* forma o microRNA33, o qual reduz o mRNA de *ABCA1*, limitando a exportação hepática de colesterol, responsável pela geração de HDL.[4]

Elevação na concentração de HDL-c (hiperalfalipoproteinemia) é observada frente a variações alélicas nos genes da *CETP* (CETP) e *SCARB1* que codifica para o receptor SR-BI. No primeiro caso, a transferência de CE das HDL, por intermédio da CETP, é reduzida e, no segundo, a captação hepática seletiva de CE das HDL é diminuída (Tabela 16.1). No entanto, a despeito da marcada elevação de HDL-c nesse último caso, há relato de aumento do espessamento da íntima média da carótida, marcador subclínico de aterosclerose. Em modelos animais experimentais, a ablação gênica de *Scarb1* eleva a concentração de HDL-c, mas cursa com aterosclerose; por outro lado, a superexpressão deste gene, embora reduza o HDL-c, diminui significativamente a área de lesão aterosclerótica em camundongos dislipidêmicos. Esses achados pontuam a importância do fluxo de colesterol das células periféricas ao fígado, por meio das HDL, garantindo a eliminação efetiva na bile e nas fezes, por meio do transporte reverso de colesterol. Em outras palavras, a elevação do HDL-c é protetora, mas deve cursar com um fluxo positivo de colesterol ao fígado, no qual é eliminado na forma livre na bile ou após conversão em ácidos biliares.[4]

Dislipidemias secundárias

Dislipidemias secundárias são vinculadas a diabete melito, obesidade, hipotireoidismo, hipopituitarismo, doença renal crônica, síndrome de Cushing, consumo excessivo de álcool, gestação, tratamento com glicocorticoides, inibidores de protease, entre outros.[4] Nessas condições observa-se alteração quantitativa substituir por LDL-c, triglicérides e/ou HDL-c (Tabela 16.2), além de modificação qualitativa das lipoproteínas.[4]

TABELA 16.2 Principais causas das dislipidemias secundárias

Aumento de LDL-c	Síndrome nefrótica
	Hepatopatia
	Colestase
	Anorexia nervosa
	Deficiência do hormônio de crescimento
	Porfiria aguda
Aumento de triglicérides	Síndrome metabólica
	Diabete melito tipo 2
	Excesso de álcool
	Obesidade
	Gravidez
	Hipotireoidismo
	Insuficiência renal
	Diuréticos
	Betabloqueadores
	Estrógenos
	Anticoncepcionais orais
	Síndrome de Cushing
	Síndrome da imunodeficiência adquirida
Diminuição de HDL-c	Síndrome metabólica
	Diabete melito
	Sedentarismo

Adaptado de Quintao, 2011.[51]

EXERCÍCIO FÍSICO E PROTEÇÃO CARDIOVASCULAR – EVIDÊNCIA EM HUMANOS

A prática de exercícios físicos regulares pertence a um conjunto de componentes do estilo de vida saudável, que envolvem: alimentação adequada, redução do sobrepeso e obesidade, não fumar, entre outras. Importantes estudos clínicos de intervenção no estilo de vida, como o Finnish Diabetes Prevention Study,[7] Da Qing Diabetes Prevention Study,[8] Diabetes Prevention Program (DPP) e a sequência Diabetes Prevention Program Outcome Study (DPPOS),[9] demonstraram consistentemente que hábitos saudáveis podem prevenir ou retardar o desenvolvimento do diabetes melito e síndrome metabólica e reduzir o risco cardiovascular de pessoas com intolerância à glicose. Além da prevenção de fatores de risco cardiovascular, o Da Qing Diabetes

Study demonstrou redução da mortalidade total e mortalidade cardiovascular, após 23 anos de seguimento no grupo de intervenção no estilo de vida.[10]

A redução do sedentarismo, por si, beneficia a saúde cardiovascular reduzindo a morbimortalidade. Um dos primeiros estudos epidemiológicos a verificar essa relação foi conduzido na década de 1950 por Morris et al.[11], os quais observaram menor incidência de doença arterial coronariana (infarto agudo do miocárdio) e mortalidade após evento entre os cobradores de ônibus de dois andares, que permaneciam grande parte do tempo andando e subindo escadas, quando comparados aos motoristas, que permaneciam a maior parte do tempo sentados. Além disso, nos cobradores, a doença se apresentava menos grave e com menor frequência conduzia à morte após 3 meses do primeiro episódio clínico.

Posteriormente, muitos outros estudos confirmaram esses resultados. O importante estudo caso-controle INTERHEART, realizado em 52 países, avaliou a importância de diversos fatores de risco modificáveis para a doença arterial coronariana. A atividade física regular (considerada como exercício físico moderado ou intenso por, no mínimo, 4 horas por semana) foi um fator protetor contra o infarto agudo do miocárdio (razão de chance: 0,86).[12]

Mais recentemente, Stewart et al.[13] descreveram, em uma população de 15.486 pacientes com doença arterial coronariana estável, recrutados em 36 países, uma associação negativa entre atividade física e mortalidade. Os pacientes dos tercis mais altos de atividade física classificados como moderadamente ativos (40 MET horas/semana) ou muito ativos (90 MET horas/semana) tiveram menor risco de mortalidade total e, neste último ainda foi observado menor risco de mortalidade cardiovascular e eventos cardiovasculares quando comparados aos menos ativos.

Conforme será melhor discutido a seguir, as diretrizes atuais para prática clínica recomendam, na prevenção primária ou secundária, pelo menos 150 minutos/semana de exercício físico de intensidade moderada ou 75 minutos de exercício intenso. Contudo é importante salientar que a relação entre redução mortalidade/eventos cardiovasculares e exercício físico é não linear, na qual pequenas modificações nos níveis de atividade física, mesmo abaixo das recomendações, podem significar importantes reduções no risco cardiovascular de indivíduos sedentários e, por outro lado, volumes extremamente altos podem significar redução da proteção.[13,14]

Muitos ensaios clínicos demonstram que o aumento da atividade física/treinamento físico pode ser uma estratégia efetiva para diminuir a progressão e, em alguns casos, reduzir a lesão aterosclerótica. Hambrecht et al.[15] observaram, em pacientes com doença arterial coronariana acompanhados por 1 ano, associação negativa entre a progressão da doença arterial coronariana com atividade física durante o tempo de lazer. Nesse estudo, a regressão da aterosclerose ocorreu nos pacientes mais ativos, os quais gastaram em média 2.200 kcal/semana nas atividades de lazer. Após seis anos de seguimento dos mesmos pacientes Niebauer et al.[16] observaram maior condicionamento físico e gasto energético nos pacientes com regressão da placa aterosclerótica quando comparados àqueles sem alteração ou com progressão. Diferentemente do primeiro ano do estudo, o grupo que obteve regressão gastou em média 1.800 kcal por semana em atividades físicas no período de lazer o que sugere, segundo os autores, que mesmo menor quantidade de atividade física é suficiente para regredir o desenvolvimento da aterosclerose em longos períodos.[16]

Em um estudo de intervenção com 41 homens com doença arterial coronariana (reabilitação cardiovascular baseada em exercício físico n = 21 *versus* terapia convencional n = 20), Kurose et al.[17] observaram redução de aproximadamente 56% na área e no volume da placa aterosclerótica após seis meses de treinamento aeróbio e resistido, o que foi positivamente associado ao incremento no HDL-c. Por outro lado, os indivíduos que não realizaram treinamento físico tiveram aumento de 38% da área da placa.

Poucos estudos com humanos, mas complementados pelas pesquisas em modelos animais, sugerem papel importante do exercício físico na estabilização da placa aterosclerótica.[18,19] Placas mais estáveis são compostas por menor conteúdo lipídico e células necróticas e maior capa fibrosa o que as tornam menos propensas a ruptura. Yoshikawa et al.[19] avaliaram as lesões ateroscleróticas não culpadas de 77 pacientes eletivos para intervenção coronariana percutânea e observaram uma correlação negativa entre o condicionamento físico (analisado pelo VO_2 pico) com volume lipídico da placa e uma correlação positiva com a espessura da capa fibrosa.

Os mecanismos exatos por meio dos quais o ecercício físico protege contra a doença cardiovascular ainda não estão totalmente esclarecidos. Segundo Mora et al.[20], 59% da redução do risco cardiovascular de indivíduos com altos níveis de atividade física é explicado pela melhora de fatores de risco, incluindo-se perfil lipídico, biomarcadores inflamatórios e hemostáticos, pressão arterial, redução da massa corporal e da glicemia. Outros mecanismos como a maior biodisponibilidade de óxido nítrico e mudanças qualitativas e funcionais das lipoproteínas são descritos na literatura como fatores cardioprotetores relacionados ao exercício físico regular.

O exercício físico aumenta a produção da LPL e estimula sua atividade o que contribui para melhor metabolização de QM e VLDL e consequente redução da trigliceridemia (Figura 16.1). Importante notar que essas ações ocorrem independentemente da insulina, embora não se possa descartar que a melhora da sensibilidade insulínica induzida pelo exercício físico module positivamente a metabolização dos lípides.

A melhor metabolização de ácidos graxos pela betaoxidação é favorecida pelo exercício, o qual aumenta o número de mitocôndrias, a quantidade de cristas mitocondriais e a expressão/atividade de enzimas oxidativas.

No músculo, o maior *turnorver* de ácidos graxos, induzido pelo treinamento físico, minimiza as ações deletérias dos derivados – ceramidas, acilCoA e diacilglicerol – sobre a via de sinalização do receptor de insulina.[21] Embora seja descrita, em atletas, maior síntese de triglicérides no músculo, por ativação do fator de transcrição SREBP1, há maior consumo mitocondrial de ácidos graxos, o que favorece a sensibilidade insulínica. Sendo assim, o exercício regular favorece as vias oxidativas determinantes para a melhora do sinal insulínico e adequada metabolização das lipoproteínas.

Ainda vinculada à melhor sensibilidade à insulina, observa-se menor fluxo de ácidos graxos ao fígado para incorporação em triglicérides e VLDL e menor interferência destes ácidos graxos sobre a atividade lipolítica da lipoproteína lipase na circulação sanguínea.

A hidrólise de triglicérides das VLDL e QM favorece a geração de partículas nascentes de HDL, denominadas pré-beta HDL, que ao removerem colesterol celular, dão origem às HDL maduras. Esse é considerado o principal mecanismo de elevação da HDL-c pelo exercício físico (Figura 16.1).

A redução da trigliceridemia ainda limita à atividade da proteína de transferência de colesterol esterificado, CETP, que os transfere das HDL para as LDL e VLDL. Sendo assim, há elevação do HDL-c.

Deve ser notado que a variação da concentração de HDL-c em resposta ao treinamento físico, é bastante heterogênea e modulada por componentes genéticos, sexo, características específicas do exercício (tipo, duração, intensidade), valores lipídicos basais e associada a alterações no acúmulo de gordura corporal induzida pelo treinamento.

Marcadores genéticos, como polimorfismos dos genes da *APOE, PPAR gama* e *CETP*, podem determinar as alterações do HDL-c induzidas pelo treinamento físico. No estudo HERITAGE (Health, Risk factors, exercise Training And Genetics) aproximadamente 30% da resposta do HDL-c ao exercício crônico foi devido a fatores hereditários[22] e o restante vinculado à redução da trigliceridemia.

Estudo realizado com portadores de diabete melito tipo 2 com controle glicêmico adequado, evidenciou que o treinamento físico aeróbio durante quatro meses não alterou a concentração plasmática de HDL-c, embora tenha reduzido a concentração de pré-beta HDL, o que sugere maturação das partículas de HDL e permite inferir melhora ao longo do transporte reverso de colesterol.[23] Esses achados reforçam a ideia de que, independentemente do aumento do HDL-c, o exercício físico regular contribui para melhorar a funcionalidade das HDL e a proteção cardiovascular.

A retirada de colesterol dos tecidos periféricos, incluindo o macrófago da lesão arterial, é a principal função antiaterogênica da HDL e constitui a primeira etapa do transporte reverso de colesterol para o fígado e as fezes. No estudo populacional

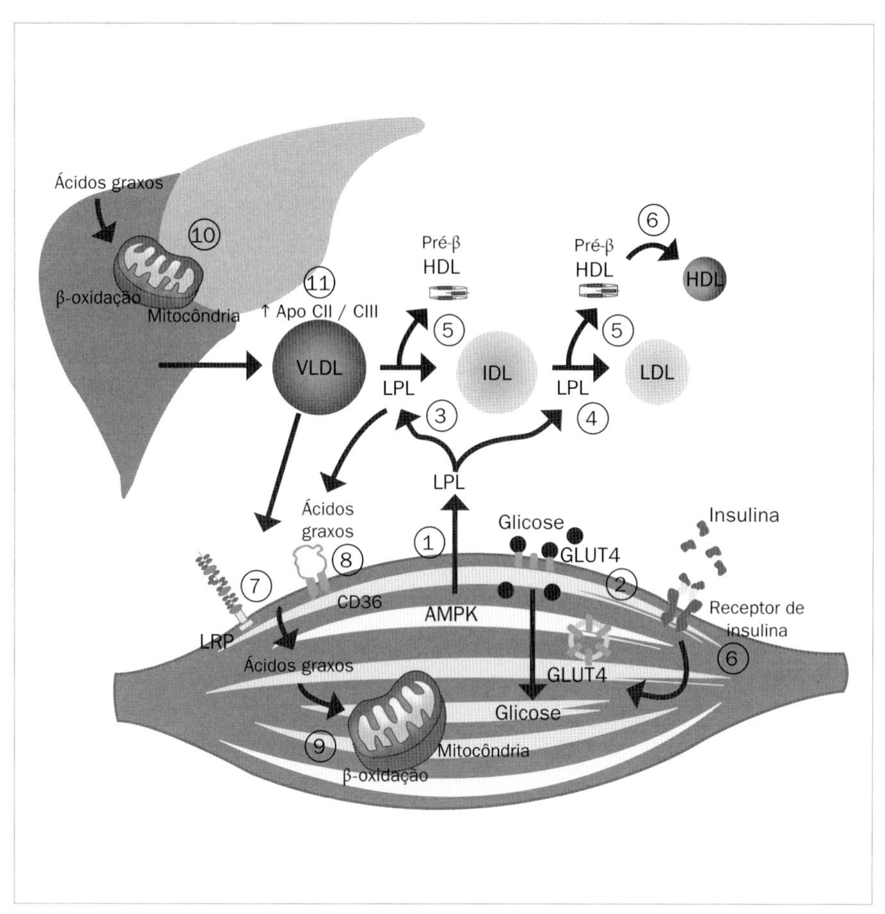

FIGURA 16.1 Principais efeitos do exercício físico sobre a metabolização de lípides e lipoproteínas. (1) Por meio da ativação da proteína cinase dependente de AMP cíclico (AMPK), o exercício físico, diretamente, favorece a produção da lipoproteína lipase (LPL) pelo músculo esquelético e (2) melhora a sensibilidade insulínica, promovendo maior captação de glicose pelo Glut4 e maior transcrição do gene que codifica para a LPL. (3) A LPL metaboliza os triglicérides das VLDL e IDL, reduzindo a trigliceridemia. Esse evento associa-se à geração de (4) LDL maiores, menos aterogênicas e (5) novas partículas de HDL (pré-beta-HDL) que se convertem em (6) HDL maduras, por meio do transporte reverso de colesterol. (7) VLDL são importantes fontes de triglicérides para a musculatura esquelética, sendo captadas pelos receptores relacionados aos receptores de LDL (LRP). (8) Ácidos graxos são captados, principalmente, pelo CD-36. Ambos, LRP e CD-36, têm a expressão positivamente modulada pela insulina. O exercício ainda favorece (9) a maior oxidação de ácidos graxos na mitocôndria, reduzindo os efeitos deletérios dos metabólitos sobre a sinalização do receptor de insulina no músculo. No fígado, (10) a maior oxidação de ácidos graxos limita a quantidade de triglicérides nas VLDL e melhora a sensibilidade à insulina, o que favorece (11) o aumento da razão apoC-II/CIII e incrementa a atividade da LPL.

prospectivo EPIC-Norfolk, a capacidade de efluxo de colesterol da HDL do paciente foi inversamente associada à incidência de doença arterial coronariana, mesmo após ajustes estatísticos para concentração de HDL-c e apoA-I.[24] Tem sido sugerido que a funcionalidade da HDL seria um melhor marcador para doença cardiovascular que a concentração plasmática de HDL-c.[25]

Em humanos, o treinamento físico parece não influenciar a capacidade de retirada de colesterol celular da HDL. O maior efluxo de colesterol celular mediado pelo soro e pelo plasma de atletas, comparados aos não atletas, é atribuído à maior concentração de apoA-I e HDL nos atletas, em vez da melhora na funcionalidade dessas partículas.[26,27]

Sang et al.[28], em pacientes com síndrome metabólica que realizaram treinamento de caminhada/corrida por 10 semanas, apesar de não constatarem aumento na capacidade de efluxo de colesterol da HDL, encontraram que a HDL_3 isolada dos pacientes treinados elevou a capacidade anti-inflamatória.

A elevação do consumo de oxigênio, durante exercício físico aeróbio intenso, está associada ao aumento do estresse oxidativo plasmático e tecidual, pela geração de espécies reativas de oxigênio. Tal evento é refletido sobre a concentração de peróxidos lipídicos no plasma, eletronegatividade das partículas de LDL e aumento da suscetibilidade de tais partículas à oxidação *in vitro*. O aumento da suscetibilidade das LDL à oxidação parece não ser apenas um evento agudo e transiente visto que, em maratonistas, persiste após 4 dias da corrida e é favorecido pelo aumento da eletronegatividade das partículas de LDL, em decorrência de maior concentração de AGL.[29]

Portadores de diabete melito que foram submetidos à intervenção dietética e exercício apresentaram redução no estresse oxidativo. Observou-se ainda que em portadores de diabete melito tipo 2, o treinamento físico aeróbio aumentou a capacidade antioxidante das HDL_3, refletida pela habilidade em retardar o tempo para o início da oxidação de LDL *in vitro* por sulfato de cobre, bem como pela diminuição da razão máxima de formação de dienos conjugados nessas LDL. Além disso, o treinamento corrigiu a função antioxidante das HDL_2 dos diabéticos, a qual era menor do que a do grupo controle não diabético. Em concordância, houve menor peroxidação lipídica no plasma, refletida por menor concentração de substâncias reativas ao ácido tiobarbitúrico, embora a oxidação da LDL não tenha sido afetada.[30]

EXERCÍCIO FÍSICO E PROTEÇÃO CARDIOVASCULAR – EVIDÊNCIA EM MODELOS ANIMAIS EXPERIMENTAIS

Em camundongos *knockout* para o receptor de LDL, com aterosclerose induzida por dieta, o treinamento físico em esteira, durante 12 semanas, reduziu a área de lesão aterosclerótica.[31] Esse efeito foi observado na vigência de valores semelhantes de colesterol total plasmático entre animais treinados e sedentários. Nesse mesmo modelo animal, o treinamento físico (natação) estabilizou as áreas de lesão, com redução do conteúdo lipídico e menor incidência de ruptura de placa, o que favoreceu maior sobrevida ao longo de 16 semanas, em comparação aos animais sedentários.[32] Em camundongos gravemente dislipidêmicos, por *knockout* do gene da *ApoE* (apolipoproteína E), treinamento físico aeróbio em esteira promoveu estabilização da lesão vascular, pós-lesão, com redução do crescimento da neoíntima.[33] Essas ações do exercício sobre a prevenção do desenvolvimento ou da regressão da aterosclerose encontram-se, muitas vezes, desvinculadas da variação do colesterol total no plasma. Entretanto, em muitos estudos não é demonstrada a concentração de HDL-c e a concentração/expressão de antioxidantes, os quais podem contribuir para reduzir a modificação oxidativa de LDL.

Estudo de Meilhac et al.[34] evidenciou que, após uma semana de exercício físico em esteira (15 m/minuto), há maior concentração plasmática de anticorpos antiproteínas modificadas por oxidação em camundongos *knockout* para receptor de LDL. Não obstante, no leito arterial aumentou a expressão de enzimas antioxidantes, como catalase e óxido nítrico sintase, o que foi acompanhado pela redução no desenvolvimento da aterosclerose após 6 semanas. Após exercício físico também é documentado aumento de outras defesas antioxidantes plasmáticas e celulares, como ácido ascórbico, ácido úrico, bilirrubina, alfatocoferol, retinol, superóxido dismutase, catalase e glutationa. Além disso, a oxidação de lipoproteínas parece ser amenizada pela redução na trigliceridemia e por redistribuição das subclasses de LDL a favor de partículas maiores e menos densas. O aumento das concentrações de HDL atua, concomitantemente, minimizando o dano oxidativo das LDL na parede arterial.

A exata determinação do efeito do treinamento físico sobre o fluxo de colesterol ao longo do transporte reverso somente é passível de ser avaliada em modelos animais. Isto se deve ao fato de que a massa de colesterol removida da parede arterial, embora seja determinante para impedir a obstrução do vaso, é muito pequena frente ao *pool* de colesterol no plasma, linfa e bile. Em outras palavras, a eficiência do transporte reverso de colesterol não pode ser observada por meio da alteração quantitativa do colesterol plasmático ou fecal.

A injeção de macrófagos enriquecidos em colesterol (^{3}H-colesterol) no peritônio de camundongos fornece, ao longo do tempo, um perfil de distribuição específica de colesterol radiomarcado em diferentes órgãos e compartimentos, particularmente, fígado e plasma, além de determinar a excreção fecal de colesterol. Em camundongos selvagens, submetidos a treinamento físico aeróbio por 6 semanas (corrida em esteira, 15 m/minuto, 5 vezes por semana) observou-se, em relação aos animais sedentários, maior fluxo de colesterol radioativo para o plasma e o fígado, evidenciando papel do exercício físico sobre o transporte reverso de colesterol *in vivo*, neste caso condicionado pelo aumento expressivo no conteúdo hepático do receptor SR-BI que medeia a captação de colesterol esterificado das HDL. Em camundongos transgênicos para CETP humana observou-se recuperação de colesterol radioativo no plasma, fígado e fezes, em magnitude maior do que a observada nos animais selvagens. Nesse caso, a captação hepática de colesterol foi favorecida pelo aumento em 60% na expressão do receptor B-E que capta LDL e VLDL enriquecidas em CE pela atividade da CETP[35] (Figura 16.2). Além disso, nesses animais observou-se maior concentração plasmática de HDL-c o que foi atribuído à maior expressão hepática do receptor ABCA-1 que contribui para a geração de HDL.

A capacidade de retirada de colesterol também é modulada pela maior ou menor expressão de transportadores lipídicos e pelo ambiente celular. Em estudos posteriores com camundongos que expressam CETP e que se assemelham mais ao modelo humano, o treinamento físico influenciou positivamente a expressão de genes envolvidos no fluxo de lípides em macrófagos peritoneais e parede arterial.[52] As alterações foram perceptíveis imediatamente após o término de uma sessão de exercício nos animais treinados. Contudo, devido à ausência de alterações crônicas e também por não serem observadas em camundongos selvagens, os efeitos do treinamento parecem mais relacionados às ações sistêmicas sobre outros componentes do transporte reverso de colesterol, como concentração de HDL, lipoproteína lipase e lipase hepática, expressão de receptores e enzimas hepáticas que auxiliam no tráfego de colesterol ao fígado e fezes.[36]

Em camundongos dislipidêmicos, o treinamento físico por 6 semanas (1 hora de corrida em esteira, 15 m/minuto, 5 vezes por semana) diminuiu o conteúdo arterial de colesterol em 32% em comparação aos animais sedentários. Esse evento foi associado ao aumento e à diminuição, respectivamente, da expressão gênica de *Cyp27a1* e *Cyp7b1*, que codificam para enzimas que metabolizam óxidos de colesterol e contribuem, nesta situação, para elevar o 27-hidroxicolesterol. Essa molécula derivada da modificação oxidativa do colesterol, por ser mais solúvel que o colesterol, difunde-se passivamente pela membrana plasmática, contribuindo como rota alternativa para o transporte reverso de colesterol e a prevenção da aterosclerose.[37] Além disso, o treinamento aumentou a expressão de *Cd36* (75%), *Cat* (70%), *Prkaa1* (40%) e *Prkaa2* (51%), genes que codificam, respectivamente, para o receptor CD-36, enzima antioxidante catalase e as isoformas da proteína cinase dependente de AMP cíclico (AMPK 1 e 2). O CD-36 é um receptor de LDL oxidada, mas a ativação pelo exercício é relacionada à maior ativação do receptor ativado por proliferados de peroxissomos (PPAR) que modula positivamente o efluxo de colesterol celular. A catalase é uma importante enzima antioxidante na parede arterial que minimiza o insulto oxidativo em macrófagos. Finalmente, a AMPK é importante alvo de ação do exercício, na musculatura esquelética e no fígado, mas também na parede da artéria, em que beneficia o uso de substratos metabólicos e o efluxo de colesterol.

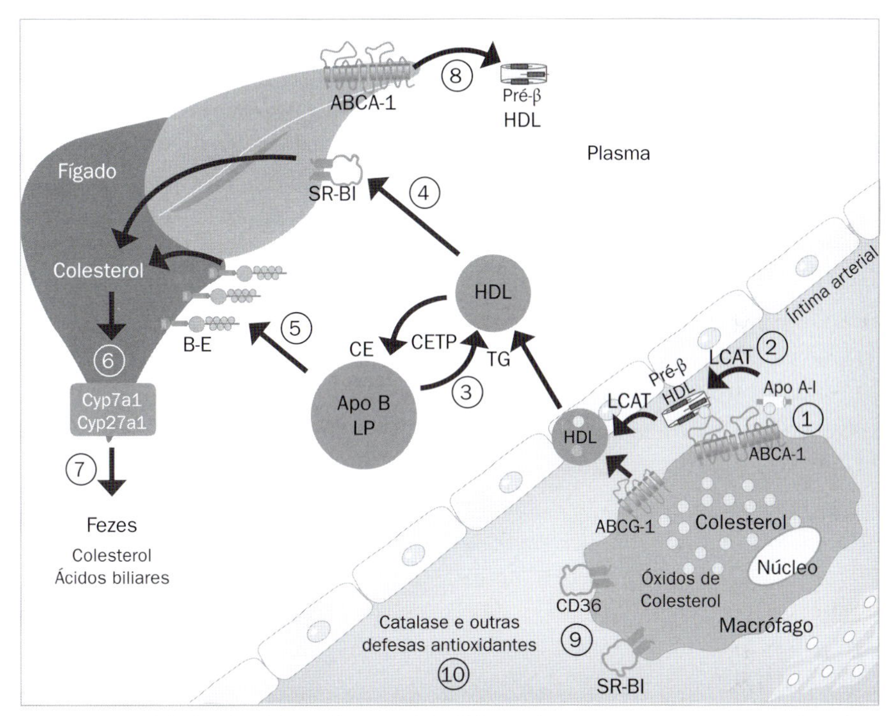

FIGURA 16.2 Principais efeitos do exercício físico sobre o transporte reverso de colesterol. O exercício físico regular promove (1) a exportação do excesso de colesterol celular, por intermédio dos receptores ABCA-1, e (2) a geração de óxidos de colesterol mais solúveis que contribuem para a redução do conteúdo de lípides em macrófagos. HDL maiores são formados graças à (3) atividade da lecitina colesterol aciltransferase (LCAT) e (4) da proteína de transferência de colesterol esterificado (CETP). A captação hepática de colesterol é favorecida graças ao aumento da expressão de (5) SR-BI que remove colesterol esterificado das HDL e (6) dos receptores B-E que captam lipoproteínas que contêm apoB (apoB-LP, como VLDL, LDL e quilomícrons); (7) a última etapa do transporte reverso também é promovida pelo exercício, com maior excreção fecal de colesterol e ácidos biliares formados pela atividade da enzima Cyp7a1; (8) a maior expressão de ABCA-1 no fígado, induzida pelo treinamento, garante a geração de novas partículas de HDL que contribuem para a elevação do HDL-c e a melhora do transporte reverso. Ainda na íntima arterial, o exercício aumenta (9) a expressão de CD-36 que, por ativar PPAR, pode aumentar a expressão de ABCA-1 e elevar a (10) expressão de catalase e outras defesas antioxidantes que minimizam o dano oxidativo.

PRÁTICA DE EXERCÍCIO FÍSICO NAS DISLIPIDEMIAS

As mais recentes diretrizes sobre o tratamento da dislipidemia orientam a prática de exercícios predominantemente aeróbios, tendo os exercícios resistidos e de flexibilidade como complementares.[38-43] A frequência com que a atividade física deve ser realizada varia entre as diretrizes, sendo indicado desde 3 a 4 sessões semanais pela American Heart Association (AHA),[43] passando por 3 a 5 sessões por semana de acordo com a Sociedade Brasileira de Cardiologia (SBC),[39] 4 a 6 sessões indicadas pela American Association of Clinical Endocrinologists (AACE),[42] até sessões diárias recomendadas pelas diretriz da European Atherosclerosis Society.[41] As diretrizes japonesa[38] e canadense[40] indicam 150 minutos por semana. Um detalhe importante é salientado pelas diretrizes da AHA e Canadian Cardiovascular Society (CCS) que citam mais benefícios para a saúde com mais de 150 minutos de atividade física por semana.[40,43]

No aspecto da duração de cada sessão, a maior parte das diretrizes recomenda entre 30 a 40 minutos de atividade contínua por sessão, com exceção das diretrizes da CCS e AACE que indicam que a atividade física pode ser realizada de maneira intervalada com sessões de, pelo menos, 10 minutos para os indivíduos que estão saindo do sedentarismo.[42,43]

A intensidade da atividade física é descrita de diferentes maneiras em cada diretriz, sendo a brasileira (SBC) a mais bem descrita. Nessa, a atividade física é prescrita com base no teste ergoespirométrico progressivo máximo, entre o limiar aeróbio e o ponto de compensação respiratória, ou no teste ergométrico, 60 a 80% da frequência cardíaca de pico obtida no teste.[39] A Japan Atherosclerosis Society (JAS) indica 50% do consumo máximo de oxigênio,[38] enquanto as demais não citam um valor específico de intensidade, indicando atividade física moderada[41,42] ou moderada à intensa como a ACC/AHA e CCS.[40,43]

Os exercícios resistidos são indicados como complemento para idosos com perda de massa muscular nas recomendações da JAS;[38] nas prescrições da AACE e da CCS, o exercício resistido é indicado para todos os indivíduos pelo menos 2 sessões semanais.[40,42] Na diretriz brasileira, o exercício resistido é indicado como parte das sessões, durando cerca de 20 minutos e realizado após a atividade aeróbia (30 a 40 minutos).[39] Diferentemente da prescrição das demais diretrizes (que não indicam intensidade do exercício resistido), a da SBC indica que deve ser realizado com intensidade menor ou igual a 50% da força de contração voluntária máxima.[39]

Embora o risco de evento cardiovascular durante a sessão de exercício físico para adultos sem doença cardíaca existente seja extremamente pequeno (1 evento cardíaco em 400 mil a 800 mil horas de exercício), para os indivíduos hipercolesterolêmicos e com alto risco cardiovascular, a taxa anual de eventos relacionados ao exercício pode ser significativa.[44] Sendo assim, a SBC recomenda, para indivíduos com dislipidemia, a realização de teste ergoespirométrico progressivo máximo para avaliar a capacidade física e as respostas cardiovasculares e metabólicas em esforço, sendo que na impossibilidade de um teste ergoespirométrico, deve ser realizado um teste ergométrico.[39]

De modo geral, a recomendação é para a realização de exercícios na maioria dos dias da semana, com intensidade de moderada a intensa, visando à melhora do perfil lipídico e aos benefícios gerais à saúde. As sessões devem ter, pelo menos, 30 minutos (podendo ser flexibilizado, para indivíduos sedentários, em 3 sessões diárias de 10 minutos contínuos), com a meta semanal de 150 minutos.

Redução da colesterolemia e da LDL-c é evidenciada em apenas 15 a 21% dos estudos com treinamento físico, sendo necessária a associação com modificação em outros componentes do estilo de vida, como padrão alimentar.[45]

Conforme já salientado, a redução da trigliceridemia é um importante efeito do exercício físico regular, a qual condiciona a elevação de HDL-c. No entanto, as alterações na concentração de HDL-c após exercício físico regular variam consideravelmente, pois dependem das características do programa de exercício e das condições clínicas, metabólicas e genéticas do indivíduo. Aproximadamente 900 kcal/semana ou 120 minutos/semana representam o mínimo de volume necessário para elevação consistente de HDL-c, contudo maiores volumes de exercício físico proporcionam alterações positivas mais expressivas. Em uma metanálise, Kodama et al.[46] verificaram que o treinamento físico aeróbio propiciou o aumento de 2,53 mg/dL de HDL-c. Apesar da aparente pequena alteração, esse resultado pode significar a redução de, aproximadamente, 5 e 7% do risco cardiovascular em homens e mulheres, respectivamente.

Adicionalmente, indivíduos com baixo condicionamento cardiorrespiratório provavelmente possuem maior potencial para melhora do perfil lipídico. Todavia, as alterações do VO_2pico, alcançadas por meio do exercício físico regular, não necessariamente refletem ou se associam com alterações de HDL-c e outras variáveis lipídicas. Em muitos casos, a associação é perdida após a correção pelo índice de massa corpórea (IMC) ou pelo peso corporal.[47]

Em estudo com corredores, Willians[48] observou que os indivíduos que corriam maiores distâncias por semana e os mais velozes (menor tempo por km) tinham menor chance de desenvolver hipercolesterolemia. Park et al.[49] analisaram mais de 11 mil indivíduos divididos em três tercis de condicionamento físico (baixo, médio e alto, corrigidos pela faixa etária) e observaram que quanto maior o condicionamento físico, maiores foram os valores plasmáticos de HDL-c. Em outro estudo, Mertens et al.[50] observaram que a redução no VO_2 pico foi associada ao aumento nos triglicérides em homens e mulheres e na redução de HDL-c nos homens. Em outras palavras, para a diminuição de 1 unidade no VO_2 pico, os triglicérides aumentaram 0,217 mg/dL, em homens, e 0,184 mg/dL, nas mulheres, e o HDL-c diminuiu 0,332 mg/dL nos homens após ajuste para possíveis fatores de confusão.

Como discutido anteriormente, o treinamento físico pode acarretar mudanças qualitativas nas lipoproteínas, privilegiando o potencial antiaterogênico. Existe relação inversa entre tamanho da HDL e da LDL e do risco cardiovascular, sendo que o aumento da HDL pode significar o transporte reverso mais eficiente e maiores LDL possuem maior dificuldade em penetrar a íntima arterial. O treinamento físico condiciona ao aumento no tamanho de ambas as lipoproteínas independentemente de idade, sexo, raça e da variação do IMC da população estudada e beneficia o papel antioxidante das HDL e de outras defesas no leito arterial.

REFERÊNCIAS BIBLIOGRÁFICAS

1. Pesquisa Nacional de Saúde – PNS 2013: percepção do estado de saúde, estilos de vida e doenças crônicas: Brasil, grandes regiões e unidades da federação. Rio de Janeiro: IBGE; 2014. Disponível em: ftp://ftp.ibge.gov.br/PNS/2013/pns2013.pdf [Acesso em: jan. 2017].
2. Schmidt MI, Duncan BB, Mill JG, Lotufo PA, Chor D, Barreto SM, et al. Cohort Profile: Longitudinal Study of Adult Health (ELSA-Brasil). Int J Epidemiol. 2015;44(1):68-75.
3. Defesche JC, Gidding SS, Harada-Shiba M, Hegele RA, Santos RD, Wierzbicki AS. Familial hypercholesterolaemia. Nat Rev Dis Primers. 2017;3:17093.
4. Quintão ECR, Nakandakare ER, Passarelli M. Lípides: do metabolismo à aterosclerose. São Paulo: Sarvier; 2011.
5. Peng J, Luo F, Ruan G, Peng R, Li X. Hypertriglyceridemia and atherosclerosis. Lipids Health Dis. 2017;16(1):233.
6. Shah A, Wilson D. Genetic disorders causing hypertriglyceridemia in children and adolescents 2016. In: Diagnosis and Treatment of Lipid Disorders in Children and Adolescents [Internet]. South Dartmouth (MA): MDText.
7. Lindstrom J, Ilanne-Parikka P, Peltonen M, Aunola S, Eriksson JG, Hemio K, et al. Sustained reduction in the incidence of type 2 diabetes by lifestyle intervention: follow-up of the Finnish Diabetes Prevention Study. Lancet. 2006;368(9548):1673-9.
8. Li G, Zhang P, Wang J, Gregg EW, Yang W, Gong Q, et al. The long-term effect of lifestyle interventions to prevent diabetes in the China Da Qing Diabetes Prevention Study: a 20-year follow-up study. Lancet. 2008;371(9626):1783-9.
9. Diabetes Prevention Program Research Group. Long-term effects of lifestyle intervention or metformin on diabetes development and microvascular complications over 15-year follow-up: the Diabetes Prevention Program Outcomes Study. Lancet Diabetes Endocrinol. 2015;3(11):866-75.
10. Li G, Zhang P, Wang J, An Y, Gong Q, Gregg EW, et al. Cardiovascular mortality, all-cause mortality, and diabetes incidence after lifestyle intervention for people with impaired glucose tolerance in the Da Qing Diabetes Prevention Study: a 23-year follow-up study. Lancet Diabetes Endocrinol. 2014;2(6):474-80.
11. Morris JN, Heady JA, Raffle PA, Roberts CG, Parks JW. Coronary heart-disease and physical activity of work. Lancet. 1953;265(6795):1053-7.
12. Yusuf S, Hawken S, Ounpuu S, Dans T, Avezum A, Lanas F, et al. Effect of potentially modifiable risk factors associated with myocardial infarction in 52 countries (the INTERHEART study): case-control study. Lancet. 2004;364(9438):937-52.

13. Stewart RAH, Held C, Hadziosmanovic N, Armstrong PW, Cannon CP, Granger CB, et al. Physical Activity and Mortality in Patients With Stable Coronary Heart Disease. J Am Coll Cardiol. 2017;70(14):1689-700.
14. Eijsvogels TM, Molossi S, Lee DC, Emery MS, Thompson PD. Exercise at the Extremes: The Amount of Exercise to Reduce Cardiovascular Events. J Am Coll Cardiol. 2016;67(3):316-29.
15. Hambrecht R, Niebauer J, Marburger C, Grunze M, Kalberer B, Hauer K, et al. Various intensities of leisure time physical activity in patients with coronary artery disease: effects on cardiorespiratory fitness and progression of coronary atherosclerotic lesions. J Am Coll Cardiol. 1993;22(2):468-77.
16. Niebauer J, Hambrecht R, Velich T, Hauer K, Marburger C, Kalberer B, et al. Attenuated progression of coronary artery disease after 6 years of multifactorial risk intervention: role of physical exercise. Circulation. 1997;96(8):2534-41.
17. Kurose S, Iwasaka J, Tsutsumi H, Yamanaka Y, Shinno H, Fukushima Y, et al. Effect of exercise-based cardiac rehabilitation on non-culprit mild coronary plaques in the culprit coronary artery of patients with acute coronary syndrome. Heart Vessels. 2016;31(6):846-54.
18. Madssen E, Moholdt T, Videm V, Wisloff U, Hegbom K, Wiseth R. Coronary atheroma regression and plaque characteristics assessed by grayscale and radiofrequency intravascular ultrasound after aerobic exercise. Am J Cardiol. 2014;114(10):1504-11.
19. Yoshikawa D, Ishii H, Kurebayashi N, Sato B, Hayakawa S, Ando H, et al. Association of cardiorespiratory fitness with characteristics of coronary plaque: assessment using integrated backscatter intravascular ultrasound and optical coherence tomography. Int J Cardiol. 2013;162(2):123-8.
20. Mora S, Cook N, Buring JE, Ridker PM, Lee IM. Physical activity and reduced risk of cardiovascular events: potential mediating mechanisms. Circulation. 2007;116(19):2110-8.
21. Amati F, Dube JJ, Alvarez-Carnero E, Edreira MM, Chomentowski P, Coen PM, et al. Skeletal muscle triglycerides, diacylglycerols, and ceramides in insulin resistance: another paradox in endurance-trained athletes? Diabetes. 2011;60(10):2588-97.
22. Rice T, Despres JP, Perusse L, Hong Y, Province MA, Bergeron J, et al. Familial aggregation of blood lipid response to exercise training in the health, risk factors, exercise training, and genetics (HERITAGE) Family Study. Circulation. 2002;105(16):1904-8.
23. Ribeiro IC, Iborra RT, Neves MQ, Lottenberg SA, Charf AM, Nunes VS, et al. HDL atheroprotection by aerobic exercise training in type 2 diabetes mellitus. Med Sci Sports Exerc. 2008;40(5):779-86.
24. Saleheen D, Scott R, Javad S, Zhao W, Rodrigues A, Picataggi A, et al. Association of HDL cholesterol efflux capacity with incident coronary heart disease events: a prospective case-control study. Lancet Diabetes Endocrinol. 2015;3(7):507-13.
25. Rohatgi A, Khera A, Berry JD, Givens EG, Ayers CR, Wedin KE, et al. HDL cholesterol efflux capacity and incident cardiovascular events. N Engl J Med. 2014;371(25):2383-93.
26. Olchawa B, Kingwell BA, Hoang A, Schneider L, Miyazaki O, Nestel P, et al. Physical fitness and reverse cholesterol transport. Arterioscler Thromb Vasc Biol. 2004;24(6):1087-91.
27. Brites F, Verona J, De Geitere C, Fruchart JC, Castro G, Wikinski R. Enhanced cholesterol efflux promotion in well-trained soccer players. Metabolism. 2004;53(10):1262-7.
28. Sang H, Yao S, Zhang L, Li X, Yang N, Zhao J, et al. Walk-run training improves the anti-inflammation properties of high-density lipoprotein in patients with metabolic syndrome. J Clin Endocrinol Metab. 2015;100(3):870-9.
29. Liu ML, Bergholm R, Makimattila S, Lahdenpera S, Valkonen M, Hilden H, et al. A marathon run increases the susceptibility of LDL to oxidation in vitro and modifies plasma antioxidants. Am J Physiol. 1999;276(6 Pt 1):E1083-91.
30. Iborra RT, Ribeiro IC, Neves MQ, Charf AM, Lottenberg SA, Negrao CE, et al. Aerobic exercise training improves the role of high-density lipoprotein antioxidant and reduces plasma lipid peroxidation in type 2 diabetes mellitus. Scand J Med Sci Sports. 2008;18(6):742-50.
31. Ramachandran S, Penumetcha M, Merchant NK, Santanam N, Rong R, Parthasarathy S. Exercise reduces preexisting atherosclerotic lesions in LDL receptor knock out mice. Atherosclerosis. 2005;178(1):33-8.

32. Napoli C, Williams-Ignarro S, de Nigris F, Lerman LO, D'Armiento FP, Crimi E, et al. Physical training and metabolic supplementation reduce spontaneous atherosclerotic plaque rupture and prolong survival in hypercholesterolemic mice. Proc Natl Acad Sci U S A. 2006;103(27):10479-84.
33. Pynn M, Schafer K, Konstantinides S, Halle M. Exercise training reduces neointimal growth and stabilizes vascular lesions developing after injury in apolipoprotein e-deficient mice. Circulation. 2004;109(3):386-92.
34. Meilhac O, Ramachandran S, Chiang K, Santanam N, Parthasarathy S. Role of arterial wall antioxidant defense in beneficial effects of exercise on atherosclerosis in mice. Arterioscler Thromb Vasc Biol. 2001;21(10):1681-8.
35. Rocco DD, Okuda LS, Pinto RS, Ferreira FD, Kubo SK, Nakandakare ER, et al. Aerobic exercise improves reverse cholesterol transport in cholesteryl ester transfer protein transgenic mice. Lipids. 2011;46(7):617-25.
36. Pinto PR, Rocco DD, Okuda LS, Machado-Lima A, Castilho G, da Silva KS, et al. Aerobic exercise training enhances the in vivo cholesterol trafficking from macrophages to the liver independently of changes in the expression of genes involved in lipid flux in macrophages and aorta. Lipids Health Dis. 2015;14:109.
37. Ferreira GS, Pinto PR, Iborra RT, Del Bianco V, Santana MFM, Nakandakare ER, et al. Aerobic exercise training selectively changes oxysterol levels and metabolism reducing cholesterol accumulation in the aorta of dyslipidemic mice. Front Physiol. 2017;8:644.
38. Teramoto T, Sasaki J, Ishibashi S, Birou S, Daida H, Dohi S, et al. Treatment A) lifestyle modification: executive summary of the Japan Atherosclerosis Society(JAS) guidelines for the diagnosis and prevention of atherosclerotic cardiovascular diseases in Japan--2012 version. J Atheroscler Thromb. 2013;20(12):835-49.
39. Faludi AA, Izar MCdO, Saraiva JFK, Chacra APM, Bianco HT, Neto AA, et al. Atualização da diretriz brasileira de dislipidemias e prevenção da aterosclerose - 2017. Arq Bras Cardiol. 2017;109(2 Suppl 1):1-76.
40. Anderson TJ, Gregoire J, Pearson GJ, Barry AR, Couture P, Dawes M, et al. 2016 Canadian Cardiovascular Society Guidelines for the Management of Dyslipidemia for the Prevention of Cardiovascular Disease in the Adult. Can J Cardiol. 2016;32(11):1263-82.
41. Catapano AL, Graham I, De Backer G, Wiklund O, Chapman MJ, Drexel H, et al. 2016 ESC/EAS Guidelines for the Management of Dyslipidaemias. Eur Heart J. 2016;37(39):2999-3058.
42. Jellinger PS, Handelsman Y, Rosenblit PD, Bloomgarden ZT, Fonseca VA, Garber AJ, et al. American Association of Clinical Endocrinologists and American College of Endocrinology Guidelines for Management of Dyslipidemia and Prevention of Cardiovascular Disease. Endocr Pract. 2017;23(Suppl 2):1-87.
43. Eckel RH, Jakicic JM, Ard JD, de Jesus JM, Houston Miller N, Hubbard VS, et al. 2013 AHA/ACC guideline on lifestyle management to reduce cardiovascular risk: a report of the American College of Cardiology/American Heart Association Task Force on Practice Guidelines. Circulation. 2014;129(25 Suppl 2):S76-99.
44. Myers J. Cardiology patient pages. Exercise and cardiovascular health. Circulation. 2003;107(1):e2-5.
45. Kelley GA, Kelley KS. Aerobic exercise and lipids and lipoproteins in men: a meta-analysis of randomized controlled trials. J Mens Health Gend. 2006;3(1):61-70.
46. Kodama S, Tanaka S, Saito K, Shu M, Sone Y, Onitake F, et al. Effect of aerobic exercise training on serum levels of high-density lipoprotein cholesterol: a meta-analysis. Arch Intern Med. 2007;167(10):999-1008.
47. Sternfeld B, Sidney S, Jacobs DR, Jr., Sadler MC, Haskell WL, Schreiner PJ. Seven-year changes in physical fitness, physical activity, and lipid profile in the CARDIA study. Coronary Artery Risk Development in Young Adults. Ann Epidemiol. 1999;9(1):25-33.
48. Williams PT. Vigorous exercise, fitness and incident hypertension, high cholesterol, and diabetes. Med Sci Sports Exerc. 2008;40(6):998-1006.
49. Park YM, Sui X, Liu J, Zhou H, Kokkinos PF, Lavie CJ, et al. The effect of cardiorespiratory fitness on age-related lipids and lipoproteins. J Am Coll Cardiol. 2015;65(19):2091-100.

50. Mertens E, Clarys P, Lefevre J, Charlier R, Knaeps S, Deforche B. Longitudinal Study on the Association Between Cardiorespiratory Fitness, Anthropometric Parameters and Blood Lipids. J Phys Act Health. 2016;13(5):467-73.
51. Quintao ECR, Nakandakare ER, Passarelli M. Lipides: do metabolismo a aterosclerose. Sao Paulo: Sarvier; 2011.
52. Pinto PR, da Silva KS, Iborra RT, Okuda LS, Gomes-Kjerulf D, Ferreira GS, Machado-Lima A, Rocco DDFM, Nakandakare ER, Machado UF, Correa-Giannella ML, Catanozi S, Passarelli M. Exercise Training Favorably Modulates Gene and Protein expression That Regulate Arterial Cholesterol Content in CETP Transgenic Mice. Front Physiol. 2018 May 8;9:502. doi: 10.3389/fphys.2018.00502.

17

Exercício físico na hipertensão arterial

Graziela Amaro-Vicente
Mateus Camaroti Laterza
Fernanda de Souza Zamo-Roth
Patricia Chakur Brum
Eduardo Moacyr Krieger
Maria Urbana Pinto Brandão Rondon

INTRODUÇÃO

A hipertensão arterial é uma condição clínica de natureza multifatorial, caracterizada por elevação sustentada dos níveis de pressão arterial sistólica maiores ou iguais a 140 mmHg ou níveis de pressão arterial diastólica maiores ou iguais a 90 mmHg.[1] Essa condição crônica normalmente está associada a distúrbios metabólicos, hormonais e alterações funcionais ou estruturais de órgãos-alvo. Na Figura 17.1, apresenta-se a classificação diagnóstica da pressão arterial de adultos a partir de 18 anos de idade, segundo a VII Diretriz Brasileira de Hipertensão Arterial.[1] Entretanto, por meio de dados observacionais relacionados à associação direta e independente entre níveis elevados de pressão arterial e o aumento do risco de doenças cardiovasculares, a Diretriz de Prática Clínica de Hipertensão Arterial, publicada em 2017 pelo *Journal of the American College of Cardiology*, propõe a adoção de uma nova classificação da pressão arterial com um corte ainda mais rigoroso para o diagnóstico de hipertensão arterial, de 130 a 139 mmHg para pressão arterial sistólica ou de 80 a 89 mmHg para pressão arterial distólica, visando, com isso, o maior controle da doença.[2]

A prevalência da hipertensão arterial na população é bastante elevada. Nos Estados Unidos aproximadamente 32% da população é considerada hipertensa[2] e, levando-se em consideração os novos cortes para hipertensão estágio I, de 130 a 139 mmHg e/ou 80 a 89 mmHg de pressão arterial sistólica e diastólica, respectivamente, essa prevalência na população americana aumenta para 46%.[2] No Brasil, esses

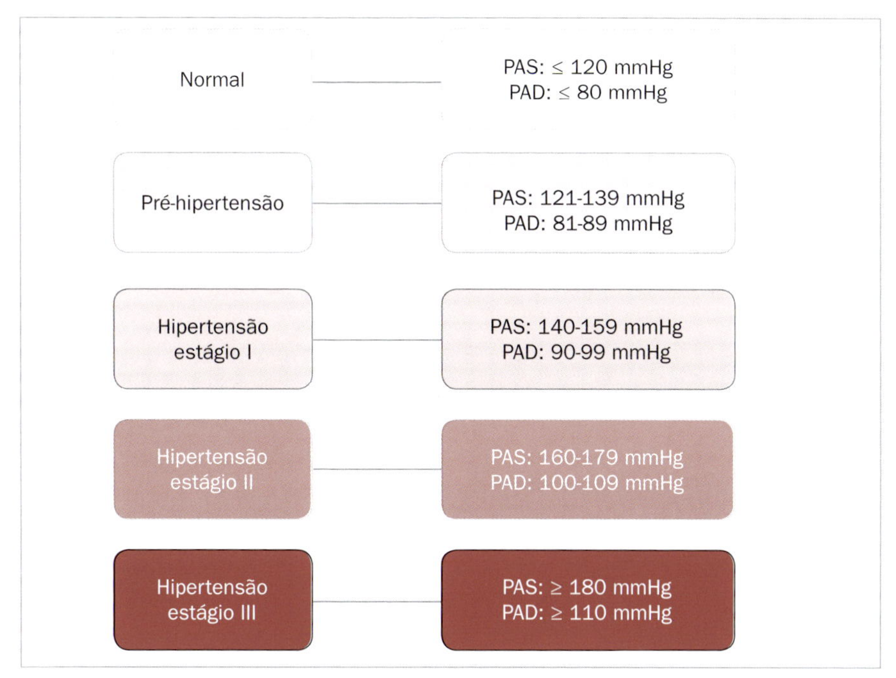

FIGURA 17.1 Classificação da pressão arterial (indivíduos adultos com mais de 18 anos de idade). PAS: pressão arterial sistólica; PAD: pressão arterial diastólica.
Fonte: Malachias et al.[1]

números são da mesma forma, preocupantes. A hipertensão arterial atinge 32,5% da população com mais de 18 anos, representando 36 milhões de indivíduos.[1]

Dentre os principais fatores de risco para mortalidade cardiovascular, a hipertensão arterial chega a explicar 45% das mortes por doença isquêmica do coração e 51% por acidente vascular cerebral e, em 2010, representou a principal causa de morte em todo o mundo.[3,4] Somente nos Estados Unidos mais de 50% dos casos de morte por doença coronariana e acidente vascular cerebral ocorreram com pacientes hipertensos.[5] No Brasil, a hipertensão arterial também contribui direta ou indiretamente com 50% das mortes por doença cardiovascular.[1]

Além do tratamento clínico convencional, intervenções não farmacológicas realizadas por meio de estratégias comportamentais voltadas para mudanças no estilo de vida têm se mostrado eficientes na prevenção e como adjuvante no controle dos níveis pressóricos elevados de indivíduos hipertensos, bem como, naqueles com maior risco de desenvolver a doença, em especial, indivíduos da raça negra e adultos com excesso de peso.[2] Entre as principais modificações no estilo de vida que comprovadamente reduzem a pressão arterial, estão a redução do peso corporal, a diminuição da ingestão de sal e bebidas alcoólicas, o controle do estresse e a prática regular de exercício físico.[2]

De fato, um estilo de vida ativo e uma boa capacidade aeróbia, diminuem a mortalidade por todas as causas[6,7] e a incidência de doenças cardiovasculares,[8,9] inclusive da hipertensão arterial.[10,11] O exercício físico praticado regularmente, além de diminuir os níveis pressóricos de indivíduos hipertensos,[12,13] leva a benefícios adicionais, tais como, diminuição do peso corporal, controle das dislipidemias, controle do tabagismo, diminuição da resistência à insulina e controle do estresse.[1] Portanto, hoje há consenso sobre a importância da prescrição de exercícios físicos para indivíduos hipertensos. Da mesma forma, tem sido ressaltada a necessidade do envolvimento multiprofissional de médicos, enfermeiros, profissionais de educação física, nutricionistas, psicólogos e assistentes sociais para se conseguir, de fato, a adesão do paciente ao tratamento tanto farmacológico como não farmacológico, incluindo-se os programas de exercícios físicos supervisionados, para o melhor controle da pressão arterial.[1]

Este capítulo, sobre os efeitos do exercício físico aeróbio na hipertensão arterial, será apresentado em três partes. Na primeira, serão discutidos os efeitos de uma única sessão de exercício físico sobre a pressão arterial para indivíduos hipertensos e os mecanismos neuro-humorais envolvidos na hipotensão pós-exercício físico. Na segunda, serão abordados o efeito do treinamento físico aeróbio sobre a pressão arterial e os mecanismos envolvidos na redução da pressão arterial de indivíduos hipertensos. E na terceira e última parte, serão apresentadas a prescrição e o programa de exercício físico aeróbio para indivíduos hipertensos.

EXERCÍCIO FÍSICO AGUDO E HIPERTENSÃO ARTERIAL

Queda na pressão arterial após a realização de exercício físico dinâmico é uma resposta consistentemente documentada. Esse comportamento da pressão arterial, denominado hipotensão pós-exercício, tem sido descrito tanto em animais de laboratório[14-17] quanto em humanos.[18-23] Sabe-se também que essa queda pressórica perdura por longo período,[24] o que atribui ao exercício físico agudo um papel no tratamento do paciente hipertenso. Forjaz et al.[25] verificaram que uma sessão de 45 minutos de exercício físico aeróbio (50% do consumo de oxigênio de pico) provocou queda na pressão arterial ao longo de 24 horas. Ademais, essa resposta era de maior magnitude em indivíduos hipertensos.[26] Brandão-Rondon et al.[22] estenderam esse conhecimento ao paciente hipertenso idoso. Uma sessão de exercício moderado em bicicleta ergométrica provocou queda na pressão arterial ao longo de 22 horas, em pacientes hipertensos idosos (Figura 17.2).

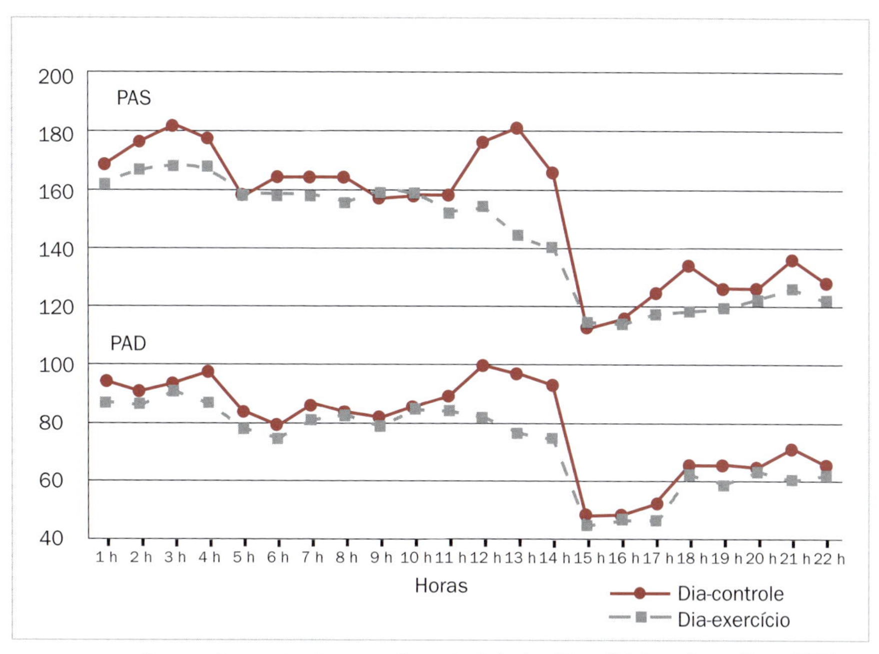

FIGURA 17.2 Comportamento da pressão arterial sistólica (PAS) e diastólica (PAD) de um indivíduo hipertenso, sexo masculino, 70 anos, durante um período de 22 horas após um dia-controle, sem a realização de exercício, e um dia de exercício após a realização de 45 minutos de exercício aeróbio em ciclo, em intensidade de 50% do consumo de oxigênio de pico. Observar que, ao longo das 22 horas após o exercício (dia-exercício), tanto a PAS quanto a PAD se encontram em níveis mais baixos que no dia sem a realização de exercício (dia-controle).

Dados da Unidade de Reabilitação Cardiovascular e Fisiologia do Exercício do Instituto do Coração – HCFMUSP .

É conhecido também que alguns fatores, tais como, idade, sexo, níveis de pressão arterial, índice de massa corporal, nível de condicionamento físico, ritmo circadiano, recuperação pós-exercício na posição supina, além da intensidade e da duração do exercício, influenciam a queda pressórica no período pós-exercício.[26] A seguir, esses fatores serão discutidos.

Nível inicial da pressão arterial

Há evidências de que a hipotensão pós-exercício é de maior magnitude em pacientes com hipertensão arterial que em indivíduos normotensos. Esse comportamento tem sido também documentado em animais de experimentação.[14-16,22,25,27-31]

Intensidade do exercício físico

A influência da intensidade do exercício físico nos níveis pressóricos pós-exercício são divergentes. Alguns estudos descrevem que os exercícios físicos dinâmicos realizados em intensidades submáximas, entre 40 e 80% do consumo de oxigênio de pico, provocam quedas da pressão arterial de maior duração e magnitude.[15,18,20,28-30,32,33] Esses achados são confirmados em outros estudos.[33] A redução da pressão arterial é mais duradoura e de maior magnitude após exercício de moderada intensidade (50 e 75% do consumo de oxigênio de pico) que o exercício realizado em baixa intensidade (30% do consumo de oxigênio de pico). Outros autores[34] verificaram que exercício em menor intensidade (40% VO_2 pico) e duração mais prolongada pode provocar o mesmo efeito hipotensor que o exercício em intensidade mais elevada (70% VO_2 pico) e curta duração, desde que o gasto calórico seja equivalente, sugerindo que esse aspecto é um fator importante na hipotensão pós-exercício.[34]

Duração da sessão de exercício físico

Estudos mostram que a redução nos níveis de pressão arterial pós-exercício é mais evidenciada após exercício de longa duração.[18-20,35] Forjaz et al.[20] demonstraram que a hipotensão pós-exercício foi maior e mais prolongada após uma sessão de exercício físico dinâmico em cicloergômetro com duração de 45 minutos do que após uma sessão de 25 minutos. Entretanto, Jones et al.[34] sugerem que a hipotensão pós-exercício parece estar mais relacionada à carga total de trabalho do que propriamente ao tempo de duração do exercício, como discutido anteriormente.[34]

Tipo de exercício físico

Considerando os estudos que investigaram o efeito do exercício físico agudo na hipotensão pós-exercício, os que envolveram exercícios dinâmicos (com a participação de grandes grupos musculares, realizados com movimentos cíclicos), como caminhadas ou cicloergômetros, foram os que provocaram maior redução na pressão arterial.[22,25,36-40] Mas não são apenas esses modelos de exercícios que desencadeiam hipotensão pós-exercício. Estudos realizados em indivíduos normotensos,[41] mulheres hipertensas medicadas[42] e ratos espontaneamente hipertensos[17] também mostram diminuição da pressão arterial após uma única sessão de exercício físico resistido. Este tipo de exercício é abordado em maiores detalhes no Capítulo 11 – Avaliação cardiopulmonar.

Adicionalmente, analisando o impacto do exercício intervalado na pressão arterial, alguns autores[43] demonstraram que uma única sessão de exercício aeróbio intervalado causa redução semelhante na pressão arterial ambulatorial que o exercício aeróbio contínuo, em pacientes hipertensos, de meia-idade, em tratamento farmacológico.[43] Já estudo recente[44] realizado com treinamento concorrente (que representa a combinação de exercícios de força e capacidade aeróbia) em idosos hipertensos, demonstrou que esse tipo de exercício reduz os valores pressóricos na primeira hora após a prática. Contudo, essa redução pressórica não é sustentada por período prolongado, como aquele observado após exercício aeróbio.[44]

MECANISMOS RESPONSÁVEIS PELA HIPOTENSÃO PÓS-EXERCÍCIO

Os mecanismos envolvidos na queda da pressão arterial no período pós-exercício físico tem sido objeto de muitas investigações. Para alguns ela ocorre por redução no débito cardíaco,[18,45] o que em animais hipertensos está associada à diminuição na frequência cardíaca[45] e em idosos hipertensos à diminuição no volume sistólico, decorrente da queda no volume diastólico final.[22] Por outro lado, há relatos[26] de que a hipotensão pós-exercício está relacionada à redução na resistência vascular periférica. Estudo em indivíduos hipertensos de meia-idade mostra que o exercício diminui a atividade nervosa simpática, evidenciada pelos níveis de catecolaminas plasmática. Essa resposta reduz a resistência vascular periférica e, consequentemente, a pressão arterial no período pós-exercício físico.[29] Há também observações de um padrão mecanístico bifásico. Isso é, redução na resistência vascular periférica logo após o exercício, seguida de diminuição no débito cardíaco.[46] Finalmente, alguns estudos sugerem que substâncias produzidas no endotélio, como o óxido nítrico, aumentam a redistribuição do fluxo sanguíneo, o que contribui para a queda pressórica no período pós-exercício.[47-51]

TREINAMENTO FÍSICO AERÓBIO E HIPERTENSÃO ARTERIAL

O exercício físico praticado com frequência é considerado uma importante conduta adjuvante na prevenção e no tratamento da hipertensão arterial. Os primeiros estudos que investigaram o efeito do exercício físico no controle e no tratamento da pressão arterial foram realizados em meados da década de 1960.[52-57] Naquela época, surgiram as primeiras evidências de redução na pressão arterial em indivíduos hipertensos que realizavam exercício físico regularmente. É interessante ressaltar que a redução era observada de modo mais marcante em hipertensos limítrofes ou leves, muitos deles hipercinéticos (com elevação do débito cardíaco),[57,58] e menos em indivíduos com hipertensão estabelecida, com resultados ainda conflitantes na literatura da época.[55,59,60] Contudo, se algum conflito existia naquele período, nos dias atuais há consenso e posição bem estabelecida sobre os efeitos benéficos do exercício físico aeróbio sobre a pressão arterial, principalmente para indivíduos hipertensos.

Metanálise realizada por Cornelissen et al.[13] demonstrou que o treinamento físico aeróbio, reduz de modo significativo a pressão arterial em indivíduos hipertensos, sendo observada a redução média de aproximadamente 8 mmHg na pressão arterial sistólica e 5 mmHg na pressão arterial diastólica. Na experiência brasileira, estudo realizado por Laterza et al.[12] mostrou que o treinamento físico aeróbio realizado durante 4 meses diminuiu significativamente os níveis de pressão arterial de hipertensos. Essa redução na pressão arterial não foi observada no grupo normotenso treinado durante o mesmo período, assim como, no grupo hipertenso que permaneceu sedentário (Figura 17.3). Esses resultados evidenciam, portanto, que o nível inicial da pressão arterial pode ser um fator importante para a magnitude da redução da pressão arterial após um período de treinamento físico.

Influência do gênero

A prevalência da hipertensão arterial parece ser maior nos homens do que nas mulheres até aproximadamente a 5º década de vida, quando esta taxa tende a se inverter.[2,61,62] No Brasil, o estudo ELSA[63] evidenciou que a hipertensão arterial é, de fato, mais prevalente entre os homens do que entre as mulheres, quando se faz ajuste pela idade (40,1% *versus* 32,2%, respectivamente).[63] No entanto, ao se considerar as mulheres após a menopausa, a prevalência da hipertensão arterial aumenta expressivamente em comparação ao período pré-menopausa,[64] evidenciando que os hormônios sexuais femininos parecem postergar o desenvolvimento da hipertensão arterial, desempenhando um papel protetor sobre o sistema cardiovascular na mulher pré-menopausa.[64] Assim, a maior prevalência da hipertensão arterial em homens e mulheres menopausadas está diretamente relacionada ao aumento no risco de desenvolvimento de doenças cardiovasculares.[64-67]

Sabendo-se da influêcia do estrogênio na pressão arterial, pode-se imaginar que o efeito do treinamento físico aeróbio sobre a pressão arterial possa variar de acordo com o gênero. A queda da pressão arterial após um período de treinamento físico em pacientes hipertensos parece ser mais frequente em mulheres do que em homens.[68,69] De fato, uma metanálise conduzida por Hagberg et al.[68] mostrou que o treinamento físico aeróbio promoveu queda na pressão arterial em todos os estudos realizados com mulheres hipertensas, o que não foi unânime nos estudos realizados em homens. Entretanto, metanálise conduzida por Cornelissen et al.[13] evidenciou que o treinamento físico aeróbio provoca queda mais acentuada na pressão arterial de repouso em

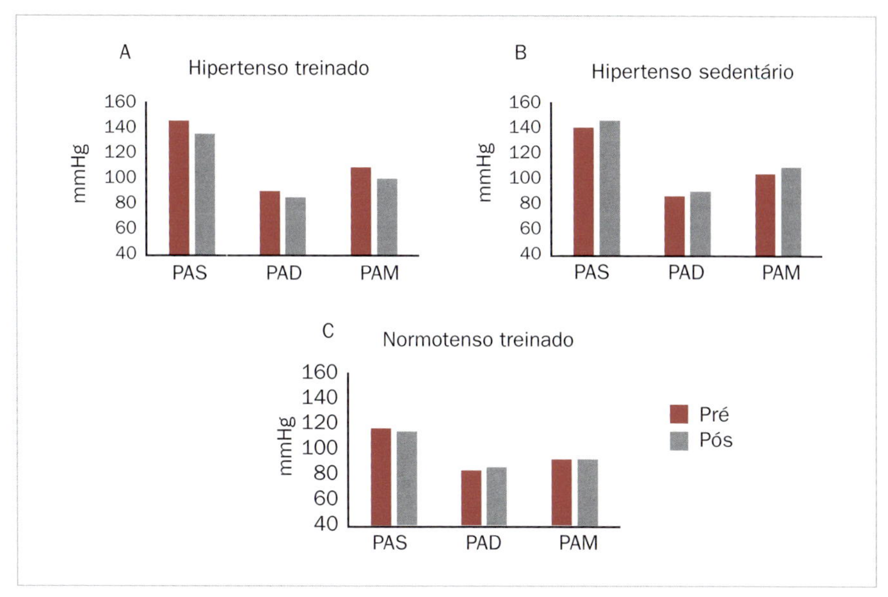

FIGURA 17.3 Representação gráfica do efeito de 4 meses de treinamento físico na pressão arterial sistólica (PAS), diastólica (PAD) e média (PAM) de um paciente hipertenso do sexo masculino com 45 anos (Painel A); efeito de 4 meses de acompanhamento clínico da PAS, PAD e PAM de um paciente hipertenso do sexo masculino com 45 anos (Painel B); e efeito de 4 meses de treinamento físico na PAS, PAD e PAM de um indivíduo normotenso do sexo masculino com 47 anos (Painel C). Observar que o treinamento físico aeróbio foi eficiente em diminuir os níveis de PAS, PAD e PAM do paciente hipertenso, comportamento que não foi observado no paciente hipertenso que permaneceu somente em acompanhamento clínico e no indivíduo normotenso que realizou o treinamento físico.

Dados da Unidade de Reabilitação Cardiovascular e Fisiologia do Exercício do Instituto do Coração – HCFMUSP).

homens do que em mulheres. Apesar de os resultados encontrados na literatura em relação ao gênero serem intrigantes, devem ser interpretados com cautela, uma vez que outros fatores, tais como, a idade, a etnia e o fator genético, também podem influenciar de forma independente os efeitos do exercício físico na hipertensão arterial.

Influência da idade

A prevalência de hipertensão arterial associa-se direta e linearmente com a idade.[1,2] Um estudo longitudinal que analisou 1.132 homens ao longo de 57 anos mostrou que 0,3% deles desenvolveram hipertensão até os 25 anos, 6,5% até os 45 anos e 37% até os 65 anos.[70] No Brasil, essa associação da idade com os níveis pressóricos está possivelmente relacionada ao aumento da expectativa de vida da população brasileira, que atualmente é de 74,9 anos, e ao aumento da população de idosos que passou de 6,7%, em 2000, para 10,8%, em 2010.[1] Segundo uma metanálise realizada por Picon et al.,[71] a prevalência da hipertensão arterial entre os idosos brasileiros é de 68%.

Ao analisar a literatura disponível, nota-se que existem algumas divergências em relação ao efeito do treinamento físico aeróbio na pressão arterial em diferentes grupos etários. Estudos mais antigos mostram queda mais acentuada na pressão arterial sistólica em indivíduos na faixa etária de 41 e 60 anos que em indivíduos idosos ou mais jovens.[18,68] Esses resultados podem ser explicados pelo fato de haver um número maior de estudos realizados com hipertensos de meia-idade na literatura da época. Uma metanálise mais recente[13] mostra um efeito maior do exercício físico nos níveis pressóricos em indivíduos com idade mais avançada.

Influência da etnia

Em relação à etnia, estudos mostram maior prevalência de hipertensão arterial na raça negra.[1,2,63,72] No entanto, poucos são os estudos sobre o efeito do treinamento físico na hipertensão arterial na população de origem afro. Kokkinos et al.[73] estudaram o impacto do treinamento físico em cicloergômetro em africanos com hipertensão arterial grave. Na primeira fase do estudo, os pacientes mantiveram o uso de medicamento anti-hipertensivo (enalapril, verapamil). Mesmo na vigência de medicamento, o treinamento físico foi eficaz em reduzir a pressão arterial sistólica em 7 mmHg e a diastólica em 5 mmHg. Efeito hipotensor semelhante foi observado na segunda fase, após 32 semanas de treinamento físico, em que 10 dos 14 pacientes tiveram os medicamentos anti-hipertensivo diminuídos.

Algumas revisões[68] mostram que a queda na pressão arterial sistólica após o treinamento físico é mais significativa para asiáticos do que para caucasianos. Em populações miscigenadas, como a brasileira, o treinamento físico dinâmico supervisionado também causa queda significativa na pressão arterial para indivíduos hipertensos.[12]

Influência dos marcadores moleculares

Os efeitos benéficos do treinamento físico no tratamento da hipertensão arterial em conjunto com importantes achados moleculares descritos nos últimos anos, fizeram com que diversos pesquisadores voltassem a atenção para uma classe de reguladores de expressão gênica, conhecida como microRNA (miRNA). Os miRNA são pequenos e não codificantes RNA que atuam como potentes reguladores pós-transcricionais da expressão gênica.[74] Em uma revisão de Neves et al.[74] ficou clara a existência de uma associação entre alguns miRNA e a hipertensão arterial. Além disso, também ficou demonstrada a associação entre alguns miRNA, hipertensão e treinamento físico, como uma via para prevenir e minimizar os efeitos nocivos de fatores ambientais e/ou genéticos envolvidos nessa doença. De fato, Fernandes et al.[75] evidenciaram que o treinamento físico promoveu revascularização periférica em ratos espontaneamente hipertensos, a qual estava associada à regulação dos miRNA-16, miRNA-21 e miRNA-126, envolvidos na sobrevivência, na manutenção e na formação de novos capilares e controle da angiogênese e integridade vascular. Esses resultados sugerem um mecanismo potencial de aplicação terapêutica dos miRNA em doenças vasculares.[75] O papel dos microRNA na modulação dos benefícios do exercício físico está amplamente abordado no Capítulo 8 – MicroRNA e exercício físico: importantes reguladores do remodelamento cardíaco e do músculo esquelético.

MECANISMOS HIPOTENSORES DO TREINAMENTO FÍSICO

O exercício físico de intensidade moderada gera adaptações centrais e periféricas no sistema cardiovascular que proporcionam ao organismo níveis mais elevados de resistência aeróbia. Embora ocorram importantes adaptações neuro-humorais e hemodinâmicas, os mecanismos responsáveis pela queda pressórica após o treinamento físico ainda continuam sendo alvo de intensa investigação.

Adaptações neuro-humorais

Um dos mecanismos bastante discutidos para explicar a queda pressórica decorrente do treinamento físico é a atenuação da atividade nervosa simpática. Em um estudo experimental com ratos espontaneamente hipertensos, demonstrou-se que a redução pressórica provocada pelo treinamento físico foi mediada pela redução do tônus simpático cardíaco.[76] Em hipertensos, utilizando a medida direta da atividade nervosa simpática pela técnica de microneurografia, verificou-se[12] que o treinamento físico aeróbio, realizado por período de 4 meses, normaliza os níveis da atividade nervosa simpática muscular, como representado na Figura 17.4. Além disso, essa normalização no tônus simpático periférico estava diretamente associada à redução dos níveis da pressão arterial.[12] Assim, pode-se afirmar que a diminuição na ativação do sistema nervoso simpático em pacientes hipertensos contribui para a redução da pressão arterial após um programa de treinamento físico aeróbio.

Embora não se conheçam exatamente os mecanismos envolvidos na diminuição da atividade nervosa simpática provocada pelo programa de exercício físico, há alguns que merecem atenção. Na hipertensão arterial, os níveis centrais de angiotensina II estão aumentados, o que, por sua vez, contribui diretamente para os altos

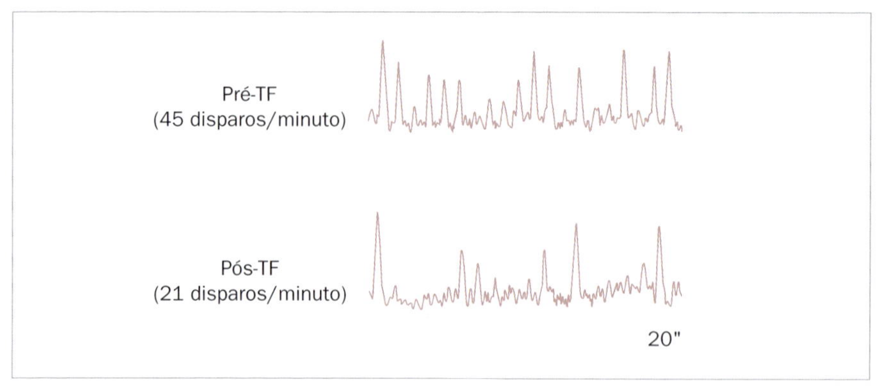

FIGURA 17.4 Registro da atividade nervosa simpática muscular (ANSM) de um paciente hipertenso, do sexo masculino, com 45 anos de idade, sem uso de medicamentos. A medida da ANSM (disparos/minuto) foi realizada diretamente no nervo fibular, por meio da técnica de microneurografia, antes e depois de período de 4 meses de treinamento físico (TF) aeróbio (bicicleta ergométrica, 3 vezes por semana, com intensidade entre o limiar anaeróbio e 70% do consumo de oxigênio de pico). Notar que o número de disparos do nervo simpático muscular está bastante diminuído após o TF.
Dados da Unidade de Reabilitação Cardiovascular e Fisiologia do Exercício do Instituto do Coração – HC-FMUSP.

níveis de atividade nervosa simpática observada nessa doença.[77] Nesse sentindo, Felix e Michelini[78] demonstraram que 3 meses de treinamento físico normalizou os níveis do RNA-mensageiro do angiotensinogênio em ratos espontaneamente hipertensos. Esses resultados sugerem que a menor ativação central do sistema renina-angiotensina pode estar envolvida na diminuição da atividade nervosa simpática observada após o treinamento físico, na hipertensão arterial.[78] Ademais, o treinamento físico mantém a integridade da barreira hematoencefálica em áreas autonômicas do controle cardiovascular de ratos espontaneamente hipertensos, fato que foi associado à melhora do controle autonômico simpático vasomotor e parassimpático desses animais.[79] O aumento nos níveis plasmáticos de prostaglandina E pode inibir a liberação de noradrenalina na terminação nervosa simpática, ou o aumento nos níveis de taurina plasmática pode diminuir a pressão arterial pela via simpatolítica e também diurética.[80] Esses têm sido sugeridos como mecanismos hipotensores do treinamento físico.

É possível, ainda, que o treinamento físico provoque reestruturação da plasticidade neural do sistema nervoso central. Alguns autores mostraram, em animais de experimentação, que áreas dendríticas nas regiões do hipotálamo posterior, núcleo cuneiforme e núcleo do trato solitário eram menores em animais treinados fisicamente.[81]

Esses resultados sugerem que o menor número de sinapses excitatórias resulte em menor atividade nervosa simpática após um período de treinamento físico.[81]

Por fim, estudo realizado com ratos espontaneamente hipertensos mostra que o exercício físico melhora o controle barorreflexo da frequência cardíaca.[16] Estudo realizado no laboratório da Unidade de Reabilitação Cardiovascular e Fisiologia do Exercício do Instituto do Coração[12] estendeu esses conhecimentos ao paciente hipertenso. Ficou demonstrado que o treinamento físico aumenta a sensibilidade barorreflexa arterial que controla tanto a frequência cardíaca como a atividade nervosa simpática muscular de hipertensos. Na tentativa de entender ainda mais a respeito, estudo experimental demonstrou que a melhora na sensibilidade barorreflexa estava associada ao aumento da sensibilidade do nervo depressor aórtico.[82]

Adaptações hemodinâmicas

Alguns estudos demonstram que a estrutura do sistema circulatório se modifica com o treinamento aeróbio.[83-85] Estudos clássicos[83] sugerem que o treinamento físico impede a rarefação capilar na evolução temporal da hipertensão arterial, aumentando a vascularização em vários territórios. Essa vascularização reduz a relação volume de sangue/capacidade vascular, resultando em diminuição da pressão arterial em hipertensos.[83] A modificação na estrutura e na função vascular pode estar envolvida na prevenção do desenvolvimento da hipertensão arterial. Verificou-se que indivíduos normotensos filhos de hipertensos, ou seja, pessoas com maior probabilidade de desenvolvimento de hipertensão arterial, quando fisicamente ativos possuem maior condutância vascular periférica comparados aos pares sedentários.[86] Assim, é possível imaginar que o estilo de vida fisicamente ativo pode retardar ou até mesmo previnir o surgimento dessa doença na presença de histórico familiar positivo de hipertensão.

O treinamento físico provoca também neovascularização. Amaral et al.[84] observaram diminuição da pressão arterial acompanhada por aumento do fluxo sanguíneo após treinamento de alta intensidade, o que foi atribuído ao aumento da densidade venular. Em outro estudo experimental, os autores[87] demonstraram a normalização da relação parede/luz de arteríolas de ratos SHR após o treinamento físico, o que foi acompanhado de redução de valores pressóricos. Em seres humanos, Dinenno et al.[85] observaram que indivíduos treinados apresentam aumento do diâmetro arterial acompanhado por menor relação parede/luz do vaso sanguíneo. O aumento do fluxo sanguíneo para a musculatura esquelética também pode ser atribuído à melhora na função vascular.[84] Myers et al.[88] sugerem que os vasos sanguíneos são adaptáveis à prática regular de exercício físico e que a melhora da função vasomotora pode estar relacionada à biodisponibilidade de óxido nítrico.[88-90] Alguns estudos demonstraram que a prática regular de exercício físico aumenta a expressão e a atividade da eNOS.[91-94] Sabe-se também que o treinamento físico aumenta a capacidade de eliminação do ânion superóxido (O_2–). Isto é, uma das mais relevantes espécies reativas de oxigênio, pois aumenta a expressão das diferentes isoformas da enzima superóxido dismutase.[91,95] Portanto, o treinamento físico aumenta a disponibilidade do óxido nítrico tanto pelo aumento da síntese quanto pela diminuição da degradação. Essas adaptações vasculares decorrentes do treinamento físico podem também contribuir para a redução dos níveis pressóricos na hipertensão arterial.

Outros mecanismos sistêmicos também contribuem para a diminuição da pressão arterial após o treinamento físico. Diminuição no volume plasmático em humanos[96] e diminuição do débito cardíaco em ratos espontaneamente hipertensos[45] são fortes candidatos para explicar a diminuição da pressão arterial. O menor débito cardíaco em ratos espontaneamente hipertensos foi explicado pela diminuição na frequência cardíaca o que, por sua vez, está relacionada à diminuição no tônus simpático para o coração.[76]

PRESCRIÇÃO DE TREINAMENTO FÍSICO AERÓBIO PARA INDIVÍDUOS HIPERTENSOS

Pacientes diagnosticados com hipertensão arterial devem ser inicialmente submetidos à avaliação clínica e, em seguida a um teste de esforço, de preferência cardiopulmonar (ergoespirometria).[1] O programa de treinamento físico deve ser constituído de exercício aeróbio, com frequência mínima de 3 sessões por semana.[1,97] A sessão de exercício físico deve ter duração de pelo menos 30 minutos e no máximo 60, com intensidade de 50 a 70% da frequência cardíaca de reserva.[1,2] Caminhada, corrida, ciclismo e natação são recomendados.

$$\text{FC de treinamento} = (FC_{máx} - FC_{rep}) \times \text{intensidade de treino recomendada (\%)} + FC_{rep}$$

Em que: FC = frequência cardíaca; $FC_{máx}$ = frequência cardíaca máxima, medida no teste de esforço; FC_{rep} = frequência cardíaca de repouso, medida após 5 minutos de repouso deitado.

A prescrição de exercício resistido será discutida no Capítulo 11 – Avaliação cardiopulmonar.

REFERÊNCIAS BIBLIOGRÁFICAS

1. Malachias MVB, Souza WKSB, Plavnik FL, Rodrigues CIS, Brandão AA, Neves MFT, et al. VII Diretriz Brasileira de Hipertensão. Arq Bras Cardiol. 2016;107(Suppl 3):1-82.
2. Whelton PK, Carey RM, Aronow WS, Casey Jr DE, Collins KJ, Himmelfarb CD, et al. 2017 ACC/AHA/AAPA/ABC/ACPM/AGS/APhA/ASH/ASPC/NMA/PCNA Guideline for the Prevention,

Detection, Evaluation, and Management of High Blood Pressure in Adults: A Report of the American College of Cardiology/American Heart Association Task Force on Clinical Practice Guidelines. JACC. 2018;S0735-1097: 41519-41521.
3. Lim SS, Vos T, Flaxman AD, Danaei G, Shibuya K, Adair-Rohani H, et al. A comparative risk assessment of burden of disease and injury attributable to 67 risk factors and risk factor clusters in 21 regions, 1990-2010: a systematic analysis for the Global Burden of Disease Study 2010. Lancet. 2012;380(9859):2224-60. Erratum in: Lancet. 2013;381(9867):628.
4. Forouzanfar MH, Liu P, Roth GA, Ng M, Biryukov S, Marczak L, et al. Global Burden of Hypertension and Systolic Blood Pressure of at Least 110 to 115 mm Hg, 1990-2015. JAMA. 2017;317(2):165-82.
5. Ford ES. Trends in mortality from all causes and cardiovascular disease among hypertensive and nonhypertensive adults in the United States. Circulation. 2011;23(16):1737-44.
6. Kujala UM, Kaprio J, Sarna S, Koskenvuo M. Relationship of leisure-time physical activity and mortality: the Finnish twin cohort. JAMA. 1998;279(6):440-4.
7. Myers J, Prakash M, Froelicher V, Do D, Partington S, Atwood JE. Exercise capacity and mortality among men referred for exercise testing. N Engl J Med. 2002;346(11):793-801.
8. Williams PT. Physical fitness and activity as separate heart disease risk factors: a meta-analysis. Med Sci Sports Exerc. 2001;33(5):754-61.
9. Iestra JA, Kromhout D, Van der Schouw YT, Grobbee DE, Boshuizen HC, van Staveren WA. Effect size estimates of lifestyle and dietary changes on all-cause mortality in coronary artery disease patients: a systematic review. Circulation. 2005;112(6):924-34.
10. Fagard RH. Physical activity, physical fitness and the incidence of hypertension. J Hypertens. 2005;23(2):265-7.
11. Rankinen T, Church TS, Rice T, Bouchard C, Blair SN. Cardiorespiratory fitness, BMI, and risk of hypertension: the HYPGENE study. Med Sci Sports Exerc. 2007;39(10):1687-92.
12. Laterza MC, de Matos LD, Trombetta IC, Braga AM, Roveda F, Alves MJ, et al. Exercise training restores baroreflex sensitivity in never-treated hypertensive patients. Hypertension. 2007;49(6):1298-306.
13. Cornelissen VA, Smart NA. Exercise training for blood pressure: a systematic review and meta-analysis. J Am Heart Assoc. 2013;2(1):e004473.
14. Shyu BC, Thoren P. Circulatory events following spontaneous muscle exercise in normotensive and hypertensive rats. Acta Physiol Scand. 1986;128(4):515-24.
15. Overton JM, Joyner MJ, Tipton CM. Reductions in blood pressure after acute exercise by hypertensive rats. J Appl Physiol (1985). 1988;64(2):748-52.
16. Silva GJ, Brum PC, Negrão CE, Krieger EM. Acute and chronic effects of exercise on baroreflexes in spontaneously hypertensive rats. Hypertension. 1997;30(3 Pt 2):714-9.
17. Lizardo JH, Silveira EA, Vassallo DV, Oliveira EM. Post-resistance exercise hypotension in spontaneously hypertensive rats is mediated by nitric oxide. Clin Exp Pharmacol Physiol. 2008;35(7):782-7.
18. Hagberg JM, Montain SJ, Martin WH. Blood pressure and hemodynamic responses after exercise in older hypertensives. J Appl Physiol. 1987;63(1):270-6.
19. Hara K, Floras JS. Effects of naloxone on hemodynamics and sympathetic activity after exercise. J Appl Physiol. 1992;73(5):2028-35.
20. Forjaz CL, Santaella DF, Rezende LO, Barretto AC, Negrão CE. Effect of exercise duration on the magnitude and duration of post-exercise hypotension. Arq Bras Cardiol. 1998;70(2):99-104.
21. Forjaz CL, Matsudaira Y, Rodrigues FB, Nunes N, Negrão CE. Post-exercise changes in blood pressure, heart rate and rate pressure product at different exercise intensities in normotensive humans. Braz J Med Biol Res. 1998;31(10):1247-55.
22. Brandão-Rondon MU, Alves MJ, Braga AM, Teixeira OT, Barretto AC, Krieger EM, et al. Postexercise blood pressure reduction in elderly hypertensive patients. J Am Coll Cardiol. 2002;39(4):676-82.
23. Scott JM, Esch BT, Lusina SJ, McKenzie DC, Koehle MS, Sheel AW, et al. Post-exercise hypotension and cardiovascular responses to moderate orthostatic stress in endurance-trained males. Appl Physiol Nutr Metab. 2008;33(2):246-53.
24. Kenney MJ, Seals DR. Postexercise hypotension: key features, mechanisms, and clinical significance. Hypertension. 1993;22(5):653-64.

25. Forjaz CL, Tinucci T, Ortega KC, Santaella DF, Mion D Jr, Negrão CE. Factors affecting post-exercise hypotension in normotensive and hypertensive humans. Blood Press Monit. 2000;5(5-6):255-62.
26. Brito LC, Queiroz ACC, Forjaz CLM. Influence of population and exercise protocol characteristics on hemodynamic determinants of post-aerobic exercise hypotension. Braz J Med Biol Res. 2014;47(8):626-36.
27. Paulev PE, Jordal R, Kristensen O, Ladefoged J. Therapeutic effect of exercise on hypertension. Eur J Appl Physiol Occup Physiol. 1984;53(2):180-5.
28. Pescatello LS, Fargo AE, Leach CN Jr, Scherzer HH. Short-term effect of dynamic exercise on arterial blood pressure. Circulation. 1991;83(5):1557-61.
29. Cleroux J, Kouamé N, Nadeau A, Coulombe D, Lacourcière Y. After effects of exercise on regional and systemic hemodynamics in hypertension. Hypertension. 1992;19(2):183-91.
30. Cleroux J, Kouamé N, Nadeau A, Coulombe D, Lacourciere Y. Baroreflex regulation of forearm vascular resistance after exercise in hypertensive and normotensive humans. Am J Physiol. 1992;263(5 Pt 2):H1523-31.
31. Pescatello LS, Kulikowich JM. The after effects of dynamic exercise on ambulatory blood pressure. Med Sci Sports Exerc. 2001;33(11):1855-61.
32. MacDonald J, MacDougall J, Hogben C. The effects of exercise intensity on post exercise hypotension. J Hum Hypertens. 1999;13(8):527-31.
33. Forjaz CL, Cardoso CG Jr, Rezk CC, Santaella DF, Tinucci T. Postexercise hypotension and hemodynamis: the role of exercise intensity. J Sports Med Phys Fit. 2004;44(1):54-62.
34. Jones H, George K, Edwards B, Atkinson G. Is the magnitude of acute post-exercise hypotension mediated by exercise intensity or total work done? Eur J Appl Physiol. 2007;102(1):33-40.
35. MacDonald JR, MacDougall JD, Hogben CD. The effects of exercise duration on post-exercise hypotension. J Hum Hypertens. 2000;14(2):125-9.
36. Brownley KA, West SG, Hinderliter AL, Light KC. Acute aerobic exercise reduces ambulatory blood pressure in borderline hypertensive men and women. Am J Hypertens. 1996;9(3):200-6.
37. Wallace JP, Bogle PG, King BA, Krasnoff JB, Jastremski CA. The magnitude and duration of ambulatory blood pressure reduction following acute exercise. J Hum Hypertens. 1999;13(6):361-6.
38. Taylor-Tolbert NS, Dengel DR, Brown MD, McCole SD, Pratley RE, Ferrell RE, et al. Ambulatory blood pressure after acute exercise in older men with essential hypertension. Am J Hypertens. 2000;13(1 pt 1):44-51.
39. Pescatello LS, Guidry MA, Blanchard BE, Kerr A, Taylor AL, Johnson AN, et al. Exercise intensity alters postexercise hypotension. J Hypertens. 2004;22(10):1881-8.
40. Ciolac EG, Guimarães GV, D'Avila VM, Bortolotto LA, Doria EL, Bocchi EA. Acute aerobic exercise reduces 24-h ambulatory blood pressure levels in long-term-treated hypertensive patients. Clinics. 2008;63(6):753-8.
41. MacDonald JR, MacDougall JD, Interisano SA, Smith KM, McCartney N, Moroz JS. Hypotension following mild bouts of resistance exercise and submaximal dynamic exercise. Eur J Appl Physiol Occup Physiol. 1999;79(2):148-54.
42. Melo CM, Alencar Filho AC, Tinucci T, Mion D Jr, Forjaz CL. Postexercise hypotension induced by low-intensity resistance exercise in hypertensive women receiving captopril. Blood Press Monit. 2006;11(4):183-9.
43. Ciolac EG, Guimaraes GV, D'Avila VM, Bortolotto LA, Doria EL, Bocchi EA. Acute effects of continuous and interval aerobic exercise on 24-h ambulatory blood pressure in long-term treated hypertensive patients. Int J Cardiol. 2009;133(3):381-7.
44. Ferrari R, Umpierre D, Vogel G, Vieira PJC, Santos LP, de Mello RB, et al. Effects of concurrent and aerobic exercises on postexercise hypotension in elderly hypertensive men. Exp Gerontol. 2017;98:1-7.
45. Veras-Silva AS, Mattos KC, Gava NS, Brum PC, Negrão CE, Krieger EM. Low-intensity exercise training decreases cardiac output and hypertension in spontaneously hypertensive rats. Am J Physiol. 1997;273(6 Pt 2):H2627-31.
46. Rueckert PA, Slane PR, Lillis DL, Hanson P. Hemodynamic patterns and duration of post-dynamic exercise hypotension in hypertensive humans. Med Sci Sports Exerc. 1996;28(1):24-32.

47. Duffy SJ, New G, Tran BT, Harper RW. Meredith IT. Relative contribution of vasodilator prostanoids and NO to metabolic vasodilation in the human forearm. Am J Physiol. 1999;276(2):H663-70.
48. Halliwill JR. Mechanisms and clinical implications of post-exercise hypotension in humans. Exerc Sport Sci Rev. 2001;29(2):65-70.
49. Boushel R, Langberg H, Gemmer C, Olesen J, Crameri R, Scheede C, et al. Combined inhibition of nitric oxide and prostaglandins reduces human skeletal muscle blood flow during exercise. J Physiol. 2002;543(Pt 2):691-8.
50. Rao SP, Collins HL, DiCarlo SE. Postexercise alpha-adrenergic receptor hyporesponsiveness in hypertensive rats is due to nitric oxide. Am J Physiol Regul Integr Comp Physiol. 2002;282(4):R960-8.
51. Mortensen SP, Nyberg M, Thaning P, Saltin B, Hellsten Y. Adenosine contributes to blood flow regulation in the exercising human leg by increasing prostaglandin and nitric oxide formation. Hypertension. 2009;53(6):993-9.
52. Hamer J, Fleming J, Shinebourne E. Effect of walking on blood-pressure in systemic hypertension. Lancet. 1967;2(7507):114-8.
53. Heller EM. Rehabilitation after myocardial infarction: practical experience with a graded exercise program. Can Med Assoc J. 1967;97(1):22-7.
54. Johnson WP & Grover JA. Hemodynamic and metabolic effects of physical training in four patients with essential hypertension. Can Med Assoc J. 1967;96(12):842-7.
55. Boyer JL. Exercise therapy in hypertensive men. JAMA. 1970;213(1):131.
56. Hanson JS, Nedde WH. Preliminary observations on physical training for hypertensive males. Circ Res. 1970;27(1 Suppl 1):49-53.
57. Choquette G, Ferguson RJ. Blood pressure reduction in "borderline" hypertensives following physical training. Can Med Assoc J. 1973;108(6):699-703.
58. Sannerstedt R, Wasir H, Henning R, Werkö L. Systemic haemodynamics in mild arterial hypertension before and after physical training. Clin Sci Mol Med. 1973;45(1):145s-9.
59. Ressl J, Chrástek J, Jandová R. Haemodynamic effects of physical training in essential hypertension. Acta Cardiol. 1977;32(2):121-33.
60. De Plaen JF, Detry JM. Hemodynamic effects of physical training in established arterial hypertension. Acta Cardiol. 1980;35(3):179-88.
61. Benjamin EJ, Blaha MJ, Chiuve SE, Cushman M, Das SR, Deo R, et al. Heart disease and stroke statistics–2017 update: a report from the American Heart Association. Circulation. 2017;135(10):e146-603.
62. Fagard RH. Exercise therapy in hypertensive cardiovascular disease. Prog Cardiovasc Dis. 2011;53(6):404-11.
63. Chor D, Pinho Ribeiro AL, Sá Carvalho M, Duncan BB, Andrade Lotufo P, Araújo Nobre A, et al. Prevalence, awareness, treatment and influence of socioeconomic variables on control of high blood pressure: results of the ELSA-Brasil Study. PLOS One. 2015;10(6):e0127382.
64. Collins P, Webb CM, de Villiers TJ, Stevenson JC, Panay N, Baber RJ. Cardiovascular risk assessment in women – an update. Climacteric. 2016;19(4):329-36.
65. Colditz GA, Willett WC, Stampfer MJ, Rosner B, Speizer FE, Hennekens CH. Menopause and the risk of coronary heart disease in women. N Engl J Med. 1987;316(18):1105-10.
66. Staessen JA, Ginocchio G, Thijs L, Fagard R. Conventional and ambulatory blood pressure and menopause in a prospective population study. J Hum Hypertens. 1997;11(8):507-14.
67. Leonard EA, Marshall RJ. Cardiovascular Disease in Women. Prim Care. 2018;45(1):131-141.
68. Hagberg JM, Park JJ, Brown MD. The role of exercise training in the treatment of hypertension: an update. Sports Med. 2000;30(3):193-206.
69. Rangarajan U, Kochar MS. Hypertension in women. WMJ. 2000;99(3):65-70.
70. Shihab HM, Meoni LA, Chu AY, Wang NY, Ford DE, Liang KY, et al. Body mass index and risk of incident hypertension over the life course: the Johns Hopkins Precursors Study. Circulation. 2012;126(25):2983-9.
71. Picon RV, Fuchs FD, Moreira LB, Fuchs SC. Prevalence of hypertension among elderly persons in urban Brazil: a systematic review with meta-analysis. Am J Hypertens. 2013;26(4):541-8.
72. Nascimento-Neto RM, Pereira AC, Coelho GL, Krieger JE. Sociedade Brasileira de Cardiologia. Atlas corações do Brasil. Rio de Janeiro; 2006.

73. Kokkinos PF, Narayan P, Colleran JA, Pittaras A, Notargiacomo A, Reda D, et al. Effects of regular exercise on blood pressure and left ventricular hypertrophy in African-American men with severe hypertension. N Engl J Med. 1995;333(22):1462-7.
74. Neves VJ, Fernandes T, Roque FR, Soci UP, Melo SF, de Oliveira EM. Exercise training in hypertension: Role of microRNAs. World J Cardiol. 2014;6(8):713-27.
75. Fernandes T, Magalhães FC, Roque FR, Phillips MI, Oliveira EM. Exercise training prevents the microvascular rarefaction in hypertension balancing angiogenic and apoptotic factors: role of microRNAs-16, -21, and -126. Hypertension. 2012;59(2):513-20.
76. Gava NS, Véras-Silva AS, Negrão CE, Krieger EM. Low-intensity exercise training attenuates cardiac beta-adrenergic tone during exercise in spontaneously hypertensive rats. Hypertension. 1995;26(6 Pt 2):1129-33.
77. Huang C, Yoshimoto M, Miki K, Johns EJ. The contribution of brain angiotensina II to the baroreflex regulation of renal sympathetic nerve activity in conscious normotensive and hypertensive rats. J Physiol. 2006;574(Pt 2):597-604.
78. Felix JVC, Michelini LC. Training-induced pressure fall in spontaneously hypertensive rats is associated with reduced angiotensionogen mRNA expression within the nucleus tractus solitari. Hypertension. 2007;50(4):780-5.
79. Buttler L, Jordão MT, Fragas MG, Ruggeri A, Ceroni A, Michelini LC. Maintenance of blood-brain barrier integrity in hypertension: a novel benefit of exercise training for autonomic control. Front. Physiol. 2017;8:1048.
80. Kiyonaga A, Arakawa K, Tanaka H, Shindo M. Blood pressure and hormonal responses to aerobic exercise. Hypertension. 1985;7(1):125-31.
81. Ichiyama RM, Gilbert AB, Waldrop TG, Iwamoto GA. Changes in the exercise activation of diencephalic and brainstem cardiorespiratory areas after training. Brain Res. 2002;947(2):225-33.
82. Brum PC, Da Silva GJ, Moreira ED, Ida F, Negrão CE, Krieger EM. Exercise training increases baroreceptor gain sensitivity in normal and hypertensive rats. Hypertension. 2000;36(6):1018-22.
83. Guyton AC, et al. The dominant role of the kidneys in longterm arterial pressure regulation in normal and hypertensive states. In: Laragh JH, Brenner BM, editors. Hypertension: Pathophysiology, Diagnostic and Management. New York: Raven Press; 1995.
84. Amaral SL, Silveira NP, Zorn TM, Michelini LC. Exercise training causes skeletal muscle venular growth and alters hemodynamic responses in spontaneously hypertensive rats. J Hypertens. 2001;19(5):931-40.
85. Dinenno FA, Tanaka H, Monahan KD, Clevenger CM, Eskurza I, DeSouza CA, et al. Regular endurance exercise induces expansive arterial remodelling in the trained limbs of healthy men. J Physiol. 2001;534(Pt 1):287-95.
86. Almeida L, Freitas I, Souza L, Mira PAC, Martinez D, Laterza M. Condutância Vascular Aumentada em Indivíduos Fisicamente Ativos Filhos de Hipertensos. Rev Bras Ativid Física Saúde. 2016;21(6):542-50.
87. Amaral SL, Zorn TM, Michelini LC. Exercise training normalizes wall-to-lumen ratio of the gracilis muscle arterioles and reduces pressure in spontaneously hypertensive rats. J Hypertens. 2000;18(11):1563-72.
88. Myers J. Exercise and cardiovascular health. Circulation. 2003;107(1):e2-5.
89. Lewis TV, Dart AM, Chin-Dusting JP, Kingwell BA. Exercise training increases basal nitric oxide production from the forearm in hypercholesterolemic patients. Arterioscler Thromb Vasc Biol Nov. 1999;19(11):2782-7.
90. Suvorava T, Lauer N, Kojda G. Physical inactivity causes endothelial dysfunction in healthy young mice. J Am Coll Cardiol. 2004;44(6):1320-7.
91. Fukai T, Siegfried MR, Ushio-Fukai M, Cheng Y, Kojda G, Harrison DG. Regulation of the vascular extracellular superoxide dismutase by nitric oxide and exercise training. J Clin Invest. 2000;105(11):1631-9.
92. Fleming I, Schulz C, Fichtlscherer B, Kemp BE, Fisslthaler B, Busse R. AMP-activated protein kinase (AMPK) regulates the insulin-induced activation of the nitric oxide synthase in human platelets. J Thromb and Haemostasis. 2003;90(5):863-71.

93. Hambrecht R, Adams V, Erbs S, Linke A, Kränkel N, Shu Y, et al. Regular physical activity improves endothelial function in patients with coronary artery disease by increasing phosphorylation of endothelial nitric oxide synthase. Circ Res. 2003;107(25):3152-8.
94. Zanchi NE, Bechara LRG, Tanaka LY, Debbas V, Bartholomeu T, Ramires PR. Efeito do treinamento físico aeróbico sobre a bioatividade do óxido nítrico e a vasodilatação aórtica. Rev Bras Ed Fis e Esporte. 2006;20(4):239-47.
95. Young CG, Knight CA, Vickers KC, Westbrook D, Madamanchi NR, Runge MS, et al. Differential effects of exercise on aortic mitochondria. Am J Physiol Heart Circ Physiol. 2005;288(4):H1683-9.
96. Urata H, Tanabe Y, Kiyonaga A, Ikeda M, Tanaka H, Shindo M, et al. Antihypertensive and volume-depleting effects of mild exercise on essential hypertension. Hypertension. 1987;9(3):245-52.
97. American College of Sports Medicine. Diretriz do ACSM para os testes de esforço e sua prescrição. 9 Ed. Editora Guanabara Koogan. 2014.

Seção 3

Exercício físico no tratamento de doença cardiovascular

18

Exercício físico na doença arterial coronariana

Maria Urbana Pinto Brandão Rondon
Larissa Ferreira dos Santos
Daniel Godoy Martinez
Roberto Kalil Filho

INTRODUÇÃO

A doença arterial coronariana (DAC) é caracterizada pela diminuição no fluxo de sangue coronariano, tornando a oferta de oxigênio e outros nutrientes ao coração insuficientes para suprir a demanda energética. Essa diminuição se dá por obstrução da luz do vaso pela formação de placas de ateroma causadas por depósitos de colesterol, gerando um processo inflamatório que contribui ainda mais para a obstrução local. A obstrução coronária pode levar a quadro de dor no peito, conhecida como angina pectoris. Tanto a obstrução parcial como a obstrução total podem causar o infarto agudo do miocárdio (IAM). Como o processo de desenvolvimento da DAC pode levar anos, e a doença não é detectada antes que ocorra um bloqueio significativo que leve ao quadro de dor no peito ou IAM, um controle preventivo torna-se imprescindível. A adoção de um estilo de vida saudável pode contribuir muito no controle dos fatores de risco da DAC, tais como, hipertensão arterial, diabetes, dislipidemia, tabagismo e sedentarismo.[1-4]

Segundo dados da Organização Mundial de Saúde (OMS), das 56,4 milhões de mortes globais documentadas em 2015, 39,5 milhões (70%) foram decorrentes de doenças crônicas não transmissíveis, composta por 4 principais doenças, cardiovascular, câncer, diabetes e doença pulmonar crônica.[5] Contudo, dentre essas doenças, a cardiovascular foi responsável por 17,7 milhões de mortes em 2015, sendo considerada a principal causa de óbito no mundo. Ademais, sabe-se que mais de 8,5 milhões foram atribuídas à DAC.[6]

No Brasil, essa estatística não é diferente. Dados da Secretaria de Vigilância em Saúde/Ministério da Saúde publicados em 2015 revelaram que no ano de 2013, as doenças crônicas não transmissíveis foram responsáveis por 72,6% dos óbitos no país, sendo que desses, as doenças cardiovasculares, incluindo a DAC, foram causa de 40.9% do total de óbitos.[7] Nesse cenário, fica evidenciado que as doenças cardiovasculares, em especial a DAC, continuam tendo grande impacto na mortalidade da população brasileira, sendo portanto, um grande problema de saúde pública.[5]

Neste capítulo serão abordadas as alterações autonômicas e vasculares envolvidas na fisiopatologia da DAC, assim como, os benefícios do exercício físico para estes pacientes. Finalmente, serão apresentadas recomendações para prescrição de exercício físico.

ALTERAÇÕES NEUROVASCULARES NA DAC

Algumas doenças como a DAC, o IAM e a insuficiência cardíaca estão associadas à diminuição do fluxo coronariano[8] e do fluxo muscular esquelético em repouso[9-11] e durante manobras fisiológicas, incluindo o exercício físico.[10,11] Há também evidências de que essas moléstias provocam hiperativação simpática.[12,13] Graham et al.[13] observaram que pacientes que sofreram IAM tinham atividade nervosa simpática muscular (ANSM) aumentada na fase aguda do infarto (2 a 4 dias após admissão no hospital), e que essa alteração autonômica perdurava até 6 meses após o evento isquêmico. Mais recentemente, Martinez et al.[12] observaram que a hiperativação simpática estava relacionada à diminuição do controle barorreflexo arterial que se mantinha até o 7º mês após o evento isquêmico. La Rovere et al.[14] ampliaram esses conhecimentos ao mostrar que pacientes com episódios de taquicardia ventricular foram os que apresentaram menor sensibilidade barorreflexa. Ademais, os que morreram durante o período de seguimento do estudo foram aqueles com menor sensibilidade barorreflexa. Pacientes com sensibilidade barorreflexa > 3 mseg/mmHg apresentaram taxa de mortalidade de 2,9%, enquanto os com sensibilidade barorreflexa < 3 mseg/mmHg apresentaram mortalidade de 40%. Essas observações sobre a associação do controle barorreflexo arterial e do prognóstico foram confirmadas por um estudo prospectivo e multicêntrico ATRAMI (*Autonomic Tone and Reflexes After Myocardial Infarction*),[15] realizado entre 1991 e 1994 em 25 centros distribuídos na Europa, Estados Unidos e Japão. Na avaliação da sensibilidade barorreflexa em 1.284 pacientes com infarto do miocárdio recente (menor de 28 dias) por período de 21 meses, ficou demonstrado que quanto menor a sensibilidade barorreflexa maior o risco de morte de origem cardíaca. Pacientes com sensibilidade barorreflexa < 3 mseg/mmHg apresentavam 3,5 mais chance de morte de origem cardíaca que pacientes com sensibilidade barorreflexa > 6,1 mseg/mmHg.

Outra informação importante no estudo ATRAMI foi a de que a diminuição da variável SDNN (*standard deviation of the n-n intervals* [desvio-padrão de todos os intervalos N-N]) e da variabilidade da frequência cardíaca (VFC) estavam associadas ao aumento no risco de morte de origem cardíaca. Kleiger et al.[16] observaram que os pacientes que tinham menor VFC apresentavam risco-relativo de mortalidade 5 vezes maior que os que tinham índices maiores. A diminuição da VFC é verificada em pacientes com DAC mesmo na ausência de IAM. Evrengul et al.[17] demonstraram diminuição desse parâmetro em pacientes com DAC, tanto no domínio do tempo, quanto no domínio da frequência, o que evidencia diminuição da modulação vagal e aumento da modulação simpática cardíaca.

As alterações autonômicas observadas em pacientes com IAM está presente não somente em repouso, mas, também, durante manobras fisiológicas, como o exercício físico. Martinez et al.[11] demonstraram que pacientes com IAM têm controle neurovascular alterado durante o exercício. Durante o exercício de preensão de mão (*handgrip*), realizado a 30% da contração voluntária máxima, pacientes com IAM, mesmo sem disfunção ventricular, apresentam maiores níveis de ANSM e menor resposta vasodilatadora em relação aos indivíduos saudáveis.

Evidências mostram que na DAC há diminuição da biodisponibilidade de óxido nítrico (NO)[18] e aumento da produção de radicais livres (NADPH oxidase, NO sintase induzível, xantina oxidase), o que contribui para a perda de integridade vascular, alteração no processo de angiogênese e disfunção endotelial. Essas respostas levam ao processo de remodelamento vascular, redução do fluxo sanguíneo e vasoconstrição paradoxal à estimulação com acetilcolina.[19] Nas duas últimas décadas, tem crescido o interesse pelo papel de reguladores de angiogênese a nível pós-transcricional. Esses reguladores são RNA não codificantes de proteínas, conhecidos como microRNA (miRNA).[20-23] Os miRNA são pequenas moléculas de RNA de fita simples de 22 a 25 nucleotídeos não codificantes de proteínas, que agem como reguladores negativos pós-transcricionais da expressão gênica em plantas e animais.[20,24] Ligam-se ao RNA-mensageiro (mRNA) alvo, exercendo efeitos inibitórios e, portanto, reduzindo os níveis proteicos desses genes-alvo.[24] Segundo os últimos dados do miRBase (base de dados para miRNA), até 2014, já haviam sido catalogados 35.828 produtos de miRNA maduros em 223 espécies. Somente na espécie humana são quase 2 mil miRNA catalogados.[25] Alguns miRNA foram quantificados em pacientes com DAC, o que ajuda a compreender a regulação dessa doença em nível molecular.

Em humanos, a expressão do miRNA-126 plasmático[26] e em células progenitoras endoteliais isoladas de células mononucleadas do sangue total[27] encontram-se reduzidas em pacientes com DAC. Outro miRNA descrito em pacientes com DAC é o miRNA-21 que regula a expressão de NO sintase endotelial (eNOS) via *shear stress*.[28]

Um estudo recente demonstrou que o miRNA-21 circulante está aumentado em pacientes com DAC.[29] Ademais, Zhou et al.[30] verificaram que a exposição de células endoteliais da veia umbilical humana ao *shear stress* oscilatório aumentava a expressão do miRNA-21, o que foi associado como o mediador do fenótipo pró-inflamatório destas células.

Portanto, os miRNA são biomarcadores com potencial de controle do desenvolvimento e progressão da DAC, e para o tratamento de doenças cardiovasculares.

BENEFÍCIOS DO EXERCÍCIO FÍSICO NA DAC

A prática regular de exercício físico é uma recomendação para pacientes com DAC mesmo após IAM.[31,32] O exercício físico tem mostrado benefícios para esse grupo de pacientes, inclusive em relação à evolução e ao prognóstico. Uma metanálise recente, com 14.400 pacientes, mostrou que a participação em um programa de exercício físico reduziu a mortalidade cardiovascular e a necessidade de hospitalização, além de melhorar a qualidade de vida em pacientes com IAM ou revascularização miocárdica. Em estudo clássico, Hambrecht et al.[33] verificaram, em pacientes com DAC diagnosticada por angiografia coronariana randomizados para 12 meses de treinamento físico aeróbio ou intervenção coronariana percutânea (angioplastia), que o exercício físico aumentou a sobrevivência livre de eventos e a capacidade física, e diminuiu a frequência cardíaca de repouso. Ademais, o treinamento físico diminuiu o custo financeiro do acompanhamento clínico, sobretudo pelo menor número de hospitalizações e revascularizações decorrentes da doença. Evidentemente, não se trata de recomendar o treinamento físico em detrimento da angioplastia. A ideia é preconizar o exercício físico em associação como tratamento clínico convencional ao paciente com IAM e revascularização.

A seguir, serão abordados parâmetros relacionados à prática do exercício físico e as suas implicações para o paciente com DAC.

Capacidade física

Em estudo clássico, em que Myers et al.[34] avaliaram a capacidade física de 6.213 homens com ou sem DAC, com seguimento de 14 anos, mostrou que independentemente do histórico de hipertensão arterial, doença pulmonar obstrutiva crônica, diabetes, tabagismo, índice de massa corporal acima de 30 kg/m^2 e níveis de colesterol total > 220 mg/dL no sangue, a capacidade física foi um preditor de morte. A taxa de mortalidade foi o dobro nos indivíduos com baixa capacidade física. Ademais, nessa metanálise foi observado que esses resultados se mantinham para indivíduos com doença cardiovascular. Portanto, a capacidade física deve ser considerada um preditor independente de mortalidade, ttanto para indivíduos sem quanto com doença cardiovascular.

Circulação coronariana

Há evidências de que o treinamento físico aumenta a circulação coronariana e, portanto, a irrigação sanguínea para o miocárdio. Hambrecht et al.[35] avaliaram 19 pacientes com disfunção endotelial coronariana constatada por vasoconstrição paradoxal induzida por infusão de acetilcolina. Destes, 10 pacientes realizaram treinamento físico aeróbio por 4 semanas, enquanto os outros 9 continuaram o seguimento clínico pelo mesmo período. Os autores observaram que os pacientes do grupo treinamento físico aumentaram o diâmetro luminal da coronária, bem como o fluxo sanguíneo coronariano. Poucas alterações foram verificadas no grupo não treinado. Dentre os mecanismos responsáveis pelo aumento da circulação coronariana estão a melhora da função endotelial, a regressão da placa aterosclerótica, o aumento da circulação colateral e a vasculogênese.

Função endotelial

Sabe-se que o treinamento físico melhora a função endotelial de pacientes com DAC. Um dos mecanismos envolvidos nessa resposta é o aumento da expressão gênica (RNAm) e proteica da eNOS. O treinamento físico aeróbio aumenta a fosforilação da enzima eNOS na posição da serina 1177 e a fosforilação da Akt na posição da serina 473, o que eleva a biodisponibilidade de NO.[53] Outros verificaram que pacientes com DAC submetidos a 4 semanas de treinamento físico aeróbio apresentavam menor atividade enzimática da NAD(P)H oxidase e menor expressão do receptor de angiotensina 1 (AT_1), cujo resultado foi a menor geração de espécies reativas de oxigênio.[36] Esses resultados apontam o fato de que o treinamento físico aeróbio é uma conduta muito importante na melhora da função endotelial de pacientes com DAC. Vale ressaltar que outras modalidades de treinamento físico, além do aeróbio, podem influenciar a saúde vascular endotélio-dependente.

Vona et al.,[37] comparando os efeitos do treinamento físico aeróbio, resistido e combinado (aeróbio mais resistido) na função endotelial de pacientes após primeiro IAM não complicado, observaram aumento da dilatação fluxo mediada em todos os tipos de treinamento físico. Esses resultados sugerem que esses 3 tipos de treinamento físico melhoram a função endotelial de pacientes com infarto do miocárdio. O curioso foi o fato de que um mês de destreinamento levou à perda nas respostas vasculares obtidas. Desse estudo pode-se concluir que o treinamento físico deve ser uma conduta continuada no tratamento do paciente com DAC.

Regressão da placa aterosclerótica coronariana

A regressão ou mesmo o retardo na progressão da placa aterosclerótica coronariana têm sido sugeridos como efeito do treinamento físico nos pacientes com DAC. Num elegante estudo, Niebauer et al.[38] demonstraram atenuação da progressão da placa aterosclerótica coronariana de pacientes com DAC após período de 6 anos de treinamento físico associado à dieta hipolipídica. O grupo-controle, que não realizou as intervenções propostas, apresentou maior progressão da placa aterosclerótica coronariana. Nesse mesmo sentido, Ornish et al.[39] demonstraram regressão da placa aterosclerótica de pacientes com DAC submetidos à mudança de estilo de vida, que incluía dieta vegetariana com apenas 10% de gordura, exercícios aeróbios, gerenciamento do estresse, cessação do tabagismo e apoio psicossocial em grupo por período de 5 anos. Os autores demonstraram também que a regressão da placa aterosclerótica foi mais pronunciada aos 5 anos após mudança de estilo de vida em comparação a 1 ano. Por outro lado, o grupo-controle sem qualquer alteração no estilo de vida apresentou progressão da placa aterosclerótica e 2 vezes mais eventos cardíacos em comparação ao grupo submetido à mudança de estilo de vida. Cabe ressaltar que durante os 5 anos de estudo nenhum paciente do grupo-intervenção fez uso de medicamentos hipolipemiantes.

Já, Madssen et al.[40] investigaram o efeito do treinamento físico aeróbio realizado na modalidade contínua ou intervalada na possível redução da placa aterosclerótica de pacientes com DAC após a implantação de *stent* coronariano. O treinamento físico intervalado foi realizado da seguinte forma: 4 séries de 4 minutos de exercício em esteira rolante com intensidade entre 85 e 95% da frequência cardíaca máxima e 3 minutos com intensidade de 70% da frequência cardíaca máxima. Por outro lado, o treinamento aeróbio contínuo foi realizado com 46 minutos de exercício em esteira rolante a 70% da frequência cardíaca máxima. Ambos os protocolos de treinamento foram realizados de forma isocalórica, 3 vezes por semana por período de 12 semanas. Os autores demonstraram regressão da placa aterosclerótica e do núcleo necrótico independentemente da modalidade de treinamento físico realizado.

Formação de vasos colaterais

Belardinelli et al.[41] demonstraram, em pacientes com DAC, aumento no escore de vasos colaterais nas coronárias após treinamento físico aeróbio realizado com intensidade de 60% do consumo máximo de oxigênio, 3 vezes por semana, durante

8 semanas. Nesse estudo, o escore de vasos colaterais nas coronárias do grupo-controle (sem treinamento físico) não foi alterado.

O EXCITE[42] (*Exercise Training on Coronary Collateral Circulation in Patients With Stable Coronary Artery Disease*), estudo prospectivo, controlado e randomizado que avaliou o efeito de 4 semanas de treinamento físico com volume de 10 horas de treinamento por semana, avaliou os efeitos do treinamento moderado (60% do consumo de oxigênio de pico) e do treinamento de alta intensidade (intervalado de 70 a 95% do consumo de oxigênio de pico) sobre o índice de fluxo colateral coronariano de pacientes com DAC. Os que treinaram em alta intensidade aumentaram em 39,4% o índice de fluxo colateral coronariano, enquanto os pacientes que treinaram em moderada intensidade aumentaram em 41,3% o mesmo índice. Por outro lado, o grupo-controle que não realizou treinamento físico não apresentou qualquer alteração do índice de fluxo colateral coronariano.

Angiogênese

Alguns estudos têm demonstrado aumento do número das células progenitoras do endotélio provenientes da medula óssea em resposta ao treinamento físico, o que pode levar à angiogênese e, em consequência, melhora da perfusão miocárdica.

Laufs et al.[43] verificaram que o treinamento físico de moderada intensidade, realizado por 28 dias, aumentou significativamente o número e reduziu a apoptose de células progenitoras do endotélio de pacientes com DAC. Ademais, Adams et al.[44] observaram em pacientes com DAC sintomática que uma única sessão de exercício físico realizada na presença de isquemia, ou seja, acima do limiar de isquemia miocárdica aumentou as células progenitoras do endotélio e o fator de crescimento vascular endotelial. Entretanto, pacientes que não tiveram resposta isquêmica durante a sessão de exercício físico não apresentaram tais respostas. Da mesma forma, Sandri et al.[45] demonstraram que o treinamento físico realizado abaixo do limiar de isquemia durante 4 semanas não foi eficaz em aumentar o número das células progenitoras do endotélio em pacientes com DAC.

Em conjunto, esses estudos sugerem que o treinamento físico em intensidade acima do limiar de isquemia miocárdica estimula mecanismos que levam à angiogênese. Entretanto, essa é uma área que necessita de mais investigações para confirmar essa resposta.

Controle autonômico

Estudos realizados nos últimos anos mostram que o exercício físico praticado regularmente provoca alterações autonômicas importantes. Iellamo et al.[46] verificaram que o treinamento físico aeróbio, com duas sessões diárias, durante 2 semanas, causou aumento na sensibilidade barorreflexa e na VFC de pacientes com DAC e revascularização do miocárdio. La Rovere et al.[47] observaram que o treinamento físico aumentou a sensibilidade barorreflexa em pacientes com IAM. Além disso, esses autores observaram menor mortalidade de origem cardíaca no grupo-treinado em comparação ao grupo-controle durante os 10 anos de seguimento.

Pacientes com IAM submetidos ao treinamento físico aeróbio durante 4 semanas apresentaram aumento na sensibilidade barorreflexa da frequência cardíaca, tanto durante ativação (infusão de fenilefrina) quanto durante desativação (infusão de nitroprussiato de sódio) dos barorreceptores. Ademais, o treinamento físico diminuiu a atividade nervosa simpática.[48]

Martinez et al.,[12] avaliando os efeitos do treinamento físico de longa duração na ANSM e na sensibilidade barorreflexa da ANSM de pacientes após IAM não complicado, verificaram que o treinamento físico iniciado 1 mês após o evento isquêmico normalizou a sensibilidade barorreflexa no segundo mês de treino e que essa resposta se manteve até o sétimo mês de estudo. Nesse estudo, foi demonstrado também que o treinamento físico normalizou a ANSM e o componente de baixa frequência da pressão arterial sistólica (representativo da atividade simpática vascular).

Mais recentemente, Ferreira-Santos et al.[49] avaliaram o efeito do treinamento físico no controle neurovascular em repouso e durante o exercício físico, de pacientes com síndrome isquêmica miocárdica instável (pacientes com angina ou infarto do miocárdio com ou sem supradesnivelamento do segmento ST ao eletrocardiograma) e polimorfismo do receptor beta2-adrenérgico Gln27Glu (Gln= glutamina; Glu= glutamato ou ácido glutâmico). Os pacientes foram divididos em 2 grupos de acordo com o polimorfismo Gln27Glu do receptor beta2-adrenérgico: (1) com genótipo Gln27Gln (homozigoto para a glutamina); e (2) com genótipos Gln27Glu (heterozigoto) + Glu27Glu (homozigoto para o ácido glutâmico). Ambos os grupos realizaram um programa de treinamento físico de 8 semanas, com a frequência de 3 sessões semanais com duração de 60 minutos (40 minutos de exercício aeróbio em clicloergômetro e 20 minutos de exercícios de resistência muscular localizada e alongamentos) cada sessão. No início do estudo (pré-intervenção), os pacientes que tinham o genótipo Gln27Gln apresentaram níveis mais elevados de ANSM e pressão arterial média em repouso e respostas aumentadas durante o exercício isométrico de preensão de mão (*handgrip*, 30% da contração voluntária máxima) quando comparado ao grupo Gln27Glu + Glu27Glu. Após 2 meses de treinamento físico, os níveis e as respostas de ANSM durante o exercício diminuíram no grupo com genótipo Gln27Gln, se igualando aos do grupo Gln27Glu + Glu27Glu. Em relação à função vascular, o treinamento físico aumentou significativamente a resposta vasodilatadora muscular no grupo Gln27Glu + Glu27Glu. Esses achados sugerem que pacientes com síndrome isquêmica miocárdica instável que apresentam o genótipo Gln27Gln têm risco cardiovascular aumentado. Um programa de reabilitação cardíaca baseada em exercício é uma estratégia importante para restaurar o controle neurovascular nesses pacientes e, possivelmente, para diminuir o risco cardiovascular.

PRESCRIÇÃO DE EXERCÍCIO PARA O PACIENTE COM DAC

Com nível de recomendação A, o que significa que, fundamentadas em resultados obtidos em grandes ensaios clínicos aleatorizados e metanálises, as principais instituições de saúde do mundo, como a American Heart Association (AHA), o American College of Sports Medicine (ACSM), a European Society of Cardiology (ESC), a OMS e a Sociedade Brasileira de Cardiologia (SBC) recomendam o exercício aeróbio, resistência muscular localizada e flexibilidade como conduta para pacientes com DAC. Um programa de exercício físico é muito importante no processo de conscientização, combate aos fatores de risco de doença cardiovascular e melhora da qualidade de vida.

Antes de iniciar um programa, é indicado que o paciente passe por uma avaliação pré-participação com exame clínico feito por um cardiologista e realize um teste de esforço em ergômetro ou um teste cardiopulmonar (ergoespirometria).[50] É importante conhecer que para uma prescrição de exercícios adequada é necessário que o paciente realize o teste de esforço ou cardiopulmonar em uso pleno de todas as suas medicações.

As recomendações para a prática do exercício aeróbio, segundo as Diretrizes do ACSM,[50] são apresentadas na Tabela 18.1. Em relação ao exercício resistido, ou seja, contra resistência, tem sido recomendado uma frequência de 2 a 3 vezes por semana, com exercícios que utilizem elásticos, pesos livres, caneleiras, máquinas, entre outros. No início do programa, a sessão deve incluir apenas uma série para cada exercício, com 10 a 15 repetições e intensidade leve a moderada. Isto é, 30 a 40% de uma repetição máxima (RM) para o grupamento superior e 50 a 60% de uma RM para grupamento inferior. A progressão da carga, bem como o número de séries, deve ser lenta e de acordo com a adaptação do paciente. Sugere-se o incremento de 5% quando o paciente já estiver realizando o exercício com conforto. Recomenda-se também a Escala de Borg entre 11 e 13, para a medida do cansaço subjetivo. É adequado exercitar os grandes grupos musculares antes dos pequenos.[50,51]

O treinamento de flexibilidade deve complementar os exercícios aeróbios e resistidos. Deve-se realizar exercícios de alongamento com frequência de 2 a 3 vezes por semana, estendendo o músculo até um ponto de tensão que não haja desconforto durante 15 a 30 segundos e repetir de 2 a 4 vezes cada exercício.[52]

TABELA 18.1 Recomendação de prescrição de exercícios aeróbios para pacientes com doença cardiovascular

Exercícios	✔ Aeróbios (atividades rítmicas dos grandes grupos musculares, como caminhada, corrida, ciclismo, entre outras)
Duração	✔ 20 a 60 minutos ✔ Após episódio cardíaco: – Começar com 5 a 10 minutos de condicionamento aeróbio e aumentar o tempo por sessão de 10 a 20% por semana
Frequência	✔ 3 a 5 vezes por semana
Intensidade	✔ Baseada no teste de esforço em ergômetro: 40 a 80% da FC de reserva* ou pico do consumo de oxigênio (VO_2pico) ✔ Baseada no teste ergoespirométrico: FC obtida no limiar anaeróbio ventilatório (LA) até a intensidade de 10% abaixo da FC obtida no ponto de compensação respiratória (PCR) ✔ PSE de 11 a 16 e uma escala de 6 a 20 (escala de Borg)
Progressão	✔ O progresso deve ser individualizado para a tolerância do paciente Levar em consideração: – Nível de condicionamento físico inicial – Objetivos e motivação – Sintomas e limitações musculoesqueléticas – As sessões podem incluir exercícios contínuos ou intermitentes
Recomendação	✔ Quando o resultado do teste de esforço for positivo para isquemia cardíaca e/ou arritmia: – No teste de esforço em ergômetro: considerar como FC máxima aquela obtida no estágio de positivação para o cálculo da intensidade do exercício – No teste ergoespirométrico: considerar como FC máxima aquela observada no limiar de isquemia/arritmia e calcular a intensidade do exercício reduzindo 10 batimentos dessa FC

FC: frequência cardíaca; PSE: percepção subjetiva de esforço.
* Fórmula da FC de reserva para prescrição do exercício após o teste de esforço: FC treinamento = [FC máxima obtida no teste – FC repouso] x intensidade (de 0,4 a 0,8) + FC repouso
Fonte: American College of Sports Medicine[50] e Alves GB. et al.[51,54]

Respostas adversas podem acontecer durante a sessão de exercícios. Assim, para evitar episódios de eventos cardiovasculares, a sessão deve ser interrompida imediatamente quando houver alguma das respostas a seguir:[50]

- ✔ Aumento da pressão arterial diastólica ≥ 110 mmHg.
- ✔ Diminuição da pressão arterial sistólica > 10 mmHg.
- ✔ Alterações eletrocardiográficas sugestivas de isquemia.
- ✔ Arritmias ventriculares ou atriais significativas.
- ✔ Sinais e/ou sintomas de intolerância ao esforço (angina ou dispneia).

CONSIDERAÇÕES FINAIS

Fica evidenciado que um programa de reabilitação cardiovascular baseado em exercício físico deve ser fortemente recomendado para o paciente com DAC. Essa conduta PREVINE a progressão da doença e reduz a mortalidade. Contudo, é importante ressaltar que antes do início de um programa de exercícios físicos é fundamental uma avaliação do estado clínico do paciente por um cardiologista e a realização de um teste de esforço, de preferência ergoespirométrico, para avaliação das respostas cardiovascular e metabólica ao esforço, e para prescrição adequada dos exercícios.

REFERÊNCIAS BIBLIOGRÁFICAS

1. Tousoulis D, Kampoli AM, Papageorgiou N, Androulakis E, Antoniades C, Toutouzas K, Stefanadis C. Pathophysiology of atherosclerosis: the role of inflammation. Curr Pharm Des. 2011;17(37):4089-110.
2. Yusuf S, Hawken S, Ounpuu S, Dans T, Avezum A, Lanas F, et al.; INTERHEART Study Investigators. Effect of potentially modifiable risk factors associated with myocardial infarction in 52 countries (the INTERHEART study): case-control study. Lancet. 2004;364(9438):937-52.
3. Simão AF, Precoma DB, Andrade JP, Correa FH, Saraiva JF, Oliveira GM, et al.; Sociedade Brasileira de Cardiologia. I Diretriz Brasileira de Prevenção Cardiovascular. Arq Bras Cardiol. 2013;101(6 Suppl 2):1-63.
4. Cesar LA, Ferreira JF, Armaganijan D, Gowdak LH, Mansur AP, Bodanese LC, et al.; Sociedade Brasileira de Cardiologia. Diretriz de Doença Coronariana Estável. Arq Bras Cardiol. 2014;103(2 Suppl 2):1-56.
5. World Health Organization [WHO]. NCD mortality and morbidity. Available from: https://www.who.int/gho/ncd/mortality_morbidity/en/ [Acess in: 3 feb. 2018].
6. World Health Organization [WHO]. Methods and data sources for global causes of death 2000-2015. Global Health Estimates Technical Paper WHO/HIS/HSI/GHE/2016.3. Geneva: World Health Organization; 2016. Available from: https://www.who.int/healthinfo/global_burden_disease/GlobalCOD_method_2000_2015.pdf.
7. Brasil. Ministério da Saúde. Secretaria de Vigilância em Saúde. Departamento de Vigilância de Doenças e Agravos Não Transmissíveis e Promoção da Saúde. Saúde Brasil 2014: uma análise da situação de saúde e das causas externas/ Ministério da Saúde, Secretaria de Vigilância em Saúde, Departamento de Vigilância de Doenças e Agravos Não Transmissíveis e Promoção da Saúde. Brasília: Ministério da Saúde; 2015. Disponível em: http://portalms.saude.gov.br/saude-de-a-z/vigilancia-de-doencas-cronicas-nao-transmissiveis [Acesso em: 3 fev. 2018].
8. Hambrecht R, Fiehn E, Weigl C, Gielen S, Hamann C, Kaiser R, et al. Regular physical exercise corrects endothelial dysfunction and improves exercise capacity in patients with chronic heart failure. Circulation. 1998;98(24):2709-15.
9. Antunes-Correa LM, Melo RC, Nobre TS, Ueno LM, Franco FG, Braga AM, et al. Impact of gender on benefits of exercise training on sympathetic nerve activity and muscle blood flow in heart failure. Eur J Heart Fail. 2010;12(1):58-65.
10. Soares-Miranda L, Franco FG, Roveda F, Martinez DG, Rondon MU, Mota J, et al. Effects of exercise training on neurovascular responses during handgrip exercise in heart failure patients. Int J Cardiol. 2011;146(1):122-5.
11. Martinez DG, Nicolau JC, Lage RL, Trombetta IC, de Matos LD, Laterza MC, et al. Abnormal muscle vascular responses during exercise in myocardial infarction patients. Int J Cardiol. 2013;165(1):210-2.

12. Martinez DG, Nicolau JC, Lage RL, Toschi-Dias E, de Matos LD, Alves MJ, et al. Effects of long-term exercise training on autonomic control in myocardial infarction patients. Hypertension. 2011;58(6):1049-56.
13. Graham LN, Smith PA, Stoker JB, Mackintosh AF, Mary DA. Time course of sympathetic neural hyperactivity after uncomplicated acute myocardial infarction. Circulation. 2002;106(7):793-7.
14. La Rovere MT, Specchia G, Mortara A, Schwartz PJ. Baroreflex sensitivity, clinical correlates, and cardiovascular mortality among patients with a first myocardial infarction. A prospective study. Circulation. 1988;78(4):816-24.
15. La Rovere MT, Bigger JT Jr, Marcus FI, Mortara A, Schwartz PJ. Baroreflex sensitivity and heart-rate variability in prediction of total cardiac mortality aftermyocardial infarction. ATRAMI (Autonomic Tone and Reflexes After Myocardial Infarction) Investigators. Lancet. 1998;351(9101):478-84.
16. Kleiger RE, Miller JP, Bigger JT Jr, Moss AJ. Decreased heart rate variability and its association with increased mortality after acute myocardial infarction. Am J Cardiol. 1987;59(4):256-62.
17. Evrengul H, Tanriverdi H, Kose S, Amasyali B, Kilic A, Celik T, Turhan H. The relationship between heart rate recovery and heart rate variability in coronary artery disease. Ann Noninvasive Electrocardiol. 2006;11(2):154-62.
18. Verma S, Anderson TJ. Fundamentals of endothelial function for the clinical cardiologist. Circulation. 2002;105(5):546-9.
19. Ludmer PL, Selwyn AP, Shook TL, Wayne RR, Mudge GH, Alexander RW, Ganz P. Paradoxical vasoconstriction induced by acetylcholine in atherosclerotic coronary segments. N Engl J Med. 1986;315(17):1046-51.
20. Suárez Y, Sessa WC. MicroRNAs as novel regulators of angiogenesis. Circ Res. 2009;104(4):442-54.
21. Fernandes T, Magalhães FC, Roque FR, Phillips MI, Oliveira EM. Exercise training prevents the microvascular rarefaction in hypertension balancing angiogenic and apoptotic factors: role of microRNAs-16, -21, and -126. Hypertension. 2012;59(2):513-20.
22. Wang S, Aurora AB, Johnson BA, Qi X, McAnally J, Hill JA, et al. The endothelial-specific microRNA miR-126 governs vascular integrity and angiogenesis. Dev Cell. 2008;15(2):261-71.
23. DA Silva ND Jr, Fernandes T, Soci UP, Monteiro AW, Phillips MI, DE Oliveira EM. Swimming training in rats increases cardiac MicroRNA-126 expression and angiogenesis. Med Sci Sports Exerc. 2012;44(8):1453-62.
24. Kim VN. MicroRNA biogenesis: coordinated cropping and dicing. Nat Rev Mol Cell Biol. 2005;6(5):376-85.
25. Kozomara A, Griffiths-Jones S. miRBase: annotating high confidence microRNAs using deep sequencing data. Nucleic Acids Res. 2014;42:D68-D73.
26. Fichtlscherer S, De Rosa S, Fox H, Schwietz T, Fischer A, Liebetrau C, et al. Circulating microRNAs in patients with coronary artery disease. Circ Res. 2010;107(5):677-84.
27. Zhang Q, Kandic I, Kutryk MJ. Dysregulation of angiogenesis-related microRNAs in endothelial progenitor cells from patients with coronary artery disease. Biochem Biophys Res Commun. 2011;405(1):42-6.
28. Weber M, Baker MB, Moore JP, Searles CD. MiR-21 is induced in endothelial cells by shear stress and modulates apoptosis and eNOS activity. Biochem Biophys Res Commun. 2010;393(4):643-8.
29. Han H, Qu G, Han C, Wang Y, Sun T, Li F, et al. MiR-34a, miR-21 and miR-23a as potential biomarkers for coronary artery disease: a pilot microarray study and confirmation in a 32 patients cohort. Exp Mol Med. 2015;47:e138.
30. Zhou J, Wang KC, Wu W, Subramaniam S, Shyy JY, Chiu JJ, et al. MicroRNA-21 targets peroxisome proliferatorsactivated receptor-alpha in an autoregulatory loop to modulate flow-induced endothelial inflammation. Proc Natl Acad Sci USA. 2011;108(25):10355-60.
31. Anderson L, Oldridge N, Thompson DR, Zwisler AD, Rees K, Martin N, Taylor RS. Exercise-based cardiac rehabilitation for coronary heart disease: cochrane systematic review and meta-analysis. J Am Coll Cardiol. 2016;67(1):1-12.
32. Avezum Junior Á, Feldman A, Carvalho AC, Sousa AC, Mansur Ade P, Bozza AE, et al.; Brazilian Society of Cardiology. V Guideline of the Brazilian Society of Cardiology on Acute Myocardial Infarction Treatment with ST Segment Elevation. Arq Bras Cardiol. 2015;105(2 Suppl 1):1-105.

33. Hambrecht R, Walther C, Möbius-Winkler S, Gielen S, Linke A, Conradi K, et al. Percutaneous coronary angioplasty compared with exercise training in patients with stablecoronary artery disease: a randomized trial. Circulation. 2004;109(11):1371-8.
34. Myers J, Prakash M, Froelicher V, Do D, Partington S, Atwood JE. Exercise capacity and mortality among men referred for exercise testing. N Engl J Med. 2002;346(11):793-801.
35. Hambrecht R, Wolf A, Gielen S, Linke A, Hofer J, Erbs S, et al. Effect of exercise on coronary endothelial function in patients with coronary artery disease. N Engl J Med. 2000;342(7):454-60.
36. Adams V, Linke A, Kränkel N, Erbs S, Gielen S, Möbius-Winkler S, et al. Impact of regular physical activity on the NAD(P)H oxidase and angiotensin receptor system in patients with coronary artery disease. Circulation. 2005;111(5):555-62.
37. Vona M, Codeluppi GM, Iannino T, Ferrari E, Bogousslavsky J, von Segesser LK. Effects of different types of exercise training followed by detraining on endothelium-dependentdilation in patients with recent myocardial infarction. Circulation. 2009;119(12):1601-8.
38. Niebauer J, Hambrecht R, Velich T, Hauer K, Marburger C, Kälberer B, et al. Attenuated progression of coronary artery disease after 6 years of multifactorial risk intervention: role of physical exercise. Circulation. 1997;96(8):2534-41.
39. Ornish D, Scherwitz LW, Billings JH, Brown SE, Gould KL, Merritt TA, et al. Intensive lifestyle changes for reversal of coronary heart disease. JAMA. 1998;280(23):2001-7.
40. Madssen E, Moholdt T, Videm V, Wisløff U, Hegbom K, Wiseth R. et al. Coronary atheroma regression and plaque characteristics assessed by grayscale and radiofrequency intravascular ultrasound after aerobic exercise. Am J Cardiol. 2014;114(10):1504-11.
41. Belardinelli R, Georgiou D, Ginzton L, Cianci G, Purcaro A. Effects of moderate exercise training on thallium uptake and contractile response to low-dose dobutamine of dysfunctional myocardium in patients with ischemic cardiomyopathy. Circulation. 1998;97(6):553-61.
42. Möbius-Winkler S, Uhlemann M, Adams V, Sandri M, Erbs S, Lenk K, et al. Coronary collateral growth induced by physical exercise: results of the impact of intensive exercise training on coronary collateral circulation in patients with stable coronary artery disease (EXCITE) trial. Circulation. 2016;133(15):1438-48.
43. Laufs U, Werner N, Link A, Endres M, Wassmann S, Jürgens K, et al. Physical training increases endothelial progenitor cells, inhibits neointima formation, and enhances angiogenesis. Circulation. 2004;109(2):220-6.
44. Adams V, Lenk K, Linke A, Lenz D, Erbs S, Sandri M, et al. Increase of circulating endothelial progenitor cells in patients with coronary artery disease after exercise-induced ischemia. Arterioscler Thromb Vasc Biol. 2004;24(4):684-90.
45. Sandri M, Adams V, Gielen S, Linke A, Lenk K, Kränkel N, et al. Effects of exercise and ischemia on mobilization and functional activation of blood-derived progenitor cells in patients with ischemic syndromes: results of 3 randomized studies. Circulation. 2005;111(25):3391-9.
46. Iellamo F, Legramante JM, Massaro M, Raimondi G, Galante A. Effects of a residential exercise training on baroreflex sensitivity and heart rate variability in patients with coronary artery disease: A randomized, controlled study. Circulation. 2000;102(21):2588-92.
47. La Rovere MT, Bersano C, Gnemmi M, Specchia G, Schwartz PJ. Exercise-induced increase in baroreflex sensitivity predicts improved prognosis after myocardial infarction. Circulation. 2002;106(8):945-9.
48. Mimura J, Yuasa F, Yuyama R, Kawamura A, Iwasaki M, Sugiura T, Iwasaka T. The effect of residential exercise training on baroreflex control of heart rate and sympathetic nerve activity in patients with acute myocardial infarction. Chest. 2005;127(4):1108-15.
49. Ferreira-Santos L, Martinez DG, Nicolau JC, Moreira HG, Alves MJ, Pereira AC, et al. Neurovascular control during exercise in acute coronary syndrome patients with Gln27Glu polymorphism of β2-adrenergic receptor. PLoS One. 2017;12(2):e0173061.
50. American College of Sports Medicine. Diretrizes do ACSM para testes de esforço e sua prescrição. 9ª ed. Rio de Janeiro: Guanabara; 2016.

51. Alves GB, et al. Reabilitação cardiovascular e condicionamento físico. In: Negrão CE, Barreto ACP, editors. Cardiologia do exercício do atleta ao cardiopata. 3ª ed. Barueri, SP: Manole; 2010.
52. American College of Sports Medicine. Diretrizes do ACSM para testes de esforço e sua prescrição. 7ª ed. Rio de Janeiro: Guanabara; 2007.
53. Hambrecht R, Adams V, Erbs S, Linke A, Krankel N, Shu Y, et al. Regular physical activity improves endothelial function in patients with coronary artery disease by increasing phosphorylation of endothelial nitric oxide synthase. Circulation. 2003;107(25):3152-8.
54. Rondon, M. U. P. B.; Martinez, D. G. Exercício físico na doença arterial coronariana. In: Avaliação e prescrição de exercícios físicos: normas e diretrizes.1a. edição, Barueri, SP: Editora Manole Ltda., 2016, v.1, p. 159-174.

19

Adaptações moleculares ao treinamento físico aeróbico na insuficiência cardíaca: músculos cardíaco e esquelético

Alessandra Medeiros
Aline Villa Nova Bacurau
Júlio Cesar Batista Ferreira
Luiz Roberto Grassmann Bechara
Patricia Chakur Brum

INTRODUÇÃO

Nas últimas décadas, o tratamento da insuficiência cardíaca (IC) evoluiu bastante, promovendo mudanças significativas na qualidade de vida e no prognóstico acometidos dessa síndrome. Entretanto, a revisão da taxa de mortalidade desses pacientes tratados com tratamento-padrão, em ensaios clínicos contemporâneos, aponta um quadro ainda muito desapontador. A IC continua entre as maiores causas de morbimortalidade mundial, sendo a gravidade reconhecida em inúmeros estudos epidemiológicos. Nesse sentido, a busca por terapias que influenciem o curso temporal e o prognóstico da síndrome ainda perseveram.

Para o melhor êxito no tratamento da IC, estratégias não farmacológicas como o treinamento físico têm sido associadas à terapia farmacológica convencional com sucesso. O treinamento físico aeróbio contínuo ou intervalado é capaz de melhorar a qualidade de vida do paciente associada a adaptações, tanto na função contrátil cardíaca como na do músculo esquelético. No entanto, para que a associação do treinamento físico ao tratamento farmacológico da IC seja mais eficaz, o conhecimento das alterações moleculares associadas tanto à síndrome em si quanto às terapias farmacológicas e não farmacológicas se faz necessário e iminente.

No presente capítulo, serão apresentados os principais mecanismos moleculares envolvidos nas alterações morfofuncionais cardíacas e da musculatura esquelética na IC. Ademais, serão mostrados os principais efeitos moleculares do treinamento físico aeróbico como estratégia terapêutica na IC.

ADAPTAÇÕES CARDÍACAS AO TREINAMENTO FÍSICO AERÓBICO NA INSUFICIÊNCIA CARDÍACA

Função cardíaca

A IC é uma síndrome clínica, classicamente definida como falência do coração em propiciar suprimento adequado de sangue para as necessidades metabólicas teciduais.[1] Essa falência cardíaca é um processo progressivo e está associada à ativação de mecanismos compensatórios que, apesar de serem inicialmente benéficos, contribuem para a progressão do processo de deterioração da função cardíaca.[2,3]

Um dos principais mecanismos compensatórios ativados nos estágios iniciais da doença é o aumento da atividade do sistema nervoso simpático. A redução do débito cardíaco, observada durante a progressão da disfunção cardíaca, provoca aumento compensatório da atividade do sistema nervoso simpático.[4] A exposição aguda do coração à essa hiperatividade simpática parece ser benéfica, pois o aumento da atividade simpática eleva a frequência cardíaca, a contratilidade miocárdica, a resistência periférica e ativa o sistema renina-angiotensina-aldosterona. Essas respostas, em curto prazo, ajustam a circulação à IC, contribuindo para a manutenção do débito cardíaco nas fases iniciais da doença. No entanto, exposições crônicas às catecolaminas liberadas pelos terminais nervosos simpáticos levam à elevação contínua da atividade simpática, a qual contribui para o dano no tecido miocárdico e deterioração ainda maior da função cardíaca, além do aumento no consumo de oxigênio pelo miocárdio e da maior ocorrência de arritmias.[5]

Os mecanismos moleculares associados à disfunção cardíaca observada na IC têm sido amplamente estudados nos últimos anos. E, como o Ca^{2+} representa o maior mensageiro intracelular, regulando diversas atividades, tais como contratilidade, metabolismo, transporte, secreção e transcrição,[6] tem sido um dos principais alvos dessas investigações. A sinalização do Ca^{2+} para diferentes respostas celulares depende da manutenção da sua homeostasia intracelular, fortemente controlada pela cascata de sinalização adrenérgica. Vários canais, bombas e trocadores são responsáveis pela manutenção de altas concentrações de Ca^{2+} citosólico durante a sístole e baixas concentrações de Ca^{2+} durante a diástole (Figura 19.1A).

Para que ocorra o processo excitação-contração, primeiramente ocorre entrada de Ca^{2+} na célula cardíaca, principalmente via canais para Ca^{2+} voltagem-dependentes (tipo L), presentes no sarcolema da célula, na região dos túbulos-T. Em seguida, a entrada de Ca^{2+} na célula induz a liberação de Ca^{2+} pelos canais para rianodina (RYR), presentes no retículo sarcoplasmático, esse processo é chamado liberação de Ca^{2+}-Ca^{2+} induzida.[7,8] A principal isoforma dos canais para rianodina encontrada no cardiomiócito é a RYR2.[9]

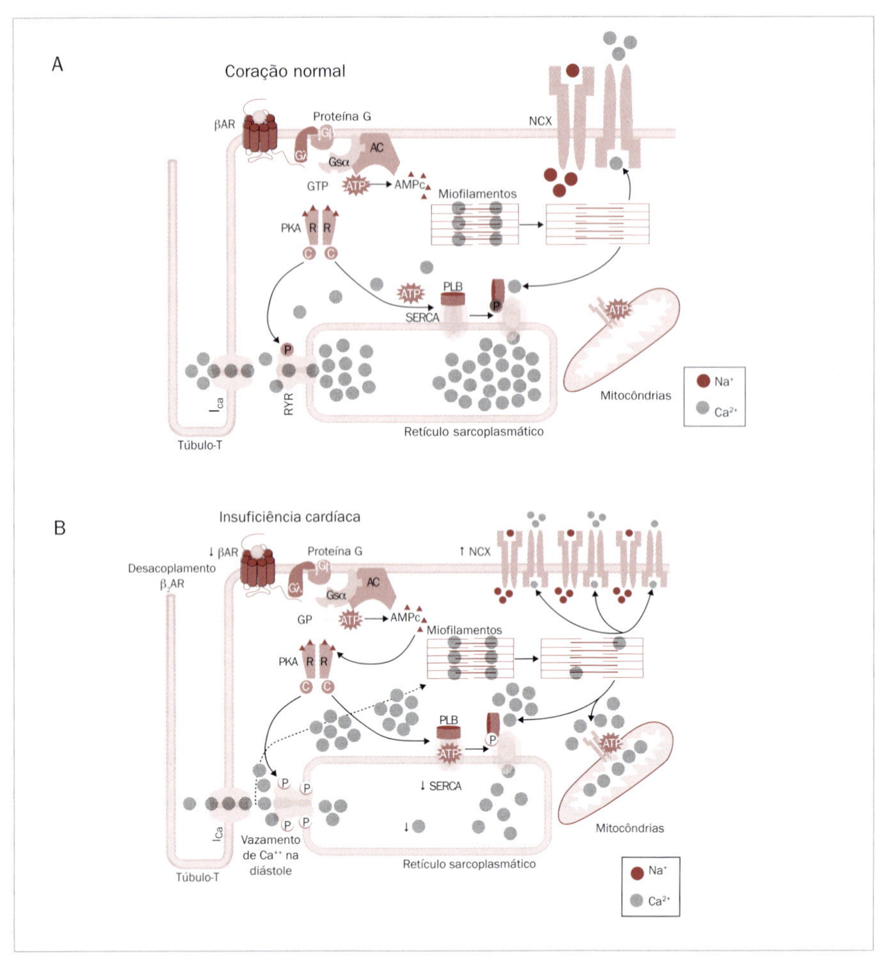

FIGURA 19.1 Acoplamento excitação-contração (EC) em coração normal (A) e na insuficiência cardíaca (B). (A) Em coração normal, durante a sístole, o acoplamento EC envolve a despolarização dos túbulos transversos (túbulos T), os quais ativam canais de Ca^{2+} voltagem-dependente (I_{Ca}) na membrana plasmática. A entrada de Ca^{2+} na célula, via I_{Ca}, estimula a liberação de Ca^{2+} do retículo sarcoplasmático (RS) via receptores para rianodina (RYR). Durante a diástole, o Ca^{2+} intracelular é bombeado para o interior do RS pela ATPase de Ca^{2+} do RS (SERCA), a qual é regulada pelo fosfolambano (PLB). O "P" sobre o PLB indica que, quando fosforilado, o PLB não mais promove inibição da SERCA. Além disso, ocorre saída de Ca^{2+} da célula via NCX. (B) O acoplamento EC encontra-se alterado na insuficiência cardíaca. RYR está hiperfosforilado, a qual aumenta a sensibilidade do receptor para a liberação de Ca^{2+} induzida por Ca^{2+}. A prolongada hiperfosforilação do RYR aumenta a probabilidade de abertura do canal para RYR, com consequente vazamento de Ca^{2+} durante a diástole. Em adição, a menor expressão da SERCA e a maior expressão do NCX na insuficiência cardíaca contribuem para a depleção dos estoques de Ca^{2+} do RS.

A estimulação beta-adrenérgica desencadeia a fosforilação do RYR2 pela proteína quinase A (PKA), o que aumenta a probabilidade de abertura e, consequentemente, aumenta a liberação de Ca^{2+} do retículo sarcoplasmático.[10,11] Dessa forma, ocorre aumento importante no conteúdo de Ca^{2+} citosólico, permitindo que a contração ocorra de forma eficaz (Figura 19.1A).

Por outro lado, para que ocorra o processo de relaxamento, o Ca^{2+} precisa ser retirado do citosol, sendo enviado para dentro do retículo sarcoplasmático ou para fora da célula cardíaca. A SERCA2a é uma Ca^{2+}-ATPase do retículo sarcoplasmático responsável pela recaptação de Ca^{2+} para dentro do retículo sarcoplasmático. A atividade da SERCA2a encontra-se sob controle direto do fosfolambano (PLN), proteína de 25 kDa que, por sua vez, encontra-se sob controle da PKA e da proteína quinase dependente de Ca^{2+}-calmodulina (CaMKII). O PLN, quando defosforilado, inibe a atividade da SERCA2a diminuindo a afinidade por Ca^{2+}. Mediante a estimulação das vias adrenérgicas, a PKA fosforila o fosfolambano no resíduo de serina 16, e a CaMKII, no resíduo de treonina 17. Quando fosforilado, o fosfolambano deixa de inibir a SERCA2a, liberando a recaptação de Ca^{2+} (Figura 19.1A).

Portanto, o decréscimo do desempenho da célula cardíaca na IC é determinado por alterações bioquímicas decorrentes de modificações na expressão e/ou na função de proteínas do cardiomiócito que participam da regulação do processo de acoplamento excitação-contração e relaxamento do cardiomiócito.[12] O exemplo mais marcante dessa modificação é a redução de RNAm para proteínas formadoras das bombas SERCA2a no cardiomiócito de pacientes com disfunção ventricular grave.[13] No miocárdio de pacientes com IC, há diminuição da atividade e da expressão da SERCA2a, o que resulta na menor recaptação de Ca^{2+} citosólico para o retículo sarcoplasmático, aumentando a ligação Ca^{2+}-troponina C, o que dificulta o fenômeno de relaxamento miocárdico.[14-16] Outro mecanismo que pode estar envolvido na menor recaptação de Ca^{2+} pelo retículo sarcoplasmático no miocárdio de indivíduos com IC é o aumento da expressão ou a diminuição da fosforilação do fosfolambano. Camundongos com aumento na expressão de receptores beta-adrenérgicos[17,18] ou de fosfolambano[19] apresentam, em médio a longo prazos, anormalidades na recaptação de Ca^{2+} citoplasmático para o retículo sarcoplasmático.

Outra proteína importante para a redução do Ca^{2+} citosólico é o trocador Na^+/Ca^{2+}. O Ca^{2+} do meio intracelular precisa ser reduzido para que o processo de relaxamento ocorra adequadamente. Há dois mecanismos possíveis para que ocorra a redução do Ca^{2+}: 1) a recaptação pelo retículo sarcoplasmático através da SERCA2a; ou 2) a extrusão da célula através do trocador Na^+/Ca^{2+}, que é a proteína mais importante de extrusão do Ca^{2+} pelo sarcolema.[20,21] Alguns estudos demonstram que a expressão deste trocador está aumentada na IC, tanto em animais experimentais,[20,22,23] como em humanos,[23] o que colabora para a diminuição do conteúdo citosólico de Ca^{2+} e, consequentemente, prejudica a função sistólica, nas contrações subsequentes, já que a maior parte do Ca^{2+} liberada no citosol durante a sístole é proveniente do retículo sarcoplasmático.

Alterações na liberação de Ca^{2+} também têm sido observadas no cardiomiócito de pacientes com IC. Alguns autores sugerem que os RYR2 encontram-se hiperfosforilados pela PKA na IC.[9-11,24] Reiken et al. mostraram que o grau de fosforilação dos RYR2 correlaciona-se com o grau de disfunção cardíaca, o que demonstra a importância desses canais para a manutenção da função cardíaca.[24] Isso ocorre, porque a fosforilação dos RYR2 aumenta a liberação de Ca^{2+}, podendo acarretar vazamento de Ca^{2+} durante a diástole, prejudicando, assim, o relaxamento cardíaco. As principais alterações observadas na IC estão representadas na Figura 19.1B.

O sistema nervoso simpático tem um papel importante tanto no aumento das concentrações de Ca^{2+} intracelular na diástole (alteração no lusitropismo)[14,19,25] como na redução da liberação durante a sístole (alteração no inotropismo)[9] observados no coração insuficiente.

Portanto, esse sistema nervoso simpático contribui para a alteração circulatória nos diversos estágios da IC e para a progressão dessa síndrome.[26,27]

Outra alteração importante observada no coração insuficiente é a disfunção mitocondrial. De fato, essa alteração é considerada uma das responsáveis pela progressão das doenças cardiovasculares.[28] Um estudo recente publicado pelo grupo dos autores demonstrou que na IC ocorre redução do fluxo autofágico, com acúmulo de mitocôndrias fragmentadas, redução do consumo de oxigênio e aumento da liberação de água oxigenada.[29] Essas alterações levam ao prejuízo na bioenergética mitocondrial, provocando geração excessiva de espécies reativas de oxigênio (ROS), aumento da peroxidação lipídica e do estresse oxidativo e, consequentemente, prejudicando o funcionamento de proteínas importantes para o funcionamento cardíaco.

Um sistema de suma importância para o funcionamento cardíaco e que é afetado pelo aumento do estresse oxidativo é o ubiquitina-proteassoma. Ele é responsável pelo processo de controle de qualidade de proteína, portanto, o seu mau funcionamento provoca acúmulo de proteínas danificadas, as quais prejudicam a função cardíaca. Modelos experimentais de IC apresentam disfunção mitocondrial, diminuição da atividade do sistema ubiquitina-proteassoma e acúmulo de proteínas mal enoveladas.[30]

Alguns estudos sugerem que o treinamento físico aumenta o volume sistólico e, consequentemente, o débito cardíaco de pacientes com IC.[36,37] O grupo dos autores estudou os efeitos do treinamento físico aeróbico na função cardíaca em camundongos com IC induzida por hiperatividade simpática. Esses animais apresentam, aos

7 meses de idade, diminuição da função sistólica, observada pela redução da contratilidade cardíaca, a qual é acompanhada por alterações no fluxo citosólico de Ca^{2+}. Avaliando a expressão das proteínas cardíacas responsáveis por essas alterações, encontra-se redução significativa na expressão proteica de SERCA2a e aumento nas expressões do trocador Na^{+}/Ca^{2+} e do fosfolambano fosforilado no resíduo de treonina 17.[38] Esses achados têm relevância clínica, pois a diminuição da expressão de SERCA2a tem sido proposta como um marcador molecular da transição da hipertrofia cardíaca para IC.[39]

O treinamento físico melhora a contratilidade cardíaca e o fluxo de Ca^{2+} no coração desses animais, os quais estão associadas a aumento na expressão de SERCA2a e do fosfolambano fosforilado no resíduo de serina 16, bem como à diminuição na expressão do Na^{+}/Ca^{2+}. Essas respostas melhoram a recaptação de Ca^{2+} durante a diástole, contribuindo para a melhora da função diastólica e consequentemente da função sistólica, por preservar os estoques de Ca^{2+} do retículo sarcoplasmático.[38]

Outro efeito importante do treinamento físico está relacionado ao restabelecimento da função mitocondrial e do controle de qualidade de proteína. Campos et al. verificaram que ratos infartados que foram submetidos a 8 semanas de treinamento aeróbio em esteira rolante, em intensidade moderada, apresentaram, além de melhora da função cardíaca, aumento da atividade do sistema ubiquitina-proteassoma, com consequente diminuição nos níveis de proteínas mal enoveladas.[30] O treinamento físico promoveu também melhora do fluxo autofágico e do número de mitocôndrias saudáveis, o que, sem dúvidas, contribuiu para a melhora da função mitocondrial.[29]

Remodelamento cardíaco

Durante estímulos patológicos como hipertensão, infarto do miocárdio, infecções e mutações de proteínas contráteis, alteração significante na geometria ventricular esquerda é observada na tentativa de reverter o quadro de disfunção contrátil miocárdica e, por fim, restabelecer o débito cardíaco e a perfusão tecidual.[40] Esse processo de mudança na geometria, denominado remodelamento cardíaco, é caracterizado pelo aumento exacerbado da massa ventricular esquerda (hipertrofia cardíaca) na tentativa de manter os níveis adequados de pressão ventricular e contratilidade miocárdica. Entretanto, devido à hiperativação crônica de sistemas neuro-humorais (p. ex., sistema renina-angiotensina-aldosterona e sistema nervoso simpático), como já citado, bem como ao aumento da tensão na parede cardíaca, o grau de hipertrofia cardíaca excede os valores fisiológicos, o que acarreta diminuição da cavidade ventricular e consequente redução do volume de sangue ejetado. Esse quadro agrava a disfunção cardíaca.

A hipertrofia cardíaca é um importante preditor de doenças cardiovasculares, relacionando-se diretamente ao estabelecimento da IC. Microscopicamente, o remodelamento cardíaco está associado a profundas alterações nas vias de sinalização cardíacas em resposta à contínua exposição das células cardíacas a fatores neuro-humorais.

Dentre os fatores neuro-humorais envolvidos no remodelamento cardíaco patológico na IC, destaca-se o octapeptídeo angiotensina II (Ang II). A ação direta no remodelamento ventricular esquerdo ocorre por meio da ativação de receptores específicos de Ang II acoplados a proteína G (Gq) na membrana celular do cardiomiócito, mais especificamente receptores do subtipo AT_1. A ativação do receptor AT_1 na IC, decorrente da hiperativação do sistema renina-angiotensina, exerce um papel importante no agravamento do remodelamento cardíaco e reprogramação gênica por meio da amplificação de diferentes vias de sinalização celular.[41] Essa via de sinalização intracelular está apresentada na Figura 19.2.

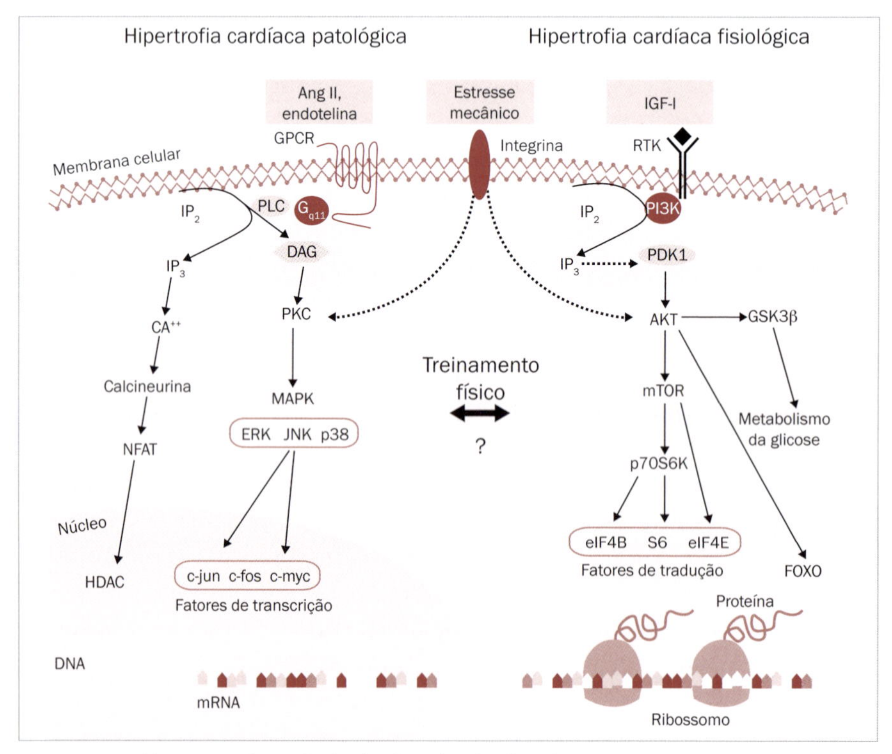

FIGURA 19.2 Esquema das principais vias de sinalização para as hipertrofias cardíacas patológica e fisiológica. A participação das diferentes vias de hipertrofias cardíacas, patológica e fisiológica, na reversão do remodelamento cardíaco patológico induzido pelo treinamento físico aeróbico na insuficiência cardíaca ainda não está bem esclarecida.

Quando ativado, o receptor de Ang II, subtipo AT_1, estimula a hidrólise do fosfatidilinositol 4,5-bifosfato (IP_2) em inositol 1,4,5-trifosfato (IP_3) e diacilglicerol (DAG). Essa hidrólise é mediada via enzima fosfolipase C_{beta} acoplada à membrana celular. O IP_3 liga-se aos receptores de IP_3 presentes no retículo sarcoplasmático e regula a saída de cálcio do retículo sarcoplasmático para o citosol do cardiomiócito. O cálcio liberado no citosol, além de exercer importante papel no processo de contração muscular, ativa vias específicas de sinalizações intracelulares envolvidas no remodelamento cardíaco patológico como as vias calmodulina quinase e calcineurina/NFAT. Diferente do IP_3, o DAG age diretamente no controle do trofismo cardíaco estimulando diferentes isoformas de proteína quinase C (PKC)[42] e a via das quinases ativadas por fatores mitóticos (MAPKs).[43] Dessa forma, esses receptores, além dos receptores alfa-1-adrenérgicos e receptores de endotelina acoplados à proteína G-alfa-q, são responsáveis pelo desencadeamento da sinalização intracelular que estimula a ativação dos fatores de transcrição que acabam por promover hipertrofia do cardiomiócito e ativação da proliferação de fibroblastos.

O aumento da expressão ou administração de agonistas dos receptores AT_1 de Ang II, receptores alfa-adrenérgicos e receptores de endotelina acoplados à proteína $G_{alfa\text{-}q}$ leva à hipertrofia do cardiomiócito. Sabe-se, também, que o bloqueio desses receptores causa regressão da hipertrofia patológica por meio da menor ativação da PKC.[40,44] Além da sinalização celular mediada pela ativação dos receptores de Ang II cardíacos, outras vias celulares contribuem significativamente para a hipertrofia cardíaca patológica. A calcineurina, descrita como uma fosfatase ativada por cálcio, regula diretamente a expressão de genes envolvidos na hipertrofia cardíaca patológica por meio da ativação e da translocação do fator nuclear de célula-T ativada (NFAT) para o núcleo (Figura 19.2). Concentrações elevadas de cálcio citosólico decorrentes da disfunção do transiente de cálcio na progressão da IC provocam ativação da calcineurina, estimulando a reprogramação gênica fetal e o desenvolvimento da hipertrofia cardíaca patológica. Animais transgênicos que expressam calcineurina ativada ou hiperexpressam a isoforma NFATc3 desenvolvem hipertrofia cardíaca acompanhada de disfunção ventricular. Dessa forma, a ativação de diferentes vias de sinalização intracelular decorrentes da hiperativação neuro-humoral contribui para a progressão do remodelamento ventricular patológico e o agravamento da disfunção miocárdica na IC.

O treinamento físico aeróbico promove uma série de alterações estruturais benéficas ao coração. Denominadas em conjunto de remodelamento cardíaco fisiológico, essas alterações são caracterizadas pelo aumento da massa cardíaca, cavidade ventricular esquerda, espessura do septo intraventricular e parede posterior do ventrículo esquerdo. O resultado dessas respostas é uma melhora da função cardíaca.

Kemi et al.[45] demonstraram que as vias celulares envolvidas no remodelamento cardíaco fisiológico são diferentes das vias celulares ativadas no remodelamento cardíaco patológico. Dentre as vias celulares envolvidas na hipertrofia cardíaca fisiológica, destaca-se a da fosfatidilinositol 3-quinase (PI3K) (Figura 19.2). Ativada pela ligação de fatores de crescimento, como o fator de crescimento semelhante à insulina (IGF-I) e os receptores tirosina quinase específicos presentes na membrana celular do cardiomiócito, a PI3K hidrolisa o fosfatidilinositol 4,5-bifosfato, transformando-o em inositol 1,4,5-trifosfato e ativa outras vias de sinalização presentes na membrana celular. A ativação da PI3K resulta no recrutamento da PKD1 (proteína quinase D) e, consequentemente, na fosforilação/ativação da proteína quinase B (Akt). Quando ativada, a Akt fosforila os substratos mTOR (alvo da rapamicina) e GSK3-beta (glicogênio sintase quinase 3 beta) dentre outros, e estimula diretamente o processo de síntese proteica cardíaca (Figura 19.2).

O treinamento físico aeróbico ativa também a Akt cardíaca, mais especificamente a Akt1, e promover hipertrofia cardíaca associada ao ganho de função ventricular. Animais com deleção dos genes para Akt desenvolvem hipertrofia cardíaca fisiológica induzida pelo treinamento físico aeróbico.[46] Quando fosforilada e ativada pela Akt, a proteína mTOR participa do processo de hipertrofia cardíaca. Dessa forma, pode-se considerar que a via PI3K/Akt/mTOR tem grande importância no desenvolvimento da hipertrofia cardíaca fisiológica envolvida no treinamento físico aeróbico.

A identificação das vias de reversão do remodelamento cardíaco patológico induzido pelo treinamento físico aeróbico na IC é um assunto de muito interesse e de intensa investigação. Será que ocorre inibição das vias celulares patológicas e/ou ativação das vias fisiológicas durante o treinamento físico, contribuindo para a melhora da função cardíaca? Em trabalho publicado pelo grupo dos autores, demonstrou-se que o treinamento físico aeróbico reverte a hipertrofia cardíaca patológica observada em camundongos com IC, resultando em importante melhora da função cardíaca e tolerância ao esforço físico.[47] A reversão do remodelamento cardíaco decorreu da menor ativação do sistema renina-angiotensina cardíaco. O treinamento físico reduziu os níveis de Ang II cardíaca nos animais com IC para os valores normais.

Outro trabalho do grupo dos autores em que se avaliou o efeito do treinamento físico aeróbico na regulação das vias celulares calcineurina/NFAT (envolvida no remodelamento cardíaco patológico) e PI3K/Akt/mTOR (envolvida no remodelamento cardíaco fisiológico) na reversão do remodelamento cardíaco patológico na IC, foi encontrado que o processo de reversão da hipertrofia ocorre em resposta à desativação da via celular calcineurina/NFAT, resultando em menor translocação do NFAT para o núcleo e diminuição dos níveis do fator de transcrição GATA4 nuclear. A menor translocação de NFAT para o núcleo, bem como os níveis de GATA4 diminuídos, resulta na inibição da transcrição e menor síntese proteica. Verificou-se também que a via celular PI3K/Akt/mTOR não tem participação na reversão do remodelamento cardíaco patológico – tanto os níveis quanto a ativação das proteínas Akt e mTOR não se alteraram nos animais com IC treinados.

O remodelamento cardíaco patológico e fisiológico, observado na IC e no treinamento físico aeróbico, respectivamente, diferem basicamente nas vias de ativação celular (Figura 19.2). As vias dependentes de receptores acoplados à proteína G relacionam-se à hipertrofia cardíaca patológica, decorrente da ativação crônica de proteínas-chave como PKC, MAPK, calcineurina e NFAT. Já o remodelamento cardíaco fisiológico decorre, em parte, da ativação hormonal e da mecânica de receptores, dentre eles tirosinas quinases, presentes na membrana celular do cardiomiócito. Essa ativação acarreta no acionamento da via intracelular PI3K/Akt/mTOR e culmina no aumento da síntese proteica.

Portanto, pode-se dizer que o treinamento físico aeróbico seria capaz de reorganizar o sinal celular no tecido cardíaco e reverter, em parte, a hipertrofia ventricular observada na IC, melhorando a função ventricular.[48] Essa reversão relaciona-se à desativação das vias celulares envolvidas no remodelamento cardíaco patológico.

ADAPTAÇÕES MÚSCULOESQUELÉTICAS AO TREINAMENTO FÍSICO AERÓBICO NA INSUFICIÊNCIA CARDÍACA

Apesar de as alterações no tecido cardíaco nortearem o desenvolvimento da IC, evidências mostram que a intolerância ao esforço na progressão dessa síndrome não está somente relacionada à disfunção ventricular.[49] Jondeau et al.[50] verificaram que a frequência cardíaca continuava aumentando durante o exercício apesar de o consumo de oxigênio ter atingido o seu valor máximo. Esses resultados sugerem que não somente o débito cardíaco limita a capacidade física de pacientes com IC, mas também as alterações na musculatura esquelética. Com esses conhecimentos em mente, alguns direcionaram a sua atenção à musculatura esquelética como causa principal da intolerância aos esforços físicos na IC.[51-54]

A hipótese que orienta essa nova abordagem propõe que, pelo menos em parte, o comprometimento da capacidade física observado em pacientes com IC se deve à miopatia esquelética, conhecida como **hipótese muscular**.[55]

São muitas as alterações musculatura esquelética na IC. Durante um esforço progressivo até a exaustão, há um aumento progressivo do metabolismo anaeróbico.[56] Em pacientes com IC, o acionamento desse metabolismo ocorre muito rapidamente, o que contribui para uma acidose precoce.[57] Parte dessa resposta é devida ao comprometimento na perfusão da musculatura ativa,[32,58-61] quer pela limitação de fluxo, quer pelo estado de rarefação vascular,[32] e parte pelas alterações no fenótipo muscular, como a redução no percentual de fibras do tipo I (oxidativa e resistente à fadiga) e o aumento no percentual de fibras do tipo II (oxidativas e glicolíticas, menos resistentes à fadiga).[67] A diminuição em fibras oxidativas reduz o processo de fosforilação oxidativa, o que contribui para menor produção de energia pela via aeróbica.[58] Há também um menor fornecimento de íons hidrogênio devido à redução da atividade do ciclo dos ácidos tricarboxílicos (ou ciclo de Krebs) que pode estar relacionado à redução na atividade da enzima citrato sintase, que se constitui numa enzima fundamental do ciclo de Krebs.[68-70]

O menor estoque de creatina fosfato (CP) também tem um papel nas modificações intrínsecas da musculatura esquelética que podem comprometer a capacidade física. A redução do estoque de CP afeta a capacidade da fibra muscular de ressintetizar ATP por meio do metabolismo aeróbio. É conhecido que o transporte de ATP das mitocôndrias (sítio da fosforilação oxidativa) até a miosina ATPase é realizado por esse fosfagênio,[71] o que explica, em parte, a redução na fosforilação oxidativa na IC.

Outro mecanismo relacionado à redução da fosforilação oxidativa e ao comprometimento da capacidade física na IC é o aumento na produção de ROS. É conhecido que as ROS são produzidas no músculo esquelético, tanto em repouso quanto durante o processo de contração muscular, servindo como segundos mensageiros nas vias de sinalização celular que regulam processos fisiológicos normais e inúmeros processos patológicos, incluindo a IC.[72-75] Além disso, estudos conduzidos nos últimos anos indicam que as ROS, oriundas da cadeia transportadora de elétrons da mitocôndria[76] e do complexo enzimático NAD(P)H oxidase,[75] assumem um papel muito relevante na modulação da inflamação e das alterações na função muscular esquelética induzida por infecção.[77-79] Por outro lado, sabe-se que essas alterações são prevenidas pela administração exógena de antioxidantes ou inibidores de enzimas pró-oxidantes.[75,80,81]

Em um estudo de Vescovo et al.,[82] foi demonstrado que a taxa de oxidação de proteínas miofibrilares do músculo vasto lateral de pacientes com IC estava aumentado e que essa taxa se correlacionava inversamente com a capacidade de exercício desses pacientes. Esse mesmo grupo de pesquisa[83] mostrou que a oxidação de proteínas miofibrilares do sóleo de ratos com IC é o principal mecanismo pela perda da capacidade contrátil deste músculo, o que evidencia a relação entre ROS e a disfunção muscular esquelética. Os mecanismos envolvidos na perda de função muscular mediada por ROS são: a direta oxidação das proteínas contráteis com alteração das funções, a alteração da função do retículo sarcoplasmático, a alteração da função mitocondrial, a integridade do sarcolema[79] e a ativação do sistema ubiquitina-proteassoma associada à atrofia muscular.[84,85]

O quadro de atrofia muscular e a relação com o prognóstico da IC serão mais bem discutidos a seguir.

Caquexia muscular

Outro fator determinante da intolerância ao esforço e da baixa qualidade de vida em pacientes com IC é a atrofia muscular. Essa alteração é caracterizada pela diminuição no conteúdo proteico, no diâmetro das fibras musculares, na força muscular desenvolvida e pela menor resistência à fadiga.[86]

Em quadros mais avançados da IC, a perda progressiva de massa muscular pode culminar em quadro de caquexia (do grego: *kakos*, má, ruim e *hexis*, condição do corpo). Essa condição pode estar presente em diferentes doenças sistêmicas e acomete cerca de 5 milhões de pessoas nos EUA.[87] Quando a caquexia é oriunda da IC, costuma-se denominá-la caquexia cardíaca. Nessa condição, a perda de massa corporal involuntária está associada à redução do apetite (anorexia), anemia, inflamação sistêmica, alteração hormonal, anormalidades metabólicas e ao quadro de miopatia esquelética. A prevalência de caquexia cardíaca em pacientes com IC é de 16-42%.[88] Esse desequilíbrio orgânico contribui para o mau prognóstico da síndrome,[87] o que tem levado alguns a sugerir a inclusão da avaliação da caquexia em programas de transplantes, como um importante alvo terapêutico.[89]

Os mecanismos envolvidos na miopatia esquelética estão apresentados na Figura 19.3.

O aumento da morte celular por apoptose é, em parte, responsável pela perda de massa muscular em portadores de IC.[90] Vale destacar que as células são mais suscetíveis à morte (seja por apoptose ou necrose) quando o metabolismo está alterado.[91-93] Isso permite inferir que o aumento da apoptose em pacientes com IC se deve à exposição hipóxia no músculo esquelético e à ação prolongada de estímulo neuro-humoral exacerbado).[55] A apoptose está associada também à maior concentração de TNF-alfa (fator de necrose tumoral) – uma citocina pró-inflamatória envolvida em processos de morte celular. Estudos mostram que a apoptose pode estar associada ao desequilíbrio entre as citocinas pró-inflamatórias (p. ex. TNF-alfa e interleucina-1) que aumentam o catabolismo e as citocinas anti-inflamatórias (interleucina-6) que diminuem o catabolismo.[90]

Outras condições que contribuem para a atrofia muscular de portadores de IC são: concentrações elevadas de catecolaminas,[58,94] desequilíbrio na razão entre cortisol e desidroepiandrosterona, concentrações elevadas de hormônio do crescimento (hGH), bem como a resistência aos seus efeitos[58,89] e à diminuição na expressão de IGF-I muscular (MGF; fator de crescimento mecânico) e IGF-I circulante.[58,95] Essas alterações contribuem não somente para a morte celular, mas também para desequilíbrio entre as vias de degradação e a síntese proteica, favorecendo o catabolismo proteico e a atrofia muscular.

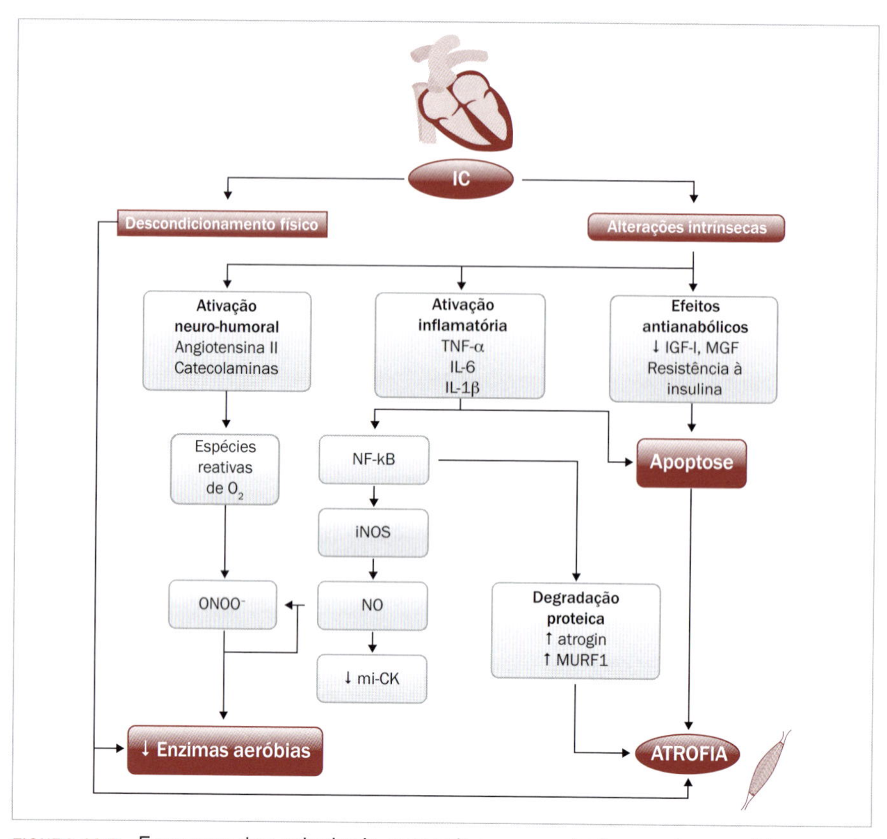

FIGURA 19.3 Esquema dos principais mecanismos envolvidos no desenvolvimento da miopatia esquelética observada em pacientes com insuficiência cardíaca. A associação das alterações intrínsecas com o progressivo prejuízo nos níveis de condicionamento físico culmina na perda de massa e função muscular esquelética presentes nesta síndrome.

A síntese proteica é regulada por diversos mecanismos intracelulares que envolvem diferentes níveis da cascata de sinalização PI3K/Akt/mTOR,[96] num processo semelhante ao que ocorre no músculo cardíaco. Dentre os componentes dessa via, a quinase Akt1 tem recebido muita atenção dado o seu papel fundamental nesse processo.[97] Essa via controla o crescimento celular por meio da regulação da transcrição, do aumento da eficiência de tradução, da organização do citoesqueleto e da degradação de proteína[98] no músculo esquelético, e como já antecipado, modula também a síntese proteica cardíaca. A fosforilação e a ativação da Akt ocorrem em resposta a diferentes fatores de crescimento como a insulina, o IGF-I e outros ligantes de receptor de tirosina quinase.[99] Dentre esses fatores, o IGF-I vem sendo amplamente estudado na regulação trófica do músculo esquelético,[100] cujo estímulo é suficiente para induzir hipertrofia muscular.[97]

De forma simplificada, após ligação ao receptor, o IGF-I ativa a PI3K que fosforila Akt, a qual é uma grande ativadora de mTOR, isto é, uma serina/treonina quinase que regula a miogênese e o crescimento muscular.[101,102] A inibição da via IGF-I/PI3K/Akt reduz o tamanho de miotubos em cultura[103] e ativa a subfamília dos fatores de transcrição *forkhead Box O* (FOXO), que está associada ao catabolismo proteico e, portanto, à atrofia muscular.[104] Foi também descrito que camundongos com inativação dos genes da Akt1 e Akt2 apresentam área de secção muscular diminuída.[105] Ao contrário, a ativação da via Akt/mTOR previne a atrofia por denervação.[101,106]

Na IC associada à atrofia muscular, observa-se redução tanto nas concentrações de IGF-I circulante quanto na expressão de IGF-I muscular.[58,95] Um dos agentes envolvidos na regulação dos níveis de IGF-1 é a aplicação de tensão contrátil na fibra muscular.[107] O desuso da musculatura esquelética provocado pelo quadro de inatividade física muitas vezes observado em pacientes com IC pode influenciar os níveis de IGF-I e, portanto, ser um importante fator desencadeador de atrofia muscular. Toth et al.[108] demonstraram que pacientes com IC apresentam redução na fosforilação da Akt associada ao menor conteúdo de miosina. Esses dados sugerem uma possível contribuição da via de sinalização IGF-I/Akt/mTOR no desenvolvimento do quadro de atrofia muscular observada na IC. Portanto, a manipulação das concentrações de IGF-I, ou das vias ativadas por esse peptídeo, constitui uma estratégia no combate à atrofia muscular na IC.

O catabolismo proteico da musculatura esquelética pode ocorrer por meio de três sistemas de degradação proteica: (i) sistema proteolítico dependente de Ca^{2+} (calpaínas); (ii) proteases lisossomais; e (iii) sistema proteolítico dependente de ATP (ubiquitina-proteassoma). As calpaínas estão envolvidas no desarranjo miofibrilar disponibilizando essas proteínas para a ubiquitinação por meio da quebra do complexo actomiosina.[109] Já as proteases lisossomais, como a catepsina, não degradam proteínas citosólicas como miofibrilas, mas degradam proteínas de membrana, incluindo receptores, ligantes, canais e transportadores.[110] Dentre esses sistemas, o ubiquitina-proteassoma tem um papel fundamental na degradação proteica, recebendo substratos dos outros sistemas, e podendo ser ativado diretamente por reguladores da atrofia muscular, tais como NF-κB, ROS e FOXO.[111] Este último vem recebendo atenção, pois sua regulação é em parte mediada pelo processo de síntese proteica, o que proporciona uma importante interação entre os sistemas de regulação da massa muscular.

O envolvimento do sistema ubiquitina-proteassoma na atrofia muscular foi inicialmente demonstrado pelo aumento na concentração de proteínas ubiquitinadas em músculos em estado catabólico em resposta à denervação e ao jejum,[112] e posteriormente em condições de sepses[113] e câncer[114]. O acúmulo de proteínas ubiquitinadas passou então a ser considerado uma etapa importante para o direcionamento de substratos ubiquitinados para o proteassoma, processo passível de regulação. Nesse contexto, a expressão, bem como a atividade das enzimas que regulam o grau de ubiquitinação desses substratos proteicos, são consideradas chaves na modulação da atividade do proteassoma. Dentre essas enzimas destacam-se a MuRF1 e atrogin/MAFbox que são E3 ligases, cuja função é adicionar a cauda de poliubiquitina ao substrato proteico a ser degradado, direcionando-o para o proteassoma. Dessa forma, foi demonstrado o envolvimento das E3 ligases MURF1 e atrogin na atrofia muscular em resposta a várias condições catabólicas como jejum, diabete, câncer, envelhecimento entre outras, têm sido bem caracterizados.[115,116]

Van Hees et al.[117] avaliaram a participação do sistema ubiquitina-proteassoma no músculo diafragma de ratos 30 dias após a ligadura da artéria coronária. Eles observaram a ativação de diferentes componentes da via ubiquitina-proteassoma, como o aumento na expressão gênica das E3 ligases MURF1 e atrogin, bem como na atividade do proteassoma. A ativação dessa via ocorreu concomitante à diminuição na contratilidade muscular e no conteúdo de miosina. A importância desse sistema na disfunção do músculo diafragma foi comprovada pelo tratamento com um inibidor específico do proteassoma, o bortezomibe, o qual foi eficaz em reverter as alterações induzidas pela IC. Posteriormente, estudos realizados tanto em animais quanto em humanos demonstraram que de fato a hiperestimulação do sistema ubiquitina-proteassoma está associada ao quadro de atrofia muscular na IC, sendo parte dessa ativação deflagrada pelo aumento de ROS.[118-120]

A homeostasia muscular é regulada também pelo processo de regeneração muscular. Embora estudos sugiram que o aumento da incidência de dano muscular, bem como a redução na capacidade regenerativa possam contribuir para os quadros de sarcopenia do envelhecimento[121-123] e caquexia do câncer,[124] pouco se sabe sobre a participação da "des"regulação dano/regeneração na progressão da miopatia esquelética induzida pela IC.

Em condições normais, o músculo esquelético pós-natal é um dos poucos tecidos capazes de se regenerar de forma eficiente frente a uma lesão extensa.[125,126] Nesse contexto, a participação de células precursoras miogênicas (principalmente as células satélites) é parte crucial dessa regulação na manutenção da homeostasia muscular.

Yoshida et al. demonstraram que a infusão de Ang II, seguida pela indução de dano muscular, levou ao prejuízo no processo regenerativo. Nesse mesmo estudo, em camundongos com IC induzida por infarto do miocárdio, observou-se atrofia muscular associada à redução de células satélites, sendo essas alterações prevenidas pelo bloqueio do receptor AT1 de Ang II.[127,128] Esses são os primeiros achados a demonstrar alterações em células satélites durante a progressão da miopatia esquelética da

IC. No entanto, pouco se sabe se o menor potencial miogênico dessas células estaria relacionado ao quadro de atrofia muscular observado na IC.

O treinamento físico aeróbico é conhecido como uma estratégia não farmacológica coadjuvante no tratamento da IC por promover importantes adaptações bioquímicas, estruturais e funcionais na musculatura esquelética,[129] cujos resultados são a melhora na tolerância aos esforços físicos, na qualidade de vida e na sobrevida em pacientes acometidos por essa síndrome.[67,130] Evidências mostram que o treinamento físico aumenta a densidade mitocondrial e a atividade de enzimas oxidativas, restabelecendo a capacidade oxidativa.[67] Essa melhora na capacidade oxidativa tem sido atribuída ao aumento na expressão da proteína PGC-1-alfa (coativador-1 alfa do receptor ativado por proliferadores de peroxissoma gama), um importante regulador da biogênese mitocondrial,[137,138] cuja expressão está reduzida na IC.[139,140] Kuhl et al.[141] observaram aumento na expressão proteica da PGC-1-alfa após 12 semanas de treinamento físico aeróbico associado ao treinamento de força. Além disso, Krämer et al.[142] observaram correlação entre o percentual de fibras e a expressão de PGC-1-alfa. Esses resultados em conjunto evidenciam que a redução da PGC-1-alfa contribui para a progressão da IC. Essa proteína regula o fenótipo muscular relacionado a um padrão mais glicolítico. Por outro lado, a elevação na expressão dessa proteína, induzida pelo treinamento físico aeróbico, contribui para o aumento de fibras oxidativas.

Uma adaptação marcante provocada pelo treinamento físico na musculatura esquelética é a redução no estresse oxidativo. Ele diminui a taxa de oxidação de biomoléculas, prevenindo as alterações morfofuncionais na IC.[119,144-148] Parte dessa adaptação se deve à diminuição dos níveis de pró-inflamatórios, como o TNF-alfa, a interleucina-6, a interleucina-beta e a enzima óxido nítrico sintase induzível (iNOS),[144] que são estímulos importantes para a produção exacerbada de ROS. Foi demonstrado recentemente em ratos com IC que o treinamento físico aeróbico diminui a atividade da enzima pró-oxidante NAD(P)H oxidase no músculo plantar, a qual foi associada ao menor acúmulo de ROS, menor ativação de NF-κB e menor ativação do sistema ubiquitina-proteassoma, resultando em atenuação da atrofia muscular observada nesse modelo experimental.[119] Além disso, em relação à remoção das ROS, alguns estudos do grupo dos autores e outros[148,149] têm demonstrado importante efeito antioxidante do treinamento físico aeróbico na IC, principalmente por aumentar a expressão gênica e a atividade de enzimas eliminadoras de ROS, como a catalase, a superóxido dismutase e a glutationa peroxidase.

Além dos efeitos anti-inflamatório e antioxidativo, o treinamento físico aeróbico também provoca adaptações importantes na regulação da massa muscular, exercendo um efeito anticatabólico. Um importante regulador da massa muscular é o fator de crescimento IGF-I. O treinamento físico aumenta a expressão local fator de crescimento IGF-I.[58,150,151] Essa regulação resulta tanto da sobrecarga mecânica mediada pela contração e relaxamento muscular, quanto da redução de citocinas pró-inflamatórias, que interferem no fator de transcrição CREB (proteína ligante ao elemento responsivo ao AMPc) responsável pela regulação da transcrição do IGF-I.[152-154]

Estudo conduzido por Bacurau et al. demonstrou que, além do aumento na expressão gênica e proteica de IGF-I muscular, o treinamento físico aeróbico previne a atrofia muscular causada pela IC – um mecanismo associado à ativação da via de síntese proteica Akt/mTOR[155] e inibição da via de sinalização miostatina/SMAD.

Em resumo, pode-se dizer que mudanças progressivas no tecido muscular esquelético refletem o agravamento do quadro clínico, da qualidade de vida e do prognóstico do paciente com IC. Diferentes mecanismos estão envolvidos nas alterações bioquímicas, morfológicas e funcionais no músculo esquelético. Parte dessas mudanças é revertida pelo treinamento físico aeróbico. Um esquema sobre os efeitos do treinamento físico na miopatia esquelética induzida pela IC está representado na Figura 19.4.

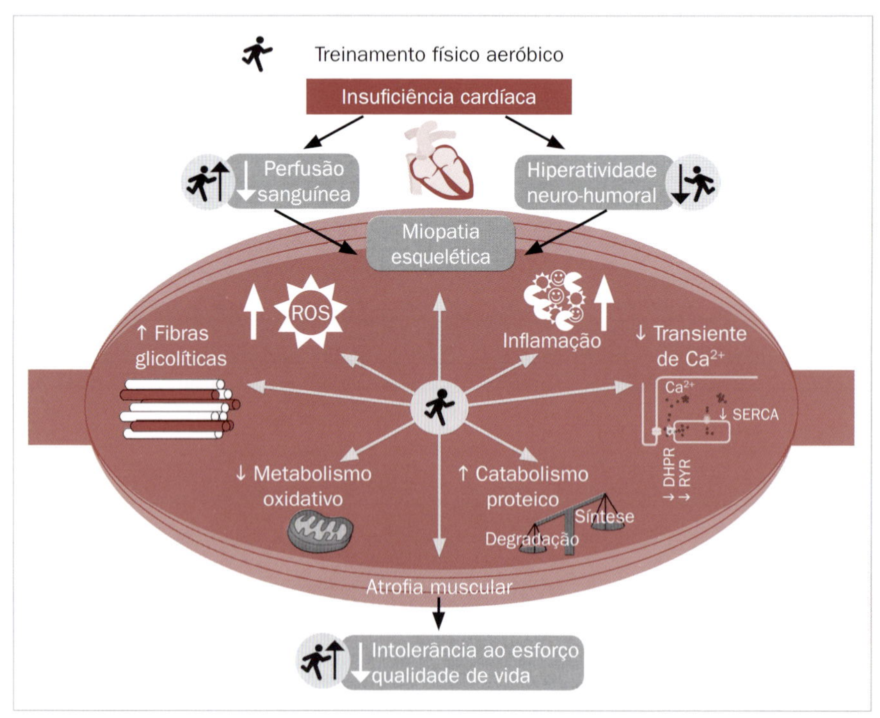

FIGURA 19.4 Esquema das principais adaptações musculares esqueléticas desencadeadas pelo treinamento físico aeróbico que contribuem para atenuar a perda de massa e função muscular induzida pela insuficiência cardíaca. Essas adaptações culminam na melhora da capacidade física e na qualidade de vida desses pacientes.
Fonte: Reproduzido com autorização de Bacurau et al.[158]

CONSIDERAÇÕES FINAIS

Neste capítulo foram apresentadas a via de sinalização do cálcio no miócito cardíaco e as suas alterações na IC. Foram discutidas também as vias intracelulares envolvidas no remodelamento cardíaco nessa síndrome. Finalmente, foi mostrado o potencial terapêutico do treinamento físico aeróbico na IC. No coração, ele previne ou reverte, ao menos em parte, as alterações na função e na estrutura cardíacas. No músculo esquelético, ele é essencial para o tratamento da miopatia esquelética. O treinamento físico melhora a força contrátil e previne a perda de massa muscular, o que não é alcançado pela terapêutica farmacológica padrão.[158]

REFERÊNCIAS BIBLIOGRÁFICAS

1. Marks AR. A guide for the perplexed: towards an understanding of the molecular basis of heart failure. Circulation. 2003;107(11):1456-9.
2. Brede M, Wiesmann F, Jahns R, Hadamek K, Arnolt C, Neubauer S, et al. Feedback inhibition of catecholamine release by two different alpha2-adrenoceptor subtypes prevents progression of heart failure. Circulation. 2002;106(19):2491-6.
3. Colucci WS. The effects of norepinephrine on myocardial biology: implications for the therapy of heart failure. Clin Cardiol. 1998;21(12 Suppl 1):I20-24.
4. Kaye DM, Lambert GW, Lefkovits J, Morris M, Jennings G, Esler MD. Neurochemical evidence of cardiac sympathetic activation and increased central nervous system norepinephrine turnover in severe congestive heart failure. J Am Coll Cardiol. 1994;23(3):570-8.
5. Stein KM, Karagounis LA, Anderson JL, Kligfield P, Lerman BB. Fractal clustering of ventricular ectopy correlates with sympathetic tone preceding ectopic beats. Circulation. 1995;91(3):722-7.
6. Zaugg M, Schaub MC. Cellular mechanisms in sympatho-modulation of the heart. Br J Anaesth. 2004;93(1):34-52.
7. Berridge MJ. Elementary and global aspects of calcium signalling. J Physiol. 1997;499(Pt 2):291-306.
8. Carafoli E. Calcium signaling: a tale for all seasons. Proc Natl Acad Sci U S A. 2002;99(3):1115-22.
9. Marks AR. Cardiac intracellular calcium release channels: role in heart failure. Circ Res. 2000;87(1):8-11.
10. Bers DM, Eisner DA, Valdivia HH. Sarcoplasmic reticulum Ca2+ and heart failure: roles of diastolic leak and Ca2+ transport. Circ Res. 2003;93(6):487-90.
11. Wehrens XH Marks AR. Altered function and regulation of cardiac ryanodine receptors in cardiac disease. Trends Biochem Sci. 2003;28(12):671-8.
12. Balke CW, Shorofsky SR. Alterations in calcium handling in cardiac hypertrophy and heart failure. Cardiovasc Res. 1998;37(2):290-9.
13. Colucci WS. Molecular and cellular mechanisms of myocardial failure. Am J Cardiol. 1997;80(11A)15L-25L.
14. Hajjar RJ, Muller FU, Schmitz W, Schnabel P, Bohm M. Molecular aspects of adrenergic signal transduction in cardiac failure. J Mol Med. 1998;76(11)747-755.
15. Meyer M, Schillinger W, Pieske B, Holubarsch C, Heilmann C, Posival H, et al. Alterations of sarcoplasmic reticulum proteins in failing human dilated cardiomyopathy. Circulation. 1995;92(4):778-84.
16. Schwinger RH, Münch G, Bölck B, Karczewski P, Krause EG, Erdmann E . Reduced Ca(2+)-sensitivity of SERCA 2a in failing human myocardium due to reduced serin-16 phospholamban phosphorylation. J Mol Cell Cardiol. 1999;31(3):479-91.

17. Engelhardt S, Hein L, Wiesmann F, Lohse MJ. Progressive hypertrophy and heart failure in beta1-adrenergic receptor transgenic mice. Proc Natl Acad Sci U S A. 1999;96(12):7059-64.
18. Liggett SB, Tepe NM, Lorenz JN, Canning AM, Jantz TD, Mitarai S, et al. Early and delayed consequences of beta(2)-adrenergic receptor overexpression in mouse hearts: critical role for expression level. Circulation. 2000;101(14)1707-14.
19. Dash R, Kadambi V, Schmidt AG, Tepe NM, Biniakiewicz D, Gerst MJ, et al. Interactions between phospholamban and beta-adrenergic drive may lead to cardiomyopathy and early mortality. Circulation. 2001;103(6):889-96.
20. Lu L, Mei DF, Gu AG, Wang S, Lentzner B, Gutstein DE, et al. Exercise training normalizes altered calcium-handling proteins during development of heart failure. J Appl Physiol (1985). 2002;92(4):1524-30.
21. Mace LC, Palmer BM, Brown DA, Jew KN, Lynch JM, Glunt JM, et al. Influence of age and run training on cardiac Na+/Ca2+ exchange. J Appl Physiol (1985). 2003;95(5):1994-2003.
22. Hatem SN, Sham JS, Morad M. Enhanced Na(+)-Ca2+ exchange activity in cardiomyopathic Syrian hamster. Circ Res. 1994;74(2):253-61.
23. Studer R, Reinecke H, Bilger J, Eschenhagen T, Böhm M, Hasenfuss G, et al. Gene expression of the cardiac Na(+)-Ca2+ exchanger in end-stage human heart failure. Circ Res. 1994;75(3):443-53.
24. Reiken S, Gaburjakova M, Guatimosim S, Gomez AM, D'Armiento J, Burkhoff D, et al. Protein kinase A phosphorylation of the cardiac calcium release channel (ryanodine receptor) in normal and failing hearts. Role of phosphatases and response to isoproterenol. J Biol Chem. 2003;278(1)444-53.
25. Kiss E, Ball NA, Kranias EG, Walsh RA. Differential changes in cardiac phospholamban and sarcoplasmic reticular Ca(2+)-ATPase protein levels. Effects on Ca2+ transport and mechanics in compensated pressure-overload hypertrophy and congestive heart failure. Circ Res. 1995;77(4):759-64.
26. Cohn JN, Levine TB, Olivari MT, Garberg V, Lura D, Francis GS, et al. Plasma norepinephrine as a guide to prognosis in patients with chronic congestive heart failure. N Engl J Med. 1984;311(11)819-23.
27. Negrão CE, Rondon MU, Tinucci T, Alves MJ, Roveda F, Braga AM, et al. Abnormal neurovascular control during exercise is linked to heart failure severity. Am J Physiol Heart Circ Physiol. 2001;280(3):H1286-92.
28. Rosca MG, Hoppel CL. Mitochondria in heart failure. Cardiovasc Res. 2010;88(1):40-50.
29. Campos JC, Queliconi BB, Bozi LHM, Bechara LRG, Dourado PMM, Andres AM, et al. Exercise reestablishes autophagic flux and mitochondrial quality control in heart failure. Autophagy. 2017;13(8)1304-17.
30. Campos JC, Queliconi BB, Dourado PM, Cunha TF, Zambelli VO, Bechara LR, et al. Exercise training restores cardiac protein quality control in heart failure. PloS One. 2012;7(12):e52764.
31. Jonsdottir S, Andersen KK, Sigurosson AF, Sigurosson SB. The effect of physical training in chronic heart failure. Eur J Heart Fail 2006;8(1):97-101.
32. Roveda F, Middlekauff HR, Rondon MU, Reis SF, Souza M, Nastari L, et al. The effects of exercise training on sympathetic neural activation in advanced heart failure: a randomized controlled trial. J Am Coll Cardiol. 2003;42(5):854-60.
33. Adamopoulos S, Ponikowski P, Cerquetani E, Piepoli M, Rosano G, Sleight P, Coats AJ. Circadian pattern of heart rate variability in chronic heart failure patients. Effects of physical training. Eur Heart J. 1995;16(10):1380-6.
34. Negrão CE, Irigoyen MC, Moreira ED, Brum PC, Freire PM, Krieger EM. Effect of exercise training on RSNA, baroreflex control, and blood pressure responsiveness. Am J Physiol. 1993;265(2 Pt 2):R365-70.
35. Grassi G, Seravalle G, Calhoun DA, Mancia G. Physical training and baroreceptor control of sympathetic nerve activity in humans. Hypertension. 1994;23(3)294-301.
36. Erbs S, Linke A, Gielen S, Fiehn E, Walther C, Yu J, et al. Exercise training in patients with severe chronic heart failure: impact on left ventricular performance and cardiac size. A retrospective analysis of the Leipzig Heart Failure Training Trial. Eur J Cardiovasc Prev Rehabil. 2003;10(5):336-44.
37. Freimark D, Adler Y, Feinberg MS, Regev T, Rotstein Z, Eldar M, et al. Impact of left ventricular filling properties on the benefit of exercise training in patients with advanced chronic heart failure secondary to ischemic or nonischemic cardiomyopathy. Am J Cardiol. 2005;95(1):136-40.

38. Rolim NP, Medeiros A, Rosa KT, Mattos KC, Irigoyen MC, Krieger EM, et al. Exercise training improves the net balance of cardiac ca2+ handling protein expression in heart failure. Physiol Genomics. 2007;29(3):246-52.
39. Feldman AM. Modulation of adrenergic receptors and G-transduction proteins in failing human ventricular myocardium. Circulation. 1993;87(5 Suppl):IV27-34.
40. Braunwald E, Bristow MR. Congestive heart failure: fifty years of progress. Circulation. 2000;102(20 Suppl 4):IV14-23.
41. Ferreira JC, Bacurau AV, Evangelista FS, Coelho MA, Oliveira EM, Casarini DE, et al. The role of local and systemic renin angiotensin system activation in a genetic model of sympathetic hyperactivity-induced heart failure in mice. Am J Physiology. 2008;294(1):R26-32.
42. Malhotra A, Kang BP, Opawumi D, Belizaire W, Meggs LG. Molecular biology of protein kinase C signaling in cardiac myocytes. Mol Cell Biochem. 2001;225(1):97-107.
43. Dorn GW 2nd, Force T. Protein kinase cascades in the regulation of cardiac hypertrophy. J Clin Invest. 2005;115(3):527-37.
44. Palaniyandi SS, Sun L, Ferreira JC, Mochly-Rosen D. Protein kinase C in heart failure: a therapeutic target? Cardiovasc Res. 2009;82(2):229-39.
45. Kemi OJ, Ceci M, Wisloff U, Grimaldi S, Gallo P, Smith GL, et al. Activation or inactivation of cardiac Akt/mTOR signaling diverges physiological from pathological hypertrophy. J Cell Physiology. 2008;214(2):316-21.
46. Catalucci D, Latronico MV, Ellingsen O, Condorelli G. Physiological myocardial hypertrophy: how and why? Front Biosci. 2008;13:312-24.
47. Pereira MG, Ferreira JC, Bueno CR Jr, Mattos KC, Rosa KT, Irigoyen MC, et al. Exercise training reduces cardiac angiotensin II levels and prevents cardiac dysfunction in a genetic model of sympathetic hyperactivity-induced heart failure in mice. Euro J Appl Physiol. 2009;105(6):843-50.
48. Nilsson BB, Westheim A, Risberg MA. Effects of group-based high-intensity aerobic interval training in patients with chronic heart failure. Am J Cardiol. 2008;102(10):1361-5.
49. Franciosa JA, Park M, Levine TB. Lack of correlation between exercise capacity and indexes of resting left ventricular performance in heart failure. Am J Cardiol. 1981;47(1):33-9.
50. Jondeau G, Katz SD, Zohman L, Goldberger M, McCarthy M, Bourdarias JP, LeJemtel TH. Active skeletal muscle mass and cardiopulmonary reserve. Failure to attain peak aerobic capacity during maximal bicycle exercise in patients with severe congestive heart failure. Circulation. 1992;86(5):1351-6.
51. Harrington D, Coats AJ. Skeletal muscle abnormalities and evidence for their role in symptom generation in chronic heart failure. Eur Heart J. 1997;18(12):1865-72.
52. Minotti JR, Christoph I, Oka R, Weiner MW, Wells L, Massie BM. Impaired skeletal muscle function in patients with congestive heart failure. Relationship to systemic exercise performance. J Clin Invest. 1991;88(6):2077-82.
53. Volterrani M, Clark AL, Ludman PF, Swan JW, Adamopoulos S, Piepoli M, Coats AJ. Predictors of exercise capacity in chronic heart failure. Eur Heart J. 1994;15(6):801-9.
54. Middlekauff HR. Making the case for skeletal myopathy as the major limitation of exercise capacity in heart failure. Circ Heart Fail. 2010;3(4):537-46.
55. Lunde PK, Sjaastad I, Schiotz Thorud HM, Sejersted OM. Skeletal muscle disorders in heart failure. Acta Physiol Scand. 2001;171(3):277-94.
56. Janssen TW, Dallmeijer AJ, van der Woude LH. Physical capacity and race performance of handcycle users. J Rehabil Res Dev. 2001;38(1):33-40.
57. Vescovo G. Skeletal muscle response to exercise and treatment: another sibyl in the heart failure syndrome? Int J Cardiol. 2002;83(1):33-4.
58. Schulze PC, Gielen S, Schuler G, Hambrecht R. Chronic heart failure and skeletal muscle catabolism: effects of exercise training. Int J Cardiol. 2002;85(1):141-9.
59. Sullivan MJ, Knight JD, Higginbotham MB, Cobb FR. Relation between central and peripheral hemodynamics during exercise in patients with chronic heart failure. Muscle blood flow is reduced with maintenance of arterial perfusion pressure. Circulation. 1989;80(4):769-81.

60. Vescovo G, Ambrosio GB, Dalla Libera L. Apoptosis and changes in contractile protein pattern in the skeletal muscle in heart failure. Acta Physiol Scand. 2001;171(3):305-10.
61. Wilson JR, Martin JL, Ferraro N. Impaired skeletal muscle nutritive flow during exercise in patients with congestive heart failure: role of cardiac pump dysfunction as determined by the effect of dobutamine. Am J Cardiol. 1984;53(9):1308-15.
62. Mancini DM, Coyle E, Coggan A, Beltz J, Ferraro N, Montain S, Wilson JR. Contribution of intrinsic skeletal muscle changes to 31P NMR skeletal muscle metabolic abnormalities in patients with chronic heart failure. Circulation. 1989;80(5):1338-46.
63. Mancini DM, Ferraro N, Tuchler M, Chance B, Wilson JR. Detection of abnormal calf muscle metabolism in patients with heart failure using phosphorus-31 nuclear magnetic resonance. Am J Cardiol. 1988;62(17):1234-40.
64. Massie B, Conway M, Yonge R, Frostick S, Ledingham J, Sleight P, et al. Skeletal muscle metabolism in patients with congestive heart failure: relation to clinical severity and blood flow. Circulation. 1987;76(5):1009-19.
65. Wiener DH, Fink LI, Maris J, Jones RA, Chance B, Wilson JR. Abnormal skeletal muscle bioenergetics during exercise in patients with heart failure: role of reduced muscle blood flow. Circulation. 1986;73(5):1127-36.
66. Wilson JR, Fink L, Maris J, Ferraro N, Power-Vanwart J, Eleff S, Chance B. Evaluation of energy metabolism in skeletal muscle of patients with heart failure with gated phosphorus-31 nuclear magnetic resonance. Circulation. 1985;71(1):57-62.
67. Hambrecht R, Fiehn E, Yu J, Niebauer J, Weigl C, Hilbrich L, et al. Effects of endurance training on mitochondrial ultrastructure and fiber type distribution in skeletal muscle of patients with stable chronic heart failure. J Am Coll Cardiol. 1997;29(5):1067-73.
68. Brunotte F, Thompson CH, Adamopoulos S, Coats A, Unitt J, Lindsay D, et al. Rat skeletal muscle metabolism in experimental heart failure: effects of physical training. Acta Physiol Scand. 1995;154(4):439-47.
69. Delp MD, Duan C, Mattson JP, Musch TI. Changes in skeletal muscle biochemistry and histology relative to fiber type in rats with heart failure. J Appl Physiol. 1997;83(4):1291-9.
70. Simonini A, Long CS, Dudley GA, Yue P, McElhinny J, Massie BM. Heart failure in rats causes changes in skeletal muscle morphology and gene expression that are not explained by reduced activity. Circ Res. 1996;79(1):128-36.
71. Williams P, Simpson H, Kyberd P, Kenwright J, Goldspink G. Effect of rate of distraction on loss of range of joint movement, muscle stiffness, and intramuscular connective tissue content during surgical limb-lengthening: a study in the rabbit. Anat Rec. 1999;255(1):78-83.
72. Reid MB, Li YP. Cytokines and oxidative signalling in skeletal muscle. Acta Physiol Scand. 2001;171(3):225-32.
73. Tsutsui H. Oxidative stress in heart failure: the role of mitochondria. Intern Med. 2001;40(12):1177-82.
74. Coirault C, Guellich A, Barbry T, Samuel JL, Riou B, Lecarpentier Y. Oxidative stress of myosin contributes to skeletal muscle dysfunction in rats with chronic heart failure. Am J Physiol Heart Circ Physiol. 2007;292(2):H1009-17.
75. Bechara LR, Moreira JB, Jannig PR, Voltarelli VA, Dourado PM, Vasconcelos AR, et al. NADPH oxidase hyperactivity induces plantaris atrophy in heart failure rats. Int J Cardiol. 2014;175(3):499-507.
76. Laitano O, Ahn B, Patel N, Coblentz PD, Smuder AJ, Yoo JK, et al. Pharmacological targeting of mitochondrial reactive oxygen species counteracts diaphragm weakness in chronic heart failure. J Appl Physiol. 2016;120(7):733-42.
77. Kondo H, Miura M, Itokawa Y. Oxidative stress in skeletal muscle atrophied by immobilization. Acta Physiol Scand. 1991;142(4):527-8.
78. Lawler JM, Song W, Demaree SR. Hindlimb unloading increases oxidative stress and disrupts antioxidant capacity in skeletal muscle. Free Radic Biol Med. 2003;35(1):9-16.
79. Supinski GS, Callahan LA. Free radical-mediated skeletal muscle dysfunction in inflammatory conditions. J Appl Physiol. 2007;102(5):2056-63.

80. Appell HJ, Duarte JA, Soares JM. Supplementation of vitamin E may attenuate skeletal muscle immobilization atrophy. Int J Sports Med. 1997;18(3):157-60.
81. Betters JL, Criswell DS, Shanely RA, Van Gammeren D, Falk D, Deruisseau KC, et al. Trolox attenuates mechanical ventilation-induced diaphragmatic dysfunction and proteolysis. Am J Respir Crit Care Med. 2004;170(11):1179-84.
82. Vescovo G, Ravara B, Dalla Libera L. Skeletal muscle myofibrillar protein oxidation and exercise capacity in heart failure. Basic Res Cardiol. 2008;103(3):285-90.
83. Dalla Libera L, Ravara B, Gobbo V, Danieli Betto D, Germinario E, Angelini A, Vescovo G. Skeletal muscle myofibrillar protein oxidation in heart failure and the protective effect of Carvedilol. J Mol Cell Cardiol. 2005;38(5):803-7.
84. Gomes-Marcondes MC, Tisdale MJ. Induction of protein catabolism and the ubiquitin-proteasome pathway by mild oxidative stress. Cancer Lett. 2002;180(1):69-74.
85. Li YP, Chen Y, Li AS, Reid MB. Hydrogen peroxide stimulates ubiquitin-conjugating activity and expression of genes for specific E2 and E3 proteins in skeletal muscle myotubes. American journal of physiology. Cell Physiology. 2003;285(4):C806-12.
86. Jackman RW, Kandarian SC. The molecular basis of skeletal muscle atrophy. Am J Physiol Cell Physiol. 2004;287(4):C834-43.
87. Morley JE, Thomas DR, Wilson MM. Cachexia: pathophysiology and clinical relevance. Am J Clin Nutr. 2006;83(4):735-43.
88. Farkas J, von Haehling S, Kalantar-Zadeh K, Morley JE, Anker SD, Lainscak M. Cachexia as a major public health problem: frequent, costly, and deadly. J Cachexia Sarcopenia Muscle. 2013;4(3):173-8.
89. Anker SD, Swan JW, Volterrani M, Chua TP, Clark AL, Poole-Wilson PA, Coats AJ. The influence of muscle mass, strength, fatigability and blood flow on exercise capacity in cachectic and non-cachectic patients with chronic heart failure. Eur Heart J. 1997;18(2):259-69.
90. Libera LD, Zennaro R, Sandri M, Ambrosio GB, Vescovo G. Apoptosis and atrophy in rat slow skeletal muscles in chronic heart failure. Am J Physiol. 1999;277(5 Pt 1):C982-6.
91. Papadimitriou JC, Phelps PC, Shin ML, Smith MW, Trump BF. Effects of Ca2+ deregulation on mitochondrial membrane potential and cell viability in nucleated cells following lytic complement attack. Cell Calcium. 1994;15(3):217-27.
92. Tirosh R, Degani H, Berke G. Prelytic reduction of high-energy phosphates induced by antibody and complement in nucleated cells. 31P-NMR study. Complement. 1984;1(4):207-12.
93. Winters R, Matthews R, Ercal N, Krishnan K. Glutamine protects Chinese hamster ovary cells from radiation killing. Life Sciences. 1994;55(9):713-20.
94. Poehlman ET, Scheffers J, Gottlieb SS, Fisher ML. Vaitekevicius P. Increased resting metabolic rate in patients with congestive heart failure. Ann Intern Med. 1994;121(11):860-2.
95. Hambrecht R, Schulze PC, Gielen S, Linke A, Möbius-Winkler S, Yu J, et al. Reduction of insulin-like growth factor-I expression in the skeletal muscle of noncachectic patients with chronic heart failure. J Am Coll Cardiol. 2002;39(7):1175-81.
96. Nader GA. Molecular determinants of skeletal muscle mass: getting the "AKT" together. Int J Biochem Cell Biol. 2005;37(10):1985-96.
97. Glass DJ. Molecular mechanisms modulating muscle mass. Trends Mol Med. 2003;9(8):344-50.
98. Barbet NC, Schneider U, Helliwell SB, Stansfield I, Tuite MF, Hall MN. TOR controls translation initiation and early G1 progression in yeast. Mol Biol Cell. 1996;7(1):25-42.
99. Alessi DR, Caudwell FB, Andjelkovic M, Hemmings BA, Cohen P. Molecular basis for the substrate specificity of protein kinase B; comparison with MAPKAP kinase-1 and p70 S6 kinase. FEBS Lett. 1996;399(3):333-8.
100. Musaro A, Dobrowolny G, Rosenthal N. The neuroprotective effects of a locally acting IGF-1 isoform. Exp Gerontol. 2007;42(1-2):76-80.
101. Bodine SC, Stitt TN, Gonzalez M, Kline WO, Stover GL, Bauerlein R, et al. Akt/mTOR pathway is a crucial regulator of skeletal muscle hypertrophy and can prevent muscle atrophy in vivo. Nat Cell Biol. 2001;3(11):1014-9.

102. Erbay E, Chen J. The mammalian target of rapamycin regulates C2C12 myogenesis via a kinase-independent mechanism. J Biol Chem. 2001;276(39):36079-82.
103. Rommel C, Bodine SC, Clarke BA, Rossman R, Nunez L, Stitt TN, et al. Mediation of IGF-1-induced skeletal myotube hypertrophy by PI(3)K/Akt/mTOR and PI(3)K/Akt/GSK3 pathways. Nat Cell Biol. 2001;3(11):1009-13.
104. Lee SW, Dai G, Hu Z, Wang X, Du J, Mitch WE. Regulation of muscle protein degradation: coordinated control of apoptotic and ubiquitin-proteasome systems by phosphatidylinositol 3 kinase. J Am Soc Nephrol. 2004;15(6):1537-45.
105. Peng XD, Xu PZ, Chen ML, Hahn-Windgassen A, Skeen J, Jacobs J, et al. Dwarfism, impaired skin development, skeletal muscle atrophy, delayed bone development, and impeded adipogenesis in mice lacking Akt1 and Akt2. Genes Dev. 2003;17(11):1352-65.
106. Pallafacchina G, Calabria E, Serrano AL, Kalhovde JM, Schiaffino S. A protein kinase B-dependent and rapamycin-sensitive pathway controls skeletal muscle growth but not fiber type specification. Proc Natl Acad Sci U S A. 2002;99(14):9213-8.
107. Booth F. The many flavors of IGF-I. J Appl Physiol (1985). 2006;100(6):1755-6.
108. Toth MJ, Ward K, van der Velden J, Miller MS, Vanburen P, Lewinter MM, Ades PA. Chronic heart failure reduces Akt phosphorylation in human skeletal muscle: relationship to muscle size and function. J Appl Physiol (1985). 2011;110(4):892-900.
109. Kandarian SC, Jackman RW. Intracellular signaling during skeletal muscle atrophy. Muscle Nerve. 2006;33(2):155-65.
110. Mayer RJ. The meteoric rise of regulated intracellular proteolysis. Nat Rev Mol Cell Biol. 2000;1(2):145-8.
111. Mitch WE, Goldberg AL. Mechanisms of muscle wasting. The role of the ubiquitin-proteasome pathway. N Engl J Med. 1996;335(25):1897-905.
112. Wing SS, Haas AL, Goldberg AL. Increase in ubiquitin-protein conjugates concomitant with the increase in proteolysis in rat skeletal muscle during starvation and atrophy denervation. Biochem J. 1995;307(Pt 3):639-45.
113. Tiao G, Fagan J, Roegner V, Lieberman M, Wang JJ, Fischer JE, Hasselgren PO. Energy-ubiquitin-dependent muscle proteolysis during sepsis in rats is regulated by glucocorticoids. J Clin Invest. 1996;97(2):339-48.
114. Baracos VE, DeVivo C, Hoyle DH, Goldberg AL. Activation of the ATP-ubiquitin-proteasome pathway in skeletal muscle of cachectic rats bearing a hepatoma. Am J Physiol. 1995;268(5 Pt 1):E996-1006.
115. Clavel S, Coldefy AS, Kurkdjian E, Salles J, Margaritis I, Derijard B. Atrophy-related ubiquitin ligases, atrogin-1 and MuRF1 are up-regulated in aged rat Tibialis Anterior muscle. Mech Ageing Dev. 2006;127(10):794-801.
116. Lecker SH, Jagoe RT, Gilbert A, Gomes M, Baracos V, Bailey J, et al. Multiple types of skeletal muscle atrophy involve a common program of changes in gene expression. Faseb J. 2004;18(1):39-51.
117. van Hees HW, Li YP, Ottenheijm CA, Jin B, Pigmans CJ, Linkels M, et al. Proteasome inhibition improves diaphragm function in congestive heart failure rats. Am J Physiol Lung Cell Mol Physiol. 2008;294(6):L1260-8.
118. Brum PC, Bacurau AV, Cunha TF, Bechara LR, Moreira JB. Skeletal myopathy in heart failure: effects of aerobic exercise training. Exp Physiol. 2014;99(4):616-20.
119. Cunha TF, Bacurau AV, Moreira JB, Paixão NA, Campos JC, Ferreira JC, et al. Exercise training prevents oxidative stress and ubiquitin-proteasome system overactivity and reverse skeletal muscle atrophy in heart failure. PloS One. 2012;7(8):e41701.
120. Gielen S, Sandri M, Kozarez I, Kratzsch J, Teupser D, Thiery J, et al. Exercise training attenuates MuRF-1 expression in the skeletal muscle of patients with chronic heart failure independent of age: the randomized Leipzig Exercise Intervention in Chronic Heart Failure and Aging catabolism study. Circulation. 2012;125(22):2716-27.
121. Carlson ME, Suetta C, Conboy MJ, Aagaard P, Mackey A, Kjaer M, Conboy I. Molecular aging and rejuvenation of human muscle stem cells. EMBO Molec Med. 2009;1(8-9):381-91.

122. Conboy IM, Conboy MJ, Smythe GM, Rando TA. Notch-mediated restoration of regenerative potential to aged muscle. Science. 2003;302(5650):1575-7.
123. Lee CE, McArdle A, Griffiths RD. The role of hormones, cytokines and heat shock proteins during age-related muscle loss. Clin Nutr. 2007;26(5):524-34.
124. Mehl KA, Davis JM, Berger FG, Carson JA. Myofiber degeneration/regeneration is induced in the cachectic ApcMin/+ mouse. J Appl Physiol. 2005;99(6):2379-87.
125. Goetsch SC, Hawke TJ, Gallardo TD, Richardson JA, Garry DJ. Transcriptional profiling and regulation of the extracellular matrix during muscle regeneration. Physiol Genomics. 2003;14(3):261-71.
126. Hawke TJ, Kanatous SB, Martin CM, Goetsch SC, Garry DJ. Rad is temporally regulated within myogenic progenitor cells during skeletal muscle regeneration. Am J Physiol Cell Physiol. 2006;290(2):C379-87.
127. Yoshida J, Yamamoto K, Mano T, Sakata Y, Nishikawa N, Miwa T, et al. Angiotensin II type 1 and endothelin type A receptor antagonists modulate the extracellular matrix regulatory system differently in diastolic heart failure. J Hypertens. 2003;21(2):437-44.
128. Yoshida T, Galvez S, Tiwari S, Rezk BM, Semprun-Prieto L, Higashi Y, et al. Angiotensin II inhibits satellite cell proliferation and prevents skeletal muscle regeneration. J Biol Chem. 2013;288(33):23823-32.
129. Adams V, Doring C, Schuler G. Impact of physical exercise on alterations in the skeletal muscle in patients with chronic heart failure. Front Biosci. 2008;13:302-11.
130. Piepoli MF, Davos C, Francis DP, Coats AJ; ExTraMATCH Collaborative. Exercise training meta-analysis of trials in patients with chronic heart failure (ExTraMATCH). BMJ. 2004;328(7433):189.
131. Adamopoulos S, Coats AJ, Brunotte F, Arnolda L, Meyer T, Thompson CH, et al. Physical training improves skeletal muscle metabolism in patients with chronic heart failure. J Am Coll Cardiol. 1993;21(5):1101-6.
132. Hornig B, Maier V, Drexler H. Physical training improves endothelial function in patients with chronic heart failure. Circulation. 1996;93(2):210-4.
133. Wang J, Yi GH, Knecht M, Cai BL, Poposkis S, Packer M, Burkhoff D. Physical training alters the pathogenesis of pacing-induced heart failure through endothelium-mediated mechanisms in awake dogs. Circulation. 1997;96(8):2683-92.
134. Gustafsson T, Bodin K, Sylvén C, Gordon A, Tyni-Lenné R, Jansson E. Increased expression of VEGF following exercise training in patients with heart failure. Eur J Clin Invest. 2001;31(4):362-6.
135. Gustafsson T, Kraus WE. Exercise-induced angiogenesis-related growth and transcription factors in skeletal muscle, and their modification in muscle pathology. Front Biosci. 2001;6:D75-89.
136. Scarpelli M, Belardinelli R, Tulli D, Provinciali L. Quantitative analysis of changes occurring in muscle vastus lateralis in patients with heart failure after low-intensity training. Anal Quant Cytol Histol. 1999;21(5):374-80.
137. Liang H, Ward WF. PGC-1alpha: a key regulator of energy metabolism. Adv Physiol Educ. 2006;30(4):145-51.
138. Moyes CD. Controlling muscle mitochondrial content. J Exp Biol. 2003;206(Pt 24):4385-91.
139. Garnier A, Fortin D, Zoll J, N'Guessan B, Mettauer B, Lampert E, et al. Coordinated changes in mitochondrial function and biogenesis in healthy and diseased human skeletal muscle. Faseb J. 2005;19(1):43-52.
140. Vescovo G, Ravara B, Gobbo V, Angelini A, Dalla Libera L. Skeletal muscle fibres synthesis in heart failure: role of PGC-1alpha, calcineurin and GH. Int J Cardiol. 2005;104(3):298-306.
141. Kuhl JE, Ruderman NB, Musi N, Goodyear LJ, Patti ME, Crunkhorn S, et al. Exercise training decreases the concentration of malonyl-CoA and increases the expression and activity of malonyl-CoA decarboxylase in human muscle. Am J Physiol Endocrinol Metab. 2006;290(6):E1296-303.
142. Kramer DK, Ahlsén M, Norrbom J, Jansson E, Hjeltnes N, Gustafsson T, Krook A. Human skeletal muscle fibre type variations correlate with PPAR alpha, PPAR delta and PGC-1 alpha mRNA. Acta Physiol (Oxf). 2006;188(3-4):207-16.
143. Lin J, Wu H, Tarr PT, Zhang CY, Wu Z, Boss O, et al. Transcriptional co-activator PGC-1 alpha drives the formation of slow-twitch muscle fibres. Nature. 2002;418(6899):797-801.

144. Gielen S, Adams V, Möbius-Winkler S, Linke A, Erbs S, Yu J, et al. Anti-inflammatory effects of exercise training in the skeletal muscle of patients with chronic heart failure. J Am Coll Cardiol. 2003;42(5):861-8.
145. Bacurau AV, Jardim MA, Ferreira JC, Bechara LR, Bueno CR Jr, Alba-Loureiro TC, et al. Sympathetic hyperactivity differentially affects skeletal muscle mass in developing heart failure: role of exercise training. J Appl Physiol (1985). 2009;106(5):1631-40.
146. Nunes RB, et al. Physical exercise improves plasmatic levels of IL-10, left ventricular end-diastolic pressure, and muscle lipid peroxidation in chronic heart failure rats. J Appl Physiol 2008;104, 1641-7.
147. Cunha TF, Bechara LR, Bacurau AV, Jannig PR, Voltarelli VA, Dourado PM, et al. Exercise training decreases NADPH oxidase activity and restores skeletal muscle mass in heart failure rats. J Appl Physiol. 2017;122(4):817-27.
148. Moreira JB, Bechara LR, Bozi LH, Jannig PR, Monteiro AW, Dourado PM, et al. High- versus moderate-intensity aerobic exercise training effects on skeletal muscle of infarcted rats. J Appl Physiol (1985). 2013;114(8):1029-41.
149. Ennezat PV, Malendowicz SL, Testa M, Colombo PC, Cohen-Solal A, Evans T, LeJemtel TH. Physical training in patients with chronic heart failure enhances the expression of genes encoding antioxidative enzymes. J Am Coll Cardiol. 2001;38(1):194-8.
150. Hambrecht R, Schulze PC, Gielen S, Linke A, Möbius-Winkler S, Erbs S, et al. Effects of exercise training on insulin-like growth factor-I expression in the skeletal muscle of non-cachectic patients with chronic heart failure. Eur J Cardiovasc Prev Rehabil. 2005;12(4):401-6.
151. Hellsten Y, Hansson HA, Johnson L, Frandsen U, Sjodin B. Increased expression of xanthine oxidase and insulin-like growth factor I (IGF-I) immunoreactivity in skeletal muscle after strenuous exercise in humans. Acta Physiol Scand. 1996;157(2):191-7.
152. Broussard SR, McCusker RH, Novakofski JE, Strle K, Shen WH, Johnson RW, et al. Cytokine-hormone interactions: tumor necrosis factor alpha impairs biologic activity and downstream activation signals of the insulin-like growth factor I receptor in myoblasts. Endocrinology. 2003;144(7):2988-96.
153. Thissen JP, Verniers J. Inhibition by interleukin-1 beta and tumor necrosis factor-alpha of the insulin-like growth factor I messenger ribonucleic acid response to growth hormone in rat hepatocyte primary culture. Endocrinology. 1997;138(3):1078-84.
154. Thomas MJ, Umayahara Y, Shu H, Centrella M, Rotwein P, McCarthy TL. Identification of the cAMP response element that controls transcriptional activation of the insulin-like growth factor-I gene by prostaglandin E2 in osteoblasts. J Biol Chem. 1996;271(6):21835-41.
155. Bacurau AV, Jannig PR, de Moraes WM, Cunha TF, Medeiros A, Barberi L, et al. Akt/mTOR pathway contributes to skeletal muscle anti-atrophic effect of aerobic exercise training in heart failure mice. Int J Cardiol. 2016;214:137-47.
156. Castillero E, Akashi H, Wang C, Najjar M, Ji R, Kennel PJ, et al. Cardiac myostatin upregulation occurs immediately after myocardial ischemia and is involved in skeletal muscle activation of atrophy. Biochem Biophys Res Commun. 2015;457(1):106-11.
157. McFarlane C, Plummer E, Thomas M, Hennebry A, Ashby M, Ling N, et al. Myostatin induces cachexia by activating the ubiquitin proteolytic system through an NF-kappaB-independent, FoxO1-dependent mechanism. J Cell Physiol. 2006;209(2):501-14.
158. Bacurau AV, Cunha TF, Souza RW, Voltarelli VA, Gabriel-Costa D, Brum PC. Aerobic exercise and pharmacological therapies for skeletal myopathy in heart failure: similarities and differences. Oxid Med Cell Longev. 2016;2016:4374671.

20

Exercício físico no controle autonômico em pacientes com insuficiência cardíaca

Lígia de Moraes Antunes-Correa
Linda Massako Ueno-Pardi
Thaís Simões Nobre Pires Santos
Raffael Francisco Pires Fraga
Natale Pinheiro Lage Rolim
Raphaela Vilar Groehs Miranda
Carlos Eduardo Negrão

INTRODUÇÃO

A insuficiência cardíaca (IC) com fração de ejeção reduzida é uma síndrome clínica de alta incidência e mau prognóstico, caracterizada por fadiga, dispneia e grande limitação aos esforços físicos.[1] Esses sintomas são decorrentes de alterações hemodinâmicas e metabólicas, associadas a alterações neuro-humorais progressivas.[2,3]

A incapacidade do coração de bombear sangue adequadamente para suprir as necessidades orgânicas provoca aumento na atividade nervosa simpática, cujo resultado é uma intensa vasoconstrição periférica. A diminuição no fluxo sanguíneo periférico, em nível de arteríolas renais, leva as células justaglomerulares a liberar renina, iniciando a síntese de angiotensina II (Ang II). Esse peptídeo estimula a liberação de vasopressina e aldosterona, ativando o sistema renina-angiotensina-aldosterona (SRAA), o que provoca retenção de água e solutos. A Ang II também atua nos terminais simpáticos localizado na medula adrenal, provocando liberação adicional de norepinefrina. Esse quadro leva à retroalimentação da atividade simpática e, consequentemente, a alterações nos controles reflexos autonômicos e implicações cardiovasculares importantes.[4]

Estudos realizados nas últimas duas décadas evidenciam que o exercício físico é uma importante conduta não medicamentosa no tratamento da IC. Quando bem programado, melhora o estado clínico e a qualidade de vida.[5-7] Alguns estudos mostram também que o treinamento físico melhora os controles reflexos autonômicos.

Neste capítulo, serão abordados os controles reflexos autonômicos na IC e as implicações hemodinâmicas, bem como os efeitos do treinamento físico neste contexto, em especial os relacionados à atividade nervosa simpática e à vasoconstrição periférica.

CONTROLE BARORREFLEXO ARTERIAL

O controle barorreflexo arterial é, certamente, o principal mecanismo de controle neural durante oscilações da pressão arterial. Os barorreceptores arteriais são ativados pela deformação das terminações nervosas livres, também conhecidas como mecanorreceptores ou pressorreceptores arteriais, que se localizam na camada adventícia do arco aórtico e na bifurcação das carótidas. Essas terminações são formadas por fibras nervosas mielínicas que vão perdendo a bainha de mielina à medida que se aproximam da camada média vascular, ramificando-se em forma de rede pela parede do vaso, o que favorece a função como receptores mecânicos.[8]

A transformação do estímulo mecânico em sinal elétrico é mediada por canais iônicos DEG/ENaC, sensíveis à deformação, que no momento da distensão da parede permitem o influxo de íons sódio (Na^+) e cálcio (Ca^{++}), em proporção direta à distensão da parede do vaso. Ao atingir o limiar de despolarização, abrem-se os canais de Na^+ e potássio (K^+) dependentes de voltagem, gerando o potencial de ação ao longo das fibras aferentes.[9] É importante frisar que é a deformação dos vasos que condiciona a probabilidade de abertura dos canais DEG/ENaC, caracterizando esses receptores como mecanossensíveis e justificando uma importante função a cada batimento cardíaco. Durante a diástole não há estímulo suficiente para desencadear potenciais de ação, ao passo que a deformação do vaso durante a passagem da onda de pulso, que ocorre na sístole, gera vários potenciais de ação.[10] Dessa forma, a menor frequência de disparo ocorre quando a deformação vascular é mínima, isto é, durante a diástole, e constitui o limiar de ativação dos barorreceptores. Por outro lado, durante elevações da pressão arterial acima da condição basal, a deformação da parede do vaso observada durante todo o ciclo cardíaco passa a gerar potenciais de ação não apenas na sístole, mas também na diástole, provocando saturação na descarga dos barorreceptores arteriais. A relação entre a descarga e a pressão arterial gera uma curva sigmoide, sendo o ponto médio o local de maior sensibilidade.[11]

O potencial de ação gerado nos receptores do arco aórtico trafega através do nervo depressor aórtico e do nervo sinusal, no caso potencial de ação gerado nos receptores carotídeos, os quais se unem ao nervo vago e glossofaríngeo, respectivamente, integrando essas informações no núcleo do trato solitário (NTS).

Em situações de elevação da pressão arterial, ocorre a distensão da parede do vaso e as informações provocadas por essas alterações chegam ao NTS. Quando estimulada, essa região ativa o núcleo dorso motor do vago e o núcleo ambíguo, aumentando o tônus vagal cuja resposta é a redução do cronotropismo cardíaco. Há, concomitantemente, estimulação do bulbo ventrolateral caudal (BVLc) que, por sua vez, inibe o bulbo ventrolateral rostral (BVLr), reduzindo o tônus simpático no coração e vasos sanguíneos. O resultado desses ajustes é a queda adicional na frequência e na contratilidade no coração. Em nível periférico, a redução na atividade nervosa simpática diminui o tônus vascular e, em consequência, a resistência periférica.

Ao contrário, em situações de queda da pressão arterial, os neurônios do NTS deixam de estimular as projeções parassimpáticas dos núcleos dorso motor do vago e ambíguo. Ao mesmo tempo deixam de estimular o BVLc, reduzindo, então, o efeito inibitório no BVLr, cuja consequência é o aumento na eferência nervosa simpática. Essa ativação simpática, por sua vez, aumenta o cronotropismo e o inotropismo cardíacos, e o tônus vascular. Essas respostas aumentam a pressão arterial.[11] O funcionamento dos barorreceptores arteriais é ilustrado na Figura 20.1.

A primeira evidência a respeito do funcionamento dos pressorreceptores arteriais na IC surgiu com os estudos do Dr. Eckberg e grupo. Esses investigadores verificaram

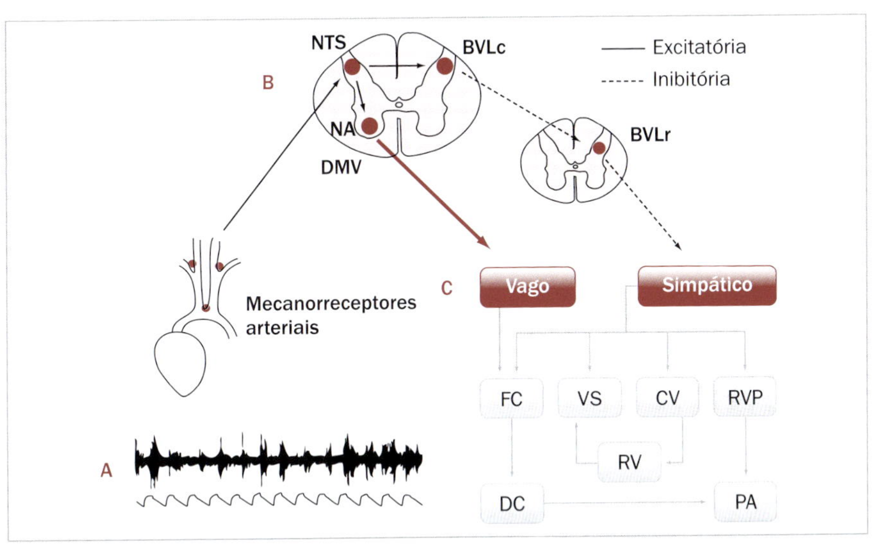

FIGURA 20.1 Esquema de funcionamento dos barorreceptores arteriais. (A) Exemplo de um registro da atividade do nervo depressor aórtico, em situação basal no rato. Observar que a descarga do nervo depressor aórtico aferente se eleva a cada batimento, dependendo do nível da pressão arterial; (B) integração central dos barorreceptores arteriais e as respostas reflexas mediadas pelas eferências parassimpática (vago) e simpática durante variações da pressão arterial; (C) alterações hemodinâmicas decorrentes de variações no balanço autonômico. NTS: núcleo do trato solitário; BVLc: bulbo ventrolateral caudal; BVLr: bulbo ventrolateral rostral; NA: núcleo ambíguo; DMV: dorso motor do vago; FC: frequência cardíaca; VS: volume sistólico; CV: capacitância venosa; RVP: resistência vascular periférica; RV: retorno venoso; DC: débito cardíaco; PA: pressão arterial.

que a infusão endovenosa de fenilefrina, um vasoconstritor administrado para elevar a pressão arterial, provocava resposta atenuada de bradicardia reflexa, em pacientes com IC.[12] Resultados semelhantes foram verificados durante a queda da pressão arterial. A redução da pressão arterial pela infusão de nitroprussiato de sódio, um vasodilatador, provocava elevação atenuada na frequência cardíaca e na atividade nervosa simpática muscular, de pacientes com IC.[12-18] A avaliação da função barorreflexa tem relevância clínica. A sensibilidade barorreflexa é um preditor importante de prognóstico para pacientes com IC.[17] Apesar do tratamento com betabloqueador reverter parcialmente essa disfunção autonômica, não altera o valor prognóstico da sensibilidade barorreflexa na IC.[15]

Embora os mecanismos responsáveis pelas alterações no controle barorreflexo não estejam totalmente elucidados, há evidências de que podem envolver tanto o processamento de informação quanto a percepção de resposta pelos órgãos efetores. Alguns estudos mostram alterações nas propriedades funcionais da membrana nervosa das aferências neurais, envolvendo o aumento na atividade da Na^+/K^+ ATPase. Essa conclusão fundamenta-se no fato de que doses baixas de ouabaína (um inibidor da atividade dessa bomba) restauraram parcialmente a sensibilidade de descarga do barorreceptor em cães com IC, mas não em animais saudáveis.[19] Níveis elevados de Ang II e espécies reativas de oxigênio (ERO) também contribuem para a diminuição desse reflexo em nível do sistema nervoso central. Essa resposta explica, pelo menos em parte, a hiperativação nervosa simpática na IC.[20]

A disfunção barorreflexa arterial na IC pode ser explicada, também, por alterações estruturais no coração que impedem o correto processamento da resposta eferente. Nesse caso, há prejuízo na transmissão ganglionar vagal que pode ser parcialmente responsável pela redução na bradicardia reflexa,[21] e na expressão do fator de crescimento nervoso que exerce influência significativa na integridade dos neurônios simpáticos cardíacos.[22] A dessensibilização dos receptores beta-adrenérgicos no coração (responsável por mediar os efeitos inotrópicos e cronotrópicos simpáticos) também pode explicar a menor resposta ao aumento neural ou circulante de norepinefrina.[23] Essa constelação de fatores determina a disfunção barorreflexa arterial na IC.[24] Entretanto, a alteração barorreflexa parece insuficiente para explicar a magnitude de ativação adrenérgica na IC. A melhor interpretação é que ela depende da somatória de alguns reflexos, entre eles os que serão discutidos a seguir.

CONTROLE REFLEXO CARDIOPULMONAR

Além do controle barorreflexo arterial, foi identificado um tipo de reflexo mecânico mediado por alterações hemodinâmicas, constituído de receptores que, por estarem localizados nos átrios, ventrículos, coronárias, pericárdio, artéria pulmonar e junção da cava e veias pulmonares com os átrios receberam o nome de receptores cardiopulmonares. Esse reflexo tem importante papel na regulação de longo prazo da homeostase cardiovascular.[25]

Apesar de a ultraestrutura dos receptores cardiopulmonares ainda não ser totalmente conhecida, é bem aceito que esses receptores sejam terminações nervosas que se espalham em forma de rede pelas câmaras cardíacas e pulmonares, cujas aferências projetam-se ao bulbo pelo nervo vago ou pela medula espinhal.[25] As fibras vagais não mielinizadas constituem a maioria das aferências cardiopulmonares e encontram-se espalhadas pelas câmaras cardíacas, difundidas por todo o miocárdio.

Além dos receptores mecânicos, há quimiorreceptores, ativados pela distensão mecânica das câmaras cardíacas durante o enchimento cardíaco e, sobretudo, pelas alterações metabólicas no miocárdio. A ativação desses quimiorreceptores causa resposta eferente bastante semelhante à do barorreflexo arterial. Embora contribuam menos para a regulação da pressão arterial que os barorreceptores, sua importância na regulação da resistência vascular em diferentes territórios é significativa; ele modula principalmente o fluxo sanguíneo renal.[11] As fibras vagais mielinizadas localizam-se no endocárdio atrial, especialmente nas junções de grandes veias com o átrio direito e veias pulmonares com o átrio esquerdo. Os receptores associados a essas fibras podem ser divididos em receptores do tipo A, ativados durante a tensão desenvolvida pela sístole atrial, e em receptores do tipo B, ativados durante a diástole.[11,26]

A estimulação dos receptores cardiopulmonares provocada por aumento no volume sanguíneo gera aumento reflexo do tônus simpático no coração, cuja consequência é o aumento na contratilidade e na frequência cardíaca. No leito vascular, a ativação dos receptores cardiopulmonares causa vasodilatação no território muscular esquelético, o que aumenta a capacitância, ou seja, a "reserva" de sangue nos músculos. No território renal, ocorre elevação na taxa de filtração glomerular e na carga filtrada. Ocorre também inibição na liberação de vasopressina, o que diminui a reabsorção de água pelos dutos coletores renais. Além disso, ocorre liberação de peptídeo natriurético atrial (ANP) pelos miócitos atriais e produção de ocitocina pela neuro-hipófise, cuja consequência é o aumento na excreção de Na^+ e água.[11]

Finalmente, as fibras aferentes espinhais englobam terminações nervosas livres distribuídas ao longo das câmaras cardíacas, coronárias e grandes vasos torácicos que trafegam junto ao nervo simpático cardíaco até a medula espinhal, com os corpos celulares localizados nos gânglios da raiz dorsal. Esses receptores são regulados por estímulos mecânicos, tais como, queda da pressão de perfusão das coronárias e distensão ou contração dos átrios e ventrículos, ou por estímulos químicos liberados localmente durante eventos isquêmicos, tais como, bradicinina, ácidos orgânicos e cloreto de potássio. Esses receptores também são ativados pela dor, como em uma crise de angina. Isso reforça a percepção de que essa aferência simpática seja um mecanismo protetor contra a isquemia do miocárdio.[11]

Estudos realizados nas últimas décadas mostram que o controle cardiopulmonar está diminuído na IC. Pacientes em classes funcionais I e II (NYHA) já apresentam alteração nesse controle reflexo. No entanto, uma alteração mais evidente, com comprometimento na resposta aguda ao aumento da pré-carga, ocorre em pacientes sintomáticos.[27] Pacientes com IC grave (NYHA III e IV) apresentam menor aumento na resistência vascular do antebraço durante variações da pressão negativa aplicada nos membros inferiores (método de câmara de pressão negativa, *low body negative pressure*, para ativação dos receptores cardiopulmonares), bem como menor aumento de norepinefrina e renina plasmáticas quando comparados com indivíduos saudáveis.[28] Há evidências também de que a ativação dos receptores cardiopulmonares causa menor resposta de atividade nervosa simpática muscular.[29]

A diminuição do controle cardiopulmonar na IC tem sido atribuída à redução na complacência atrial, com alterações degenerativas dos receptores terminais,[30] e à diminuição na frequência de descarga das aferências vagais provocadas por sobrecarga continuada de volume sanguíneo.[31] A ideia de que a deficiência no controle reflexo cardiopulmonar envolve a degeneração dos ramos aferentes relacionados a esse reflexo, e não a resposta eferente do sistema neural, encontra amparo no fato de que as respostas hemodinâmicas ao frio, em um teste em que se submerge a mão em água gelada, foram semelhantes em indivíduos saudáveis e pacientes com IC.[32]

CONTROLE QUIMIORREFLEXO

O controle quimiorreflexo é um mecanismo que regula as respostas ventilatórias e cardiovasculares durante as mudanças na pressão parcial de oxigênio e dióxido de carbono. Os quimiorreceptores periféricos estão localizados nos corpos carotídeos e aórticos. Eles são altamente vascularizados e ativados primariamente pela hipóxia. Os quimiorreceptores centrais estão localizados na região do BVL no tronco encefálico e são ativados pela hipercapnia. Os corpos carotídeos localizam-se bilateralmente na bifurcação da artéria carótida comum. As fibras aferentes se incorporam aos nervos glossofaríngeos e projetam-se à área respiratória dorsal do bulbo. Eles são constituídos de células glomus, também chamadas células do tipo I, que contém uma variedade de neurotransmissores (dopamina, norepinefrina, acetilcolina, neuropeptídeos) e células de sustentação (tipo II) que envolvem tanto as células do tipo I quanto os capilares. Os canais de K^+ existentes nas células glomus são sensíveis a alterações na pressão parcial de oxigênio.

Quando a pressão parcial de oxigênio é reduzida, poucos canais de K^+ ficam combinados com o oxigênio e maior número desses canais se fecha. Assim há o acúmulo de K^+ dentro da célula, levando à despolarização e à ativação de canais de Ca^{++} voltagem-dependentes. Essa resposta aumenta a concentração de Ca^{++} citosólico que, por sua vez, induz à exocitose das vesículas e à liberação de neurotransmissores.[33] A dopamina inicia potenciais de ação nos neurônios que são levados ao sistema nervoso central, sinalizando para que os centros de controle respiratório aumentem a ventilação, tanto pela frequência respiratória quanto pelo volume de ar corrente. As células glomus estão em contato com terminações nervosas aferentes. As fibras aferentes dos corpos aórticos e carotídeos incorporam-se aos nervos vago e glossofaríngeo, respectivamente, projetando-se ao NTS. Os quimiorreceptores estimulam, primeiramente os centros respiratórios, mas há evidências de que se projetam também aos centros cardiovasculares. Neurônios secundários do NTS, que recebem projeções dos quimiorreceptores arteriais, projetam-se diretamente aos neurônios adrenérgicos do BVLr. O resultado dessa estimulação é o aumento da resistência vascular periférica.[34,35]

Estudos em animais e humanos mostram que a IC provoca hipersensibilidade quimiorreflexa.[36,37] Em indivíduos saudáveis, a ativação dos quimiorreceptores provoca aumento na atividade nervosa simpática e na ventilação pulmonar.[38] Em pacientes com IC, essas respostas estão muito aumentadas.[39-41] A Figura 20.2 sumariza o controle quimiorreflexo durante hipóxia e hipercapnia em indivíduos saudáveis e em pacientes com IC.

O aumento na sensibilidade dos quimiorreceptores na IC é explicado pela redução da biodisponibilidade de óxido nítrico,[42] pelo aumento nos níveis de Ang II e na expressão dos receptores tipo I de Ang II (AT1) no corpo carotídeo e, também, pela atividade da aferência cardíaca simpática que contribui para a amplificação do sinal aferente do corpo carotídeo no NTS.[43] No modelo animal de IC, os níveis elevados de Ang II no tecido local aumentam as ERO que, por meio da produção de ânion superóxido, ativam os receptores AT1. A estimulação dos receptores AT1 provoca ativação da enzima NADPH oxidase que age como mediador do efeito excitatório da Ang II no corpo carotídeo. Em consequência, ocorre aumento na sensibilidade dos canais de K^+ em resposta à redução na pressão parcial de oxigênio.[42] A hipóxia crônica provoca também aumento na expressão dos receptores AT1 no corpo carotídeo. Além disso, a baixa atividade da via de sinalização de óxido nítrico nas células glomus do corpo carotídeo suprime a função dos canais de Ca^{++},[44] aumentando a suscetibilidade de despolarização da célula ao estímulo aferente.

Estudo recente mostrou também que a sensibilidade quimiorreflexa na IC pode estar ainda mais aumentada em pacientes com distúrbio respiratório do sono. A resposta de

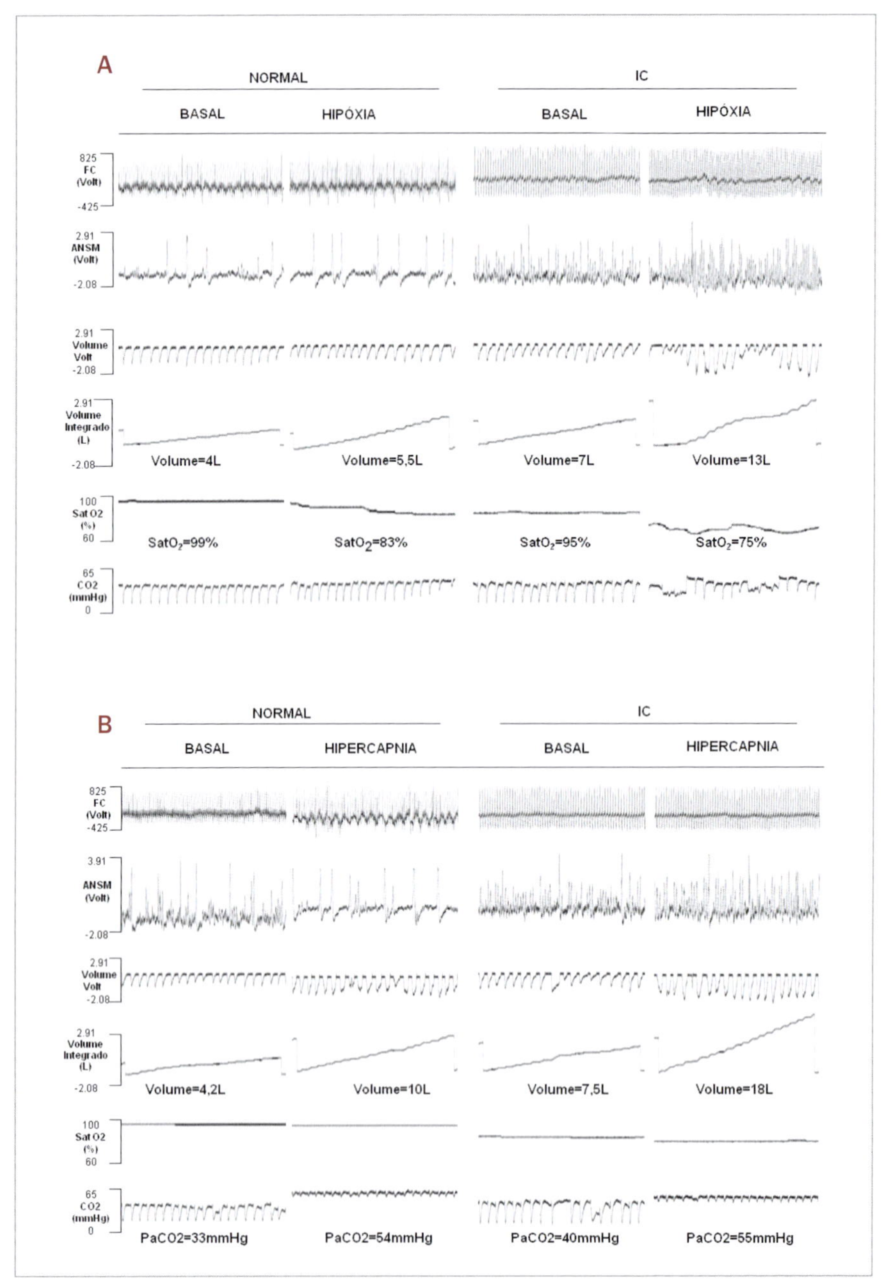

FIGURA 20.2 Resposta quimiorreflexa à hipóxia (A) e hipercapnia (B) em indivíduo saudável e em paciente com insuficiência cardíaca.. IC: insuficiência cardíaca; FC: frequência cardíaca; ANSM: atividade nervosa simpática muscular; Sat O_2: saturação de oxigênio; CO_2: dióxido de carbono; $PaCO_2$: pressão parcial de CO_2.

atividade nervosa simpática muscular durante a estimulação dos quimiorreceptores periféricos e centrais é maior em pacientes com IC e distúrbio respiratório do sono que em pacientes com IC sem o distúrbio.[45] Esse é um ponto importante na medida em que essa alteração no sono está presente em aproximadamente 50% dos pacientes com IC moderada a grave.[46]

CONTROLES MECANORREFLEXO E METABORREFLEXO

Os controles mecanorreflexo e metaborreflexo musculares que, em conjunto, são conhecidos como ergorreflexo ou reflexo pressor do exercício, regulam as respostas ventilatórias e cardiovasculares durante contrações musculares. Essas respostas são importantes para garantir oferta adequada de oxigênio e remoção dos metabólitos produzidos nos músculos em atividade. Esses reflexos são mediados por fibras nervosas sensoriais do grupo III (mielinizadas) localizadas no interstício e na região tendínea, e do grupo IV (não mielinizadas) localizadas principalmente próximas aos vasos sanguíneos e linfáticos. Tanto as fibras do grupo III quanto as do grupo IV são neurônios aferentes primários que se projetam nas áreas de controle cardiovascular no tronco encefálico, desencadeando como respostas eferentes o aumento na atividade nervosa simpática e a diminuição da atividade parassimpática.[47-50] As fibras do grupo III são ativadas pelo efeito mecânico, enquanto as do tipo IV pelo efeito metabólico.[51] Portanto, no início da contração muscular são ativadas as fibras aferentes do grupo III, que respondem primariamente aos estímulos de estiramento e pressão, por isso, são chamados mecanorreceptores. Com a continuidade do exercício, as fibras do grupo IV são ativadas pelos metabólitos produzidos nos músculos, tais como, lactato, adenosina, fosfato e K^+. Por essa razão, eles são caracterizados por metaborreceptores.[52] No entanto, há evidências de que essas respostas não sejam exclusivas.

Algumas fibras do grupo III podem ser ativadas por produtos do metabolismo da contração muscular esquelética e metabólitos da via das ciclo-oxigenases (COX), enquanto algumas fibras do grupo IV podem ser ativadas por deformação mecânica do músculo esquelético.[53-56] As vias de sinalização das fibras dos grupos III e IV até o tronco encefálico não são totalmente conhecidas. Alguns estudos com animais de experimentação mostram que as fibras ascendentes dos controles mecano- e metaborreflexo estão localizadas no funículo lateral da medula espinhal, com projeções ao NTS, BVLc e BVLr.[57,58]

Estudos clássicos mostram que alterações funcionais e metabólicas do músculo esquelético levam à hiperativação dos receptores musculares na IC, o que provoca aumento reflexo exagerado na atividade nervosa simpática durante a contração muscular. Essa resposta deu origem nos anos 1990 ao conceito "hipótese muscular", caracterizada por exacerbação neurovascular e repostas hemodinâmicas exageradas na

IC, que estão associadas à fadiga precoce desses pacientes.[59] Esses resultados levaram alguns pesquisadores a investigar o envolvimento dos mecano- e metaborreceptores musculares na hiperativação simpática de pacientes com IC.

Middlekauff et al.[60] mostraram aumento acentuado da atividade nervosa simpática muscular em pacientes com IC, durante a estimulação dos mecanorreceptores provocada pelo exercício isométrico de preensão de mão de baixa intensidade *(handgrip* a 20% da força de contração voluntária máxima). Negrão et al.[61] mostraram que o aumento da atividade nervosa simpática muscular durante essa mesma modalidade de exercício está relacionado à gravidade da IC. Outros autores, utilizando a técnica de oclusão circulatória pós-exercício do músculo esquelético para isolar os metaborreceptores, verificaram que o controle metaborreflexo da atividade nervosa simpática muscular durante o exercício físico está diminuído em pacientes com IC.[61-63] Por outro lado, alguns autores advogam a ideia de que a elevação na atividade nervosa simpática se deve à hipersensibilidade dos metaborreceptores.[64]

Os mecanismos envolvidos nas alterações da sensibilidade dos controles mecano- e metaborreflexo musculares na IC têm sido alvo de intensa investigação. Até o momento, os estudos sugerem que as prostaglandinas produzidas pela isoforma tipo 2 da COX (COX-2), uma via pró-inflamatória importante, contribuem para o aumento da sensibilidade dos mecanorreceptores musculares.[65] Essa conclusão fundamenta-se no fato de que o bloqueio das isoformas 1 e 2 da COX, com indometacina, provoca redução da resposta de atividade nervosa simpática muscular durante a estimulação de mecanorreceptores em pacientes com IC.[66] No entanto, apenas a expressão da COX-2 está aumentada em modelo animal com IC e o bloqueio específico dessa isoforma provoca alterações significativas nas respostas de atividade nervosa simpática renal e pressão arterial durante a estimulação das fibras do grupo III em animais com IC.[67]

A diminuição na sensibilidade dos metaborreceptores musculares na IC está associada ao receptor de potencial transitório da subfamília vaniloide – tipo 1 (TRVP1), localizados próximos às terminações das fibras do grupo IV e no músculo esquelético. Smith et al.,[68] estudando animais com cardiomiopatia isquêmica, verificaram diminuição na expressão do receptor TRPV1, tanto na raiz dorsal da medula quanto no músculo esquelético. Além disso, esses animais apresentavam respostas reflexas diminuídas durante a ativação das fibras do grupo IV. A Figura 20.3 ilustra os controles mecano- e metaborreflexo na IC.

CONTROLE CENTRAL

O fato de o sistema nervoso central integrar as respostas dos barorreceptores, receptores cardiopulmonares, quimiorreceptores e mecano- e metaborreceptores

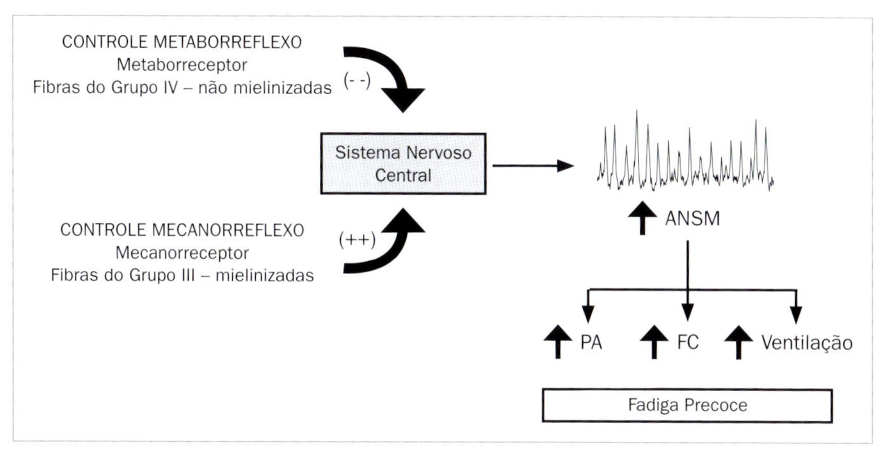

FIGURA 20.3 Controles mecano- e metaborreflexos na insuficiência cardíaca. Observar que há redução da sensibilidade metaborreflexa (–) e aumento na sensibilidade mecanorreflexa (++). O resultado dessas respostas é o aumento exagerado na resposta de atividade nervosa simpática. IC: insuficiência cardíaca; ANSM: atividade nervosa simpática muscular; PA: pressão arterial.

musculares, que sabidamente estão alteradas na IC, sugere que esse sistema contribua para a exacerbação nervosa simpática nesta síndrome. Sabe-se, também que o SRAA exerce importante papel na hiperativação simpática mediada pelo sistema nervoso central. O aumento nas concentrações de Ang II no hipotálamo e na medula espinhal, provocado pela IC, diminui o controle barorreflexo e aumenta a sensibilidade quimiorreflexa da atividade nervosa simpática.[69-71] Ao contrário, a infusão de um antagonista do receptor AT1 diretamente no ventrículo cerebral reduz significativamente a atividade nervosa simpática.[72,73]

A exacerbação eferente simpática mediada pelo sistema nervoso central envolve, também, as ERO. Alguns investigadores verificaram que o aumento do estresse oxidativo, em decorrência da maior produção de ERO e da menor produção de substâncias antioxidantes, leva à diminuição da expressão da oxido nítrico sintetase neuronal em animais com IC e, consequentemente, à redução da biodisponibilidade de óxido nítrico.[74-76] O óxido nítrico é um potente agente simpatoinibitório. A diminuição no sistema nervoso central reduz a sensibilidade barorreflexa e aumenta a atividade nervosa simpática.[77]

EFEITOS DO EXERCÍCIO FÍSICO

O exercício físico provoca alterações significativas no controle autonômico de pacientes com IC, cujas implicações clínicas são muito importantes no tratamento desta síndrome. Praticado de forma planejada e regular, o exercício físico aumenta o tônus parassimpático e reduz o tônus simpático.[78,79]

Estudos com modelos animais e pacientes com IC mostram aumento na variabilidade da frequência cardíaca, diminuição nos níveis plasmáticos de noradrenalina e redução nos níveis de atividade nervosa simpática.[78-81] Ao longo das últimas décadas, o grupo de estudos dos autores tem consistentemente mostrado que quatro meses de treinamento aeróbico de intensidade moderada diminui significativamente os níveis de atividade nervosa simpática muscular de pacientes com IC em estágio avançado.[82] A redução dos níveis de atividade nervosa simpática muscular ocorre com pacientes em uso de betabloqueador, com distúrbio respiratório do sono (apneia do sono), com terapia de ressincronização cardíaca e com pacientes com deficiência de testosterona.[83-86] Além disso, essa redução ocorre independe do sexo e da idade.[87,88] Mais recentemente, verificou-se que a diminuição dos níveis de atividade nervosa simpática muscular é de maior magnitude para pacientes de etiologia hipertensiva do que pacientes de etiologia isquêmica.[89]

A redução na hiperativação simpática tem relevância clínica. A atividade nervosa simpática muscular é um preditor independente de mortalidade para pacientes com IC.[90] Além disso, a diminuição na atividade nervosa simpática muscular favorece o aumento de fluxo sanguíneo muscular. O resultado dessas respostas é a melhora na miopatia esquelética, o aumento na capacidade funcional e a qualidade de vida dos pacientes que sofrem de IC.[91]

Os mecanismos envolvidos na melhora do controle autonômico na IC após um período de treinamento físico têm sido objeto de muitos estudos. Evidências recentes mostram que o treinamento físico melhora os controles barorreflexo, reflexo cardiopulmonar, quimiorreflexo e mecano- e metaborreflexos musculares na IC. Estudos com coelhos com IC demonstraram melhora na sensibilidade barorreflexa e redução na atividade nervosa simpática renal após um mês de treinamento físico aeróbico.[92-94] A melhora na sensibilidade barorreflexa arterial está associada ao aumento da sensibilidade aferente do nervo depressor aórtico, possivelmente em consequência do aumento na complacência arterial.[81]

Em pacientes com infarto agudo do miocárdio, sem disfunção sistólica, o treinamento físico aeróbico melhorou o controle barorreflexo da frequência cardíaca e da atividade simpática nervosa muscular.[95] Já em pacientes com IC, o treinamento aeróbico de moderada intensidade preveniu a deterioração do controle barorreflexo da atividade simpática nervosa muscular após quatro meses de exercício físico.[96] Além disso, Masson et al., estudando os efeitos de dois tipos diferentes de treinamento físico aeróbio (contínuo moderado e intervalado), observaram que apenas o exercício contínuo aumentou a sensibilidade barorreflexa de ratos com IC.[97]

Os efeitos do treinamento físico no controle reflexo cardiopulmonar têm sido menos estudados. Pliquett et al. mostraram que o treinamento físico restaurou o controle reflexo cardiopulmonar da atividade nervosa simpática renal, de coelhos com IC crônica.[98] Esses efeitos no ser humano ainda precisam ser demonstrados.

O treinamento físico aeróbio tem um papel no controle quimiorreflexo periférico. Em modelo animal, o exercício físico atenuou a hipersensibilidade quimiorreflexa periférica que controla a atividade nervosa simpática renal.[99,100] Essas repostas têm sido atribuídas a mudanças nos níveis de Ang II, na expressão dos receptores AT1 e, também, nas vias de sinalização de óxido nítrico no corpo carotídeo e no sistema nervoso central.[73,99] Outro mecanismo que pode explicar a melhora do controle quimiorreflexo na IC é o padrão do sono. O treinamento físico diminui o índice de apneia/hipopneia de pacientes com IC.[86] Essa resposta diminui a estimulação dos quimiorreceptores periféricos e centrais.

Wang et al. mostraram que o treinamento físico normaliza a sensibilidade mecanorreflexa e aumenta a sensibilidade metaborreflexa de modelo animal de IC.[101] Esses autores mostraram também que essas respostas autonômicas estão associadas a alterações no músculo esquelético.[102] Mais recentemente, o grupo de estudo dos autores verificou que o treinamento físico diminui a sensibilidade mecanorreflexa e melhora a sensibilidade metaborreflexa muscular que controla a atividade nervosa simpática muscular, de pacientes com IC.[103] A diminuição da sensibilidade mecanorreflexa se deve à melhora no processo inflamatório na musculatura esquelética. O treinamento físico aumenta a expressão do microRNA-146, que regula a razão NF-kappa-B/I-kappa-B-alfa, cujo resultado é a redução na expressão da enzima COX-2. O resultado dessas respostas é a redução na sensibilidade mecanorreflexa.[103] A melhora da sensibilidade do controle metaborreflexo está associada ao aumento na expressão gênica dos receptores TRPV1 e CB1 no músculo esquelético.[103] Se por um lado o aumento da sensibilidade metaborreflexa contribui para a elevação na ativação nervosa simpática, por outro lado o seu papel contrarregulatório na sensibilidade mecanorreflexa contribui para a desativação nervosa simpática. A diminuição significativa da atividade nervosa simpática muscular sugere que o mecanismo contrarregulatório prevalece.

Os efeitos do exercício físico não se limitam aos controles reflexos aferentes, envolvem, também, o sistema nervoso central. Estudo em animais de experimentação mostra que o treinamento físico normaliza a expressão dos receptores AT1 no sistema nervoso central.[69] Essa é uma resposta importante. A normalização da expressão gênica dos receptores AT1 e das concentrações de Ang II melhoram o controle barorreflexo da atividade nervosa simpática.[94]

Outra alteração importante provocada pelo treinamento físico é o aumento na expressão de óxido nítrico sintase e, em consequência, na produção de óxido nítrico em neurônios da região paraventricular, que integram as projeções para a região rostroventrolateral da medula.[70] O treinamento físico aumenta também a expressão de superóxido desmutase e reduz a expressão de NADPH oxidase na porção rostroventrolateral da medula, o que favorece a produção de óxido nítrico nesta região.[77] Em conjunto, essas respostas elevam, sobremaneira, a biodisponibilidade de óxido nítrico no sistema nervoso central, o que contribui para a simpatoinibição na IC.

A Figura 20.4 sumariza os efeitos do exercício físico nos controles autonômicos e as implicações no sistema nervoso simpático e no fluxo sanguíneo muscular na IC.

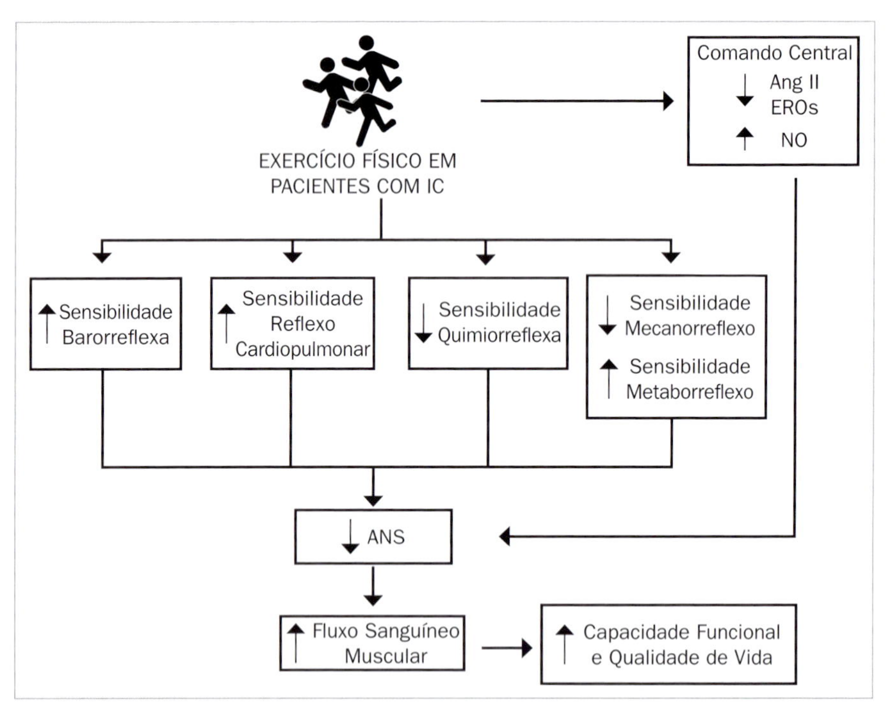

FIGURA 20.4 Benefícios do exercício físico na insuficiência cardíaca. O exercício físico aumenta a sensibilidade dos barorreceptores, receptores cardiopulmonares e metaborreceptores musculares. Por outro lado, o exercício físico diminui a hipersensibilidade dos quimio- e mecanorreceptores musculares. No sistema nervoso central, o treinamento físico diminui os níveis de angiotensina II, espécies reativas de oxigênio e aumenta a síntese de óxido nítrico. Todas essas alterações contribuem para a redução da atividade nervosa simpática na IC e, com isso, a melhora do fluxo sanguíneo muscular e da capacidade física. IC: insuficiência cardíaca; Ang II: angiotensina II; ERO: espécies reativas de oxigênio; NO: óxido nítrico.

CONSIDERAÇÕES FINAIS

O exercício físico é uma conduta não medicamentosa segura que restaura o controle autonômico, diminui a vasoconstrição periférica e aumenta a capacidade física, cujo resultado é a melhora na qualidade de vida de pacientes com IC. Esses benefícios levam naturalmente à recomendação do exercício físico para o paciente que sofre dessa síndrome.

REFERÊNCIAS BIBLIOGRÁFICAS

1. Bocchi EA, Marcondes-Braga FG, Bacal F, Ferraz AS, Albuquerque D, Rodrigues Dde A, et al. Updating of the Brazilian guideline for chronic heart failure - 2012. Arq Bras Cardiol. 2012;98(1 Suppl 1):1-33.
2. Braunwald E. Heart failure. JACC Heart Fail. 2013;1(1):1-20.
3. Floras JS. Clinical aspects of sympathetic activation and parasympathetic withdrawal in heart failure. J Am Coll Cardiol. 1993;22(4 Suppl A):72A-84A.
4. Negrao CE, Middlekauff HR. Adaptations in autonomic function during exercise training in heart failure. Heart Fail Rev. 2008;13(1):51-60.
5. de Mello Franco FG, Santos AC, Rondon MU, Trombetta IC, Strunz C, Braga AM, et al. Effects of home-based exercise training on neurovascular control in patients with heart failure. Eur J Heart Fail. 2006;8(8):851-5.
6. Dieberg G, Ismail H, Giallauria F, Smart NA. Clinical outcomes and cardiovascular responses to exercise training in heart failure patients with preserved ejection fraction: a systematic review and meta-analysis. J Appl Physiol (1985). 2015;119(6):726-33.
7. Chan E, Giallauria F, Vigorito C, Smart NA. Exercise training in heart failure patients with preserved ejection fraction: a systematic review and meta-analysis. Monaldi Arch Chest Dis. 2016;86(1-2):759.
8. Krauhs JM. Structure of rat aortic baroreceptors and their relationship to connective tissue. J Neurocytol. 1979;8(4):401-14.
9. Drummond HA, Price MP, Welsh MJ, Abboud FM. A molecular component of the arterial baroreceptor mechanotransducer. Neuron. 1998;21(6):1435-41.
10. Chapleau MW, Cunningham JT, Sullivan MJ, Wachtel RE, Abboud FM. Structural versus functional modulation of the arterial baroreflex. Hypertension. 1995;26(2):341-7.
11. Micheline LC. Regulação da Pressão Arterial: Mecanismos Neuro-hormonais, in Fisiologia, M.M. Ayres, Editor. 2008, Guanabara-Kogan: Rio de Janeiro, 571-93.
12. Eckberg DL, Drabinsky M, Braunwald E. Defective cardiac parasympathetic control in patients with heart disease. N Engl J Med. 1971;285(16):877-83.
13. Ferguson DW, Berg WJ, Roach PJ, Oren RM, Mark AL. Effects of heart failure on baroreflex control of sympathetic neural activity. Am J Cardiol. 1992;69(5):523-31.
14. La Rovere MT, Maestri R, Robbi E, Caporotondi A, Guazzotti G, Febo O, Pinna GD. Comparison of the prognostic values of invasive and noninvasive assessments of baroreflex sensitivity in heart failure. J Hypertens. 2011;29(8):1546-52.
15. La Rovere MT, Pinna GD, Maestri R, Robbi E, Caporotondi A, Guazzotti G, et al. Prognostic implications of baroreflex sensitivity in heart failure patients in the beta-blocking era. J Am Coll Cardiol. 2009;53(2):193-9.
16. Pinna GD, Maestri R, Capomolla S, Febo O, Robbi E, Cobelli F, La Rovere MT. Applicability and clinical relevance of the transfer function method in the assessment of baroreflex sensitivity in heart failure patients. J Am Coll Cardiol. 2005;46(7):1314-21.

17. Mortara A, La Rovere MT, Pinna GD, Prpa A, Maestri R, Febo O, et al. Arterial baroreflex modulation of heart rate in chronic heart failure: clinical and hemodynamic correlates and prognostic implications. Circulation. 1997;96(10):3450-8.
18. La Rovere MT, Bigger JT Jr, Marcus FI, Mortara A, Schwartz PJ. Baroreflex sensitivity and heart-rate variability in prediction of total cardiac mortality after myocardial infarction. ATRAMI (Autonomic Tone and Reflexes After Myocardial Infarction) Investigators. Lancet. 1998;351(9101):478-84.
19. Wang W, Chen JS, Zucker IH. Carotid sinus baroreceptor sensitivity in experimental heart failure. Circulation. 1990;81(6):1959-66.
20. Zucker IH, Wang W, Pliquett RU, Liu JL, Patel KP. The regulation of sympathetic outflow in heart failure. The roles of angiotensin II, nitric oxide, and exercise training. Ann N Y Acad Sci. 2001;940:431-43.
21. Li Z, Mao HZ, Abboud FM, Chapleau MW. Oxygen-derived free radicals contribute to baroreceptor dysfunction in atherosclerotic rabbits. Circ Res. 1996;79(4):802-11.
22. Kaye DM, Vaddadi G, Gruskin SL, Du XJ, Esler MD. Reduced myocardial nerve growth factor expression in human and experimental heart failure. Circ Res. 2000;86(7):E80-4.
23. Homcy CJ, Vatner SF, Vatner DE. Beta-adrenergic receptor regulation in the heart in pathophysiologic states: abnormal adrenergic responsiveness in cardiac disease. Annu Rev Physiol. 1991;53:137-59.
24. Sala-Mercado JA, Ichinose M, Hammond RL, Coutsos M, Ichinose T, Pallante M, et al. Spontaneous baroreflex control of heart rate versus cardiac output: altered coupling in heart failure. Am J Physiol Heart Circ Physiol. 2008;294(3):H1304-9.
25. Persson PB. Cardioplulmonary-arterial baroreceptor interaction in control of blood pressure. NIPS. 1989;4:56-9.
26. Shepherd JT. Cardiac Mechanoreceptors. In: Fozzard HA, editor. The heart and cardiovascular system. New York: Raven Press; 1992.
27. Azevedo ER, Newton GE, Floras JS, Parker JD. Reducing cardiac filling pressure lowers norepinephrine spillover in patients with chronic heart failure. Circulation. 2000;101(17):2053-9.
28. Mohanty PK, Arrowood JA, Ellenbogen KA, Thames MD. Neurohumoral and hemodynamic effects of lower body negative pressure in patients with congestive heart failure. Am Heart J. 1989;118(1):78-85.
29. Floras JS. Arterial baroreceptor and cardiopulmonary reflex control of sympathetic outflow in human heart failure. Ann N Y Acad Sci. 2001;940:500-13.
30. Zucker IH, Gilmore JP. Aspects of cardiovascular reflexes in pathologic states. Fed Proc. 1985;44(8):2400-7.
31. Ebert TJ. Reflex activation of sympathetic nervous system by ANF in humans. Am J Physiol. 1988;255(3 Pt 2):H685-9.
32. Modesti PA, Polidori G, Bertolozzi I, Vanni S, Cecioni I. Impairment of cardiopulmonary receptor sensitivity in the early phase of heart failure. Heart. 2004;90(1):30-6.
33. Schultz HD, Li YL. Carotid body function in heart failure. Respir Physiol Neurobiol. 2007;157(1):171-85.
34. Kara T, Narkiewicz K, Somers VK. Chemoreflexes--physiology and clinical implications. Acta Physiol Scand. 2003;177(3):377-84.
35. Dempsey JA, Smith CA. Pathophysiology of human ventilatory control. Eur Respir J. 2014;44(2):495-512.
36. Chua TP, Clark AL, Amadi AA, Coats AJ. Relation between chemosensitivity and the ventilatory response to exercise in chronic heart failure. J Am Coll Cardiol. 1996;27(3):650-7.
37. Chugh SS, Chua TP, Coats AJ. Peripheral chemoreflex in chronic heart failure: friend and foe. Am Heart J. 1996;132(4):900-4.
38. Marshall JM. Peripheral chemoreceptors and cardiovascular regulation. Physiol Rev. 1994;74(3):543-94.
39. Di Vanna A, Braga AM, Laterza MC, Ueno LM, Rondon MU, Barretto AC, et al. Blunted muscle vasodilatation during chemoreceptor stimulation in patients with heart failure. Am J Physiol Heart Circ Physiol. 2007;293(1):H846-52.
40. Narkiewicz K, Pesek CA, van de Borne PJ, Kato M, Somers VK. Enhanced sympathetic and ventilatory responses to central chemoreflex activation in heart failure. Circulation. 1999;100(3):262-7.
41. Stickland MK, Morgan BJ, Dempsey JA. Carotid chemoreceptor modulation of sympathetic vasoconstrictor outflow during exercise in healthy humans. J Physiol. 2008;586(6):1743-54.
42. Li YL, Xia XH, Zheng H, Gao L, Li YF, Liu D, et al. Angiotensin II enhances carotid body chemoreflex control of sympathetic outflow in chronic heart failure rabbits. Cardiovasc Res. 2006;71(1):129-38.

43. Gao L, Wang W, Liu D, Zucker IH. Exercise training normalizes sympathetic outflow by central antioxidant mechanisms in rabbits with pacing-induced chronic heart failure. Circulation. 2007;115(24):3095-102.
44. Sun SY, Wang W, Zucker IH, Schultz HD. Enhanced activity of carotid body chemoreceptors in rabbits with heart failure: role of nitric oxide. J Appl Physiol. 1999;86(4):1273-82.
45. Lobo DM, Trevizan PF, Toschi-Dias E, Oliveira PA, Piveta RB, Almeida DR, et al. Sleep-disordered breathing exacerbates muscle vasoconstriction and sympathetic neural activation in patients with systolic heart failure. Circ Heart Fail. 2016;9(11).
46. Arzt M, Woehrle H, Oldenburg O, Graml A, Suling A, Erdmann E, et al.; SchlaHF Investigators. Prevalence and predictors of sleep-disordered breathing in patients with stable chronic heart failure: The SchlaHF Registry. JACC Heart Fail. 2016;4(2):116-25.
47. McCloskey DI, Mitchell JH. Reflex cardiovascular and respiratory responses originating in exercising muscle. J Physiol. 1972;224(1):173-86.
48. Goodwin GM, McCloskey DI, Mitchell JH. Cardiovascular and respiratory responses to changes in central command during isometric exercise at constant muscle tension. J Physiol. 1972;226(1):173-90.
49. Rowell LB, O'Leary DS. Reflex control of the circulation during exercise: chemoreflexes and mechanoreflexes. J Appl Physiol. 1990;69(2):407-18.
50. Murphy MN, Mizuno M, Mitchell JH, Smith SA. Cardiovascular regulation by skeletal muscle reflexes in health and disease. Am J Physiol Heart Circ Physiol. 2011;301(4):H1191-204.
51. Adreani CM, Hill JM, Kaufman MP. Responses of group III and IV muscle afferents to dynamic exercise. J Appl Physiol (1985). 1997;82(6):1811-7.
52. Stebbins CL, Longhurst JC. Potentiation of the exercise pressor reflex by muscle ischemia. J Appl Physiol (1985). 1989;66(3):1046-53.
53. Rotto DM, Schultz HD, Longhurst JC, Kaufman MP. Sensitization of group III muscle afferents to static contraction by arachidonic acid. J Appl Physiol. 1990;68(3):861-7.
54. Kaufman MP, Longhurst JC, Rybicki KJ, Wallach JH, Mitchell JH. Effects of static muscular contraction on impulse activity of groups III and IV afferents in cats. J Appl Physiol Respir Environ Exerc Physiol. 1983;55(1 Pt 1):105-12.
55. Hayes SG, Kindig AE, Kaufman MP. Cyclooxygenase blockade attenuates responses of group III and IV muscle afferents to dynamic exercise in cats. Am J Physiol Heart Circ Physiol. 2006;290(6):H2239-46.
56. Fennessy FM, Moneley DS, Wang JH, Kelly CJ, Bouchier-Hayes DJ. Taurine and vitamin C modify monocyte and endothelial dysfunction in young smokers. Circulation. 2003;107(3):410-5.
57. Potts JT, Lee SM, Anguelov PI. Tracing of projection neurons from the cervical dorsal horn to the medulla with the anterograde tracer biotinylated dextran amine. Auton Neurosci. 2002;98(1-2):64-9.
58. Mitchell JH. Neural circulatory control during exercise: early insights. Exp Physiol. 2013;98(4):867-78.
59. Coats AJ. The "muscle hypothesis" of chronic heart failure. J Mol Cell Cardiol. 1996;28(11):2255-62.
60. Middlekauff HR, Chiu J, Hamilton MA, Fonarow GC, Maclellan WR, Hage A, et al. Muscle mechanoreceptor sensitivity in heart failure. Am J Physiol Heart Circ Physiol. 2004;287(5):H1937-43.
61. Negrão CE, Rondon MU, Tinucci T, Alves MJ, Roveda F, Braga AM, et al. Abnormal neurovascular control during exercise is linked to heart failure severity. Am J Physiol Heart Circ Physiol. 2001;280(3):H1286-92.
62. Sterns DA, Ettinger SM, Gray KS, Whisler SK, Mosher TJ, Smith MB, Sinoway LI. Skeletal muscle metaboreceptor exercise responses are attenuated in heart failure. Circulation. 1991;84(5):2034-9.
63. Middlekauff HR, Sinoway LI. Increased mechanoreceptor stimulation explains the exaggerated exercise pressor reflex seen in heart failure. J Appl Physiol. 2007;102(1):492-4.
64. Piepoli M, Clark AL, Volterrani M, Adamopoulos S, Sleight P, Coats AJ. Contribution of muscle afferents to the hemodynamic, autonomic, and ventilatory responses to exercise in patients with chronic heart failure: effects of physical training. Circulation. 1996;93(5):940-52.
65. Scott AC, Wensel R, Davos CH, Kemp M, Kaczmarek A, Hooper J, et al. Chemical mediators of the muscle ergoreflex in chronic heart failure: a putative role for prostaglandins in reflex ventilatory control. Circulation. 2002;106(2):214-20.
66. Middlekauff HR, Chiu J, Hamilton MA, Fonarow GC, Maclellan WR, Hage A, et al. Cyclooxygenase products sensitize muscle mechanoreceptors in humans with heart failure. Am J Physiol Heart Circ Physiol. 2008;294(4):H1956-62.

67. Morales A, Gao W, Lu J, Xing J, Li J. Muscle cyclo-oxygenase-2 pathway contributes to the exaggerated muscle mechanoreflex in rats with congestive heart failure. Exp Physiol. 2012;97(8):943-54.
68. Smith SA, Williams MA, Mitchell JH, Mammen PP, Garry MG. The capsaicin-sensitive afferent neuron in skeletal muscle is abnormal in heart failure. Circulation. 2005;111(16):2056-65.
69. Zucker IH. Brain angiotensin II: new insights into its role in sympathetic regulation. Circ Res. 2002;90(5):503-5.
70. Zheng H, Li YF, Cornish KG, Zucker IH, Patel KP. Exercise training improves endogenous nitric oxide mechanisms within the paraventricular nucleus in rats with heart failure. Am J Physiol Heart Circ Physiol. 2005;288(5):H2332-41.
71. Sanderford MG, Bishop VS. Angiotensin II acutely attenuates range of arterial baroreflex control of renal sympathetic nerve activity. Am J Physiol Heart Circ Physiol. 2000;279(4):H1804-12.
72. Gao L, Wang W, Li YL, Schultz HD, Liu D, Cornish KG, Zucker IH. Superoxide mediates sympathoexcitation in heart failure: roles of angiotensin II and NAD(P)H oxidase. Circ Res. 2004;95(9):937-44.
73. Zucker IH, Schultz HD, Li YF, Wang Y, Wang W, Patel KP. The origin of sympathetic outflow in heart failure: the roles of angiotensin II and nitric oxide. Prog Biophys Mol Biol. 2004;84(2-3):217-32.
74. Zimmerman MC, Lazartigues E, Lang JA, Sinnayah P, Ahmad IM, Spitz DR, Davisson RL. Superoxide mediates the actions of angiotensin II in the central nervous system. Circ Res. 2002;91(11):1038-45.
75. Campese VM, Shaohua Y, Huiquin Z. Oxidative stress mediates angiotensin II-dependent stimulation of sympathetic nerve activity. Hypertension. 2005;46(3):533-9.
76. Chan SH, Hsu KS, Huang CC, Wang LL, Ou CC, Chan JY. NADPH oxidase-derived superoxide anion mediates angiotensin II-induced pressor effect via activation of p38 mitogen-activated protein kinase in the rostral ventrolateral medulla. Circ Res. 2005;97(8):772-80.
77. Zucker IH. Novel mechanisms of sympathetic regulation in chronic heart failure. Hypertension. 2006;48(6):1005-11.
78. Coats AJ, Adamopoulos S, Radaelli A, McCance A, Meyer TE, Bernardi L, et al. Controlled trial of physical training in chronic heart failure. Exercise performance, hemodynamics, ventilation, and autonomic function. Circulation. 1992;85(6):2119-31.
79. Pearson MJ, Smart NA. Exercise therapy and autonomic function in heart failure patients: a systematic review and meta-analysis. Heart Fail Rev. 2018;23(1):91-108.
80. Toepfer M, Meyer K, Maier P, Dambacher M, Theisen K, Roskamm H, Frey AW. Influence of exercise training and restriction of activity on autonomic balance in patients with severe congestive heart failure. Clin Sci (Lond). 1996;91 Suppl:116.
81. Rondon E, Brasileiro-Santos MS, Moreira ED, Rondon MU, Mattos KC, Coelho MA, et al. Exercise training improves aortic depressor nerve sensitivity in rats with ischemia-induced heart failure. Am J Physiol Heart Circ Physiol. 2006;291(6):H2801-6.
82. Roveda F, Middlekauff HR, Rondon MU, Reis SF, Souza M, Nastari L, et al. The effects of exercise training on sympathetic neural activation in advanced heart failure: a randomized controlled trial. J Am Coll Cardiol. 2003;42(5):854-60.
83. Dos Santos MR, Sayegh AL, Bacurau AV, Arap MA, Brum PC, Pereira RM, et al. Effect of exercise training and testosterone replacement on skeletal muscle wasting in patients with heart failure with testosterone deficiency. Mayo Clin Proc. 2016;91(5):575-86.
84. Fraga R, Franco FG, Roveda F, de Matos LN, Braga AM, Rondon MU, et al. Exercise training reduces sympathetic nerve activity in heart failure patients treated with carvedilol. Eur J Heart Fail. 2007;9(6-7):630-6.
85. Nobre TS, Antunes-Correa LM, Groehs RV, Alves MJ, Sarmento AO, Bacurau AV, et al. Exercise training improves neurovascular control and calcium cycling gene expression in heart failure patients with cardiac resynchronization therapy. Am J Physiol Heart Circ Physiol. 2016;311(5):H1180-8.
86. Ueno LM, Drager LF, Rodrigues AC, Rondon MU, Braga AM, Mathias W Jr, et al. Effects of exercise training in patients with chronic heart failure and sleep apnea. Sleep. 2009;32(5):637-47.
87. Antunes-Correa LM, Melo RC, Nobre TS, Ueno LM, Franco FG, Braga AM, et al. Impact of gender on benefits of exercise training on sympathetic nerve activity and muscle blood flow in heart failure. Eur J Heart Fail. 2010;12(1):58-65.

88. Antunes-Correa LM, Kanamura BY, Melo RC, Nobre TS, Ueno LM, Franco FG, et al. Exercise training improves neurovascular control and functional capacity in heart failure patients regardless of age. Eur J Prev Cardiol. 2012;19(4):822-9.
89. Antunes-Correa LM, Ueno-Pardi LM, Trevizan PF, Santos MR, da Silva CH, Franco FG, et al. The influence of aetiology on the benefits of exercise training in patients with heart failure. Eur J Prev Cardiol. 2017;24(4):365-72.
90. Barretto AC, Santos AC, Munhoz R, Rondon MU, Franco FG, Trombetta IC, et al. Increased muscle sympathetic nerve activity predicts mortality in heart failure patients. Int J Cardiol. 2009;135(3):302-7.
91. Negrao CE, Middlekauff HR, Gomes-Santos IL, Antunes-Correa LM. Effects of exercise training on neurovascular control and skeletal myopathy in systolic heart failure. Am J Physiol Heart Circ Physiol. 2015;308(8):H792-802.
92. Liu JL, Irvine S, Reid IA, Patel KP, Zucker IH. Chronic exercise reduces sympathetic nerve activity in rabbits with pacing-induced heart failure: A role for angiotensin II. Circulation. 2000;102(15):1854-62.
93. Liu JL, Kulakofsky J, Zucker IH. Exercise training enhances baroreflex control of heart rate by a vagal mechanism in rabbits with heart failure. J Appl Physiol (1985). 2002;92(6):2403-8.
94. Mousa TM, Liu D, Cornish KG, Zucker IH. Exercise training enhances baroreflex sensitivity by an angiotensin II-dependent mechanism in chronic heart failure. J Appl Physiol (1985). 2008;104(3):616-24.
95. Martinez DG, Nicolau JC, Lage RL, Toschi-Dias E, de Matos LD, Alves MJ, et al. Effects of long-term exercise training on autonomic control in myocardial infarction patients. Hypertension. 2011;58(6):1049-56.
96. Groehs RV, Toschi-Dias E, Antunes-Correa LM, Trevizan PF, Rondon MU, Oliveira P, et al. Exercise training prevents the deterioration in the arterial baroreflex control of sympathetic nerve activity in chronic heart failure patients. Am J Physiol Heart Circ Physiol. 2015;308(9):H1096-102.
97. Masson GS, Borges JP, da Silva PP, da Nóbrega AC, Tibiriçá E, Lessa MA. Effect of continuous and interval aerobic exercise training on baroreflex sensitivity in heart failure. Auton Neurosci. 2016;197:9-13.
98. Pliquett RU, Cornish KG, Patel KP, Schultz HD, Peuler JD, Zucker IH. Amelioration of depressed cardiopulmonary reflex control of sympathetic nerve activity by short-term exercise training in male rabbits with heart failure. J Appl Physiol. 2003;95(5):1883-8.
99. Li YL, Ding Y, Agnew C, Schultz HD. Exercise training improves peripheral chemoreflex function in heart failure rabbits. J Appl Physiol. 2008;105(3):782-90.
100. Marcus NJ, Pügge C, Mediratta J, Schiller AM, Del Rio R, Zucker IH, Schultz HD. Exercise training attenuates chemoreflex-mediated reductions of renal blood flow in heart failure. Am J Physiol Heart Circ Physiol. 2015;309(2):H259-66.
101. Wang HJ, Pan YX, Wang WZ, Gao L, Zimmerman MC, Zucker IH, Wang W. Exercise training prevents the exaggerated exercise pressor reflex in rats with chronic heart failure. J Appl Physiol. 2010;108(5):1365-75.
102. Wang HJ, Li YL, Zucker IH, Wang W. Exercise training prevents skeletal muscle afferent sensitization in rats with chronic heart failure. Am J Physiol Regul Integr Comp Physiol. 2012;302(11):R1260-70.
103. Antunes-Correa LM, Nobre TS, Groehs RV, Alves MJ, Fernandes T, Couto GK, Rondon MU, Oliveira P, Lima M, Mathias W, Brum PC, Mady C, Almeida DR, Rossoni LV, Oliveira EM, Middlekauff HR, Negrao CE. Molecular basis for the improvement in muscle metaboreflex and mechanoreflex control in exercise-trained humans with chronic heart failure. Am J Physiol Heart Circ Physiol. 2014;307(11):H1655-66.

21

Exercício físico e reposição hormonal na doença cardiovascular

Maria Janieire de Nazaré Nunes Alves
Marcelo Rodrigues dos Santos
Guilherme Wesley Peixoto da Fonseca

DEFICIÊNCIA DE ESTROGÊNIO E DOENÇA CARDIOVASCULAR

Os estrógenos são importantes moduladores do metabolismo lipídico, inflamação e homeostase vascular, e contribuem para a baixa prevalência de doenças cardiovasculares (DCV) e progressão de placa aterosclerótica em mulheres pré-menopausa.[1] A doença arterial coronariana (DAC) é a principal causa de insuficiência cardíaca (IC), tanto em homens quanto em mulheres. Diversos estudos mostram que independentemente do estilo de vida, padrão alimentar e outros fatores de risco, as mulheres no período pós-menopausa apresentam aumento da incidência de DAC em relação ao período pré-menopausa.[2] Fatores hormonais envolvidos na DCV estão sendo amplamente estudados nos últimos anos, especialmente relacionados à proteção cardiovascular promovida pelos hormônios sexuais femininos.[3] Uma possível explicação para o aumento do risco cardiovascular pode ser atribuída às mudanças no padrão das lipoproteínas, uma vez que mulheres na pós-menopausa cursam com elevação do colesterol, lipoproteína de baixa densidade (LDL-C) e triglicerídeos. Adicionalmente, a redução dos níveis de lipoproteínas de alta densidade (HDL-C) caracteriza uma situação inversa ao período da pré-menopausa.[4]

Outro fator contribui para o desenvolvimento de DCV na pós-menopausa e deve-se em parte à queda da capacidade funcional de forma substancial. O processo normal de envelhecimento está associado à disfunção endotelial, à redução da vasodilatação muscular, à perda da massa muscular, ao aumento do peso e à presença de osteoporose,[5] maior comportamento sedentário, causando um ciclo vicioso que aumenta o risco de DCV.

Em mulheres saudáveis, foi demonstrado que baixos níveis de estrogênio na pós-menopausa associam-se à maior mortalidade por eventos cardiovasculares.[6,7] Em recente estudo do grupo de estudo da Unidade de Reabilitação Cardiovascular e Fisiologia do Exerci, 2017, verificou-se que a indução de IC por oclusão da coronária descendente anterior, em ratas *sprague dawley* que também foram submetidas ou não a uma ooforectomia, promoveu nas ratas ooforectomizadas aumento da área de infarto miocárdico, redução da distância percorrida em teste de esteira e redução da área reticulada da suprarrenal, região característica de produção de hormônios anabólicos. Além disso, as ratas ooforectomizadas cursavam com aumento significativo dos pelos corporais, independentemente do desenvolvimento de IC.[8]

O estrogênio exerce efeito positivo sobre inúmeros mecanismos do sistema cardiovascular, incluindo a modulação da atividade do sistema renina-angiotensina-aldosterona, inibindo os receptores de angiotensina I, diminuindo a produção de angiotensina II e aldosterona.[9] Adicionalmente, em um estudo experimental, também com ratas *sprague dawley*, demonstrou-se que as ooforectomizados evoluiam com diminuição adicional da função ventricular.[10]

Por outro lado, outro estudo com ratas infartadas que realizavam suplementação com altas dose de estradiol, ocorreu a prevenção do remodelamento adverso e do desenvolvimento de disfunção ventricular.[11]

Estudos mais recentes sugerem que tanto o estrogênio como a testosterona têm contrastantes ações inotrópicas para a modulação do Ca^{2+} no cardiomiócito e nas respostas ao estresse cardíaco.

Geralmente as mulheres são mais resistentes ao aumento da hipertrofia cardíaca e ao desenvolvimento de IC, o qual foi atribuído aos efeitos cardioprotetores do estrogênio. As ações dos hormônios sexuais femininos no miocárdio, assim como, a de diversos hormônios são complexas e necessitam de maior compreensão em todo o contexto da DCV, em especial, nas mulheres com IC.

A deficiência de estrogênio, as alterações do perfil lipídico, o ganho de peso e o sedentarismo estão fortemente associados com o aumento da incidência de hipertensão arterial em mulheres na pós-menopausa, e a maioria dos estudos que avalia a ação do estrogênio no sistema cardiovascular é direcionada nesse sentido.[6,12] A ausência ou a redução do estrogênio é um fator importante para desenvolvimento de disfunção diastólica em mulheres menopausadas, principalmente pela modulação inapropriada e ativadora do sistema renina-angiotensina-aldosterona e na redução nas vias de sinalização de produção do óxido nítrico.[13]

HORMÔNIOS SEXUAIS E CAPACIDADE FUNCIONAL EM MULHERES

É de conhecimento amplo que os hormônios anabólicos são determinantes para a capacidade de tolerar o exercício físico e, seus níveis estão relacionados à massa e à força muscular, em homens e mulheres saudáveis. Por outro lado, a IC é caracterizada pelo desequilíbrio metabólico favorecendo ao catabolismo e, por sua vez, compromete a musculatura e a capacidade funcional. Dessa forma, a deficiência de testosterona em pacientes com IC pode contribuir para a redução da massa muscular e aumentar os sintomas como fadiga, dispneia e caquexia.[14] Quanto maior a redução de testosterona total circulante em pacientes com IC maior a intolerância ao esforço.[15] Alguns estudos demonstraram que a suplementação ou a reposição de testosterona aumenta o desempenho muscular e a capacidade funcional em pacientes com IC.[16,17]

Em mulheres com IC avançada, a administração de testosterona parece ter promovido melhora na capacidade funcional, na resistência à insulina e na força muscular. A avaliação da distância percorrida no teste de caminhada de 6 minutos, bem como, o consumo máximo de oxigênio foram maiores após a reposição de testosterona em mulheres na pós-menopausa.[18]

A partir da menopausa, a de-hidroepiandrosterona (DHEA) torna-se a fonte exclusiva e específica de esteroides sexuais para todos os tecidos exceto no útero. A secreção começa a diminuir a partir dos 30 anos de idade e reduz em média 60% até o momento da menopausa. A diminuição da DHEA está envolvida em uma série de problemas classicamente associados com a menopausa como citado, incluindo a osteoporose e a perda de massa muscular. Portanto, tanto deficiência de estrogênio, como outros hormônios anabólicos participam direta ou indiretamente do processo de desenvolvimento de DCV durante a menopausa.

PAPEL DO EXERCÍCIO FÍSICO E DA REPOSIÇÃO HORMONAL DE ESTROGÊNIO EM MULHERES

Recentemente, em estudo prospectivo que acompanhou pelo período de 20 anos mulheres jovens entre 27 e 44 anos, com intervenção na mudança de um estilo de vida saudável, incluindo manutenção do peso, não fumar, restrição ao uso de álcool e maior grau de atividade física de vida diária, observou que após esse período de acompanhamento houve prevenção de forma significativa do desenvolvimento de fatores de risco clínicos, com a redução da incidência de diabete, hipertensão arterial, hipercolesterolemia e redução da incidência de DAC em mulheres jovens. Além disso, um estilo de vida saudável pode prevenir a DAC em mulheres com esses fatores de risco na média de idade entre 55 e 60 anos aproximadamente.[19]

Entretanto, em mulheres após a menopausa o risco de DCV aumenta exponencialmente e alguns estudos sugerem que a terapia de reposição hormonal de estrogênio poderia reduzir alguns parâmetros associados à DCV. O estudo HERITAGE avaliou o efeito do treinamento físico em mulheres com menopausa associado ou não à terapia de reposição de estrogênio sobre a composição corporal, marcadores de síndrome metabólica e capacidade física.[20] Os pesquisadores observaram que independentemente da reposição hormonal, o treinamento físico promoveu melhora significativa no consumo máximo de oxigênio.[20] Esse resultado fortalece a importância da mudança do estilo de vida na melhora da capacidade física de mulheres após a menopausa.

DEFICIÊNCIA HORMONAL E DCV EM HOMENS

É bem conhecido na literatura que homens com IC e deficiência na produção de testosterona evoluem com maior taxa de mortalidade comparado àqueles sem deficiência hormonal anabólica.[21,22] O aumento do catabolismo e a redução do anabolismo pela doença, favorece a acentuação da perda da massa muscular levando a consequências negativas sobre o prognóstico.[23] A piora da classe funcional representa aproximadamente 25 a 30% nos pacientes com IC que cursam com redução na produção de testosterona.

Além disso, a caquexia, caracterizada pela perda maior que 5% do peso corporal nos últimos 12 meses, de forma não intencional, promove a perda de força, redução da capacidade funcional, aumento do risco de fraturas e piora na qualidade de vida.[24]

Do ponto de vista fisiopatológico, a atividade nervosa simpática é um importante marcador de piora prognóstica na IC,[25] e a deficiência hormonal de testosterona parece colaborar com a maior ativação da atividade nervosa simpática periférica e piora do prognóstico clínico.[22]

Adicionalmente, o fluxo sanguíneo muscular periférico reduzido em pacientes com IC, parece ter um papel prognóstico também importante nessa população. É conhecido que a testosterona tem importante papel na promoção de vasodilatação coronariana e em arteríola de homens com DAC e IC.[26] Entretanto, outras forças vasoconstritoras se opõem ao efeito vasodilatador da testosterona, que pode se acentuar com a deficiência hormonal. Mais recentemente, um subestudo do *studies investigating co-morbidities aggravating heart failure (SICA-HF study)* teve como objetivo avaliar o impacto da sarcopenia na disfunção endotelial de pacientes com IC com fração de ejeção reduzida (ICFER) e com fração de ejeção preservada (ICFEP), e observou-se que pacientes com

IC associada à sarcopenia apresentam comprometimento da função endotelial.[27] A redução da vasodilatação teve impacto negativo na capacidade de exercício, mais prevalente em pacientes com sarcopenia.[27] Entretanto, o que ainda não se sabe é o impacto clínico da associação da sarcopenia e da deficiência hormonal de testosterona em homens.

REPOSIÇÃO DE TESTOSTERONA NA DCV EM HOMENS

Estudo aponta que a reposição de testosterona para homens com IC, parece ter benefícios somente naqueles indivíduos com redução dos níveis fisiológicos de produção endógena.[28] A melhora da capacidade funcional, resistência à insulina e da sensibilidade barorreflexa, com a reposição intramuscular de testosterona, não foi eficiente naqueles pacientes com níveis de testosterona dentro da normalidade. Esse resultado mostra que a escolha clínica pela reposição hormonal de testosterona deve ser apenas indicada para pacientes com hipogonadismo diagnosticado.

Um problema observado nos estudos com reposição de testosterona na população com IC e DAC é a ausência de claros critérios hormonais no início do tratamento, se há realmente pelo menos 2 hormônios anabólicos abaixo da normalidade,[29] associado à uma clínica peculiar de redução da capacidade funcional.[30,31]

Essa terapia, no entando, parece ser eficiente para melhorar a tolerância ao exercício físico, avaliado pelo teste de caminha de 6 minutos e pelo aumento da distância percorrida pelo *shuttle walk test* quando comparado ao grupo-placebo.[28] Essa melhora na capacidade funcional é acompanhada pelo aumento do consumo de oxigênio e aumento da força voluntária máxima de pacientes tratados com testosterona.[28] Em estudo do grupo de estudo dos autores, também foi observado aumento no consumo de oxigênio nos pacientes que repuseram a testosterona isoladamente e esse aumento da capacidade funcional foi independente da melhora da função cardíaca.[16] Os mecanismos que levam a esta melhora, talvez estejam mais relacionados às adaptações musculares periféricas. Por outro lado, neste estudo, os pacientes que fizeram reposição isolada de testosterona sem exercício físico, não apresentaram melhora significativa na massa muscular avaliada pela densitometria (DXA) de corpo inteiro e na área de secção transversa das fibras do tipo I (oxidativas) e do tipo II (glicolíticas) no músculo vasto lateral.[16]

Outro ponto que preocupa os especialistas quanto à reposição de testosterona para homens é o risco de desenvolvimento de câncer de próstata. Essa preocupação se deve a estudos antigos que mostraram a associação da redução da testosterona com menor incidência de câncer de próstata,[32] e que a administração poderia levar ao aumento do risco de câncer neste órgão. Contudo, até o momento não existe uma clara relação entre níveis séricos de testosterona e câncer de próstata.[33] Estudos recentes apontam que não há relação entre hormônios androgênicos e câncer de próstata.[34,35] Em uma metanálise com 18 estudos, envolvendo 3.866 homens com incidência de câncer de próstata e 6.438 controles que representou 95% de todos os estudos publicados na área até 2008, não houve associação entre câncer de próstata e os hormônios androgênicos tais como testosterona livre, testosterona total, di-hidrotestosterona (DHT), androstenediona, sulfato de de-hidroepiandrosterona (DHEA-S) e estradiol. O risco aumentado de câncer de próstata em homens idosos foi mais correlacionado com os baixos níveis séricos de testosterona.[36]

O efeito da terapia de reposição de testosterona sobre o antígeno prostático específico (PSA) também tem sido alvo de estudos. É esperado após o início do tratamento de reposição pequeno aumento do PSA.[37,38] O aumento da incidência de câncer de próstata é compatível com os níveis fisiológicos de PSA (> 4 ng/mL). O acompanhamento em 30 meses com injeção de testosterona intramuscular em homens com hipogonadismo e disfunção erétil mostrou, que apesar do nível hormonal médio ter atingido valores suprafisiológicos (> 9,74 ng/mL), o PSA apresentou pequeno aumento e apenas um paciente foi diagnosticado com câncer de próstata. Os autores concluíram que a terapia com testosterona foi associada à pequena variação do PSA e não apresentou qualquer relação com o desenvolvimento de câncer prostático.[39]

PAPEL DO EXERCÍCIO FÍSICO NA DEFICIÊNCIA HORMONAL DE TESTOSTERONA

Tem sido amplamente demonstrado, o papel que o treinamento físico exerce em pacientes com IC.[40] Haja vista que o exercício físico é uma terapia não medicamentosa, segura e que traz uma série de benefícios aos pacientes, dentre estes, modula de forma importante o controle autonômico.[41] Principalmente o treinamento aeróbio mostrou-se eficiente para reduzir a atividade nervosa simpática muscular periférica.[42] Os mecanismos atribuídos a essa redução deve-se à melhora da sensibilidade barorreflexa arterial, melhora do mecanorreflexo e metaborreflexo,[43] ativação dos canais de cálcio,[44] melhora da sensibilidade quimiorreflexa[45] e dos receptores cardiopulmonares.[46]

Estudo do grupo dos autores com a reposição de testosterona isolada ou associada ao treinamento físico, observou importante redução da atividade nervosa simpática muscular, entretanto, essa redução foi significativa apenas nos grupos que foram submetidos ao treinamento físico quando comparado à reposição de testosterona isoladamente. A reposição de testosterona associada ao exercício, não mostrou benefício adicional para redução da atividade simpática muscular periférica. Além disso, diferentemente de outros estudos, não foi evidenciado melhora significativa no fluxo sanguíneo muscular periférico. Isso deve ser pelo fato de que a população estudada era composta por pacientes com IC bastante avançada, que talvez necessite de maior tempo de tratamento e treinamento físico para ser possível evidenciar a melhora do fluxo sanguíneo muscular periférico. É conhecido que a testosterona age na vasodilatação coronariana e em arteríolas, todavia nos pacientes do estudo, possivelmente outras forças vasoconstritoras ainda se oponham ao efeito vasodilatador da testosterona.

Jankowska et al.[15] demonstraram que o níveis séricos de testosterona estão diretamente relacionados ao consumo de oxigênio pico (VO_2pico) e o pulso de oxigênio pico em pacientes com IC. De fato, a restauração do nível fisiológico de testosterona observada no estudo recente do grupo dos autores, confirma o aumento da capacidade funcional, por meio da avaliação direta do VO_2pico. Esse aumento também foi demonstrado em outros estudos com reposição de testosterona isoladamente,[28] assim como melhora na força voluntária máxima e na capacidade funcional avaliada por testes de caminhada. Além disso, este estudo mostrou que a reposição de testosterona associada ao treinamento físico foi superior na melhora da potência máxima (watts) ao exercício cardiopulmonar máximo quando comparado ao grupo de reposição de testosterona isoladamente.[16]

Sabe-se que o consumo de oxigênio depende de fatores centrais e periféricos[47] em pacientes com IC, mesmo após um período de treinamento físico, a melhora da fração de ejeção do ventrículo esquerdo ainda é controversa,[48] o que sugere possíveis mecanismos periféricos para explicar a melhora do VO_2 nesses pacientes. De fato, ficou evidenciado que a testosterona induz hipertrofia em fibras dos tipos I e II, entretanto, as fibras do tipo I parecem ser mais sensíveis aos hormônios anabólicos do que as do tipo II.[49] A administração de testosterona em baixas doses leva ao aumento da área das fibras tipo I, enquanto altas doses deste hormônio, age também na hipertrofia das fibras tipo II.[49] Essas pesquisas fortalecem os achados recentes de que a maior resposta de hipertrofia muscular periférica foi observada em fibras do tipo I, especialmente naqueles pacientes que fizeram terapia combinada (treino + reposição de testosterona), por outro lado, aqueles que realizaram reposição isolada de testosterona, ou seja, sem treinamento físico, ocorreu a tendência na redução das fibras tipos I e II, o que sugere que sem o estímulo do exercício físico, a reposição isoladamente não é capaz de manter ou aumentar a hipertrofia muscular esquelética.[16]

As respostas adaptativas de aumento do VO_2 e das fibras tipo I, reforçam a importância das alterações periféricas para melhora da intolerância ao exercício de pacientes com IC. O treinamento físico, isoladamente, também restaura os níveis hormonais de testosterona.[16]

Também é de conhecimento que a testosterona age diretamente no conteúdo mineral ósseo e a diminuição leva ao processo de osteoporose e consequente aumento do risco de fraturas.[50] A reposição de testosterona, portanto, pode ter um papel importante na manutenção do tecido ósseo. No entanto, em outros estudos não se observa aumento do conteúdo mineral ósseo em homens,[16,21] provavelmente, esse efeito esteja relacionado ao tempo maior de tratamento.[51]

Além do tratamento medicamentoso, o exercício físico pode auxiliar na reversão do processo de osteoporose, estratégia não medicamentosa, amplamente recomendada para homens e mulheres.[52] Os tipos de exercícios podem variar desde caminhada associada ao treinamento de força ou treinamento de força isoladamente. Os resultados variam muito entre os estudos, mas em uma recente revisão ficou demonstrado que a estratégia entre exercícios de impacto e força, com duração maior que 12 meses é a melhor indicação para uma resposta adequada no metabolismo ósseo.[53] Portanto, aumentar o tempo de reposição de testosterona e/ou do treinamento físico parace ser importante para se alcançar resultados favoráveis para pacientes com hipogonadismo e osteoporose.

CONSIDERAÇÕES FINAIS

Os hormônios sexuais, estrogênio e testosterona, exercem efeito positivo sobre o funcionamento do sistema cardiovascular e, consequentemente, uma redução destes hormônios pode aumentar o risco de desenvolvimento de doenças cardiovasculares tanto em mulheres quanto em homens. As mulheres apresentam uma maior proteção cardiovascular no período pré-menopausa, decorrente de ambiente hormonal favorável, em comparação aos homens. No entanto, está proteção cardiovascular parece ser perdida no período pós-menopausa. A reposição hormonal tanto de estrogênio como de testosterona melhora a força muscular, capacidade funcional (maior consumo de oxigênio e maior distância percorrida em teste de caminhada) e reduz fatores de risco clínicos associados às doenças cardiovasculares. Além disso, pacientes com deficiência hormonal apresentam maiores benefícios com a reposição hormonal quando comparados com pacientes sem deficiência. A prática regular de exercício físico isoladamente parece restaurar os níveis plasmáticos de testosterona, mas um efeito adicional é observado quando o treinamento físico é combinado com a reposição hormonal. Portanto, a avaliação dos níveis plasmáticos de hormônios sexuais anabólicos é necessária na prática clínica de pacientes com doenças cardiovasculares e a reposição hormonal associada ao treinamento físico aeróbio e/ou resistido apresenta-se como uma alternativa no tratamento destes pacientes.

REFERÊNCIAS BIBLIOGRÁFICAS

1. Kuiper GG, Carlsson B, Grandien K, Enmark E, Häggblad J, Nilsson S, Gustafsson JA. Comparison of the ligand binding specificity and transcript tissue distribution of estrogen receptors alpha and beta. Endocrinology. 1997;138(3):863-70.
2. Isles CG, Hole DJ, Hawthorne VM, Lever AF. Relation between coronary risk and coronary mortality in women of the Renfrew and Paisley survey: comparison with men. Lancet. 1992;339(8795):702-6.
3. Boukhris M, Tomasello SD, Marzà F, Bregante S, Pluchinotta FR, Galassi AR. Coronary Heart Disease in Postmenopausal Women with Type II Diabetes Mellitus and the Impact of Estrogen Replacement Therapy: A Narrative Review. Int J Endocrinol. 2014;2014:413920.
4. Trémollières FA, Pouilles JM, Cauneille C, Ribot C. Coronary heart disease risk factors and menopause: a study in 1684 French women. Atherosclerosis. 1999;142(2):415-23.
5. Clarkson TB. Estrogen effects on arteries vary with stage of reproductive life and extent of subclinical atherosclerosis progression. Menopause. 2018;25(11):1262-74.
6. Boese AC, Kim SC, Yin KJ, Lee JP, Hamblin MH. Sex differences in vascular physiology and pathophysiology: estrogen and androgen signaling in health and disease. Am J Physiol Heart Circ Physiol. 2017;313(3):H524-45.
7. Morselli E, Santos RS, Criollo A, Nelson MD, Palmer BF, Clegg DJ. The effects of oestrogens and their receptors on cardiometabolic health. Nat Rev Endocrinol. 2017;13(6):352-64.
8. Carbone S, Lavie CJ, Arena R. Obesity and Heart Failure: Focus on the Obesity Paradox. Mayo Clin Proc. 2017;92(2):266-79.
9. Wu Z, Maric C, Roesch DM, Zheng W, Verbalis JG, Sandberg K. Estrogen regulates adrenal angiotensin AT1 receptors by modulating AT1 receptor translation. Endocrinology. 2003;144(7):3251-61.
10. Sharkey LC, Holycross BJ, Park S, Shiry LJ, Hoepf TM, McCune SA, Radin MJ. Effect of ovariectomy and estrogen replacement on cardiovascular disease in heart failure-prone SHHF/Mcc- fa cp rats. J Mol Cell Cardiol. 1999;31(8):1527-37.
11. Beer S, Reincke M, Kral M, Callies F, Strömer H, Dienesch C, et al. High-dose 17beta-estradiol treatment prevents development of heart failure post-myocardial infarction in the rat. Basic Res Cardiol. 2007;102(1):9-18.
12. Yeasmin N, Akhter QS, Mahmuda S, Banu N, Yeasmin S, Akhter S, Nahar S. Association of hypertension with serum estrogen level in postmenopausal women. Mymensingh Med J. 2017;26(3):635-41.
13. Zhao Z, Wang H, Jessup JA, Lindsey SH, Chappell MC, Groban L. Role of estrogen in diastolic dysfunction. Am J Physiol Heart Circ Physiol. 2014;306(5):H628-40.
14. Volterrani M, Rosano G, Iellamo F. Testosterone and heart failure. Endocrine. 2012;42(2):272-7.
15. Jankowska EA, Filippatos G, Ponikowska B, Borodulin-Nadzieja L, Anker SD, Banasiak W, et al. Reduction in circulating testosterone relates to exercise capacity in men with chronic heart failure. J Card Fail. 2009;15(5):442-50.
16. Dos Santos MR, Sayegh AL, Bacurau AV, Arap MA, Brum PC, Pereira RM, et al. Effect of exercise training and testosterone replacement on skeletal muscle wasting in patients with heart failure with testosterone deficiency. Mayo Clin Proc. 2016;91(5):575-86.
17. Iellamo F, Rosano G, Volterrani M. Testosterone deficiency and exercise intolerance in heart failure: treatment implications. Curr Heart Fail Rep. 2010;7(2):59-65.
18. Iellamo F, Volterrani M, Caminiti G, Karam R, Massaro R, Fini M, et al. Testosterone therapy in women with chronic heart failure: a pilot double-blind, randomized, placebo-controlled study. J Am Coll Cardiol. 2010;56(16):1310-6.
19. Chomistek AK, Chiuve SE, Eliassen AH, Mukamal KJ, Willett WC, Rimm EB. Healthy lifestyle in the primordial prevention of cardiovascular disease among young women. J Am Coll Cardiol. Jan 2015;65(1):43-51.
20. Green JS, Stanforth PR, Rankinen T, Leon AS, Rao Dc Dc, Skinner JS, et al. The effects of exercise training on abdominal visceral fat, body composition, and indicators of the metabolic syndrome in

postmenopausal women with and without estrogen replacement therapy: the HERITAGE family study. Metabolism. 2004;53(9):1192-6.
21. Jankowska EA, Biel B, Majda J, Szklarska A, Lopuszanska M, Medras M, et al. Anabolic deficiency in men with chronic heart failure: prevalence and detrimental impact on survival. Circulation. 2006;114(17):1829-37.
22. Santos MR, Sayegh AL, Groehs RV, Fonseca G, Trombetta IC, Barretto AC, et al. Testosterone deficiency increases hospital readmission and mortality rates in male patients with heart failure. Arq Bras Cardiol. 2015;105(3):256-64.
23. Fülster S, Tacke M, Sandek A, Ebner N, Tschöpe C, Doehner W, et al. Muscle wasting in patients with chronic heart failure: results from the studies investigating co-morbidities aggravating heart failure (SICA-HF). Eur Heart J. 2013;34(7):512-9.
24. Anker SD, Ponikowski P, Varney S, Chua TP, Clark AL, Webb-Peploe KM, et al. Wasting as independent risk factor for mortality in chronic heart failure. Lancet. 1997;349(9058):1050-3.
25. Barretto AC, Santos AC, Munhoz R, Rondon MU, Franco FG, Trombetta IC, et al. Increased muscle sympathetic nerve activity predicts mortality in heart failure patients. Int J Cardiol. 2009;135(3):302-7.
26. Webb CM, McNeill JG, Hayward CS, de Zeigler D, Collins P. Effects of testosterone on coronary vasomotor regulation in men with coronary heart disease. Circulation. 1999;100(16):1690-6.
27. Dos Santos MR, Saitoh M, Ebner N, Valentova M, Konishi M, Ishida J, et al. Sarcopenia and endothelial function in patients with chronic heart failure: results from the studies investigating comorbidities aggravating heart failure (SICA-HF). J Am Med Dir Assoc. 2017;18(3):240-5.
28. Caminiti G, Volterrani M, Iellamo F, Marazzi G, Massaro R, Miceli M, et al. Effect of long-acting testosterone treatment on functional exercise capacity, skeletal muscle performance, insulin resistance, and baroreflex sensitivity in elderly patients with chronic heart failure a double-blind, placebo-controlled, randomized study. J Am Coll Cardiol. 2009;54(10):919-27.
29. Budoff MJ, Ellenberg SS, Lewis CE, Mohler ER 3rd, Wenger NK, Bhasin S, et al. Testosterone treatment and coronary artery plaque volume in older men with low testosterone. JAMA. 2017;317(7):708-16.
30. Oni OA, Sharma R, Chen G, Sharma M, Gupta K, Dawn B, et al. Normalization of testosterone levels after testosterone replacement therapy is not associated with reduced myocardial infarction in smokers. Mayo Clin Proc Innov Qual Outcomes. 2017;1(1):57-66.
31. Pugh PJ, Jones TH, Channer KS. Acute haemodynamic effects of testosterone in men with chronic heart failure. Eur Heart J. 2003;24(10):909-15.
32. Huggins C, Hodges CV. Studies on prostatic cancer: I. The effect of castration, of estrogen and of androgen injection on serum phosphatases in metastatic carcinoma of the prostate. 1941. J Urol. 2002;168(1):9-12.
33. Ramasamy R, Fisher ES, Schlegel PN. Testosterone replacement and prostate cancer. Indian J Urol. 2012;28(2):123-8.
34. Stattin P, Lumme S, Tenkanen L, Alfthan H, Jellum E, Hallmans G, et al. High levels of circulating testosterone are not associated with increased prostate cancer risk: a pooled prospective study. Int J Cancer. 2004;108(3):418-24.
35. Mohr BA, Feldman HA, Kalish LA, Longcope C, McKinlay JB. Are serum hormones associated with the risk of prostate cancer? Prospective results from the Massachusetts Male Aging Study. Urology. 2001;57(5):930-5.
36. Roddam AW, Allen NE, Appleby P, Key TJ; Group EHaPCC. Endogenous sex hormones and prostate cancer: a collaborative analysis of 18 prospective studies. J Natl Cancer Inst. 2008;100(3):170-83.
37. Cooper CS, MacIndoe JH, Perry PJ, Yates WR, Williams RD. The effect of exogenous testosterone on total and free prostate specific antigen levels in healthy young men. J Urol. 1996;156(2 Pt 1):438-41.
38. Raynaud JP, Gardette J, Rollet J, Legros JJ. Prostate-specific antigen (PSA) concentrations in hypogonadal men during 6 years of transdermal testosterone treatment. BJU Int. 2013;111(6):880-90.
39. Gerstenbluth RE, Maniam PN, Corty EW, Seftel AD. Prostate-specific antigen changes in hypogonadal men treated with testosterone replacement. J Androl. 2002;23(6):922-6.
40. Negrão CE, Middlekauff HR. Exercise training in heart failure: reduction in angiotensin II, sympathetic nerve activity, and baroreflex control. J Appl Physiol (1985). 2008;104(3):577-8.

41. Negrao CE, Middlekauff HR. Adaptations in autonomic function during exercise training in heart failure. Heart Fail Rev. 2008;13(1):51-60.
42. Negrão CE, Rondon MU, Tinucci T, Alves MJ, Roveda F, Braga AM, et al. Abnormal neurovascular control during exercise is linked to heart failure severity. Am J Physiol Heart Circ Physiol. 2001;280(3):H1286-92.
43. Antunes-Correa LM, Nobre TS, Groehs RV, Alves MJ, Fernandes T, Couto GK, et al. Molecular basis for the improvement in muscle metaboreflex and mechanoreflex control in exercise-trained humans with chronic heart failure. Am J Physiol Heart Circ Physiol. 2014;307(11):H1655-66.
44. Nobre TS, Antunes-Correa LM, Groehs RV, Alves MJ, Sarmento AO, Bacurau AV, et al. Exercise training improves neurovascular control and calcium cycling gene expression in patients with heart failure with cardiac resynchronization therapy. Am J Physiol Heart Circ Physiol. 2016;311(5):H1180-8.
45. Trombetta IC, Maki-Nunes C, Toschi-Dias E, Alves MJ, Rondon MU, Cepeda FX, et al. Obstructive sleep apnea is associated with increased chemoreflex sensitivity in patients with metabolic syndrome. Sleep. 2013;36(1):41-9.
46. Mello PR, Guerra GM, Borile S, Rondon MU, Alves MJ, Negrão CE, et al. Inspiratory muscle training reduces sympathetic nervous activity and improves inspiratory muscle weakness and quality of life in patients with chronic heart failure: a clinical trial. J Cardiopulm Rehabil Prev. 2012;32(5):255-61.
47. Esposito F, Mathieu-Costello O, Shabetai R, Wagner PD, Richardson RS. Limited maximal exercise capacity in patients with chronic heart failure: partitioning the contributors. J Am Coll Cardiol. 2010;55(18):1945-54.
48. Chen YM, Li ZB, Zhu M, Cao YM. Effects of exercise training on left ventricular remodelling in heart failure patients: an updated meta-analysis of randomised controlled trials. Int J Clin Pract. 2012;66(8):782-91.
49. Sinha-Hikim I, Artaza J, Woodhouse L, Gonzalez-Cadavid N, Singh AB, Lee MI, et al. Testosterone-induced increase in muscle size in healthy young men is associated with muscle fiber hypertrophy. Am J Physiol Endocrinol Metab. 2002;283(1):E154-64.
50. Rodriguez-Tolrà J, Torremadé J, di Gregorio S, Del Rio L, Franco E. Effects of testosterone treatment on bone mineral density in men with testosterone deficiency syndrome. Andrology. 2013;1(4):570-5.
51. Bouloux PM, Legros JJ, Elbers JM, Geurts TB, Kaspers MJ, Meehan AG, Meuleman EJ; Study 43203 Investigators. Effects of oral testosterone undecanoate therapy on bone mineral density and body composition in 322 aging men with symptomatic testosterone deficiency: a 1-year, randomized, placebo-controlled, dose-ranging study. Aging Male. 2013;16(2):38-47.
52. Bolam KA, van Uffelen JG, Taaffe DR. The effect of physical exercise on bone density in middle-aged and older men: a systematic review. Osteoporos Int. 2013;24(11):2749-62.
53. Gómez-Cabello A, Ara I, González-Agüero A, Casajús JA, Vicente-Rodríguez G. Effects of training on bone mass in older adults: a systematic review. Sports Med. 2012;42(4):301-25.

22

Transplante de coração e exercício físico

Guilherme Veiga
Fernando Bacal
Lucas Nóbilo Pascoalino
Edimar Alcides Bocchi

INTRODUÇÃO

Apesar da evolução da terapêutica clínica e intervencionista, a perspectiva epidêmica da insuficiência cardíaca tem sido apontada como um problema de saúde pública.[1] O transplante cardíaco é a última terapia para pacientes com insuficiência cardíaca em estágio final refratário à terapêutica, resultando em normalização hemodinâmica parcial em repouso e durante o exercício.[2,3] No Brasil, o transplante cardíaco é realizado desde 1968.[2] A melhora da técnica cirúrgica e da captação de órgãos e o aperfeiçoamento da terapia imunossupressora foram determinantes para o crescimento da prevalência do procedimento cirúrgico e da redução da taxa de mortalidade, bem como os resultados favoráveis na qualidade de vida desses pacientes.[2,3]

No entanto, mesmo após o transplante cardíaco, a capacidade física é baixa quando comparada aos pares sedentários saudáveis e com aumento modesto ao longo do tempo.[4] Os pacientes pós-transplante cardíaco também apresentam limitações musculoesqueléticas e cardiovasculares, o que pode ser explicado, em parte, pela falência cardíaca pré-transplante, pelo próprio ato cirúrgico, pelo período de hospitalização, por fatores como diferença de superfície corporal doador/receptor e denervação do coração.[5] Nesse sentido, a denervação cardíaca destaca-se pela perda da regulação autonômica, pois promove desequilíbrio no ritmo cardíaco, associada ao aumento da sensibilidade dos receptores beta-adrenérgicos, que resulta em incremento da ativação simpática associada à redução da sensibilidade barorreflexa e à hipersensibilização da ação dos vasoconstritores.[6] Esse desajuste autonômico leva ao aumento da frequência cardíaca de repouso, lento aumento da frequência cardíaca durante o exercício e lenta recuperação da frequência cardíaca pós-exercício, potencializando o baixo desempenho físico.[7,8]

A terapia imunossupressora é vital após o transplante cardíaco, pois contribui efetivamente para a redução de episódios de rejeição do órgão transplantado.[9] Entretanto, está associada a inúmeros efeitos colaterais, sendo a hipertensão arterial e a nefrotoxicidade os mais comuns.[9,10] Além disso, a terapia imunossupressora também pode levar a hiperlipidemia, diabete, vasculopatias, insuficiência renal e disfunção endotelial.[9,11]

A prática regular de exercício físico tem inúmeros efeitos benéficos na população saudável e doente, sendo a melhora da capacidade física e da qualidade de vida as mais prevalentes.[12] Assim, a reabilitação pós-transplante cardíaco tem sido recomendada para a redução e o controle das comorbidades, bem como para o restabelecimento das atividades de vida diária.[7,13]

RESPOSTA FISIOLÓGICA DO CORAÇÃO TRANSPLANTADO

A remoção completa da junção atrial, das veias cavas superior e inferior, durante o ato cirúrgico do transplante, promove a denervação completa do coração (Figura 22.1).[14] Contudo, uma vez iniciado o processo de reinervação, ele é parcial,

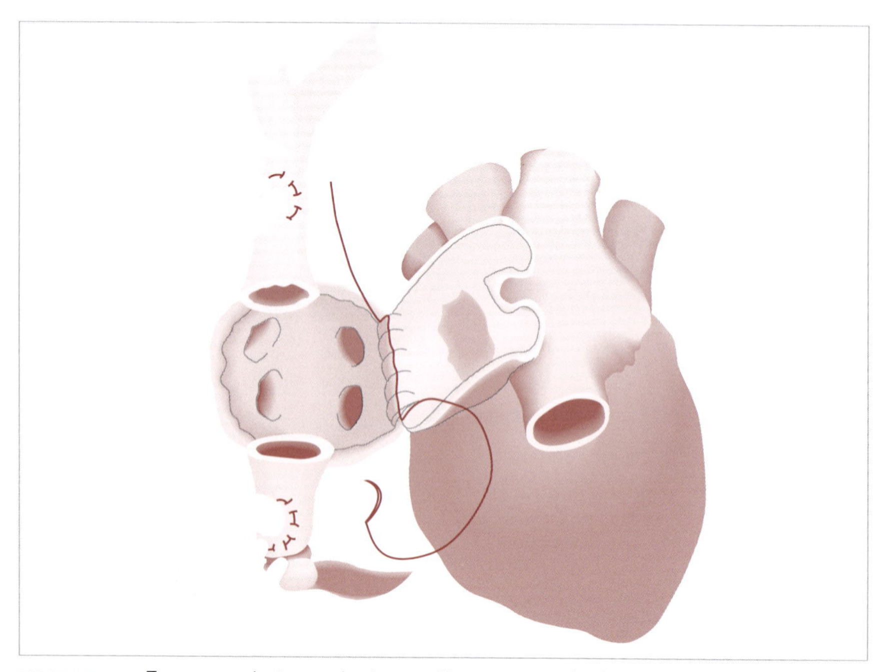

FIGURA 22.1 Esquema de transplante cardíaco com a técnica bicaval.

progressivo, lento e ocorre até 15 anos pós-cirurgia (Figura 22.2).[15,16] Entretanto, a reinervação parcial tem ampla variação individual, e alguns indivíduos não dão sinais de reinervação após o transplante.[17] A reinervação parcial cardíaca promove controle ineficiente da frequência cardíaca, que é elevada em repouso; no entanto, durante o exercício, é notado atraso gradual tanto para aumento da frequência cardíaca como para a redução no período de recuperação.[11] Com isso, a resposta cardíaca ao exercício não acompanha linearmente o consumo de oxigênio (Figura 22.3). Por outro lado, o exercício físico praticado regularmente pode acelerar o processo de reinervação cardíaca, o que pode ter relevância clínica, uma vez que aumenta o controle autonômico.[18,19]

O débito cardíaco de repouso e no início do exercício em coração denervado é, basicamente, mediado pelo aumento na pré-carga, ou seja, aumento do volume diastólico final e do volume sistólico via mecanismo de Frank-Starling. Durante o exercício progressivo, o aumento do débito cardíaco ocorre pelo aumento da frequência cardíaca em consequência da liberação de catecolaminas circulantes, porém de forma

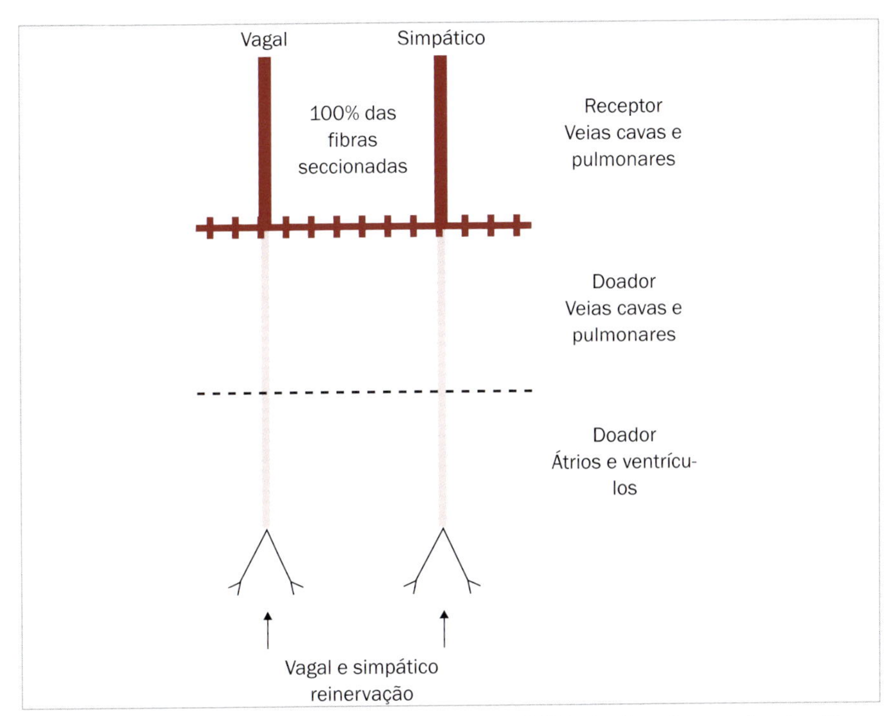

FIGURA 22.2 Esquema de distribuição e da possibilidade de reinervação das fibras simpática e vagal após cirurgia bicaval de transplante cardíaco.

Fonte: Adaptada de Bernardi et al. 1998.[15]

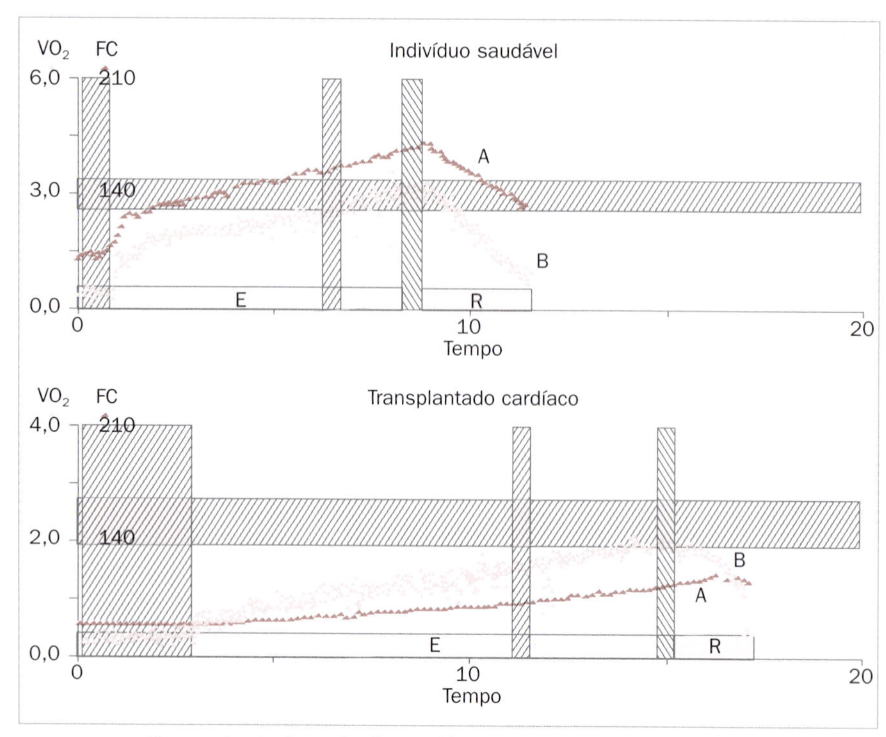

FIGURA 22.3 Resposta da frequência cardíaca (A) e do consumo de oxigênio (B) em indivíduo saudável (superior) e em indivíduo submetido a transplante cardíaco (inferior) durante a realização de teste cardiopulmonar. Observar que no indivíduo transplantado cardíaco, a frequência cardíaca não acompanha o consumo de oxigênio (como ocorre no indivíduo saudável), havendo lento aumento durante a fase de esforço progressivo (E), o qual continua a ocorrer durante a fase de recuperação pós-esforço (R). FC: frequência cardíaca; VO_2: consumo de oxigênio.

atenuada quando comparada a indivíduos saudáveis, principalmente durante o exercício intenso.[20,21] Essa resposta da frequência cardíaca ao exercício resulta em uma menor elevação do débito cardíaco, o que tem sido apontado como importante fator limitante da capacidade cardiorrespiratória dessa população.[22]

Os estudos são controversos sobre a fração de ejeção do ventrículo esquerdo de repouso após um transplante cardíaco, entretanto, existe concordância de que aumenta ao longo do exercício físico na mesma proporção que para uma pessoa saudável.[23]

O consumo de oxigênio de pico é reduzido em transplantados na comparação com indivíduos saudáveis, o que pode ter relação com as alterações hemodinâmica e autonômica decorrente da técnica cirúrgica, associada a fatores como disfunção sistólica e diastólica,[24] atrofia muscular, anormalidades hormonais decorrentes da insuficiência cardíaca que persistem após o transplante (Figura 22.4),[25] acrescido do uso contínuo de fármacos imunossupressores que reduzem o desempenho físico e estimulam a atividade simpática.[26] Contudo, o exercício físico regular pode melhorar o consumo de oxigênio.[27]

Além desses fatores, existe a limitação pulmonar causada pelo período pré-transplante, com deterioração da membrana capilar-alveolar e redução do volume sanguíneo nos capilares pulmonares. Esses danos são irreversíveis e levam à diminuição da capacidade de difusão pulmonar. Outro fator é o uso contínuo de ciclosporina, que deteriora progressivamente os vasos pulmonares, levando à lesão chamada microvasculite, também associada a anormalidades na capacidade de difusão pulmonar.[28]

A diminuição da capacidade física pós-transplante leva à produção insuficiente de óxido nítrico[29] e de prostaciclina,[30] moléculas responsáveis pela hiperemia funcional, processo no qual a inibição de um desses mecanismos leva à ativação do outro como compensação. Isso ocorre, principalmente, quando há o aumento do trabalho muscular e/ou a ativação do sistema neuro-hormonal com o intuito de realizar a manutenção, a diminuição ou o aumento da pressão arterial e da frequência cardíaca em resposta ao exercício físico. Contudo, a liberação dessas moléculas parece ser um mecanismo acoplado em que, na presença de disfunção endotelial, ocorre diminuição na síntese de óxido nítrico e, consequentemente, redução na produção e na liberação da prostaciclina.[27,28]

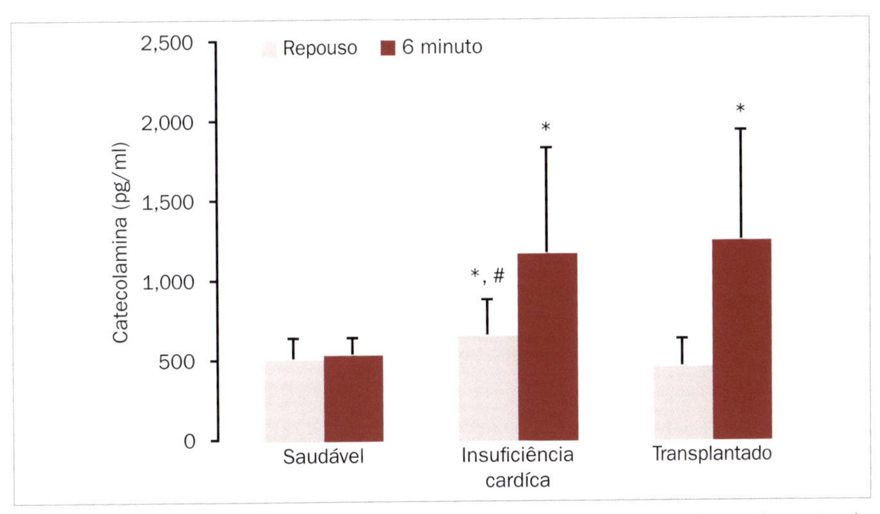

FIGURA 22.4 Dosagem de catecolamina em repouso e no sexto minuto do teste de caminhada de pacientes com insuficiência cardíaca, transplantado, em indivíduos saudáveis. *p < 0,05 vs. normal; # p < 0,05 *vs.* transplantado

Fonte: Laboratório de Insuficiência Cardíaca.

A redução da complacência arterial observada em transplantados pode ser em razão da disfunção endotelial ou de alterações nos mecanismos vasculares. Além disso, a maior atividade nervosa simpática pode levar ao aumento no tônus da musculatura lisa das artérias e, por consequência, aumentar a rigidez dos vasos.[31,32]

EXERCÍCIO FÍSICO EM PACIENTE PÓS-TRANSPLANTE CARDÍACO

O exercício físico regular é um procedimento benéfico, útil, seguro, eficaz e de grande importância no processo de reabilitação pós-transplante, devendo ser iniciado precocemente para o restabelecimento da capacidade física. Possibilita que os transplantados voltem a realizar a maioria das atividades diárias, inclusive as recreativas.[5] Dessa maneira, o exercício físico aeróbio tem sido indicado para esses pacientes com o objetivo de aumentar a capacidade física e diminuir algumas complicações frequentes, como hipertensão arterial, obesidade, alteração corporal e depressão. No entanto, os programas de exercícios aeróbios pós-transplante cardíaco têm sido diversificados quanto ao tipo, à duração, à intensidade e à frequência, mas há de se ressaltar que todos têm demonstrado resultados benéficos.[18,33]

Os exercícios resistidos também têm sido utilizados pós-transplante cardíaco para aumentar a massa muscular e a densidade óssea.[34] Essa atividade é particularmente importante, uma vez que, nesse grupo de pacientes, ocorre perda de massas magra e óssea em virtude da insuficiência cardíaca e dos medicamentos utilizados pós-transplante. Pacientes transplantados submetidos a treinamento com exercício resistido têm a densidade óssea restabelecida a níveis pré-transplante.[33]

Por exemplo, em estudos realizados pelo grupo de trabalho dos autores sobre o efeito agudo e crônico do exercício aeróbio na resposta da pressão arterial ambulatorial de indivíduos pós-transplante cardíaco, mostrou-se que o efeito hipotensor pós-exercício ocorreu nas duas intervenções (Figura 22.5).[10,35,36] O aumento do fluxo sanguíneo durante a realização de exercício físico leva ao aumento da tensão de cisalhamento na parede vascular, que estimula a produção de óxido nítrico e prostaciclina pelo endotélio, levando à vasodilatação muscular.[37] Além desse mecanismo, há uma possível redução do tônus simpático das células musculares lisas na parede arterial,[38] tanto por via direta como pelo aumento do efeito inibitório simpático do óxido nítrico,[39] corroborando com a redução da pressão arterial pós-exercício.

A melhora da capacidade cardiorrespiratória observada pós-condicionamento físico de pacientes submetidos a transplante de coração geralmente é modesta e está mais associada às adaptações periféricas do que às adaptações centrais. Os possíveis mecanismos para essa melhora são o aumento do metabolismo muscular, principalmente pela melhor extração de oxigênio, melhora da função endotelial,[27] da eficiência respiratória durante o exercício,[33] redução da atividade neuro-hormonal[40] e mudanças hemodinâmicas, incluindo incremento da resposta de frequência e do débito cardíacos (Figura 22.6).[41]

A ausência de redução significativa na rigidez arterial após condicionamento físico em pacientes transplantados (Figura 22.7), em discordância ao demonstrado em outras populações, pode dar suporte à hipótese de que a denervação cardíaca associada aos mecanismos de degradação da matriz elástica, disfunção endotelial, hipertrofia e hiperplasia das células lisas e o aumento no conteúdo de colágeno pode potencializar o aumento da rigidez arterial e, com isso, atenuar o efeito do exercício nessa variável.[10]

Um estudo recente do grupo dos autores com pacientes pós-transplante cardíaco com e sem evidência de reinervação parcial mostrou que, após 12 semanas de condicionamento físico, a redução da pressão arterial ambulatorial foi maior em magnitude e na ocorrência em número de horas do dia no grupo com reinervação parcial quando comparado ao grupo sem evidência de reinervação cardíaca (Figura 22.8). Adicionalmente, também, foram observadas diferenças significativas na frequência cardíaca máxima e de recuperação entre os transplantados com e sem evidências de reinervação parcial pré- e pós-condicionamento físico (Figura 22.9). A melhora na capacidade cardiorrespiratória e na tolerância ao exercício pós-treinamento físico foi observada no grupo com reinervação. Entretanto, não houve alteração significativa da rigidez arterial de ambos os grupos após 12 semanas de condicionamento físico. Esses resultados sugerem que a reinervação parcial afeta as adaptações hemodinâmicas central e periférica frente à atividade física em pacientes submetidos a transplante de coração.[42]

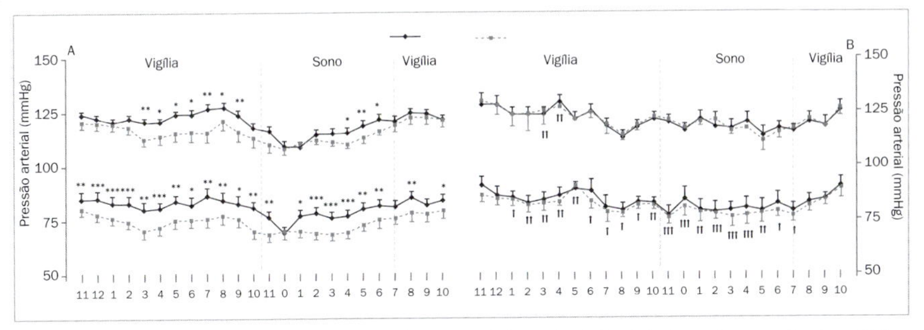

FIGURA 22.5 Média horária da pressão arterial ambulatorial dos grupos treino (A) e controle (B), antes (pré) e após (pós) 12 semanas de acompanhamento. Asterisco denota diferença significativa de pré-acompanhamento (*p < 0,05, **p < 0,01 e ***p < 0,001). ↑p < 0,05, ↑↑p < 0,01 e ↑↑↑p < 0,001 indicam diferenças significativas entre os grupos.

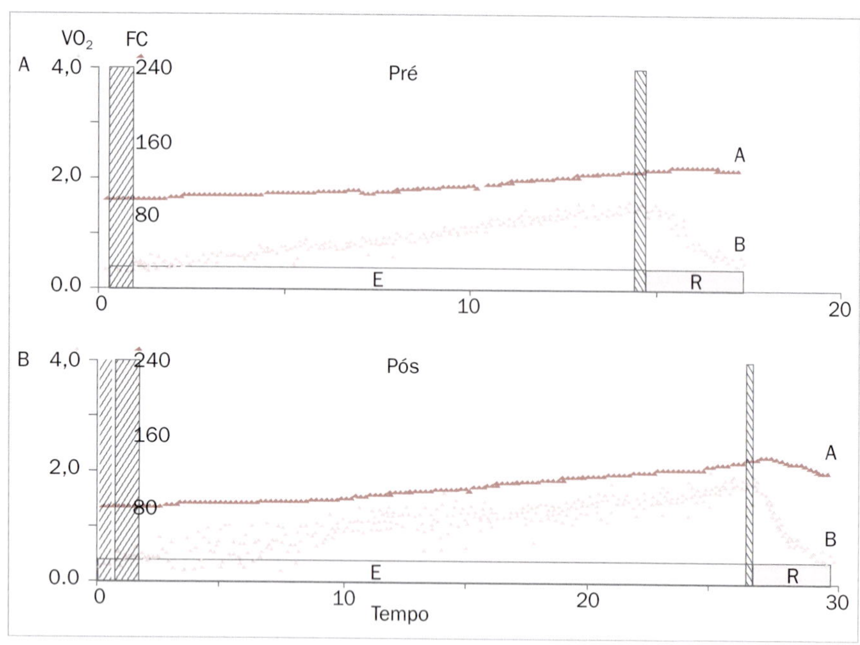

FIGURA 22.6 Resposta da frequência cardíaca (A) e consumo de oxigênio (B) em indivíduo submetido a transplante cardíaco durante a realização de teste cardiopulmonar. Em (A), pré-treinamento físico, observa-se lento aumento da frequência cardíaca durante a fase de esforço progressivo (E), não havendo redução da frequência cardíaca durante a fase de recuperação pós-esforço (R). Em (B), pós-treinamento físico, observa-se lento aumento da frequência cardíaca durante a fase de esforço progressivo (E), o qual continua a ocorrer durante a fase de recuperação pós-esforço (R). FC: frequência cardíaca; VO2: consumo de oxigênio.

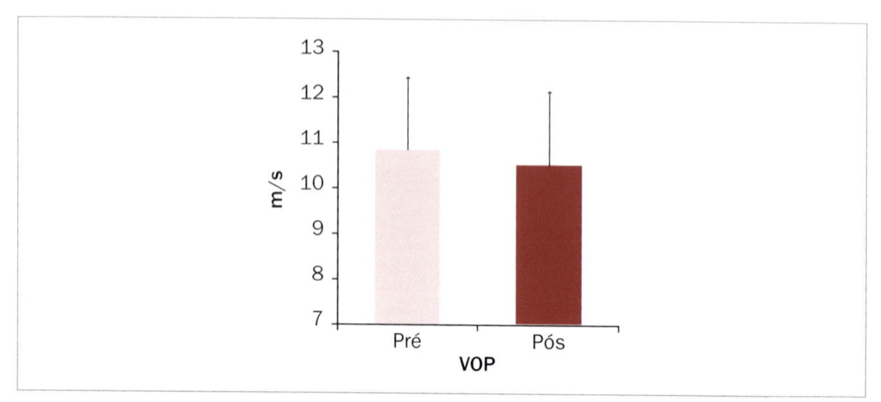

FIGURA 22.7 Rigidez arterial antes e depois de 12 semanas de exercício físico.
VOP: Velocidade de onde de pulso

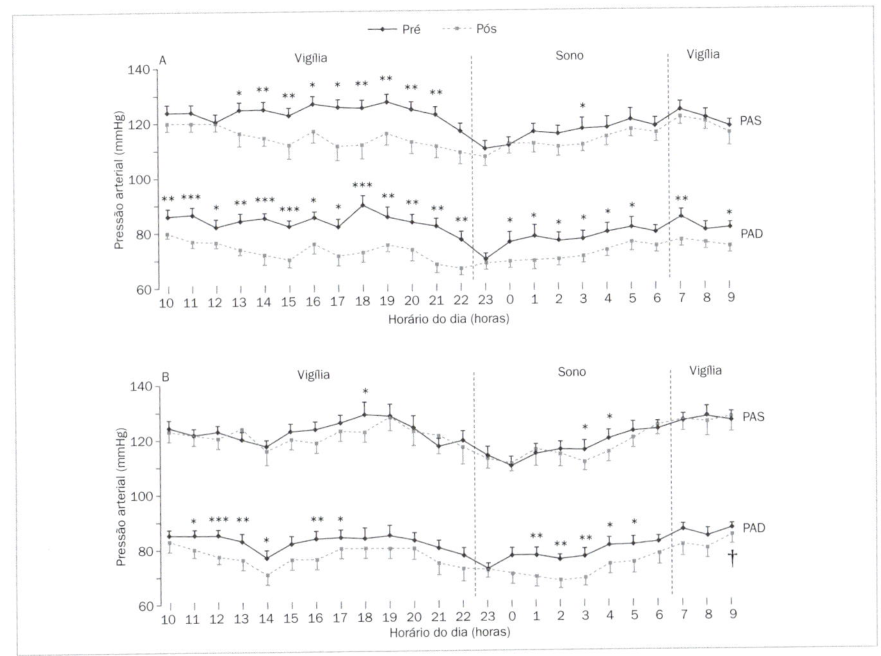

FIGURA 22.8 Média horária da pressão arterial ambulatorial dos grupos Reinervação Cardíaca (RC) - A e sem reinervação cardíaca (SEMRC) - B, antes (pré) e após (pós) 12 semanas de exercício físico. Asterisco denota diferença significativa de pré-acompanhamento (*p < 0,05; **p < 0,01; ***p < 0,001). †p < 0,05: diferença significativa entre os grupos.

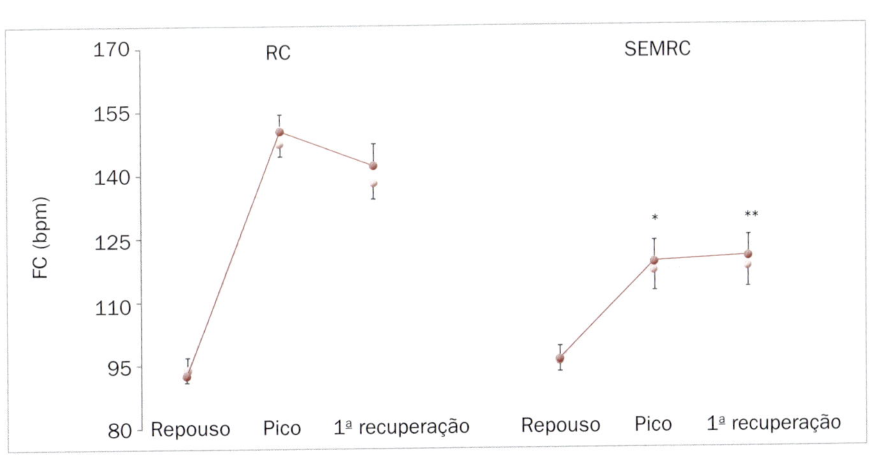

FIGURA 22.9 Frequência cardíaca (FC) de repouso, pico do exercício e no 1º minuto de recuperação no teste cardiopulmonar, antes (pré) e após (pós) 12 semanas de exercício físico, nos grupos com e sem evidência de reinervação cardíaca (RC e SEMRC, respectivamente). *p < 0,01 e **p < 0,001): diferença entre os grupos.

Há poucos relatos sobre atletas após o transplante de coração, mas esses relatos demonstraram que receptor de coração altamente treinado pode participar da Ironman ou de maratonas. Esses achados demostram que o receptor de coração que era ativo pré-transplante, se manteve ativo pós-transplantado e apresenta evidência de reinervação pode desenvolver elevada capacidade cardiorrespiratória e remodelamento do miocárdio induzido pelo exercício.[43,44]

PRESCRIÇÃO DE EXERCÍCIO FÍSICO PARA PACIENTE PÓS-TRANSPLANTE CARDÍACO

Na prática, o treinamento físico com o objetivo de melhorar a capacidade física ou prevenir o aparecimento de doenças deve seguir quatro princípios básicos. O primeiro é o princípio da sobrecarga, isto é, para ocorrer uma resposta fisiológica ao exercício físico, é necessário que seja realizado com sobrecarga maior que a habitual, o que pode ser controlado pela intensidade, pela duração e pela frequência do exercício. O segundo é o princípio da especificidade, caracterizado pelo fato de a adaptação fisiológica ocorrer em resposta ao metabolismo solicitado (aeróbio ou anaeróbio). O terceiro é o princípio da individualidade, em função do qual deve ser respeitada a individualidade biológica de cada indivíduo na prescrição de determinado programa, ou seja, uma mesma sobrecarga e uma mesma modalidade de exercício podem provocar respostas de diferentes magnitudes em diferentes indivíduos. O quarto é o princípio da reversibilidade, que se caracteriza pelo fato de as adaptações fisiológicas promovidas pela realização de exercício físico repetido retornarem ao estado original pré-treinamento quando o indivíduo volta ao estilo de vida sedentário.

No entanto, para potencializar os benefícios e a segurança da prática regular de exercícios físicos, é necessária uma prescrição de exercícios físicos individualizada e planejada a fim de melhorar a capacidade cardiovascular, a força e a resistência musculares, e a flexibilidade articular. Essa prescrição deve levar em conta as necessidades, as metas, as capacidades iniciais, o histórico clínico do paciente e as doenças associadas (Tabela 22.1). Outros aspectos a serem considerados para a participação e a adesão à terapia física é que, muitas vezes, o paciente pode ser influenciado pela família, pela satisfação com a própria saúde, pela experiência social e por valores culturais.

TABELA 22.1 Recomendação para exercício físico pós-transplante do coração

Avaliação
✔ Realizar teste de esforço ergométrico ou ergoespirométrico antes de iniciar o programa de treinamento para avaliar a condição clínica e física; de preferência, a avaliação física deverá ser realizada próxima ao horário em que o paciente praticará exercício físico e em uso da medicação
Intervenção
✔ Prescrever exercício individualizado para atividade aeróbia e exercício de resistência com base na avaliação física, na estratificação de risco, no paciente, no objetivo do programa e nos recursos; a prescrição do exercício deverá especificar frequência (F), intensidade (I), duração (D) e modalidade (M)
✔ Exercício aeróbio: F = 3 a 5 dias/semana, I = 70% inicialmente e aumento gradual até 90% da FC no ponto de compensação respiratória (PCR) ou 60 a 85% da FC de reserva; D = 15 a 20 minutos e, se bem tolerado, 30 minutos, M = caminhada ou cicloergômetro
✔ Exercício de resistência: F = 2 a 3 dias/semana, I = 40 a 60% da carga máxima, D = 1 série para todos os grandes grupos musculares (8 a 10 repetições), M = banda elástica, peso livre
✔ Incluir exercício de solo em todas as sessões, de preferência ao método Pilates
✔ Atualizar a prescrição de exercícios somente quando a condição clínica e física do paciente permitir
✔ Evitar exercícios localizados prolongados
✔ Utilizar a escala de Borg em todas as sessões entre 13 e 15
✔ Em episódios de rejeição ≥ moderada, o programa de exercícios deve ser interrompido
✔ Observar queda de pressão arterial durante o exercício com níveis da escala de Borg acima das sessões anteriores
Resultado esperado
✔ O exercício poderá ajudar a reduzir riscos cardiovasculares, melhorar a capacidade funcional e o bem-estar, e aumentar a participação em atividades domésticas e recreativas

Fonte: Laboratório de Insuficiência Cardíaca

REFERÊNCIAS BIBLIOGRÁFICAS

1. Bocchi EA, Marcondes-Braga FG, Bacal F, Ferraz AS, Albuquerque D, Rodrigues Dde A, et al. Atualização da Diretriz Brasileira de Insuficiência Cardíaca Crônica – 2012. Arq Bras Cardiol. 2012;98(1 Suppl 1):1-33.
2. Bocchi EA, Fiorelle A. The Brazilian experience with heart transplantation: a multicenter report. J Heart Lung Transplant. 2001;20(6):637-45.
3. Bacal F, Souza-Neto JD, Fiorelli AI, Mejia J, Marcondes-Braga FG, Mangini S, et al. II Diretriz Brasileira de Transplante Cardíaco. Arq Bras Cardiol. 2009;94(1 Suppl 1):e16-e73.
4. Oliveira Carvalho V, Barni C, Teixeira-Neto IS, Guimaraes GV, Oliveira-Carvalho V. Bocchi EA. Exercise capacity in early and late adult heart transplant recipients. Cardiol J. 2013;20(2):178-83.
5. Kobashigawa JA, Leaf DA, Lee N, Gleeson MP, Liu H, Hamilton MA, et al. A controlled trial of exercise rehabilitation after heart transplantation. N Engl J Med. 1999;340(4):272-7.
6. Ozdogan E, Banner N, Fitzgerald M, Musumeci F, Khaghani A, Yacoub M. Factors influencing the development of hypertension after heart transplantation. J Heart Transplant. 1990;9(5):548-53.
7. Carvalho VO, Bocchi EA, Guimaraes GV. Aerobic exercise prescription in adult heart transplant recipients: a review. Cardiovasc Ther. 2011;29(5):322-6.

8. Carvalho VO, Bocchi EA, Pascoalino LN, Guimaraes GV. The relationship between heart rate and oxygen consumption in heart transplant recipients during a cardiopulmonary exercise test: Heart rate dynamic during exercise test. Int J Cardiol. 2010;145(1):158-60.
9. Lindenfeld J, Page RL 2nd, Zolty R, Shakar SF, Levi M, Lowes B, et al. Drug therapy in the heart transplant recipient – Part III: Common medical problems. Circulation. 2005;111(1):113-7.
10. Pascoalino LN, Ciolac EG, Tavares AC, Castro RE, Ayub-Ferreira SM, Bacal F, et al. Exercise training improves ambulatory blood pressure but not arterial stiffness in heart transplant recipients. J Heart Lung Transplant. 2015;34(5):693-700.
11. Page RL 2nd, Miller GG, Lindenfeld J. Drug therapy in the heart transplant recipient. Part IV: common medical problems. Circulation. 2005;18;111(2):230-9.
12. Thornton JS, Frémont P, Khan K, Poirier P, Fowles J, Wells GD, et al. Physical activity prescription: a critical opportunity to address a modifiable risk factor for the prevention and management of chronic disease: a position statement by the Canadian academy of sport and exercise medicine. Clin J Sport Med. 2016;26(4):259-65.
13. Guimarães GV, d'Ávila VM, Chizzola PR, Bacal F, Stolf N, Bocchi EA. Reabilitação física no transplante de coração. Rev Bras Med Esporte. 2004;10(5):1-4.
14. el Gamel A, Yonan NA, Rahman AN, Deiraníya AK, Campbell CS, Sarsam MA. The clinical benefit of the bicaval technique for cardiac transplantation. J Thorac Cardiovasc Surg. 1995;109(6):1257-9.
15. Bernardi L, Valenti C, Wdowczyck-Szulc J, Frey AW, Rinaldi M, Spadacini G, et al. Influence of type on surgery on the occurrence of parasympathetic reinnervation after cardiac transplantation. Circulation. 1998;97(14):1368-74.
16. Imamura T, Kinugawa K, Okada I, Kato N, Fujino T, Inaba T, Maki H, Hatano M, Kinoshita O, Nawata K, Kyo S, Ono M. Parasympathetic reinnervation accompanied by improved post-exercise heart rate recovery and quality of life in heart transplant recipients. Int Heart J. 2015;56(1):86-93. doi: 10.1536/ihj.14-183
17. Ueberfuhr P, Bengel F, Schiepel N, Schwaiger M, Reichart B. Functional relevance of sympathetic reinnervation for the transplanted heart. J Heart Lung Transplant. 2001;20(2):169.
18. Benardi L, Radaelli A, Passino C, Falcone C, Auguadro C, Martinelli L, et al. Effects of physical training on cardiovascular control after heart transplantation. Int J Cardiol. 2007;118(3):356-62.
19. Tegtbur U, Busse MW, Jung K, Pethig K, Haverich A. Time course of physical reconditioning during exercise rehabilitation late after heart transplantation. J Heart Lung Transplant. 2005;24(3):270-4.
20. Beckers F, Ramaekers D, Van Cleemput J, Droogné W, Vanhaecke J, Van de Werf F, et al. Association between restorations of autonomic modulation in the native sinus node of hemodynamic improvement after cardiac transplantation. Transplantation. 2002;73(10):1614-20.
21. Carvalho VO, Pascoalino LN, Bocchi EA, Ferreira SA, Guimarães GV. Heart rate dynamics in heart tranplantation patients during a treadmill cardiopulmonary exercise test: a pilot study. Cardiol J. 2009;16(3):254-8.
22. Kao AC, Van Trigt P 3rd, Shaeffer-McCall GS, Shaw JP, Kuzil BB, Page RD, et al. Central and peripheral limitations to upright exercise in untrained cardiac transplant recipients. Circulation. 1994;89(6):2605-15.
23. Überfuhr P, Frey AW, Fuchs A, Paniara C, Roskamm H, Schwaiger M, et al. Signs of vagal reinnervation 4 years after transplantation in spectra of heart rate variability. Eur J Cardio-thoracic Surg. 1997;12(6):907-12.
24. Bacal F, Pires PV, Moreira LF, Silva CP, Filho JR, Costa UM, et al. Normalization of right ventricular performance and remodeling evaluated by magnetic resonance imaging at late follow-up of heart transplantation: relationship between function, exercise capacity and pulmonary vascular resistance. J Heart Lung Transplant. 2005;24(12):2031-6.
25. Guimaraes GV, editor. Neurohumoral activity remains increase during 6-minute walking test after heart transplantation. Proceedings of the 16. European Congress of Physical and Rehabilitation Medicine; 2008; Brugge, Belgium.
26. Pierce GL, Magyari PM, Aranda JM Jr, Edwards DG, Hamlin SA, Hill JA, et al. Effect of heart transplantation on skeletal muscle metabolic enzyme reserve and fiber type in end-stage heart failure patients. Clin Transplant. 2007;21(1):94-100.

27. Kavanagh T, Mertens DJ, Shephard RJ, Beyene J, Kennedy J, Campbell R, et al. Long-term cardiorespiratory results of exercise training following cardiac transplantation. Am J Cardiol. 2003;91(12):190-4.
28. Mettauer B, Lampert E, Charloux A, Zhao QM, Epailly E, Oswald M, et al. Lung membrane diffusing capacity, heart failure, and heart transplantation. Am J Cardiol. 1999;83(1):62-7.
29. Patel AR, Kuvin JT, DeNofrio D, Kinan D, Sliney KA, Eranki KP, et al. Peripheral vascular endothelial function correlates with exercise capacity in cardiac transplant recipients. Am J Cardiol. 2003;91(7):897-9.
30. Gryglewski RJ, Chłopicki S, Uracz W, Marcinkiewicz E. Significance of endothelial prostacyclin and nitric oxide in peripheral and pulmonary circulation. Med Sci Monit. 2001;7(1):1-16.
31. Fischer D, Rossa S, Landmesser U, Spiekermann S, Engberding N, Hornig B, et al. Endothelial dysfunction in patient with chronic heart failure is independently associated with increased incidence of hospitalization, cardiac transplantation, or death. Eur Heart J. 2005;26(1):65-9.
32. Guimaraes GV, d'Avila VM, Pires P, Bacal F, Stolf N, Bocchi E. Acute effects of a single dose of phosphodiesterase type 5 inhibitor (sildenafil) on systemic arterial blood pressure during exercise and 24-hour ambulatory blood pressure monitoring in heart transplant recipients. Transplant Proc. 2007;39(10):3142-9.
33. Wu Y, Chien CL, Chou NK, Wang SS, Lai JS, Wu YW. Efficacy of Home-Based Exercise program for orthotopic heart transplant recipients. Cardiology. 2008;111(2):87-93.
34. Braith RW, Mills RM, Welsch MA, Keller JW, Pollock ML. Resistance exercise training restores bone mineral density in heart transplant recipients. J Am Coll Cardiol. 1996;28(6):1471-7.
35. Castro RE, Guimaraes GV, Rodrigues da Silva JM, Bocchi EA, Ciolac EG. Postexercise hypotension after heart transplant: water- versus land-based exercise. Med Sci Sports Exerc. 2016;45(5):804-10.
36. Ciolac EG, Castro RE, Greve JM, Bacal F, Bocchi EA, Guimaraes GV. Prescribing and regulating exercise with rpe after heart transplant: a pilot study. Med Sci Sports Exerc. 2015;47(7):1321-7.
37. Niebauer J, Cooke JP. Cardiovascular effects of exercise: role of endothelial shear stress. J Am Coll Cardiol. 1996;28(7):1652-60.
38. Boutouyrie P, Lacolley P, Girerd X, Beck L, Safar M, Laurent S. Sympathetic activation decreases medium-sized arterial compliance in humans. Am J Physiol. 1994;267(4):H1368-76.
39. Zanziger J. Role of nitric oxide in the neural control of cardiovascular function. Cardiovasc Res. 1999;43(3):639-49.
40. Geny B, Richard R, Mettauer B, Lonsdorfer J, Piquard F. Cardiac natriuretic peptides during exercise and training after heart transplantation. Cardiovasc Res. 2001;51(3):521-8.
41. Kavanagh T, Yacoub MH, Mertens DJ, Kennedy J, Campbell RB, Sawyer P. Cardiorespiratory responses to exercise training after orthotopic cardiac transplantation. Circulation. 1988;77(1):311-7.
42. Ciolac EG. Adaptações hemodinâmicas e cardiorrespiratórias ao treinamento físico em transplantados do coração com *versus* sem evidências de reinervação cardíaca [Tese]. Bauru: Faculdade de Ciências, Universidade Estadual Paulista; 2016.
43. Kapp C. Heart transplant recipient climbs the Matterhorn. 42-year-old Kelly Perkins becomes the first person with a heart transplant to ascend the 4478-m peak. Lancet. 2003;362(9387):880-1.
44. Haykowsky M, Tymchak W. Superior athletic performance two decades after cardiac transplantation. N Engl J Med. 2007;356(19):2007-8.

23

Exercício físico e fibrilação atrial

Leandro Silva Alves
Maurício Ibraim Scanavacca
Paulo Roberto Chizzola
Guilherme Veiga Guimarães

INTRODUÇÃO

Fibrilação atrial (FA) é uma taquiarritmia supraventricular caracterizada por atividade elétrica atrial rápida e descoordenada com perda da função contrátil atrial. A apresentação clínica é peculiar pelo achado de ritmo cardíaco irregular, diagnosticado pelos aspectos característicos do registro eletrocardiográfico. Caracteriza-se pela atividade elétrica atrial rápida, com amplitude variável e ritmo irregular. Quando a condução atrioventricular é normal, o ritmo ventricular é rápido e irregular. Entretanto, a resposta ventricular pode estar dentro da faixa normal ou reduzida quando há alteração na condução pelo nó atrioventricular.[1,2]

PREVALÊNCIA E INCIDÊNCIA

A FA é a arritmia cardíaca com repercussão clínica mais frequente e responsável por grande número de internações hospitalares; as mais graves, relacionadas aos acidentes vasculares cerebrais (AVC) e à insuficiência cardíaca (IC). A FA é rara em jovens (0,5% < 40 anos) e aumenta a incidência exponencialmente com o envelhecimento (8% > 80 anos). Além do env nto e do gênero masculino, são fatores reconhecidos para desenvolvimento de FA a hipertensão arterial, o diabetes, as doenças da tireoide e as cardiopatias estruturais, principalmente a valvopatia mitral e a IC[1,2] (Figura 23.1).

A FA também pode ocorrer em indivíduos jovens sem causa aparente (idiopática ou isolada) e geralmente ocorrem sob a modulação do sistema nervoso autônomo. Nes-

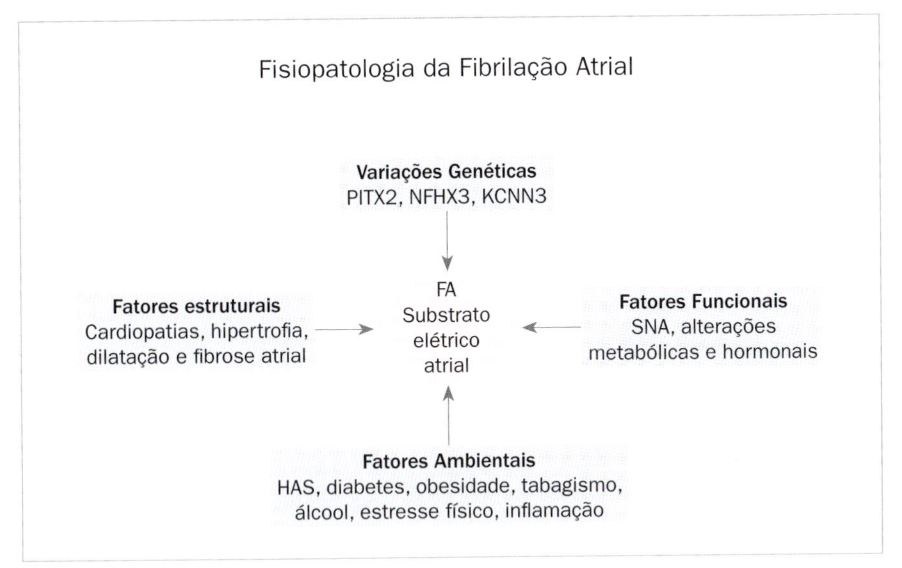

FIGURA 23.1 Fatores envolvidos na fibrilação atrial.

sa condição também tem sido reconhecidos fatores de risco adicionais, como a obesidade, a síndrome de apneia obstrutiva do sono, o excesso no consumo do álcool, os quadros dispépticos secundários à doença do refluxo gastroesofágico e, mais recentemente, a realização de exercícios de alta *performance* por períodos longos[1,2] (Figura 23.1).

FISIOPATOLOGIA

A FA é uma condição desencadeada por múltiplos fatores, tais como, a predisposição genética, o envelhecimento, a hipertensão arterial, o diabete melito, a IC, a obesidade, a gordura epicárdica, a insuficiência coronariana crônica, a apneia obstrutiva e possivelmente exercício em alta intensidade e de longa duração.[3,4] Na presença desses fatores e ação do sistema nervoso autônomo, há inicialmente modulação nos canais de condução dos íons Ca_{++} e K_{+} através das membranas celulares com consequente transtorno na atividade elétrica atrial (Figura 23.2).

A instabilidade elétrica é posteriormente sucedida por alterações ultra estruturais que acabam por determinar inflamação, infiltração gordurosa e fibrose que com o tempo podem evoluir para importante remodelamento elétrico e estrutural dos átrios.[5] Essas alterações facilitam a ocorrência de atividade ectópica e distúrbios na condução do estímulo elétrico, aumentando a predisposição para desenvolvimento e manutenção da FA.[5] A atriopatia fibrótica consequente associa-se também a estado aumenta-

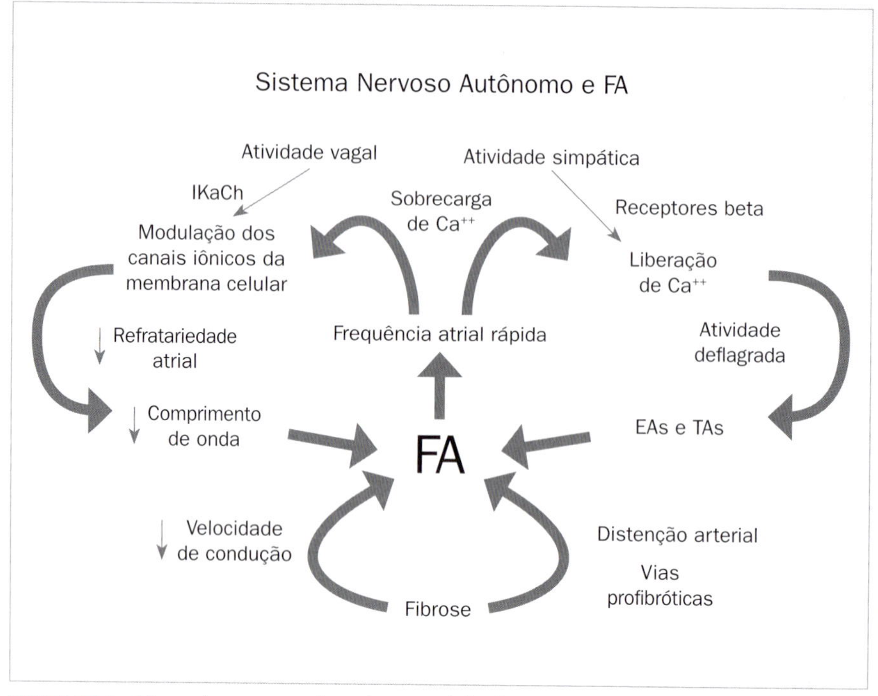

FIGURA 23.2 Mecanismos envolvendo a modulação do sistema nervoso autônomo na fisiopatologia da fibrilação atrial.

Fonte: Adaptado de Linz D, 2014.[48]

do da coagulação sanguínea devido à hipocontratilidade atrial, agravada pela disfunção endotelial subsequente (Figura 23.2).

CLASSIFICAÇÃO

A FA tem sido tradicionalmente classificada pelas diretrizes internacionais, dependendo da apresentação clínica temporal, em paroxística, persistente e permanente.[2,6] A FA paroxística apresenta-se de forma autolimitada, em geral com duração inferior a 24 horas, podendo durar até 7 dias. A FA persistente caracteriza-se pela duração superior a 7 dias. Denomina-se de FA persistente de longa duração quando for superior a 1 ano. A FA é classificada como permanente quando não existe mais intensão de restaurar o ritmo sinusal (RS), seja porque não há interesse clínico, seja porque as tentativas de restauração e manutenção do RS foram ineficazes. A FA também é classificada pelos sintomas que provoca (Tabela 23.1).

TABELA 23.1 Classificação dos sintomas provocados pela fibrilação atrial, adotada e modificada das diretrizes da Sociedade Europeia de Cardiologia[7]

Graduação	Sintomas	Descrição
1	Nenhum	Paciente assintomático
2a	Discretos	As atividades diárias não são afetadas
2b	Moderados	Não interferem na atividade diária, mas os sintomas incomodam
3	Importantes	Atividades limitadas pelo desconforto dos sintomas
4	Sintomas incapacitantes	Atividade diária normal interrompida

DIAGNÓSTICO DA FIBRILAÇÃO ATRIAL

Para comprovação do diagnóstico de FA é indispensável o registro eletrocardiográfico, a alteração sugestiva de FA é a ausência de onda P e irregularidade da linha de base com distâncias variáveis entre os complexos QRS no eletrocardiograma (ECG). No exame físico, o pulso arterial radial irregular e a ausência de onda A no pulso venoso jugular é indicativo de FA. No histórico clínico, antecedentes de doenças cardíacas e arritmias também têm igual importância, principalmente quando a FA for uma suspeita ainda não comprovada, com paroxismo recorrente cujos episódios de crise forem demasiadamente curtos, não permitindo o registro eletrocardiográfico.

No seguimento de FA em controle da frequência cardíaca e nos casos em que haja controle do ritmo, o registro eletrocardiográfico periódico em repouso, durante o esforço ou método Holter devem ser realizados, assim como a avaliação ecocardiográfica. Embora essas recomendações sejam consensuais, ainda persistem dúvidas em relação à sua comprovação científica.[8]

ESTRATÉGIA TERAPÊUTICA

Houve inovações no tratamento da FA na última década, com melhor definição de critérios e conceitos que fundamentam as opções terapêuticas, no intuito de evitar a exposição do paciente à maior possibilidade de eventos cardiovasculares e risco de hospitalização.

Desde o primeiro diagnóstico de FA, deve ser considerado o controle da frequência cardíaca, mesmo que ainda não seja possível definir se há possibilidade de reversão do ritmo. Da mesma forma, a necessidade de anticoagulação oral ou antiagregação plaquetária preventiva deve ser avaliada quanto ao risco e ao benefício, desde o primeiro diagnóstico. Sempre deve ser considerada a possibilidade de reversão para o RS, se o momento clínico permitir. O uso de medicação antiarrítmica para controle do ritmo sempre deve ser parcimonioso. E a possiblidade de ablação da FA deve ser considerada como uma oportunidade de tratamento até que a FA seja considerada permanente.[8]

DECISÃO DE ANTICOAGULAÇÃO ORAL OU ANTIAGREGAÇÃO PLAQUETÁRIA

Portador de FA paroxística, persistente ou permanente que tenha risco de AVC acima de 1,6% ao ano tem indicação de anticoagulação oral preventiva. Havendo contraindicação ao uso de medicação anticoagulante oral, ou com elevado risco de sangramento, pode-se, em substituição, indicar antiagregante plaquetário, o ácido acetilsalicílico associado ao clopidogrel.[8]

A indicação de anticoagulante oral na vigência de FA é dependente da estimativa de risco de AVC ou fenômeno tromboembólico e, para tal, é sugerida a aplicação da pontuação, ou escore de risco, denominado CHA_2DS_2-VASc (Tabela 23.2). Pontuação maior que 1 é indicativa de terapia preventiva de anticoagulação para um risco superior a 1,6% ao ano de embolização cardiogênica na vigência de FA.[8] Na prática clínica, para que essa avaliação seja feita de forma simplificada, sugere-se a sequência de três perguntas. Primeira, se o paciente tem mais que 75 anos de idade. Se sim, escore 2 de CHA_2DS_2-VASc é indicativo de anticoagulação oral. Se não, segue a segunda pergunta. Há antecedente de acidente cerebral isquêmico ou hemorrágico ou embolia? Se sim, escore 2 de CHA_2DS_2-VASc é indicativo de anticoagulação oral. Se não, segue a terceira pergunta. Qual classe de gênero pertence? Se mulher, escore 1 de CHA2DS2-VASc; nesse caso, precisará de mais um dos demais fatores de risco, como idade entre 65 a 74 anos, hipertensão arterial ou doença vascular, como antecedente de infarto do miocárdio, doença arterial periférica ou placa na aorta, IC, fração de ejeção baixa ou diabete melito.[9] Se for homem, precisará de dois desses fatores de risco. Na Tabela 23.2, são apresentadas as pontuações conforme o fator de risco.

CONSIDERAÇÕES SOBRE A DECISÃO DE CONTROLE DO RITMO OU CONTROLE DA FREQUÊNCIA CARDÍACA

A opção de controle da frequência cardíaca é uma estratégia inicial razoável para a maioria dos pacientes. O estudo AFFIRM considerou que o controle do ritmo, no tratamento da FA, não é diferente do controle da frequência cardíaca em relação à sobrevida, e com menor risco potencial de efeitos adversos ao uso de drogas antiarrítmicas. Contudo, para alguns pacientes, o controle do ritmo favorece a

TABELA 23.2 Pontuação para avaliação do risco de fenômeno tromboembólico na vigência de fibrilação atrial

Sigla	Condição de risco	Pontuação
C	Insuficiência cardíaca ou disfunção ventricular esquerda	1
H	Hipertensão arterial	1
A	Idade igual ou acima de 75 anos	2
D	Diabete melito	1
S	Histórico de acidente vascular cerebral	2
V	Doença vascular – infarto do miocárdio prévio, doença arterial periférica ou placa na aorta	1
A	Idade entre 65 e 74 anos	1
Sc	Sexo feminino	1

melhora dos sintomas e da qualidade de vida. A opção de controle do ritmo consequentemente demanda maior número de visitas médicas regulares e não previstas, maior quantidade de exames complementares e hospitalizações. E, apesar de tentativas sucessivas, o controle do ritmo, com manutenção do RS, não representa um sucesso para alguns pacientes. Portanto, a opção pela cardioversão, seja elétrica, por meio de medicamentos, ou por ablação por cateter, deve ser considerada e avaliada caso a caso.[2,8]

MEDICAÇÕES USADAS NO CONTROLE DA FREQUÊNCIA CARDÍACA DA FIBRILAÇÃO ATRIAL

Medicações como betabloqueadores[8] (atenolol, metoprolol, propranolol, sotalol, entre outros) e bloqueadores de canais de cálcio não di-hidropiridinícos[8] (verapamil e diltiazem) são consideradas opções de primeira linha e com alto nível de recomendação consensual para controle da frequência cardíaca em qualquer situação de FA, seja paroxística, persistente ou permanente. A dose deve ser ajustada conforme a resposta clínica, considerando também a elevação da frequência cardíaca durante a atividade física.[8] O uso da digoxina é controverso, já que no controle da frequência cardíaca, principalmente entre os que mantêm o nível sérico da digoxina dosado acima de 0,9 ng/mL, pode estar relacionado à maior mortalidade.[1] Não há diferença entre o controle estrito da frequência cardíaca e o chamado leniente, que permita um nível de frequência cardíaca um pouco mais elevado, mas menor que 110 bpm. Caso não haja um controle satisfatório da frequência cardíaca na vigência de FA e em uso das medicações recomendadas, e na impossibilidade do uso, a amiodarona é uma possibilidade a ser tentada.

MEDICAMENTOS USADOS PARA PREVENIR A RECORRÊNCIA DA FIBRILAÇÃO ATRIAL

Caso a FA tenha sido revertida para RS por cardioversão elétrica ou por reversão com o uso de medicação, para que efetivamente a recorrência seja evitada, as medicações recomendadas são a amiodarona, a propafenona e o sotalol, já que, até esse momento, o dofetilide, dronedarona e flecainida, apesar de recomendado pela literatura médica, não estão disponíveis no mercado brasileiro. Em caso de impossibilidade do uso dessas medicações, ou em caso de refratariedade no controle do ritmo, a possibilidade de ablação da FA por cateter por via percutânea deve ser considerada.[9]

FIBRILAÇÃO ATRIAL ASSOCIADA À INSUFICIÊNCIA CARDÍACA

A FA e IC são duas alterações cardiovasculares muito frequentes[10] e a prevalência de FA em pacientes com IC aumenta de acordo com a gravidade da doença, variando de 5 a 10% na IC leve, 5 a 26% na IC moderada e até 50% na IC grave.[11] A FA está associada a elevadas taxas de mortalidade e hospitalização.[12] Estima-se que a incidência de pacientes com FA associada à IC duplicará nas próximas décadas, devido ao envelhecimento da população.[13] Comumente, os pacientes apresentam exacerbação do remodelamento estrutural cardíaco, como dilatação atrial e ventricular esquerda e ativação de mecanismos neuro-humorais, resultando no aumento das taxas de mortalidade naqueles com fração de ejeção ventricular esquerda preservada ou reduzida.[8] Além de gerar prejuízos na capacidade física,[12] a FA tem importante papel no desenvolvimento da IC, implicando diretamente na deterioração da função cardíaca.[14] Evidências mostram que a FA tem associação com a hiperatividade simpática.[15]

FIBRILAÇÃO ATRIAL EM ATLETAS

A FA é uma arritmia cardíaca muito comum em atletas.[18,19] O treinamento físico (TF) aeróbio de alta intensidade a longo prazo está aumenta incidência de FA. Essa alteração tem sido verificada tanto em atletas de alto nível como em indivíduos em nível não competitivo.[2,17,18,20] Por outro lado, a FA é menos prevalente em atletas de elite nas modalidades de boxe, luta livre, halterofilismo que também praticam atividades esportivas intensas.[19,21]

A bradicardia é uma adaptação autonômica comum em indivíduos bem treinados. Ela pode ser caracterizada pelo aumento do tônus parassimpático e diminuição o tônus simpático.[17,18,20,22] Essa adaptação fisiológica ao exercício pode reduzir o período refratário atrial, atuando como gatilho ou modulador do ritmo cardíaco, gerando condições para episódios de FA.[18,22] A maior dispersão refratária atrial durante a bradicardia pode estar associada também à redução da frequência cardíaca intrínseca, uma adaptação frequente provocada pelo treinamento físico.[16-18]

Durante a prática esportiva, é observado aumento da pressão no átrio e ventrículo direitos, com redução progressiva na fração de ejeção do ventrículo direito. Essas respostas se intensificam à medida que a duração e a intensidade do treinamento físico aumentam. A dilatação da câmara atrial pode causar, em alguns indivíduos, microtraumas, inflamação, fibrose e potencial substrato arritmogênico (Figura 23.3).[17,18,21,22]

Embora haja especulações, o aumento da incidência da FA pode estar associado ao desenvolvimento de fibrose atrial. A fibrose atrial induzida pelo exercício intenso pode gerar infiltração ou edema inflamatório transitório causando distúrbios de condução. O aumento nas concentrações plasmáticas de fator de necrose tumoral alfa (TNF-alfa), interleucina-12p70 e estresse oxidativo correlacionam-se à disfunção ventricular direita em atletas – uma resposta altamente relacionada com a intensidade do exercício.[16-18]

No Registre Gironí del Cor Study (REGISCOR), a realização de mais de 1.500 horas de exercício intenso foi associado com aumento em três vezes na incidência de FA.[23] Baldesberger et al. observaram que a incidência de *flutter* e FA foi significativamente maior em 62 ciclistas profissionais que participaram em pelo menos um *Tour de Suisse*,

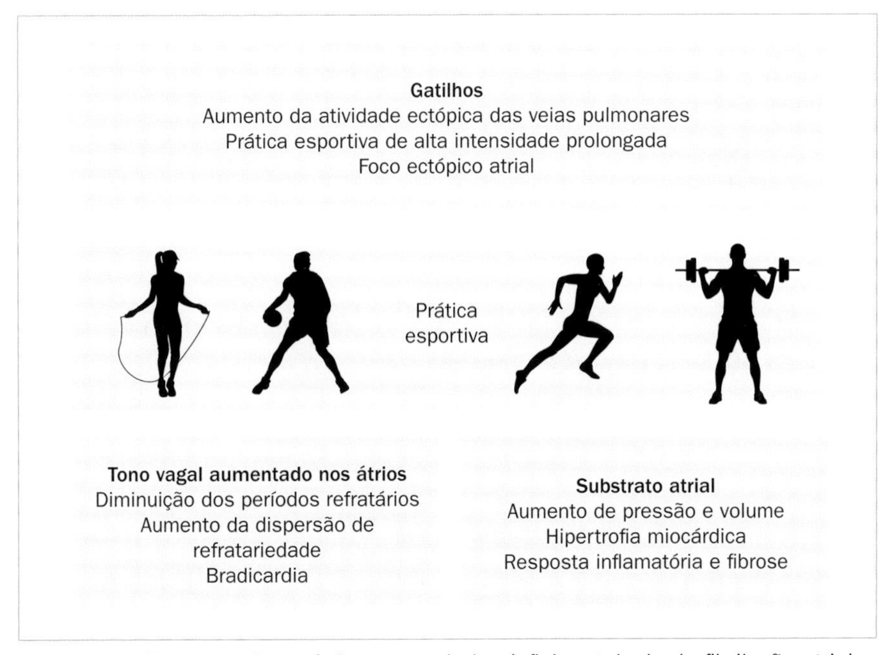

FIGURA 23.3 Fatores arritmogênicos associados à fisiopatologia da fibrilação atrial.

nos anos de 1955 a 1975, em comparação com 62 golfistas com idade e outros fatores de risco ajustados para a comparação.[24] Molina et al. também observaram incidência quatro vezes maior de FA paroxística em 252 maratonistas comparados com 305 indivíduos sedentários saudáveis da mesma idade em um seguimento médio de 10 anos.[25] Em estudo com segmento médio de 9,7 anos envolvendo 52.755 atletas de *cross-country*, Andersen et al. observaram que atletas que realizaram mais que 5 provas tiveram mais chances de desenvolver FA em relação aqueles que realizaram apenas uma prova.[26]

Entretanto há de se considerar que, apesar da FA ser uma das arritmias mais frequentes em atletas, apenas alguns poucos desenvolvem essa arritmia. A grande maioria deles se beneficiam do treinamento físico.[17,18,21]

No âmbito da utilização de medicamentos, algumas modalidades esportivas impedem o uso de betabloqueador e digitálico durante atividade esportiva, dificultando o controle da frequência cardíaca.[17] Embora haja restrição ao uso de betabloqueador, essa terapia é eficaz e segura e deve ser considerada na prática esportiva.[2,17] Os antiarrítmicos mais comumente utilizados para manutenção do ritmo são a propafenona e a flecainida. Contudo, a reversão química com propafenona e flecainida pode converter a FA em *flutter* atrial.[2,17] Os efeitos colaterais da amiodarona geralmente impedem o seu uso em atletas.[17] Por outro lado, na presença de doença cardíaca estrutural ou fatores de risco para eventos embólicos, pode ser necessária a anticoagulação plena, o que desqualifica o atleta para participação em esportes de contato físico.[2,17] Entretanto, muitos atletas preferem não tomar medicamentos regularmente e continuar com os sintomas de FA.[17] Como alternativa terapêutica, preconiza-se a ablação da FA – um procedimento tão eficaz em atletas como em não atletas. Após a realização com sucesso, a retomada das atividades esportivas pode ocorrer após 3 a 6 meses de seguimento sem sintomas.[2,17]

Embora haja relação entre treinamento físico intenso e FA, não há evidências de que um programa de exercício moderado aumente o risco de FA. Ao contrário, essa modalidade de exercício reduz o risco de arritmias. O exercício moderado e individualizado é recomendável para os indivíduos com FA, em particular naqueles com sobrepeso e fatores de risco de doenças cardiovasculares.

EFEITO DO TREINAMENTO FÍSICO NA FIBRILAÇÃO ATRIAL

Há consenso de que o TF é efetivo no tratamento de diversas formas de doenças cardíacas, como a doença arterial coronariana (DAC) e IC, sobretudo na redução de morbimortalidade.[28,29] A eficácia do tratamento com exercícios físicos é mais evidente quando dada a devida importância no controle dos fatores de risco.[30] Apesar de poucos estudos terem investigado os efeitos crônicos do TF em pessoas com FA, pesquisas na área da ciência do exercício têm crescido nos últimos anos, indicando o importante papel do exercício físico no tratamento dessa arritmia.

Níveis desejáveis de atividade física têm sido fator de proteção cardiovascular para pacientes com FA. Em estudo observacional recente de coorte com 20 mil adultos, foi observado redução de mortalidade por todas as causas em pacientes com FA que realizam atividade física regular.[30] No *Women's Health Initiative Observational Study*, houve menor incidência de FA de mulheres que se exercitavam regularmente, em particular naquelas com sobrepeso.[31]

A intolerância ao esforço é uma característica marcante em pacientes com FA.[32] Por outro lado, Mertens et al. observaram melhora de 15% na capacidade funcional em pacientes com FA que realizaram TF com intensidade de 60 a 80% do consumo máximo de oxigênio ($VO_{2máx}$).[33] Corroborando esses dados, em ensaio clínico com 49 pacientes com FA, foi demonstrado que 12 semanas de TF melhora tanto o $VO_{2máx}$ quanto a resposta autonômica, avaliada pela frequência cardíaca de repouso.[34] Os mesmos autores demonstraram em estudo posterior que o treinamento resistido mostrou-se eficaz em pacientes com FA, com ganhos significativos em força muscular.[35] Em interessante ensaio clínico,[36] em que foi avaliado o efeito do treinamento aeróbio intervalado, 3 vezes por semana, durante 12 semanas, em 26 pacientes com FA paroxística ou persistente, ficou evidenciado que o tempo médio em arritmia, durante 24 horas, reduziu de 8,1 para 4,8%. Resultados benéficos foram observados também em relação à capacidade funcional, função ventricular, função atrial, perfil lipídico e qualidade de vida. No HF-ACTION (*Heart Failure: A Controlled Trial Investigating Outcomes of Exercise Training*), estudo populacional que envolveu 2.292 pacientes com IC em ritmo sinusal (RS) e em ritmo de FA, foi demonstrado que em segmento de 2,6 anos de TF, a FA associou-se à taxa de 24% de mortalidade e hospitalização e o TF não melhorou o consumo de oxigênio dos pacientes.[12] Embora as reavaliações tenham sido realizadas após 3, 12 e 24 meses, a supervisão do TF ocorreu apenas nas 36 sessões (três meses) iniciais.

Partindo do princípio que os sintomas e a duração dos episódios de FA variam individualmente,[8] o CARDIO – FIT Study avaliou pacientes com FA e sobrepeso submetidos a um programa de TF e demonstrou redução dos episódios de FA proporcional ao aumento na capacidade física, independentemente da redução de peso.[37] Na experiência dos autores desse capítulo, em parceria entre o Núcleo de Insuficiência Cardíaca e a Unidade de Reabilitação Cardiovascular e Fisiologia do Exercício do InCor, pacientes com IC e FA que realizaram 36 sessões de 40 minutos de exercício físico em bicicleta, com intensidade de 14 a 16 pela Escala de Borg, modificaram significativamente o VO_2 pico (Figura 23.4). Essas são informações importantes na

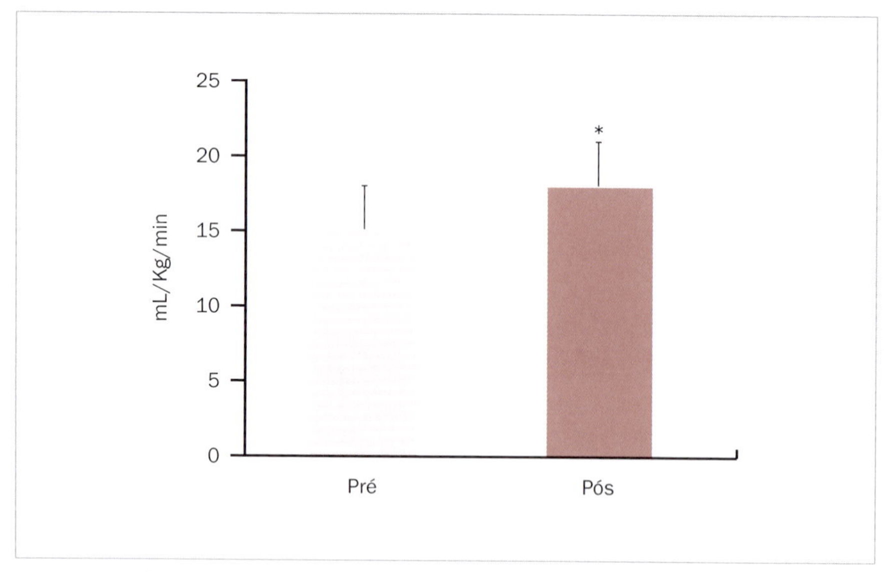

FIGURA 23.4 Consumo de oxigênio pico de pacientes com insuficiência cardíaca e FA, antes e após o TF.

medida em que a literatura é escassa em estudos sobre o efeito do TF em pacientes com IC e FA – essa arritmia geralmente é um critério de exclusão.

Ensaio clínico controlado e randomizado demonstrou que 24 sessões de TF melhorou a condução atrioventricular, avaliada pela redução da frequência cardíaca de repouso, importante variável de resposta autonômica.[38] Na experiência dos autores desse capítulo, a resposta de adaptação autonômica pela redução da frequência cardíaca de repouso provocada pelo TF após 3 meses também é observada em pacientes com FA associada à IC (Figura 23.5).

De maneira similar a outras condições cardiovasculares, o paciente com FA também apresenta declínio progressivo da qualidade de vida. Por outro lado, há claras evidências de que o TF melhora a qualidade de vida, em pacientes com FA.[39] Revisão sistemática demonstrou que o TF na FA melhora tanto a capacidade de desempenhar as atividades da vida diária quanto a qualidade de vida.[40] É aceito que esse melhor desempenho pode estar associado à redução significativa da frequência e da gravidade dos sintomas da FA.[36]

Outro estudo mostrou que, além da melhora na capacidade funcional e na frequência cardíaca de repouso, o TF em idosos com FA reduziu em 12% da frequência cardíaca registrada durante 24 horas.[41] Na perspectiva da inovação e da eficácia de tratamento, estratégias alternativas têm sido testadas na reabilitação de cardiopatias.

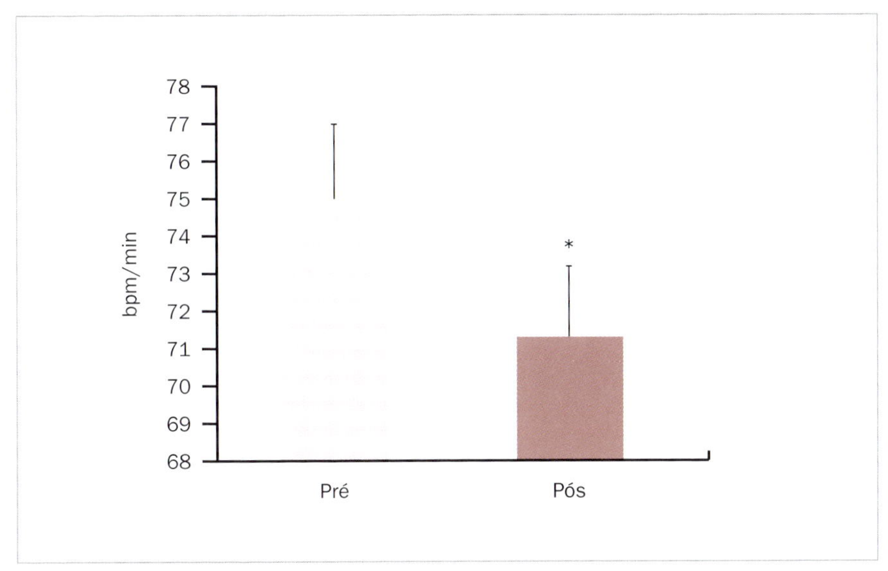

FIGURA 23.5 Frequência cardíaca de repouso de pacientes com insuficiência cardíaca e FA, antes e após o TF.

Nesse sentido, método da medicina alternativa chinesa promoveu aumento significativo na capacidade física avaliada pelo teste de caminhada de 6 minutos, em idosos com fração de ejeção preservada.[42] A prática da *yoga* é conhecida por promover benefícios para a saúde e tem sido associada à melhora da qualidade de vida e à redução de episódios de sintomas da FA. O impacto positivo dessa prática se estende a benefícios hemodinâmicos e autonômicos, independentemente se realizadas duas ou três sessões semanais.[43]

Apesar dos benefícios do exercício físico, poucos pacientes com FA participam de programa de reabilitação cardíaca.[44] Parece que o termo arritmia gera receio aos portadores de FA. Uma revisão sistemática com 30 estudos mostrou que há pouco apoio psicossocial e informações para auxiliar pacientes com FA para conviverem com essa arritmia.[45] É possível também que a noção de que a segurança do exercício em pacientes com FA não tenha sido ainda bem transmitida. Sobre esse ponto, um ensaio clínico mostrou segurança quanto à participação de pacientes com FA em programas de reabilitação cardíaca.[46] Outras investigações evidenciam que a taxa de efeitos adversos relacionados ao exercício em pacientes com FA é relativamente pequena, com frequência de uma ocorrência para 302 sessões de exercício ou 11.542 minutos de exercício, considerando que os fatores de risco associados à essa arritmia, bem como o controle do ritmo e da frequência cardíaca estejam adequados.[47]

PROGRAMA DE EXERCÍCIO PARA O PACIENTE COM FIBRILAÇÃO ATRIAL

Pacientes com FA devem ser encorajados a participar de programas de exercício físico. Entretanto, é imprescindível que eles sejam submetidos à avaliação cardiológica antes de iniciar sua participação no programa. Ela deve incluir um exame clínico e uma avaliação ergoespirométrica para avaliar as respostas cardiovascular e metabólica em esforço.

O volume e a intensidade do exercício devem ser aumentados de modo progressivo de acordo com as adaptações cardiovasculares e metabólicas, a fim de atingir a prescrição recomendada, conforme apresentado na Figura 23.6.

A sessão de exercício pode ser dividida em 5 minutos de aquecimento, 40 minutos de exercício aeróbio, 15 minutos de exercícios de resistência muscular localizada e 5 minutos de relaxamento. É recomendado que, além da utilização de roupas e calçados adequados, a sessão de exercício seja realizada sob efeito das doses diárias de medicamentos.

Benefícios do treinamento físico na fibrilação atrial
Frequência: 3 a 5 dias por semana
Intensidade: ≤ 95% FC pico
Volume: 120 a 200 minutos/semana
Modalidades:
Exercício aeróbio
Resistência muscular
Curto prazo (< 6 meses)
↓ Incidência de arritmia
↓ Gravidade dos sintomas
Longo prazo (> 4 meses)
↓ Gravidade dos sintomas
Potenciais mecanismos
Remodelamento atrial reverso
Redução do peso corporal
Controle da pressão arterial
Controle glicêmico
Redução da inflamação
Melhora do tônus autonômico

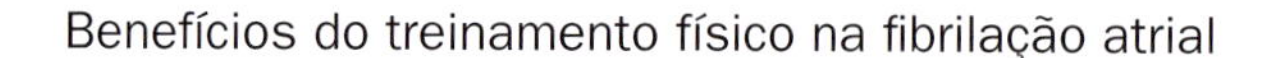

FIGURA 23.6 Benefícios do treinamento físico na fibrilação atrial.
Fonte: Adaptado de Elliott LAD, Mahajan R, Pathak KR, Lau DH, Sanders, 2016.[48]

REFERÊNCIAS BIBLIOGRÁFICAS

1. Fuster V, Rydén LE, Cannom DS, Crijns HJ, Curtis AB, Ellenbogen KA, et al. ACC/AHA/ESC 2006 Guidelines for the management of patients with atrial fibrillation. Circulation. 2006;15(7):257-354.
2. Magalhães LP, Figueiredo MJO, Cintra FD, Saad EB, Kuniyoshi RR, Menezes Lorga Filho A, et al. Executive Summary of the II Brazilian Guidelines for Atrial Fibrillation. Arq Bras Cardiol. 2016;107(6):501-8.
3. Schotten U, Verheule S, Kirchhof P, Goette A. Pathophysiological mechanisms of atrial fibrillation: a translational appraisal. Physiol Rev. 2011;91(4):265-325.
4. Tucker NR, Ellinor PT. Emerging directions in the genetics of atrial fibrillation. Circ Res. 2014;114(9):1469-82.
5. Guasch E, Benito B, Qi X, Cifelli C, Naud P, Shi Y, et al. Atrial fibrillation promotion by endurance exercise: demonstration and mechanistic exploration in an animal model. J Am Coll Cardiol. 2013;62(1):68-77.
6. January CT, Wann LS, Alpert JS, Calkins H, Cigarroa JE, Cleveland JC Jr, et al. 2014 AHA/ACC/HRS Guideline for the Management of Patients With Atrial Fibrillation. J Am Coll Cardiol. 2014;64(21):1-76.
7. Wynn GJ, Todd DM, Webber M, Bonnett L, McShane J, Kirchhof P, Gupta D. The European Heart Rhythm Association symptom classification for atrial fibrillation: validation and improvement through a simple modification. Europace. 2014;16(7):965-72.
8. Camm AJ, Kirchhof P, Lip GY, Schotten U, Savelieva I, Ernst S, et al. Guidelines for the management of atrial fibrillation: The task force for the management of atrial fibrillation of the european Society of Cardiology (ESC). Eur Heart J. 2016;31(19):2369-429.
9. Farshi R, Kistner D, Sarma JS, Longmate JA, Singh BN. Ventricular rate control in chronic atrial fibrillation during daily activity and programmed exercise: a crossover open-label study of five drug regimens. J Am Coll Cardiol. 1999;33(2):304-10.
10. Santhanakrishnan R, Wang N, Larson MG, Magnani JW, McManus DD, Lubitz SA, et al. Atrial fibrillation begets heart failure and vice versa: temporal associations and differences in preserved versus reduced ejection fraction. Circulation. 2016;133(5):484-92.
11. Kareti KR, Chiong JR, Hsu SS, Miller AB. Congestive heart failure and atrial fibrillation: rhythm versus rate control. J Card Fail. 2005;11(3):164-72.
12. Nancy L, Merrill P, Parikh KS, Whellan DJ, Piña IL, Fiuzat M, et al. Exercise training in patients with chronic heart failure and atrial fibrillation. J Am Coll Cardiol. 2017;69(13):1683-91.
13. Wang TJ, Larson MG, Levy D, Vasan RS, Leip EP, Wolf PA, et al. Temporal relations of atrial fibrillation and congestive heart failure and their joint influence on mortality: The Framingham Heart Study. Circulation. 2003;107(23):2920-5.
14. Ehrlich JR, Nattel S, Hohnloser SH. Atrial fibrillation and congestive heart failure: specific considerations at the intersection of two common and important cardiac disease sets. J Cardiovasc Electrophysiol. 2002;13(4):399-405.
15. Ikeda T, Murai H, Kaneko S, Usui S, Kobayashi D, Nakano M, et al. Augmented single-unit muscle sympathetic nerve activity in heart failure with chronic atrial fibrillation. J Physiol. 2012;590(3):509-17.
16. Cunningham TC, Maghrabi K, Sanatani S. Morbidities in the Ultra-Athlete and Marathoner. Cardiol Young. 2017;27(1):94-100.
17. Flannery MD, Kalman JM, Sanders P, La Gerche A. State of the Art Review: Atrial Fibrillation in Athletes. Heart, Lung and Circulation. Heart Lung Circ. 2017;26(9):983-989.
18. Guasch E, Mont L, Sitges M. Mechanisms of atrial fibrillation in athletes: what we know and what we do not know. Neth Heart J. 2018;26(3):133-45.
19. Bosomworth NJ. Atrial fibrillation and physical activity. Can fam physician. 2015;61(12):1061-70.
20. Aggarwal A, Heslop JJ, Wigant RR, Venkatapuram S, Hillis SJ, Parr AR, et al. Occult atrial fibrillation in endurance athletes. J Sports Med.2017;14(8):227-229.
21. Thompson PD. Physical fitness, physical activity, exercise training, and atrial fibrillation: first the good news, then the bad. J Am Coll Cardiol. 2015;66(9):997-9.

22. Hubert A, Galand V, Donal E, Pavin D, Galli E, Martins RP, et al. Atrial function is altered in lone paroxysmal atrial fibrillation in male endurance veteran athletes. Eur Heart J Cardiovasc Imaging. 2018;19(2):145-53.
23. Abdulla J, Nielsen JR. Is the risk of atrial fibrillation higher in athletes than in the general population? A systematic review and meta-analysis. Europace. 2009;11(9):1156-9.
24. Molina L, Mont L, Marrugat J, Berruezo A, Brugada J, Bruguera J, et al. Long-term endurance sport practice increases the incidence of lone atrial fibrillation in men: a follow-up study. Europace. 2008;10(5):618-23.
25. Calvo N, Ramos P, Montserrat S, Guasch E, Coll-Vinent B, Domenech M, et al. Emerging risk factors and the dose response relationship between physical activity and lone atrial fibrillation: a prospective case-control study. Europace. 2016;18(1):57-63.
26. Andersen K, Farahmand B, Ahlbom A, Held C, Ljunghall S, Michaëlsson K, et al. Risk of arrhythmias in 52 755 long-distance cross-country skiers: a cohort study. Eur Heart J. 2013;34(47):3624-31.
27. Heran BS, Chen JM, Ebrahim S, Moxham T, Oldridge N, Rees K, et al. Exercise-based cardiac rehabilitation for coronary heart disease. Cochrane Database Syst Rev. 2011;6(7):CD001800.
28. Taylor RS, Sagar VA, Davies EJ, Briscoe S, Coats AJ Dalal H, et al. Exercise-based rehabilitation for heart failure. Cochrane Database Syst Rev. 2014;27(4):CD003331.
29. Piepoli MF, Corra U, Benzer W, Bjarnason-Wehrens B, Dendale P, Gaita D, et al. Secondary prevention through cardiac rehabilitation: from knowledge to implementation. A position paper from the Cardiac Rehabilitation Section of the European Association of Cardiovascular Prevention and Rehabilitation. Euro J Cardiovasc Prev Rehab. 2010;17(1):1-17.
30. Proietti M, Boriani G, Laroche C, Diemberger I, Popescu MI, Rasmussen LH, et al. Self-reported physical activity and major adverse events in patients with atrial fibrillation: a report from the EURObservational Research Programme Pilot Survey on Atrial Fibrillation (EORP-AF) General Registry. EP Europace. 2017;19(4):535-43.
31. Perez MV, Wang PJ, Larson JC, Soliman EZ, Limacher M, Rodriguez B, et al. Risk factors for atrial fibrillation and their population burden in postmenopausal women: the Women's Health Initiative Observational Study. Heart. 2013;99(16):1173-8.
32. Atwood JE, Myers JN, Tang XC, Reda DJ, Singh SN, Singh BN. Exercise capacity in atrial fibrillation: a substudy of the sotalol-amiodarone atrial fibrillation efficacy trial (SAFE-T). Am Heart J. 2007;153(4):566-72.
33. Mertens DJ, Kavanagh T. Exercise training for patients with chronic atrial fibrillation. J Cardiopulm Rehab. 1996;16(3):193-6.
34. Osbak PS, Mourier M, Kjaer A, Henriksen JH, Kofoed KF, Jensen GB. A randomized study of the effects of exercise training on patients with atrial fibrillation. Am Heart J. 2011;162(6):1080-7.
35. Osbak PS, Mourier M, Henriksen JH, Kofoed KF, Jensen GB. Effect of physical exercise training on muscle strength and body composition, and their association with functional capacity and quality of life in patients with atrial fibrillation: a randomized controlled trial. J Rehabil Med. 2012;44(11):975-9.
36. Malmo V, Nes BM, Amundsen BH, Tjonna AE, Stoylen A, Rossvoll O, et al. Aerobic interval training reduces the burden of atrial fibrillation in the short term: A randomized trial. Circulation. 2016;133(5):466-73.
37. Pathak RK, Elliott A, Middeldorp ME, Meredith M, Mehta AB, Mahajan R, et al. Impact of cardiorespiratory fitness on arrhythmia recurrence in obese individuals with atrial fibrillation. The CARDIO-FIT Study. J Am Coll Cardiol. 2015;66(9):985-96.
38. Hegbom F, Sire S, Heldal M, Orning OM, Stavem K, Gjesdal K. Short-term exercise training in patients with chronic atrial fibrillation: effects on exercise capacity, AV conduction, and quality of life. J Cardiopulm Rehab. 2006;26(1):24-9.
39. Hegbom F, Stavem K, Sire S, Heldal M, Orning OM, Gjesdal K. Effects of short-term exercise training on symptoms and quality of life in patients with chronic atrial fibrillation. Int J Cardiol. 2007;116(1):86-92.
40. Giacomantonio NB, Bredin SS, Foulds HJ, Warburton DE. A systematic review of the health benefits of exercise rehabilitation in persons living with atrial fibrillation. Can J Cardiol. 2013;29(4):483-91.

41. Plisiene J, Blumberg A, Haager G, Knackstedt C, Latsch J, Norra C, et al. Moderate physical exercise: a simplified approach for ventricular rate control in older patients with atrial fibrillation. Clin Res Cardiol. 2008;97(11):820-6.
42. Pippa L, Manzoli L, Corti I, Congedo G, Romanazzi L, Parruti G. Functional capacity after traditional chinese medicine (Qi Gong) training in patients with chronic atrial fibrillation: A randomized controlled trial. Prev Cardiol. 2007;10(1):22-5.
43. Lakkireddy D, Atkins D, Pillarisetti J, Ryschon K, Bommana S, Drisko J, et al. Effect of yoga on arrhythmia burden, anxiety, depression, and quality of life in paroxysmal atrial fibrillation: The yoga my heart study. J Am Coll Cardiol. 2013;61(11):1177-82.
44. Hansson A, Madsen-Hardig B, Olsson SB. Arrhythmia provoking factors and symptoms at the onset of paroxysmal atrial fibrillation: a study based on interviews with 100 patients seeking hospital assistance. BMC Cardiovasc Dis. 2004;4:13.
45. Lowres N, Neubeck L, Redfern J, Freedman SB. Screening to identify unknown atrial fibrillation. A systematic review. Thrombosis Haemostasis. 2013;110(2):213-22.
46. Mertens DJ, Kavanagh T. Exercise training for patients with chronic atrial fibrillation. J Cardiopulm Rehab. 1996;16(3):193-6.
47. Giacomantonio NB, Bredin SS, Foulds HJ, Warburton DE. A systematic review of the health benefits of exercise rehabilitation in persons living with atrial fibrillation. Can J Cardiol. 2013;29(4):483-91.
48. Elliott LAD, Mahajan R, Pathak KR, Lau DH, Sanders P. Exercise training and atrial fibrillation: further evidence for the importance of lifestyle change. Circulation. 2016:133(5):457-9.

24

Exercício físico na cardiopatia congênita

Aída Luiza Ribeiro Turquetto
Daniela Regina Agostinho
Marcelo Biscegli Jatene

INTRODUÇÃO

Defeitos cardíacos congênitos (DCC) são problemas estruturais que surgem a partir da formação anormal do coração e/ou dos grandes vasos sanguíneos. A prevalência é de 9 crianças para cada 1.000 nascidas vivas. Existem variações nas taxas de incidência, as quais podem estar relacionadas à idade na detecção. Defeitos maiores podem ser evidentes no período pré- ou neonatal, mas pequenos defeitos podem não ser detectados até a idade adulta. A gravidade dos defeitos varia desde minúsculas comunicações entre as câmaras, que podem resolver espontaneamente, até malformações complexas, que podem exigir vários procedimentos cirúrgicos ao longo da vida. O tratamento dos DCC modifica a história natural, evitando a morte precoce, diminuindo substancialmente as internações sequenciadas por complicações da doença, além de proporcionar melhor qualidade de vida. No entanto, a gravidade dessa condição tem impacto significativo na morbimortalidade e nos custos com a saúde.[1]

A evolução do tratamento clínico-cirúrgico vem melhorando os resultados ao longo do tempo, levando à mudança no perfil dessa população, o que significa que é crescente o número pacientes adultos com DCC ao redor do mundo. No entanto, esse novo cenário contribui para o aumento de comorbidades e da complexidade do seguimento.[2]

Alguns tipos de DCC estão associados à diminuição da qualidade de vida, como observado em outras condições crônicas de saúde, podendo essa situação ser agravada quando associada a deficit cognitivo e sequelas neurológicas.[3-5]

Todo esse cenário enfatiza a necessidade de cuidados coordenados por profissionais capacitados a essa população.

A proporção de adolescentes e adultos portadores de DCC com sobrepeso e obesidade é paralela à população em geral. Restrições de exercícios ou a falta de informação sobre o tipo e a intensidade da atividade física que esses pacientes possam exercer levam à maior prevalência de sedentarismo, consequentemente elevando o risco de doenças cardiovasculares adquiridas.[6]

A intolerância ao esforço é experimentada por pacientes em um largo espectro dos DCC, podendo variar desde aqueles com lesões simples, como as lesões obstrutivas leves do trato de saída do ventrículo esquerdo a condições bastante complexas, como nos pacientes com um único ventrículo anatômico e/ou funcional. Existem diferentes graus de intolerância ao exercício dentro do espectro dos DCC, em geral há boa correlação entre a gravidade do defeito cardíaco ou o tipo de correção cirúrgica e o grau de intolerância ao exercício. Pacientes com hipertensão pulmonar grave em decorrência do DCC (síndrome de Eisenmenger) experimentam a forma mais grave de intolerância ao exercício, seguidos de pacientes com fisiologia univentricular e cianose.[7-9]

Em indivíduos adultos normais, a capacidade funcional diminui com a idade, ou seja, o consumo de oxigênio de pico (VO_2 pico) diminuiu de 0,5 a 0,6% ao ano.[10] Estudos demonstram que esse declínio ocorre mais rapidamente nos pacientes com DCC.[6,11,12] Semelhante à população em geral, indivíduos do sexo masculino adultos com DCC apresentam melhor desempenho no teste de esforço cardiopulmonar (TCP) comparados aos pares do sexo feminino. Uma exceção a essa regra são pacientes com síndrome de Eisenmenger, nos quais a intolerância ao exercício está presente na mesma proporção para homens e mulheres.[13]

A capacidade de exercício prejudicada nos pacientes com DCC geralmente é resultante da interação complexa entre múltiplos fatores. É necessário que sejam realizadas análises cuidadosas para identificar e avaliar a magnitude do comprometimento e dos fatores relacionados. Os principais contribuintes incluem disfunção ventricular sistólica ou diastólica (do ventrículo sistêmico ou subpulmonar ou a função do ventrículo único), estenose ou insuficiência valvar, incompetência cronotrópica, arritmias e múltiplos procedimentos cirúrgicos. O desenvolvimento da insuficiência cardíaca é uma das principais causas de intolerância ao exercício por si só, podendo ser uma consequência de qualquer um desses mecanismos subjacentes.[14] Outros fatores não cardíacos podem também influenciar a capacidade funcional, incluindo doença pulmonar restritiva e/ou obstrutiva, doença vascular pulmonar, vascular sistêmica, disfunção do músculo esquelético (incluindo o descondicionamento), anemia e deficiência de ferro.[15-17]

Por essas entre outras razões, é fundamental o aconselhamento para um estilo de vida saudável aliado à prática de atividade física para portadores de DCC em todas as idades. O exercício físico beneficia os sistemas cardiovascular e musculoesquelético de várias maneiras, por exemplo, melhorando a capacidade aeróbia, os níveis de lipídios no sangue e a tolerância à glicose.[18] Nos pacientes com DCC, a atividade física, além de aumentar os limiares para o consumo máximo de oxigênio e a tolerância ao esforço, está associada com melhora na autoestima, na confiança, na qualidade de vida e nas reduções acentuadas no estresse psicológico.[19]

Neste capítulo serão abordadas a avaliação pré-participação e a prescrição do exercício propriamente dita para portadores de DCC.

AVALIAÇÃO

Uma avaliação abrangente nos pacientes com DCC previamente à prescrição do exercício é de suma importância, principalmente nos casos de maior complexidade. O resultado cirúrgico, a presença de hipertensão pulmonar e defeitos residuais após uma cirurgia devem ser levados em consideração no momento da prescrição. Em virtude da heterogeneidade dos DCC e da variação na complexidade clínica, é muito difícil desenvolver um padrão unificado de prescrição. Na maioria das vezes, a prescrição é individualizada e ajustada de acordo com as alterações da condição clínica.

A avaliação da condição cardiopulmonar certamente deve incluir questões sobre a tolerância ao exercício, sendo que essas questões precisam ser analisadas com bastante cautela. Em um estudo com adolescentes e adultos jovens portadores de DCC, Diller et al. verificaram que o relato feito pelos próprios pacientes sobre a capacidade de exercício não era confiável. A classe funcional, segundo New York Heart Association (CF-NYHA), subestimou o verdadeiro grau de limitação ao exercício, ou seja, pacientes jovens e assintomáticos (CF I-NYHA) tiveram capacidade de exercício comparável aos adultos mais velhos com insuficiência cardíaca congestiva secundária à cardiopatia adquirida. Essa discrepância provavelmente se deve ao fato de que pacientes com DCC nunca souberam o que é ter um sistema cardiopulmonar normal e, portanto, têm um conceito irreal do estado normal considerado assintomático.[7] Além disso, existe discrepância significativa entre a percepção do paciente do próprio nível de atividade física em comparação com a percepção dos pais (os pais consideram que os filhos apresentam uma capacidade física mais prejudicada).[20,21] Diante disso, a avaliação da capacidade funcional, por meio de ferramentas objetivas, mostrará a real capacidade funcional e as limitações cardiopulmonares nessa população.

Os testes funcionais mais comumente utilizados são: teste de caminhada de seis minutos (TC6min), teste ergométrico, TCP ou ergoespirométrico e a prova de função pulmonar. Para alguns pacientes com DCC, a ecocardiografia de estresse pode ser usada para avaliar o efeito do exercício sobre as pressões do ventrículo direito e da artéria pulmonar, assim como os gradientes na presença de obstruções, o grau de regurgitação valvar e a função ventricular. Esses dados podem complementar os dos testes citados.[22,23] Avaliação da oxigenação tecidual durante o esforço, amostras de sangue e medidas hemodinâmicas invasivas também são utilizadas em pesquisa e/ou em casos clínicos mais complexos. Elas poderão prover importantes informações fisiológicas.

Teste de caminhada de 6 minutos

Neste teste é solicitado ao paciente que caminhe o mais rapidamente que conseguir durante 6 minutos em um corredor demarcado a cada 1 metro, seguindo as recomendações da American Thoracic Society.[24] A oximetria pode ser incorporada durante o teste, porém o ritmo cardíaco e o eletrocardiograma não são monitorados.

As vantagens do teste são a fácil aplicabilidade e o baixo custo, pois não requer equipamentos sofisticados. Tem sido frequentemente utilizado nos estudos que avaliam alguns medicamentos para insuficiência cardíaca congestiva e/ou hipertensão pulmonar. No entanto, para todos os pacientes, exceto os mais limitados, o TC6min é um teste submáximo.

Consequentemente, embora se correlacione bastante bem com o consumo máximo de oxigênio de pacientes altamente sintomáticos, a utilidade e a validade para pacientes com insuficiência leve ou moderada é duvidosa. A confiabilidade e o significado do TC6min para pacientes que conseguem caminhar acima de 400 metros são questionadas. Contudo, pode ser utilizado como uma ferramenta de acompanhamento ao longo de um programa de treinamento físico. O teste é fortemente influenciado pela motivação do paciente e outros fatores (como comprimento da perna, peso corporal, problemas ortopédicos e a habilidade de virar rapidamente no fim do percurso), não relacionados ao sistema cardiopulmonar. É difícil controlar ou quantificar a influência dessas variáveis no resultado (distância percorrida) durante os 6 minutos. Embora a incidência de eventos adversos graves durante um TC6min seja extremamente baixa, pacientes altamente sintomáticos podem chegar muito perto do limite da capacidade. Deve-se, dessa maneira, evitar realizá-lo com monitoramento limitado e em corredor público.

Teste ergométrico

Trata-se de teste de exercício realizado em conjunto com o monitoramento de eletrocardiograma de 12 derivações. Diferentes protocolos podem ser utilizados, seja em esteira rolante ou bicicleta ergométrica. É uma boa ferramenta para verificar o comportamento hemodinâmico (frequência cardíaca [FC], pressão arterial sistêmica e débito cardíaco), comportamento elétrico do coração (arritmias e/ou sinais de isquemia miocárdica) e capacidade física. Entretanto, a avaliação da capacidade física é estimada pela carga de trabalho (equivalente metabólico de tarefa [MET]) atingida no exame, não por medida direta, como no teste ergoespirométrico. Outro ponto a ser considerado é a FC pico, pois muitos pacientes podem cursar com disfunção do nó sinusal e/ou estarem em uso de medicamentos que podem prejudicar a resposta cronotrópica ao exercício.[25,26] Enfim, a capacidade do teste ergométrico de fornecer informações quantitativas e objetivas sobre a capacidade de exercício em pacientes com DCC pode ser considerada subóptima.

Teste cardiopulmonar ou ergoespirométrico

Teste de exercício que contempla todas as medidas realizadas no teste ergométrico em conjunto com a análise metabólica. Fornece informações objetivas sobre o estado funcional do coração, dos pulmões e dos músculos periféricos, pela medida direta da capacidade funcional, ou seja, do consumo máximo de oxigênio (VO_2 máx), reconhecido como o melhor indicador da função cardiopulmonar em crianças e adultos. O VO_2 pico é o maior consumo possível de oxigênio que um paciente possa atingir para um tipo específico de exercício.[27] Os principais parâmetros para determinar o teste máximo do ponto de vista metabólico são:[28]

- Obtenção de um platô de VO_2 (incremento < 0,150 mL de O_2 durante 2 minutos de teste).
- Razão de troca respiratória (RQ) > 1,1.

Nas situações nas quais o paciente não consiga atingir os parâmetros predeterminados, entretanto, realize esforço máximo, podem ser considerados os seguintes parâmetros baseados no estudo de Takken et al.[29] para indicação e interpretação de teste cardiopulmonar em DCC:

- Cansaço físico progressivo e subjetivo, atingindo a exaustão (escala de Borg).
- RQ > 1,0.
- Alcance da FC máxima (> 85% da FC máxima predita para idade).

Outras medidas metabólicas podem ser calculadas utilizando os equivalentes metabólicos, como o pulso de oxigênio, as curvas geradas pelos equivalentes ventilatórios de dióxido de carbono (VE/VCO_2 *slope*) e de oxigênio (OUES). Estas medidas estão diretamente relacionadas com a evolução da doença, sendo utilizadas como marcadores prognósticos de insuficiência cardíaca.

O TCP tem grande importância na determinação da prescrição do treinamento físico por meio dos limiares metabólicos (limiar anaeróbio [LA] e ponto de compensação respiratória [PCR]). Ditando mais especificamente a zona alvo de treinamento, pelas FC obtidas nesses limiares.[28]

Função pulmonar

A capacidade de exercício de indivíduos normais geralmente é limitada por fatores cardiovasculares e não respiratórios. No entanto, muitos pacientes com DCC, possuem problemas pulmonares coexistentes. Mensurar a reserva respiratória, bem como os volumes e capacidades pulmonares dinâmicos, através da espirometria, pode ajudar a elucidar os fatores que contribuem para a intolerância ao exercício nesta população.

A reserva ventilatória é útil no diagnóstico diferencial de dispnéia de origem pulmonar ou cardiac. Ela representa a relação entre a ventilação máxima no exercício (VE) e a ventilação voluntária máxima (VVM) em repouso. A VVM é estimada medindo a quantidade máxima de ar que um sujeito pode respirar durante 12 segundos de hiperventilação máxima e multiplicando essa quantidade por 5. A VVM pode ser mensurada diretamente ou estimada pela multiplicação do Volume Expiratório Forçado no primeiro segundo (VEF1), obtido por meio de uma espirometria simples, por 40 (alguns autores recomendam a multiplicação do VEF_1 por 37).[30,31] O cálculo da reserva ventilatória utiliza a medida da VVM e da ventilação máxima (VE) obtida no TCP, ou seja:

$t = 1 - (VE/VVM) \times 100$, expressa em porcentagem.

A maioria dos indivíduos saudáveis atinge uma VE de 60% a 70% da VVM no pico do exercício. Em indivíduos sem limitação respiratória, espera-se uma reserva ventilatória em torno de 30-40%. Valores de reserva ventilatória bem reduzidos são encontrados em pneumopatas graves, onde a VE se aproxima ou se iguala a VVM. Esses pacientes atingem um limite ventilatório durante o exercício. Ao contrário, valores elevados são encontrados em cardiopatas e indivíduos que realizaram esforço submáximo.[30-32] O atleta altamente treinado por atingir elevados índices de débito cardíaco tende a utilizar uma maior fração da reserva ventilatória.[42]

PRESCRIÇÃO

Algumas lesões não são compatíveis com esportes competitivos, devido à sua gravidade, complexidade morfológica, presença de lesões residuais após procedimento cirúrgico e à sua tendência a arritmias graves.

A classificação dos DCC é variada e a condição clínica pode ser bastante complexa em alguns casos. A tolerância e a intensidade ao exercício são diferentes. Restringir o exercício é prejudicial e exercício excessivo acima dos limites preconizados pode ser muito arriscado. Portanto, a prescrição de exercícios para pacientes com DCC deve ser individualizada e ajustada de acordo com a anatomia, fisiopatologia, fase do tratamento e condição clínica.

Por outro lado, é fundamental que profissionais de saúde tenham consciência dos efeitos prejudiciais da inatividade e do comportamento sedentário, devendo sempre que possível incentivar crianças, adolescentes e adultos à prática de algum tipo de atividade física. Uma avaliação clínica criteriosa incluindo exames complementares, provas funcionais e encaminhamento para profissionais especializados na prescrição e orientação do exercício é fundamental. Isso contribuirá para que a atividade física seja realizada com segurança e eficácia, promovendo ganho de capacidade funcional. Em pacientes com condições cardíacas conhecidas, a morte súbita durante o exercício é muito rara.[34] O aconselhamento sobre os níveis adequados de atividade física deve ser implementado em consultas clínicas e o paciente deve ser direcionado à profissionais qualificados.

É extremamente importante que a prescrição para prática esportiva para portadores de DCC seja realizada de forma segura, seguindo recomendações consolidadas na literatura científica e/ou sugerida por especialistas no assunto. A 36ª Bethesda Conference faz recomendações para participação em esportes para portadores de anormalidades cardiovasculares e o foco principal são os critérios de eligibilidade para esportes competitivos. Na Tabela 24.1, podem ser visualizadas as recomendações contidas nesse documento para portadores de DCC. Vale ressaltar que essas recomendações cobrem menos de 1% da população com DCC e utilizá-las para atividades de lazer seria muito restritivo.

A cardiomiopatia hipertrófica, as anomalias da artéria coronária, a síndrome de Marfan e a doença valvar aórtica são as lesões cardíacas congênitas mais comumente associadas à morte súbita durante a participação esportiva. Por outro lado, defeitos complexos, como transposição das grandes artérias, patologias com ventrículo único e aquelas com doença vascular pulmonar associada apresentam menor risco desse tipo de complicação.[35,36]

TABELA 24.1 Recomendação para participação em esportes competitivos para pacientes com defeitos cardíacos congênitos

Defeito cardíaco congênito (DCC)	Condição	Recomendação
Defeito do septo atrial (CIA)	CIA pequena, volume do coração direito normal, ausência de hipertensão pulmonar	Todos os esportes competitivos
	CIA grande, ausência de hipertensão pulmonar	Todos os esportes competitivos
	CIA com hipertensão pulmonar leve	Esportes competitivos de baixa intensidade
	CIA associada à doença obstrutiva vascular pulmonar, importante *shunt* direita-esquerda e cianose	Contraindicação para esporte competitivo
	CIA com arritmia atrial ou ventricular sintomática ou insuficiência mitral moderada a grave	Seguir *screening* de pré-participação de esporte utilizado para atletas com diagnóstico de doenças cardiovascular e coronariana
	CIA fechada via cirúrgica ou por cateterismo: pequena ou ausência de lesão residual, ausência de arritmia atrial ou ventricular, hipertensão pulmonar e disfunção miocárdica	Todos os esportes após 3 a 6 meses do procedimento
	CIA fechada via cirúrgica ou por cateterismo com presença de algumas das características citadas acima	Avaliação e prescrição individualizada

(continua)

TABELA 24.1 Recomendação para participação em esportes competitivos para pacientes com defeitos cardíacos congênitos *(continuação)*

Defeito cardíaco congênito (DCC)	Condição	Recomendação
Defeito do septo ventricular (CIV)	CIV pequena, volume do coração direito normal, ausência de hipertensão pulmonar	Todos os esportes competitivos
	CIV grande, ausência de hipertensão pulmonar	Todos os esportes competitivos após fechamento da CIV com sucesso
	CIV fechada via cirúrgica ou por cateterismo: ausência de lesão residual significativa e sintomas, arritmias, hipertensão pulmonar e disfunção miocárdica	Todos os esportes após 3 a 6 meses do procedimento depois de avaliação pré-participação, incluindo teste de esforço cardiopulmonar, radiografia de tórax, eletrocardiograma (ECG) e ecocardiografia
	CIV fechada via cirúrgica ou por cateterismo com lesão residual, aumento e disfunção ventricular ou hipertensão pulmonar	Avaliação pré-participação inclui radiografia de tórax, ECG e ecocardiografia ou cateterismo cardíaco Contraindicação para esporte competitivo
Persistência do canal arterial (PCA)	PCA pequena, volumes das câmaras esquerdas normais, ausência de hipertensão pulmonar	Todos os esportes competitivos
	PCA moderada a grande, aumento do ventrículo esquerdo, ausência de hipertensão pulmonar com fechamento cirúrgico ou por cateterismo	Liberação para esporte após 3 meses do procedimento com sucesso
	PCA moderada a grande, aumento do ventrículo esquerdo, hipertensão pulmonar grave e cianose	Contraindicação para esporte competitivo
Estenose da valva pulmonar	Gradiente transvalvar < 40 mmHg, função ventricular direita normal, ausência de sintomas	Todos os esportes competitivos. Reavaliação anual
	Gradiente transvalvar > 40 mmHg, função ventricular direita normal, ausência de sintomas (normalmente são submetidos à valvoplastia por cirurgia ou cateterismo quando o gradiente for > 50 mmHg)	Sem procedimento: esporte de baixa intensidade Após procedimento: todos os esportes, quando ausência de sintomas e lesão residual discreta. Cateterismo: após 2 a 4 semanas. Cirurgia: após 3 meses

(continua)

TABELA 24.1 Recomendação para participação em esportes competitivos para pacientes com defeitos cardíacos congênitos *(continuação)*

Defeito cardíaco congênito (DCC)	Condição	Recomendação
Estenose da valva aórtica (EAo)	EAo discreta, ECG normal, ausência de dor torácica, síncope ou taquicardia atrial ou ventricular	Todos os esportes competitivos
	EAo moderada, ECG normal, ausência de dor torácica, síncope ou taquicardia atrial ou ventricular	Esportes de baixo componente estático e baixo a moderado componente dinâmico
	EAo grave com sintomas	Contraindicação para esporte competitivo
	EAo corrigida por cirurgia ou cateterismo	Avaliação com ECG, ecocardiografia ou cateterismo. esforço cardiopulmonar. Liberação para esporte se sucesso no procedimento e ausência de sintomas e complicações
Coarctação de aorta (CoAo)	CoAo discreta e ausência de vasos colaterais ou significativa dilatação, gradiente no repouso ≤ 20 mmHg entre os membros superiores e inferiores, pressão arterial sistêmica pico de ≤ 230 mmHg	Todos os esportes competitivos
Coarctação de aorta (CoAo)	CoAo corrigida cirurgicamente ou por cateterismo com gradiente no repouso < 20 mmHg entre os membros superiores e inferiores, pressão arterial sistêmica de pico normal	Todos os esportes após 3 meses do procedimento Durante o primeiro ano de pós-operatório, evitar exercício de alto componente estático e esportes de colisão corporal
	CoAo corrigida, porém, dilatação aórtica significativa, parede arterial fina ou aneurisma em formação	Somente esportes competitivos de baixa intensidade
DCC com elevada resistência vascular pulmonar	Obstrução vascular pulmonar progressiva, cianose no exercício e no repouso	Contraindicação para esporte competitivo
	Pressão sistólica pico < 30 mmHg	Todos os esportes
	Pressão sistólica pico > 30 mmHg, ausência de cianose	Avaliação individual para prescrição
Disfunção ventricular após cirurgia cardíaca	Função ventricular direita ou esquerda ≥ 50%	Todos os esportes
	Função ventricular direita ou esquerda entre 40 e 50%	Somente esportes competitivos de baixa intensidade
	Função ventricular direita ou esquerda entre < 40%	Contraindicação para esporte competitivo

(continua)

TABELA 24.1 Recomendação para participação em esportes competitivos para pacientes com defeitos cardíacos congênitos *(continuação)*

Defeito cardíaco congênito (DCC)	Condição	Recomendação
DCC com cianose	DCC cianótica não tratada	Somente esportes competitivos de baixa intensidade
	DCC cianótica tratada com procedimento paliativo: $SatO_2 \geq 80\%$ e ausência de taquicardia sintomática e disfunção ventricular	Somente esportes competitivos de baixa intensidade
Tetralogia de Fallot (T4F)	T4F corrigida com pressão do ventrículo direito normal, ausência ou discreto aumento dos volumes do ventrículo direito, ausência de *shunt* residual e de arritmias atriais ou ventriculares sintomáticas	Todos os esportes
	T4F corrigida com insuficiência pulmonar moderada a grave, pressão sistólica pico do ventrículo direito $\geq$ 50% da sistêmica, aumento dos volumes do ventrículo direito, arritmias atriais ou ventriculares	Somente esportes competitivos de baixa intensidade
Transposição das grandes artérias (TGA)	Pacientes submetidos a correções de Mustard ou Senning: discreto aumento ou ausência de aumento na área cardíaca pela radiografia, ecocardiografia ou ressonância magnética. Ausência de taquiarritmias atriais ou ventriculares e síncope, teste de esforço com resposta fisiológica normal	Exercício de baixo a moderado componente estático e baixo componente dinâmico
	Pacientes submetidos a correções de Mustard ou Senning e com as complicações acima citadas	Requer avaliação e prescrição individual
	Pacientes submetidos a correção anatômica (cirurgia de Jatene) com função ventricular normal, ausência de arritmias atriais ou ventriculares	Todos os esportes
	Pacientes submetidos à correção anatômica (cirurgia de Jatene) com discreta alteração hemodinâmica e da função ventricular e teste de esforço normal	Exercício de baixo a moderado componente estático e baixo componente dinâmico

(continua)

TABELA 24.1 Recomendação para participação em esportes competitivos para pacientes com defeitos cardíacos congênitos *(continuação)*

Defeito cardíaco congênito (DCC)	Condição	Recomendação
Transposição corrigida das grandes artérias (TCGA)	Pacientes assintomáticos, sem outras anormalidades, ausência de aumento ventricular, taquiarritmias e teste de esforço normal	Todos os esportes
	Reavaliação é importante para detectar arritmias e deterioração da função ventricular sistêmica (direita) e regurgitação da valva tricúspide (sistêmica)	Contraindicação para esportes com alto componente estático
Pós-operatório de cirurgia de Fontan	Pré-participação: radiografia de tórax, ECG, ecocardiografia ou ressonância magnética, esforço cardiopulmonar com saturação de oxigênio	Esporte de baixa intensidade Função ventricular e saturação de oxigênio normal
Anomalia de Ebstein	Anomalia leve, ausência de cianose, tamanho ventricular direito normal, sem evidência de taquiarritmias	Todos os esportes
	Regurgitação tricúspide de moderada a grave, ausência de arritmia avaliada por Holter	Esporte de baixa intensidade
	Anomalia grave sem correção cirúrgica	Contraindicação para todos os esportes
	Após reparo cirúrgico, ausência de regurgitação, tamanho das câmaras cardíacas pela radiografia de tórax ou ecocardiografia sem aumento importante, ausência de arritmias atriais ou ventriculares sintomáticas e teste de esforço	Liberação para atividades após avaliação individualizada, se resultado cirúrgico adequado
Anomalia de coronária (congênita)	Sem correção cirúrgica	Contraindicação para todos os esportes
	Após correção cirúrgica, sem sinais de isquemia, arritmia ou disfunção ventricular durante teste de esforço	Liberação para todos os esportes após 3 meses do procedimento realizado com sucesso
	Pacientes com infarto prévio	Seguir recomendação para doença coronariana

Fonte: adaptada de Graham et al.[35]

O médico precisa avaliar as possíveis repercussões hemodinâmicas, bem como o potencial risco de morte súbita cardíaca previamente à liberação para prática esportiva.

De modo geral, as crianças devem ser aconselhadas a participarem diariamente de pelo menos 60 minutos ou mais de atividade física moderada a vigorosa, que seja apropriada ao seu nível de desenvolvimento mental e cronológico, que seja agradável e que possa estimular diferentes habilidades. Além disso, eles devem gastar no máximo 2 horas/dia em atividades sedentárias, como assistir televisão, usar um computador e jogar *videogame*. Embora todos os pacientes com DCC possam participar e se beneficiar desses tipos de atividades físicas e do exercício, aqueles com lesões ou complicações específicas podem necessitar de aconselhamento sobre precauções ou mesmo supervisão direta de especialistas durante a prática de exercícios.

A importância da atividade diária deve ser enfatizada e encorajada em todas as visitas clínicas. Os profissionais de saúde devem encorajar o paciente (e os cuidadores) a fazer perguntas sobre os níveis de atividade física e devem fornecer aconselhamento específico para encorajá-la. Na entrada escolar, é importante que os professores sejam informados (por escrito) em relação aos níveis adequados de exercício físico, o que garantirá a segurança da criança e da escola. A participação na atividade física deve ser avaliada regularmente.

Para facilitar o entendimento do tipo de exercício que deve ou pode ser prescrito, seguem alguns termos relacionados à atividade física:[37]

- ✔ Atividade física: qualquer movimento corporal ativo resultante da contração muscular que aumente a taxa metabólica acima do nível de repouso. Atividade vigorosa: > 6 MET. A atividade moderada: 3 a 6 MET.
- ✔ Esporte de lazer: atividades físicas recreativas sem pressão para jogar, continuar a jogar ou jogar com maior intensidade do que o desejado. A atividade ou o esporte pode ser organizado ou informal. O participante pode deixar de participar ou diminuir a intensidade da participação a qualquer momento, sem pressão para continuar.
- ✔ Esporte competitivo: atividades físicas organizadas e competitivas com regras fixas de compromissos. Envolve pressão para treinar ou jogar, ou continuar a treinar em alta intensidade, independentemente de a intensidade ser desejada ou recomendada para o participante. A fonte da coerção ou a pressão pode ser do próprio participante, outros participantes, treinadores ou espectadores.
- ✔ Treinamento físico: atividade física programada com a finalidade de aumentar a capacidade, o desempenho ou a aptidão físicos. O treinamento de exercícios pode ou não ocorrer sob a supervisão de um profissional.
- ✔ Estilo de vida sedentário: estilo de vida sem atividade física regular. Geralmente é caracterizada pelo excesso de tempo gasto em atividades sedentárias, como assistir à televisão, usar o computador e jogar *videogame*.

O desempenho físico depende de cinco componentes básicos: (i) força; (ii) *endurance*; (iii) habilidades/coordenação; (iv) velocidade; e (v) flexibilidade. O exercício regular pode melhorar todas essas variáveis.

O exercício está associado ao aumento do débito cardíaco, da pré-carga ventricular das pressões arteriais pulmonares e sistêmicas.[38,39] O exercício dinâmico impõe principalmente carga de volume, enquanto o exercício estático produz principalmente carga de pressão.

As atividades podem ser caracterizadas por dois componentes: estático e dinâmico. Diferentes esportes podem conter ambos os componentes, conforme pode ser visualizado na Tabela 24.2.

TABELA 24.2 Classificação dos esportes segundo a intensidade dos componentes: estático e dinâmico (adaptado de Mitchell et al.[36])

Aumenta o componente estático ↑	A. Baixo < 40% do VO_2 máximo	B. Moderado 40 a 70% do VO_2 máximo	C. Alto > 70% do VO_2 máximo
III. Alto > 50% da CVM	*Bobsledding/luge / skeleton* (competição na neve/trenó)*†, ginásticas*†, artes marciais*, vela, alpinismo, *windsurfing**†, levantamento de peso*†	Fisioculturismo*†, esqui na montanha*†, *skate**†, *snowboarding**†, luta livre*†, luta greco-romana*†	Boxe*†, patinação*†, remo, canoagem, decatlo, triatlo, ciclismo
II. Moderado 20 a 50% da CVM	Arqueirismo, automobilismo*†, motociclismo*†, hipismo*†, mergulho*†	Futebol americano*, atletismo, patinação*, rodeio*†, rúgbi*, corrida (curta distância), surfe*†, nado sincronizado†	Basquete, hóquei no gelo, esqui *cross-country,* corrida (meio-fundo), *lacrosse*, natação, handebol
I. Baixo < 20% da CVM	Bilhar, boliche, críquete, bocha, golfe, tiro	*Softbol**, beisebol*, esgrima, tênis de mesa, voleibol	Badmínton, esqui, hóquei na grama*, *orienteering*, trilha, marcha atlética, *squash*, corrida (longa distância), futebol*, tênis

Aumenta componente dinâmico →

CVM: contração voluntária máxima; VO_2: consumo de oxigênio; *risco de colisão corporal; †risco de ocorrência de síncope.

Em razão da escassez de artigos científicos afirmando a adequada prescrição de exercício físico voltado para pacientes com DCC, um grupo de pesquisadores, incluindo cardiologistas com experiência em DCC, cardiologistas do esporte e fisiologistas do exercício, chegou a um consenso, em vez de uma prescrição arbitrária, no qual se deve considerar cinco pontos essenciais:

1. Função ventricular.
2. Pressão da artéria pulmonar.
3. Características da artéria aorta.
4. Ritmo cardíaco.
5. Saturação de oxigênio em repouso e durante o exercício.

Essa abordagem inovadora simplifica o processo de avaliação e, ao mesmo tempo, permite conselhos personalizados, uma vez que indivíduos com a mesma lesão podem ser afetados em diferentes graus. Pode ser visualizado na Figura 24.1 um fluxograma detalhado de como recomendar a atividade física de acordo com essa nova abordagem. Para que seja feita a prescrição individualizada devem-se considerar a avaliação médica (histórico e exame físico), os cinco pontos e a interpretação do teste cardiopulmonar. Após esses passos, serão definidos o tipo e a intensidade do exercício. Nos casos de pacientes que insistem em esportes com alto componente estático e apresentam alteração em pelo menos um dos 5 pontos essenciais, será recomendado que a atividade seja realizada em um nível de intensidade menor. Por exemplo, pacientes que queiram praticar ciclismo (esporte de alto componente estático e dinâmico) poderão realizar desde que com um nível de intensidade no máximo moderada.[36,40]

CONSIDERAÇÕES FINAIS: REABILITAÇÃO CARDÍACA EM PACIENTES UNIVENTRICULARES

De 2013 até os dias de hoje, na Unidade de Reabilitação Cardiovascular e Fisiologia do Exercício do InCor, foi possível vivenciar o treinamento físico voltado a um grupo de pacientes com defeitos congênitos complexos, com um único ventrículo anatômico ou funcional. São pacientes com fisiologia univentricular, submetidos à cirurgia de Fontan.

Esses pacientes tiveram a oportunidade de participar de um projeto de pesquisa de doutorado, intitulado: "Avaliação cardiovascular, pulmonar e musculoesquelética em pacientes com fisiologia univentricular no período pós-operatório tardio da ci-

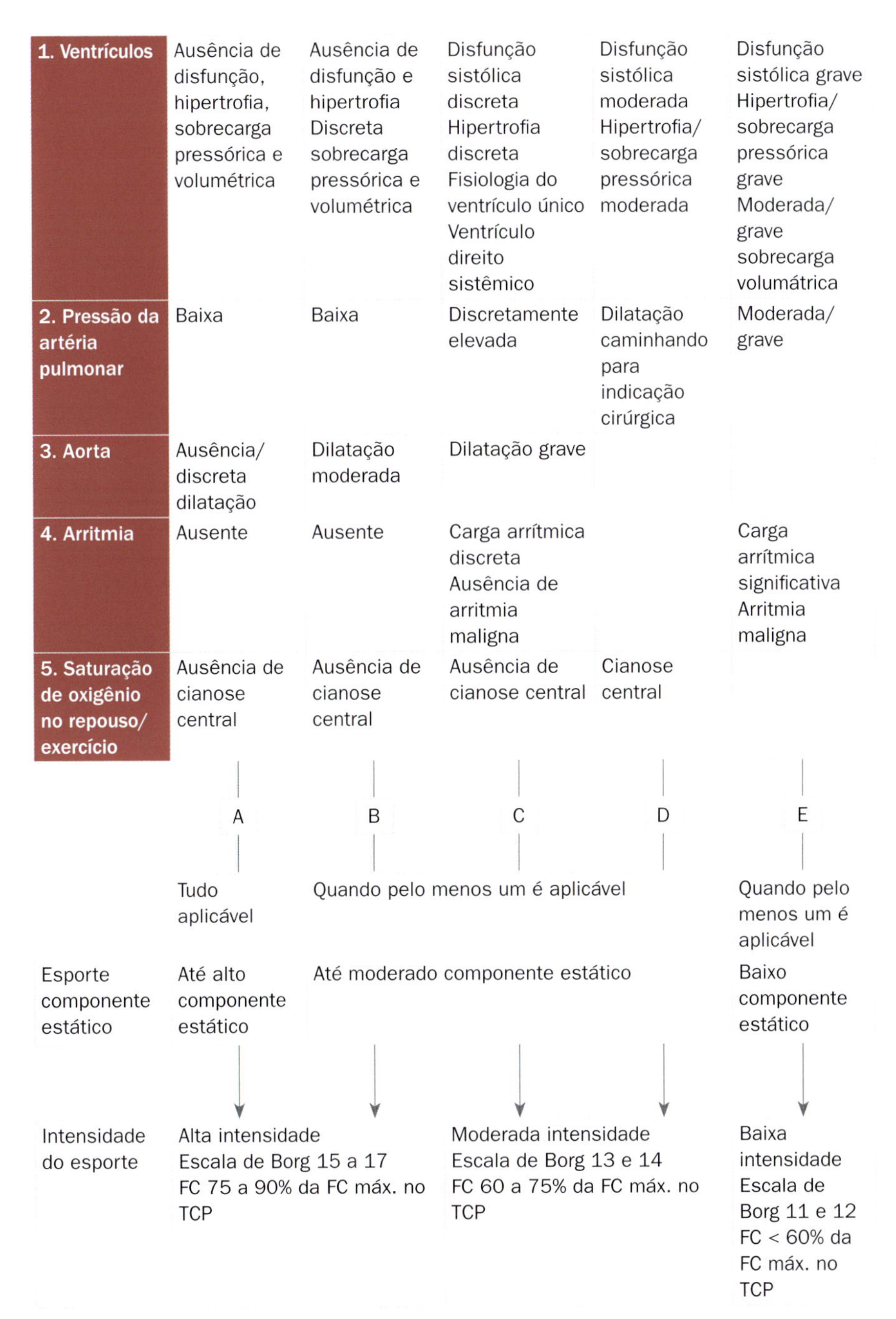

FIGURA 24.1 Fluxograma para recomendação de atividade física em pacientes com DCC considerando os cinco parâmetros essenciais.

Fonte: Adaptado de Budts et al.[40]

rurgia de Fontan". A pesquisa está vinculada ao Serviço de Cirurgia Cardiovascular Infantil com colaboração da Unidade de Reabilitação Cardiovascular.

Numa fase inicial, os pacientes avaliados foram comparados com um grupo controle saudável, sendo demonstrado importante redução na capacidade funcional desta população, influenciada por alterações pulmonares, musculoesqueléticas e controle neurovascular.[42,43] A segunda fase deste projeto está em andamento, e tem como objetivo avaliar o efeito do treinamento físico neste grupo de pacientes. Os pacientes foram randomizados para treinamento físico em 3 grupos: aeróbio, respiratório e não treinamento. Todos os pacientes foram submetidos a uma avaliação médica pelo cardiologista responsável pela pesquisa e submetidos a diversos testes funcionais, dentre eles o teste cardiopulmonar, o qual foi utilizado para a prescrição do treinamento físico aeróbio (intensidade moderada, dentro dos limiares metabólicos – LA e PCR). O treinamento aeróbio foi composto por 40 minutos de exercício aeróbio, 15 minutos de exercícios de fortalecimento muscular e 5 minutos de alongamentos. O treinamento respiratório foi realizado com um dispositivo de treinamento muscular respiratório, denominado *PowerBreathe* após avaliação da força muscular respiratória.

Essa fase da pesquisa está em andamento, com previsão de término em 2019. Os pacientes que foram randomizados para os grupos de treinamentos aeróbio e respiratório vêm demonstrando melhora na capacidade cardiopulmonar e na qualidade de vida comparados ao grupo não treinamento. Foi muito interessante observar que os próprios pacientes não acreditavam no quanto poderiam se beneficiar com o exercício. Vale ressaltar que durante as sessões de treinamento, assim como durante os testes ergoespirométricos não houve nenhum tipo de intercorrência, como desmaios, quedas de pressão arterial ou qualquer outro tipo de desarranjo hemodinâmico. Pode-se inferir que o treinamento para essa população tem se mostrado seguro e eficaz, apesar de ainda muito pouco indicado. Isso provavelmente acontece pela falta de pesquisas científicas comprovando o real benefício e a segurança. Acredita-se que em breve os resultados poderão contribuir de forma muito positiva com a literatura mundial.

REFERÊNCIAS BIBLIOGRÁFICAS

1. Writing Group Members, Mozaffarian D, Benjamin EJ, Go AS, Arnett DK, Blaha MJ, et al.; American Heart Association Statistics Committee; Stroke Statistics Subcommittee. Heart Disease and Stroke Statistics-2016 Update: A Report From the American Heart Association. Circulation. 2016;133(4):e38-360.
2. Roche SL, Silversides CK. Hypertension, obesity, and coronary artery disease in the survivors of congenital heart disease. Can J Cardiol. 2013;29(7):841-8.
3. Fteropoulli T, Stygall J, Cullen S, Deanfield J, Newman SP. Quality of life of adult congenital heart disease patients: a systematic review of the literature. Cardiol Young. 2013;23(4):473-85.

4. Mellion K, Uzark K, Cassedy A, Drotar D, Wernovsky G, Newburger JW, et al. Health-related quality of life outcomes in children and adolescents with congenital heart disease. J Pediatr. 2014;164(4):781-8.e 1.
5. Karsdorp PA, Everaerd W, Kindt M, Mulder BJ. Psychological and cognitive functioning in children and adolescents with congenital heart disease: a meta-analysis. J Pediatr Psychol. 2007;32(5):527-41.
6. Kuehl K, Tucker A, Khan M, Goldberg P, Anne Greene E, Smith M. Overweight predicts poorer exercise capacity in congenital heart disease patients. Int J Cardiol Heart Vasc. 2015;9:28-31.
7. Diller GP, Dimopoulos K, Okonko D, Li W, Babu-Narayan SV, Broberg CS, et al. Exercise intolerance in adult congenital heart disease: comparative severity, correlates, and prognostic implication. Circulation. 2005;112(6):828-35.
8. Dimopoulos K, Okonko DO, Diller GP, Broberg CS, Salukhe TV, Babu-Narayan SV, et al. Abnormal ventilatory response to exercise in adults with congenital heart disease relates to cyanosis and predicts survival. Circulation. 2006;113(24):2796-802.
9. Fredriksen PM, Veldtman G, Hechter S, Therrien J, Chen A, Warsi MA, et al. Aerobic capacity in adults with various congenital heart diseases. Am J Cardiol. 2001;87(3):310-4.
10. Astrand PO. Human physical fitness with special reference to sex and age. Physiol Rev. 1956;36(3):307-35.
11. Lerman JB, Parness IA, Shenoy RU. Body weights in adults with congenital heart disease and the obesity frequency. Am J Cardiol. 2017;119(4):638-42.
12. Tikkanen AU, Opotowsky AR, Bhatt AB, Landzberg MJ, Rhodes J. Physical activity is associated with improved aerobic exercise capacity over time in adults with congenital heart disease. Int J Cardiology. 2013;168(5):4685-91.
13. Kempny A, Dimopoulos K, Uebing A, Moceri P, Swan L, Gatzoulis MA, et al. Reference values for exercise limitations among adults with congenital heart disease. Relation to activities of daily life--single centre experience and review of published data. Eur Heart J. 2012;33(11):1386-96.
14. Buber J, Rhodes J. Exercise physiology and testing in adult patients with congenital heart disease. Heart Fail Clin. 2014;10(1):23-33.
15. Turquetto ALR, Canêo LF, Agostinho DR, Oliveira PA, Lopes MICS, Trevizan PF, et al. Impaired pulmonary function is an additional potential mechanism for the reduction of functional capacity in clinically stable fontan patients. Pediatr Cardiol. 2017;38(5):981-90.
16. Greutmann M, Thao Lan L, Tobler D, Biaggi P, Oechslin EN, Silversides CK, et al. Generalised muscle weakness in young adults with congenital heart disease. Heart. 2011;97(14):1164-8.
17. Cordina R, O'Meagher S, Gould H, Rae C, Kemp G, Pasco JA, et al. Skeletal muscle abnormalities and exercise capacity in adults with a Fontan circulation. Heart. 2013;99(23):1530-4.
18. Lavie CJ, Arena R, Swift DL, Johannsen NM, Sui X, Lee DC, et al. Exercise and the cardiovascular system: clinical science and cardiovascular outcomes. Circ Res. 2015;117(2):207-19.
19. Rosenthal TM, Leung ST, Ahmad R, Young T, Lavie CJ, Moodie DS, et al. Lifestyle modification for the prevention of morbidity and mortality in adult congenital heart disease. Congenit Heart Dis. 2016;11(2):189-98.
20. Gratz A, Hess J, Hager A. Self-estimated physical functioning poorly predicts actual exercise capacity in adolescents and adults with congenital heart disease. Euro Heart J. 2009;30(4):497-504.
21. Lambert LM, Minich LL, Newburger JW, Lu M, Pemberton VL, McGrath EA, et al. Parent-versus child-reported functional health status after the Fontan procedure. Pediatrics. 2009;124(5):E942-E9.
22. Kimball TR. Pediatric stress echocardiography. Pediatr Cardiol. 2002;23(3):347-57.
23. Pahl E, Duffy CE, Chaudhry FA. The role of stress echocardiography in children. Echocardiography. 2000;17(5):507-12.
24. ATS Committee on Proficiency Standards for Clinical Pulmonary Function Laboratories. ATS statement: guidelines for the six-minute walk test. Am J Respir Crit Care Med. 2002;166(1):111-7.
25. Cumming GR, Everatt D, Hastman L. Bruce treadmill test in children: normal values in a clinic population. Am J Cardiol. 1978;41(1):69-75.
26. Paridon SM, Alpert BS, Boas SR, Cabrera ME, Caldarera LL, Daniels SR, et al. Clinical stress testing in the pediatric age group: a statement from the American Heart Association Council on Cardiovascular Disease in the Young, Committee on Atherosclerosis, Hypertension, and Obesity in Youth. Circulation. 2006;113(15):1905-20.

27. Shephard RJ, Allen C, Benade AJ, Davies CT, Di Prampero PE, Hedman R, et al. The maximum oxygen intake. An international reference standard of cardiorespiratory fitness. Bull World Health Organ. 1968;38(5):757-64.
28. Yazbek Júnior P, de Carvalho RT, Sabbag LM, Battistella LR. Ergospirometry. Cardiopulmonary exercise test, methodology and interpretation. Arq Bras Cardiol. 1998;71(5):719-24.
29. Takken T, Blank AC, Hulzebos EH, van Brussel M, Groen WG, Helders PJ. Cardiopulmonary exercise testing in congenital heart disease: (contra)indications and interpretation. Netherlands Heart J. 2009;17(10):385-92.
30. Campbell SC. A comparison of the maximum voluntary ventilation with the forced expiratory volume in one second: an assessment of subject cooperation. J Occup Med. 1982;24(7):531-3.
31. Neder JA, Andreoni S, Lerario MC, Nery LE. Reference values for lung function tests. II. Maximal respiratory pressures and voluntary ventilation. Braz J Med Biol Res. 1999;32(6):719-27.
32. Rhodes J, Ubeda Tikkanen A, Jenkins KJ. Exercise testing and training in children with congenital heart disease. Circulation. 2010;122(19):1957-67.
33. Garson A, McNamara DG. Sudden death in a pediatric cardiology population, 1958 to 1983: relation to prior arrhythmias. J Am Coll Cardiol. 1985;5(6 Suppl):134B-7B.
34. Baumgartner H, Bonhoeffer P, De Groot NM, de Haan F, Deanfield JE, Galie N, et al. ESC Guidelines for the management of grown-up congenital heart disease (new version 2010). Eur Heart J. 2010;31(23):2915-57.
35. Graham TP, Driscoll DJ, Gersony WM, Newburger JW, Rocchini A, Towbin JA. Task Force 2: congenital heart disease. J Am Coll Cardiol. 2005;45(8):1326-33.
36. Mitchell JH, Haskell W, Snell P, Van Camp SP. Task Force 8: classification of sports. J Am Coll Cardiol. 2005;45(8):1364-7.
37. Takken T, Giardini A, Reybrouck T, Gewillig M, Hövels-Gürich HH, Longmuir PE, et al. Recommendations for physical activity, recreation sport, and exercise training in paediatric patients with congenital heart disease: a report from the Exercise, Basic & Translational Research Section of the European Association of Cardiovascular Prevention and Rehabilitation, the European Congenital Heart and Lung Exercise Group, and the Association for European Paediatric Cardiology. Eur J Prev Cardiol. 2012;19(5):1034-65.
38. Stickland MK, Welsh RC, Petersen SR, Tyberg JV, Anderson WD, Jones RL, et al. Does fitness level modulate the cardiovascular hemodynamic response to exercise? J Appl Physiol (1985). 2006;100(6):1895-901.
39. Tolle JJ, Waxman AB, Van Horn TL, Pappagianopoulos PP, Systrom DM. Exercise-induced pulmonary arterial hypertension. Circulation. 2008;118(21):2183-9.
40. Budts W, Börjesson M, Chessa M, van Buuren F, Trigo Trindade P, Corrado D, et al. Physical activity in adolescents and adults with congenital heart defects: individualized exercise prescription. Eur Heart J. 2013;34(47):3669-74.
41. Turquetto A, Caneo L, Agostinho D, Oliveira P, Lopes M, Trevizan P, et al. Impaired pulmonary function is an additional potential mechanism for the reduction of functional capacity in clinically stable Fontan patients. Pediatr Cardiol. 2017;38(5):981-90.
42. Reybrouck T, Ghesquiere J, Cattaert A, Fagard R, Amery A. Ventilatory thresholds during short- and long-term exercise. J Appl Physiol Respir Environ Exerc Physiol. 1983;55(6):1694-700.
43. Turquetto ALR, Dos Santos MR, Sayegh ALC, de Souza FR, Agostinho DR, de Oliveira PA, et al. Blunted peripheral blood supply and underdeveloped skeletal muscle in Fontan patients: The impact on functional capacity. Int J Cardiol. 2018.

25

Prescrição de exercício físico na prevenção e reabilitação cardiovascular

Eduardo Rondon
Patricia Alves de Oliveira
Daniela Regina Agostinho
Camila Paixão Jordão
Mayara Alves dos Santos
Renato Lopes Pelaquim

REABILITAÇÃO CARDIOVASCULAR BASEADA EM EXERCÍCIO FÍSICO COMO UMA IMPORTANTE FERRAMENTA NO TRATAMENTO DE DOENÇAS CARDIOVASCULARES

Está bem documentado na literatura que as doenças cardiovasculares (DC) estão relacionadas, entre outras comorbidades, à inatividade física[1,2] e que, inversamente, a atividade física tem um papel positivo na prevenção e na reabilitação das DC.[3,4]

Pode-se ressaltar a importância que a atividade física tem na saúde da população mundial, citando o plano de ação global para prevenção e controle de doenças não transmissíveis, lançado pela Organização Mundial da Saúde (OMS) em maio de 2013, em que duas das principais metas são a diminuição em 25% na mortalidade por DC até o ano de 2020 e atingir a redução relativa de 10% na prevalência da inatividade física.[5]

Dessa maneira, nas últimas décadas, a reabilitação cardiovascular (RC) baseada em exercício físico tem sido reconhecida como um instrumento fundamental e de grande impacto no tratamento de DC.[6-9]

Apesar de as primeiras publicações referentes à RC se iniciarem na década de 1970, se intensificaram na década de 1980. As primeiras revisões sistemáticas, publicadas há mais de 20 anos, já mostravam resultados otimistas com reduções importantes nas taxas de mortalidade de pacientes com doença arterial coronariana (DAC), após período de RC.[10,11] A partir dessa década, estudos têm demonstrado que essa conduta é significativamente mais efetiva quando comparada ao tratamento clínico convencional isolado.[12-14]

Um grande estudo de coorte realizado nos Estados Unidos, com mais de 600 mil pacientes idosos com DAC mostrou, pelo seguimento de cinco anos, impacto significativo da RC na taxa de sobrevida. Entretanto, os autores observaram que somente 12% dos pacientes foram encaminhados a um programa de RC, refletindo o que se tem visto na prática clínica, ou seja, de que as indicações para RC estão bem abaixo do esperado e do desejado. Porém, aqueles que realizaram pelo menos 25 sessões de RC tiveram redução da taxa de mortalidade de 21 a 34% em cinco anos de acompanhamento, quando comparados aos pacientes que realizaram pouca ou nenhuma sessão de RC. No primeiro ano de seguimento (em que o risco de incidência de eventos cardiovasculares geralmente é maior), houve a redução da taxa de mortalidade de 43 a 58%.[15]

Uma revisão sistemática e metanálise publicada recentemente,[16] incluindo o total de 63 ensaios clínicos que randomizaram 14.486 pacientes com DAC para RC ou tratamento clínico isolado, não mostrou redução significativa na mortalidade total, porém mostrou reduções de 26% na mortalidade por DC, e 18% nas admissões hospitalares, além de melhora na qualidade de vida de pacientes que realizaram RC. Esses achados corroboram os de estudos anteriores, mostrando que a RC baseada em exercício físico é de fato um recurso eficaz no tratamento dessa população.

DEFINIÇÃO E INDICAÇÕES PARA REABILITAÇÃO CARDIOVASCULAR

A RC é definida pela OMS como "o somatório das atividades necessárias para garantir aos portadores de cardiopatia as melhores condições física, mental e social, de forma que consigam, pelo próprio esforço, reconquistar uma posição normal na comunidade e levar uma vida ativa e produtiva".[17] Portanto, é recomendada para pacientes que apresentaram pelo menos algum destes quadros cardiovasculares no último ano:[6]

- Infarto agudo do miocárdio.
- Cirurgia de revascularização miocárdica.
- Angioplastia coronária.
- Angina estável.
- Reparação ou troca valvular.
- Transplante cardíaco ou cardiopulmonar.
- Insuficiência cardíaca crônica.
- Doença vascular periférica.
- Doença coronária assintomática.
- Pacientes com alto risco de doença cardiovascular.

Apesar de o grupo de pacientes com doença cardiovascular instalada ser o que mais se beneficia do programa de RC, os indivíduos que não tiveram nenhum evento cardiovascular, porém apresentam fatores de risco cardiovasculares, também devem ser encorajados a participar de programas de treinamento físico com o objetivo de prevenção primária.

Programas de RC são, por definição, multiprofissionais, entretanto, o exercício físico é o componente central para todas as intervenções, de prevenção e reabilitação. Nesse contexto, um dos benefícios mais importantes do treinamento físico na RC é a melhora da capacidade aeróbia, a qual tem sido amplamente documentada em estudos clínicos e metanálises, pelo aumento no consumo máximo de oxigênio,[18] preditor independente de mortalidade nessa população, em que um incremento de 1 mLO_2/kg/minuto no consumo máximo de oxigênio provoca diminuição do risco de mortalidade de aproximadamente 10%.[6]

Adicionalmente, os programas de RC têm como objetivo diversas mudanças no estilo de vida (além da inclusão de exercício físico), como adoção de hábitos alimentares saudáveis, abandono do tabagismo, adoção de estratégia para diminuição do estresse e o uso das drogas para o tratamento cardiovascular.[19] Nessa perspectiva, a equipe multiprofissional é fundamental.

Desde a internação, é recomendado que profissionais da saúde iniciem a orientação para a mudança do estilo de vida. A equipe de enfermagem deve iniciar a conscientização do uso correto das medicações e os profissionais de fisioterapia iniciam exercícios físicos de mobilização precoce, individuais e específicos. Após a alta hospitalar, a equipe multiprofissional (nutricionista, psicólogo, profissional de educação física, médico) segue o aconselhamento da mudança dos hábitos alimentares, redução do estresse e comprometimento com o programa de exercícios.[4] Em alguns casos pode-se contar ainda com assistentes sociais. A participação de médico cardiologista no programa de RC é fundamental, desde a avaliação pré-participação (estratificação de risco) até o acompanhamento clínico diário.

ESTRATIFICAÇÃO DE RISCO E AVALIAÇÃO PRÉ-PARTICIPAÇÃO

A prescrição de exercício destinada a pacientes com DC deve ser baseada no quadro clínico e no nível de condicionamento físico. O Colégio Americano de Medicina do Esporte (ACSM, do inglês American College of Sports Medicine) recomenda a realização de um teste de esforço para avaliar a presença ou não de arritmias cardíacas, isquemia induzida pelo esforço, alterações hemodinâmicas secundárias à eventual disfunção ventricular e distúrbios na condução atrioventricular.[20] Com a avaliação clínica detalhada associada a testes de esforço de sintomas limitados, pode-se minimizar o risco de eventos cardiovasculares adversos durante a prática de exercícios físicos.

A estratificação do risco proposta pela Diretriz Sul-Americana de Reabilitação Cardiopulmonar[6] está descrita na Tabela 25.1. Com base nessa estratificação, serão recomendados os níveis de supervisão e monitoração na RC:

- **Para pacientes de baixo risco**: recomenda-se monitoramento eletrocardiográfico durante as primeiras 6 a 18 sessões de exercício e preferencialmente, com supervisão clínica. Esses pacientes também poderiam ser candidatos a programas de RC semissupervisionados ou com supervisão à distância.
- **Para pacientes de risco intermediário**: recomenda-se monitoramento eletrocardiográfico nas primeiras 12 a 24 sessões, com supervisão clínica permanente.
- **Para pacientes de alto risco**: recomenda-se monitoramento eletrocardiográfico, na maioria das vezes, durante as 36 primeiras sessões de exercício, com supervisão clínica permanente, trazendo maior segurança para a evolução da intensidade do treinamento.

FASES DA REABILITAÇÃO CARDIOVASCULAR

O programa de RC é dividido em quatro fases cronológicas após o evento cardíaco,[7] com objetivo principal de reabilitar, controlar fatores de risco cardiovascular, recuperar a capacidade funcional, melhorando a qualidade de vida e prevenindo novos eventos.[21]

Entretanto nos dias atuais, com os procedimentos e tratamentos menos invasivos, como as angioplastias primárias, as internações e o repouso no leito com tempo reduzido, existe modificação nas fases "temporais" da reabilitação, denominada reabilitação precoce quando iniciada até 3 meses do evento e tardia de 3 meses a 1 ano.[22]

Fase 1

Esta fase aplica-se ao paciente internado (fase hospitalar). Na maioria dos casos, o paciente se encontra muito vulnerável e contemplativo a novas propostas para a mudança do estilo de vida. Iniciam-se os exercícios com fisioterapeutas, sempre em baixa intensidade (2 MET [equivalente metabólico]) com o objetivo da movimentação precoce (caminhadas pelo corredor do hospital), neste momento, é priorizada a conscientização pela adoção de hábitos de vida mais saudáveis.

Os exercícios no hospital podem ser passivos a ativos e caminhadas de intensidade leve, que serão progredidos individualmente até a alta. A frequência cardíaca

TABELA 25.1 Classificação da estratificação do risco cardiovascular para realização do programa RC_6

Baixo risco	Sem disfunção significativa do ventrículo esquerdo (fração de ejeção > que 50%)
	Sem arritmias complexas em repouso ou induzidas pelo exercício
	Infarto do miocárdio; cirurgia de revascularização miocárdica, angioplastia coronariana
	Ausência de insuficiência cardíaca congestiva ou sinais/sintomas que indiquem isquemia pós-evento
	Assintomático, incluindo ausência de angina com o esforço ou no período de recuperação
	Capacidade funcional igual ou > que 7 METS (em teste ergométrico incremental)*
Risco moderado	Disfunção ventricular esquerda moderada (fração de ejeção entre 40 e 49%
	Sinais/sintomas, incluindo angina em níveis moderados de exercício (5 a 6,9 METS) ou período de recuperação
Alto risco	Disfunção grave da função do ventrículo esquerdo (fração de ejeção menor que 40%)
	Sobreviventes de parada cardíaca ou morte súbita
	Arritmias ventriculares complexas em repouso ou com o exercício
	Infarto do miocárdio ou cirurgia cardíaca complicadas com choque cardiogênico; insuficiência cardíaca congestiva e/ou sinais/sintomas de isquemia pós-procedimento
	Hemodinâmica anormal com o exercício (especialmente curva deprimida ou queda da pressão arterial sistólica ou incompetência cronotrópica não medicamentosa com o incremento da carga)
	Capacidade funcional menor a 5 METS*
	Sintomas e/ou sinais, incluindo angina a baixo nível de exercício (< 5 METS) ou no período de recuperação
	Infradesnivelamento do segmento ST isquêmico durante exercício (mais a 2 mm)

*Se não se pode dispor da medida da capacidade funcional, esta variável não deve ser considerada isoladamente no processo da estratificação de risco. No entanto, é sugerido que se o paciente é capaz de subir dois lances de escadas apresentando boa tolerância, pode-se inferir que sua capacidade funcional é pelo menos moderada.
Adaptado de Herdy AH, Lopez Jiménez F, Terzic CP et al. Diretriz Sul-Americana de Prevenção e Reabilitação Cardiovascular. Arq Bras de Cardiol. Volume 103, No.2, Supl. 1, Agosto 2014

esperada durante os exercícios não deve ultrapassar 20 batimentos acima da frequência de ortostatismo, e a percepção subjetiva de esforço (PSE) não deve ultrapassar 7, seguindo a escala de Borg[23] descrita na Tabela 25.2, caracterizando a intensidade de esforço leve.

Fase 2

Refere-se ao momento da alta hospitalar, no qual se inicia o treinamento físico de maneira sistematizada. Tem duração de 3 meses, em alguns casos podendo se estender até 6. Nessa fase, preconiza-se a realização de 36 sessões do treinamento físico, e espera-se neste período melhorar o controle dos fatores de risco cardiovasculares e a capacidade funcional, com incremento de aproximadamente 20% do VO_2máx.

TABELA 25.2 Percepção subjetiva de esforço, segundo a escala de Borg[23]

6 a 8	Muito fácil
9 a 10	Fácil
11 a 12	Relativamente fácil
13 a 14	Ligeiramente cansativo
15 a 16	Cansativo
17 a 18	Muito cansativo
19 a 20	Exaustivo

Adaptado de Borg G. Escalas de borg para dor e esforço percebido. São Paulo: Editora Manole, 2000

O treinamento deve ser individualizado, em termos de intensidade, duração, frequência, tipo de exercício e progressão. E as sessões de exercícios devem ser supervisionadas por fisioterapeuta e/ou professor de educação física, de preferência com a presença do médico no local do treinamento físico.

Compreendendo exercícios aeróbios, exercícios de fortalecimento muscular, coordenação e alongamentos. É muito importante, nessa fase, o cuidado com a ferida operatória de pacientes que realizaram revascularização do miocárdio e implantação de dispositivos (marca-passo).

O principal objetivo nesse momento é contribuir para o mais breve retorno às atividades sociais e laborais, nas melhores condições físicas e mentais possíveis, além do cuidado com a ferida operatória.

Recomenda-se que essa fase de reabilitação cardíaca seja realizada em ambiente hospitalar e sob monitoração cardíaca contínua. Entretanto, na maioria dos serviços no Brasil, devido à demanda e o custo, há impossibilidade do uso de telemetria para todos os pacientes sendo necessário selecionar pacientes que mais se beneficiariam de tal medida, como aqueles com angina ou que apresentam critérios eletrocardiográficos de isquemia em baixas cargas de trabalho e pacientes com arritmias complexas.

Fase 3

A fase 3 tem duração indefinida, e refere-se à fase mais estável da doença, na qual o objetivo principal é o aprimoramento da capacidade funcional. O ensino do automonitoramento, nesta fase, é de extrema importância. Não é realizada em ambiente hospitalar, mas recomenda-se ser supervisionada por profissionais especializados. A partir do momento em que o paciente esteja autônomo para a prática de exercício de maneira segura e conscientizada, pode evoluir para a fase 4.

Fase 4

A principal diferença desta fase para a anterior é o fato de poder ser realizada à distância (sem supervisão direta). Refere-se à uma etapa de manutenção, em que o esperado seria iniciá-la aproximadamente um ano após o evento cardíaco, período no qual o paciente encontra-se estável e com possibilidade de automonitorar-se, mantendo exercícios preferencialmente aeróbios, associados a exercícios resistidos prescritos de acordo com doença de base, estratificação de risco, lesões residuais e capacidade funcional.

PRESCRIÇÃO DO TREINAMENTO FÍSICO NA REABILITAÇÃO CARDÍACA

O componente principal do treinamento físico na RC é o exercício aeróbio, e como complemento o exercício resistido, cujas prescrições serão detalhadas a seguir.

O ACSM recomenda que antes, durante e após cada sessão da reabilitação deve ser realizada uma avaliação rotineira, incluindo:[20]

- Frequência cardíaca (FC).
- Pressão arterial (PA).
- Peso corporal (semanal).
- Sintomas ou evidências de alterações no estado clínico.
- Sintomas ou evidências de intolerância ao exercício.
- Alterações nos medicamentos e adesão ao regime medicamentoso prescrito.

Treinamento aeróbio

Tipo de exercício

Para os exercícios aeróbios, são preconizadas atividades rítmicas e que envolvam grandes grupos musculares, sendo as mais comuns e de fácil acesso a caminhada e a bicicleta.

Assim, os ergômetros mais utilizados em programas de RC são esteira rolante e bicicleta ergométrica, entretanto outros ergômetros podem ser uma alternativa: ergômetro de braço, máquina de remo, elíptico. Vale ressaltar que alguns ergômetros podem requerer maior esforço do paciente, que podem elevar substancialmente a intensidade de trabalho a ser realizado, portanto devem ser adequados às condições individuais.[20]

Intensidade

Conforme descrito anteriormente neste capítulo, a realização de um teste de esforço, na estratificação de risco, deve anteceder qualquer prescrição de exercício físico para o paciente da RC. Em geral, a prescrição do exercício pode ser realizada por método direto pelo teste ergoespirométrico/cardiopulmonar (TCP) ou pelo método indireto, por teste ergométrico (TE).

A fórmula preconizada e amplamente utilizada no Brasil, 75 a 85% FC máxima predita para a idade (220-idade), segundo Tanaka et al.[24], se aplica a aproximadamente 85% da população adulta jovem, saudável. Entretanto para indivíduos cardiopatas, idosos, crianças e atletas, a fórmula pode sub- ou superestimar a intensidade dos esforços. Além disso, deve-se lembrar que a maioria dos pacientes pós-evento cardíaco faz uso de medicações que interferem no cronotropismo, como betabloqueadores, antagonistas de cálcio e antiarrítmicos, desta forma, reduzindo a FC máxima, sendo necessária a realização de um teste de esforço máximo para identificar a frequência máxima do indivíduo.

- **Intensidade de treinamento com base no Teste Ergométrico**: utilizando como base o TE, a maneira mais adequada de determinar a intensidade de treinamento é pelo cálculo da FC reserva, e então a FC-alvo de treino seria obtida pela fórmula de Karvonen, demonstrada a seguir.[25] Lembrando que a FC máxima a ser utilizada na fórmula é a atingida no TE, e não a predita para idade:

$$\text{FC-alvo} = (\text{FC máxima} - \text{FC repouso}) \times \% \text{ (intensidade)} + \text{FC repouso}$$

Segundo o ACSM, para essa população, pode-se prescrever a intensidade entre 40 a 80% da FC reserva.[20] Na Tabela 25.3, estão descritas as maneiras como a intensidade, pela fórmula de Karvonen, é prescrita no programa de RC do Instituto do Coração (InCor) de São Paulo-HCFMUSP.

TABELA 25.3 Intensidade de prescrição, conforme fórmula de Karvonen

Iniciantes, sedentários	40 a 60% da FC de reserva
Ativos	50 a 70% da FC de reserva
Com boa capacidade funcional	60 a 80% da FC de reserva

Para pacientes que apresentam teste de esforço positivo para isquemia ou qualquer alteração clínica, deve-se considerar a FC máxima como o valor registrado no estágio de positivação.[26] Esses casos, em que apesar do tratamento, a isquemia ou a angina persistirem, serão discutidos em maiores detalhes mais adiante.

- **Intensidade de treinamento com base no teste cardiopulmonar**: quando utilizado o teste cardiopulmonar, a intensidade do exercício será entre os limiares ventilatórios. Devem ser utilizadas as FC do primeiro limiar ventilatório/limiar anaeróbio (LA) e do segundo limiar ventilatório/ponto de compensação respiratória (PCR).[25]

Nos casos em que o PCR não foi atingido ou não puder ser determinado, a intensidade de trabalho poderá ser prescrita entre a FC no LA e 10% acima. Já para casos que apresentem alterações eletrocardiográficas sugestivas de isquemia miocárdica, arritmias complexas, queda do consumo de oxigênio ou angina, a intensidade deve ser limitada até a FC da alteração, independentemente dos limiares ventilatórios.

De maneira concomitante, a intensidade de treinamento pode ser manejada pela PSE seguindo a escala de Borg (Tabela 25.2) entre 11 e 16 (relativamente fácil e cansativo), em especial em casos nos quais a FC não puder ser aferida adequadamente (p. ex., pacientes com fibrilação atrial).[20,25]

Frequência e volume

Preconiza-se que a frequência do treinamento seja de 3 a 5 dias por semana, com duração por sessão que varie entre 20 e 60 minutos, sendo orientado que esta duração seja gradualmente aumentada de 1 a 5 minutos ou de 10 a 20% por semana.[20]

Treinamento resistido

Em todas as diretrizes de RC são recomendados os exercícios de resistência muscular localizada como forma complementar ao exercício aeróbio. O fortalecimento muscular é de extrema importância, pois reduz a sobrecarga cardíaca para as atividades diárias, melhora a força e a resistência muscular.[27]

Devem ser prescritos exercícios dinâmicos para os grandes grupos musculares, com intensidade de 40 a 60% da contração voluntária máxima, para pacientes com disfunção ventricular; e 40 a 80% para pacientes sem disfunção ventricular, de 8 a 15 repetições, de uma a três séries, em torno de 8 a 10 exercícios ou de maneira empírica, iniciando com cargas baixas e evoluindo até que a sensação de esforço seja de baixa a moderada. A escala de PSE pode ser utilizada para verificar a intensidade de trabalho realizado.[25]

Deve ser levado em consideração o duplo-produto alcançado durante o treinamento, não sendo superior ao alcançado na atividade física aeróbica prescrita de acordo com a estratificação de risco cardiovascular. Durante a execução dos exercícios, o ritmo das repetições deverá ser controlado para que sejam lentos e a manobra de Valsalva deve ser evitada a fim de minimizar pressão arterial demasiadamente elevada.[20,28] Sugerem-se halteres leves para início das atividades, com carga entre 1 a 2 kg para membros superiores e 2 a 4 kg para membros inferiores aproximadamente.[20,28]

No programa de RC do InCor, o método alternado por segmento corporal (alternância entre um exercício de membro superior para em seguida um movimento de membro inferior) demonstra ter boa aceitação e tolerância dos exercícios durante as sessões de treinamento. As características principais desse programa específico serão abordadas mais adiante neste capítulo.

Cuidados especiais para prescrição do exercício para pacientes isquêmicos

Dentre os pacientes diagnosticados com DAC existe um subgrupo que, a despeito da medicação otimizada, apresentam sintomas (angina) persistente e não são passíveis de tratamento convencional (revascularização miocárdica e angioplastia).[29] Esses casos são considerados "especiais", pois a prescrição do exercício deve levar em consideração algumas peculiaridades, bem como os cuidados a serem tomados.

Não existem evidências suficientes de que o treinamento físico seja eficaz na melhora dos sintomas desse grupo, autolimitados pela dor. Porém, a reabilitação não é contraindicada, pois parece que a redução da FC em cargas submáximas pode melhorar o sintoma de angina para a mesma carga pós-treinamento físico aeróbio.[20,30,31] Além de aumentar o tempo de início de angina no teste de esforço.[32]

O tipo de exercício recomendado para esse subgrupo não difere daquele que já foi descrito neste capítulo, sendo as atividades aeróbias (caminhada, bicicleta etc.) as mais indicadas e o fortalecimento muscular um complemento importante.

Dentre as atividades aeróbias, a caminhada é a que mais se aproxima das atividades das quais os pacientes apresentam episódios de dor na rotina diária, além disso, caminhar na subida ou com inclinação (se for na esteira) simula episódios de dor, principalmente para o paciente com classe funcional de angina II (que apresenta angina somente na subida), o que é importante para a melhora da dor.[33]

Para os exercícios de fortalecimento muscular, deve-se ter atenção à intensidade e à duração das séries e repetições para que o paciente não atinja a falha concêntrica, o que pode causar sintomas e risco.

Algumas peculiaridades a respeito da sessão de exercício são interessantes levar em consideração ao realizar a prescrição de treinamento físico para esses pacientes.

Intensidade do treinamento

Na prescrição da intensidade do exercício para pacientes isquêmicos deve-se desconsiderar as faixas de treinamento sugeridas anteriormente, pois os sintomas e as alterações eletrocardiográficas isquêmicas encontradas no teste de esforço prévio devem ser levadas em consideração. A diretriz do ACSM[20] sugere que a intensidade do exercício monitorada pela FC deva ser 10 batimentos abaixo do limiar de isquemia/angina encontrado no teste de esforço prévio. Entretanto, os pacientes com angina refratária apresentam baixo limiar isquêmico acarretando na necessidade da prescrição baseada no limiar de dor (isquêmico).

Pacientes que apresentam insuficiência coronariana (ICO) sem angina, nos quais o limiar isquêmico está acima do limiar anaeróbio (primeiro limiar ventilatório) consegue-se utilizar a regra, já que não têm baixo limiar isquêmico.[20]

Apesar do descrito, deve-se ter cautela e monitoramento pelo menos nas primeiras 6 sessões de treinamento físico, ao realizar o exercício no limiar de dor/isquemia, pois como esses pacientes apresentam também morbidade psicológica, estimular a dor talvez possa ser um fator agravante para adesão e motivação. Além do risco de arritmia desencadeada pela isquemia.[20,34]

Sugere-se a utilização de uma escala de dor para a interrupção ou a redução da intensidade do exercício quando o desconforto atingir o nível moderado (nível 3 em uma escala de dor numérica visual de 0 a 10 ou nível > 2 em uma escala de 1 a 4).[20,35] Caso a dor anginosa não reduza ou sesse com a interrupção do exercício, pode ser administrado nitrato sublingual com monitoramento da PA e dos sintomas.[36]

Sessão de treino

Fatores de extrema importância, para pacientes com angina durante as sessões de exercício, é o aquecimento e a recuperação. No caso do aquecimento prolongado, pode exercer efeito antianginoso se realizado por atividades de intensidade abaixo das que serão realizadas na parte principal, promovendo a vasodilatação prévia e retardando a dor anginosa. Recomenda-se aquecimento de ≥ 10 minutos. Já a recuperação da sessão mais prolongada (≥ 10 minutos) previne queda acentuada do débito cardíaco o que pode causar hipotensão sintomática e isquemia na recuperação do exercício.[36,37]

É preciso de cautela na prescrição de treinamento para pacientes isquêmicos, principalmente os que apresentam angina não mais passível de tratamento. Conhecimento sobre a doença e sobre o perfil do paciente é de extrema importância para melhora e minimização de riscos.

TREINAMENTO INTERVALADO *VS.* CONTÍNUO

O treinamento aeróbio contínuo de intensidade moderada é a recomendação tradicional para reabilitação cardíaca e preconizada pelas diversas diretrizes no Brasil e no mundo,[6-9] pois já estão extremamente consolidados e comprovados os benefícios deste tipo de treinamento em curto e longo prazos para pacientes com DC, incluindo aqueles com insuficiência cardíaca mais grave.

Porém, nos últimos anos, um forte interesse de pesquisadores e profissionais da área emergiu em relação aos efeitos do treinamento intervalado de alta intensidade, conhecido como HIIT (do inglês, *high intensity interval training*) acreditando-se que esta modalidade poderia potencializar ganhos na capacidade aeróbia. Desde então, diversos ensaios clínicos randomizados foram conduzidos com o objetivo de comparar o efeito entre o HIIT e o treinamento contínuo moderado, sobre a capacidade funcional (pela avaliação de VO_2pico, principalmente), e outros desfechos relacionados a adaptações centrais e periféricas, melhoras na qualidade de vida, bem como a segurança do treinamento.

Ambos os tipos de treino são métodos aeróbios e sofrem muitas variações entre os diferentes estudos, o que dificulta uma definição padrão para fins de comparação. De um modo geral, são compreendidos da seguinte maneira:

- ✔ **Treinamento contínuo moderado**: sessões de exercício aeróbio prolongadas em *steady-state*, com intensidade moderada geralmente entre 50 a 70% da capacidade aeróbia máxima ou próximo ao primeiro limiar ventilatório, com percepção de esforço entre 12 e 15, seguindo a escala de Borg.
- ✔ **Treinamento intervalado de alta intensidade (HIIT)**: sessões de exercício aeróbio compostas por tempos curtos de exercício de alta intensidade alternados por intervalos de baixa intensidade (recuperação ativa) ou repouso (recuperação passiva). Os intervalos de alta intensidade geralmente atingem de 85 até 100% da capacidade aeróbia máxima dependendo da duração.

A última década de produção científica em torno da temática deu origem a algumas revisões sistemáticas e metanálises que consistentemente vêm mostrando o HIIT superior ao treinamento contínuo moderado em relação à melhora do VO_2pico.[38-41] As revisões publicadas por grupos de diversos países nos últimos dois anos mostraram esse efeito benéfico favorecendo o HIIT para melhora da capacidade funcional de pacientes com DAC (com e sem insuficiência cardíaca) em curto prazo (após a fase 2 da reabilitação cardíaca).[38-41] Apesar de alguns estudos isolados, incluindo ensaios clínicos grandes e bem desenhados, não terem apontado superioridade para o HIIT,[42,43] a maior parte dos estudos tem encontrado resultados no mínimo equivalentes entre os dois métodos de treinamento aeróbio para a maioria dos parâmetros analisados, balanço autonômico, consumo de oxigênio no limiar anaeróbio, eficiência do consumo de oxigênio (*oxygen uptake efficiency slope* [OUES]), remodelamento cardíaco, qualidade de vida, entre outros. Além de não haver associação do HIIT com aumento de eventos cardiovasculares nos estudos.[42-44]

Entretanto, existe uma série de limitações relacionadas a esses estudos, como a diferença expressiva entre os protocolos de treinamento intervalado (no que se refere à intensidade, ao tempo de intervalo, ao tipo de recuperação, ao número de intervalos etc.); a magnitude pequena dos resultados que não necessariamente seriam relevantes do ponto de vista clínico; o baixo número de indivíduos em diversos ensaios; e a falta de padronização do gasto calórico total entre os grupos.

Nesse sentido, Gomes-Neto et al.[41] publicaram recentemente uma metanálise envolvendo 12 ensaios clínicos cujo resultado final foi de superioridade do HIIT em relação ao treinamento contínuo moderado para o incremento de VO_2pico, porém, quando realizaram uma subanálise envolvendo somente os estudos que igualaram o gasto calórico total entre os grupos de treinamento (apenas 4, dos 12 ensaios clínicos) não houve diferenças entre os grupos. Esse é um aspecto importante a ser considerado ao comparar diferentes protocolos de treinamento.

Vromen et al.[45] realizaram um estudo com objetivo de identificar o efeito individual das características do treinamento aeróbio (frequência, duração, intensidade e gasto energético total) na melhora da capacidade funcional de pacientes com insuficiência cardíaca, e por meio de uma análise de metarregressão concluíram que o gasto energético total foi a única característica com efeito significativo na melhora da capacidade funcional.

Contudo, ainda que se considerem todas as limitações, a literatura não tem mostrado nenhum malefício do HIIT, pelo menos no curto prazo.[46] Ao contrário, tem mostrado que esse treinamento pode ser bem tolerado, em alguns estudos os pacientes relatam como sendo inclusive mais motivador. Além de ser tão seguro quanto o treinamento contínuo moderado, visto que nenhum estudo mostrou risco adicional do HIIT, se realizado de maneira adequada e supervisionada.

Assim, possivelmente, em breve esse tipo de treinamento será introduzido nos programas de reabilitação cardíaca como uma alternativa eficaz. Nessa perspectiva um grupo canadense, que tem estudado frequentemente os efeitos do HIIT para pacientes com DC, publicou uma revisão recente em que defende que pacientes com

DAC podem se beneficiar da combinação de treinamento aeróbio (HIIT + contínuo moderado).[40] Nessa combinação, o HIIT poderia ser introduzido aos poucos na rotina semanal e progredindo em intervalos curtos em alta intensidade (15 segundos a 1 minuto) nos primeiros meses, para intervalos mais prolongados (1 a 4 minutos) na etapa de manutenção. Esses mesmos autores sugerem que o HIIT com intervalos curtos é a melhor estratégia, pois provoca respostas fisiológicas semelhantes ao contínuo moderado, com menor tempo de realização da sessão, além disso, é bem tolerado e mais motivador, podendo ser uma alternativa eficaz e segura e talvez melhorar a adesão, especialmente na fase inicial de treinamento.[40]

Entretanto, os benefícios em longo prazo desse tipo de treinamento ainda estão sendo estudados e será necessário observar com cautela o seguimento dos estudos clínicos para conclusões mais aprofundadas sobre a efetividade, impacto clínico e econômico.

RISCOS E CUSTO-EFETIVIDADE DOS PROGRAMAS DE REABILITAÇÃO

Os estudos epidemiológicos evidenciam que as doenças cardiovasculares são as causas mais comuns de morte em todo o mundo,[3,47] gerando enorme impacto socioeconômico.[48,49] Como se sabe o exercício físico leva a adaptações cardiovasculares no organismo, seja esse esforço de forma aguda ou crônica, com baixa, leve ou alta intensidade.[3,50]

Em indivíduos saudáveis do ponto de vista cardiovascular, há baixo risco de morte súbita ou infarto do miocárdio (IM) ao realizar exercício físico de intensidade moderada, porém há aumento expressivo no risco de morte súbita e/ou IM quando o exercício físico é realizado de forma vigorosa por indivíduos com doença cardíaca preexistente ou não diagnosticada.[50]

O risco de evento cardíaco durante o exercício físico também está relacionado à faixa etária, uma vez que a prevalência das DC está presente nos indivíduos adultos de meia-idade e idosos.[50] Nesses eventos cardiovasculares, a doença aterosclerótica está associada a 80% à morte súbita durante o exercício para adultos com mais de 35 anos e mais de 95% para os mais idosos.[50,51]

Apesar dos riscos relatados, os estudos sobre esses eventos, especificamente em programas de RC baseada em exercícios físicos, demostram baixo risco de complicações durante as sessões de reabilitação. Estudos com grande número de participantes de programas de reabilitação cardiovascular, demostraram a taxa média de 116.906 pacientes/horas por parada cardíaca, e 219.970 pacientes/hora para IM.[6,50] Em outra investigação avaliando os eventos durante as sessões de reabilitação, Pavy, et al. seguiram 65 centros de reabilitação durante o período de um ano com o total de 25.420 participantes, em que observaram o número de 49.565 pacientes/horas por evento, além de não terem relatados ocorrências fatais nos estudados.[52]

Thompson et al., em colaboração com o Colégio Americano de Medicina do Esporte, apresentaram em uma investigação que a ocorrência de complicação fatal, parada cardíaca e IM está na proporção de 1 para 81.670, 219.970 e 752.365, respectivamente, durante exercícios supervisionados.[53]

Apesar das evidências da efetividade e os benefícios da RC, a adesão é baixa, um problema que deve ser solucionado visando ao ingresso e ou à continuidade dos benefícios alcançados para a saúde. Estudos mostraram que 14 a 43% de potências participantes não estão em programas de RC,[54,55] além disso, outras investigações relatam que aproximadamente 50% dos participantes de programas de reabilitação desistem nos primeiros 6 meses chegando a até 90% em um ano.[56,57] A baixa adesão foi relacionada a fatores como escolaridade, condição socioeconômica, faixa etária, baixa capacidade física, depressão e obesidade.[54,55,57,58]

Em relação aos pacientes que aderiram aos programas de reabilitação verificou-se que grau de percepção da doença, grau de percepção do estilo de vida pouco saudável, apoio social, ajuda familiar, acompanhamento multidisciplinar e aqueles que acreditavam na eficácia da reabilitação cardíaca foram alguns dos fatores que mais influenciaram na adesão.[6,57,59,60]

Como descrito no início deste capítulo, as DC geram grande impacto na economia mundial. De fato, os número são alarmantes, em uma recente investigação da American Heart Association, foi estimado que até 2030 mais de 40% da população do Estados Unidos sofrerá de insuficiência cardíaca ou de outras DC, com custos superiores a 1 trilhão de dólares.[3] As perspectivas aqui o Brasil não são diferentes, em um estudo recente, Siqueira et al. relataram que aumento percentual de 17% no período de 2010 a 2015 nos custos com as DC, e que somente em 2015 os valores estimados gastos atingiram R$ 37,1 bilhões de reais. Além disso, os autores relataram que os custos continuarão crescendo à medida que a população brasileira envelhecer, aumentando a prevalência das DC.[61]

Entre os esforços tomados para mudar o quadro econômico na saúde, vários trabalhos demonstram que a RC baseada em exercício tem importância comprovada no ponto de vista econômico.[62-64] Segundo dados apresentados nas Diretrizes Sul-Americana de 2014, foram observados valores entre US$ 739 a US$ 9.200 menores no custo de indivíduos envolvidos em programas de RCV em comparação ao grupo não participante.[6] De fato, as investigações científicas, consideram a RC, baseada em exercícios físicos, uma medida custo-efetiva relevante para as DC.

Sumarizando, a RC é segura e eficiente, tanto do ponto de vista da saúde como do ponto de vista econômico, portanto deve ser incentivado o emprego no âmbito da saúde pública e dessa forma abordar e auxiliar um número ainda maior de pessoas com DC.

PROGRAMA DE REABILITAÇÃO CARDIOVASCULAR DA UNIDADE DE REABILITAÇÃO CARDIOVASCULAR E FISIOLOGIA DO EXERCÍCIO DO INCOR-HCFMUSP – CARACTERÍSTICAS E ROTINA DE UM PROGRAMA DE EXCELÊNCIA

O programa teve início há mais de 30 anos de forma tímida dentro do Hospital e com o passar dos anos foi tomando corpo e hoje atende pacientes na prevenção primária e secundária, em todas as fases da reabilitação. A fase 1 (durante a internação) é realizada pela equipe de fisioterapia cardiorrespiratória do Instituto, já as fases 2, 3 e 4 são realizadas pela equipe multiprofissional da Unidade de Reabilitação, composta por profissional de educação física, psicólogo, nutricionista e médico cardiologista.

O programa tem como principal objetivo promover a melhora ou a manutenção da capacidade funcional (a depender da fase), além de tornar o paciente apto a retornar às atividades diárias e conscientizá-lo sobre a importância da adoção de um estilo de vida ativo no tratamento.

Todos os pacientes passam por uma consulta médica com o cardiologista da equipe de reabilitação, para estratificação de risco e avaliação inicial. Se não houver nenhuma contraindicação, após a consulta o paciente é encaminhado para a realização do teste cardiopulmonar, e somente depois é liberado para iniciar o treinamento físico prescrito pelos profissionais de educação física dentro das limitações previamente determinadas pelo cardiologista da equipe. Concomitante à realização do treinamento físico, o paciente é encaminhado para profissionais da psicologia e nutrição.

A prescrição do exercício aeróbio é realizada com base preferencialmente no teste cardiopulmonar, entre os limiares ventilatórios, e na ausência deste exame é realizada pela FC de reserva (fórmula de Karvonen) baseada no TE.

As sessões de treinamento físico são dividas da seguinte maneira:

- **Aquecimento**: 5 minutos de atividade aeróbia semelhante à atividade principal do dia (caminhada ou bicicleta) em intensidade leve.
- **Exercício aeróbio**: 35 minutos contínuos de caminhada ou bicicleta em dias alternados, em intensidade moderada de acordo com a FC-alvo prescrita. Para a progressão de intensidade, são utilizados treinos intervalados com intensidades pouco acima da habitual, porém não ultrapassando o ponto de compensação respiratória (segundo limiar ventilatório).
- **Exercício resistido**: 15 minutos de exercícios de resistência muscular para os grandes grupos musculares.
- **Volta à calma**: 5 minutos de alongamento e relaxamento para retorno gradual da FC e da PA.

Para os pacientes na fase 2, além das medidas de FC e PA antes, durante e após o exercício, é feita a monitoração eletrocardiográfica pela telemetria, conforme sugerido nas diretrizes.[6] As fases 3 e 4 seguem com o acompanhamento de FC diário, porém sem a telemetria, nesta fase também é reduzida a monitoração da PA para os pacientes bem controlados clinicamente (pressão arterial aferida mensalmente). A glicemia pré- e pós-exercício é verificada somente nos pacientes diabéticos, em todas as fases.

O programa conta também com orientação de exercícios a distância, chamada prescrição externa de exercícios, voltada a pacientes em fase 4 e para aqueles em prevenção primária (sem histórico de evento cardiovascular, apenas apresentam fatores de risco cardiovasculares).

As reavaliações com teste de esforço são sugeridas após 3 meses do início do programa e depois a cada 6 meses acompanhamento clínico e atualização da FC de treinamento.

REFERÊNCIAS BIBLIOGRÁFICAS

1. Biswas A, Oh PI, Faulkner GE, Bajaj RR, Silver MA, Mitchell MS, Alter DA. Sedentary Time and its Association with Risk for Disease Incidence, Mortality, and Hospitalization in Adults. A Systematic Review and Meta-analysis. Ann Intern Med. 2015;162(2):123-32.
2. Lee IM, Shiroma EJ, Lobelo F, Puska P, Blair SN, Katzmarzyk PT; Lancet Physical Activity Series Working Group. Effect of physical inactivity on the world's major non-communicable diseases. Lancet. 2012;380(9838):219-29.
3. Stewart RAH, Held C, Hadziosmanovic N, Armstrong PW, Cannon CP, Granger CB, et al.; STABILITY Investigators. Physical activity and mortality in patients with stable coronary heart disease. J Am Coll Cardiol. 2017;70(14):1689-700.
4. Dalal HM, Doherty P, Taylor RS. Cardiac rehabilitation. BMJ. 2015;351:h5000.
5. World Health Organization. Global action plan for the prevention and control of noncommunicable diseases 2013-2020. 2013. Disponível em: http://apps.who.int/iris/bitstream/10665/94384/1/9789241506236_eng.pdf?ua=1.
6. Herdy AH, López-Jiménez F, Terzic CP, Milani M, Stein R, Carvalho T, et al. Diretriz sul-americana de prevenção e reabilitação cardiovascular. Arq Bras Cardiol. 2014;103(2 Suppl 1):1-31.
7. Sociedade Brasileira de Cardiologia. Diretriz de Reabilitação Cardiopulmonar e Metabólica: Aspectos Práticos e Responsabilidades. Arq Bras Cardiologia. 2006;86(1).
8. Piepoli MF, Hoes AW, Agewall S, Albus C, Brotons C, Catapano AL, et al.; ESC Scientific Document Group. 2016 European guidelines on cardiovascular disease prevention in clinical practice: The Sixth Joint Task Force of the European Society of Cardiology and Other Societies on Cardiovascular Disease Prevention in Clinical Practice (constituted by representatives of 10 societies and by invited experts). Developed with the special contribution of the European Association for Cardiovascular Prevention & Rehabilitation (EACPR). Eur Heart J. 2016;37:2315-81.
9. Smith SC Jr, Benjamin EJ, Bonow RO, Braun LT, Creager MA, Franklin BA, et al. AHA/ACCF Secondary prevention and risk reduction therapy for patients with coronary and other atherosclerotic vascular disease: 2011 update: a guideline from the American Heart Association and American College of Cardiology Foundation endorsed by the World Heart Federation and the Preventive Cardiovascular Nurses Association. J Am Coll Cardiol. 2011;58(23):2432-46.
10. Oldridge NB, Guyatt GH, Fischer ME, Rimm AA. Cardiac Rehabilitation after myocardial infarction. Combined experience of randomized clinical trials. JAMA. 1988;260(7):945-50.

11. O'Connor GT, Buring JE, Yusuf S, Goldhaber SZ, Olmstead EM, Paffenbarger RS Jr, Hennekens CH. An overview of randomized trials of rehabilitation with exercise after myocardial infarction. Circulation. 1989;80(2):234-44.
12. Taylor RS, Brown A, Ebrahim S, Jolliffe J, Noorani H, Rees K, et al. Exercise-based rehabilitation for patients with coronary heart disease: systematic review and meta-analysis of randomized controlled trials. Am J Med. 2004;116(10):682-92.
13. Lavie CJ, Thomas RJ, Squires RW, Allison TG, Milani RV. Exercise Training and Cardiac Rehabilitation in Primary and Secondary Prevention of Coronary Heart Disease. Mayo Clin Proc. 2009;84(4):373-83.
14. Oldridge N. Exercise-based cardiac rehabilitation in patients with coronary heart disease: meta-analysis outcomes revisited. Future Cardiology. 2012;8(5):729-51.
15. Suaya JA, Stason WB, Ades PA, Normand SL, Shepard DS. Cardiac rehabilitation and survival in older coronary patients. J Am Coll Cardiol. 2009;54(1):25-33.
16. Anderson L, Thompson DR, Oldridge N, Zwisler AD, Rees K, Martin N, Taylor RS. Exercise-Based Cardiac Rehabilitation for Coronary Heart Disease: Cochrane Systematic Review and Meta-Analysis. J Am Coll Cardiol. 2016;67(1):1-12.
17. Brown RA. Rehabilitation of patients with cardiovascular diseases. Report of a WHO expert committee. World Health Organ Tech Rep Ser. 1964;270:3-46.
18. Almodhy M, Ingle L, Sandercock GR. Effects of exercise-based cardiac rehabilitation on cardiorespiratory fitness: A meta-analysis of UK studies. Int J Cardiol. 2016;221:644-51.
19. Leon AS, Franklin BA, Costa F, Balady GJ, Berra KA, Stewart KJ, et al.; American Heart Association; Council on Clinical Cardiology (Subcommittee on Exercise, Cardiac Rehabilitation, and Prevention); Council on Nutrition, Physical Activity, and Metabolism (Subcommittee on Physical Activity); American association of Cardiovascular and Pulmonary Rehabilitation. Cardiac rehabilitation and secondary prevention of coronary heart disease: an American Heart Association scientific statement from the Council on Clinical Cardiology (Subcommittee on Exercise, Cardiac Rehabilitation, and Prevention) and the Council on Nutrition, Physical Activity, and Metabolism (Subcommittee on Physical Activity), in collaboration with the American Association of Cardiovascular and Pulmonary Rehabilitation. Circulation. 2005;111(3):369-76.
20. Riebe D. Prescrição de Exercícios para Pacientes com Doença Cardiovascular e Cerebrovascular. In: American College of Sports Medicine. Diretrizes do ACSM para teste de esforço e sua prescrição. 9. ed., Rio de Janeiro: Guanabara Koogan, 2014.
21. Piepoli MF, Corrà U, Adamopoulos S, et al. Secondary prevention in the clinical management of patients with cardiovascular diseases. Core components, standards and outcome measures for referral and delivery: a policy statement from the cardiac rehabilitation section of the European Association for Cardiovascular Prevention & Rehabilitation. Endorsed by the Committee for Practice Guidelines of the European Society of Cardiology. Eur J Prev Cardiol. 2014;21(6):664-8.
22. Piepoli MF, Corrà U, Dendale P, Frederix I, Prescott E, Schmid JP, et al. Challenges in secondary prevention after acute myocardial infarction: A call for action. Eur J Prev Cardiol. 2016;23(18):1994-2006.
23. Borg G. Escalas de Borg para a Dor e Esforço Percebido. Barueri: Manole; 2000.
24. Tanaka H, Monaghan KD, Seal DR. Age-predicted maximal heart rate revisited. J Am Coll Cardiol. 2001;37(1):153-6.
25. Ghorayeb N, Costa RVC, Castro I, Daher DJ, Oliveira Filho JA, Oliveira MA; Sociedade Brasileira de Cardiologia. Diretriz em Cardiologia do Esporte e do Exercício da Sociedade Brasileira de Cardiologia e da Sociedade Brasileira de Medicina do Esporte. Arq Bras Cardiol. 2013;100(1 Suppl 2):1-41.
26. Sociedade Brasileira de Cardiologia. III Diretrizes da Sociedade Brasileira de Cardiologia sobre teste ergométrico. Arq Bras Cardiol. 2010;95(5 Supl.1):1-26.
27. Yamamoto S, Hotta K, Ota E, Mori R, Matsunaga A. Effects of resistance training on muscle strength, exercise capacity, and mobility in middle-aged and elderly patients with coronary artery disease: A meta-analysis. J Cardiol. 2016;68(2):125-34.
28. Gonçalves ACCR, Pastre CM, Camargo Filho JCS, Vanderlei LCM. Exercício resistido no cardiopata: revisão sistemática. Fisioter Mov. 2012;25(1):195-205.

29. McGillion M, Arthur HM, Cook A, Carroll SL, Victor JC, L'allier PL, et al.; Canadian Cardiovascular Society; Canadian Pain Society. Management of patients with refractory angina: Canadian Cardiovascular Society/Canadian Pain Society joint guidelines. Can J Cardiol, 2012;28(2 Suppl):S20-41.
30. Asbury EA, Webb CM, Probert H, Wright C, Barbir M, Fox K, Collins P. Cardiac rehabilitation to improve physical functioning in refractory angina: a pilot study. Cardiology. 2012;122(3):170-7.
31. Detry JM, Rousseau M, Vandenbroucke G, Kusumi F, Brasseur LA, Bruce RA. Increased arteriovenous oxygen difference after physical training in coronary heart disease. Circulation. 1971;44(1):109-18.
32. Cooksey JD, Reilly P, Brown S, Bomze H, Cryer PE. Exercise training and plasma catecholamines in patients with ischemic heart disease. Am J Cardiol. 1978;42(3):372-6.
33. Campeau L. The Canadian Cardiovascular Society grading of angina pectoris revisited 30 years later. Can J Cardiol. 2002;18(4):371-9.
34. Fihn SD, Blankenship JC, Alexander KP, Bittl JA, Byrne JG, Fletcher BJ, et al.; American College of Cardiology/Americal Heart Association Task Force on Practice Guidelines; American Association for Thoracic Surgery; Preventive Cardiovascular Nurses Association; Society for Cardiovascular Angiography and Interventions; Society of Thoracic Surgeons. 2014 ACC/AHA/AATS/PCNA/SCAI/STS focused update of the guideline for the diagnosis and management of patients with stable ischemic heart disease: a report of the American College of Cardiology/American Heart Association Task Force on Practice Guidelines, and the American Association for Thoracic Surgery, Preventive Cardiovascular Nurses Association, Society for Cardiovascular Angiography and Interventions, and Society of Thoracic Surgeons. J Am Coll Cardiol. 2014;64(18):1929-49.
35. Ritter PL, Gonzalez VM, Laurent DD, Lorig KR. Measurement of pain using the visual numeric scale. J Rheumatol. 2006;33(3):574-80.
36. Lockie TP, Rolandi MC, Guilcher A, Perera D, De Silva K, Williams R, et al. Synergistic adaptations to exercise in the systemic and coronary circulations that underlie the warm-up angina phenomenon. Circulation. 2012;126(22):2565-74.
37. Yamada T, Yoshitama T, Makino K, Lee T, Saeki F. Heart rate recovery after exercise is a predictor of silent myocardial ischemia in patients with type 2 diabetes. Diabetes Care. 2011;34(3):724-6.
38. Liou K, Ho S, Fildes J, Ooi SY. High Intensity Interval versus Moderate Intensity Continuous Training in Patients with Coronary Artery Disease: A Meta-analysis of Physiological and Clinical Parameters. Heart Lung Circ. 2016;25(2):166-74.
39. Ito S, Mizoguchi T, Saeki T. Review of high-intensity interval training in cardiac rehabilitation. Intern Med. 2016;55(17):2329-36.
40. Ribeiro PA, Boidin M, Juneau M, Nigam A, Gayda M. High-intensity interval training in patients with coronary heart disease: Prescription models and perspectives. Ann Phys Rehabil Med. 2017;60(1):50-7.
41. Gomes-Neto M, Durães AR, Reis HFCD, Neves VR, Martinez BP, Carvalho VO. High-intensity interval training versus moderate-intensity continuous training on exercise capacity and quality of life in patients with coronary artery disease: A systematic review and meta-analysis. Eur J Prev Cardiol. 2017;24(16):1696-707.
42. Conraads VM, Pattyn N, De Maeyer C, Beckers PJ, Coeckelberghs E, Cornelissen VA, et al. Aerobic interval training and continuous training equally improve aerobic exercise capacity in patients with coronary artery disease: the SAINTEX-CAD study. Int J Cardiology. 2015;179:203-10.
43. Prado DM, Rocco EA, Silva AG. Effects of continuous vs interval exercise training on oxygen uptake efficiency slope in patients with coronary artery disease. Braz J Med Biol Res. 2016;49(2):e4890.
44. Pattyn N, Vanhees L, Cornelissen VA. The long-term effects of a randomized trial comparing aerobic interval versus continuous training in coronary artery disease patients: 1-year data from the SAINTEX-CAD study. Eur J Prev Cardiol. 2016;23(11):1154-64.
45. Vromen T, Kraal JJ, Kuiper J, Spee RF, Peek N, Kemps HM. The influence of training characteristics on the effect of aerobic exercise training in patients with chronic heart failure: meta-regression analysis. Int J Cardiol. 2016;1;208:120-7.
46. Rognmo O, Moholdt T, Bakken H, Hole T, Mølstad P, Myhr NE, et al. Cardiovascular risk of high- versus moderate-intensity aerobic exercise in coronary heart disease patients. Circulation. 2012;126(21):1436-40.

47. Anderson L, Brown JP, Clark AM, Dalal H, Rossau HK, Bridges C, Taylor RS. Patient education in the management of coronary heart disease. Cochrane Database Syst Rev. 2017 Jun. 28;6:CD008895.
48. Azambuja MIR, Foppa M, Maranhão MFC, Achutti AC. Impacto econômico dos casos de doença cardiovascular grave no Brasil: uma estimativa baseada em dados secundários. Arq Bras Cardiol. 2008;91(3):163-71.
49. Benjamin EJ, Virani SS, Callaway CW, Chang AR, Cheng S, Chiuve SE, et al. Heart disease and stroke statistics – 2018 update: a report from the American Heart Association. Circulation. 2018 Jan 31. pii: CIR.0000000000000558. doi: 10.1161/CIR.0000000000000558. [Epub ahead of print].
50. Thompson PD. Benefícios e riscos associados à atividade física. In: American College of Sports Medicine. Diretrizes do ACSM para teste de esforço e sua prescrição. 9. ed., Rio de Janeiro: Guanabara Koogan; 2014.
51. Goodman JM, Burr JF, Banks L, Thomas SG. The Acute Risks of Exercise in Apparently Healthy Adults and Relevance for Prevention of Cardiovascular Events. Can J Cardiol. 2016;32(4):523-32.
52. Pavy B, Iliou MC, Meurin P, Tabet JY, Corone S; Functional Evaluation and Cardiac Rehabilitation Working Group of the French Society of Cardiology. Safety of exercise training for cardiac patients: results of the French registry of complications during cardiac rehabilitation. Arch Intern Med. 2006;166(21):2329-34.
53. Thompson PD, Franklin BA, Balady GJ, Blair SN, Corrado D, Estes NA 3rd, et al.; American Heart Association Council on Nutrition, Physical Activity, and Metabolism; American Heart Association Council on Clinical Cardiology; American College of Sports Medicine. Exercise and acute cardiovascular events placing the risks into perspective: a scientific statement from the American Heart Association Council on Nutrition, Physical Activity, and Metabolism and the Council on Clinical Cardiology. 2007;115:2358-68.
54. Davies P, Taylor F, Beswick A, Wise F, Moxham T, Rees K, Ebrahim S. Promoting patient uptake and adherence in cardiac rehabilitation. Cochrane Database Syst Rev. 2010 Jul 7;(7):CD007131.
55. Karmali KN, Davies P, Taylor F, Beswick A, Martin N, Ebrahim S. Promoting patient uptake and adherence in cardiac rehabilitation. Cochrane Database Syst Ver. 2014 Jun 25;(6):CD007131.
56. Carlson JJ, Johnson JA, Franklin BA. Program participation, exercise adherence, cardiovascular outcomes, and program cost of traditional versus modified cardiac rehabilitation. Am J Cardiol Jul. 2000;86(1):17-23.
57. Dorn J, Naughton J, Imamura D, Trevisan M. Correlates of compliance in a randomized exercise trial in myocardial infarction patients. Med Sci Sports Exerc. 2001;33(7):1081-9.
58. Fried LP, Kronmal RA, Newman AB, Bild DE, Mittelmark MB, Polak JF, et al. Risk factors for 5-year mortality in older adults: the Cardiovascular Health Study. JAMA. 1998;279(8):585-92.
59. Cooper A, Lloyd G, Weinman J, Jackson G. Why patients do not attend cardiac rehabilitation: role of intentions and illness beliefs. Heart. 1999;82(2):234-6.
60. Cooper AF, Weiman J, Hankins MJ, Jackson G, Horne R. Assessing patients' beliefs about cardiac rehabilitation as a basis for predicting attendance after acute myocardial infarction. Heart. 207;93(1):53-8.
61. Siqueira ASE, Siqueira-Filho AG, Land MGP. Análise do Impacto Econômico das Doenças Cardiovasculares nos Últimos Cinco Anos no Brasil. Arq Bras Cardiol. 2017;109(1):39-46.
62. Moghei M, Turk-Adawi K, Isaranuwatchai W, Sarrafzadegan N, Oh P, Chessex C, Grace SL. Cardiac Rehabilitation Costs. Int J Cardiol. 2017;244:322-8.
63. Kühr EM, Ribeiro RA, Rohde LE, Polanczvk CA. Cost-effectiveness of supervised exercise therapy in heart failure patients. Value Health. 2011;14(5 Suppl 1):S100-7.
64. British Association for Cardiovascular Prevention and Rehabilitation. Cardiovascular Disease Prevention and Rehabilitation. 3. ed. 2017. Disponível em: http://www.bacpr.com/resources/AC6_BACPR-Standards&CoreComponents2017.pdf.

Seção 4

Exercício físico na cardio-oncologia

26

Exercício físico na prevenção do câncer

Paulo Marcelo Gehm Hoff
Luciana de Souza Santos
Laura Testa
Guilherme Harada

INTRODUÇÃO

De acordo com a Organização Mundial da Saúde (OMS), a cada ano mais de 14 milhões de pessoas são diagnosticadas com câncer. Em 2015, cerca de 8,8 milhões de pessoas morreram de câncer, representando, em países de baixa e média rendas, mais do que as mortes por HIV/aids, tuberculose e malária somadas.[1] No Brasil, estimativas do Instituto Nacional de Câncer (Inca) para 2016-2017 foram de aproximadamente 600 mil novos casos de câncer , sendo os cânceres de próstata, em homens, e mama, em mulheres, os mais incidentes (excluindo-se o câncer de pele não melanoma).[2]

A prevenção é um componente essencial para o controle do câncer. O abuso do álcool, o tabagismo, fatores dietéticos, obesidade e inatividade física são alguns dos fatores de risco que podem ser alvos para a prevenção de neoplasias. A prevenção é considerada a estratégia de saúde pública mais custo-efetiva no controle de doenças não transmissíveis.[3]

Diversas evidências científicas demonstram que a obesidade está relacionada a pelo menos 13 diferentes tipos de cânceres.[4] Além disso, a própria prática de atividade física pode reduzir a incidência de diversos cânceres através de outros mecanismos, de forma independente dos efeitos da obesidade. Dessa forma, o exercício físico exerce papel importante na prevenção de neoplasias.

RELAÇÃO ENTRE ATIVIDADE FÍSICA E CÂNCER

Como a maior parte dos estudos que relacionam atividade física e câncer são observacionais, em que indivíduos são seguidos por anos e descrevem a sua prática de exercícios físicos, eles apenas sugerem hipóteses, mas não são capazes de estabelecer relação causal definitiva, uma vez que outros fatores podem estar relacionados aos resultados encontrados. Assim, grandes estudos de coorte e metanálises são realizadas para corroborar os achados.

Uma metanálise publicada em 2016 com 12 estudos prospectivos americanos e europeus, totalizando 1,44 milhão de participantes, demonstrou que a prática de atividade física foi associada à redução de risco de diversas neoplasias, 13 de 26 analisadas, entre elas os cânceres de esôfago, fígado, cólon, estômago, rim, reto, bexiga, mieloma múltiplo e leucemia mielóide. Foram realizados ajustes de acordo com o índice de massa corpórea (IMC) e mantida a relação em 10 dos 13 cânceres, evidenciando que o exercício físico pode exercer importante papel preventivo.[5]

Para alguns tumores, existem maiores evidências da relação de atividade física e a incidência. Entre eles: cólon, mama e endométrio.

Câncer de cólon

O câncer de cólon é o terceiro mais incidente entre os homens e o segundo entre as mulheres, no Brasil.[2] Uma metanálise de 52 estudos apenas com essa neoplasia demonstrou diminuição de risco de 24% nos indivíduos que praticavam atividade física.[6] A incidência de tumores, tanto de cólon distal quanto proximal, é menor em indivíduos ativos.[7] Além disso, a atividade física também está relacionada à diminuição da incidência de adenomas colônicos, que podem levar ao desenvolvimento de câncer de cólon posteriormente, mostrando também possível papel do exercício no processo de carcinogênese.[8]

Câncer de mama

O câncer de mama é o mais diagnosticado e de maior mortalidade na população feminina. Foram estimados, para o ano de 2016, 57.960 casos novos no Brasil, representando cerca de 30% da incidência de todos os tipos de câncer nas mulheres.[2] Em metanálise com mais de 60 mil casos com neoplasia mamária, a prática de exercício reduziu a incidência em cerca de 12%. A atividade física foi relacionada à diminuição no risco em mulheres na pré e na pós-menopausa.[9] Além do benefício da prevenção primária, foi descrita também a diminuição de risco de recorrência em pacientes tratadas para câncer de mama que realizam exercício físico.[10]

Câncer de endométrio

A obesidade é um importante fator de risco conhecido para câncer de endométrio. No entanto, algumas evidências demonstram que, além da obesidade, a falta de atividade física pode ser também um importante fator de risco independente do IMC. Em uma metanálise de 33 estudos, a redução de risco para desenvolvimento de neoplasia de endométrio foi de cerca de 20%.[11]

EFEITOS BIOLÓGICOS DO EXERCÍCIO FÍSICO

Diversos efeitos biológicos têm sido descritos para tentar explicar a relação da prática de atividade física e a prevenção de câncer. Mecanismos hormonais estão entre os mais citados. O exercício físico diminui a resistência à insulina, uma vez que leva à redução dos níveis plasmáticos de insulina, peptídeo C e glicemia, a partir da redução da porcentagem de gordura, aumento da massa muscular esquelética, aumento do transporte de glicose para o músculo e diminuição da síntese de ácidos graxos. Além disso, a diminuição de gordura corporal diminui os níveis de aromatase e outras enzimas presentes no tecido adiposo, envolvidas na síntese de estrogênios, mecanismo que pode estar relacionado à menor incidência de tumores, como mama, endométrio e ovário.[12,13]

Efeitos não hormonais também são descritos como redução da inflamação, melhora do sistema imune e diminuição do estresse oxidativo.[5] A atividade física pode reduzir marcadores inflamatórios como proteína C-reativa (PCR), interleucina-6 (IL-6) e fator de necrose tumoral-alfa (TNF-alfa). Outro efeito descrito é a possível melhora nas respostas imunes inata e adquirida, otimizando assim o reconhecimento e o combate a células cancerígenas. A diminuição do estresse oxidativo ocorreria pelo aumento de enzimas antioxidantes, como a superóxido dismutase e/ou melhora nos sistemas de reparo do DNA.[13]

Para neoplasias do trato gastrointestinal, o exercício físico pode diminuir o tempo de trânsito intestinal ao aumentar a motilidade, e assim levar à menor interação entre o cólon e produtos carcinogênicos, como ácidos biliares, o que diminuiria a incidência de tumores de cólon.[13-15]

É importante salientar que mais pesquisas são necessárias, idealmente ensaios clínicos randomizados, para entender melhor os efeitos biológicos da atividade física. Os ensaios clínicos ajudariam a demonstrar a capacidade de a atividade física produzir não apenas alterações estatisticamente, mas também clinicamente significativas. Vários mecanismos descritos estão inter-relacionados, caracterizando efeitos sinérgicos ou mesmo antagônicos, o que gera grande complexidade neste tema.

PRESCRIÇÃO DE ATIVIDADE FÍSICA PARA PREVENÇÃO DO CÂNCER

"A falta de atividade destrói a boa condição de todo ser humano, enquanto exercício físico regular pode preservá-la", segundo Platão (427-347 a.C.).

A atividade física intersecta com a oncologia desde o pré-diagnóstico até a sobrevivência. Reduz o risco de o indivíduo ter câncer, dado que diversos estudos documentaram a inversa associação entre atividade física e incidência de câncer.[16] A última recomendação da OMS (2016) para atividade física para adultos saudáveis é:

- ✔ O mais adequado é fazer 150 minutos de atividade aeróbica moderada ou 75 minutos de atividade aeróbica intensa.
- ✔ A atividade aeróbica deve ser realizada em períodos de pelo menos dez minutos de duração.
- ✔ Chegar a 300 minutos de atividade aeróbica moderada ou a 150 minutos de atividade aeróbica intensa traz benefícios adicionais para a saúde.
- ✔ Atividades de fortalecimento muscular, envolvendo os grandes grupos musculares, devem ser feitas em dois ou mais dias da semana.

Estudos populacionais mostram que a incidência de câncer diminui com o aumento dos níveis de atividade física, além de poder, também, diminuir os efeitos colaterais da terapia anticancerígena e ajudar na recuperação e na reabilitação após quimioterapia, radiação e cirurgia.

Uma metanálise publicada em 2013 no *British Journal of Cancer* analizou 19 estudos que avaliavam o risco de câncer renal e a atividade física. Foi identificado em 95% dos estudos que os indivíduos que realizavam atividade física de alta intensidade tinham redução de 22% de risco para o desenvolvimento da doença quando comparados aos que realizavam atividade física de baixa intensidade.[17]

O Instituto Americano de Pesquisa em Câncer e a Fundação Mundial de Pesquisa em Câncer defendiam que, para a prevenção da doença, seriam necessários 60 minutos de exercício de moderada intensidade ou 30 minutos de vigorosa intensidade diariamente.[18]

Dois estudos correlacionaram o risco de mulheres após a menopausa desenvolverem câncer de mama e mostraram que as atividades físicas vigorosa e moderada oferecem redução no risco de mulheres desenvolverem neoplasia mamária após esse período.[19,20] A redução do risco de câncer de mama parece ser maior por cada 180 minutos adicionais de exercícios de intensidade moderada por semana, com a redução estimada de 3%.[21]

Em resumo, o treinamento físico tem sido amplamente estudado em contextos de câncer como parte da prevenção ou das estratégias de reabilitação, além de poder também afetar diretamente os resultados do tratamento específico do tumor.[22]

Pode-se concluir que atividade física de moderada a vigorosa intensidades, realizada em 150 a 180 minutos semanais, pode diminuir o risco de desenvolvimento de câncer. Mais estudos poderão determinar a quantidade e a intensidade para as ótimas prevenção, recuperação e sobrevivência ao câncer.

AVALIAÇÃO PRÉ-PARTICIPAÇÃO

Antes de iniciar qualquer atividade física, é muito importante passar por uma avaliação médica para estratificação de risco de doença cardiovascular, que consiste em histórico clínico e avaliação física para todos os atletas profissionais.[23] A Lei Federal de 1982 indica que, além disso, se faz necessário eletrocardiograma de repouso de 12 derivações para todos os cidadãos que pratiquem esportes organizados e competitivos.

REFERÊNCIAS BIBLIOGRÁFICAS

1. World Health Association. Guide to cancer early diagnosis. Geneva: World Health Organization, 2017.
2. Instituto Nacional de Câncer José Alencar Gomes da Silva. Estimativa 2016: incidência de câncer no Brasil – Rio de Janeiro: INCA, 2015.
3. World Health Association. Cancer control: prevention. WHO Guide for effective programmes. Geneva: World Health Organization, 2007.
4. Lauby-Secretan B, Scoccianti C, Loomis D, et al. Body Fatness and Cancer – Viewpoint of the IARC Working Group. New England Journal of Medicine 2016;375(8):794-798.
5. Moore SC, Lee IM, Weiderpass E, et al. Association of leisure-time physical activity with risk of 26 types of cancer in 1.44 million adults. JAMA Internal Medicine 2016;176(6):816-825.
6. Wolin KY, Yan Y, Colditz GA, Lee IM. Physical activity and colon cancer prevention: a meta-analysis. British Journal of Cancer 2009;100(4):611-616.
7. Boyle T, Keegel T, Bull F, Heyworth J, Fritschi L. Physical activity and risks of proximal and distal colon cancers: a systematic review and meta-analysis. Journal of the National Cancer Institute. 2012; 104(20):1548-1561.
8. Wolin KY, Yan Y, Colditz GA. Physical activity and risk of colon adenoma: a meta-analysis. British Journal of Cancer 2011;104(5):882-885.
9. Wu Y, Zhang D, Kang S. Physical activity and risk of breast cancer: a meta-analysis of prospective studies. Breast Cancer Research and Treatment 2013;137(3):869-882.
10. Dieli-Conwright C, Lee K, Kiwata J L. Reducing the Risk of Breast Cancer Recurrence: an Evaluation of the Effects and Mechanisms of Diet and Exercise. Curr Breast Cancer Rep. 2016;8(3): 139–150.
11. Schmid D, Behrens G, Keimling M, et al. A systematic review and meta-analysis of physical activity and endometrial cancer risk. European Journal of Epidemiology. 2015;30(5):397-412.
12. Winzer BM, Whiteman DC, Reeves MM, Paratz JD. Physical activity and cancer prevention: a systematic review of clinical trials. Cancer Causes and Control. 2011;22(6):811-826.
13. Friedenreich CM, Neilson HK, Lynch BM. State of the epidemiological evidence on physical activity and cancer prevention. Eur J Cancer. 2010 Sep;46(14):2593-604.
14. Wertheim BC, Martinez ME, Ashbeck EL, et al. Physical activity as a determinant of fecal bile acid levels. Cancer Epidemiology, Biomarkers & Prevention. 2009;18(5):1591-1598.
15. Bernstein H, Bernstein C, Payne CM, Dvorakova K, Garewal H. Bile acids as carcinogens in human gastrointestinal cancers. Mutation Research 2005;589(1):47-65.

16. Lemanne D, Cassileth B, Gubili J. The role of physical activity in cancer prevention, treatment, recovery, and survivorship. Oncology (Williston Park). 2013 Jun;27(6):580-5.
17. Behrens G and Leitzmann MF. The association between physical activity and renal cancer: systematic review and meta-analysis. Br J Cancer. 2013 Mar 5;108(4):798-811
18. Winzer BM, Whiteman DC, Reeves MM, Paratz JD. Physical activity and cancer prevention: a systematic review of clinical trials. Cancer Causes Control. 2011 Jun;22(6):811-26.
19. Hildebrand SJ, Gapstur SM, Campbell PT, Gaudet MM and Petel A. Recreational physical activity and leisure-time sitting in relation to postmenopausal breast cancer risk. Cancer Epidemiol Biomarkers Prev. 2013 Oct;22(10):1906-12.
20. Eliassen AH, Hankinson E, Rosner B, Holmes MD, Willet WC. Physical activity and risk of breast cancer among postmenopausal women. Arch Intern Med. 2010 Oct 25;170(19):1758-64.
21. Lynch BM, Neilson HK, Friedenrich CM. Physical activity and breast cancer prevention. Recent Results Cancer Res. 2011;186:13-42.
22. Hojman P. Exercise protects from cancer through regulation of immune function and inflammation. Biochem Soc Trans. 2017 Aug 15;45(4):905-11.
23. Ghorayeb N., Costa R.V.C., Daher D.J., Oliveira Filho J.A., Oliveira M.A.B. et al. Diretriz em Cardiologia do Esporte e do Exercício da Sociedade Brasileira de Cardiologia e da Sociedade Brasileira de Medicina do Esporte. Arq Bras Cardiol. 2013;100(1Supl.2):1-41.

27

Exercício físico no tratamento do câncer

Paula Fontes Asprino
Anamaria Aranha Camargo
Roger Chammas

INTRODUÇÃO

Os efeitos benéficos do exercício na prevenção do câncer e de outras doenças crônicas é conhecido há muitas décadas. Desde 2002, a Sociedade Americana de Câncer recomenda a prática de exercício físico como uma medida efetiva para reduzir o risco de diferentes tipos de câncer.[1] No entanto, estudos sobre os efeitos benéficos do exercício no paciente com diagnóstico de câncer são mais recentes e comparativamente mais escassos.

O tratamento do paciente com câncer inspira uma série de cuidados, dada a assumida vulnerabilidade do paciente frente a uma terapêutica que pode ser muitas vezes agressiva, apresentando uma série de eventos adversos que podem comprometer a qualidade de vida e as funções vitais. Ainda hoje, é senso comum associar a ideia de que o paciente com câncer deveria ser protegido e ficar em repouso, mesmo que esta conduta não se fundamente em estudos clínicos objetivos.

Os primeiros estudos que avaliaram o impacto do exercício físico em pacientes com câncer foram realizados no final da década de 1980. Nestes estudos pioneiros, mulheres diagnosticadas com câncer de mama e recebendo quimioterapia foram submetidas a um programa de exercício físico aeróbico intervalado por 10 semanas.[2-4] Esses estudos forneceram as primeiras evidências de que o exercício físico é seguro e bem tolerado pelos pacientes com câncer, podendo mitigar alguns dos efeitos colaterais indesejáveis do tratamento.

Desde então, diversos estudos foram conduzidos com o intuito de avaliar os benefícios do exercício físico no paciente com câncer, que confirmaram os achados iniciais em relação à segurança e à tolerância. Mais do que isso, esses estudos indicam que o exercício físico pode ser utilizado como uma abordagem não farmacológica complementar no manejo do paciente oncológico, visando a reduzir a toxicidade e aumentar a tolerância ao tratamento, bem como potencializar a eficácia de drogas antitumorais.

Este capítulo discorrerá sobre o papel do exercício físico na atenuação dos efeitos colaterais causados pelo tratamento oncológico, com enfoque maior na redução dos efeitos causados pela quimioterapia na função cardíaca de pacientes com câncer de mama. Também será discutido o potencial adjuvante do exercício físico em combinação com diferentes modalidades terapêuticas, com enfoque maior no efeito do exercício na normalização da vasculatura tumoral, permitindo melhor entrega de oxigênio, medicamentos e no fluxo de células no microambiente tumoral.

A melhor compreensão desses tópicos é fundamental para explorar as potencialidades da prática de exercício físico por pacientes oncológicos e traçar estratégias efetivas para integrar essa prática no manejo do paciente, visando à melhor qualidade de vida e otimização do tratamento.

O PAPEL DO EXERCÍCIO FÍSICO NA ATENUAÇÃO DA TOXICIDADE ASSOCIADA AO TRATAMENTO ONCOLÓGICO

Os tratamentos oncológicos estão sendo constantemente aprimorados, com aumento nas ofertas de drogas e regimes terapêuticos, fortalecendo assim o arsenal dos oncologistas na luta contra as diversas formas de neoplasias. Uma das medidas mais usadas na avaliação da eficácia do tratamento do câncer é a taxa de sobrevida do paciente 5 anos após o diagnóstico de câncer. Considerando o conjunto de cânceres mais frequentes em adultos, esta taxa subiu de 58%, em 1977, para 73%, em 2012.[5] Se consideradas as neoplasias infantis mais frequentes, a sobrevida em 5 anos passou de cerca de 30%, na década de 1960, para 70 a 80%, nos dias atuais.[6,7] Ao alcançar maior sobrevida, a tendência é que esses pacientes apresentem aumento em patologias normalmente relacionadas à idade, principalmente aquelas em que o tratamento oncológico traz acúmulo de risco.

Durante o tratamento de câncer é esperada a redução na qualidade de vida e a perda de condicionamento físico, sendo um momento em que frequentemente são enfrentados sintomas agudos de náuseas, fadiga, dor, diarreia ou constipação, feridas na boca, sangramento, dentre outros. Em longo prazo, uma das maiores preocupações do paciente oncológico, mesmo quando curado, são as doenças cardiovasculares decorrentes do envelhecimento e dos efeitos cardiotóxicos do tratamento do câncer. Esses pacientes têm risco aumentado de sofrer arritmias, infarto, falência cardíaca e doenças coronarianas.[8-10]

A terapia oncológica tem impacto direto no desenvolvimento das cardiopatias. Os tratamentos radioterapêuticos de mama, por exemplo, podem atingir coração e pulmões e causar dano cardíaco e redução da capacidade pulmonar.[11] Drogas quimioterápicas, em especial da classe das antraciclinas (doxorrubicina, daunorrubicina e epirrubicina), agentes alquilantes (como ciclofosfamida), alguns anticorpos monoclonais (como trastuzumabe), moléculas pequenas usadas em terapias-alvo, como os inibidores de receptores do tipo tirosina-quinase, e mesmo os atualmente populares agentes imunoterapêuticos,[12,13] são sabidamente cardiotóxicos, sendo relacionadas à disfunção no ventrículo esquerdo.[14]

Com a intenção de obter sucesso no tratamento oncológico, os pacientes são submetidos a doses sequenciais e crescentes de agentes cardiotóxicos, causando aumento de risco a doenças cardiovasculares. Nesse contexto, é clara a necessidade de se estabelecer um protocolo de proteção e mesmo de tratamento cardíaco capaz de preservar o paciente oncológico. No entanto, trata-se de um caminho que ainda começa a ser trilhado.

A atividade física supervisionada, respeitando, mas desafiando os limites individuais, é capaz de trazer benefícios à saúde de todos. Estudos observacionais mostram que a atividade física regular e, principalmente, altos níveis de aptidão física, estão inversamente associados a doenças crônicas como doenças cardiovasculares, diabete, obesidade, osteoporose, câncer, hipertensão e depressão. Diversos são os mecanismos fisiológicos que justificam o condicionamento cardiometabólico ao exercício, reduzindo os riscos de doenças crônicas e morte prematura. Dentre as alterações já bem estabelecidas estão a alteração na composição corpórea, com redução de gordura e aumento de massa muscular; melhora no perfil de colesterol (aumento na razão de colesterol HDL/LDL); melhora na homeostase da glicose e sensibilidade à insulina; redução na pressão arterial; redução da inflamação sistêmica; aumento da função cardíaca e melhora da função endotelial.[15] De forma geral, a melhora na aptidão física torna o indivíduo mais resistente a variações fisiológicas. Um indivíduo apto fisicamente apresenta adaptações fisiológicas que o torna mais capaz de enfrentar pequenas e até mesmo grandes alterações fisiológicas, como um ataque cardíaco ou um tratamento quimioterápico, e apresentar melhor recuperação quando comparado a indivíduos sedentários.

A cardiotoxicidade associada ao tratamento do câncer de mama

Grande parte dos estudos que demonstraram um papel importante do exercício físico na atenuação dos efeitos cardiotóxicos do tratamento oncológico foram realizados com modelos pré-clínicos e com pacientes com câncer de mama. Mulheres sobreviventes de câncer de mama têm risco aumentado de doença cardiovascular, como insuficiência cardíaca e doença arterial coronariana. O risco cardiovascular nos médio e longo prazos para pacientes tratadas de câncer de mama é uma preocupação crescente, a ponto de atualmente ser considerada a causa principal de morte de mulheres com mais de 65 anos sobreviventes de câncer de mama.[16] Essas mulheres são especialmente suscetíveis a doenças cardiovasculares, uma vez que diversas frentes de tratamento da doença, como a radioterapia próxima ao coração, terapia-alvo com o anticorpo monoclonal trastuzumabe e principalmente o uso de antibióticos antracíclicos, como a doxorrubicina, todos conhecidamente agentes cardiotóxicos, sendo o efeito ainda mais grave no tratamento combinado com estas drogas.[17]

A ação citotóxica da doxorrubicina é atribuída a diversos fatores. Primeiramente, a estrutura molecular a permite intercalar-se ao DNA, no entanto estudos indicam que, em concentração de uso clínico, é pouco provável que este seja o principal mecanismo de ação. A doxorrubicina também pode atuar como uma semiquinona, aumentando a concentração de radicais livres intracelulares que, por sua vez, atacam membranas de organelas e as bases nitrogenadas do DNA. Atualmente, o mecanismo mais aceito descreve a capacidade desta classe de antibióticos de se ligar a enzimas associadas ao DNA, principalmente a topoisomerase II. A inativação desta enzima promove o superenrolamento do DNA, impedindo a replicação, a transcrição e, por fim, promovendo a quebra da dupla fita de DNA. Os danos causados ao DNA desencadeiam o mecanismo de reparo via proteína p53 e, conforme a extensão do dano, é disparado o processo de apoptose.[18-21]

As ações citotóxicas, no entanto, não são direcionadas apenas às células tumorais, sendo os tecidos saudáveis do organismo também afetados. Alguns dos efeitos colaterais do uso dessa classe de drogas são queda de cabelo, erupções nas mãos e pés, leucopenia, náusea, mucosite, inchaço e dor. No entanto, a cardiomiopatia, aguda no primeiro momento e crônica no longo prazo, é o efeito colateral mais grave e proeminente; sendo a cardiotoxicidade cumulativa e maior quanto maior a dose empregada. A toxicidade aguda associada ao tratamento é reversível, no entanto, a toxicidade crônica é irreversível e leva a pior prognóstico.[22] Em minutos ou poucas horas após a administração da doxorrubicina podem ser detectadas arritmias e hipotensão. Em poucos dias, é possível observar redução da fração de encurtamento e taxa de desenvolvimento de pressão do ventrículo esquerdo. A cardiotoxicidade crônica é estabelecida em semanas, meses ou mesmo anos após o tratamento, afetando até 26% dos pacientes que fazem uso da dose considerada máxima (550 mg/m^2), sendo mais intensa em pacientes mais idosas.[23]

O mecanismo molecular pelo qual a doxorrubicina induz danos ao coração é objeto de estudo de diversos grupos, porém ainda não foi totalmente esclarecida.

A hipótese mais explorada diz respeito à geração de espécies reativas de oxigênio causando estresse oxidativo ao miocárdio. No entanto, estudos fazendo uso de antioxidantes não foram capazes de reduzir a cardiotoxicidade crônica em modelos animais, o que se reproduziu em humanos em estudos clínicos, sugerindo que a formação de espécies reativas de oxigênio podem ser uma consequência secundária de danos causados à mitocôndria, sugerindo um mecanismo alternativo como causa original da cardiotoxicidade.[19]

Apesar de haver propostas de alteração no regime terapêutico com intuito de preservar o coração, a redução na dose parece estar diretamente associada à redução na eficácia do tratamento oncológico.[24] O uso combinado de drogas cardioprotetoras como dexrazoxano (DXZ), estatinas, betabloqueadores e antagonistas de angiotensina são alternativas válidas, no entanto, tal abordagem acarreta efeitos colaterais adicionais, por vezes graves, e devem ser consideradas com parcimônia.[25]

Nesse contexto, o exercício físico combinado ao tratamento oncológico tem se mostrado uma alternativa não farmacológica efetiva na blindagem às doenças cardiovasculares. Estudos têm demonstrado que o exercício físico é capaz de exercer proteção até mesmo aos efeitos colaterais decorrentes do tratamento com antracíclicos, sem com isso interferir na eficácia do tratamento oncológico, mostrando-se como alternativa adjuvante amplamente disponível, facilmente personalizável e segura.[26]

Estudos pré-clínicos com modelos experimentais de câncer de mama

Alguns grupos de pesquisa têm se voltado a estudar os mecanismos pelos quais o exercício físico exerce papel cardioprotetor. Tendo as vias de ação definidas, fica mais fácil estabelecer novas abordagens que proporcionem a cardioproteção. No entanto, os caminhos fisiológicos e moleculares ainda começam a ser delineados e novos estudos se fazem necessários. Na prática clínica, as variações individuais, as doenças previamente estabelecidas e diferenças entre tratamentos recebidos por cada paciente dificultam comparações. Além disso, questões éticas impedem que sejam feitos estudos invasivos, como biópsias de tecido cardíaco. Dessa forma, estudos com animais tem mostrado uma abordagem de variáveis controladas e ampla disponibilidade de materiais biológicos para análises.

Um dos mecanismos mais estudados descrevendo o papel cardioprotetor do exercício físico é a capacidade de induzir a produção local de antioxidantes. Segundo essa hipótese, altas concentrações de espécies reativas de oxigênio decorrentes do tratamento com antracíclicos levaria ao aumento da expressão de proteínas envolvidas na autofagia cardíaca, hipertrofia patológica do miocárdio e inibição da síntese de proteínas musculares, culminando em apoptose do miócito, redução da síntese de miofilamentos e alteração do metabolismo cardíaco. Nesse contexto, o exercício físico atenuaria os danos ao proporcionar o aumento da expressão de proteínas chaperonas como a *heat shock protein* HSP70; reduziria a taxa de apoptose ao inibir a expressão de p53; aumentaria a proliferação de cardiomiócitos e miofilamentos; proporcionaria a hipertrofia fisiológica do miocárdio e, por fim, alteraria favoravelmente o metabolismo energético cardíaco. Apesar do acúmulo de evidências, os resultados atuais não permitem concluir em definitivo que este mecanismo seja totalmente responsável pela cardioproteção.[17]

Por outro lado, já foi demonstrado em ratos que o exercício físico é capaz de evitar o acúmulo da droga no coração. Ratos sedentários quando comparados com ratos pré-condicionados por exercício físico aeróbio (voluntário ou forçado) por 10 semanas, apresentam grande diferença no acúmulo de doxorrubicina no coração. No primeiro dia após a injeção, o nível da droga no coração dos animais sedentários foi cerca de 75% mais elevado quando comparado aos animais treinados. Além disso, nos ratos pré-condicionados, a droga foi completamente eliminada do tecido cardíaco sete dias após a injeção, enquanto nos animais sedentários foram necessários 9 dias para alcançar a completa ausência de detecção. O mecanismo pelo qual a eliminação foi favorecida no animal que fez exercício seria mediado pelo aumento da expressão das proteínas transportadoras do tipo ABC (*ABC transporters*), responsáveis por remover os antracíclicos do interior da célula. De forma geral, esses dados mostram que o tecido cardíaco do animal pré-condicionado pelo exercício físico permaneceu exposto **à** menor concentração da droga e por período mais curto.[27]

Diversos protocolos de treinamento físico, aeróbio e de resistência, voluntário ou forçado, são capazes de preservar o coração dos efeitos deletérios de doxorrubicina.[17,21,22,28-30] O pré-condicionamento físico curto (cinco dias) ou longo (14 semanas) são capazes de proteger o coração dos efeitos de doses agudas de doxorrubicina. Até mesmo um treino aeróbico intenso de 60 minutos executado uma única vez, 24 horas antes da administração do antibiótico mostrou-se efetivo em exercer cardioproteção, preservando a função do ventrículo esquerdo, sendo o mecanismo associado à queda de enzimas marcadoras de estresse oxidativo.[29]

O exercício físico é também capaz de exercer proteção cardíaca em longo prazo. Ou seja, o pré-condicionamento físico, seguido de período de descanso seja durante ou mesmo após a administração da droga, foi capaz de proteger o coração da disfunção sistólica decorrentes dos danos aos cardiomiócitos, mantendo proporções adequadas de cadeia pesada de miosina por até 4 semanas após administração da droga.[22]

Apesar de haver maior disponibilidade de trabalhos que fazem uso de treinamentos aeróbios, seja voluntário (roda de corrida) ou forçado (esteira); há relatos de que o treinamento de resistência também oferece efeito cardioprotetor. O condicionamento físico por exercício de resistência muscular executado por 12 semanas, aplicados previamente ao tratamento com o antibiótico, também foi capaz de preservar o coração da cardiotoxicidade associada ao tratamento.[28]

Estudos clínicos em mulheres com câncer de mama

Os primeiros trabalhos a estudar os efeitos do exercício físico em mulheres com diagnóstico de câncer de mama tinham como principal objetivo avaliar variações na qualidade de vida das pacientes. Eram estudos que buscavam destacar o benefício geral da atividade, como a atenuação dos efeitos agudos do tratamento rádio-quimioterápico, como fadiga e depressão; mas não levavam em consideração efeitos crônicos, como a cardiopatia associada ao tratamento.

Nesses trabalhos ficou claro, primeiramente, a baixa adesão das pacientes em participar dos protocolos de exercício físico. A adesão a programas de atividade física é particularmente baixa, mesmo entre indivíduos saudáveis. Estima-se que aproximadamente 50% dos que se propõem a aumentar a atividade física voltem aos níveis iniciais de atividade em até 6 meses.[31] Essa taxa pode ser ainda mais reduzida quando os participantes em questão estão sob forte impacto emocional e enfrentam efeitos colaterais fortes decorrentes do tratamento quimioterápico.

De forma contrária, e contribuindo para a dificuldade da análise, em estudos randomizados, participantes do grupo sedentário podem eventualmente fazer algum tipo de atividade física por si, tornando os resultados entre os dois grupos mais próximos. Em um trabalho de Mock et al., 39% dos indivíduos do grupo sedentário se exercitou, enquanto 28% do grupo exercício não aderiu ao tratamento, requerendo ajustes de cálculo. Após considerar essas variações, ficou claro o benefício na redução de fadiga no grupo que fez exercício.[31]

Em uma revisão de 2006, McNeely et al. compararam 14 trabalhos científicos abordando o tema exercício após o diagnóstico de câncer de mama. Dentre os estudos selecionados, a maioria descrevia um número amostral pequeno, e a diferença entre as metodologias dificultava a comparação. De forma geral, a conclusão foi de que o exercício físico é efetivo em aumentar a qualidade de vida e trazer melhoras na aptidão cardiorrespiratória, bem como em mitigar os efeitos da quimioterapia, como fadiga, mas apontava a necessidade de estudos envolvendo números maiores de participantes, utilizando uma única metodologia de análise, que fosse capaz de aprofundar o estudo.[32]

Em 2007 Courneya et al. avaliaram 242 mulheres divididas em 3 grupos: tratamento padrão; tratamento padrão mais exercício aeróbico; e tratamento padrão mais exercício de resistência. Nesse trabalho, os grupos que fizeram exercício físico não apresentaram melhora significativa em aspectos correlacionados diretamente com a doença e o tratamento, como fatiga, depressão e ansiedade, discordando de trabalhos anteriores. No entanto, os grupos que participaram do exercício tiveram melhora na autoestima, aptidão física e composição corporal e, vale ressaltar, os pacientes que participaram do treinamento físico foram mais aptos a concluir o tratamento quimioterápico, sem que fossem descritos quaisquer casos de reações adversas relevantes.[33]

Recentemente outros grupos têm se voltado a estudar os efeitos do exercício na sobrevida da doença de pacientes com câncer de mama. As conclusões mostram tendência acentuada e crescente correlacionando o aumento na atividade física à taxa de sobrevida.[34] Um estudo mais amplo mostra que mulheres que se exercitam apresentam redução nas taxas de morte pela doença, bem como redução nas taxas de morte por qualquer evento.[35]

Considerando-se especificamente o impacto no sistema cardiovascular, foi feito um estudo amplo envolvendo 2.973 pacientes com câncer de mama não metastático. As participantes preencheram um questionário descrevendo a atividade física regular e foram observadas, em média, por 8 anos (0,2 a 14,8 anos). Como desfecho primário, foi considerado o diagnóstico de doença coronariana, insuficiência cardíaca, anormalidade da válvula, arritmia, acidente vascular cerebral ou morte por doença cardiovascular. Nesse estudo, ficou evidente a associação entre exercício e a redução crescente na incidência de eventos cardiovasculares.[36]

De forma geral, é possível concluir que os benefícios agudos do exercício na prevenção ou na redução de efeitos adversos causados pela quimioterapia nem sempre são claros, mostrando tendências nem sempre estatisticamente relevantes e por vezes resultados discordantes entre os diferentes trabalhos. No entanto, quando é feita a correlação entre o exercício físico após o diagnóstico da doença e a taxa de complicações cardíacas, morte pela doença, morte por doença cardiovascular ou por qualquer outro evento, fica claro o papel protetor do exercício físico.

O PAPEL DO EXERCÍCIO FÍSICO NA POTENCIALIZAÇÃO DA EFICÁCIA DO TRATAMENTO ONCOLÓGICO

O tratamento do câncer geralmente envolve a combinação de mais de uma modalidade terapêutica, como a cirurgia, a quimioterapia, a radioterapia, a terapia hormonal e a imunoterapia. Estudo recentes, de carácter ainda preliminar, mas bastante sólidos, indicam que o arsenal de modalidades terapêuticas disponíveis pode ser ampliado, incluindo a prática do exercício físico.

O exercício físico, quando realizado no período pré-operatório, pode melhorar de forma significativa a capacidade física de pacientes fragilizados, reduzindo as taxas de morbimortalidade associadas ao procedimento cirúrgico. Também já é amplamente sabido que o exercício físico promove a circulação sanguínea e a oxigenação dos tecidos. Esses efeitos podem ser especialmente relevantes, por exemplo, durante o tratamento com radioterapia que requer a oxigenação adequada do tecido para promover a geração de espécies reativas de oxigênio e exercer a atividade antitumoral. De forma semelhante, a ação da químio e da imunoterapia requer a perfusão adequada da droga e das células do sistema imunológico no interior do tumor, a qual pode ser intensificada pela ação do exercício físico.

Até o momento, poucos estudos pré-clínicos foram conduzidos nesse contexto. Estudos adicionais, preferencialmente envolvendo pacientes com câncer, são necessários para desvendar os efeitos sinérgicos do exercício no tratamento do câncer e para validá-lo como uma nova modalidade terapêutica no tratamento multimodal do câncer.

A seguir, será discutido como o exercício físico pode normalizar a vasculatura tumoral, permitindo melhor entrega de oxigênio, medicamentos e favorecer a infiltração de células do sistema imunológico no microambiente tumoral.

O microambiente tumoral: características estruturais e funcionais dos vasos associados a tumores

O tumor é um organoide formado não apenas por células neoplásicas, mas também por um conjunto bastante complexo de células não malignas – como fibroblastos, adipócitos e células do sistema imune; um sistema de vasos sanguíneos e linfáticos e matriz extracelular.[37-39] Mais do que elementos passivos, os diferentes constituintes do microambiente tumoral listados definem a taxa de crescimento dos tumores, definem a agressividade, colaborando inclusive em etapas críticas do processo de metastização. Esses elementos apresentam certas peculiaridades em relação aos correspondentes em tecidos não neoplásicos, e tais especificidades criam um microambiente tumoral maligno – da mesma forma que elementos do microambiente modificam o comportamento das células tumorais, as células tumorais modificam o comportamento dos diversos elementos do microambiente tumoral. Uma das peculiaridades mais notáveis do microambiente tumoral é o padrão da vascularização tumoral.[40]

Um órgão normal apresenta uma vascularização com hierarquia de vasos, do sistema arterial aos capilares e destes ao sistema venoso, providos de controle autonômico do tônus e apresentando estruturalmente vasos bem organizados, homogeneamente distribuídos, que entregam e removem substâncias do parênquima sem dificuldades. A par do sistema sanguíneo, um sistema linfático normalmente funcionante também está presente em todos os órgãos em condições normais. A vascularização do organoide tumoral é diferente daquela de um órgão normal em organização, formação, estrutura e função.[40-42] Os vasos sanguíneos, apesar de abundantes, são mal distribuídos e estruturalmente tortuosos, não apresentando os mesmos elementos que a contraparte normal.

Ou seja, há regiões do tumor altamente vascularizadas e outras próximas da isquemia. Isso gera, dentro do próprio ambiente tumoral, heterogeneidade de ambientes, que por sua vez representam pressões seletivas para a sobrevivência de diferentes sub-linhagens de células tumorais. Essas alterações são também dinâmicas, independendo da estrutura dos vasos propriamente ditos. Áreas com grande densidade celular podem estrangular estruturas vasculares, um fenômeno que se tem chamado estresse sólido.[41,43] A heterogeneidade de microambientes existentes no tumor se reflete nas subpopulações celulares que são selecionadas ao longo do tempo.

A heterogeneidade na distribuição dos vasos é produto da distribuição e da concentração de VEGF-A no tumor, que por sua vez reflete a dinâmica da distribuição das áreas de hipóxia na massa tumoral. VEGF-A é um importante fator da angiogênese, e a superexpressão fomenta a produção de novos vasos. O desbalanço é estimulado pela isquemia do ambiente tumoral e por oncogenes nas células tumorais. Uma vênula precursora, portanto, quando estimulada por VEGF-A produz ramificações.[41,42,44] Os vasos imaturos apresentam-se incompletamente cobertos por pericitos, células que provém parte significativa do tônus vascular. Pericitos são células multipotentes envolvidas no remodelamento, maturação e estabilização de vasos sanguíneos.[45] No ambiente tumoral, os pericitos, além de ligarem-se mais fracamente ao endotélio, apresentam perfis de expressão gênica disfuncionais.[46]

Ainda não é claro porquê em tumores os pericitos são disfuncionais. Sabe-se, entretanto, que, na angiogênese tumoral, células endoteliais ativadas produzem PDGF-beta, que medeia o recrutamento de pericitos.[46] Os pericitos, em troca, estabilizam os neovasos e contribuem com a sobrevivência ao liberarem fatores como VEGF e Ang1. Inibir a via de PDGF-beta, ou seja, bloquear o recrutamento de pericitos, leva à perda de células endoteliais e à regressão de vasos tumorais. Entretanto, essa não parece ser uma boa forma de controlar o crescimento tumoral, já que pericitos são reguladores negativos de metástase. Uma hipótese defende que a depleção de pericitos faz com que haja extravasamento de fluidos a partir do interior dos vasos para o espaço intersticial, o que aumentaria a pressão intersticial local. Essa pressão comprimiria os vasos circunjacentes, ativando o mecanismo de transição epitelial-mesenquimal induzido por hipóxia e assim favoreceria o processo de disseminação metastática. Já a superexpressão de PDGF-beta aumentaria a cobertura por pericitos, a estabilidade dos vasos e o crescimento tumoral, mas diminuiria as taxas de metástase.[46]

Os vasos tumorais são anormais não apenas por terem uma parede mais delgada e redução de pericitos, mas também por apresentarem um revestimento endotelial descontínuo, apresentando janelas ou grandes fenestrações. Em conjunto, essas características dos vasos sanguíneos levam **à** redução do fluxo sanguíneo no tumor por dois mecanismos: o colapso de vasos e a hiperpermeabilidade vascular.[40] Esse fluxo sanguíneo alterado em tumores implica em deficiência de entrega de oxigênio, fármacos e alterado influxo e efluxo de células do sistema imune.[41] Áreas de colapso do sistema vascular dependem do estresse sólido, que como mencionado, depende primariamente da densidade celular em tumores. Áreas de alta densidade celular apresentam demandas metabólicas e de entrega de nutrientes mais altas também, assim a deficiente vascularização pode estar associada à necrose destas áreas. Ciclos de colapso vascular, associadas à hipóxia, seguida de morte tecidual, e revascularização do microambiente tumoral são importantes determinantes da progressão de tumores e acúmulo de alterações genéticas levando ao processo de heterogeneidade tumoral. Nesse contexto, muita atenção tem se dado ao papel do fator HIF-1,[47,48] o fator induzido por hipóxia, um fator de transcrição que regula processos críticos para o desenvolvimento do tumor, como reprogramação metabólica, capacidade de reparo de DNA e angiogênese, críticos para as respostas à rádio, químio e imunoterapias.[49,50]

O exercício físico e a normalização da vasculatura tumoral

O uso de estratégias de controle de produção e função de VEGF usando diversas abordagens farmacológicas (anticorpos neutralizantes e inibidores de sinalização de receptores de VEGF, por exemplo) levaram à proposição de que os efeitos benéficos observados estivessem antes relacionados ao aumento da cobertura pericítica dos vasos associados a tumores (normalização da vasculatura tumoral) do que à menor densidade de vasos atingida com estas terapias.[41] A normalização da vasculatura, atingida em contextos de adjuvância, levaria **à** melhor entrega de oxigênio, medicamentos e fluxo de células no microambiente tumoral; e, assim, impactaria a radioterapia, a quimioterapia/terapias-alvo dirigidas e a imunoterapia.[51-53]

O termo normalização da vascularização foi cunhado por Jain[54] e Goel et al.[55] e postula que a formação de vasos normais dependeria da cinética de exposição das células endoteliais e pericitos a fatores pró-angiogênicos, como VEGF e antiangiogênicos, como angiostatina, endostatina e trombospondina. A sinalização temporalmente correta de fatores angiogênicos e antiangiogênicos definiria o vaso funcional, com adequada cobertura de pericitos, mínimo extravazamento plasmático e fluxo mais homogêneo. A normalização da vasculatura tumoral seria possível pelo tratamento com substâncias antiangiogênicas, uma vez que existe elevada atividade de angiogênese nos tumores, dirigida principalmente por VEGF, gerando vasos imaturos e anormais (revisado por Vieira, Tamura e Chammas[56]). A hipótese parecia interessante, no entanto, em estudos clínicos a resposta não foi promissora.[55] Observou-se o fenômeno de normalização em uma estreita janela, que sucedia o uso de fármacos antiangiogênicos.[57]

Abordagens não farmacológicas para a normalização da vasculatura tumoral vem ganhando espaço nos últimos anos, como a realização de exercício físico.[58] Em um estudo com camundongos com câncer de mama[59] notou-se melhora da resposta a quimioterápicos, associado à maior taxa de apoptose associado à via Fas-Fas ligante, redução da massa tumoral e maior densidade vascular quando os animais se exercitavam na vigência do tratamento quimioterápico.

Os mecanismos pelos quais o exercício físico leva à normalização da vascularização ainda não estão bem elucidados. Alguns estudos apontam que o estresse de cisalhamento causado pelo aumento de fluxo sanguíneo causa impacto no endotélio, mediado por calcineurina-NFAT-TSP1, um elemento importante na normalização da vascularização.[60]

Atividade física na adjuvância ao tratamento antineoplásico

As evidências pré-clínicas indicam que o impacto do exercício físico durante o tratamento antineoplásico deverá exceder ao esperado efeito da melhora da *performance status* – perceptível em desfechos como tempo de hospitalização e resposta às necessárias intervenções cirúrgicas planejadas ao longo do tratamento de cânceres.[61-63] O potencial efeito normalizador da vasculatura tumoral será potencialmente útil no controle do regime de hipóxia, e ciclos de hipóxia seguida de reoxigenação, que caracterizam tumores em fases progressivamente mais avançadas.

O controle da hipóxia, com melhor oxigenação dos tumores, com o tempo diminuiria a taxa de progressão de tumores avançados, por atenuar uma das pressões ambientais que deflagram a seleção positiva de células com potencial tronco-tumoral; de outro lado, a normalização da oxigenação tem impacto direto na radiossensibilização da massa tumoral. O fenômeno de radiossensibilização decorre do mecanismo de ação da radiação ionizante, utilizada na radioterapia. A eficácia do processo terapêutico depende de lesões diretas da radiação ionizante no genoma das células-alvo, bem como de lesões indiretas, causadas por espécies reativas de oxigênio, geradas por ataque do oxigênio molecular presente no microambiente tumoral. O aumento da oxigenação do organoide tumoral, que ocorre em animais expostos ao exercício físico[39,59,64,65] favoreceria a produção local de espécies reativas de oxigênio quando da exposição a radiações ionizantes.[66]

O exercício físico promove o aumento da oxigenação tumoral por aumento local da perfusão tumoral, que está associada também ao aumento da distribuição de substâncias com potencial medicamentoso e mesmo distribuição e trocas de calor entre o tumor e o restante do sistema. A distribuição de substâncias para o microambiente tumoral na vigência de atividades físicas programadas poderá ser usada para melhora da entrega e da retenção de quimioterápicos e medicamentos alvo-dirigidos. Evidências pré-clínicas atestam o aumento da eficácia de agentes citostáticos em animais expostos ao exercício na vigência do tratamento antineoplásico.[59,60] Estudos com imagem molecular, avaliando-se a distribuição de agentes terapêuticos em tumores poderá vir a contribuir com a predição de resposta terapêutica.

A melhora da oxigenação intratumoral, bem como troca de calor mencionada, além da dissipação de gradientes de metabólitos excretados pelas células tumorais, favorece o ótimo funcionamento de elementos do sistema imune, como células dendríticas, críticas para a fase de organização da resposta imune, como células T e NK, células efetoras da resposta imune antitumoral. Em um completo estudo pré-clínico, Pedersen et al. mostraram que a prática de exercício físico voluntário favorece a mobilização de células NK, que se alojam em tumores e controlam seu crescimento, na atividade que depende de IL-6 e adrenalina.[67]

Ainda nesse contexto, características do imunometabolismo das diferentes subpopulações de células do sistema imune, mostram que a baixa tensão de oxigênio tende a favorecer a montagem de respostas celulares pró-tumorais; e, não antitumorais: assim, favorece-se a resposta de neutrófilos, macrófagos e células T desviadas para os polos N2, M2 e Th2, respectivamente. A expectativa é que possa se avaliar a atenuação dessas respostas em indivíduos expostos ao exercício na vigência do tratamento antineoplásico. Se for observado, abordagens químio e radioterápicas, na vigência de exercício físico, poderiam estar associadas ao desenvolvimento de uma resposta imune antitumoral, que estenderia os benefícios das intervenções antineoplásicas (indução de efeito abscopal por montagem de resposta imune protetora). Esses conceitos são passíveis de testes em estudos clínicos, e espera-se que ao longo dos próximos cinco anos essas questões sejam criticamente respondidas pela literatura.

CONSIDERAÇÕES FINAIS

Historicamente, a recomendação médica aos pacientes oncológicos era de evitar qualquer tipo de atividade física mais extenuante, no entanto, estudos mais recentes têm colocado em cheque esta conduta. Diversos trabalhos trazem evidências sólidas de que a atividade física não é maléfica ao paciente com câncer e, pelo contrário, pode representar uma alternativa não farmacológica amplamente disponível, capaz de proporcionar ganhos na qualidade de vida, reduzir os efeitos colaterais do tratamento e potencializar a ação de drogas antitumorais. Dessa forma, o exercício físico pode ser recomendado de forma segura durante e após o tratamento oncológico. Qual a atividade física a ser preconizada, qual a intensidade e a frequência, são questões a serem respondidas. Dados pré-clínicos mostram que já se colhem benefícios em atividades físicas regulares e voluntárias e estudos que comparem os diferentes esquemas de atividade física serão úteis.

REFERÊNCIAS BIBLIOGRÁFICAS

1. Byers T, Nestle M, McTiernan A, Doyle C, Currie-Williams A, Gansler T, Thun M; American Cancer Society 2001 Nutrition and Physical Activity Guidelines Advisory Committee. American Cancer Society guidelines on nutrition and physical activity for cancer prevention: Reducing the risk of cancer with healthy food choices and physical activity. CA Cancer J Clin. 2002;52(2):92-119.
2. MacVicar MG, Winningham ML, Nickel JL. Effects of aerobic interval training on cancer patients' functional capacity. Nursing Res. 1989;38(6):348-51.
3. Winningham ML, MacVicar MG, Bondoc M, Anderson JI, Minton J. Effect of aerobic exercise on body weight and composition in patients with breast cancer on adjuvant chemotherapy. Oncol Nurse Forum. 1989;16(5):683-9.
4. Winningham ML, MacVicar M. The effect of aerobic exercise on patient reports of nausea. Oncol Nurs Forum. 1988;15(4):447-50.
5. Miller KD, Siegel RL, Lin CC, Mariotto AB, Kramer JL, Rowland JH, et al. Cancer treatment and survivorship statistics, 2016. Cancer J Clinic. 2016;66(4):271-89.
6. Siegel RL, Miller KD, Jemal A. Cancer statistics, 2018. CA Cancer J Clinic. 2018;68(1):7-30.
7. Gatta G, Capocaccia R, Coleman MP, Ries LAG, Berrino F. Childhood cancer survival in Europe and the United States. Cancer. 2002;95(8):1767-72.
8. Scott JM, Armenian S, Giralt S, Moslehi J, Wang T, Jones LW. Cardiovascular disease following hematopoietic stem cell transplantation: Pathogenesis, detection, and the cardioprotective role of aerobic training. Crit Rev Oncol/Hematoly. 2016;98:222-34.
9. Scott JM, Adams SC, Koelwyn GJ, Jones LW. Cardiovascular Late Effects and Exercise Treatment in Breast Cancer: Current Evidence and Future Directions. Canad J Cardiology. 2016;32(7):881-90.
10. Jones LW, Eves ND, Scott JM. Bench-to-bedside approaches for personalized exercise therapy in cancer. Am Soc Clin Oncol Educ Book. 2017;37:684-94.
11. Jones LW, Eves ND, Haykowsky M, Freedland SJ, Mackey JR. Exercise intolerance in cancer and the role of exercise therapy to reverse dysfunction. Lancet Oncology. 2009;10(6):598-605.
12. Heinzerling L, Ott PA, Hodi FS, Husain AN, Tajmir-Riahi A, Tawbi H, et al. Cardiotoxicity associated with CTLA4 and PD1 blocking immunotherapy. J Immuno Ther Cancer. 2016;4:50.
13. Johnson DB, Balko JM, Compton ML, Chalkias S, Gorham J, Xu Y, et al. Fulminant myocarditis with combination immune checkpoint blockade. N Engl J Med. 2016;375(18):1749-55.
14. Dong J, Chen H. Cardiotoxicity of anticancer therapeutics. Front Cardiovasc Med. 2018;5:1-8.
15. Warburton DE, Nicol CW, Bredin S. Health benefits of physical activity: the evidence. Cann Medic Assoc J. 2006;174(6):801-9.
16. Patnaik JL, Byers T, DiGuiseppi C, Dabelea D, Denberg TD. Cardiovascular disease competes with breast cancer as the leading cause of death for older females diagnosed with breast cancer: A retrospective cohort study. Breast Cancer Res. 2011;13(3):R64.
17. Chen JJ, Wu P, Middlekauff HR, Nguyen K. Aerobic exercise in anthracycline-induced cardiotoxicity: a systematic review of current evidence and future directions. American J Physiol-Heart Circ Physiol. 2017;312(2):H213-H222.
18. Zhang S, Liu X, Bawa-Khalfe T, Lu LS, Lyu YL, Liu LF, Yeh ET. Identification of the molecular basis of doxorubicin-induced cardiotoxicity. Nature Med. 2012;18(11):1639-42.
19. Simůnek T, Stérba M, Popelová O, Adamcová M, Hrdina R, Gersl V. Anthracycline-induced cardiotoxicity: overview of studies examining the roles of oxidative stress and free cellular iron. Pharmacol Reports: PR. 2009;61(1):154-71.
20. Tacar O, Sriamornsak P, Dass CR. Doxorubicin : an update on anticancer molecular action. 2013;65(2):157-70.
21. Kouzi SA, Uddin MN. Aerobic exercise training as a potential cardioprotective strategy to attenuate doxorubicin-induced cardiotoxicity. J Pharm Pharmac Sci. 2016;19(3):399-410.
22. Hydock DS, Lien C, Jensen BT, Schneider CM, Hayward R. Exercise Preconditioning Provides Long-Term Protection Against Early Chronic Doxorubicin Cardiotoxicity. Integ Cancer Ther. 2011;10(1):47-57.

23. Swain SM, Whaley FS, Ewer MS. Congestive heart failure in patients treated with doxorubicin. Cancer. 2003;97(11):2869-79.
24. Kirkham AA, Davis MK. Exercise Prevention of Cardiovascular Disease in Breast Cancer Survivors. J Oncology. 2015;2015:1-13.
25. Kalam K, Marwick TH. Role of cardioprotective therapy for prevention of cardiotoxicity with chemotherapy : A systematic review and meta-analysis. Euro J Cancer. 2013;49(13):2900-09.
26. Parry TL, Hayward R. Exercise training does not affect anthracycline anti-tumor efficacy while attenuating cardiac dysfunction. Am J Physiology. 2015;309(6):675-83.
27. Jensen BT, Lien CY, Hydock DS, Schneider CM, Hayward R. Exercise mitigates cardiac doxorubicin accumulation and preserves function in the rat. J Cardiovasc Pharmacol. 2013;62(3):263-9.
28. Pfannenstiel K, Hayward R. Effects of Resistance Exercise Training on Doxorubicin-Induced Cardiotoxicity. J Cardiovasc Pharmacol. 2018 Feb 28. doi: 10.1097/FJC.0000000000000574 [Epub ahead of print].
29. Wonders KY, Hydock DS, Schneider CM, Hayward R. Acute Exercise Protects Against Doxorubicin Cardiotoxicity. Integrative Cancer Therapies. 2008;7(3):147-54.
30. Lien C, Jensen BT, Hydock DS, Hayward R. Short-term exercise training attenuates acute doxorubicin cardiotoxicity. J Physiol Biochemistry. 2015;71(4):669-78.
31. Mock V, Frangakis C, Davidson NE, Ropka ME, Pickett M, Poniatowski B, et al. Exercise manages fatigue during breast cancer treatment: A randomized controlled trial. Psycho-Oncology. 2005;14(6):464-77.
32. McNeely ML, Campbell KL, Rowe BH, Klassen TP, Mackey JR, Courneya KS. Effects of exercise on breast cancer patients and survivors: a systematic review and meta-analysis. CMAJ. 2006;175(1):34-41.
33. Courneya KS, Segal RJ, Mackey JR, Gelmon K, Reid RD, Friedenreich CM, et al. Effects of aerobic and resistance exercise in breast cancer patients receiving adjuvant chemotherapy: a multicenter randomized controlled trial. J Clin Oncology. 2007;25(28):4396-404.
34. Holmes MD, Chen WY, Feskanich D, Kroenke CH, Colditz GA. Physical activity and survival after breast cancer diagnosis. JAMA. 2005;293(20):2479-86.
35. Holick CN, Newcomb PA, Trentham-Dietz A, Titus-Ernstoff L, Bersch AJ, Stampfer MJ, et al. Physical activity and survival after diagnosis of invasive breast cancer. Cancer Epidemiol Biomarkers Prev. 2008;17(2):379-86.
36. Jones LW, Habel LA, Weltzien E, Castillo A, Gupta D, Kroenke CH, et al. Exercise and risk of cardiovascular events in women with nonmetastatic breast cancer. J Clin Oncology. 2016;34(23):2743-9.
37. Albini A, Sporn M. The tumour microenvironment as a target for chemoprevention. Nat Rev Cancer. 2007;7(2):139-47.
38. Balkwill FR, Capasso M, Hagemann T. The tumor microenvironment at a glance. J Cell Sci. 2012;125(Pt 23):5591-6.
39. McCullough DJ, Stabley JN, Siemann DW, Behnke B. Modulation of blood flow, hypoxia, and vascular function in orthotopic prostate tumors during exercise. J Natl Cancer Inst. 2014;106(4):dju036.
40. Mbeunkui F, Johann DJ. Cancer and the tumor microenvironment: a review of an essential relationship. Cancer Chemother Pharmacol. 2009;63(4):571-82.
41. Jain R. Normalizing tumor microenvironment to treat cancer: bench to bedside to biomarkers. J Clin Oncol. 2013;31(17):2205-18.
42. Nagy JA, Chang SH, Dvorak AM, Dvorak H. Why are tumour blood vessels abnormal and why is it important to know? Br J Cancer. 2009;100(6):865-9.
43. Birbrair A, Zhang T, Wang ZM, Messi ML, Olson JD, Mintz A, Delbono O. Type-2 pericytes participate in normal and tumoral angiogenesis. Am J Physiol Cell Physiol. 2014;307(1):C25-38.
44. Ruoslahti E. Specialization of tumour vasculature. Nat Rev Cancer. 2002;2(2):83-90.
45. Bergers G, Benjamin L. Tumorigenesis and the angiogenic switch. Nat Rev Cancer. 2003;3(6):401-10.
46. Ribeiro AL, Okamoto OK. Combined effects of pericytes in the tumor microenvironment. Stem Cells Int. 2015;2015:868475.
47. Unruh A, Ressel A, Mohamed HG, Johnson RS, Nadrowitz R, Richter E, Katschinski DWR. The hypoxia-inducible factor-1 alpha is a negative factor for tumor therapy. Oncogene. 2003;22(21):3213-20.
48. Wilson WR, Hay M. Targeting Hipoxia in cancer therapy. Nat Rev Cancer. 2011;11(6):393-410.

49. Lee CT, Mace T, Repasky E. Hypoxia-driven immunosuppression: a new reason to use thermal therapy in the treatment of cancer. Int J Hyperthermia. 2010;26(3):232-46.
50. Meijer TW, Kaanders JH, Span PN, Bussink J. Targeting hypoxia, HIF-1, and tumor glucose metabolism to improve radiotherapy efficacy. Clin Cancer Res. 2012;18(20):5585-94.
51. Barker HE, Paget JT, Khan AA, Harrington K. The tumour microenvironment after radiotherapy: mechanisms of resistance and recurrence. Nat Rev Cancer. 2015;15(7):409-25.
52. Grimes DR, Partridge M. A mechanistic investigation of the oxygen fixation hypothesis and oxygen enhancement ratio. Biomed Phys Eng Express. 2015;1(4):45209.
53. Kaur P, Asea A. Radiation-induced effects and the immune system in cancer. Front Oncology. 2012;17(2):191.
54. Jain R. Normalization of tumor vasculature: an emerging concept in antiangiogenic therapy. Science. 2005;307(5706):58-62.
55. Goel S, Duda DG, Xu L, Munn LL, Boucher Y, Fukumura D, Jain R. Normalization of the vasculature for treatment of cancer and other diseases. Physiol Rev. 2011;91(3):1071-121.
56. Vieira I, Tamura RE, Chammas R. Angiogênese tumoral. In: Saito RF, Lana MVG, Medrano RFV, Chammas R, editors. Fundamentos de Oncologia Molecular. São Paulo: Atheneu; 2015.
57. Jain RK, Duda D, Clark JW, Loeffler J. Lessons from phase III clinical trials on anti-VEGF therapy for cancer. Nat Clin Pract Oncol. 2006;3(1):24-40.
58. Jones LW, Dewhirst MW. Therapeutic properties of aerobic training after a cancer diagnosis : more than a one-trick pony? J Natl Cancer Inst. 2014;106(4):dju042.
59. Betof AS, Lascola CD, Weitzel D, Landon C, Scarbrough PM, Devi GR, et al. Modulation of murine breast tumor vascularity , hypoxia , and chemotherapeutic response by exercise. J Natl Cancer Inst. 2015;107(5).
60. Schadler KL, Thomas NJ, Galie PA, Bhang DH, Roby KC, Addai P, et al. Tumor vessel normalization after aerobic exercise enhances chemotherapeutic efficacy. Oncotarget. 2016;7(40):65429-40.
61. Singh F, Newton RU, Galvão DA, Spry N, Baker M. A systematic review of pre-surgical exercise intervention studies with cancer patients. Surg Oncol. 2013;22(2):92-104.
62. Singh F, Newton RU, Baker MK, Spry NA, Taaffe DR, Thavaseelan J, Galvão D. Feasibility of presurgical exercise in men with prostate cancer undergoing prostatectomy. Integr Cancer Ther. 2017;16(3):290-9.
63. Schadler KL, Kleinerman ES, Chandra J. Diet and exercise interventions for pediatric cancer patients during therapy: tipping the scales for better outcomes. Pediatr Res. 2018;83(1):50-6.
64. McCullough DJ, Nguyen LM, Siemann DBB. Effects of exercise training on tumor hypoxia and vascular function in the rodent preclinical orthotopic prostate cancer model. J Appl Physiol. 1985;115(12):1846-54.
65. Garcia E, Becker VG, McCullough DJ, Stabley JN, Gittemeier EM, Opoku-Acheampong AB, Sieman DW BB. Blood flow responses to mild-intensity exercise in ectopic vs. orthotopic prostate tumors; dependence upon host tissue hemodynamics and vascular reactivity. J Appl Physiol. 1985;121(1):15-24.
66. Chen HHW, Kuo M. Improving radiotherapy in cancer treatment: Promises challeng. Oncotarget. 2017;8(37):62742-58.
67. Pedersen L, Idorn M, Olofsson GH, Lauenborg B, Nookaew I, Hansen RH, et al. Voluntary Running Suppresses Tumor Growth through Epinephrine- and IL-6-Dependent NK Cell Mobilization and Redistribution. Cell Metabolism. 2016;23(3):554-62.

28

Caquexia relacionada ao câncer

Willian das Neves Silva
Raphael Ferreira de Paiva Barreto
Patricia Chakur Brum
Gilberto de Castro Junior

INTRODUÇÃO

A palavra caquexia tem origem grega e significa "condição ruim". No contexto do câncer, a caquexia pode ser definida como uma síndrome metabólica, caracterizada por perda acentuada da musculatura esquelética, acompanhada ou não de perda de tecido adiposo.[1,2] Essa perda progressiva das proteínas musculares contráteis leva o paciente a um quadro de fadiga, disfunção do músculo esquelético, redução da qualidade de vida e consequentemente a quadro de imobilidade, sendo esses prejuízos associados à resposta negativa ao tratamento e pior prognóstico.[2,3] Esse quadro não pode ser revertido pelo suporte nutricional tradicional.[1]

Nos casos de caquexia mais graves, nos quais o paciente chega a perder mais de 30% da massa corporal, há a perda de até 75% das proteínas musculares, antecedendo a rápida morte.[4] Além do músculo esquelético, a caquexia do câncer acomete outros órgãos e sistemas, como sistema imune, fígado, sistema gastrointestinal, pâncreas, cérebro, ossos, tecido adiposo e até mesmo o coração.[5,6] Assim, esta é uma síndrome complexa e multifatorial, sendo diretamente responsável por mais de 25% das mortes causadas pelo câncer.[3,7]

EPIDEMIOLOGIA

É sabido que aproximadamente 30 a 80% dos pacientes com câncer apresentam perda de massa corporal, variando a prevalência da presença de caquexia entre os tipos de tumores independentemente do estágio da doença. Todavia, em estágios mais avançados, 80% dos pacientes com qualquer tipo de tumor apresentam a caquexia, porém esta síndrome é mais comum em alguns tipos específicos de câncer mesmo em estágios mais precoces.[2,8] Na Tabela 28.1, encontra-se a frequência da caquexia em alguns tipos de tumores.

A prevalência de caquexia não está distribuída igualmente entre os tipos de tumores, de modo que em alguns cânceres é muito mais frequente. No entanto, ainda existe certa discordância acerca da forma de diagnosticar essa síndrome, o que dificulta a caracterização e o entendimento da presença da caquexia em diferentes tipos de tumores e até mesmo em diferentes estágios do câncer.

DIAGNÓSTICO

Devido à complexidade, o diagnóstico da caquexia do câncer vem sendo debatido e modificado ao longo do tempo. De maneira geral, o diagnóstico é obtido pela avaliação da perda de massa corporal. A maioria dos autores utiliza a perda de massa nos últimos 12 meses para considerar o paciente caquético, geralmente utilizando como parâmetro a perda de 10 ou 5% da massa corporal.[1,15-17] Além disso, fatores como sarcopenia, força muscular, fadiga, anemia, inflamação e albumina sérica também têm sido propostos no diagnóstico da caquexia do câncer.[16]

Foram elaboradas duas principais propostas, tentando de forma consensual diagnosticar a caquexia do câncer. Em 2008, percebendo a complexidade desta síndrome, Evans et al.[15] elaboraram critérios diagnósticos de caquexia utilizando diferentes marcadores, além da massa corporal. Os autores propuseram que a perda de massa, de pelo menos 5% nos últimos 12 meses e a presença de 3 a 5 de outros marcadores, caracterizava a caquexia em pacientes com câncer, no entanto, a proposta não foi adotada pela maior parte dos trabalhos com caquexia encontrados na literatura (Figura 28.1).

Como a maior parte dos trabalhos com caquexia utiliza como critério diagnóstico a perda de 5% do peso corporal nos últimos 6 meses, em 2011 foi proposto por Fearon et al.[1] um consenso para a definição e a classificação da caquexia. Nesse consenso, os autores revisitaram a literatura produzida acerca da caquexia do câncer e definiram que deve ser diagnosticada a partir dos seguintes critérios: perda maior que 5% da massa corporal nos últimos 6 meses; ou IMC < 20 kg/m^2 e qualquer grau de perda de massa corporal maior que 2%; ou sarcopenia associada a qualquer grau de perda de massa corporal maior que 2%.

Além disso, os autores dividiram a caquexia do câncer em três estágios: (i) pré-caquexia; (ii) caquexia; e (iii) caquexia refratária (Figura 28.2). Na fase de pré-caquexia é recomendado o monitoramento e a prevenção para que o paciente não desenvolva a caquexia. Quando o paciente já apresenta a síndrome diagnosticada, é importante

TABELA 28.1 Prevalência de caquexia

Classificação	Autor	Critério diagnóstico adotado	Prevalência
Câncer de cabeça e pescoço	Couch et al., 2014[8]	Perda de peso > 5% em 1 ano + 3 de 5 fatores ao diagnóstico (Evans et al. [15] Figura 28.1)	20%
Câncer de cabeça e pescoço	Couch et al., 2014[8]	Perda de peso > 5% em 1 ano + 3 de 5 fatores após o tratamento (Evans et al. [15] Figura 28.1).	32%
Câncer de cabeça e pescoço	Lees et al., 1999[9]	Incidência de alguma perda de peso (6,5 kg/10% do peso corporal)	57%
Câncer de pulmão de células não pequenas	Kimura et al., 2014[10]	Perda de peso > 5% do peso corporal	45%
Câncer de pulmão de células não pequenas	Dewys et al., 1980[11]	Perda de peso > 5% do peso corporal	36%
Câncer de pâncreas	Sun et al., 2015[12]	Perda de peso > 5% do peso corporal em até 6 meses ou índice de massa corporal < 20 com perda de peso > 2% (em estágio avançado)	89%
Câncer de pâncreas	Bachmman et al., 2008[13]	Caquexia: perda de peso > 10% do peso corporal e pré-doença estável	41%
Câncer de pâncreas	Dewys et al., 1980[11]	Perda de peso > 5% do peso corporal	54%
Câncer de cólon retal	Dewys et al., 1980[11]	Perda de peso > 5% do peso corporal	28%
Câncer gástrico	Sun et al., 2015[12]	Perda de peso > 5% do peso corporal em até 6 meses ou índice de massa corporal < 20 com perda de peso > 2% (em estágio avançado)	77%
Câncer gástrico	Li[14]	Perda de peso > 5% do peso corporal em até 6 meses ou índice de massa corporal < 20 com perda de peso > 2%	73%
Câncer de mama	Sun et al., 2015[12]	Perda de peso > 5% do peso corporal em até 6 meses ou índice de massa corporal < 20 com perda de peso > 2% (em estágio avançado)	3%

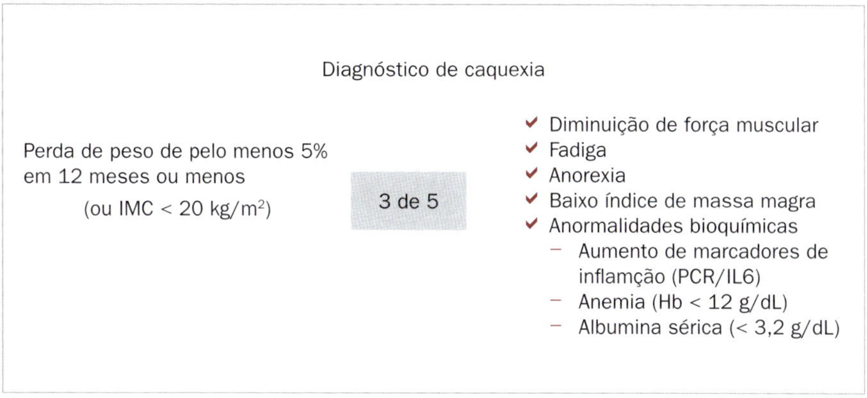

Diagnóstico de caquexia

Perda de peso de pelo menos 5% em 12 meses ou menos (ou IMC < 20 kg/m^2)

3 de 5

- ✔ Diminuição de força muscular
- ✔ Fadiga
- ✔ Anorexia
- ✔ Baixo índice de massa magra
- ✔ Anormalidades bioquímicas
  - Aumento de marcadores de inflamção (PCR/IL6)
  - Anemia (Hb < 12 g/dL)
  - Albumina sérica (< 3,2 g/dL)

FIGURA 28.1 Diagnóstico de caquexia, segundo Evans et al.[15]

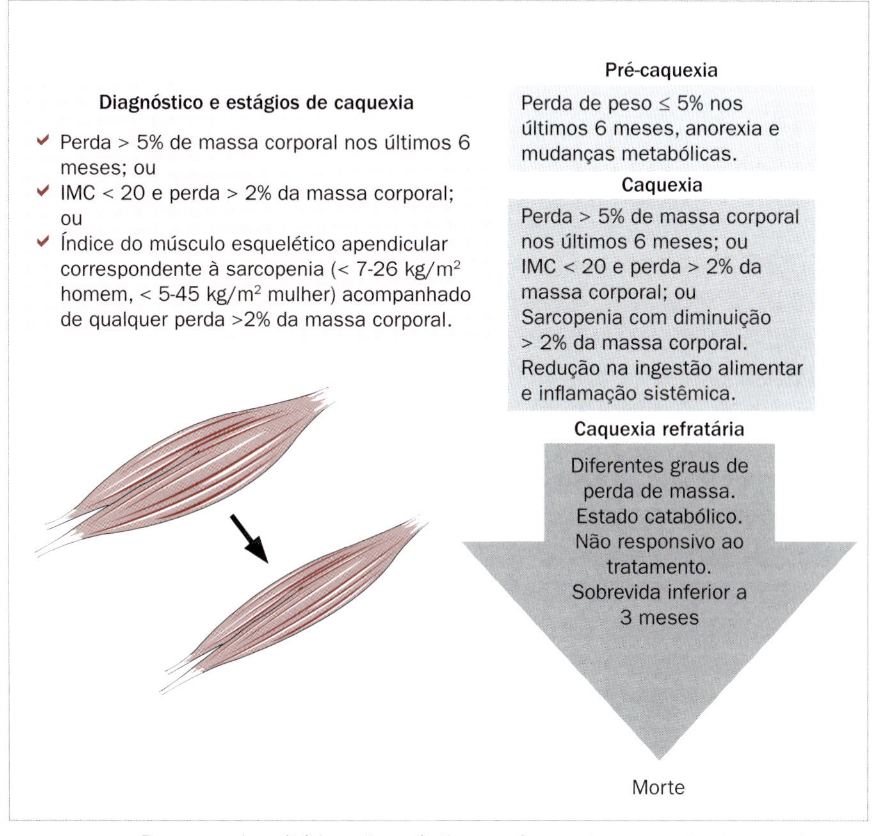

FIGURA 28.2 Resumo de critérios diagnósticos e fases da caquexia de acordo com Fearon et al.[1]

a utilização de tratamento multimodal, buscando reverter os fatores que contribuem para o seu desenvolvimento e a sua manutenção. Por último, na fase considerada caquexia refratária, o quadro já não pode ser revertido, sendo importante para o paciente o tratamento dos sintomas e o suporte nutricional.

Esses dois critérios diagnósticos foram testados para verificar a assossiação com o prognóstico do paciente.[18,19] Embora o grupo avaliado tenha sido pequeno, os autores verificaram que as duas formas de diagnosticar caquexia possuem concordância. Além disso, os autores mostraram que além da caquexia, a pré-caquexia também está relacionada a prognóstico ruim quando comparados entre pacientes não caquéticos.

Recentemente um escore para a determinação dos estágios de caquexia foi publicado por Zhou et al.,[20] utilizando cinco componentes para caracterização do paciente entre os estágios: não caquético, pré-caquético, caquético ou caquético refratário. Os componentes utilizados pelos autores foram (i) perda de massa corpórea; (ii) sarcopenia ; (iii) *ECOG performance status*; (iv) apetite; e (v) variáveis bioquímicas. Embora os autores tenham mostrado que esse escore pode ser facilmente aplicado na clínica e tem relação com o prognóstico do paciente, essa proposta de caracterização é ainda mais complexa do que a proposta no consenso de 2011 por Fearon et al.

Atualmente a definição proposta por Fearon et al. é a mais utilizada no diagnóstico da caquexia relacionada ao câncer. Todavia, para uma intervenção que busque atuar nos fatores que contribuem para o desenvolvimento da caquexia é importante conhecer a fisiopatologia da doença.

FISIOPATOLOGIA

Pelo fato de a caquexia ser uma síndrome complexa e multifatorial, sua fisiopatologia ainda não está totalmente esclarecida. Não é possível segregar e definir qual órgão é acometido primeiro, de modo que as alterações provavelmente ocorram concomitantemente. Nesse sentido, alterações na resposta imune como atenuação das respostas adaptativas, perda de função de linfócitos T no microambiente tumoral, mudança da atividade de macrófagos do tipo M2 para M1, alteração da resposta de linfócito T auxiliares, que aumentam a função repressora sobre a atividade dos linfócitos T citotóxicos, entre outras alterações, ocorrem na presença do tumor, levando o paciente a um quadro de inflamação crônica de baixo grau. Essa resposta alterada do sistema imune ocorre em paralelo às alterações na atividade simpática, que ativa células imunes, principalmente da imunidade inata, como as células *natural killer*, monócitos e neutrófilos. Cabe ressaltar que o aumento de citocinas pró-inflamatórias (TNF-alfa, IL-6 e IL-1-alfa) aumentam a atividade simpática, gerando uma espécie de círculo vicioso. O sistema nervoso simpático ativado, por sua vez, eleva a concentração circulante de adrenalina, que pode aumentar a atividade do sistema melanocortina e a glândula pituitária, alterando o estado de sono e fome.[2,5]

Apesar de parte desse processo estar relacionado com o desenvolvimento de depressão que pode afetar o consumo alimentar, as alterações hormonais também podem acometer o apetite. O eixo hipotalâmico é o pivô da caquexia relacionada ao câncer, pois regula os efeitos anorexigênicos, orexigênicos e o gasto energético corporal. Os hormônios grelina (fome), leptina, insulina, colecistocinina, peptídeo YY e o peptídeo relacionado ao glucagon 1 (GLP-1) (saciedade) também são alterados na caquexia. Em alguns casos de caquexia, os sinais de hormônios periféricos são mantidos, todavia o hipotálamo possui diminuição da responsividade, apresentando um quadro de resistência.[2,5]

Além dos hormônios, outros fatores controlam a ingestão, tais como o estímulo vagal induzido pela distensão gástrica, de forma que o trato gastrointestinal contribui funcionalmente para a caquexia. A microbiota intestinal está também vinculada ao desenvolvimento da caquexia: alterações na flora intestinal em situações como subnutrição, prejuízo na capacidade de absorção de nutrientes e quimioterapia podem, além de afetar o crescimento tumoral, desempenhar um papel importante no desenvolvimento da caquexia. Vale salientar que a grelina é liberada pelo trato gastrointestinal e principalmente pelo estômago, e a alteração na sua produção atua de forma importante no apetite.[5]

Nesse sentido, em um estado de redução brusca da ingestão alimentar e perfil pró-inflamatório exacerbado, observa-se uma série de alterações hepáticas. A massa do fígado aumenta substancialmente durante a progressão tumoral, sugerindo o envolvimento deste órgão no quadro de caquexia associada ao câncer. Durante o crescimento tumoral, há alta taxa da gliconeogênese hepática associada à produção de lactato oriunda da glicólise do tumor. Dessa forma, o fígado contribui para a caquexia pelo aumento do gasto energético por meio gliconeogênese e redução da lipoproteína de baixa densidade circulante, piorando o *status* de inflamação pela secreção de proteínas de fase aguda e reduzindo a secreção de albumina. Esse processo culmina no aumento da concentração das citocinas IL6-beta e TNF-alfa, eventualmente resultando no aumento da proteólise e na degradação do tecido adiposo.[5]

Acerca da lipólise, pacientes caquéticos manifestam maiores níveis de triacilglicerol, ácidos graxos e glicerol circulantes, visto que os tecidos adiposos branco e marrom são afetados durante o processo de desregulação do sistema imune e da atividade simpática. Toda alteração imunológica e da atividade do sistema nervoso central culmina no aumento do efeito lipolítico. Além disso, ocorre ação da atividade simpática sobre os adipócitos, via receptores beta-3-adrenérgicos, levando ao aumento da degradação da gordura nos adipócitos associada à sinalização das lipases. Tanto o tecido adiposo branco quanto o marrom são afetados com o aumento da atividade a proteína desacopladora 1 (UCP1), que leva ao estado de termogênese no tecido marrom e lipotoxicidade no tecido branco.[2,5]

Clinicamente, observam-se algumas alterações cardíacas, tais como arritmias e insuficiência cardíaca, que parecem ser causas de morte na caquexia. O prejuízo no balanço proteico mediado pelo sistema ubiquitina proteassoma levando ao estado pró-catabólico, similar à musculatura esquelética, de fato auxilia no desenvolvimento de insuficiência cardíaca crônica (ICC), como demonstrado em modelos animais de câncer de cólon.[21,22] A ICC tem sido associada ao aumento do gasto calórico em repouso, provocando outras razões para o desenvolvimento da caquexia.[23] Todavia, o envolvimento do músculo cardíaco na caquexia associada ao câncer ainda é controverso e evidências de estudos clínicos ainda são necessárias.

A presença do tumor e as alterações causadas nos outros tecidos levam a mudanças na morfologia muscular esquelética, em função, principalmente, do estado inflamatório sistêmico. Citocinas como TNF-alfa e IL1-alfa aumentam as atividades autofágica e do sistema ubiquitina proteassoma associada ao aumento da expressão das E3 ligases, MuRF1 e atrogin. Também ocorre o aumento de proteínas desacopladoras mitocondriais, diminuindo a eficiência da célula em produzir energia. Receptores anabólicos, tais como o receptor de insulina também têm a expressão reduzida, prejudicando a sinalização via IGF1. Além disso, alterações na concentração de cálcio citosólico aumentam a atividade das calpaínas e caspases ativando vias de sinalização que culminam em morte celular.[5,7,24]

Pacientes com câncer normalmente apresentam diminuição da tolerância à glicose. Um dos fatores que contribuem para o desenvolvimento da resistência periférica à ação da insulina é o aumento da inflamação, visto que marcadores como TNF-alfa prejudicam a sinalização dos receptores de insulina (IRS1), diminuindo a capacidade de diversos órgãos em captar glicose. Sabe-se que o músculo esquelético é o maior reservatório proteico do organismo e, desse modo, a resistência periférica à ação da insulina gera prejuízo metabólico, acentuando ainda mais a degradação da massa muscular associado ao aumento da proteólise. Isso gera incremento na mobilização de aminoácidos na circulação que são utilizados como substrato energético pelo tumor. Além disso, o aumento da insulina circulante, de maneira crônica, afeta positivamente o crescimento tumoral pela ação anabólica e promove também aumento da gliconeogênese. Essas respostas aumentam o gasto energético de repouso, provocam perda de massa magra e tecido adiposo, e aumento da glicólise aeróbia do tumor, contribuindo para a manutenção desse ciclo.[2,5]

Essa fisiopatologia complexa culmina em perda de função e de massa do músculo esquelético e gera quadro de fadiga e morbidade exacerbada com impacto sig-

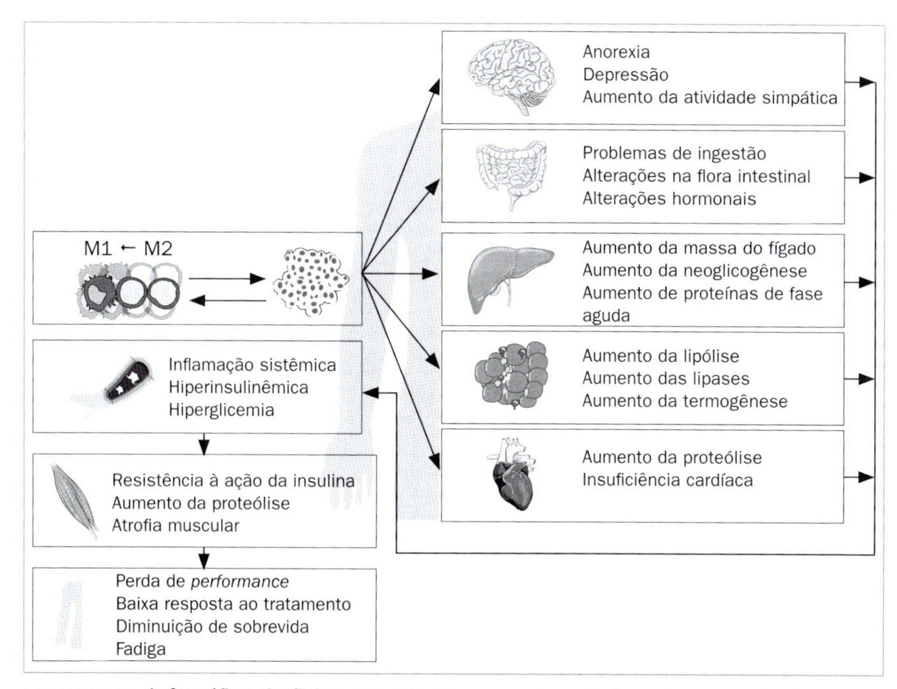

FIGURA 28.3 Infográfico da fisiopatologia da caquexia, culminando na perda de massa muscular, fadiga e morte.

nificativo na qualidade de vida. Além disso, a presença da caquexia é associada à baixa resposta ao tratamento e ao aumento da mortalidade.[10,20]

TRATAMENTO

Nos últimos 30 anos, diferentes estratégias terapêuticas vêm sendo propostas como tratamento para a caquexia. De modo geral, essas estratégias se baseiam na fisiopatologia da síndrome, buscando aumentar o apetite e a ingestão calórica, diminuir a perda de massa corpórea, reduzir a inflamação e aumentar ou atenuar a perda de massa muscular.

Uma das primeiras e mais testadas estratégias terapêuticas para a caquexia do câncer é a farmacológica. Nesse contexto, o acetato de megestrol, um progestagênio sintético de administração oral tem sido empregado em diferentes doses e/ou combinado com outros medicamentos no manejo da caquexia. Embora com resultados inconsistentes, o uso tem se mostrado eficiente em aumentar ou manter a massa corporal, aumentar o apetite, aumentar força de preensão manual e melhorar a qualidade de vida e a fadiga, com doses variando de 160 a 1.280 mg por dia. Os principais efeitos colaterais são trombose venosa e edema.[25-31]

A talidomida, uma droga moduladora do sistema imune, foi testada por Yennurajalingam et al. com o objetivo de controlar a caquexia em 31 pacientes com diferentes tipos de câncer em estágio avançado, com perda de peso maior que 5% nos últimos 6 meses. Não houve benefício do grupo tratado em comparação com o grupo placebo, na massa corporal e em nenhuma das variáveis avaliadas.[32]

Ainda sem efeitos benéficos para os pacientes, o uso de hormônios também tem sido proposto como terapia contra a caquexia. Nesse sentido, o tratamento com melatonina cujo objetivo seria o de aumentar o apetite de pacientes com câncer de pulmão ou gastrointestinal avançado foi avaliado em 2013 por Del Fabbro et al. Nenhum benefício foi observado.[33]

Outra estratégia avaliada no contexto da caquexia do câncer é a suplementação nutricional, com o objetivo de aumentar a ingestão. O ácido eicosapentaenoico, o ômega 3 isolado, os micronutrientes e os outros tipos de suplementação foram testados, porém, não houve benefícios importantes.[34-41] Esses resultados corroboram a definição de caquexia proposta por Fearon et al., ou seja, a caquexia não pode ser revertida pelo suporte nutricional tradicional.[1] Em um estudo clínico multicêntrico randomizado, os autores utilizaram a suplementação de um metabólito envolvido na oxidação de lipídeos, a L-carnitina, que mostrou-se eficiente em aumentar o IMC e a gordura corporal, todavia mais estudos utilizando este metabólito necessitam ser conduzidos para elucidar os mecanismos de atuação e o seu efeito na caquexia do câncer.[42]

Ainda no contexto de terapias isoladas, a estratégia atual que parece mais promissora é a utilização de anamorelina, um agonista da grelina, um importante hormônio estimulador da fome. Com o objetivo de aumentar o apetite, três estudos foram conduzidos utilizando este medicamento, nas doses de 50 e 100 mg, por 3 dias, 12 e 24 semanas. O total de 1.160 pacientes com carcinoma pulmonar de células não pequenas foi testado e os resultados foram consistentes em aumentar a massa magra, todavia não houve benefício em termos de força de preensão manual, mostrando que este tratamento não melhora as variáveis funcionais, levantando a importância do tratamento multimodal.[43-45]

Nessa perspectiva, apenas um estudo utilizando tratamento multimodal foi encontrado na literatura. Solheim et al.[46] combinaram a utilização de um medicamento com efeito anti-inflamatório (celecoxibe 300 mg/dia), a suplementação nutricional (1 g ácido eicosapentaenoico) em conjunto com 30 minutos de exercício aeróbio (2 ×/semana) e 20 minutos de exercício de força (3 ×/semana) em casa, com orientação profissional. Como desfecho primário, os autores verificaram que a intervenção foi viável. Além disso, os autores avaliaram a massa corporal, a massa magra, a força de preensão manual, a distância percorrida em 6 minutos, o nível de atividade física e a sobrevida. Os autores encontraram que a intervenção levou à manutenção na massa corporal, sem interferir em nenhuma das outras variáveis. Com isso, pode-se concluir que a intervenção não foi eficiente, visto que não trouxe benefícios na qualidade de vida e/ou na sobrevida.

Isso posto, percebe-se que embora algumas estratégias terapêuticas para a caquexia tenham mostrado resultados significativos, nenhuma delas até o momento proporcionou benefícios funcionais ao paciente, o que dá margem à crítica para a adoção dessas estratégias no tratamento padrão da caquexia. Além disso, nenhuma das estratégias empregadas proporcionou aumento na sobrevida, sugerindo que outras precisam ser incorporadas no tratamento desta síndrome.

CONSIDERAÇÕES FINAIS

A caquexia é uma síndrome complexa que tem impacto na qualidade de vida e na sobrevida do paciente. Embora diferentes estratégias de tratamento tenham sido testadas no manejo desta síndrome, poucas trouxeram benefícios aos pacientes e nenhuma melhorou a sobrevida. A melhora nos critérios diagnósticos associada ao melhor entendimento da fisiopatologia da doença permitirão, ao mesmo tempo, o desenvolvimento de tratamentos mais eficientes e menos tóxicos, que culminará em melhores resultados funcionais e de sobrevida. Além disso, ressalta-se a necessidade da participação multidisciplinar no manejo do paciente acometido por essa síndrome.

REFERÊNCIAS BIBLIOGRÁFICAS

1. Fearon K, Strasser F, Anker SD, Bosaeus I, Bruera E, Fainsinger RL, et al. Definition and classification of cancer cachexia: An international consensus. Lancet Oncol. 2011;12(5):489-95.
2. Tisdale M. Mechanisms of cancer cachexia. Physiol Rev. 2009;89(2):381-410.
3. Fearon K, Arends J, Baracos V. Understanding the mechanisms and treatment options in cancer cachexia. Nat Rev Clin Oncol. 2013;10(2):90-9.
4. Tisdale MJ. Molecular pathways leading to cancer cachexia. Physiology (Bethesda). 2005;20:340-8.
5. Porporato PE. Understanding cachexia as a cancer metabolism syndrome. Oncogenesis. 2016;5:e200.
6. Barkhudaryan A, Scherbakov N, Springe J, Doehner W. Cardiac muscle wasting in individuals with cancer cachexia. ESC Hear Fail. 2017;4(4):458-67.
7. Tisdale MJ. Reversing cachexia. Cell. 2010;142(4):511-2.
8. Couch ME, Dittus K, Toth MJ, Willis MS, Guttridge DC, George JR, et al. Cancer cachexia update in head and neck cancer: Definitions and diagnostic features. Head Neck. 2015;37(4):594-604.
9. Lees J. Incidence of weight loss in head and neck cancer patients on commencing radiotherapy treatment at a regional oncology centre. Eur J Cancer Care (Engl). 1999;8(3):133-6.
10. Kimura M, Naito T, Kenmotsu H, Taira T, Wakuda K, Oyakawa T, et al. Prognostic impact of cancer cachexia in patients with advanced non-small cell lung cancer. Support Care Cancer. 2015;23(6):1699-708.
11. Dewys WD, Begg C, Lavin PT, Band PR, Bennett JM, Bertino JR, et al. Prognostic effect of weight loss prior tochemotherapy in cancer patients. Am J Med. 1980;69(4):491-7.

12. Sun L, Quan X-Q, Yu S. An epidemiological survey of cachexia in advanced cancer patients and analysis on its diagnostic and treatment status. Nutr Cancer. 2015;67(7):1056-62.
13. Bachmann J, Heiligensetzer M, Krakowski-Roosen H, Büchler MW, Friess H, Martignoni ME. Cachexia worsens prognosis in patients with resectable pancreatic cancer. J Gastrointest Surg. 2008;12(7):1193-201.
14. Li H, et al. The incidence and impact of weight loss with cachexia in gastric cancer patients. J Clin Oncol. 2015;33:e20644-e20644.
15. Evans WJ, Morley JE, Argilés J, Bales C, Baracos V, Guttridge D, Jatoi A, et al. Cachexia: A new definition. Clin Nutr. 2008;27(6):793-9.
16. Martin L, Senesse P, Gioulbasanis I, Antoun S, Bozzetti F, Deans C, et al. Diagnostic criteria for the classification of cancer-associated weight loss. J Clin Oncol. 2015;33(1):90-9.
17. Fox KM, Brooks JM, Gandra SR, Markus R, Chiou CF. Estimation of cachexia among cancer patients based on four definitions. J Oncol. 2009;2009:693458.
18. Wesseltoft-Rao N, Hjermstad MJ, Ikdahl T, Dajani O, Ulven SM, Iversen PO, Bye A. Comparing two classifications of cancer cachexia and their association with survival in patients with unresected pancreatic cancer. Nutr Cancer. 2015;67(3):472-80.
19. Blum D, Stene GB, Solheim TS, Fayers P, Hjermstad MJ, Baracos VE, et al.; Euro-Impact. Validation of the Consensus-Definition for Cancer Cachexia and evaluation of a classification model-a study based on data from an international multicentre project (EPCRC-CSA). Ann Oncol. 2014;25(8):1635-42.
20. Zhou T, Wang B, Liu H, Yang K, Thapa S, Zhang H, et al. Development and validation of a clinically applicable score to classify cachexia stages in advanced cancer patients. J Cachexia Sarcopenia Muscle. 2018 Jan 25. doi: 10.1002/jcsm.12275. [Epub ahead of print].
21. Tian M, Nishijima Y, Asp ML, Stout MB, Reiser PJ, Belury MA. Cardiac alterations in cancer-induced cachexia in mice. Int J Oncol. 2010;37(2):347-53.
22. Wysong A, Couch M, Shadfar S, Li L, Rodriguez JE, Asher S, et al. NF-κB inhibition protects against tumor-induced cardiac atrophy in vivo. Am J Pathol. 2011;178(3):1059-68.
23. Okoshi MP, Capalbo RV, Romeiro FG, Okoshi K. Cardiac cachexia: perspectives for prevention and treatment. Arq Bras Cardiol. 2017;108(1):74-80.
24. Johns N, Stephens NA, Fearon KCH. Muscle wasting in cancer. Int J Biochem Cell Biol. 2013;45(10):2215-29.
25. Loprinzi CL, Ellison NM, Schaid DJ, Krook JE, Athmann LM, Dose AM, et al. Controlled trial of megestrol acetate for the treatment of cancer anorexia and cachexia. J Natl Cancer Inst. 1990;82(13):1127-32.
26. De Conno F, Martini C, Zecca E, Balzarini A, Venturino P, Groff L, Caraceni A. Megestrol acetate for anorexia in patients with far-advanced cancer: A double-blind controlled clinical trial. Eur J Cancer. 1998;34(11):1705-9.
27. Loprinzi CL, Johnson PA, Jensen M. Megestrol acetate for anorexia and cachexia. Oncology. 1992;49(Suppl 2):46-9.
28. Madeddu C, Dessì M, Panzone F, Serpe R, Antoni G, Cau MC, et al. Randomized phase III clinical trial of a combined treatment with carnitine + celecoxib ± megestrol acetate for patients with cancer-related anorexia/cachexia syndrome. Clin Nutr. 2012;31(2):176-82.
29. Mantovani G, Macciò A, Madeddu C, Serpe R, Massa E, Dessì M, et al. Randomized phase III clinical trial of five different arms of treatment in 332 patients with cancer cachexia. Oncologist. 2010;15(2):200-11.
30. MacCiò A, Madeddu C, Gramignano G, Mulas C, Floris C, Sanna E, et al. A randomized phase III clinical trial of a combined treatment for cachexia in patients with gynecological cancers: Evaluating the impact on metabolic and inflammatory profiles and quality of life. Gynecol Oncol. 2012;124(3):417-25.
31. Loprinzi CL, Bernath AM, Schaid DJ, Malliard JA, Athmann LM, Michalak JC, et al. Phase-III evaluation of 4 doses of megestrol-acetate as therapy for patients with cancer anorexia and/or cachexia. Oncology. 1994;51(Suppl 1):2-7.
32. Yennurajalingam S, Willey JS, Palmer JL, Allo J, Del Fabbro E, Cohen EN, et al. The role of thalidomide and placebo for the treatment of cancer-related anorexia-cachexia symptoms: results of a double-blind placebo-controlled randomized study. J Palliat Med. 2012;15(10):1059-64.

33. Del Fabbro E, Dev R, Hui D, Palmer L, Bruera E. Effects of melatonin on appetite and other symptoms in patients with advanced cancer and cachexia: A double-blind placebo-controlled trial. J Clin Oncol. 2013;31(10):1271-6.
34. Fearon KC, Barber MD, Moses AG, Ahmedzai SH, Taylor GS, Tisdale MJ, Murray GD. Double-blind, placebo-controlled, randomized study of eicosapentaenoic acid diester in patients with cancer cachexia. J Clin Oncol. 2006;24(21):3401-7.
35. Persson C, Glimelius B, Rönnelid J, Nygren P. Impact of fish oil and melatonin on cachexia in patients with advanced gastrointestinal cancer: A randomized pilot study. Nutrition. 2005;21(2):170-8.
36. Bruera E, Strasser F, Palmer JL, Willey J, Calder K, Amyotte G, Baracos V. Effect of fish oil on appetite and other symptoms in patients with advanced cancer and anorexia/cachexia: A double-blind, placebo-controlled study. J Clin Oncol. 2003;21(1):129-34.
37. Fearon KCH, Von Meyenfeldt MF, Moses AG, Van Geenen R, Roy A, Gouma DJ, et al. Effect of a protein and energy dense n-3 fatty acid enriched oral supplement. Gut. 2003;52(10):1479-86.
38. Bauer J, Capra S, Battistutta D, Davidson W, Ash S; Cancer Cachexia Study Group. Compliance with nutrition prescription improves outcomes in patients with unresectable pancreatic cancer. Clin. Nutr. 2005;24(6):998-1004.
39. Rogers ES, MacLeod RD, Stewart J, Bird SP, Keogh JW. A randomised feasibility study of EPA and Cox-2 inhibitor (Celebrex) versus EPA, Cox-2 inhibitor (Celebrex), Resistance Training followed by ingestion of essential amino acids high in leucine in NSCLC cachectic patients – ACCeRT Study. BMC Cancer. 2011;11:493.
40. Yeh KY, Wang HM, Chang JW, Huang JS, Lai CH, Lan YJ, et al. Omega-3 fatty acid-, micronutrient-, and probiotic-enriched nutrition helps body weight stabilization in head and neck cancer cachexia. Oral Surg Oral Med Oral Pathol Oral Radiol. 2013;116(1):41-8.
41. Pottel L, Lycke M, Boterberg T, Pottel H, Goethals L, Duprez F, et al. Echium oil is not protective against weight loss in head and neck cancer patients undergoing curative radio(chemo)therapy: a randomised-controlled trial. BMC Complement Altern Med. 2014;14:382.
42. Kraft M, Kraft K, Gärtner S, Mayerle J, Simon P, Weber E, et al. L-Carnitine-supplementation in advanced pancreatic cancer (CARPAN) – a randomized multicentre trial. Nutr J. 2012;11:52.
43. Garcia JM, Friend J, Allen S. Therapeutic potential of anamorelin, a novel, oral ghrelin mimetic, in patients with cancer-related cachexia: A multicenter, randomized, double-blind, crossover, pilot study. Support Care Cancer. 2013;21(1):129-37.
44. Takayama K, Katakami N, Yokoyama T, Atagi S, Yoshimori K, Kagamu H, et al. Anamorelin (ONO-7643) in Japanese patients with non-small cell lung cancer and cachexia: results of a randomized phase 2 trial. Support Care Cancer. 2016;24(8):3495-505.
45. Temel JS, Abernethy AP, Currow DC, Friend J, Duus EM, Yan Y, Fearon KC. Anamorelin in patients with non-small-cell lung cancer and cachexia (ROMANA 1 and ROMANA 2): results from two randomised, double-blind, phase 3 trials. Lancet Oncol. 2016;17(4):519-31.
46. Solheim TS, Laird BJA, Balstad TR, Stene GB, Bye A, Johns N, et al. A randomized phase II feasibility trial of a multimodal intervention for the management of cachexia in lung and pancreatic cancer. J. Cachexia. Sarcopenia Muscle. 2017;8(5):778-88.

29

Exercício físico no paciente cárdio-oncológico

Elisângela Pinto Marinho de Almeida
Juliano Pinheiro de Almeida
Ludhmila Abrahão Hajjar

INTRODUÇÃO

Pacientes com câncer podem desenvolver ou piorar alterações cardiovasculares prévias ao longo do tratamento oncológico, devido a ação de quimioterápicos e radioterapia. Nesses casos internações prolongadas e procedimentos cirúrgicos são frequentes, o que provoca inatividade física. O resultado dessa constelação é uma redução drástica da capacidade cardiopulmonar.

Um bom gerenciamento pré, durante e pós-tratamento que tenha risco de cardiotoxicidade, requer uma abordagem multidisciplinar com estreita colaboração entre as equipes de cardio-oncologia, enfermagem, reabilitação, psicologia e serviço social.

Pacientes com risco de cardiotoxicidade relacionada ao tratamento oncológico são avaliados, no mínimo, com exame físico, eletrocardiograma e ecocardiograma antes do início do tratamento. Os pacientes com condições cardiovasculares prévias alteradas devem ser acompanhados de perto por um cardiologista. Além disso, deve ser otimizado o manejo de fatores de risco cardiovasculares prévios com melhora do tratamento da hipertensão, da insuficiência cardíaca, da angina e de desordens metabólicas, além da cessação do tabagismo, perda de peso e realização de exercício físico regular.

Cada paciente, desde o início do tratamento, deve ser avaliado quanto aos riscos e receber orientações sobre importância do exercício físico regular, pois muitos não sabem que podem e devem fazê-lo durante o tratamento oncológico, inclusive nos casos de risco de cardiotoxicidade oncológica e algum acometimento cardiovascular prévio.

A despeito de alguns riscos, os benefícios do exercício físico superam os riscos na maioria dos casos, mostrando a sua importância como uma ferramenta que deve ser utilizada em todos os contextos e, preferencialmente, recomendado desde a primeira avaliação. Infelizmente, no contexto da prevenção e do gerenciamento da cardiotoxicidade no paciente com câncer, poucos são os ensaios clínicos disponíveis na literatura, principalmente em relação ao benefício específico do exercício físico. Nesse capítulo serão abordados alguns aspectos relativos ao exercício e a recomendação no cenário da cardio-oncologia.

DEFINIÇÕES

A atividade física é o movimento corporal produzido pela contração do músculo esquelético que aumenta o gasto de energia acima do nível basal. Já o termo exercício é uma forma de atividade física planejada, estruturada, repetitiva e propositaI com o objetivo principal de melhora ou manutenção de um ou mais componentes da aptidão física.[1]

A intensidade da atividade física costuma ser medida em MET (equivalente metabólico ou unidade usada para estimar o consumo de oxigênio da atividade). Um MET equivale, aproximadamente, ao consumo de oxigênio de 3,5 mL/kg/minuto, que é o gasto de um adulto sentado em repouso. Já a atividade com intensidade moderada é aquela com intensidade de 3 a 6 MET, como caminhar rapidamente (5 a 8 km/hora). Por fim, as atividades de alta intensidade são aquelas de intensidade superior a 6 MET, como correr.[2]

BENEFÍCIOS DO EXERCÍCIO FÍSICO

Cardiotoxicidade oncológica

A cada dia, os tratamentos oncológicos têm focado em melhorar os resultados e diminuir as toxicidades, inclusive com monitoramento em relação à cardiotoxicidade, que já era uma preocupação na terapia do câncer infantil e há alguns anos também tem sido foco em adultos sobreviventes de câncer.

A maioria dos estudos sobre os efeitos do exercício na redução da cardiotoxicidade foi conduzida em roedores e relacionados à quimioterapia. Uma das maiores barreiras a essa pesquisa em seres humanos é a identificação de uma medida de resultado não invasiva e sensível. Outro ponto para reprodução da pesquisa em humanos é a quantidade de exercícios, pois na maioria dos ensaios pré-clínicos com resultados benéficos, os roedores fizeram uma grande quantidade de exercício vigoroso vários dias por semana o que poderia não ser possível com humanos durante um tratamento oncológico.[3]

A doxorrubicina, por exemplo, um agente antracíclico utilizado para tratamento de tumores sólidos como mama, sarcomas e tumores linfoproliferativos, parece ter a toxicidade atenuada por efeitos antioxidantes mediados pelo exercício (mecanismo suportado pela maioria dos estudos). Estudos com ratos mostraram que o treino resistido protege a função mitocondrial do coração dos efeitos tóxicos da doxorrubicina, possivelmente por efeitos benéficos nos sistemas de defesa celular e na redução do estresse oxidativo celular, com efeito limitado na apoptose em ratos adultos.[4] Outros estudos mostram que o exercício intenso, 24 horas antes da exposição à doxorrubicina, foi cardioprotetor em ratos.[5,6]

Recentemente, foi publicado um estudo realizado em mulheres sobreviventes de câncer de mama, no qual 24 pacientes foram randomizadas para fazer ou não um treino de 30 minutos de exercício vigoroso 24 horas antes da exposição à doxorrubicina. Ele mostrou um efeito sistêmico positivo na hemodinâmica, sintomas musculoesqueléticos, humor e peso corporal, mas não em marcadores de cardiotoxicidade.[7]

Mais estudos clínicos são necessários para esclarecer os benefícios e a quantidade de exercício físico para pacientes sob risco de cardiotoxicidade pelo tratamento oncológico (quimioterapia e/ou radioterapia).

OUTROS BENEFÍCIOS EM PACIENTES COM CÂNCER

Para os pacientes tratados com câncer, estudos observacionais mostram uma relação positiva entre a sobrevida e o exercício físico, com a maioria dos dados provenientes de sobreviventes com cânceres de mama, colorretal e próstata.

Em relação ao risco cardiovascular, alguns estudos clínicos com pacientes de câncer de mama estão disponíveis e, em geral, os dados sugerem que o exercício atenua o declínio do VO_2 pico (que ocorre durante o tratamento do câncer de mama) e pode até melhorá-lo após o tratamento.

Em vista do aumento do risco de morte de causa cardiovascular em sobreviventes de câncer de mama,[8] estudos epidemiológicos com dados sobre exposição à atividade física/exercício físico e aos desfechos cardiovasculares são necessários para definir melhor o benefício cardiovascular do exercício. Há também benefícios adicionais na qualidade de vida e na fadiga desses pacientes. No entanto, o significado prognóstico dessa melhora permanece desconhecido.[9,10]

Pacientes oncológicos cirúrgicos também apresentam benefícios quando submetidos a um programa estruturado de exercícios. Um programa de pré-reabilitação baseado em exercícios aeróbicos moderados, exercícios resistidos e exercícios de relaxamento, implementados quatro semanas antes do procedimento cirúrgico, resultou em modificações significativas na capacidade funcional pós-operatória.[11]

Um estudo recente, realizado com pacientes submetidos à cirurgia oncológica abdominal de grande porte, mostrou que um protocolo de treinamento físicos com exercícios aeróbico e resistido, realizado desde o primeiro dia de pós-operatório, reduziu fadiga, a perda da capacidade funcional e promoveu melhora na qualidade de vida.[12] Embora o impacto de um programa de mobilização precoce nos desfechos clínicos e complicações pós-operatórias ainda seja desconhecido, os pacientes submetidos à cirurgia oncológica podem se beneficiar de um programa de reabilitação intensivo no pós-operatório.

OUTROS BENEFÍCIOS NA POPULAÇÃO GERAL

Os pacientes com câncer ainda podem obter benefícios adicionais de um programa de reabilitação durante o tratamento oncológico pelos efeitos já bem estabelecidos na população geral. Seguem alguns dos benefícios do exercício que, indiretamente, podem melhorar o prognóstico de pacientes oncológicos:

Mortalidade: o exercício físico é, comprovadamente, um grande redutor de vários desfechos em saúde, incluindo mortalidade cardiovascular e redutor também de todas as causas de morte.[13]

Cardiovascular: o exercício tem sido associado a muitos benefícios para a saúde cardiovascular, incluindo risco reduzido de doença cardíaca isquêmica, acidente vascular cerebral, hipertensão, dislipidemia, diabete e síndrome metabólica.[14]

Diabete: para adultos com diabete, o exercício regular é importante para melhorar o controle glicêmico, auxiliar na manutenção do peso e reduzir o risco de doença cardiovascular e a mortalidade geral.[14]

Obesidade: evitar e tratar a obesidade tem benefícios significativos para a saúde da população geral. Além disso, sabe-se que a obesidade está relacionada à recorrência do câncer de mama.[14] A dieta combinada com exercícios físicos está associada à maior redução na gordura corporal e à maior preservação da massa magra corporal, em comparação com a dieta sozinha, sendo importante a associação de exercício físico para pacientes obesos ou sob risco de desenvolver obesidade.

Osteoporose, cessação do tabagismo, cognição, estresse, ansiedade e depressão: o exercício está associado ao aumento da densidade mineral óssea e diminuição do risco de fratura de quadril. O exercício vigoroso associado à terapia cognitiva comportamental também está associado à cessação do tabagismo em curto e longo prazos. O exercício tem sido associado à melhora da função cognitiva e à prevenção de demência em adultos. O exercício regular também reduz o estresse, a ansiedade e a depressão.[14]

RISCOS DO EXERCÍCIO

O risco mais comum do exercício é o de lesão musculoesquelética. Eventos mais graves, entretanto, menos comuns a raros são arritmia, parada cardíaca súbita e infarto do miocárdio. Outros riscos (Tabela 29.1) incluem rabdomiólise, broncoconstrição, desidratação (por si só ou relacionada à hipertermia), hipertermia (que pode variar de fadiga leve à morte) e hipotermia.[14]

TABELA 29.1 Efeitos dos exercícios físicos no risco cardiovascular de paciente oncológicos

Efeitos	Mecanismos
Benefícios	
Prevenção ou atenuação de cardiotoxicidade	Redução da disfunção mitocondrial Redução do estresse oxidativo no miocárdio Imunomodulação Efeito antioxidante
Prevenção na descompensação de doenças cardiovasculares preexistentes e controle de fatores de risco	Redução de eventos cardiovasculares isquêmicos (IAM, AVC) Promoção de melhor controle metabólico (hipertensão, diabete, dislipidemia) Maior preservação de massa magra corporal Cessação de tabagismo Controle de ansiedade, depressão e estresse
Melhora da capacidade funcional pós-operatória	Maior preservação de massa magra e atenuação da sarcopenia perioperatória Redução fadiga pós-operatória Melhoria qualidade de vida
Riscos	
Eventos cardiovasculares agudos graves	Hipoxemia Hipotermia ou hipertermia Rabdomiólise, broncoconstrição, desidratação Arritmias, morte súbita, IAM (raros)

IAM: infarto agudo do miocárdio; AVC: acidente vascular cerebral.

RECOMENDAÇÃO

Em vista de tantos benefícios do exercício físico na população geral, em pacientes com câncer e com resultados potenciais na cardiotoxicidade oncológica, recomenda-se a realização de exercícios físicos regulares para pacientes com câncer, incluindo aqueles com ou sob risco de desenvolver cardiotoxicidade, após excluídos ou manejados os devidos riscos do exercício que se sabe ocorrer apenas na minoria dos casos. Sugere-se seguir as diretrizes do American College of Sports Medicine (ACSM) que reuniu um grupo de especialistas para formular orientações de exercícios para pacientes com câncer. Essas diretrizes recomendam 150 minutos de exercícios aeróbicos de intensidade moderada ou 75 minutos de exercícios de intensidade vigorosa por semana[14] semelhante à recomendação para a população sem câncer. Deve-se ter em mente que essa meta deverá ser atingida com aumento progressivo na frequência, intensidade, tempo e tipo de exercício e em alguns casos deverá ser realizada de forma supervisionada no início ou por período indeterminado.

CONSIDERAÇÕES FINAIS

Pacientes com câncer podem desenvolver ou piorar alterações cardiovasculares prévias ao longo do tratamento oncológico. Embora ainda não haja uma evidência robusta vinda de grandes estudos clínicos randomizados, a implementação de exercícios físicos está associada à atenuação da cardiotoxicidade relacionada ao tratamento oncológico em modelos experimentais, estudos observacionais e em estudos clínicos randomizados pequenos. Além do mais, a realização de exercícios físicos reduz mortalidade e eventos cardiovasculares de pacientes com maior risco como obesos e diabéticos, o que indiretamente beneficia pacientes oncológicos. No período perioperatório, a implementação de um programa de reabilitação pré e pós-operatória traz ganhos significativos de capacidade funcional. Em vista de tantos benefícios do exercício físico na população geral, em pacientes com câncer e com resultados potenciais na cardiotoxicidade oncológica, recomenda-se a realização de exercícios físicos regulares para pacientes com câncer, incluindo aqueles com ou sob risco de desenvolver cardiotoxicidade, após excluídos ou manejados os devidos riscos do exercício que se sabe ocorrer apenas na minoria dos casos.

REFERÊNCIAS BIBLIOGRÁFICAS

1. Caspersen CJ, Powell KE, Christenson GM. Physical activity, exercise, and physical fitness: definitions and distinctions for health-related research. Public Health Rep. 1985;100(2):126-31.
2. Pate RR, Pratt M, Blair SN, Haskell WL, Macera CA, Bouchard C, et al. Physical activity and public health. A recommendation from the Centers for Disease Control and Prevention and the American College of Sports Medicine. JAMA. 1995;273(5):402.
3. Kirkham AA, Davis MK. Exercise prevention of cardiovascular disease in breast cancer survivors. J Oncol. 2015;2015:917606.
4. Ascensão A, Magalhães J, Soares JM, Ferreira R, Neuparth MJ, Marques F, et al. Moderate endurance training prevents doxorubicin-induced in vivo mitochondriopathy and reduces the development of cardiac apoptosis. Am J Physiol Heart Circ Physiol. 2005;289(2):H722-31.

5. Ascensão A, Lumini Oliveira J, Machado NG, Ferreira RM, Gonçalves IO, Moreira AC, et al. Acute exercise protects against calcium-induced cardiac mitochondrial permeability transition pore opening in doxorubicin-treated rats. Clin Sci (Lond). 2011;120(1):37-49.
6. Wonders KY, Hydock DS, Schneider CM, Hayward R. Acute exercise protects against doxorubicin cardiotoxicity. Integr Cancer Ther. 2008;7(3):147-54.
7. Kirkham AA, Eves ND, Shave RE, Bland KA, Bovard J, Gelmon KA, et al. The effect of an aerobic exercise bout 24 h prior to each doxorubicin treatment for breast cancer on markers of cardiotoxicity and treatment symptoms: a RCT. Breast Cancer Res Treat. 2018;167(3):719-29.
8. Riihimäki M, Thomsen H, Brandt A, Sundquist J, Hemminki K. Death causes in breast cancer patients. Ann Oncol. 2012;23(3):604-10.
9. Courneya KS, Mackey JR, Bell GJ, Jones LW, Field CJ, Fairey AS. Randomized controlled trial of exercise training in postmenopausal breast cancer survivors: cardiopulmonary and quality of life outcomes. J Clin Oncol. 2003;21(9):1660-8.
10. Yu AF, Jones LW. Breast cancer treatment-associated cardiovascular toxicity and effects of exercise countermeasures. Cardio-Oncology. 2016;2. pii: 1. doi: 10.1186/s40959-016-0011-5.
11. Gillis C1, Li C, Lee L, Awasthi R, Augustin B, Gamsa A, et al. Prehabilitation versus rehabilitation: a randomized control trial in patients undergoing colorectal resection for cancer. Anesthesiology. 2014;121(5):937-47.
12. de Almeida EPM, de Almeida JP, Hajjar LA, Galas FRBG, Fukushima JT, Fominskiy E, et al. Early mobilization programme improves functional capacity after major abdominal cancer surgery: a randomized controlled trial. Br J Anaesth. 2017;119(5):900-7.
13. Kodama S, Saito K, Tanaka S, Maki M, Yachi Y, Asumi M, et al. Cardiorespiratory fitness as a quantitative predictor of all-cause mortality and cardiovascular events in healthy men and women: a meta-analysis. JAMA. 2009;301(19):2024-35.
14. Peterson DM. The benefits and risks of exercise. UpToDate Inc. Disponível em: http://www.uptodate.com [Acesso em: 16 fev. 2018].

Seção 5

Exercício físico em diferentes populações

30

Prescrição de exercício físico na reabilitação cárdio-oncológica

Amanda Gonzales Rodrigues
Christina May Moran de Brito
Fabiana Reis
Marília Harumi Higuchi dos Santos Rehder

INTRODUÇÃO

Evidências acumuladas nos últimos anos mostram o crescente papel do exercício físico no cuidado ao paciente com câncer.[1] Estudos pré-clínicos,[2] observacionais[3] e ensaios clínicos randomizados[4] demonstram que o exercício contribui para a manutenção e a melhora do sistema musculoesquelético, reduz os riscos metabólico e cardiovascular e traz modificações locais e sistêmicas que podem até mesmo influenciar a biologia tumoral.[5] Além disso, programa de exercícios específicos resultam em melhores taxas de adesão à quimioterapia,[6] enquanto a prescrição direcionada antes de cirurgias oncológicas resulta em melhora de desfechos clínicos no pós-operatório.[7]

É importante salientar que nem sempre oncologistas recebem treinamento específico em avaliação e orientação voltada para a prática de exercícios e podem não estar aptos a realizar uma prescrição adequada de treinamento ao paciente oncológico.[8]

As diretrizes internacionais possuem recomendações genéricas de exercícios para a manutenção da saúde, como a sugestão de 75 a 150 minutos por semana de exercício aeróbico moderado a vigoroso, e duas ou mais sessões de treinamento resistido por semana.[9] Entretanto, essa recomendação é inespecífica e pode ser pouco efetiva ou mesmo improdutiva para determinados tipos de câncer, pois não consideram que alguns pacientes apresentam maiores limitações e diferentes necessidades. Pacientes com câncer de próstata, por exemplo, necessitam de preservação de massa muscular[10] e pacientes com câncer de pulmão podem ter ampla redução da capacidade pulmonar, com necessidade de individualização da prescrição. Soma-se a isso o fato de os vários tratamentos oncológicos afetarem o condicionamento físico de maneira diferente, muitas vezes alterando o sistema simpático e a resposta cronotrópica ao exercício, e, em alguns casos, há ampla depleção de massa muscular e redução da capacidade pulmonar.

A prescrição do exercício deve ser individualizada conforme a fase de tratamento e os possíveis efeitos colaterais, como distúrbios gastrointestinais, alterações eletrolíticas, alterações do sistema cardiovascular, bem como suscetibilidade imunológica. No caso de pacientes com caquexia, pode ser necessária a redução de volume de exercício aeróbio e intenso apoio nutricional.

Também devem-se elaborar programas de exercício direcionados à população de sobreviventes de câncer. Em geral, sobreviventes de linfoma possuem risco cardiovascular aumentado e redução da capacidade de tolerância ao exercício. Estudos mostram que o engajamento precoce em programas de exercícios individualizados para pacientes com câncer é capaz de prevenir ou reduzir algumas sequelas graves e toxicidade muscular. Entretanto, os benefícios do exercício na população de sobreviventes são muitas vezes subestimados. Além de proporcionar melhora do condicionamento físico, da funcionalidade e da fadiga oncológica, contribui para a prevenção de pelo menos treze tipos de cânceres e a redução de recorrência dos cânceres de mama, cólon e próstata.[11] Mais além, auxilia na melhora do humor, da dor crônica e dos distúrbios do sono, muito prevalentes nessa população.[12,13]

PROGRAMA DE REABILITAÇÃO CARDÍACA EM CARDIO-ONCOLOGIA

Um dos mais temidos efeitos adversos do tratamento do câncer é a cardiotoxicidade que se manifesta principalmente pela redução da capacidade funcional e da qualidade de vida. Estratégias que visam reverter esse processo ou minimizar os efeitos da cardiotoxicidade no sistema cardiovascular são, portanto, fundamentais.

Os programas de reabilitação em cardio-oncologia têm como objetivo atender o paciente no contexto da doença cardiovascular de uma forma ampla, desde o controle dos fatores de risco e manutenção da capacidade funcional, quanto após o desenvolvimento da cardiotoxicidade. Nesse aspecto uma abordagem multidisciplinar é essencial no cuidado a curto e longo prazo, visto que os efeitos do câncer no sistema cardiovascular podem se desenvolver anos após o término do tratamento.

De uma maneira ampla, a reabilitação cardíaca (RC) refere-se ao conjunto de intervenções que tem como objetivo melhorar as condições físicas, psicológicas e sociais do paciente com doença cardiovascular. Porém, no sentido da cardio-

-oncologia é necessária uma análise mais específica que considere também os aspectos de cada tipo de câncer, os efeitos na musculatura esquelética, a presença de metástases, dor ou outros efeitos adversos de drogas que possam limitar ainda mais o paciente.

Tradicionalmente, a reabilitação pode ser realizada de maneira supervisionada ou orientada à distância, o que implica na necessidade de uma avaliação médica e prescrição individualizada. Na dependência da condição clínica e do histórico do indivíduo, o exercício físico deve ser supervisionado, sobretudo na fase ativa do tratamento oncológico.[14] Conforme o quadro e as necessidades do indivíduo, o exercício poderá ser supervisionado por um fisioterapeuta ou um profissional de educação física.[12,13]

Estudos mostram que o exercício é uma ferramenta segura e eficaz para pacientes com insuficiência cardíaca crônica com fração de ejeção reduzida,[15] assim como durante e após o tratamento de alguns tipos de câncer, tornando-se importante estratégia no tratamento adjuvante (Tabela 30.1).[16 e 17] No entanto, alguns pacientes, ainda que estáveis, podem apresentar condições que implicam maior risco para o exercício e que, portanto, são considerados para programas supervisionados.

O programa supervisionado é destinado a pacientes de alto e moderado riscos para o exercício, que necessitam de monitoramentos eletrocardiográfico e do comportamento hemodinâmico durante as sessões de treinamento. E os programas supervisionados a distância destinam-se àqueles que apresentam condição clínica estável, portanto, baixo risco para o exercício (Quadro 30.1), cujo objetivo é a manutenção da saúde, da capacidade funcional e dos controles dos fatores de risco.

TABELA 30.1 Benefícios do exercício físico durante e/ou após o tratamento do câncer

Melhora	Reduz
Função cardiorrespiratória e cardiovascular	Efeitos adversos: náuseas, fadiga e dor
Composição corporal (preservação ou aumento da massa muscular, redução de massa gorda)	Tempo de internação
Função imune	Sintomas de estresse, depressão e ansiedade
Taxas de conclusão de quimioterapia	
Autoestima e humor	

Fonte: Adaptada de Zamorano, Lancellotti, Muñoz.[16]

QUADRO 30.1 Estratificação de risco para o exercício

Baixo Risco para o Exercício
✔ Capacidade funcional ≥ 7 METs ou VO_2 ≥24,5 mL/Kg/min em teste de esforço ou ergoespirometria
✔ Ausência de arritmias ventriculares complexas
✔ Ausência de sinais/sintomas de insuficiência cardíaca
✔ Função ventricular normal ou disfunção leve (fração de ejeção > 50%)
✔ Resposta adequada da pressão arterial ao esforço
Moderado Risco para o Exercício
Redução moderada da função ventricular (fração de ejeção entre 40% e 49%)
✔ Sinais/sintomas de insuficiência cardíaca
Alto Risco para o Exercício
✔ Capacidade funcional reduzida (< 5 METs ou VO2 ≤ 17,5 mL/Kg/min)
✔ Arritmias ventriculares complexas (em repouso ou no esforço)
✔ Sinais/sintomas de insuficiência cardíaca
✔ Função ventricular reduzida (fração de ejeção < 50%)
✔ Resposta hemodinâmica anormal ao esforço (queda da pressão arterial ou incompetência cronotrópica não medicamentosa)

Fonte: Adaptado: Arq Bras Cardiol, 2014.[42]

AVALIAÇÃO INICIAL DO PACIENTE

Sendo o exercício físico aquele programado e com objetivos definidos, a avaliação específica se faz necessária, tanto para a estratificação de risco como para avaliação da capacidade funcional e o delineamento de metas, com dados subjetivos e objetivos.

A avaliação inicial deve considerar que o paciente com câncer apresenta diferentes condições clínicas, efeitos adversos e complicações associadas à doença que não somente o quadro cardíaco. Portanto, é preciso, de uma forma mais ampla, entender quais são os riscos e as contraindicações (Quadro 30.2) antes de se iniciar um programa estruturado de exercícios. As contraindicações cardíacas para realização de exercícios seguem a III Diretriz da Sociedade Brasileira de Cardiologia sobre Teste Ergométrico.[18] Em pacientes com câncer, a presença de metástase extensa representa uma contraindicação absoluta à prática de exercício, assim como a anemia não tratada[19] e a plaquetopenia abaixo de 50 mil demandam restrições quanto ao treino resistido e às atividades com impacto (Tabela 30.2).[20]

Conhecer o histórico pregresso de pacientes oncológicos é fundamental para a escolha do protocolo de treinamento. A anamnese também deve contemplar medicações, comorbidades, efeitos adversos do tratamento e toxicidade dos fármacos que possam resultar em alterações musculoesqueléticas, com aumento do risco de fraturas, neuropatias, anemia grave e linfedemas.

QUADRO 30.2 Contraindicações para o exercício

✔ Insuficiência cardíaca descompensada
✔ Doença valvar importante
✔ Arritmias mal controladas
✔ Hipertensão arterial não controlada (PAS ≥ 200 ou PAD ≥ 110 mmHg)
✔ Diabete melito não controlado
✔ Febre de origem desconhecida ou doença sistêmica aguda
✔ Tromboflebite e/ou fenômenos embólicos recentes (< 3 meses)
✔ Limitações ortopédicas
✔ Metástases extensas

Fonte: Adaptado de Arq Bras Cardiol, 2014.[42]

TABELA 30.2 Precauções de exercícios em pacientes com câncer

✔ Hemoglobina > 10 g/dL ✔ Hematócrito > 35%	Exercícios aeróbios e resistidos de intensidade moderada e progressivos, conforme tolerância
✔ Hemoglobina entre 8 e 10 g/dL ✔ Hematócrito entre 25 e 35%	Exercícios aeróbios e resistidos de intensidade leve e progressivos, conforme tolerância
✔ Hemoglobina < 8 g/dL ✔ Hematócrito > 25%	Exercícios para ganho e manutenção de amplitude de movimento e exercícios isométricos. Evitar exercícios aeróbios e programas de exercícios resistidos. Solicitar liberação para o médico responsável para outras atividades
✔ Plaquetas de 30.000 a 50.000/m³	Exercícios aeróbios de baixo impacto e de intensidade moderada. Exercício resistidos de baixa carga
✔ Plaquetas de 20.000 a 30.000/m³	Exercícios de baixa intensidade, com foco em autocuidado e mobilidade funcional
✔ Plaquetas < 20.000/m³	Atividades básicas de vida diária, com supervisão ou suporte para maior segurança, quando necessário

Fonte: Adaptada de Stampas.[20]

Avaliação cardiovascular e da tolerância ao exercício

Para pacientes que desenvolveram insuficiência cardíaca secundária ao uso de quimioterápicos, ao exame clínico, deve-se atentar para sinais de descompensação cardíaca, irregularidade dos pulsos e alterações da pressão arterial.

A intolerância e a fadiga, característicos de pacientes com insuficiência cardíaca e no câncer, resultam em importante redução da capacidade funcional. Uma avaliação funcional antes de iniciar um programa de exercícios permite ao médico também observar o comportamento hemodinâmico (frequência cardíaca [FC] e pressão arterial [PA]), resposta eletrocardiográfica, além de auxiliar na prescrição do treinamento.

Para avaliação da fadiga oncológica pode ser utilizada uma escala numérica ou escalas específicas, como a Escala de Fadiga de Piper-Revisada (EFPR). Trata-se de um instrumento composto por 22 itens quantitativos e cinco itens qualitativos. É composta por quatro subescalas que avaliam quatro dimensões da fadiga: sensorial (cinco itens), afetiva (cinco itens), cognitiva/humor (seis itens) e comportamental/intensidade (seis itens).[21,22]

O escore total da EFPR e das subescalas, assim como a numérica simples, varia de 0 a 10 pontos. O escore final será a soma dos valores de todas as questões respondidas (que se apliquem ao paciente), divididas pelo número de questões respondidas, constatando a gravidade, a duração, o padrão e o curso da fadiga. As classificações dividem-se em ausência (escore 0), fadiga leve (até 3), moderada (até 6) e intensa (até 10).[23]

No momento da avaliação, são realizadas três perguntas sequenciais:

- Você se sente cansado?
- Esse cansaço melhora quando descansa ou dorme?
- Esse cansaço impede de fazer o que você costuma fazer?[24]

Uma vez evidenciada a fadiga, deverá ser aplicado o questionário buscando conhecer as dimensões. A avaliação específica auxilia na diferenciação da intolerância ao exercício decorrente de afecção cardíaca.

Outra ferramenta importante na avaliação objetiva do cansaço, da fadiga e da dispneia é o teste ergoespirométrico, que consiste em um teste de esforço incremental associado à análise dos gases expirados até a exaustão. Comparativamente ao teste ergométrico convencional, pode acrescentar variáveis prognósticas que permitem melhor estratificação dos pacientes com insuficiência cardíaca e avaliação mais fidedigna da capacidade funcional pela determinação do consumo de oxigênio pico (VO_2 pico).

Em casos em que a exposição ao esforço máximo for contraindicada ou na presença de baixa tolerância ao exercício, pode ser realizado inicialmente, o teste da caminhada de seis minutos (TC6M). Trata-se de teste amplamente aplicado para avaliar a capacidade funcional em nível submáximo, aplicável a pacientes em qualquer nível de condicionamento físico.[22,25,26]

Antes de iniciar a caminhada em um trajeto plano predeterminado (usualmente, um corredor de 30 metros, delimitado por cones e demarcado a cada três metros), deve ser mensurada a FC, a pressão arterial (PA), a saturação de oxigênio ($SatO_2$) e a percepção de esforço pela escala de percepção de esforço modificada de Borg (Tabela 30.4).[27] Em seguida, o paciente será orientado a caminhar o mais rapidamente

TABELA 30.3 Escala de percepção de esforço modificada de Borg

0	Nenhum	5	Intenso (forte)
0,5	Extremamente leve	6	
1	Muito leve	7	Muito intenso
2	Leve (fácil)	8	
3	Moderado	9	
4	Um pouco intenso	10	Extremamente intenso

Fonte: Adaptada de Cavalcante.[27]

TABELA 30.4 Avaliação da força muscular

Grau 0	Ausência de ação muscular
Grau 1	Contração muscular palpável ou visível, sem movimentação articular
Grau 2	Movimento ativo com a eliminação da força da gravidade
Grau 3–	Movimento ativo contra a gravidade, porém sem amplitude de movimento completa
Grau 3	Movimento ativo contra a gravidade, com amplitude de movimento completa, sem resistência
Grau 3+	Movimento ativo tolerando uma resistência transitória
Grau 4–	Movimento ativo contra mínima resistência
Grau 4	Movimento ativo contra moderada resistência
Grau 4+	Movimento ativo contra moderada a máxima resistência
Grau 5–	Mínima fraqueza detectável
Grau 5	Força normal

Fonte: Adaptada de Kendall.[30]

possível, sem correr, e poderá, a qualquer momento, caso seja necessário, parar ou finalizar o teste. O avaliador mostrará ao paciente o percurso que ele deverá fazer e, nesse momento, o oxímetro deverá ser colocado no paciente, permanecendo com ele durante todo o teste. Caso o paciente necessite de oxigênio, o avaliador o acompanhará no percurso segurando o cilindro, ficando ao lado ou atrás, afim de não interferir no ritmo da caminhada. Alguns pacientes podem necessitar de algum dispositivo auxiliar de marcha para realizar o teste com maior segurança, como bengala, muleta canadense, andador ou órteses.[22,28]

Ao iniciar o teste, o cronômetro será acionado e o avaliador deverá começar a anotar quantas voltas o paciente realiza na pista demarcada. A cada minuto de caminhada realizada, o avaliador deverá dizer frases de incentivo ao paciente, como: "Você está indo bem, faltam x minuto(s)".

O avaliador deverá, a cada minuto, verificar os valores de FC, $SatO_2$ no oxímetro e a percepção de esforço. Caso o paciente relate necessidade de realizar uma pausa breve durante o teste, o avaliador deverá falar frases de incentivo e não deverá parar o cronômetro, aguardando a continuidade. A interrupção da contagem do tempo deverá ocorrer somente caso o paciente não consiga finalizar o teste. Então será anotado o percurso percorrido até aquele momento. Ao término da caminhada, deverá novamente ser mensurada a FC, a PA, a $SatO_2$ do paciente e a escala de percepção de esforço modificada de Borg. O avaliador deverá anotar a metragem percorrida ao final do teste e elogiar o desempenho do paciente.[22,29] O teste deverá ser interrompido no caso de sinais clínicos de intolerância ao exercício, como mal-estar, tontura, desconforto, sudorese fria e queda da pressão arterial.

Avaliação da força muscular

Para a avaliação da força muscular, utiliza-se comumente o teste de resistência muscular manual, baseado na avaliação da força de grupos musculares que executam movimentos específicos em determinada articulação, mensurando a contração máxima de um músculo ou grupo muscular. A avaliação baseia-se em uma escala graduada de 0 a 5, para membros inferiores e superiores, conforme a Tabela 30.6.[22,30,31]

Para a definição da carga a ser utilizada no treino de resistência, usualmente é utilizado o Teste de 1 Repetição Máxima (1 RM), que mensura o máximo da carga possível a ser movida dentro de uma amplitude articular específica de determinado grupo muscular, em uma única vez, com movimento executado corretamente. Durante todo o processo deve ser realizado controle dos parâmetros hemodinâmicos, como FC, PA, escala de percepção de esforço modificada de Borg, $SatO_2$ de pneumopatas e glicemia capilar de diabéticos.

O indivíduo será orientado a realizar o exercício, sem auxílio, com o movimento completo (fases excêntrica e concêntrica). Caso a repetição máxima não seja obtida na primeira tentativa, repete-se o teste mais uma vez após cinco minutos de descanso. O indivíduo poderá realizar no máximo cinco tentativas, caso não consiga, deverá voltar após 48 horas para realizar o teste novamente. São avaliados seis grupos musculares: peitoral, dorsal, bíceps braquial, tríceps braquial, quadríceps e isquiotibiais. O paciente realizará um novo teste de 1 RM, a cada quatro semanas, para que seja feita a progressão da carga.[22,32]

Outro teste que pode ser realizado ao início e ao final do programa de treinamento, para a quantificação de ganho, é o de força de preensão. Consiste em um teste simples, rápido e objetivo que tem como proposta medir a força isométrica, pelo emprego de força sobre um objeto imóvel: o dinamômetro de preensão. A preensão palmar pode ser considerada um dos parâmetros do estado de força geral do indivíduo (*hand grip*).[22,33,34] Recomenda-se que o paciente deva estar confortavelmente sentado, posicionado com o ombro aduzido, o cotovelo fletido a 90º, o antebraço em posição neutra e, por fim, a posição do punho podendo variar de 0 a 30º de extensão. A força muscular será medida por um dinamômetro manual pela preensão na alça do aparelho ocorrerá a contração dos músculos que realizam o movimento desejado. Serão executadas três repetições da preensão com ambas as mãos alternadamente, permitindo um intervalo de recuperação de um minuto entre cada teste. Enquanto isso, o avaliador registra o valor encontrado em quilogramas-força. O método mais utilizado para registro da força de preensão manual máxima é a média de três medidas.[35,36]

A avaliação da flexibilidade é usualmente realizada pelo teste de quantificação da flexibilidade da coluna vertebral, que visa a mensurar a flexibilidade do paciente, verificando a amplitude de movimento envolvendo a musculatura isquiotibial e a região lombar. Uma das formas de avaliar é pelo teste com a utilização do banco de Wells. Sabe-se que com o envelhecimento e a falta de treinamento há a perda progressiva da flexibilidade do movimento de flexão lombar de 8 a 10 cm.[22,37]

PRESCRIÇÃO DO TREINAMENTO

A prescrição do treinamento deve ser individualizada, baseada na capacidade funcional no tipo de câncer e na fase do tratamento.

A dose ideal de exercício (frequência, intensidade, tempo e tipo) para o tratamento do paciente com câncer e doença cardiovascular ainda é desconhecida. No entanto, a maioria dos estudos tem seguido as recomendações das diretrizes e sugerido exercícios combinados com treinamento aeróbio e resistido e com progressão gradual da duração, da intensidade e da frequência.

Exercícios aeróbios

O exercício aeróbio é o principal componente da RC e também é considerado estratégia promissora na prevenção e no tratamento da cardiotoxicidade. O teste ergoespirométrico fornece, pela detecção dos limiares ventilatórios (limiar aneróbio e ponto de compensação respiratória), os intervalos ideais de treinamento (ver Capítulo 11 "Avaliação ergoespirométrico no exercício físico") e deve ser realizado sempre que possível. Utilizando o teste ergométrico, esses intervalos podem ser baseados na FC de reserva (FCR) e determinados pela fórmula de Karvonen. Em geral, as frequências cardíacas variam entre 50 a 80% da FCR, com 2 a 3 sessões por semana, 10 a 60 minutos de duração em cada sessão.

Fórmula de Karvonen: FCR = FC repouso + (0,5 a 0,8) × (FCM – FC repouso)

Alguns estudos sugerem que exercícios intervalados de alta intensidade (≥ 90% do VO_2pico) ou contínuos de moderada intensidade (30 a 40 minutos a 50 a 70% do VO_2pico) associados a exercícios resistidos possam ser individualizados para diferentes grupos baseados nas comorbidades, função ventricular e outros parâmetros ecocardiográficos.[38]

Exercícios resistidos

A redução da capacidade funcional resulta não somente da miopatia esquelética secundária ao baixo fluxo periférico, comum nos pacientes com insuficiência cardíaca, mas também aparece como resultado da sarcopenia consequente à quimioterapia adjuvante, o que compromete ainda mais a qualidade de vida.

Um estudo em pacientes com câncer de mama durante o tratamento com quimioterapia mostrou que o exercício resistido foi capaz de reverter a sarcopenia, o que foi associado à melhora significativa da qualidade de vida.[39]

Mulheres que apresentam linfedema nos membros superiores, em decorrência do tratamento para o câncer de mama, podem realizar treinamento de resistência com segurança após a redução possível com a utilização da terapia física complexa e a estabilização, e a utilização de luvas para compressão extrínseca do membro.[40,41]

Para ajudar a melhorar a força e a resistência, são recomendados exercícios com intensidade de até 50% da carga da repetição voluntária máxima (RVM = 1 RM), inicialmente, com séries de 8 a 12 repetições, com duração de 15 a 20 minutos.

Devem ser realizados, ao final, os exercícios para o treino de flexibilidade.

Todos os indivíduos, após o programa de reabilitação cardíaca supervisionado, devem ser estimulados quanto a manutenção dos exercícios, com a realização de pelo menos 150 minutos de exercícios aeróbios em uma intensidade moderada, distribuídos na maior parte dos dias da semana, exercícios resistidos e de flexibilidade além de receber aconselhamentos nutricionais, de manutenção do peso e quanto aos benefícios do exercício a longo prazo.

REFERÊNCIAS BIBLIOGRÁFICAS

1. Schmitz KH, Courneya KS, Matthews C, Demark-Wahnefried W, Galvão DA, Pinto BM, et al.; American College of Sports Medicine. American College of Sports Medicine Roundtable on Exercise Guideline for Cancer Survivors. Med Sci Sports Exerc. 2010;42(7):1409-26.
2. Betof AS, Lascola CD, Weitzel D, Landon C, Scarbrough PM, Devi GR, et al. Modulation of murine breast tumor vascularity, hypoxia and chemotherapeutic response by exercise. J Natl Cancer Inst. 2015;107:(5).
3. Jones LW, Habel LA, Weltzien E, Castillo A, Gupta D, Kroenke CH, et al. Exercise and risk of cardiovascular events in women with nonmetastatic breast cancer. J Clin Oncol. 2016 ;34(23):2743-9.

4. Galvão DA, Taaffe DR, Spry N, Joseph D, Newton RU. Combined resistance and aerobic exercise program reverses muscle loss in men undergoing androgen suppression therapy for prostate cancer without bone metastases: A randomized controlled trial. J Clin Oncol. 2010;28(2):340-7.
5. Koelwyn GJ, Quail DF, Zhang X, White RM, Jones LW. Exercise-dependent regulation of the tumor microenvironment. Nat Rev Cancer. 2017;17(10):620-32.
6. Courneya KS, Segal RJ, Mackey JR, Gelmon K, Reid RD, Friedenreich CM, et al. Effects of aerobic and resistance exercise in breast cancer patients receiving adjuvant chemotherapy: A multicenter randomized controlled trial. J Clin Oncol. 2007;25(28):4396-404.
7. Singh F, Newton RU, Galvão DA, Spry N, Baker M. A systematic review of pre-surgical exercise intervention studies with cancer patients. Surg Oncol. 2013;22(2):92-104.
8. Newton RU, Taaffe DR, Chambers SK, Spry N, Galvão DA. Effective exercise interventions for patients and survivors of cancer should be supervised, targeted, and prescribed with referrals from oncologists and general physicians. J Clin Oncol. 2018 Jan 26:JCO2017767400. doi: 10.1200/JCO.2017.76.7400. [Epub ahead of print].
9. Rock CL, Doyle C, Demark-Wahnefried W, Meyerhardt J, Courneya KS, Schwartz AL, et al. Nutrition and physical activity guidelines for cancer survivors. CA Cancer J Clin. 2012;62(4):243-74.
10. Taaffe DR, Newton RU, Spry N, Joseph D, Chambers SK, Gardiner RA, et al. Effects of different exercise modalities on fatigue in prostate cancer patients undergoing androgen deprivation therapy: A year-longrandomised controlled trial. Eur Urol. 2017;72(2):293-9.
11. Moore SC, Lee IM, Weiderpass E, Campbell PT, Sampson JN, Kitahara CM, et al. Association of leisure-time physical activity with risk of 26 types of cancer in 1.44 million adults. JAMA Intern Med. 2016;176(6): 816-25.
12. de Brito CMM, Cecatto RB, Battistella LR. Reabilitação de pacientes oncológicos. In: Lopes AC, editor. Tratado de Clínica Médica. 3. ed. Barueri: Manole; 2015.
13. Pereira ACAP, de Brito CMM, Waitzberg DL, et al. Protocolo de condicionamento físico e reabilitação cardiopulmonar e metabólica voltado ao paciente oncológico. In: de Brito CMM, Battistella LR, Baia WM, et al., editores. Manual de Reabilitação em Oncologia do ICESP. Barueri: Manole; 2014.
14. Buffart LM, Kalter J, Sweegers MG, Courneya KS, Newton RU, Aaronson NK, et al. Effects and moderators of exercise on quality of life and physical function in patients with cancer: an individual patient data meta-analysis of 34 RCTs. Cancer Treat Rev. 2014;52:91-104.
15. O'Connor CM, Whellan DJ, Lee KL, Keteyian SJ, Cooper LS, Ellis SJ, et al.; HF-ACTION Investigators. Efficacy and safety of exercise training in patients with chronic heart failure: HF-ACTION randomizedcontrolledtrial. JAMA. 2009;301(14):1439-50.
16. Zamorano JL, Lancellotti P, Muñoz DR. 2016 ESC Position Paper on cancer treatments and cardiovascular toxicity developed under the auspices of the ESC Committee for Practice Guidelines. Kardiol Pol. 2016;74(11):1193-233.
17. Jones LW, Alfano CM. Exercise-oncology research: past, present, and future. Acta Oncol. 2016;52(2):195-215.
18. Sociedade Brasileira de Cardiologia. III Diretriz da Sociedade Brasileira sobre Teste ergométrico. Arq Bras Cardiol. 2010;95(5 Suppl 1):1-26.
19. Irwin Melinda L. ACM's Guide to exercise and cancer survivorship. Human Kinetics. 2011.
20. Stampas A, Smith RG, Savo dnik A, Fox K. Hematologic Complications of Cancer. In: Stubblefield MD, O'Dell MW. Cancer rehabilitation – Principles and practice. New York: Demos Medical; 2009.
21. Mota DDCF, Pimenta CAM, Piper BF. Fatigue in Brazilian cancer patients, caregivers, and nursing students: a psychometric validation study of the Piper Fatigue Scale-Revised. Support Care Cancer. 2009;17(6):645-52.
22. Olímpio A, Reis F, Pinto JA, et al. Avaliação de educação física voltada à reabilitação. In: de Brito CMM, Battistella LR, Baia WM, et al., editores. Manual de Reabilitação em Oncologia do ICESP. Barueri: Manole; 2014.
23. Santos J, Mota DDCF, Pimenta CAM. Co-morbidade fadiga e depressão em pacientes com câncer colo-retal. Rev Esc Enfermagem USP. 2014;43(4):909-14.

24. Associação Brasileira de Cuidados Paliativos. Consenso Brasileiro de Fadiga. Rev Bras Cuidados Paliativos. 2010;3(2)S1:3-31.
25. Dourado VZ. Equações de referência para o teste de caminhada de seis minutos em indivíduos saudáveis. Arq Bras Cardiol. 2011;96(6):128-38.
26. Soares MR, Pereira CAC. Teste de caminhada de seis minutos: valores de referência para adultos saudáveis no Brasil. J Bras Pneumol. 2011;37(5):576-83.
27. Cavalcante TMC, Diccini S, Barbosa DA, Bittencourt ARC. Uso da escala modificada de Borg na crise asmática. Acta Paul Enferm. 2008;21(3):466-73.
28. Lin SJ, Bose NH. Six-minute walk test in persons with transtibial amputation. Arch Phys Med Rehabil. 2011;89(12):2354-9.
29. ATS Committee on Proficiency Standards for Clinical Pulmonary Function Laboratories. ATS statement: guidelines for the six-minute walk test. Am J Respir Crit Care Med. 2002;166(1):111-17.
30. Kendall FP, McCreary EK, Provance PG, Rodgers MM, Romani WA. Músculos: provas e funções. 5. ed. Barueri: Manole; 2007.
31. Florence JM, Pandya S, King WM. Robison JD, Baty J, Miller JP, et al. Intrarater realiability of manual muscle test (medical research council scale) grades in duchenne's muscular dystrophy. J Am Phys Ther Assoc. 1992;72(2):115-22.
32. Pereira MIR, Gomes OS. Teste de força e resistência muscular: confiabilidade e predição de uma repetição máxima. Revisão e novas evidências. Rev Bras Med. 2003;9(9):325-35.
33. Schlüssel MM, Anjos LA, Kac G. A dinamometria manual e seu uso na avaliação nutricional. Rev Nutr. 2008;21(2):223-3.
34. Lopes J, Grams ST, da Silva EF, de Medeiros LA, de Brito CM, Yamaguti WP. Reference equations for handgrip strength: Normative values in young adult and middle-aged subjects. Clin Nutr. 2017 Mar 24. pii: S0261-5614(17)30109-7. doi: 10.1016/j.clnu.2017.03.018. [Epub ahead of print].
35. Fernandes AA, Marins JCB. Teste de força de preensão manual: análise metodológica e dados normativos em atletas. Fisioter. Mov. 2011;24(3):567-78.
36. Incel NA, Ceceli E, Durukan PB, Erdem HR, Yorgancioglu ZR. Grip strength: effect of hand dominance. Singapore Med J. 2002;43(5):234-7.
37. Chagas MH, Bhering EL. Nova proposta para avaliação da flexibilidade. Rev Bras Educ Fis Esp. 2004;(18):239-48.
38. Kitzman DW, Herrington DM, Brubaker PH. Carotid arterial stiffness and its relationship to exercise intolerance in older patients with heart failure and preserved ejection fraction. Hypertension. 2013;61(1):112-9.
39. Adams SC, Segal RJ, McKenzie DC. Impact of resistance and aerobic exercise on sarcopenia and dynapenia in breast cancer patients receiving adjuvant chemotherapy: a multicenter randomized controlled trial. Breast Cancer Res Treat. 2016;158(3):497-507.
40. Schmitz K, Ahmed RL, Troxel A, Cheville A, Smith R, Lewis-Grant L, et al. Weight lifting in women with breast cancer–related lymphedema. N Engl J Med. 2009;361(17):664-73.
41. Velar CM, de Brito CMM, Andrade LCTO, et al. Tratamento do linfedema. In: de Brito CMM, Battistella LR, Baia WM, et al., editores. Manual de Reabilitação em Oncologia do ICESP. Barueri: Manole; 2014.
42. Arq Bras Cardiol 2014; 103(2Supl.1): 1-31

31

Exercício físico na criança e no adolescente

Daniela Regina Agostinho
Aída Luiza Ribeiro Turquetto

INTRODUÇÃO

Crianças e adolescentes devem ser incentivados desde muito pequenos a praticar exercício físico, seja um esporte ou qualquer atividade física. As crianças de hoje serão os adultos de amanhã, incentivar uma criança a ser ativa hoje significa tentar torná-la menos sedentária na vida adulta.

Geralmente uma criança ativa se torna um adulto ativo.[28,29] Um estilo de vida mais ativo na idade adulta está associado à redução do desenvolvimento de doenças crônicas e também do aparecimento dos fatores de risco para as doenças cardiovasculares, como hipertensão arterial, obesidade, dislipidemias, entre outras doenças degenerativas e alguns tipos de câncer.[1]

Crianças que não são incentivadas a praticar quaisquer tipos de atividade física diária tendem a se tornar crianças acima do peso, em alguns casos obesos, e começam a desenvolver doenças antes somente vistas nos adultos, como colesterol, triglicérides e glicemia acima dos limites de normalidade, hipertensão arterial, entre outros problemas de saúde, como baixa autoestima e até mesmo depressão.[2,3]

Essas doenças desenvolvem-se em razão de maus hábitos alimentares e sedentarismo. As crianças e os adolescentes devem ter uma rotina de alimentação balanceada associada à prática de exercícios físicos, por meio de um esporte de sua preferência ou até mesmo o exercício das atividades lúdicas, como as brincadeiras de criança.

Este capítulo apresentará o panorama atual das doenças relacionadas ao sistema cardiovascular presentes na infância e na adolescência, assim como a recomendação do exercício como ferramenta para o tratamento e a necessidade de uma avaliação prévia dessa população.

PANORAMA EPIDEMIOLÓGICO

As doenças cardiovasculares são as que mais matam no mundo.[4] Por isso, prevenir o aparecimento desde a infância é fundamental. A conscientização deve ser precoce. Sabe-se que os hábitos alimentares e o sedentarismo são os principais fatores para sua ocorrência, tanto em crianças e adolescentes quanto em adultos.[5]

Os hábitos alimentares mudaram muito nos últimos anos, em razão da necessidade de pais e mães terem que trabalhar por muitas horas durante o dia, fazendo com que os alimentos naturais perdessem espaço para as comidas congeladas, ultraprocessadas e *fast foods*. Mas a inatividade física está muito presente, tanto em adultos quanto em crianças e adolescentes, facilitando o desenvolvimento de problemas de saúde.[6]

O sobrepeso e a obesidade são apontados como as principais doenças a surgirem precocemente.[30,31] Atualmente 1,9 bilhão de pessoas estão acima do peso no mundo, 600 milhões são obesas, no Brasil, mais da metade da população está com excesso de peso, segundo estudo realizado em 2013, e os adolescentes já são 25,5% com excesso de peso e 8,4% com obesidade e na América Latina, há registro de que o sobrepeso ou obesidade de crianças varie de 18,9 a 36,9% e, no Brasil, a cada três crianças, uma apresenta excesso de peso.[7] Globalmente, em 2016, foi estimado que mais de 41 milhões de crianças com menos de 5 anos de idade estavam acima do peso. Quase metade de todas as crianças com excesso de peso e mais de 5 anos moravam na Ásia e um quarto na África.[8]

Esses dados são reflexo não somente de um estilo de vida mais sedentário, mas do consumo cada vez maior de alimentos ultraprocessados, ingestão de refrigerantes, consumo de biscoitos extremamente doces e do baixo consumo de frutas, hortaliças e fibras na alimentação básica. O sobrepeso e a obesidade na infância e na adolescência estão, geralmente, acompanhados da resistência à insulina, dislipidemias e diabete tipo 2.[9]

Os casos de dislipidemias em crianças e adolescentes variam entre 3,1 e 46,5% da população, dependendo da região e dos critérios estabelecidos para o diagnóstico.[10] As principais causas das dislipidemias em crianças são as relacionadas à necessidade do uso de medicações específicas, seguidas das relacionadas aos hábitos de vida (dieta inadequada, sedentarismo, tabagismo e consumo de álcool), causas genéticas e causas secundárias a outras doenças. A indicação da dosagem do perfil lipídico de crianças é a partir dos 2 anos de idade, momento em que iniciam a maior ingestão de gorduras, e os casos devem ser analisados individualmente. Na maioria, a dislipidemia ocorre por maus hábitos de vida, como dieta rica em gorduras saturadas e/ou sedentarismo.

Inicialmente, indica-se que crianças e adolescentes passem por uma mudança de hábitos, como a adoção de dieta mais saudável com quantidades menores e de maior qualidade. O controle do peso tem que ocorrer de forma concomitante e é fundamental para o controle das dislipidemias. Geralmente a terapia medicamentosa para o controle será realizada apenas após 6 meses de tentativa da mudança do estilo de vida.[11]

Outro fator de risco que se torna cada vez mais prevalente entre crianças e adolescentes é a hipertensão arterial. A prevalência nessa população tem aumentado muito nos últimos anos, sendo atualmente estimada entre 3 e 5% nos Estados Unidos, e, segundo a Sociedade Brasileira de Cardiologia (SBC), cerca de 6% no Brasil.[12,13] Geralmente, a hipertensão arterial nessa população está associada a causas como sobrepeso, obesidade e sedentarismo. Pelo fato de a hipertensão ser silenciosa, o diagnóstico ainda não é comum na prática clínica. A definição de hipertensão é classificada em percentis de acordo com o sexo, a idade e a estatura do paciente, podendo ser de causa primária (atribuída a causas genéticas com influência ambiental e predomínio em adolescentes) ou secundária (associada a nefropatias).[32] Como terapêutica não farmacológica para tratamento da hipertensão, são indicadas perda de peso corporal, participação em programas de exercícios físicos e intervenção dietética. O tratamento farmacológico é indicado para os casos de hipertensão sintomática e secundária (na presença de diabete tipos 1 e 2, hipertensão não responsiva ao tratamento não farmacológico e lesões de órgãos-alvo).[14,15]

O diabete tipo 2, não diferente dos fatores de risco discutidos, está fortemente relacionado com o valor aumentado de circunferência abdominal, sobrepeso e obesidade.[16] O diabete tipo 2 teve um crescimento dramático entre os adolescentes nos últimos 20 anos. As medidas preventivas são o exercício físico e o controle dietético, e do peso corporal. O diabete tipo 1 deve ser comentado, pois é a segunda doença crônica mais frequente da infância e a incidência vem aumentando nas últimas décadas, sendo responsável por 90% dos casos de diabete na infância.[17]

PREVENÇÃO DOS FATORES DE RISCO

Falar de prevenção de doenças cardiovasculares na criança e no adolescente é falar de cardiologia preventiva. A prevenção primária das doenças cardiovasculares ou a identificação precoce de fatores de risco cardiovascular, mais especificamente a hipertensão, a dislipidemia, a obesidade, o diabete e o tabagismo, devem ocorrer desde a infância. De forma geral, a adoção de hábito alimentar saudável que previna excesso de calorias, sal, gordura saturada e colesterol, a prática de atividade física regular e abstenção do fumo são as principais medidas preventivas e devem ser incentivadas o mais precocemente possível, mantendo-se por toda a adolescência até a vida adulta.[18]

AVALIAÇÃO PRÉ-PARTICIPAÇÃO EM ESPORTES COMPETITIVOS E RECREATIVOS

A razão para que a avaliação médica seja feita antes do início da prática de exercícios físicos é a detecção de problemas cardiovasculares, que poderiam ter sérias consequências com a atividade física intensa, principalmente quando se refere a esportes competitivos. Dentre essas consequências, pode ser citada a morte súbita, que tem ocorrido com atletas dos principais de esportes.[19]

Uma forma de detectar eventuais anormalidades no coração, que podem restringir o esporte competitivo, é realizar o eletrocardiograma de 12 derivações em repouso (ECG), que atualmente no Brasil é recomendado na consulta inicial com o cardiologista.[20]

A avaliação clínica pré-participação (APP) para atividades físico-esportivas deve ser entendida como uma avaliação médica sistemática, uniformizada, capaz de abranger a ampla população de esportistas e atletas antes da liberação para treinamento físico. Quando se refere a crianças e adolescentes, o principal objetivo da APP é identificar doenças passíveis de cura, como no caso da síndrome de Wolf-Parkinson-White e a dupla via nodal atrioventricular, alguns defeitos estruturais (comunicações interatriais e interventriculares e a persistência do canal arterial), entre outras que possam levar à morte súbita, como cardiomiopatia hipertrófica, anomalia congênita de artéria coronária, displasia arritmogênica de ventrículo direito, alterações cardiológicas da síndrome de Marfan, síndrome de Brugada, síndrome do QT longo, repercussões arrítmicas ou hemodinâmicas de cardiopatias congênitas, miocardites e doença de Chagas.[20,21]

Portanto, a APP tem como principal objetivo a detecção de doenças cardiovasculares que sejam incompatíveis com a realização de exercícios físicos e principalmente aqueles que visam ao alto rendimento. Deve ser realizada previamente ao início da atividade física e periodicamente como manutenção e prevenção do desenvolvimento de doenças do aparelho cardiovascular e morte súbita. Em alguns casos, observa-se a proibição temporária ou definitiva da realização do esporte/exercício físico.[22] Tanto a American Heart Association quanto a Sociedade Europeia de Cardiologia e a Sociedade Brasileira de Medicina do Esporte são concordantes em recomendar a APP para todos os atletas profissionais.

RECOMENDAÇÕES DO EXERCÍCIO FÍSICO E PRINCIPAIS ORIENTAÇÕES PARA CRIANÇAS E ADOLESCENTES

Um estilo de vida saudável deve ser encorajado desde a infância. Praticar atividade física de maneira prazerosa, no lazer ou sob a forma de exercícios físicos programados ou em atividades esportivas constitui um elemento essencial à promoção da saúde e à prevenção de algumas doenças que acometem indivíduos na vida adulta. Uma criança ou um adolescente fisicamente ativo, em comparação com aqueles que são inativos, apresenta níveis mais elevados de aptidão cardiorrespiratória, músculos mais fortes e geralmente têm menor porcentagem de gordura corporal. Os ossos são mais fortes e podem ter sintomas reduzidos de ansiedade e depressão.[18]

A atividade física promove maior desenvolvimento motor e, na infância, aumenta o desenvolvimento cognitivo. O esporte trabalha a socialização e a liderança. A criança se desenvolve para o futuro, brincando, aprendendo e assimilando melhor os movimentos. É importante respeitar as necessidades individuais, no que diz respeito a gênero, idade e grau de maturação sexual. A participação nos esportes proporciona uma oportunidade para os jovens aumentarem a capacidade física e ajuda a desenvolver habilidades físicas e a interação social. O esporte é uma experiência positiva para os pré-adolescentes e adolescentes.[23]

A recomendação, segundo a Organização Mundial de Saúde,[24] é que crianças e adolescentes devem realizar 60 minutos de exercício físico diário, que devem ser de intensidade moderada a vigorosa, podendo ser feitos de uma só vez ou divididos em pequenos blocos de tempo mais curtos. Por exemplo, 20 minutos a pé de casa para a escola, 10 minutos pulando corda e 30 minutos brincando com jogos de forma lúdica, somando 60 minutos de atividade física. É recomendado que haja o estímulo dentro do exercício escolhido para os fortalecimentos muscular e ósseo, que devem ser realizados pelo menos 3 vezes na semana. O tempo de exposição a telas, como televisão, *tablets*, *smartphones* e *videogames*, devem ser evitados ao máximo, com tempo controlado e administrado pelos pais. Na Tabela 31.1, estão discriminados os exercícios recomendados para cada faixa etária.[25]

Segundo a Academia Americana de Pediatria, crianças e adolescentes devem focar em três tipos de atividades: aeróbia, fortalecimento muscular e fortalecimento ósseo. Cada tipo tem importantes benefícios para a saúde.[26]

- ✔ As atividades aeróbias são aquelas em que crianças e adolescentes se movem ritmicamente trabalhando os grandes grupos musculares. Correr, saltar, pular corda, nadar, dançar e andar de bicicleta são exemplos de atividades aeróbias.

TABELA 31.1 Recomendação de exercícios físicos de acordo com as faixas etárias

De 2 a 5 anos
Crianças nesta faixa etária, por serem ainda muito pequenas, necessitam de estímulos básicos. A princípio, o ideal é estimular o amadurecimento das habilidades básicas, reações dinâmicas, consciências corporal e espacial. Nesta idade, o jogo livre não estruturado geralmente é melhor. Recomendado: atividades que envolvam habilidades como correr, apanhar, lançar, arremessar, saltar e equilibrar-se, assim como jogos lúdicos
De 6 a 9 anos
À medida que a criança cresce, visão, atenção, concentração e noção de distância melhoram, tornando-se mais capaz de seguir instruções e participar de jogos organizados com regras como os esportes de forma geral. Recomendado: atividades como corrida, futebol, ginástica, natação, tênis, artes marciais
De 10 a 12 anos
Nesta faixa etária, a criança tem visão madura e a capacidade de compreender estratégias esportivas e lembrar-se delas, geralmente estando pronta para os esportes. Vale ressaltar que nesta faixa etária a criança poderá apresentar o "estirão" do crescimento e temporariamente ter a coordenação e o equilíbrio prejudicados pelo início da puberdade
De 12 a 17 anos
Nesta faixa etária, a criança está com as habilidades maduras e pronta para qualquer modalidade esportiva. Atenção à maturação hormonal/sexual nesta faixa etária deve ser levada em consideração, pois os gêneros se desenvolvem em tempos diferentes. Exercícios que exijam força muscular já podem ser prescritos, desde que se obedeçam ao desenvolvimento do indivíduo

Aumentam a aptidão cardiorrespiratória, podendo ser classificadas em intensidades diferentes: leve, moderada e intensa. Como citado, o recomendado para as crianças são as de intensidade moderada e intensa.

- As atividades de fortalecimento muscular promovem estímulo nos quais os músculos realizam mais trabalho do que o habitual durante as atividades da vida diária. Isso é chamado sobrecarga. As atividades de fortalecimento muscular podem estar inseridas em jogos, como utilizar algum equipamento que proporcione algum tipo de sobrecarga. Escalar árvores, brincar de "cabo de guerra", realizar agachamento e flexões são exemplos que promovem o fortalecimento muscular.
- As atividades de fortalecimento ósseo têm como objetivo promover o crescimento e o aumento da massa óssea. Exercícios de impacto com o solo estimulam o fortalecimento ósseo, por exemplo: correr, saltar, pular corda e jogar basquete.

A Tabela 31.2 mostra as recomendações e a classificação do treinamento físico para crianças e adolescentes, segundo a frequência, a intensidade, a duração e o tipo de exercício.

TABELA 31.2 Recomendações e classificação do treinamento físico para crianças e adolescentes

Princípios do treinamento	Treinamento aeróbio leve a moderado	Treinamento aeróbio vigoroso/intervalado	Fortalecimento muscular	Fortalecimento ósseo
Frequência	3 vezes/semana	3 vezes/semana	2 a 3 vezes/ semana	2 a 3 vezes/ semana
Intensidade	Exercício moderado (VO_2 pico 40 a 80%)	Exercício vigoroso (VO_2 pico ≥ 85%, podendo ser intervalado 6 a 8 vezes de: 3 a 5 minutos (VO_2 pico 20 a 59%) 1 a 3 minutos (VO_2 pico ≥ 85%)	50 a 70% da contração voluntária máxima	
Duração	20 a 60 minutos	20 a 60 minutos	2 a 3 minutos por grupo muscular (cerca de 8 a 20 repetições)	
Tipo	Atividades recreativas: andar de *skate*, patins, patinetes e bicicleta e caminhadas. Jogos ativos envolvendo corrida e perseguição, como pega-pega	Corrida, salto, ciclismo, natação	Flexões, abdominais, agachamentos, escalada, artes marciais e remo	Saltos, pular corda, corrida, esportes como ginástica, basquete, voleibol e tênis

Fonte: Adaptado de Takken et al.27

REFERÊNCIAS BIBLIOGRÁFICAS

1. Telama R, Yang X, Viikari J, Valimaki I, Wanne O, Raitakari O. Physical activity from childhood to adulthood: A 21-year tracking study. Am J Prev Med. 2005; 28:267–273. [PubMed: 15766614]
2. Suitor, CW.; Kraak, VI. Adequacy of Evidence for Physical Activity Guidelines Development: Workshop Summary. Institute of Medicine. Washington, DC: National Academies Press; 2007.
3. Daniels SR, Pratt CA, Hayman LL. Reduction of risk for cardiovascular disease in children and adolescents. Circulation. 2011;124(15):1673-86.
4. Longmuir PE, Sampson M, Ham J, Weekes M, Patel BJ, Gow RM. The mental health of adolescents and pre-adolescents living with inherited arrhythmia syndromes: a systematic review of the literature. Cardiol Young. 2018;1-11.
5. Lazzoli JK, Nóbrega ACL, Carvalho T, Oliveira MAB, Teixeira JAC, Leitão MB, et al. Atividade física e saúde na infância e adolescência. Soc Bras Med Esporte. 1998;4(4).
6. Turk-Adawi K, Sarrafzadegan N, Grace SL. Global availability of cardiac rehabilitation. Nat Rev Cardiol. 2014;11(10):586-96.

7. Olson M, Chambers M, Shaibi G. Pediatric markers of adult cardiovascular disease. Curr Pediatr Rev. 2018 Jan 16. doi: 10.2174/1573396314666180117092010. [Epub ahead of print].
8. Expert Panel on Integrated Guidelines for Cardiovascular Health and Risk Reduction in Children and Adolescents; National Heart, Lung, and Blood Institute. Expert panel on integrated guidelines for cardiovascular health and risk reduction in children and adolescents: summary report. Pediatrics. 2011;128(Suppl 5):S213-56.
9. POOBALAN, Amudha; AUCOTT, Lorna. Obesity among young adults in developing countries: a systematic overview. Current obesity reports, v. 5, n. 1, p. 2-13, 2016.
10. SWINBURN, Boyd A. et al. The global obesity pandemic: shaped by global drivers and local environments. The Lancet, v. 378, n. 9793, p. 804-814, 2011.
11. Greydanus DE, Agana M, Kamboj MK, Shebrain S, Soares N, Eke R, et al. Pediatric obesity: Current concepts. Dis Mon. 2018 Jan 9. pii: S0011-5029(17)30192-X. doi: 10.1016/j.disamonth.2017.12.001. [Epub ahead of print].
12. World Health Organization. Global. Childhood overweight and obesity, 2018. Disponível em: http://www.who.int/dietphysicalactivity/childhood/en/. [Acessado em: 27 jan. 2018].
13. Bloch KV, Szklo M, Kuschnir MCC, Abreu GA, Barufaldi LA, Klein CH, et al. The study of cardiovascular risk in adolescents – ERICA: rationale, design and sample characteristics of a national survey examining cardiovascular risk factor profile in Brazilian adolescents. Public Health. 2015;15:94-103.
14. Alcântara Neto OD, Silva RCR, Assis AMO, Pinto EJ. Fatores associados à dislipidemia em crianças e adolescentes de escolas públicas de Salvador. Rev Bras Epidemiol. 2012;15(2): 335-45.
15. Faludi AA, Izar MCO, Saraiva JFK, Chacra APM, Bianco HT, Afiune A Neto, et al. Atualização da Diretriz Brasileira de Dislipidemias e Prevenção da Aterosclerose. Arq Bras Cardiol. 2017;109(2 Supl 1):1-76.
16. Gonçalves VS, Galvão TF, de Andrade KR, Dutra ES, Bertolin MN, de Carvalho KM, et al. Prevalência de hipertensão arterial entre adolescentes: revisão sistemática e metanálise. Rev Saude Publica. 2016;50:27.
17. Bloch KV, Szklo M, Kuschnir MCC, Abreu GA, Barufaldi LA, Klein CH, et al. The study of cardiovascular risk in adolescents – ERICA: rationale, design and sample characteristics of a national survey examining cardiovascular risk factor profile in Brazilian adolescents. BMC Public Health. 2015;15:94-103.
18. U.S. Department of Health and Human Services, National Institutes of Health, National Heart, Lung, and Blood Institute The Fourth Report on the Diagnosis, Evaluation, and Treatment of High Blood Pressure in Children and Adolescents. Available at: http://nhlbi.nih.gov/health/prof/heart/hbp/hbp_ped.pdf. Verified.
19. Stephens MM, Fox BA, Maxwell L. Therapeutic options for the treatment of hypertension in children and adolescents. Clin Med Insights Circ Respir Pulm Med. 2012;6:13-25.
20. Malachias MVB, Souza WKSB, Plavnik FL, Rodrigues CIS, Brandão AA, Neves MFT, et al. 7ª Diretriz Brasileira de Hipertensão arterial. Arq Bras Cardiologia. 2016;107(3 Suppl 3):1-83.
21. Oliveira JEP, Vencio S, organizers. Diretrizes da Sociedade Brasileira de Diabetes. Sociedade Brasileira de Diabetes. (2015-2016). Disponível em: http://www.diabetes.org.br/profissionais/images/docs/DIRETRIZES-SBD-2015-2016.pdf.
22. Gourgari E, Dabelea D, Rother K. Modifiable risk factors for cardiovascular disease in children with type 1 diabetes: can early intervention prevent future cardiovascular events? Curr Diab Rep. 2017;17(12):134.
23. Lang JJ, Tomkinson GR, Janssen I, Ruiz JR, Ortega FB, Léger L, et al. Making a case for cardiorespiratory fitness surveillance among children and youth. Exerc Sport Sci Rev. 2018; 46 (2):66-75.
24. Baggish AL, Battle RW, Beckerman JG, Bove AA, Lampert RJ, Levine BD, et al.; ACC's Sports and Exercise Council Leadership Group. Core curriculum for providing cardiovascular care to competitive athletes and highly active people. J Am Coll Cardiol. 2017;70(15):1902-18.
25. Ghorayeb N, Costa RV, Castro I, Daher DJ, Oliveira Filho JA, Oliveira MA; Sociedade Brasileira de Cardiologia. Diretriz em Cardiologia do Esporte e do Exercício da Sociedade Brasileira de Cardiologia e da Sociedade Brasileira de Medicina do Esporte Arq Bras Cardiol. 2013;100(1 Suppl 2):1-41.
26. Baptista CA, Foronda A, Baptista Lde P. Esporte competitivo na criança e no adolescente – exame pré-participação: eletrocardiograma obrigatório? Arq Bras Cardiol. 2009;93(2):188-95.

27. Levine BD, Baggish AL, Kovacs RJ, Link MS, Maron MS, Mitchell JH. Eligibility and disqualification recommendations for competitive athletes with cardiovascular abnormalities: Task Force 1: Classification of sports: dynamic, static, and impact: a scientific statement from the American Heart Association and American College of Cardiology. J Am Coll Cardiol. 2015;66(21):2350-5.
28. Expert panel on integrated guidelines for cardiovascular health and risk reduction in children and adolescents. Expert Panel on Integrated Guidelines for Cardiovascular Health and Risk Reduction in Children and Adolescents: Summary Report. Pediatrics. 2011; 128(Suppl 5): S213-S56.
29. World Health Organization. Global Strategy on Diet, Physical Activity and Health. Global Recommendations on Physical Activity for Health, 2012, 2011: 5–17 year olds. Disponível em: http://www.who.int/dietphysicalactivity/publications/recommendations5_17years/en/. [Acessado em: 27 jan. 2018].
30. American Academy of Pediatrics. Energy Out: Daily Physical Activity Recommendations. Disponível em: https://www.healthychildren.org/English/healthy-living/fitness/Pages/Energy-Out-Daily-Physical-Activity-Recommendations.aspx. [Acessado em: 27 jan. 2018].
31. American Academy of Pediatrics. Is Your Child Ready for Sports? Disponível em: https://www.healthychildren.org/English/healthy-living/sports/Pages/Is-Your-Child-Ready-for-Sports.aspx. [Acessado em: 27 jan. 2018].
32. Takken T, Giardini A, Reybrouck T, Gewillig M, Hövels-Gürich HH, Longmuir PE, et al. Recommendations for physical activity, recreation sport, and exercise training in paediatric patients with congenital heart disease: a report from the Exercise, Basic & Translational Research Section of the European Association of Cardiovascular Prevention and Rehabilitation, the European Congenital Heart and Lung Exercise Group, and the Association for European Paediatric Cardiology. Eur J Prev Cardiol. 2012;19(5):1034-65.

32

Saúde da mulher e exercício físico

Crivaldo Gomes Cardoso Junior
Bruna Oneda
Carolina Kimie Moriyama
Vicente Renato Bagnoli
Taís Tinucci
Angela Maggio da Fonseca
Cláudia Lúcia de Moraes Forjaz

INTRODUÇÃO

O aumento da expectativa de vida é fato em ambos os sexos. Contudo, dados do Instituto Brasileiro de Geografia e Estatísticas apontam que no ano de 2016 a expectativa de vida para homens foi registrada em 72,9 anos e para mulheres em 79,4 anos. Esse panorama nacional se reproduz em todos os estados, destacando ainda que nos estados de Santa Catarina, Espírito Santo, Distrito Federal, São Paulo, Rio Grande do Sul, Paraná e Minas Gerais, a expectativa de vida das mulheres ultrapassou os 80 anos. Considerando os levantamentos de 1940 a 2016 o aumento registrado ultrapassa 30 anos de vida para a mulher, conforme pode ser verificado na Figura 32.1. Parte da diferença na expectativa de vida entre os sexos parece ser atribuída aos altos níveis de mortalidade, principalmente de jovens, por causas violentas, que incidem diretamente na esperança de vida ao nascer da população masculina. Há, no entanto, fatores endógenos do organismo da mulher que contribuem para a sua maior proteção, sobretudo aqueles relacionados ao sistema cardiovascular.

A mulher, ao longo da vida, transita por diferentes fases, sendo elas:

- Infância: período no qual o corpo feminino não tem capacidade de reprodução.
- Puberdade: fase que caracteriza a maturação sexual da mulher e culmina com a ocorrência da menarca, ou seja, da primeira menstruação.
- Menacme: fase caracterizada pelo período reprodutivo ou fértil da mulher.
- Climatério: fase de transição do período reprodutivo para o não reprodutivo, compreendida entre o período cronológico dos 40 aos 65 anos de idade.

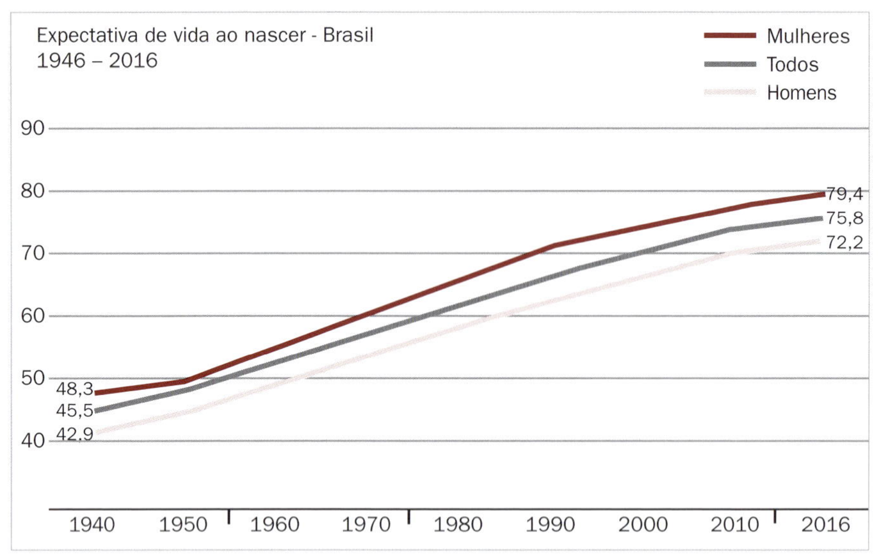

FIGURA 32.1 Expectativa de vida ao nascer – Brasil 1940-2016.
Fonte: IBGE, Diretoria de Pesquisa, DPE.

Nele, ocorre a fase pré-menopáusica, a menopausa propriamente dita (caracterizada pela última menstruação) e a fase pós-menopáusica ou, simplesmente, pós-menopausa. No climatério, a insuficiência ovariana progressiva, secundária ao esgotamento dos folículos primordiais leva à diminuição dos níveis de hormônios sexuais, fazendo com que os ciclos menstruais cessem e, em algumas mulheres, surja um quadro acentuado de sinais e sintomas característicos da fase pós-menopáusica.

- Senescência: último período da vida da mulher, caracterizado pelo processo natural do envelhecimento, que culmina com a morte.

No que tange à saúde da mulher, a doença cardiovascular é um tema importante em todas as fases, envolvendo diferentes fatores epidemiológicos e manifestando-se de diferentes formas, incluindo cardiopatias congênitas, cardiopatias relacionadas à gravidez e ao puerpério, cardiopatias hipertensivas, entre outras.

Embora as doenças cardiovasculares, sobretudo as mais prevalentes (doenças cerebrovasculares e doença arterial coronariana), ocorram em qualquer idade, tendem a se tornar mais frequentes no climatério, principalmente durante o período da pós-menopausa. De fato, durante a menacme, as mulheres apresentam proteção contra a ocorrência de doenças cardiovasculares comparativamente aos homens de mesma idade. Entretanto, após a menopausa, a incidência dessas doenças cresce, de forma que, por volta dos 70 anos de idade, é semelhante entre homens e mulheres.[1] Isso provavelmente ocorre por conta da queda do nível hormonal dos estrogênios nesse período etário da vida da mulher.[2]

Uma gama de fatores parece contribuir para o estabelecimento da doença cardiovascular no universo feminino.[3-7] A Figura 32.2 apresenta parcialmente a influência de cada um desses fatores.

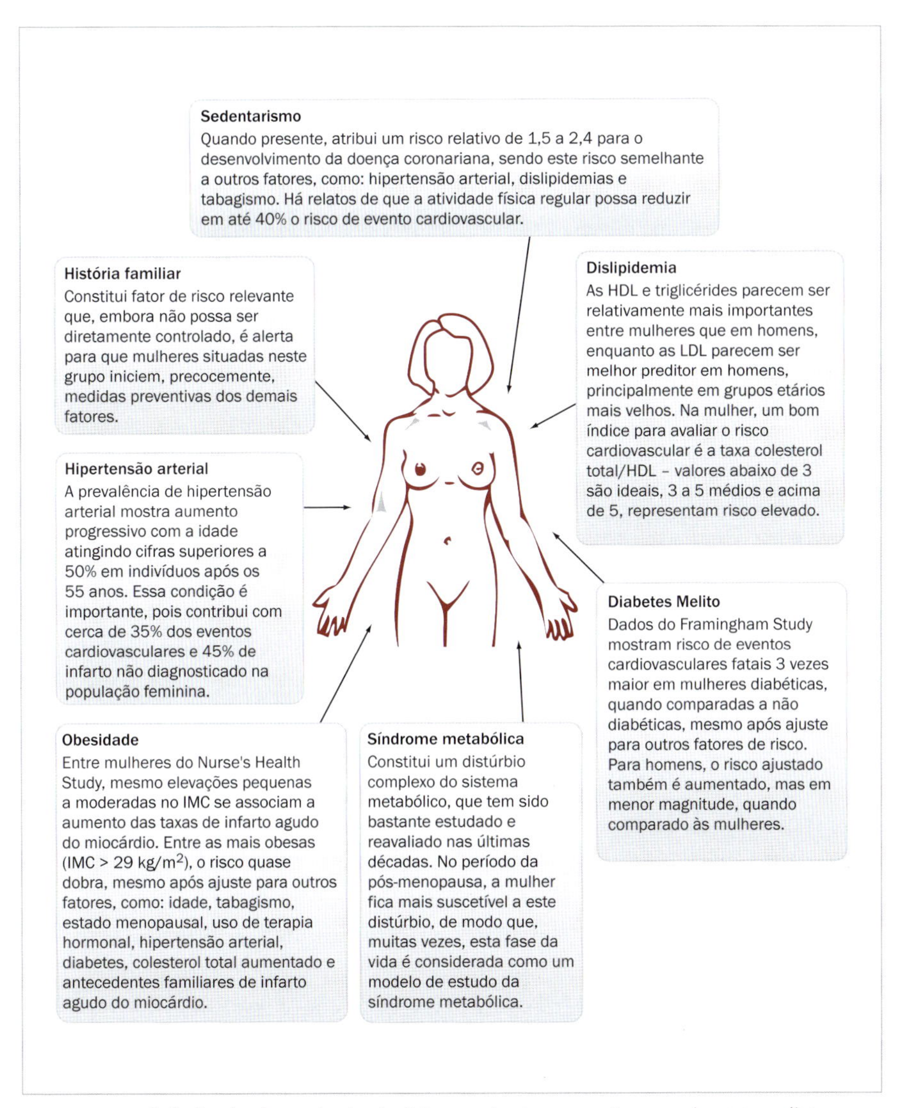

FIGURA 32.2 Influência dos principais fatores de risco cardiovascular na mulher.

Cada vez mais, os profissionais de saúde têm exercido um papel importante na prevenção das doenças cardiovasculares, atuando principalmente sobre os fatores de risco que contribuem para o desenvolvimento dessas doenças. Dentre esses fatores, destaca-se o sedentarismo. Assim, neste capítulo se discutirá a influência do exercício físico na saúde cardiovascular da mulher, abordando, para tanto, os efeitos cardiovasculares e metabólicos do exercício físico e a consequência na qualidade de vida da mulher.

ASPECTOS CARDIOVASCULARES DO CLIMATÉRIO: INFLUÊNCIA DOS EXERCÍCIOS FÍSICOS

As doenças cardiovasculares representam, no mundo, a principal causa de morte entre as mulheres. Sabe-se que o risco cardiovascular aumenta de maneira substancial com a idade, de modo que a prevalência dessas doenças nos Estados Unidos é de 11,5% para mulheres de 20 a 39 anos de idade; de 39,4% dos 40 aos 59 anos; 68,8% dos 60 aos 79 anos e 88,5% acima dos 80 anos.[8] Além disso, em idades jovens, sem distinção do estilo de vida, as mulheres apresentam menor risco cardiovascular que os homens.[9] Essa diferença, porém, desaparece em idades mais avançadas, principalmente após a menopausa.

Com base nesses achados, surgiu a hipótese de que os estrogênios pudessem exercer um efeito protetor contra a doença cardiovascular, especialmente a aterosclerose. De fato, a diminuição dos níveis circulantes de estrogênio está relacionada ao surgimento de doença arterial coronariana[10] e disfunção endotelial.[11,12] Dessa forma, nas últimas décadas, diversos estudos foram realizados no intuito de identificar os efeitos cardiovasculares do estrogênio.

Sabe-se que o estrogênio exerce algumas ações benéficas no leito vascular.[13] A ação direta no vaso promove dilatação aguda, aumentando a síntese e a bioatividade do óxido nítrico[14] e, em longo prazo, a atividade da óxido nítrico sintase.[15] Além disso, o estrogênio inibe a vasoconstrição induzida pela endotelina.[16]

O uso crônico do estrogênio por meio da terapia hormonal associada ou não à progesterona foi amplamente estudado. Foram publicados inúmeros estudos com resultados a favor e contra o uso da terapia hormonal.[12,17] As recentes recomendações, no entanto, surgiram com as análises dos subgrupos das populações estudadas que norteiam que a prescrição da terapia hormonal deve ser feita de maneira individualizada, ponderando-se os fatores de riscos em cada mulher. De maneira geral, estabeleceu-se que o estrogênio simples ou associado à progesterona deve ser utilizado por mulheres que possuam os sintomas do climatério, sem doenças sobrepujantes que pudessem conferir contraindicação à terapia hormonal, com menos de 60 anos e antes de completar 10 anos da menopausa. Nessas condições, há diminuição dos riscos de doença arterial coronariana e mortalidade por todas as causas. Para mulheres mais idosas ou com tempo de pós-menopausa superior a 10 anos, a terapia hormonal parece aumentar o risco cardiovascular. No que diz respeito ao tromboembolismo, a terapia hormonal pode aumentar o risco nos 2 primeiros anos de uso; no entanto, quando seguidas as recomendações relacionadas à idade da mulher e ao tempo de menopausa, o risco torna-se extremamente baixo.[18]

No que diz respeito à hipertensão arterial, antes da menopausa a pressão arterial é menor comparado a homens de mesma idade,[19] porém a primeira década após a menopausa é acompanhada pelo aumento expressivo.[20] Acredita-se que parte desse aumento da pressão arterial esteja relacionado ao processo natural de envelhecimento, porém também deve ser influenciado pela deficiência estrogênica.[21] Nessa perspectiva, os efeitos da terapia estrogênica na pressão arterial dependem de uma série de fatores, sendo que os potenciais benefícios foram verificados em formulações de terapia hormonal com baixas dosagens de 17-beta-estradiol pela via transdérmica, de modo cíclico e com início logo após a menopausa.[22]

De modo semelhante à pressão arterial, a atividade nervosa simpática periférica das mulheres também se eleva ao longo da vida. Assim, mulheres jovens apresentam menor tônus simpático do que homens, mas, a partir dos 50 anos, essa diferença desaparece.[23] Não se sabe, porém, se o aumento da descarga nervosa simpática periférica em mulheres está relacionado à diminuição do estrogênio, pois os estudos nessa área também são conflitantes.[23]

Pelo exposto, fica claro que o risco cardiovascular aumenta ao longo da vida da mulher, e que a terapia com os hormônios sexuais pode auxiliar a mulher em diversos aspectos, mas deve ser utilizada de maneira individualizada. É muito importante ponderar os riscos e os benefícios, o que depende de vários aspectos, tais como o tipo de terapia utilizada, a dose e o tempo de administração e o tempo da menopausa. A terapia não deve ser usada na prevenção primária e nem secundária de doença cardiovascular.[22] Neste caso, outras condutas, como mudança no estilo de vida, devem ser buscadas. O abandono do fumo, a redução do índice de massa corporal, a melhora do padrão alimentar e a prática de atividade física são fundamentais; eles comprovadamente diminuem o risco cardiovascular na mulher de qualquer idade.[24]

O impacto do exercício físico na redução do risco cardiovascular tem sido objeto de muitas investigações. Estudos clássicos com grande número de mulheres evidenciaram que 30 minutos diários de exercício físico foi suficiente para reduzir o risco relativo de morte por doença cardiovascular.[25,26] Caminhadas rápidas por mais de 2,5 horas por semana foram responsáveis por reduções de 30 a 40% na incidência de doença arterial coronariana.[27] Um estudo com mais de sete mil mulheres com histórico de doença coronariana, diabete e hipertensão mostrou que em todas as idades, aquelas com peso adequado e prática de exercícios resistidos tinham menor risco cardiovascular. O mesmo não foi observado em mulheres com sobrepeso ou obesas, em que a melhora da capacidade aeróbica teve um efeito cardioprotetor mais importante. Exercícios combinados (aeróbios e resistidos) também têm sido amplamente estudados; eles reduzem o risco cardiovascular em normo ou hipertensas.[28]

O efeito protetor do exercício físico praticado regularmente é devido aos efeitos benéficos no sistema cardiovascular e à diminuição em fatores de risco. Os exercícios físicos reduzem os níveis da pressão arterial,[29] diminuem a atividade nervosa simpática[30] e melhoram a função endotelial.[31] Ademais, o exercício físico atua em outros fatores de risco metabólicos que serão discutidos a seguir.

Aspectos metabólicos do climatério: influência dos exercícios físicos

Com o advento da menopausa, ocorrem inúmeras modificações metabólicas, que podem resultar no surgimento ou no agravamento dos fatores de risco cardiovascular. Assim, com frequência, se observa aumento na incidência de obesidade, diabete e dislipidemias[32] na pós-menopausa. Esses fatores, isolados ou em associação, predispõem a mulher ao desenvolvimento da doença arterial coronariana[32] e causam grande preocupação do ponto de vista de saúde pública, pois contribuem para o aumento da morbimortalidade cardíaca nesse período da vida da mulher.[33]

Com o passar dos anos, o metabolismo de carboidratos se modifica e o organismo da mulher se torna, gradativamente, mais resistente à insulina. Feng et al.[34] conduziram um estudo multicêntrico com 9.097 mulheres e verificaram que o período da pós-menopausa estava associado à maior resistência à insulina. Esse aumento pode ser atribuído, em parte, ao efeito direto da ausência do estrogênio, alterando a via PI3 quinase de sinalização da insulina,[35] ou ao efeito indireto, provocando alterações em outros sistemas e vias metabólicas, como modificações do metabolismo lipídico, que se observam após a menopausa.

Com a cessação da função ovariana, o estrogênio pode ser sintetizado a partir de precursores desse hormônio por meio da atividade da enzima aromatase. Essa enzima está ancorada em diversos sítios do organismo feminino, mas principalmente nos adipócitos. Assim, é razoável pensar que o acúmulo de gordura corporal pode ser um facilitador da neogênese de estradiol. De fato, em mulheres obesas na pós-menopausa, a concentração do hormônio folículo estimulante (FSH), que em geral deveria estar elevada por um mecanismo de *feedback* negativo, observa-se que ela está reduzida quando comparada com à de mulheres pós-menopausadas magras.

A menopausa natural é comumente definida como o tempo em que uma mulher tem experimentado 12 meses consecutivos de amenorreia sem uma causa óbvia. A idade mediana na menopausa natural tem sido estimada em 49 anos na mulher brasileira. Sabe-se também que, quanto mais cedo ocorre a menopausa natural maior é o risco de osteoporose, cânceres de trato genital, doenças cardiovasculares e mortalidade por todas as causas. Por outro lado, a menopausa natural em idades mais avançadas se associa ao risco aumentado de cânceres de mama e do endométrio. Portanto, descrever os determinantes da idade na menopausa pode gerar novas estratégias para melhorar a saúde da mulher. Nessa perspectiva, tem sido identificado que mulheres com sobrepeso ou obesas apresentam maior propensão à menopausa mais tardia. Parte desse efeito é atribuído à colaboração alostérica de produção hormonal por outras vias que não somente a via folicular ovariana.[36] De fato, além de ser precursor do estrogênio, o tecido gorduroso pode influenciar a ação biológica desse hormônio, favorecendo a maior expressão de receptores de estrogênios. Meza-Muñoz et al.[37] verificaram que os receptores de estrogênios alfa e beta diminuem com o hipoestrogenismo, porém a presença de obesidade na pós-menopausa está associada à menor diminuição de ambos.

Outra observação importante diz respeito à distribuição de gordura corporal com características androide, comumente observada no período da pós-menopausa. É interessante notar que o maior acúmulo de gordura na região abdominal acontece nos anos iniciais do período de pós-menopausa e ocorre principalmente na área visceral, e não subcutânea. Além da redistribuição de gordura corporal, especula-se que a menopausa também possa reduzir a atividade lipolítica, sobretudo em tempos mais tardios. Dessa forma, a pós-menopausa é normalmente acompanhada por alterações no metabolismo lipídico, que se caracterizam por aumento do tecido adiposo, sobretudo na região abdominal e com predominância da adiposidade visceral, além de diminuição da atividade lipolítica. É sabido que esse tipo de padrão lipídico se associa ao aumento da liberação de ácidos graxos livres (AGL), resultando no aumento da concentração plasmática de AGL.[38] Além disso, a obesidade visceral se associa a um estado pró-inflamatório, demarcado pela elevação de citocinas como TNF-alfa, IL-6, entre outros.[39]

O estrogênio influencia também os níveis plasmáticos de lipoproteínas. Ele causa diminuição nos níveis plasmáticos de lipoproteínas de baixa densidade (LDL) e de lipoproteína (a) [Lp(a)] e, ao contrário, aumento nas lipoproteínas de alta densidade

(HDL). Essas respostas diminuem a probabilidade de formação da placa aterogênica e, consequentemente, contribuem para a saúde vascular. Alguns autores sugerem que o hipoestrogenismo está associado à maior velocidade de oxidação das LDL.[40] É importante lembrar que essas lipoproteínas, quando oxidadas, facilitam a formação da placa de ateroma[41] e estimulam a produção do inibidor do ativador do plasminogênio tecidual (PAI-1), modulador do sistema fibrinolítico endógeno, que facilita a agregação plaquetária. Assim, o hipoestrogenismo pode provocar modificações nas lipoproteínas de baixa densidade, sobretudo aumentando a sua oxidação em prejuízo da saúde vascular.

Diante do exposto, verifica-se que a deficiência estrogênica pode levar a várias alterações metabólicas, como aumento da obesidade central, aumento da resistência à insulina e alterações no metabolismo de lípides. A associação dessas modificações caracteriza o quadro de síndrome metabólica, frequente na mulher pós-menopáusica, e explica, pelo menos em parte, o elevado índice de morbimortalidade cardiovascular, que tanto preocupa a saúde da mulher nessa fase da vida.

O uso da terapia hormonal para controlar as alterações metabólicas ainda é motivo de controvérsias. Para alguns, ela pode normalizar a sensibilidade à insulina,[42] redistribuir a gordura corporal, favorecendo o depósito com características mais ginecoidais,[43] reduzir os níveis de colesterol total, LDL colesterol e triglicérides, com aumento concomitante do HDL colesterol[44] e ainda diminuir a concentração plasmática de AGL. Para outros, a terapia estrogênica pode exercer alterações no metabolismo de carboidratos e lipídios, dependendo das características da terapêutica hormonal empregada, ou seja, do tipo de hormônio, da dose e da via de administração.

Por conta dos aspectos relacionados à terapia hormonal e, sobretudo, às controvérsias, outras condutas, como a modificação do estilo de vida e, mais especificamente, a prática de exercício físico, destacam-se como estratégias interessantes para reverter os efeitos metabólicos do hipoestrogenismo.

A adiposidade central e o ganho de peso são comuns entre mulheres na pós-menopausa. Por causa das mudanças metabólicas que muitas mulheres experimentam nesse período da vida, pode haver diminuição na tolerância ao exercício relacionados com a diminuição do patrimônio folicular e consequentemente redução estrogênica da mulher. Isso pode conduzir ao desenvolvimento da resistência de insulina e disfunção endotelial. Apesar dos desafios que a intolerância ao exercício pode representar para algumas mulheres na pós-menopausa, há evidências de que o exercício regular, acompanhado de restrição calórica, são cruciais para a gestão da massa corporal, especialmente a massa gorda, após a menopausa.[45]

A realização de exercício aeróbio resulta em adaptações que favorecem as ações da insulina. Dados epidemiológicos demonstram que indivíduos que gastam mais de

2.000 kcal/semana em atividades físicas apresentam risco 32% menor de se tornarem diabéticos do que aqueles que gastam menos de 500 kcal/semana.[46] Além disso, quanto maior a prática de exercício físico semanal, sobretudo a vigorosa, maior será a sensibilidade à insulina.[47]

Corroborando esses achados, estudos observacionais demonstram que indivíduos ativos têm maior sensibilidade à insulina que os pares sedentários.[48] Existe uma relação inversa entre o consumo máximo de oxigênio ($VO_{2máx}$) e a resistência à insulina,[49] de modo que indivíduos com melhor aptidão aeróbia têm menor resistência à insulina. Além disso, estudos experimentais demonstram que o treinamento aeróbio aumenta a sensibilidade à insulina e que o efeito é evidenciado em diferentes populações: homens, mulheres, jovens e idosos saudáveis;[50] indivíduos com resistência à insulina e glicemia normal, como filhos de diabéticos e obesos,[51] e indivíduos portadores de diabete melito tipo 2.[52] Em mulheres na pós-menopausa, ainda não há muitos estudos controlados e devidamente aleatorizados que tenham investigado essa problemática.[26] Há informações de que 6 meses de treinamento aeróbio realizado três vezes por semana em intensidade próxima ao segundo limiar ventilatório foram suficientes para aumentar em 28% a sensibilidade à insulina de mulheres pós-menopáusicas. Além de aumentar a sensibilidade à insulina, o treinamento aeróbio exerce importantes efeitos na composição corporal feminina, favorecendo maior deposição de gordura na região ginecoidal,[53] e modifica o perfil lipídico, aumentando o tamanho das partículas de LDL e HDL-colesterol.[54]

Apesar desses efeitos benéficos do exercício físico, a prescrição mais adequada no que se refere à intensidade, à duração e à frequência ainda precisa ser mais bem documentada. Alguns autores[55] verificaram que a intensidade maior ou igual a 5,5 MET diminui a incidência de diabete. Outros estudos experimentais[56] mostraram que exercícios vigorosos são mais efetivos para aumentar a sensibilidade à insulina que os de intensidade leve. Da mesma forma, exercícios mais intensos parecem ser mais eficazes para promover perda de peso e alterações lipídicas positivas.[53] Entretanto, efeitos benéficos também são descritos com exercícios de intensidade moderada, principalmente em indivíduos com idades mais avançadas.[57] Com relação à duração do exercício, alguns estudos[24,52] mostram que o treinamento com exercícios de longa duração provoca redução na hemoglobina glicada e que, a partir de 20 minutos, essa redução passa a ser associada ao aumento da sensibilidade à insulina.[52] Da mesma forma, o exercício mais prolongado leva a maior gasto energético, facilitando a perda de gordura.[58] Além da intensidade e da duração, a frequência semanal de exercícios pode ser um fator importante para o sucesso do treinamento físico. Efeitos benéficos são alcançados com três sessões por semana, mas melhores benefícios sobre a obesidade[58] e a dislipidemia[59] são conseguidos com maior número de sessões por semana.

QUALIDADE DE VIDA NO CLIMATÉRIO: INFLUÊNCIA DOS EXERCÍCIOS FÍSICOS

A qualidade de vida é um tema que vem recebendo crescente atenção dos profissionais da área de saúde. A melhor compreensão do significado e das possíveis alterações da qualidade de vida em diferentes contextos pode auxiliar na criação e no aperfeiçoamento de tratamentos e condutas para o ser humano.[60]

No caso da atenção à saúde da mulher, pensar na qualidade de vida inclui o reconhecimento da influência de alterações específicas – orgânicas, sociais e psicológicas – que podem ocorrer nas diferentes etapas de vida.

Embora poucos autores tenham demonstrado uma associação direta entre a menopausa e o declínio do bem-estar e da qualidade de vida,[60] e muitas mulheres possam passar por essa etapa da vida de forma tranquila e assintomática,[61] algumas transformações que ocorrem nessa fase da vida podem ser experimentadas de forma bastante negativa, trazendo consequências importantes para a qualidade de vida.[62] Nesse sentido, muitos estudos têm demonstrado que a redução da qualidade de vida no climatério encontra-se associada ao aparecimento de sintomas específicos,[63,64] especialmente os vasomotores.[65] Além da sintomatologia específica, outros fatores de características mais gerais também parecem contribuir para a redução da qualidade de vida nessa fase, como: níveis de estresse percebido; estado civil;[63] síndrome pré-menstrual;[66] saúde, estilo de vida; circunstâncias sociais;[63] estado anterior de bem-estar; distúrbios do sono; problemas cotidianos;[64] queixas psicossomáticas, como irritabilidade, esquecimento e perda de energia;[67] e fatores socioeconômicos.[68]

A terapia hormonal tem sido indicada com frequência para reverter ou abrandar os sintomas do climatério e, consequentemente, pode produzir efeitos positivos sobre a qualidade de vida. No entanto, a relação entre a terapia hormonal e a qualidade de vida ainda é pouco conclusiva, pois, além de os estudos que investigaram esse tema serem de difícil comparação por utilizarem muitas formas de avaliação da qualidade de vida, diferentes drogas, intervalos e regimes de terapia medicamentosa distintos, os resultados são bastante controversos. Alguns autores[69,70] demonstraram que, após a utilização de terapia hormonal, houve melhora da qualidade de vida em decorrência da diminuição dos sintomas vasomotores, da melhora da função sexual, da diminuição da ansiedade e do humor deprimido, e da redução de problemas com o sono. Por outro lado, outros estudos[31,71] não observaram nenhum desses efeitos.

Além dos tratamentos medicamentosos, tem-se tornado fundamental recomendar, nessa fase da vida da mulher, mudanças no estilo de vida, que podem traduzir-se em efeitos positivos na qualidade de vida.[72] A prática de exercícios físicos tem se mostrado uma alternativa bastante interessante, associando-se à redução da sintomatologia,[73] além da diminuição dos fatores de risco cardiovasculares, da incidência de alguns tipos de câncer e das doenças crônicas.[74]

Um estudo conduzido pelo grupo de estudo dos autores, comparando os efeitos da terapia hormonal com a prática de exercícios físicos, demonstrou que o exercício aeróbio moderado, realizado 3 vezes por semana, alterou positivamente a qualidade de vida, principalmente aquela relacionada à saúde de mulheres sedentárias pós-menopáusicas.[75] O exercício causou efeitos positivos na diminuição da sintomatologia, no aumento da capacidade funcional, na saúde geral, na redução da dor e na saúde mental – avaliados pelo Short Form-36 Health Survey (SF-36); além de melhorar os domínios físico, psicológico e social da qualidade de vida, medidos pelo World Health Organization Quality of Life (WHOQOL). Esses efeitos foram independentes da utilização de terapia hormonal.

Mais recentemente, um estudo randomizado controlado avaliou o efeito do exercício e da educação nutricional na qualidade de vida e nos sintomas da menopausa precoce por meio das escalas do sintoma da menopausa de Greene e de MENQOL (que quando expressam valores baixos representam efeitos positivos). As intervenções recebidas pelos três grupos de intervenção foram: educação nutricional, exercício aeróbico ou exercício associado à educação nutricional. O grupo-controle não recebeu nenhuma intervenção. Após 12 semanas de intervenção, a educação nutricional demonstrou melhora em relação ao grupo-controle (–6,6 pontos). Contudo, o grupo exercício (–13,5), e especialmente o grupo exercício associado à educação alimentar (–22,1), superaram os efeitos da intervenção dietética nos parâmetros indicadores de sintomas de menopausa e qualidade de vida.[76]

CONSIDERAÇÕES FINAIS

Os cuidados com a saúde da mulher transcendem a atenção dispensada aos aspectos cardiovasculares. No entanto, as doenças cardiovasculares, de acordo com o período etário, podem ser responsáveis por até 92% da mortalidade feminina. Sabe-se que o risco relativo de acometimentos cardiovasculares é crescente e acompanha o avanço da idade, de modo que é no período do climatério, mais precisamente durante a pós-menopausa, que ocorre o grande aumento da morbimortalidade feminina. Assim, o climatério destaca-se como um período etário de potencial risco para a saúde da mulher, pois nele percebem-se alterações importantes que cursam para acometimentos cardiovasculares e prejudicam o bem-estar e a qualidade de vida.

Os efeitos da terapia hormonal sobre o risco cardiovascular ainda não são conclusivos e, por esse motivo, tal conduta não é indicada para a prevenção cardiovascular da mulher pós-menopausada.

O exercício físico é uma conduta amplamente empregada e reconhecida que se contrapõe a várias manifestações que podem ser desencadeadas nesse período da vida da mulher. A prática de exercícios físicos leva a adaptações cardiovasculares e metabólicas que reduzem o risco cardiovascular, além de causar modificações psicológicas e sociais. Todas essas alterações resultam em melhora na qualidade de vida e no bem-estar da mulher. Portanto, ao se pensar em medicina preventiva ou mesmo profilática na saúde feminina, obrigatoriamente se deve incluir a prática do exercício físico.

REFERÊNCIAS BIBLIOGRÁFICAS

1. Diegoli M, Diegoli C, Fonseca A, Bagnoli V. Terapia de reposição hormonal em mulheres hipertensas. In: Fonseca AM, Bagnoli VR, Halbe WH, Pinotti JA, editors. Terapia de Reposição Hormonal em Situações Especiais. Rio de Janeiro: Revinter; 2001.
2. Lopes C, Andrade J, Halbe W. Terapia de reposição hormonal: cardiopatia. In: Fonseca AM, Bagnoli VR, Halbe WH, Pinotti JA, editors. Terapia de Reposição Hormonal em Situações Especiais. Rio de Janeiro: Revinter; 2001.
3. Blumel JE, Castelo-Branco C, Binfa L, Gramegna G, Tacla X, Aracena B, et al. Quality of life after the menopause: a population study. Maturitas. 2000;34(1):17-23.
4. Gebara O, Santos Filho R. Risco cardiovascular em mulheres climatéricas. J Sobrac. 2008;15(2):9-20.
5. Grodstein F, Stampfer MJ, Manson JE, Colditz GA, Willett WC, Rosner B, et al. Postmenopausal estrogen and progestin use and the risk of cardiovascular disease. N Engl J Med. 1996;335(7):453-61.
6. Kappeler L, Epelbaum J. Aspecto biologiques de la longévité et du viellisement. Rev Epidemiol Sante Publique. 2005;53(3):235-41.
7. Lerner DJ, Kannel WB. Patterns of coronary heart disease morbidity and mortality in the sexes: a 26-year follow-up of the Framingham population. Am Heart J. 1986;111(2):383-90.
8. Benjamin EJ, Blaha MJ, Chiuve SE, Cushman M, Das SR, Deo R, et al.; American Heart Association Statistics Committee and Stroke Statistics Subcommittee. Heart Disease and Stroke Statistics-2017 Update: A Report From the American Heart Association. Circulation. 2017;135(10):e146-e603.
9. Mosca L, Manson JE, Sutherland SE, Langer RD, Manolio T, Barrett-Connor E. Cardiovascular disease in women: a statement for healthcare professionals from the American Heart Association. Writing Group. Circulation. 1997;96(7):2468-82.
10. Mikkola TS, Clarkson TB. Estrogen replacement therapy, atherosclerosis, and vascular function. Cardiovasc Res. 2002;53(3):605-19.
11. Kalantaridou SN, Naka KK, Papanikolaou E, Kazakos N, Kravariti M, Calis KA, et al. Impaired endothelial function in young women with premature ovarian failure: normalization with hormone therapy. J Clin Endocrinol Metab. 2004;89(8):3907-13.
12. Rossouw JE, Anderson GL, Prentice RL, LaCroix AZ, Kooperberg C, Stefanick ML, et al.; Writing Group for the Women's Health Initiative Investigators. Risks and benefits of estrogen plus progestin in healthy postmenopausal women: principal results From the Women's Health Initiative randomized controlled trial. JAMA. 2002;288(3):321-33.
13. Maturana MA, Irigoyen MC, Spritzer PM. Menopause, estrogens, and endothelial dysfunction: current concepts. Clinics (Sao Paulo). 2007;62(1):77-86.
14. Khalil RA. Sex hormones as potential modulators of vascular function in hypertension. Hypertension. 2005;46(2):249-54.
15. Hermenegildo C, Oviedo PJ, Cano A. Cyclooxygenases regulation by estradiol on endothelium. Curr Pharm Des. 2006;12(2):205-15.
16. dos Santos RL, da Silva FB, Ribeiro RF, Jr., Stefanon I. Sex hormones in the cardiovascular system. Horm Mol Biol Clin Investig. 2014;18(2):89-103.

17. Effects of estrogen or estrogen/progestin regimens on heart disease risk factors in postmenopausal women. The Postmenopausal Estrogen/Progestin Interventions (PEPI) Trial. The Writing Group for the PEPI Trial. JAMA. 1995;273(3):199-208.
18. The NHTPSAP. The 2017 hormone therapy position statement of The North American Menopause Society. Menopause. 2017;24(7):728-53.
19. Dubey RK, Oparil S, Imthurn B, Jackson EK. Sex hormones and hypertension. Cardiovasc Res. 2002;53(3):688-708.
20. Barton M, Meyer MR. Postmenopausal hypertension: mechanisms and therapy. Hypertension. 2009;54(1):11-8.
21. Reckelhoff JF. Sex steroids, cardiovascular disease, and hypertension: unanswered questions and some speculations. Hypertension. 2005;45(2):170-4.
22. Figueroa A, Park SY, Seo DY, Sanchez-Gonzalez MA, Baek YH. Combined resistance and endurance exercise training improves arterial stiffness, blood pressure, and muscle strength in postmenopausal women. Menopause. 2011;18(9):980-4.
23. Hart EC, Charkoudian N. Sympathetic neural regulation of blood pressure: influences of sex and aging. Physiology (Bethesda). 2014;29(1):8-15.
24. Uusitupa MI. Early lifestyle intervention in patients with non-insulin-dependent diabetes mellitus and impaired glucose tolerance. Ann Med. 1996;28(5):445-9.
25. Asikainen TM, Kukkonen-Harjula K, Miilunpalo S. Exercise for health for early postmenopausal women: a systematic review of randomised controlled trials. Sports Med. 2004;34(11):753-78.
26. Asikainen TM, Miilunpalo S, Kukkonen-Harjula K, Nenonen A, Pasanen M, Rinne M, et al. Walking trials in postmenopausal women: effect of low doses of exercise and exercise fractionization on coronary risk factors. Scand J Med Sci Sports. 2003;13(5):284-92.
27. Manson JE, Hu FB, Rich-Edwards JW, Colditz GA, Stampfer MJ, Willett WC, et al. A prospective study of walking as compared with vigorous exercise in the prevention of coronary heart disease in women. N Engl J Med. 1999;341(9):650-8.
28. Son WM, Sung KD, Cho JM, Park SY. Combined exercise reduces arterial stiffness, blood pressure, and blood markers for cardiovascular risk in postmenopausal women with hypertension. Menopause. 2017;24(3):262-8.
29. Harvey PJ, Morris BL, Kubo T, Picton PE, Su WS, Notarius CF, Floras JS. Hemodynamic after-effects of acute dynamic exercise in sedentary normotensive postmenopausal women. J Hypertens. 2005;23(2):285-92.
30. Oneda B, Forjaz CL, Bernardo FR, Araújo TG, Gusmão JL, Labes E, et al. Low-dose estrogen therapy does not change postexercise hypotension, sympathetic nerve activity reduction, and vasodilation in healthy postmenopausal women. Am J Physiol Heart Circ Physiol. 2008;295(4):H1802-8.
31. Strickler R, Stovall DW, Merritt D, Shen W, Wong M, Silfen SL. Raloxifene and estrogen effects on quality of life in healthy postmenopausal women: a placebo-controlled randomized trial. Obstet Gynecol. 2000;96(3):359-65.
32. Carr MC. The emergence of the metabolic syndrome with menopause. J Clin Endocrinol Metab. 2003;88(6):2404-11.
33. Welin L, Adlerberth A, Caidahl K, Eriksson H, Hansson PO, Johansson S, et al. Prevalence of cardiovascular risk factors and the metabolic syndrome in middle-aged men and women in Gothenburg, Sweden. BMC Public Health. 2008;8:403.
34. Feng Y, Hong X, Wilker E, Li Z, Zhang W, Jin D, et al. Effects of age at menarche, reproductive years, and menopause on metabolic risk factors for cardiovascular diseases. Atherosclerosis. 2008;196(2):590-7.
35. Wang X, Yang Z, Zhang H, Ding L, Li X, Zhu C, Zheng Y, Ye Q. The estrogen receptor-interacting protein HPIP increases estrogen-responsive gene expression through activation of MAPK and AKT. Biochim Biophys Acta. 2008;1783(6):1220-8.
36. Tao X, Jiang A, Yin L, Li Y, Tao F, Hu H. Body mass index and age at natural menopause: a meta-analysis. Menopause. 2015;22(4):469-74.

37. Meza-Munoz DE, Fajardo ME, Perez-Luque EL, Malacara JM. Factors associated with estrogen receptors-alpha (ER-alpha) and -beta (ER-beta) and progesterone receptor abundance in obese and non obese pre- and post-menopausal women. Steroids. 2006;71(6):498-503.
38. Delarue J, Magnan C. Free fatty acids and insulin resistance. Curr Opin Clin Nutr Metab Care. 2007;10(2):142-8.
39. Hutley L, Prins JB. Fat as an endocrine organ: relationship to the metabolic syndrome. Am J Med Sci. 2005;330(6):280-9.
40. Espeland MA, Hogan PE, Fineberg SE, Howard G, Schrott H, Waclawiw MA, Bush T. Effect of postmenopausal hormone therapy on glucose and insulin concentrations. PEPI Investigators. Postmenopausal Estrogen/Progestin Interventions. Diabetes Care. 1998;21(10):1589-95.
41. Holvoet P, Harris TB, Tracy RP, Verhamme P, Newman AB, Rubin SM, et al. Association of high coronary heart disease risk status with circulating oxidized LDL in the well-functioning elderly: findings from the Health, Aging, and Body Composition study. Arterioscler Thromb Vasc Biol. 2003;23(8):1444-8.
42. Spencer CP, Godsland IF, Cooper AJ, Ross D, Whitehead MI, Stevenson JC. Effects of oral and transdermal 17beta-estradiol with cyclical oral norethindrone acetate on insulin sensitivity, secretion, and elimination in postmenopausal women. Metabolism. 2000;49(6):742-7.
43. Munoz J, Derstine A, Gower BA. Fat distribution and insulin sensitivity in postmenopausal women: influence of hormone replacement. Obes Res. 2002;10(6):424-31.
44. Pickar JH, Thorneycroft I, Whitehead M. Effects of hormone replacement therapy on the endometrium and lipid parameters: a review of randomized clinical trials, 1985 to 1995. Am J Obstet Gynecol. 1998;178(5):1087-99.
45. Lurati AR. Menopause and Exercise Intolerance. Nurs Womens Health. 2017;21(2):130-6.
46. Helmrich SP, Ragland DR, Leung RW, Paffenbarger RS Jr. Physical activity and reduced occurrence of non-insulin-dependent diabetes mellitus. N Engl J Med. 1991;325(3):147-52.
47. Mayer-Davis EJ, D'Agostino R, Jr., Karter AJ, Haffner SM, Rewers MJ, Saad M, Bergman RN. Intensity and amount of physical activity in relation to insulin sensitivity: the Insulin Resistance Atherosclerosis Study. JAMA. 1998;279(9):669-74.
48. Hardin DS, Azzarelli B, Edwards J, Wigglesworth J, Maianu L, Brechtel G, et al. Mechanisms of enhanced insulin sensitivity in endurance-trained athletes: effects on blood flow and differential expression of GLUT 4 in skeletal muscles. J Clin Endocrinol Metab. 1995;80(8):2437-46.
49. Sato Y, Hayamizu S, Yamamoto C, Ohkuwa Y, Yamanouchi K, Sakamoto N. Improved insulin sensitivity in carbohydrate and lipid metabolism after physical training. Int J Sports Med. 1986;7(6):307-10.
50. Cox JH, Cortright RN, Dohm GL, Houmard JA. Effect of aging on response to exercise training in humans: skeletal muscle GLUT-4 and insulin sensitivity. J Appl Physiol (1985). 1999;86(6):2019-25.
51. Perseghin G, Price TB, Petersen KF, Roden M, Cline GW, Gerow K, et al. Increased glucose transport-phosphorylation and muscle glycogen synthesis after exercise training in insulin-resistant subjects. N Engl J Med. 1996;335(18):1357-62.
52. Krotkiewski M, Lonnroth P, Mandroukas K, Wroblewski Z, Rebuffé-Scrive M, Holm G, et al. The effects of physical training on insulin secretion and effectiveness and on glucose metabolism in obesity and type 2 (non-insulin-dependent) diabetes mellitus. Diabetologia. 1985;28(12):881-90.
53. Irving BA, Davis CK, Brock DW, Weltman JY, Swift D, Barrett EJ, et al. Effect of exercise training intensity on abdominal visceral fat and body composition. Med Sci Sports Exerc. 2008.
54. Lindheim SR, Notelovitz M, Feldman EB, Larsen S, Khan FY, Lobo RA. The independent effects of exercise and estrogen on lipids and lipoproteins in postmenopausal women. Obstet Gynecol. 1994;83(2):167-72.
55. Lynch J, Helmrich SP, Lakka TA, Kaplan GA, Cohen RD, Salonen R, Salonen JT. Moderately intense physical activities and high levels of cardiorespiratory fitness reduce the risk of non-insulin-dependent diabetes mellitus in middle-aged men. Arch Intern Med. 1996;156(12):1307-14.
56. Willems ME, Brozinick JT, Jr., Torgan CE, Cortez MY, Ivy JL. Muscle glucose uptake of obese Zucker rats trained at two different intensities. J Appl Physiol (1985). 1991;70(1):36-42.

57. Nelson ME, Rejeski WJ, Blair SN, Duncan PW, Judge JO, King AC, et al.; American College of Sports Medicine; American Heart Association. Physical activity and public health in older adults: recommendation from the American College of Sports Medicine and the American Heart Association. Circulation. 2007;116(9):1094-105.
58. Donnelly JE, Blair SN, Jakicic JM, Manore MM, Rankin JW, Smith BK. Appropriate Physical Activity Intervention Strategies for Weight Loss and Prevention of Weight Regain for Adults. Med Sci Sports Exerc. 2009.
59. Kraus WE, Houmard JA, Duscha BD, Knetzger KJ, Wharton MB, McCartney JS, et al. Effects of the amount and intensity of exercise on plasma lipoproteins. N Engl J Med. 2002;347(19):1483-92.
60. Ledesert B, Ringa V, Breart G. Menopause and perceived health status among the women of the French GAZEL cohort. Maturitas. 1994;20(2-3):113-20.
61. Cheng MH, Lee SJ, Wang SJ, Wang PH, Fuh JL. Does menopausal transition affect the quality of life? A longitudinal study of middle-aged women in Kinmen. Menopause. 2007;14(5):885-90.
62. Nachtigall LE, Nachtigall MJ. Menopausal changes, quality of life, and hormone therapy. Clin Obstet Gynecol. 2004;47(2):485-8.
63. Avis NE, Assmann SF, Kravitz HM, Ganz PA, Ory M. Quality of life in diverse groups of midlife women: assessing the influence of menopause, health status and psychosocial and demographic factors. Qual Life Res. 2004;13(5):933-46.
64. Dennerstein L, Lehert P, Guthrie JR, Burger HG. Modeling women's health during the menopausal transition: a longitudinal analysis. Menopause. 2007;14(1):53-62.
65. Kumari M, Stafford M, Marmot M. The menopausal transition was associated in a prospective study with decreased health functioning in women who report menopausal symptoms. J Clin Epidemiol. 2005;58(7):719-27.
66. Fuh JL, Wang SJ, Lee SJ, Lu SR, Juang KD. Quality of life and menopausal transition for middle-aged women on Kinmen island. Qual Life Res. 2003;12(1):53-61.
67. Li S, Holm K, Gulanick M, Lanuza D. Perimenopause and the quality of life. Clin Nurs Res. 2000;9(1):6-23.
68. Brzyski RG, Medrano MA, Hyatt-Santos JM, Ross JS. Quality of life in low-income menopausal women attending primary care clinics. Fertil Steril. 2001;76(1):44-50.
69. Rebar RW, Trabal J, Mortola J. Low-dose esterified estrogens (0.3 mg/day): long-term and short-term effects on menopausal symptoms and quality of life in postmenopausal women. Climacteric. 2000;3(3):176-82.
70. Wiklund I, Karlberg J, Mattsson LA. Quality of life of postmenopausal women on a regimen of transdermal estradiol therapy: a double-blind placebo-controlled study. Am J Obstet Gynecol. 1993;168(3 Pt 1):824-30.
71. Haines CJ, Yim SF, Chung TK, Lam CW, Lau EW, Ng MH, et al. A prospective, randomized, placebo-controlled study of the dose effect of oral oestradiol on menopausal symptoms, psychological well being, and quality of life in postmenopausal Chinese women. Maturitas. 2003;44(3):207-14.
72. Rice VM. Effect of moderate-intensity exercise in alleviating menopausal symptoms. Menopause. 2004;11(4):372-4.
73. Stadberg E, Mattsson LA, Milsom I. Factors associated with climacteric symptoms and the use of hormone replacement therapy. Acta Obstet Gynecol Scand. 2000;79(4):286-92.
74. Kushi LH, Fee RM, Folsom AR, Mink PJ, Anderson KE, Sellers TA. Physical activity and mortality in postmenopausal women. JAMA. 1997;277(16):1287-92.
75. Moriyama CK, Oneda B, Bernardo FR, Cardoso CG Jr, Forjaz CL, Abrahao SB, et al. A randomized, placebo-controlled trial of the effects of physical exercises and estrogen therapy on health-related quality of life in postmenopausal women. Menopause. 2008;15(4 Pt 1):613-8.
76. Asghari M, Mirghafourvand M, Mohammad-Alizadeh-Charandabi S, Malakouti J, Nedjat S. Effect of aerobic exercise and nutrition educationon quality of life and early menopause symptoms:A randomized controlled trial. Women Health. 2017;57(2):173-88.

33

Exercício físico na saúde da mulher com doença cardiovascular

Amanda Gonzales Rodrigues
Roberta Saretta

INTRODUÇÃO

Dados do Departamento de Informática do Sistema Único de Saúde (Datasus) mostram que a causa cardiovascular corresponde a aproximadamente 30% dos óbitos no Brasil.[1] Esse cenário não é diferente quando se considera o sexo. A doença cardiovascular (DCV) também é a principal causa de mortalidade entre as mulheres. Curiosamente, essas taxas de mortalidade vêm reduzindo dramaticamente não somente pelos avanços nas terapias como pela maior conscientização da mulher sobre o risco cardiovascular. Sabe-se que após a menopausa, a prevalência de fatores de risco na mulher se aproxima à do homem, o que aumenta também o risco de DCV.

Entre as estratégias de prevenção, primária e secundária, a atividade física é uma das mais efetivas. Ela influencia fatores de risco como hipertensão, dislipidemia, obesidade e diabetes, com impacto muitas vezes maiores em mulheres que em homens. Isto significa que a atividade física é uma das medidas que mais contribui para a diminuição da morbimortalidade por DCV.[2] Ao contrário, a inatividade física é identificada como o quarto principal fator de risco para mortalidade global (6% das mortes em todo o mundo).[3] No Brasil, dados do Instituto Brasileiro de Geografia e Estatística (IBGE) indicam que 46% da população é sedentária e que esse índice é ainda maior em mulheres.

Existem diferenças conceituais entre atividade física e exercício. Atividade física é definida como "qualquer movimento corporal produzido pelos músculos esqueléticos que resultem em gasto de energia", enquanto exercício é definido como uma "atividade física planejada estruturada e repetida com objetivo de manter ou melhorar um ou mais dos componentes da aptidão física".[4]

Mulheres, com idade superior a 40 anos, tendem a realizar cerca de 3 horas por dia de tarefas domésticas e outras atividades, como cuidado com as crianças, jardinagem e mesmo serviços de casa, o que representam doses diárias de atividade física. No entanto, essa atividade pode não ser suficiente para a prevenção cardiovascular, uma vez que para esse fim é recomendada a realização de exercícios aeróbios de intensidade moderada, com duração de 30 a 60 minutos, 3 a 5 × semana (~ 150 minutos/semana) ou pelo menos 15 a 25 minutos de exercício de intensidade elevada, 3 a 5 × semana (~ 75 minutos/semana).[5]

Dados do sistema de vigilância de fatores de risco para doenças crônicas, avaliando um conjunto de 27 cidades brasileiras, mostram que apenas 37,6% das pessoas praticam exercícios físicos como o recomendado, e que essa frequência é maior entre homens (46,6%) do que entre mulheres (29,9%).[6]

O papel do exercício físicos na prevenção secundária da DCV também está muito bem documentado. Essa conduta não medicamentosa é uma recomendação Classe IA em todas as diretrizes atuais. Estudos mostram que pacientes praticantes de treinamento aeróbio têm redução 25% de mortalidade cardiovascular quando comparados aos pacientes sedentários.[7]

> "Apesar do evidente custo-benefício, a taxa de adesão aos programas reabilitação cardíaca ainda é baixo, variando entre 20 a 50% ao redor do mundo. A taxa de participação das mulheres também é menor do que a de homens, e outros fatores como obesidade, hipertensão arterial, idade, acesso limitado e custos, explicam, em grande parte, esse cenário."[29]

Por se tratar de um conjunto de intervenções envolvendo uma equipe multidisciplinar, com psicologia, nutrição, cessação do tabagismo e exercícios, a Reabilitação Cardíaca como forma de prevenção secundária é capaz de melhorar as condições físicas e psicológicas dos pacientes, e também estabilizar o processo de aterosclerose por meio da modificação dos fatores de risco e diminuir assim a morbi-mortalidade.

Em relação à aderência, dados mostram que os pacientes encaminhados mais precocemente para um programa de reabilitação cardíaca tendem a ter uma melhor aderência a esse programa e a seguir com mas disciplina as modificações no estilo de vida.

Neste capítulo será discutida a importância do exercício físico no controle dos fatores de risco de DCV em mulheres, bem como o seu papel na prevenção secundária. Finalmente, serão apresentadas as medidas que podem fortalecer a participação e a adesão aos programa de prevenção secundária, especialmente de mulheres.

PAPEL DO EXERCÍCIO NOS FATORES DE RISCOS CARDIOVASCULARES

Lípides

Dados acumulados evidenciam que, independentemente do estilo de vida, dieta e o outros fatores de risco, as mulheres no período pós-menopausa apresentam aumento da incidência de doença arterial coronariana em relação à pré-menopausa.[10] Uma possível explicação é a mudança no padrão das lipoproteínas. Mulheres na pós-menopausa apresentam elevação do colesterol, da lipoproteína de baixa densidade (LDL), triglicérides e valores inferiores de lipoproteínas de alta densidade (HDL), associadas à redução dos níveis de estrógenos, importantes moduladores do metabolismo lipídico, inflamação e homeostase vascular.[11,12]

As alterações hormonais decorrentes da menopausa também influenciam a composição corpórea. É comum nessa fase o aumento na proporção de gordura corporal e a redução na massa muscular, especialmente quando associadas a um estilo de vida sedentário. Em conjunto, essas alterações contribuem para o ganho de peso e o aparecimento da síndrome metabólica.

Uma revisão sistemática mostrou um efeito benéfico do exercício em componentes da síndrome metabólica, como aumento do HDL-c e redução no índice de massa corpórea (IMC).[13] Resultados semelhantes foram descritos em outra metanálise envolvendo a reabilitação cardíaca. Redução nos níveis de triglicérides (TG) e glicemia de jejum foram inequivocamente verificados. Todas essas mudanças contribuíram para uma diminuição na prevalência de síndrome metabólica.[14]

Hipertensão arterial

Os homens apresentam maior incidência de hipertensão até a quinta década de vida quando comparados às mulheres. Entretanto, há de ressaltar algumas diferenças entre os gêneros. Boggia et al. demonstraram que, apesar da elevação nos níveis pressóricos diurno e noturno serem preditoras de eventos cardiovasculares em ambos os sexos, as mulheres apresentavam valores maiores da pressão arterial sistólica diurna e noturna quando comparado aos homens, o que resulta em um aumento no risco para eventos cardiovasculares significativamente maior em mulheres.[15]

Apesar dessas diferenças não há evidências de que o alvo do tratamento e a escolha da medicação seja diferente para as mulheres. Atualmente, recomenda-se a pressão-alvo de $< 130 \times 80$ mmHg para adultos com hipertensão confirmada e DCV conhecida.[16]

As intervenções não farmacológicas para redução da pressão arterial incluem perda de peso, alimentação saudável, com restrição do sódio, redução do consumo de álcool e um programa estruturado de exercícios físicos. Em média, cada uma dessas medidas reduz a pressão arterial sistólica em 4 mmHg e a diastólica em 2 a 4 mmHg.

O benefício do exercício físico no controle da pressão arterial têm sido demonstrado em inúmeros estudos, sobretudo com os aeróbios. O exercício resistido de baixa a moderada intensidade, também tem mostrado benefícios ao paciente hipertenso, mas em menores níveis que o exercício aeróbio.[17] Vale a pena ressaltar que uma simples sessão de exercício aeróbio é capaz de provocar redução significativa na pressão arterial de 24 horas, em idosos hipertensos.[19]

Diabetes

Dados recentes mostram que 8,9% da população brasileira é diabética e que a prevalência dessa doença é maior em mulheres.[6] Evidências mostram também que o diabetes é altamente prevalente em indivíduos com DCV e que ele está associado ao aumento da morbimortalidade. Surpreendente é o fato que pessoas com diabete tipo 2 seguem menos as recomendações de prática de exercício físico que pessoas não diabéticas.

Os exercícios combinados aeróbios e resistidos apresentam efeitos na redução da concentração da hemoglobina glicada, independentemente da perda de peso. Estudos mostram também que um programa de exercício provoca aumento significativo na sensibilidade à insulina.[20,21]

Capacidade funcional

A capacidade aeróbia é uma importante variável prognóstica em pacientes com DCV. O aumento nesse parâmetro está associado à redução da mortalidade de indivíduos com doença arterial coronariana. Um estudo em pacientes com DCV envolvidos em programa de reabilitação cardíaca mostrou uma redução de 11% na mortalidade para cada MET de incremento da capacidade física.[22] Portanto, melhorar a capacidade aeróbia por meio de um programa de reabilitação cardíaca com exercícios representa uma estratégia importante na prevenção secundária para homens e mulheres com DCV.

As mulheres apresentam uma capacidade física, avaliada pelo consumo de oxigênio (VO_2 máx), cerca de 15 a 30% menor que os homens. Entretanto, quando corrigido pela massa isenta de gordura essa diferença desaparece. Outro conhecimento importante é que o aumento no VO_2 máx provocado pelo treinamento físico é semelhante em homens e mulheres.

Depressão

Existem evidências de que a ansiedade e a depressão pioram o prognóstico de pacientes com DCV. Sabe-se também que esses traços psicológicos influenciam a prática de exercício. Indivíduos que apresentam sintomas mais graves de ansiedade e depressão são mais sedentários e aderem menos a programas de exercício, constituindo-se portanto, num grupo que requer mais cuidado e incentivo para participação em programa de reabilitação cardíaca.[24]

A prática de exercício físico melhora significativamente a qualidade de vida e os sintomas de depressão e ansiedade. Ademais, a prática regular de exercício melhora a adesão ao tratamento medicamentoso e favorece mudanças no estilo de vida a longo prazo.[25]

EFEITOS ADICIONAIS DO EXERCÍCIO NA DOENÇA CARDIOVASCULAR

Outros efeitos cardioprotetores do exercício físico na prevenção secundária, porém que não constituem fatores de risco clássicos para a doença cardiovascular estão dispostos na Tabela 33.1.[26]

TABELA 33.1 Efeitos adicionais do exercício na doença cardiovascular.

Efeitos do exercício na doença cardiovascular				
Antiaterogênico	**Anti-inflamatório**	**Antiarrítmico**	**Anti-isquêmico**	**Antitrombótico**
✔ Controle dos fatores de risco ✔ Melhora da função endotelial	✔ Reduz níveis de proteína C	✔ Melhora a função autonômica (aumenta o tônus vagal e diminui a atividade simpática)	✔ Melhora a perfusão miocárdica (aumento da reserva coronária) ✔ Aumenta o limiar de isquemia	✔ Diminui a agregação plaquetária ✔ Melhora a atividade fibrinolítica

Fonte: Adaptado: J. Am. Coll. Cardiol. 2015[26]

COMPONENTES DA REABILITAÇÃO CARDÍACA NA MULHER

A Diretriz Europeia de Prevenção Secundária baseada em exercício reconhece que as mulheres se beneficiam do programa de exercício tanto quanto os homens. De fato, Antunes-Correa e colaboradores verificaram que os efeitos de um programa de reabilitação cardíaca na atividade nervosa simpática muscular, fluxo sanguíneo muscular e consumo de oxigênio de pico são semelhantes em mulheres e homens com insuficiência cardíaca.[30] No entanto, vale ressaltar que as mulheres são mais suscetíveis à incontinência urinária, osteoporose, artrite e apresentam com maior frequência sintomas de depressão e ansiedade, o que representam barreiras para a participação e à adesão a tais programas.

Na Tabela 33.2 são considerados alguns aspectos dos componentes da reabilitação cardíaca para mulheres com DCV e medidas estabelecidas para o tratamento.[27]

TABELA 33.2 Componentes da reabilitação cardíaca em mulheres.

Componentes	Ações
Avaliação inicial	História, medicações, doença cardiovascular, fatores de risco, comorbidades (disfunção neurológica, DPOC, deficiência visual/auditiva, artrite, osteoporose, incontinência urinária, comprometimento cognitivo)
	Educação: Fornecer informações sobre os objetivos e conteúdos do Programa RC para melhorar a adesão e reduzir possíveis barreiras
Orientação de exercícios	Aconselhar e encorajar a realizar atividades físicas regulares
	Orientar a participar de programas estruturados de exercícios (RC)
Prescrição de exercícios	Exercícios de resistência, fortalecimento, flexibilidade, coordenação (habilidades de equilíbrio) e consciência corporal
	Começar em um nível baixo com aumento gradual até intensidade moderada
	Para pacientes frágeis, o cicloergômetro pode proporcionar um maior grau de estabilidade e menor risco de queda
	Selecionar exercícios adequados às condições musculoesqueléticas em pacientes idosas
	Evitar exercícios que exijam variações posturais rápidas para o risco de hipotensão ortostática
	Incluir atividades e jogos que melhorem a comunicação e a integração social
Aconselhamento nutricional	Dieta rica em frutas e vegetais, alimentos integrais e com alto teor de fibras; peixes duas vezes por semana
	Limitar a ingestão de gorduras saturadas
Aconselhamento nutricional	Limitar a ingestão de álcool para menos que 1 bebida/dia, ingestão de sódio para menos de 2 a 3 g/dia (aproximadamente 1 colher de chá de sal). Consumo de ácidos graxos trans deve ser tão baixo quanto possível
Controle do peso	Manter ou atingir um IMC entre 18,5 e 24,9 kg/m^2 e uma circunferência da cintura < 88 cm
	Em mulheres obesas, a redução e a manutenção de peso são fundamentais através de ingestão calórica adequada, atividade física e exercício
	As mulheres idosas com insuficiência cardíaca ou outras doenças crônicas correm o risco de desenvolver caquexia cardíaca

(continua)

TABELA 33.2 Componentes da reabilitação cardíaca em mulheres. *(continuação)*

Componentes	Ações
Controle dos lípides	Manter níveis lipídicos adequados por meio do estilo de vida e medicação para redução de lipídios (terapia com estatinas, a menos que contra-indicado)
Manutenção da pressão arterial	Incluir medidas não- farmacológicas (redução de peso, exercício e baixa ingestão de sal) e terapia anti-hipertensiva – meta < 130/80
	Farmacoterapia é indicada quando a pressão arterial é > 140/90 mmHg
Cessação do tabagismo/ aspectos psicossociais	Cessação do tabagismo: encaminhar para programas específicos quando necessário
	Identificar e tratar sintomas de ansiedade e depressão, focar na melhoria da adaptação social e reintegração, assim como na melhora da qualidade de vida em geral

Fonte: Adaptado: Eur J Cardiovasc Prev Rehabil 2010

PRESCRIÇÃO E PROGRAMAÇÃO DE EXERCÍCIO FÍSICO

Experiências adquiridas ao longo de três décadas nos ensinaram que a prescrição de exercício para um programa de reabilitação cardíaca em mulheres com DCV deve seguir os mesmos princípios daquele preconizado para homens (ver Capítulo 25, Prescrição de Exercício Físico na Prevenção e Reabilitação Cardiovascular para mais detalhes). O exercício aeróbio, principal componente de um programa de reabilitação cardíaca, deve ser prescrito de uma forma individualizada baseado na capacidade funcional. Em geral é realizado em intensidades moderadas, determinadas pelas frequências cardíacas obtidas pelo teste ergoespirométrico, entre o limiar anaeróbio e o ponto de compensação respiratória, ou entre 50% a 80% da frequência cardíaca de reserva, obtida pelo teste ergométrico.

Os exercícios resistidos visam melhorar a resistência muscular localizada e também devem fazer parte de um programa de reabilitação cardíaca para mulheres. Eles devem ser realizados numa intensidade não superior a 50% de 1 repetição máxima (1 RM = máxima carga com a qual o individuo consegue realizar apenas um movimento de forma correta), com um número máximo de 15 repetições por tipo de exercício. Esses exercícios favorecem o ganho de massa muscular e, com isso, a força, aspectos de grande importância, especialmente na terceira idade.

Esse prescrição e programação de exercício melhoram significativamente a capacidade física e a qualidade de vida em mulheres com DCV (ref de preferência do nosso grupo). Soma-se a isto, os efeitos no peso corporal, um importante fator, sobretudo na menopausa.[28]

REFERÊNCIAS BIBLIOGRÁFICAS

1. Brasil. Ministério da Saúde. Departamento de Informática do Sistema Único de Saúde do Brasil [DataSUS]. Indicadores de recursos. 2014. Disponível em: http://tabnet.datasus.gov.br/cgi/idb2012/matriz.htm.
2. Taylor RS, Brown A, Ebrahim S, Jolliffe J, Noorani H, Rees K, et al. Exercise-based rehabilitation for patients with coronary heart disease: Systematic review and meta-analysis of randomized controlled trials. Am J Med. 2004;116:682-92.
3. World Health Organization [WHO]. Global health risks: mortality and burden of disease attributable to selected major risks. Geneva: WHO; 2009. Disponível em: http://www.who.int/healthinfo/global_burden_disease/GlobalHealthRisks_report_full.pdf.
4. Caspersen CJ, Powell KE, Christenson GM. Physical activity, exercise, and physical fitness: definitions and distinctions for health-related research. Public Health Rep. 1985;100(2):126-31.
5. Office of Disease Prevention and Health Promotion [ODPHP]. US Department of Health and Human Services. 2008 physical activity guidelines for Americans. 2008. Disponível em: https://health.gov/paguidelines/guidelines/.
6. Brasil. Ministério da Saúde. Agência Nacional de Saúde Suplementar. Vigitel Brasil 2016, Vigilância de Fatores de Risco e Proteção para Doenças Crônicas por Inquérito Telefônico. Disponível em: http://www.ans.gov.br/images/Vigitel_Saude_Suplementar.pdf.
7. Heran BS, Chen JM, Ebrahim S, Moxham T, Oldridge N, Rees K, et al. Exercise-based cardiac rehabilitation for coronary heart disease. Cochrane Database Syst ver. 2011 Jul 6;(7):CD001800.
8. British Association for Cardiovascular Prevention and Rehabilitation. BACPR standards and core components for cardiovascular disease prevention and rehabilitation. 2. ed. UKBACPR, 2012. Disponível em: http://www.bacpr.com/resources/46C_BACPR_Standards_and_Core_Components_2012.pdf.
9. Fletcher GF, Balady GJ, Amsterdam EA, Chaitman B, Eckel R, Fleg J, et al. Exercise standards for testing and training: a statement for healthcare professionals from the American Heart Association. Circulation. 2001;104(14):1694-740.
10. Isles CG, Hole DJ, Hawthorne VM, Lever AF. Relation between coronary risk and coronary mortality in women of the Renfrew and Paisley survey: comparison with men. Lancet. 1992;339(6878):702-6.
11. Tremollieres FA, Pouilles JM, Cauneille C, Ribot C. Coronary heart disease risk factors and menopause: a study in 1684 French women. Atherosclerosis. 1999;142(2):415-23.
12. Kuiper GG, Carlson B, Grandien K, Enmark E, Häggblad J, Nilsson S, Gustafsson JA. Comarison of the ligand binding specificity and transcript tissue distribution of estrogen receptors alpha and beta. Endocrinology. 1997;138(3):863-70.
13. Pattyn N, Cornelissen VA, Eshghi SR, Vanhees L. The effect of exercise on the cardiovascular risk factors constituting the metabolic syndrome: A meta-analysis of controlled trials. Sports Med. 2013;43(2):121-33.
14. Sadeghi M, Salehi-Abargouei A, Kasaei Z, Sajjadieh-Khajooie H, Heidari R, Roohafza H. Effect of cardiac rehabilitation on metabolic syndrome and its components: a systematic review and meta-analysis. J Res Med Sci. 2016;21:18.
15. Boggia J, Thijs L, Hansen TW, Li Y, Kikuya M, Björklund-Bodegård K, et al.; International Database on Ambulatory blood pressure in relation to Cardiovascular Outcomes Investigators. Ambulatory blood pressure monitoring in 9357 subjects from 11 populations highlights missed opportunities for cardiovascular prevention in women. Hypertension. 2011;57(3):397-405.
16. Whelton PK, Carey RM, Aronow WS, Casey DE Jr, Collins KJ, Dennison Himmelfarb C, et al. 2017 ACC/AHA/AAPA/ABC/ACPM/AGS/APhA/ASH/ASPC/NMA/PCNA Guideline for the Prevention, Detection, Evaluation, and Management of High Blood Pressure in Adults: A Report of the American College of Cardiology/American Heart Association Task Force on Clinical Practice Guidelines. J Am Coll Cardiol. 2017. pii: S0735-1097(17)41519-1.

17. Cornelissen VA, Smart NA. Exercise training for blood pressure: a systematic review and meta-analysis. J Am Heart Assoc. 2013;2(1):e004473.
18. Laterza MC, de Matos LD, Trombetta IC, Braga AM, Roveda F, Alves MJ, et al. Exercise training restores baroreflex sensitivity in never-treated hypertensive patients. Hypertension. 2007;49(6):1298-306.
19. Brandão Rondon MU, Alves MJ, Braga AM, Teixeira OT, Barretto AC, Krieger EM, Negrão CE. Postexercise blood pressure reduction in elderly hypertensive patients. J Am Coll Cardiol. 2002;39(4):676-82.
20. Schwingshackl L, Missbach B, Dias S, König J, Hoffmann G. Impact of different training modalities on glycaemic control and blood lipids in patients with type 2 diabetes: a systematic review and network meta-analysis. Diabetologia. 2014;57(9):1789-97.
21. Ross R, Dagnone D, Jones PJ, Smith H, Paddags A, Hudson R, Janssen I. Reduction in obesity and related comorbid conditions after diet-induced weight loss or exercise-induced weight loss in men. A randomized, controlled trial. Ann Intern Med. 2000;133(92)2-103.
22. Taylor C, Tsakirides C, Moxon J, Moxon JW, Dudfield M, Witte KK, et al. Submaximal fitness and mortality risk reduction in coronary heart disease: a retrospective cohort study of community-based exercise rehabilitation. BMJ Open. 2016;6(6):e011125.
23. Martin BJ, Arena R, Haykowsky M, Hauer T, Austford LD, Knudtson M, et al.; APPROACH Investigators. Cardiovascular fitness and mortality after contemporary cardiac rehabilitation. Mayo Clin Proc. 2013;88(5):455-63.
24. Prugger C, Wellmann J, Heidrich J. Regular exercise behaviour and intention and symptoms of anxiety and depression in coronary heart disease patients across Europe: Results from the EUROASPIRE III survey EUROASPIRE Study Group. Eur J Prev Cardiol. 2017;24(1):84-91.
25. Flynn KE, Piña IL, Whellan DJ, Lin L, Blumenthal JA, Ellis SJ, et al.; HF-ACTION Investigators. Effects of exercise training on health status in patients with chronic heart failure: HF-ACTION randomized controlled trial. JAMA. 2009;301(14):1451-9.
26. Sandesara PB, Lambert CT, Gordon NF, Fletcher GF, Franklin BA, Wenger NK, Sperling L. Cardiac rehabilitation and risk reduction: time to rebrand and reinvigorate. J Am Coll Cardiol. 2015;65(4):389-39.
27. Piepoli MF, Corrà U, Benzer W, Bjarnason-Wehrens B, Dendale P, Gaita D, et al.; Cardiac Rehabilitation Section of the European Association of Cardiovascular Prevention and Rehabilitation. Secondary prevention through cardiac rehabilitation: rom knowledge to implementation. A position paper from the Cardiac Rehabilitation Section of the European Association of Cardiovascular Prevention and Rehabilitation. Eur J Cardiovasc Prev Rehabil. 2010;17(1):1-17.
28. Drenowatz C, Sui X, Fritz S, Lavie CJ, Beattie PF, Church TS, Blair SN. The association between resistance exercise and cardiovascular disease risk in women. J Sci Med Sport. 2015;18(6):632-6.
29. A.R. Menezes, C.J. Lavie, R.V. Milani, et al. Cardiac rehabilitation in the United States Prog Cardiovasc Dis. 2014;56:522-29
30. Antunes-Correa LM, Melo RC, Nobre TS et al.Impact of gender on benefits of exercise training on sympathetic nerve activity and muscle blood flow in heart failure. Eur J Heart Fail. 2010 Jan;12(1):58-65
31. Grace SL1, Midence L2, Oh P3, et. al. Cardiac Rehabilitation Program Adherence and Functional Capacity Among Women: A Randomized Controlled Trial. Mayo Clin Proc. 2016 Feb;91(2):140-8.

34

Envelhecimento e exercício físico

Luciene Ferreira Azevedo
Linda Massako Ueno-Pardi
Denise de Oliveira Alonso
Soraya Fernandes Reis
Ruth Caldeira de Melo

INTRODUÇÃO

O envelhecimento é um processo natural, multifatorial, complexo e cumulativo que provoca, ao longo do tempo, alterações deletérias, na medida em que diminui as reservas fisiológicas dos sistemas e, consequentemente, a capacidade de recuperar a homeostase do organismo frente a eventos estressores. Os efeitos do envelhecimento tornam-se mais evidentes após a fase reprodutiva e, eventualmente, predispõem os idosos a desfechos ruins como fragilidade, incapacidade, doenças crônicas e, invariavelmente, morte. Embora seja universal, o envelhecimento é vivenciado de forma diferente entre as pessoas, tanto no nível populacional como individual, sendo praticamente impossível determinar seu curso ao longo da vida. Isso ocorre porque muitos mecanismos associados ao envelhecimento são aleatórios e também influenciados pelo ambiente e o estilo de vida. Sendo assim, enquanto alguns idosos longevos podem desfrutar de uma boa condição física e mental, outros podem ser frágeis ou precisar de suporte significativo para terem as necessidades básicas supridas. Além das perdas biológicas, condições socioeconômicas, aspectos culturais e o estilo de vida adotado poderão culminar em um envelhecimento bem-sucedido ou não.[1-3]

Considerando que os indivíduos vivenciam o envelhecimento de maneira particular e distinta, determinar o início da velhice requer mais do que um simples marco cronológico. Embora seja o menos preciso, o critério etário é o mais adotado para esse fim, pois auxilia a organização social dos países, define limites como a idade mínima para a aposentadoria, auxilia no estudo do processo de envelhecimento e permite estudos epidemiológicos e comparações de dados coletados em diferentes épocas e lugares. Até o presente momento, não existe um critério cronológico mundial para o estabelecimento da velhice. Entretanto, grande parte dos estudos demográficos e epidemiológicos utiliza a idade de 60 anos ou mais para classificar os indivíduos como idosos. De acordo com a Organização Mundial da Saúde (OMS), a capacidade funcional poderia ser considerada um marcador da velhice. Como os indivíduos têm alcançado idades avançadas com boas condições de saúde, ou seja, a ponto de terem desempenho funcional similar a faixas etárias mais jovens, "70 anos" poderia ser o novo "60 anos".[3] Dentro dessa perspectiva, quebrar estereótipos relacionados à velhice e incentivar o envelhecimento ativo seriam ações cruciais para manter a participação ativa dos idosos na sociedade. Por outro lado, alguns idosos entre 60 e 70 anos apresentam incapacidades importantes e necessitam de cuidados, mostrando o quão complexo é o envelhecimento e o quão inadequado é o critério cronológico de velhice. No Brasil, o Estatuto do Idoso estabelece como idoso os indivíduos com idade igual ou superior a 60 anos, limite esse que será adotado neste capítulo.[4]

O envelhecimento populacional, decorrente do aumento da expectativa de vida associada à diminuição da taxa de fecundidade, é caracterizado por diminuição da proporção de crianças e jovens e aumento na proporção dos idosos na população. De acordo com Instituto Brasileiro de Geografia e Estatística (IBGE), a expectativa de vida do brasileiro ao nascer é, atualmente, de 71,3 anos para homens e 78,5 anos para mulheres, podendo atingir em 2060 as marcas de 78 e 84,4 anos, respectivamente.[5] Dados da OMS, por sua vez, sugerem que uma criança nascida hoje no Brasil tem a expectativa de viver 20 anos a mais que as nascidas na década de 1960. Em relação ao crescimento populacional, as mesmas projeções apontam que em 2060, o percentual da população brasileira com 65 anos ou mais será de 26,8%, enquanto em 2013 esse percentual era de 7,4%.[3] Dessa forma, é de extrema importância compreender a ação do envelhecimento nas funções corporais, para que profissionais de saúde possam aprimorar ações frente ao atendimento desta população.

Este capítulo tratará do conhecimento das principais alterações advindas do processo de envelhecimento e a influência do exercício físico (como condicionamento físico ou como prática competitiva) para obtenção e manutenção da saúde do idoso, seja ela mental, emocional, física ou funcional.

CLASSIFICAÇÃO FUNCIONAL

À medida que as pessoas envelhecem, as necessidades de saúde tendem a se tornar mais complexas, fazendo com que a capacidade funcional seja mais importante que a presença ou não de doenças. O conceito de capacidade funcional está intimamente ligado ao termo funcionalidade e refere-se à manutenção de habilidades físicas e mentais necessárias para que o indivíduo viva de forma independente na sociedade.[3,6] Na área da saúde, a capacidade funcional é avaliada com base no desempenho dos idosos frente a diferentes tarefas do cotidiano, também conhecidas como atividades de vida diária (AVD).

As AVD são normalmente classificadas e divididas de acordo com a complexidade em: básicas (ABVD), instrumentais (AIVD) e avançadas (AAVD). As ABVD incluem as atividades de autocuidado ou atividades pessoais básicas, como alimentar-se, banhar-se, vestir-se, mobilizar-se e manter o controle dos esfíncteres. As AIVD englobam as ABVD, além de tarefas essenciais para a manutenção da independência do indivíduo dentro da sociedade, como cuidar da casa, administrar as próprias finanças, fazer comida e compras, entre outras. As AAVD são específicas a cada indivíduo e podem envolver fatores socioculturais, ambientais e motivacionais, incluindo a realização de atividades ocupacionais, recreativas e de prestação de serviços comunitários.[6,7]

Associando essa classificação ao grau de atividade física que o idoso pratica, Spirduso[8] sugere uma hierarquia de funções físicas, definindo os níveis funcionais na velhice, indicados na Tabela 34.1.

Evidências sugerem que a atividade física pode, não apenas prevenir, mas também retardar o declínio relacionado à idade, da capacidade funcional e consequentemente das AVD. De acordo com a metanálise de Tak et al.,[9] manter níveis médios/altos de atividade física reduz não apenas o risco de incapacidade pela metade (comparado a baixos níveis de atividade física), mas também o risco de progressão de incapacidade para a realização das ABVD por idosos. Em complemento a esses resultados, Robert et al.[10] sugerem que atividades físicas moderadas, que combinem diferentes habilidades físicas (p. ex., equilíbrio e coordenação), cognitivas (p. ex., atenção e memória) e sociais (p. ex., interação com outras pessoas), são mais vantajosas em termos de melhora no desempenhos nas AVD.

Considerando o conceito de envelhecimento saudável, também denominado bem-sucedido, o qual os indivíduos apresentam baixo risco de doenças e incapacidades relacionadas, manutenção de alto funcionamento físico e mental, contínuo envolvimento com a vida,[11] pode-se dizer que a atividade física e, mais especificamente o exercício físico, que tem caráter sistemático, têm papel importante no alcance deste, principalmente, pela atenuação dos efeitos do envelhecimento nos diversos sistemas do organismo e no controle de diferentes fatores de risco, os quais serão detalhados nos próximos tópicos deste capítulo.

TABELA 34.1 Níveis funcionais na velhice

Nível	Classificação	Características
0	Fisicamente incapaz	Não realiza nenhuma AVD e tem total dependência de outros
1	Fisicamente dependente	Realiza algumas ABVD: caminha pouco, banha-se, veste-se, alimenta-se, transfere-se de um lugar para outro; necessita de cuidados parciais de terceiros
2	Fisicamente frágil	Faz tarefas domésticas leves: prepara comida, faz compras leves; pode realizar algumas AIVD e todas as ABVD, mas não as AAVD, portanto necessita de cuidados parciais de terceiros
3	Fisicamente independente	É capaz de realizar todas as AIVD e AAVD. Realiza trabalhos físicos leves, é capaz de cuidar da casa e ter *hobbies* e atividades que demandem baixo gasto de energia (caminhadas, jardinagem, dança social, viagens, dirigir automóveis). Está sujeito a passar para o nível 2 se houver alguma intercorrência na saúde, pois tem baixas reservas físicas. Nesta categoria estão incluídos idosos que vão desde os que mantêm um estilo de vida que demanda muito pouco da aptidão física, até aqueles muito ativos, mas sedentários
4	Fisicamente apto/ativo	Capaz de fazer todas as AAVD e manter a maioria dos *hobbies*. Realiza trabalho físico moderado, esportes de resistência e jogos. Aparenta ser mais jovem que seus pares e possui uma reserva física que o torna mais capaz de tolerar intercorrências na saúde
5	Atleta	Realiza atividades competitivas, podendo competir em nível internacional e praticar esportes de alto risco. Treina em busca da excelência do desempenho motor. Também aparenta ser mais jovem que seus pares e possui alta reserva física, que o predispõe muito mais a tolerar intercorrências na saúde

AVD: atividades da vida diária; ABVD: atividades básicas da vida diária; AIVD: atividades instrumentais da vida diária; AAVD: atividades avançadas da vida diária. Adaptada de Spirduso 2005.

ASPECTOS FISIOLÓGICOS DO ENVELHECIMENTO: PAPEL DO EXERCÍCIO FÍSICO

Entre as várias condições necessárias para envelhecer bem, encontra-se o acesso a serviços de toda ordem, como saúde, educação e lazer, incluindo a prática de exercício físico. Muitos estudiosos têm destacado a influência direta da prática regular do exercício para um envelhecimento saudável.[8,12,13] A seguir, serão abordadas as mudanças nos principais sistemas e órgãos do corpo humano com o processo de envelhecimento, e como o exercício físico contribui para minimizar o impacto desse processo.

Sistema nervoso e exercício físico

O sistema nervoso central sofre alterações a partir de 25 – 30 anos, com perda diária de neurônios, de forma diferenciada nas diversas áreas desse sistema.[8] Como consequência, observa-se atrofia dos centros reguladores cerebrais, expressada por diminuição do número de células nervosas, redução de peso e fluxo sanguíneo cerebral, além da redução na síntese de neurotransmissores, que podem resultar em diminuição discreta da atenção, memória e na capacidade de aprendizado. A diminuição da acetilcolina, por exemplo, pode estar associada à deficiências cognitivas e motoras em fases mais avançadas da doença de Alzheimer;[14] doença que apresenta aumentada prevalência com o avanço da idade. No envelhecimento normal, essas mudanças são leves ou menos intensas do que aquelas que ocorrem em processos de doença, que acarretam comprometimento cognitivo global e algum grau de prejuízo funcional ou ocupacional.[15]

É no sistema nervoso central (cérebro e medula espinhal) que se processam informações vindas de vários receptores somatossensoriais, e é dele que partem comandos direcionados aos músculos por meio de neurônios eferentes. O declínio no processamento central tem sido apontado como o principal fator na diminuição do controle motor (capacidade de regular ou orientar os mecanismos essenciais para o movimento). No envelhecimento ocorre redução na detecção de informações sensoriais com diminuição da discriminação do estímulo, da dificuldade na integração e da elaboração de informações, aumento no tempo de reação simples e de escolha, aumento do tempo de resposta e diminuição gradual da velocidade dos reflexos. No mecanismo efetor, ocorrem alterações na sincronização das unidades motoras, declínio da velocidade de condução nervosa (diminuição da velocidade de movimento) e coordenação motora, levando à realização mais lenta e menos precisa dos movimentos e com reações mais lentas aos estímulos do ambiente.[8] Observa-se, também, diminuição nas funções dos sistemas visual, vestibular e somatossensorial, comprometendo a manutenção da postura ereta e do equilíbrio, que dependem da ação integrada desses três sistemas.[8] A grande consequência é o aumento no risco de queda; risco indesejável pela implicação na funcionalidade corporal dos idosos. Além do equilíbrio, outras habilidades neuromotoras, como tempo de reação, de movimento e agilidade também são afetadas com o envelhecimento e, quando associadas à diminuição na massa muscular e a degeneração óssea, também podem contribuir para o maior risco de queda. Estudo prévio[16] mostrou que nos idosos dependentes (que requerem assistência ao se levantar), as quedas geralmente ocorrem ao caminhar; em situações que induzam ao desequilíbrio. Verghese et al.[17] verificaram que a diminuição na velocidade da marcha pode preceder o início do declínio cognitivo em idosos não dementes. Tais mudanças motoras predispõem os mais velhos às quedas,[18] sendo que em idosos com doença de Alzheimer esse risco é muito maior. Quando comparados idosos em estágio inicial da doença de Alzheimer com idosos cognitivamente normais,[19] os primeiros apresentaram déficits de marcha, equilíbrio e velocidade do andar. O autor sugere que intervenções com exercícios físicos na fase que precede a doença podem garantir uma mobilidade mais segura, evitando maior dependência.

O exercício de resistência muscular tem um papel fundamental no treinamento físico de idosos. Ele melhora a função muscular, contribuindo muito para atenuar o processo de envelhecimento anteriormente apresentado. Esse modelo de exercício melhora o padrão de recrutamento das unidades motoras. Isto é, aumenta o número de unidades motoras recrutadas e também a sua frequência de disparo. Portanto, o treinamento de resistência muscular aumenta o nível máximo de ativação muscular, além de provocar mudanças morfológicas e contráteis do tecido muscular (hipertrofia).[20] A participação dos idosos em programas de exercícios que objetivam o desenvolvimento de força muscular e equilíbrio, bem como a avaliação e a modificação de possíveis fatores de risco ambientais, são intervenções que contribuem para diminuir a incidência de quedas nessa população.[21,22] Embora alguns autores tenham demonstrado a eficácia da caminhada regular para modular o equilíbrio postural estático, prevenindo quedas de idosos,[23] o treinamento físico multimodal tem sido preconizado. Relatos a esse respeito sugerem que o treinamento de resistência muscular auxilia na redução de quedas e melhora o desempenho das AVD dos idosos.[24]

Em condições patológicas, há evidência de que em idosos com nível leve da doença de Alzheimer, a perda neuronal ocorre de forma extensa com presença de atrofia cortical que acomete a formação hipocampal e as áreas corticais associativas, com diminuição da densidade sináptica, presença de placas neuríticas, emaranhados neurofibrilares e presença de concentração das proteínas tau e amiloide no líquido cefalorraquidiano.[25] Essas alterações levam a distúrbios de memória e de outras funções cognitivas como linguagem, praxia (habilidade para executar movimentos e gestos precisos), habilidade visuoespacial, funções executivas (planejamento, organização, sequenciamento) e manifestações comportamentais. Outro aspecto importante é que a doença de Alzheimer ocasiona declínio funcional progressivo. O avanço da doença, primeiramente, acarreta prejuízo nas AIVD, evoluindo para privação das ABVD.[6] A perda da capacidade motora e cognitiva é um fator que determina a qualidade de vida, e gera maior demanda de cuidados por parte de familiares e cuidadores, aumentando o custo para a sociedade no tratamento de idosos, principalmente na fase mais grave da doença.[26]

O processo normal de envelhecimento cerebral pode ser minimizado quando são oferecidos estímulos apropriados. Atividades cognitivas, dietas com alto teor de vitaminas B6 e B12 e consumo moderado de vinho tinto, por exemplo, previnem ou minimizam os processos degenerativos cerebrais. Além disso, o exercício físico regular também exerce papel importante no cérebro, uma vez que protege os idosos do declínio cognitivo e da demência.[27] Estudos têm mostrado a importância da manutenção de um estilo de vida ativo como fator protetor contra doenças neurodegenerativas.

Idosos fisicamente ativos apresentam melhor tempo de reação e melhores valores nos testes de desempenho mental e velocidade de resposta comparados a idosos sedentários.[28] Somando-se a isso, o exercício físico pode modificar a ação de substâncias químicas associadas ao estado de ânimo e transmissão neural, contribuindo para a diminuição de depressão e ansiedade.[12] A eficácia de um programa multimodal de exercícios (caminhada e estímulo cognitivo) em idosos foi demonstrada por meio de ressonância magnética de crânio,[29] e aqueles indivíduosque se exercitaram tinham melhora na ativação cerebral e funções de memória. O treinamento físico aeróbio isolado também melhorou a memória, que se correlacionou com o aumento no fluxo sanguíneo cerebral em regiões bilaterais do hipocampo, área particularmente vulnerável ao envelhecimento e à demência.[30] A prática regular de exercício aeróbio ajuda a manter a perfusão cerebral durante o processo de envelhecimento, favorecendo a síntese do fator neurotrófico derivado do cérebro. Essa proteína é responsável pela regeneração neural em diversas áreas cerebrais e age como um mediador da eficácia sináptica, favorecendo a neuroplasticidade.[31] O exercício físico também aumenta a liberação de fatores de crescimento, como o IGF-1 e o fator de crescimento vascular endotelial, relacionados com neurogênese.[32] A maior liberação desses fatores de crescimento foi associada com a melhora cognitiva após treinamento de resistência muscular.

Dustman e White[28] demonstraram que idosos que apresentam alto nível de capacidade aeróbia possuem melhor desempenho cognitivo quando comparados a idosos com menor capacidade. Maior nível de capacidade aeróbia também foi associado ao maior volume cerebral total, maior volume no córtex parietal e temporal medial, maior volume de substância branca cerebral, maior função executiva e memória em idosos, no estágio inicial da doença de Alzheimer.[33] Um programa de exercício multimodal, que incluiu aquecimento, componentes neuromotores, agilidade, equilíbrio, exercícios de coordenação, capacidade aeróbia, exercícios resistidos, flexibilidade e relaxamento para idosos foi efetivo para aumentar o nível de atividade física no lazer, a memória e as capacidades físicas dos idosos sem doença de Alzheimer.[34] Neste estudo, o treinamento atenuou o declínio na agilidade/equilíbrio dinâmico e atenção do grupo sem doença de Alzheimer, tanto quanto em idosos com a doença. Esses conhecimentos evidenciam que programas multimodais de exercícios físicos contribuem para um melhor desempenho cognitivo e das AVD e, portanto, a qualidade de vida em idosos com e sem doença de Alzheimer.[34]

Sistema cardiovascular, respiratório e exercício físico

No sistema cardiovascular, o envelhecimento está associado a alterações centrais (no coração) e sistêmicas (nas artérias). A alteração estrutural cardíaca é caracterizada por redução do número de células autoexcitáveis do nó sinusal e acúmulo de tecido fibroso em diversas partes do sistema de condução. Além disso, graus diversos de fibrose e calcificação das estruturas cardíacas, como o anel mitral, as cúspides aórticas e o septo intraventricular, são observados no coração de idosos. É importante ressaltar que essas modificações estruturais interferem no sistema cardíaco de condução, aumentando a prevalência e a complexidade de arritmias de indivíduos com mais de 60 anos.[35] Embora o processo de envelhecimento cause hipertrofia do ventrículo esquerdo, caracterizada por aumento na espessura das paredes, associada à perda progressiva de miócitos e substituição desses por tecido fibroso, a função sistólica se mantém preservada.[36,37] Além disso, com a diminuição da complacência do ventrículo esquerdo, observa-se redução do enchimento diastólico inicial e aumento nas dimensões do átrio esquerdo. Do ponto de vista funcional, as modificações estruturais cardíacas parecem se relacionar, basicamente, à propriedade diastólica do coração, aumentando a participação da sístole atrial no enchimento do ventrículo esquerdo.[35,36] Esse quadro é descrito como insuficiência cardíaca com fração de ejeção preservada, ou insuficiência cardíaca diastólica, e parece se relacionar ao envelhecimento sedentário. Por outro lado, o treinamento físico pode proporcionar proteção contra o risco de desenvolver insuficiência cardíaca diastólica, impedindo o aumento da rigidez cardíaca atribuível ao envelhecimento sedentário.[38]

No sistema arterial, o enrijecimento e o espessamento das médias e grandes artérias ocorrem por perda progressiva de tecido elástico, acúmulo de tecido conjuntivo e depósito de cálcio, levando à diminuição da complacência arterial. Ademais, ocorre aumento na espessura da parede das arteríolas, com consequente redução da luz. Essas alterações vasculares causam elevação da pressão arterial sistólica e aumento da impedância aórtica, alterações que contribuem para a hipertrofia do ventrículo esquerdo. Ao contrário da pressão arterial sistólica, a diastólica não sofre modificações significativas com o passar dos anos.[35] Além disso, as alterações estruturais dos vasos levam à redução da sensibilidade dos barorreceptores às variações pressóricas, contribuindo para o declínio da função barorreflexa.[39] Portanto, o ajuste momento a momento da pressão arterial encontra-se alterado em idosos, sendo observado déficit no controle das variações pressóricas e, consequentemente, maior incidência de hipotensão ortostática.[40]

O sistema nervoso autonômico é também alterado pelo processo de envelhecimento. Aumento crônico da atividade nervosa simpática para o coração e musculatura esquelética, bem como aumento das concentrações plasmáticas de adrenalina e noradrenalina na circulação sistêmica[41,42] são fatores que interferem na manutenção da homeostase do organismo e aumentam o risco de desenvolvimento de doenças metabólicas e cardiovasculares.[41] Idosos apresentam redução na variabilidade da frequência cardíaca, caracterizada pelo aumento do balanço simpatovagal cardíaco, o que também está associado a um maior risco cardiovascular.[35,43] Tal alteração, entretanto, não eleva os valores de frequência cardíaca de repouso em idosos. Alguns estudos sugerem que redução na frequência cardíaca intrínseca e na sensibilidade beta-adrenérgica às catecolaminas circulantes podem contrabalancear o aumento da atividade simpática, contribuindo para a manutenção da frequência cardíaca de repouso em níveis normais.[44] Em relação à atividade vagal, o envelhecimento causa redução do controle vagal no coração, principalmente em condições de repouso. Essa alteração pode limitar também o grau de retirada vagal durante exercícios dinâmicos, contribuindo para que idosos apresentem menor elevação da frequência cardíaca durante o exercício.[42] A hiperatividade simpática leva, também, ao aumento na produção de espécies reativas de oxigênio, que está diretamente relacionado à hipertrofia das células musculares lisas, ao espessamento da parede arterial e à disfunção endotelial em idosos.[41] A disfunção endotelial é uma das consequências da deterioração da rede vascular relacionada à idade.[45] Essa alteração contribui para o desenvolvimento da aterosclerose, doença que aumenta a prevalência com o avançar da idade. Os principais efeitos do envelhecimento sobre a estrutura e a função cardiovascular, discutidas anteriormente, estão ilustrados na Figura 34.1.

A capacidade aeróbia máxima, medida pelo consumo de oxigênio de pico (VO_2pico), sofre importante redução já a partir da terceira década de vida. Embora tenha sido demonstrado declínio de 9% por década no VO_2pico em mulheres hispânicas e caucasianas, entre 20 e 75 anos de idade,[46] alguns estudos sugerem que essa redução pode chegar a 1% ao ano.[47,48] A redução no VO_2pico, observada com a idade, está relacionada tanto à diminuição do débito cardíaco máximo,[49] quanto à redução da diferença arteriovenosa máxima de oxigênio.[50,51] A diminuição do débito cardíaco máximo, por sua vez, é decorrente dos menores valores de volume sistólico e frequência cardíaca alcançados no pico do esforço; um reflexo da redução da resposta beta-adrenérgica às catecolaminas circulantes associada ao envelhecimento.[41,42,44,52] Tais alterações levam os idosos a utilizar em maior proporção o mecanismo de Frank-Starling para aumentar o volume sistólico durante o exercício.[49] Além disso, idosos apresentam maiores valores de pressão arterial e resistência vascular sistêmica durante o exercício máximo, quando comparados a indivíduos jovens.[49] A diminuição na diferença arteriovenosa máxima de oxigênio, que reflete prejuízo na eficiência de extração periférica de oxigênio, pode ser atribuída ao menor fluxo sanguíneo para os músculos ativos e/ou à deterioração da capacidade oxidativa muscular. McGuire et al.[53] observaram declínio de 15% na diferença arteriovenosa máxima de oxigênio, explicando a queda de 12% no VO_2pico, corrigido pela quantidade de massa magra, em homens saudáveis ao longo de 30 anos. A Figura 34.2 ilustra as principais

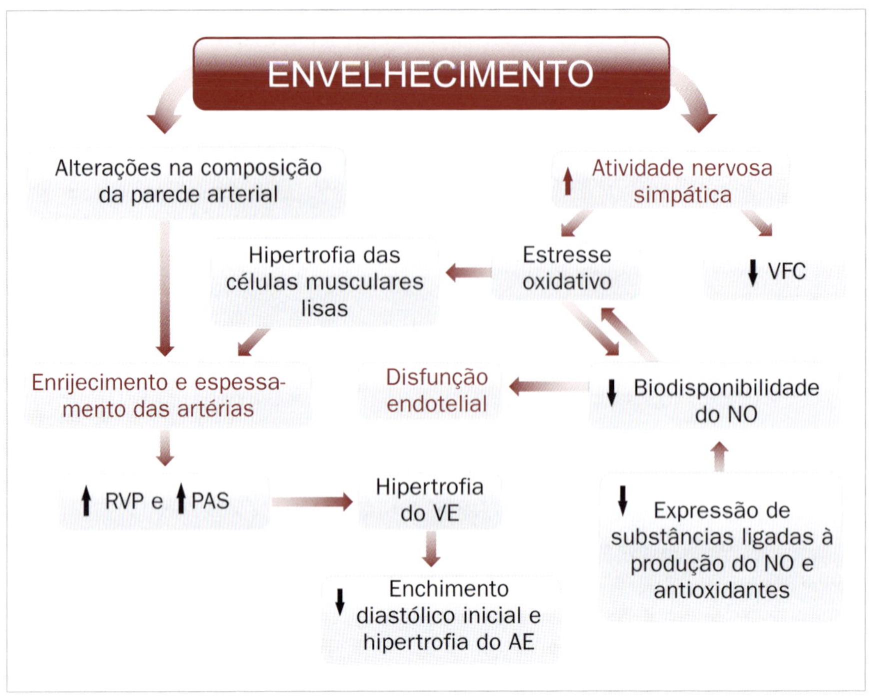

FIGURA 34.1 Impacto do envelhecimento na estrutura e função cardiovasculares. VFC: variabilidade da frequência cardíaca; RVP: resistência vascular periférica; PAS: pressão arterial sistólica; VE: ventrículo esquerdo; AE: átrio esquerdo; NO: óxido nítrico.

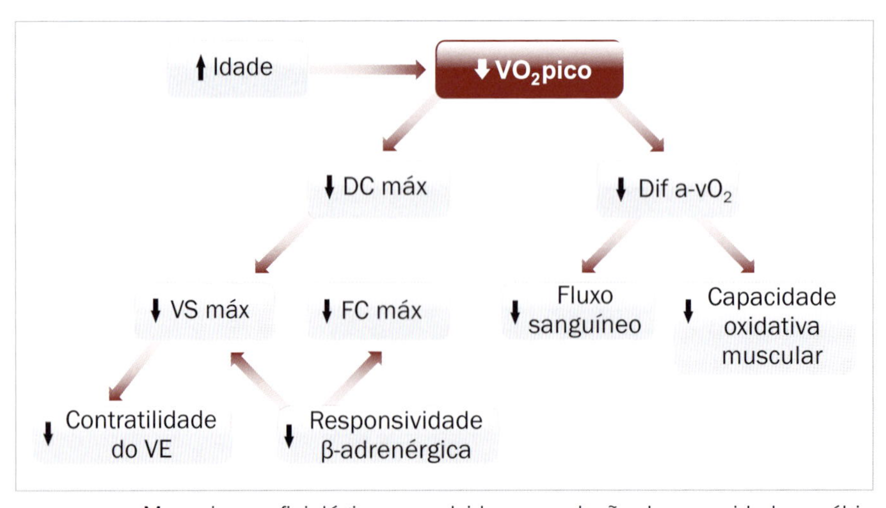

FIGURA 34.2 Mecanismos fisiológicos envolvidos na redução da capacidade aeróbia máxima. VO_2pico: consumo pico de oxigênio; DC: débito cardíaco; Dif a-vO_2: diferença arteriovenosa de oxigênio; VS: volume sistólico; FC: frequência cardíaca; VE: ventrículo esquerdo.

modificações que contribuem para redução da capacidade aeróbia máxima com o processo de envelhecimento.

O sistema respiratório também sofre modificações com o avançar da idade, o que afeta o transporte de oxigênio e consequentemente a capacidade aeróbia dos idosos durante o exercício. Reduções na complacência da caixa torácica, no recuo elástico dos pulmões e na força dos músculos respiratórios (avaliada pelas pressões inspiratória e expiratória máximas) são os principais responsáveis pelos prejuízos funcionais respiratórios observados em idosos.[54,55] A calcificação das cartilagens e articulações da caixa torácica, associada à diminuição no volume dos discos intervertebrais, leva ao enrijecimento do tórax.[54]

Na presença de osteoporose, fraturas compressivas dos corpos vertebrais aumentam a cifose torácica e o diâmetro anteroposterior do tórax, comprometendo ainda mais a complacência e a mobilidade.[55] Modificações estruturais do parênquima pulmonar, em especial aquelas relacionadas à quantidade e à conformação de elastina e colágeno, levam à redução do diâmetro das vias aéreas, alargamento dos bronquíolos e dutos alveolares, aumento do tecido intersticial e redução da área de superfície dos alvéolos, prejudicando a capacidade de difusão dos gases.

Em relação à função pulmonar, não se observa alteração na capacidade pulmonar total, mas o volume residual aumenta 50% entre 20 e 70 anos de idade, enquanto a capacidade vital diminui aproximadamente 25% durante o mesmo período (Figura 34.3).

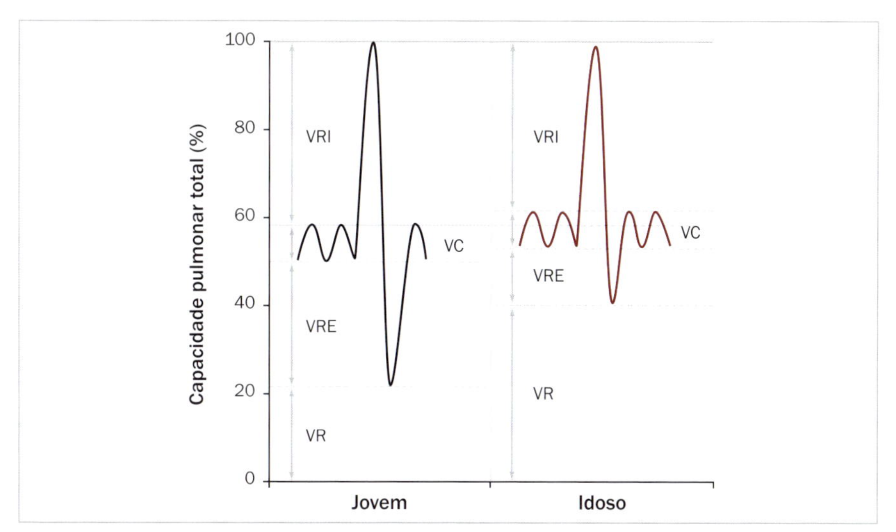

FIGURA 34.3 Efeitos do envelhecimento na capacidade pulmonar total e os principais volumes pulmonares. VR: volume residual; VRE: volume de reserva expiratório; VC: volume corrente; VRI: volume de reserva inspiratório.
Fonte: Adaptada de Haas et al., 200754

O aumento da capacidade residual funcional, em conjunto com o fechamento prematuro das vias aéreas na fase expiratória, provoca aumento das áreas com baixa relação ventilação/perfusão, prejudicando as trocas gasosas (diminuição da pressão arterial de oxigênio, aumento da diferença alvéolo-arterial de oxigênio e redução da difusão do monóxido de carbono).[54,55] Em idosos saudáveis, as alterações na função respiratória não são aparentes no repouso, mas a limitação ventilatória se torna evidente durante o exercício físico. Devido à rigidez da caixa torácica, eles podem apresentar padrão respiratório mais rápido e superficial durante o esforço. Com a elevação da intensidade do exercício, indivíduos idosos aumentam o volume corrente à custa do volume de reserva inspiratório, diferentemente dos jovens que reduzem o volume de reserva expiratório para o mesmo fim. Além disso, a menor resposta ventilatória deve-se à menor sensibilidade do centro respiratório à hipóxia ou à hipercapnia no sangue, em função das modificações dos mecanismos reguladores da respiração.[54]

A prática regular de exercício físico exerce efeitos benéficos nos sistemas cardiovascular e respiratório em idosos. No sistema arterial, ele atenua os efeitos do envelhecimento no que diz respeito à estrutura das artérias e à função endotelial. Monahan et al.[39] observaram que três meses de treinamento aeróbio melhoraram a complacência da artéria carótida e a sensibilidade barorreflexa de indivíduos de meia-idade/idosos. Da mesma forma, atletas idosos apresentam complacência arterial superior, em aproximadamente 40%, quando comparados aos sedentários de mesma idade.[56] Embora os mecanismos envolvidos nessas adaptações não sejam claros, é possível que o exercício modifique a estrutura das artérias, alterando a conformação das fibras de colágeno e, consequentemente, aumentando a sensibilidade dos barorreceptores.[39,57] O treinamento aeróbio de intensidade moderada/alta melhora a capacidade vasodilatadora de indivíduos de meia-idade/idosos, o que pode ser atribuído ao aumento da biodisponibilidade de óxido nítrico e à redução do estresse oxidativo.[56,58] Tais modificações podem ter repercussão direta na função cardíaca. Galetta et al.[59] observaram menor rigidez da artéria carótida e melhor função diastólica do ventrículo esquerdo em corredores idosos, e correlação entre a rigidez arterial e a função diastólica cardíaca, sugerindo que o treinamento aeróbio possa atenuar não somente as alterações vasculares, mas também a deterioração da função diastólica relacionada à idade.

A bradicardia de repouso, um marcador de eficiência de treinamento físico, também é observada em idosos ativos. Entretanto, período mais longo de treinamento (pelo menos 30 semanas) é necessário para observar tal efeito.[60] Considerando que o treinamento físico aumenta a atividade vagal e reduz a atividade simpática cardíaca, é possível que a melhora no controle autonômico da frequência cardíaca, em conjunto com a redução da frequência cardíaca intrínseca, expliquem a braquicardia de repouso em idosos.[61] Ademais, alguns estudos[43,57] demonstraram que o exercício aeróbio de intensidade moderada e longa duração é capaz de aumentar a variabilidade da frequência cardíaca de idosos, o que é consistente com a melhora no controle autonômico cardíaco nesses indivíduos. Da mesma forma, o treinamento de alta intensidade parece ser eficaz na melhora do controle autonômico cardíaco em idosos. Atletas idosos apresentaram índices da variabilidade da frequência cardíaca similares a de jovens.[57] Se por um lado o exercício aeróbio de intensidade moderada/alta melhora a variabilidade da frequência cardíaca,[57] por outro, o treinamento resistido (75 a 80% do pico de torque) parece aumentar o balanço simpatovagal de idosos saudáveis,[62] o que pode não ser adequado. Sabe-se que desbalanço em favor da atividade nervosa simpática aumenta o risco cardiovascular.

O treinamento físico aeróbio também causa melhora no sistema respiratório e no metabolismo energético, diminuindo a produção de lactato, aumentando o consumo de oxigênio e a ventilação para cargas absolutas de exercício. Além disso, o treinamento físico aumenta o VO_2pico em idosos.[63] Estudos sugerem que o ganho no VO_2pico após o treinamento físico moderado ocorre independentemente da idade, uma vez que aumento no VO_2pico foi observado inclusive nos indivíduos que começaram a treinar após os 60 anos de idade.[64] Por outro lado, se o treinamento físico for iniciado mais cedo, o declínio da capacidade aeróbia poder ser atenuada em aproximadamente 30 a 40%. Esse fato foi comprovado por Kasch et al.[65] que, durante um seguimento de 33 anos, observaram reduções no VO_2pico de 5,8 a 6,8% por década em indivíduos que iniciaram o treinamento aos 45 anos, porcentagem essa inferior à esperada para indivíduos sedentários, que é de 10% por década.[47,48] Os possíveis mecanismos que explicam o maior VO_2pico em idosos treinados incluem: (1) aumento na oferta de oxigênio, em função do maior volume sistólico máximo;[51,66] (2) aumento na diferença arteriovenosa máxima de oxigênio[50,67]; e (3) aumento no fluxo sanguíneo para os músculos em exercício.

Papel do exercício nos fatores de risco para doença cardiovascular

Conhecimentos adquiridos mostram que o envelhecimento está associado a obesidade, hipertensão arterial, dislipidemia e diabete, que predispõem a doenças cardiovasculares. Como a expectativa de vida tem crescido, é natural antecipar um cenário com uma incidência maior de doenças cardiovasculares nas próximas décadas. Segundo o boletim epidemiológico do Ministério da Saúde,[68] muitos residentes nas capitais brasileiras e no Distrito Federal, entrevistados no período de janeiro a dezembro de 2011, apresentavam fatores de risco importantes para o desenvolvimento de doenças crônicas. Os idosos representam 50% dos pacientes atendidos em ambulatórios de cardiologia, sendo que 50% deles apresentam pelo menos uma doença.[52] Além disso, aproximadamente 60% dos casos de infarto ocorrem em pessoas com idade superior a 65 anos, dos quais 30% atingem aqueles com mais de 75 anos.[69]

Estudo sobre a taxa de mortalidade por doenças cardiovasculares no Brasil[70] demonstrou aumento no período de 2006 a 2010 comparado ao período de 1996 a 2000 nas regiões Norte e Nordeste. Ao contrário, essa taxa diminuiu nas regiões Sul, Sudeste e Centro-Oeste, o que pode ser explicado por medidas de prevenções primárias e secundárias para o controle de fatores de risco de doenças cardiovasculares.

No estudo de Framingham, a incidência de insuficiência cardíaca foi 30 vezes maior para indivíduos com mais de 85 anos, comparativamente àqueles com idade inferior a 55 anos. Da mesma forma, a prevalência de diabete é seis vezes maior na faixa etária de 60 a 69 anos (17%) do que na de 30 a 59 anos (3%).[71] A hipertensão arterial sistêmica também tem maior prevalência em indivíduos com mais de 65 anos,[72] sendo importante destacar que a presença prediz a mortalidade por acidente vascular cerebral de mulheres com menos de 80 anos.[73] Por fim, a prevalência de fatores de risco de doenças cardiovascular, assim como as cardíacas, não está relacionada somente ao envelhecimento, mas a um estilo de vida mais sedentário que, frequentemente, se intensifica no envelhecimento.[13]

Por outro lado, o exercício físico diminui o acometimento das doenças cardiovasculares em idosos por interferir positiviamente nos fatores de risco. A eficácia do exercício físico pode ser observada pela redução no índice de massa corpórea, percentual de gordura corporal, LDL-colesterol e triglicérides e aumento do HDL-colesterol.[67,74] Esses efeitos são observados, especialmente, quando se combina exercícios aeróbio e resistido,[75] o que traz, como benefício adicional, atenuação do enrijecimento arterial que o treinamento de força, isoladamente, poderia causar.[76] Além disso, Vincent et al.[77] observaram menor peroxidação lipídica em idosos após seis meses de treinamento de resistência muscular, demonstrando maior proteção ao estresse oxidativo e, consequentemente, diminuição do risco cardiovascular.

O treinamento físico é também favorável para o controle glicêmico. Dela et al.[78] evidenciaram o treinamento físico aeróbio de 10 semanas (70% VO_2pico) melhora da sensibilidade à insulina em idosos diabéticos. Segundo os autores, essa melhora foi decorrente do maior transporte de glicose, proporcionado pelo aumento de GLUT4 (proteína que transporta glicose) após o treinamento aeróbio em diabéticos tipo 2. Entretanto, a melhora na sensibilidade à insulina após o treinamento físico é menos intensa em idosos. Assim, é recomendável maior frequência na prática de exercício físico para que o benefício seja efetivamente atingido.[79] A determinação da intensidade do exercício é também importante, uma vez que a melhora ocorre somente com treinamento em 75% VO_2pico, e não em intensidades baixas, como 50% VO_2pico.[80]

O exercício físico é eficaz também para controle da hipertensão arterial. Esse efeito é observado após uma sessão aguda[81] e, sobretudo, após treinamento físico de idosos hipertensos.[55] Indivíduos idosos portadores de doença cardíaca também se beneficiam com a prática de exercício físico. Em idosos com insuficiência cardíaca, o treinamento aeróbio aumenta o VO_2pico e, consequentemente, a tolerância aos esforços.[82] Idosos infartados ou revascularizados apresentaram melhora da capacidade física, índice de massa corpórea, percentagem de gordura corporal, perfil lipídio e qualidade de vida, após um período de treinamento físico.[83] Além disso, na experiência dos autores, em um ambulatório de cardiologia do esporte e do exercício de um hospital terciário, a prevalência de fatores de risco (índice de massa corporal, dislipidemia, glicemia alterada ou diabete e hipertensão), em atletas amadores e profissionais de 35 a 79 anos, foi menor que a encontrada na população em geral. Esses achados reforçam a importância da prática regular do exercício físico como uma conduta no controle de fatores de risco e no desenvolvimento de doenças cardiovasculares.

Sistema musculoesquelético e exercício físico

O sistema musculoesquelético está envolvido em importantes funções corporais, como a capacidade de realizar movimentos, a capacidade de locomoção e o sucesso na realização das AVD. Entretanto, com o envelhecimento, as AVD se tornam um desafio, pelo comprometimento, em maior ou menor grau, deste sistema. O funcionamento do sistema musculoesquelético depende principalmente de três componentes: força muscular, resistência muscular e flexibilidade. Se boas condições de força, resistência ou flexibilidade não são mantidas, a função desse sistema é prejudicada, podendo comprometer a saúde física e o bem-estar do idoso.[84,85]

Nas duas primeiras décadas de vida, há progressivo incremento da massa óssea, sendo o pico atingido entre a terceira e quarta décadas de vida. A partir daí, a taxa de reabsorção óssea aumenta e ocorre perda progressiva da massa óssea de 1 a 2% ao ano, com perda acelerada nas mulheres após a menopausa. Importante diminuição na massa óssea (osteopenia), associada a fatores metabólicos, endócrinos e mecânicos, pode levar à osteoporose.[86] Essa é uma doença caracterizada por baixa massa óssea e deterioração da microarquitetura do tecido ósseo em todo o esqueleto, com consequente aumento da fragilidade óssea e da suscetibilidade a fraturas. Por se tratar de uma doença silenciosa, as fraturas são a principal manifestação clínica da osteoporose, na maioria dos casos.[84,87]

A força muscular é considerada uma capacidade fisiológica fundamental para a manutenção da funcionalidade na velhice. Essa atinge valores de pico entre 25 e

35 anos, apresentando declínio evidente após os 50 anos e mais acentuado após os 65 anos, principalmente nos membros inferiores (flexores e extensores de joelho). A taxa de declínio da força muscular varia entre 8 a 15% por década até, aproximadamente, 70 anos de idade. Por muito tempo, acreditou-se que a redução da força muscular associada à idade fosse causada pela redução concomitante da massa muscular. Embora exista relação entre diminuição de força e de massa musculares com a idade, ela não é perfeita. Anteriormente à redução na massa muscular, o músculo sofre uma série de alterações fisiológicas que estão implícitas na diminuição da força,[84,85] tais como denervação e redução das unidades motoras, aumento compensatório do tamanho das unidades motoras devido à reinervação cruzada das fibras denervadas e deficiências na liberação do cálcio durante a contração muscular. Essa redução da força muscular associada à idade foi recentemente denominada dinapenia.[88]

Já o declínio progressivo da massa muscular com o avançar da idade é decorrente da redução do tamanho e do número das fibras musculares, especialmente as do tipo II (contração rápida), sendo essas substituídas por colágeno e gordura. Ao contrário, as fibras do tipo I tendem a ser mais preservadas, mesmo porque parte das fibras do tipo II (denervadas) podem sofrer reinervação colateral dos motoneurônios de fibras do tipo I (preservadas) e, portanto, assumir características oxidativas (contração lenta). Após os 50 anos de idade, a massa muscular reduz na taxa de 1 a 2% por ano, com padrões de perda diferentes entre as partes do corpo (membros superiores *versus* inferiores) e os sexos (homens *versus* mulheres). Outros fatores também podem contribuir para o declínio da massa muscular associada à idade, como inatividade física, alimentação inadequada, uso de medicamentos, alterações hormonais, inflamação crônica, entre outros. É importante ressaltar que a redução da força muscular associada à redução da massa muscular e do desempenho físico é conhecida como sarcopenia. Conceitualmente, a sarcopenia envolve um ciclo de redução de força e massa musculares, redução do desempenho físico-funcional, redução do condicionamento físico, redução do nível de atividade física e, por último, perda de independência.[84-86] A Figura 34.4 ilustra algumas alterações no sistema musculoesquelético associadas à idade.

Outra alteração importante do sistema musculoesquelético no idoso refere-se à redução da flexibilidade. O processo natural de envelhecimento causa diminuição da mobilidade do ombro, do quadril e das colunas cervical, torácica e lombar. A mobilidade articular é importante à medida que previne lesões musculares e dores na coluna, além de possibilitar a execução das AVD. As estruturas envolvidas no sistema articular, como ligamentos e tendões, são menos elásticas e flexíveis. Geralmente, essas mudanças ocorrem por desidratação, aumento da calcificação e substituição das fibras elásticas por colágeno. Esses tecidos menos elásticos são mais suscetíveis a

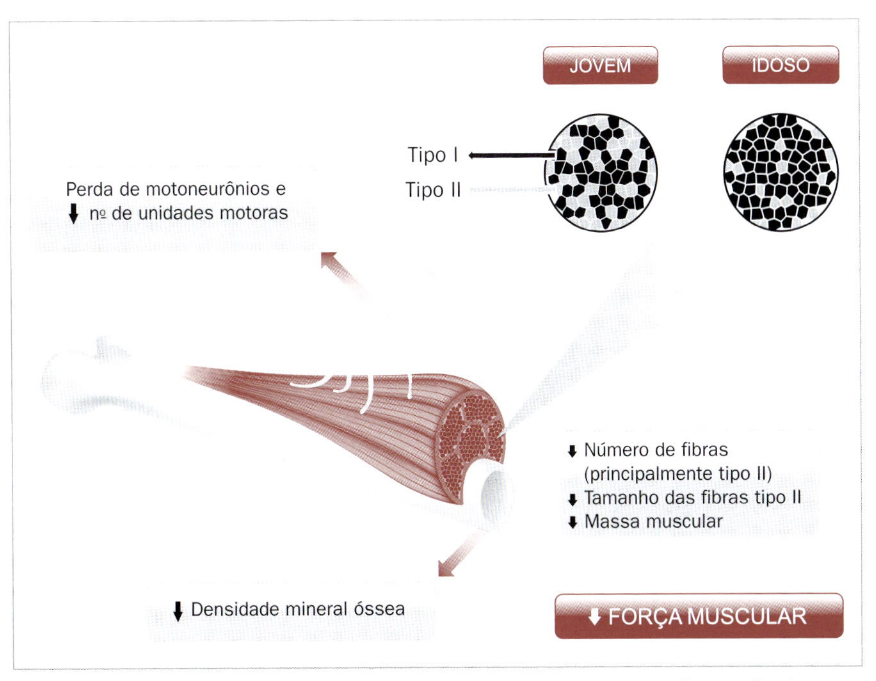

FIGURA 34.4 Alterações musculoesqueléticas associadas ao processo de envelhecimento.

lesões, como torções. Assim, a diminuição da força muscular, associada à redução da flexibilidade articular, tem como principal consequência a perda da funcionalidade, limitando a realização das AVD e comprometendo o bem-estar do idoso.[84,89]

O treinamento físico influencia positivamente todos os componentes do sistema musculoesquelético. A prática regular de exercício físico e a inclusão de dieta rica em cálcio, sobretudo durante o crescimento, são estratégias aconselháveis para a prevenção da osteoporose, sendo a suplementação de cálcio e vitamina D às vezes necessária, em especial, após a menopausa ou quando o quadro de osteoporose estiver estabelecido.[86,90,91] Segundo diretrizes internacionais de prevenção e tratamento da osteoporose, exercícios de impacto/descarga de peso e força muscular são essenciais para o desenvolvimento normal e a manutenção da saúde óssea e, portanto, benéficos para os idosos.[91] Em estudo de metanálise, Howe et al.[92] observaram que diferentes tipos de exercícios aumentam a densidade mineral óssea de mulheres pós-menopausa. Nesse estudo, por exemplo, exercícios progressivos de resistência muscular e combinados (ou seja, associação de mais de um tipo de exercício) apresentaram efeitos significativos na densidade mineral óssea da cabeça do fêmur e da coluna. Programas de treinamento que incluem exercícios de força muscular, equilíbrio e propriocepção também são importantes, pois podem prevenir as quedas e, consequentemente, reduzir a incidência de fraturas decorrentes da osteoporose.

O treinamento resistido progressivo (com variação no volume e na intensidade) exerce efeitos positivos no sistema neuromuscular e, portanto, é o mais indicado na prevenção tanto da dinapenia como da sarcopenia.[93] Evidências científicas, provenientes de estudos de metanálise, sugerem que o treinamento resistido, principalmente de alta intensidade, melhora a força muscular (incremento entre 24 e 33%, tanto em membros superiores quanto inferiores),[94] a massa magra (aumento de aproximadamente 1 kg em homens e mulheres)[95] e atividade muscular (aumento da ativação voluntária, relacionada ao ganho de força, em membros inferiores)[96] em idosos. Esses achados reforçam a teoria de que o ganho de força muscular não é somente devido à hipertrofia do músculo, mas também à melhora no padrão de ativação das fibras musculares envolvidas na contração. Portanto, a idade não parece ser um fator limitante para a melhora da força muscular, já que jovens e idosos apresentam ganhos similares com o treinamento físico.[97] Além dos efeitos diretos no sistema musculoesquelético, o treinamento resistido traz outros benefícios importantes na prevenção de doenças crônicas e desfechos negativos na velhice, como aumento da capacidade física e da taxa metabólica basal, redução do risco de quedas, melhora da resistência à insulina e redução da gordura total e intra-abdominal.[98]

Ainda não existe um consenso sobre a intensidade ideal de exercício para manutenção de massa e força musculares. Muitos programas de treinamento preferem priorizar a segurança e incluem exercícios de baixa intensidade, que não parecem ser os mais adequados para o ganho de força e massa musculares.[93,94] Segundo Peterson et al.,[94] quando planejados cuidadosamente, o exercício de resistência progressiva para idosos saudáveis não é apenas segura e viável, mas também efetiva para induzir adaptações de força e hipertrofia muscular. Outros pesquisadores[99] afirmam, entretanto, que o aumento na intensidade do exercício não causa aumento adicional no desempenho das AVD. Vincent et al.[100] demonstraram que o treinamento com exercício resistido de baixa intensidade (50% de 1 RM) foi tão eficaz quanto o de alta intensidade (80% de 1 RM) no aumento de força muscular e capacidade aeróbia. É possível que a capacidade de realizar as AVD esteja mais relacionada aos exercícios submáximos que aos exercícios intensos. Portanto, o ganho de força muscular não garantiria redução da fadiga e manutenção das atividades cotidianas.[101]

Embora o treinamento com exercício resistido seja exaustivamente recomendado para o ganho de massa muscular, compensando, assim, a sarcopenia associada ao envelhecimento, a capacidade de realizar as AVD parece estar mais associada à relação massa magra/massa gorda, do que à massa magra absoluta.[102] Sendo assim, para potencializar os efeitos desse tipo de treinamento sobre a capacidade de realizar as AVD, principalmente para idosos obesos, é necessário que haja, também, redução da gordura corporal.[103] Ademais, para a manutenção da capacidade funcional do idoso, vale destacar a importância do desenvolvimento da potência muscular, isto é, capacidade física resultante da interação entre força e velocidade de movimento.[104] Alguns autores sugerem que o desenvolvimento da potência muscular parece ser mais relevante para a realização das AVD e a prevenção de osteoporose do que simplesmente, o aumento da massa ou da força muscular.[101,104]

Os efeitos do envelhecimento sobre o sistema musculoesquelético de levantadores de peso não são diferentes daqueles observados em idosos sedentários.[105] Embora estudos sobre os efeitos crônicos desse tipo de atividade em idosos sejam escassos, atletas de levantamento de peso apresentam reduções na potência[106] e na força muscular[105,106] com o aumento da idade. Além disso, a magnitude desse declínio parece ser maior para atividades mais complexas, isto é, aquelas que envolvem velocidade, coordenação e equilíbrio.[106] Por outro lado, em relação à força absoluta, Pearson et. al.[105] observaram que competidores de 85 anos conseguem levantar pesos equivalentes a sujeitos sedentários de 65 anos de idade, o que representa um ganho de 20 anos para o sistema musculoesquelético.

RECOMENDAÇÕES E ORIENTAÇÕES PARA A PRÁTICA DE EXERCÍCIO FÍSICO DO IDOSO

Considerando que o processo de envelhecimento ocorre em todos os órgãos e sistemas do corpo humano, e que esses sistemas têm o mesmo grau de importância na funcionalidade física e mental dos idosos, um programa de exercícios físicos deve abranger a estimulação de todos os sistemas corporais. Assim, tanto as funções cardiorrespiratórias e musculoesqueléticas, quanto o equilíbrio corporal, o controle de movimento, o tempo de reação e a agilidade devem ser treinados, para que se alcance melhora nas funções neuromotoras e no nível de consciência corporal. As capacidades funcional e cardiorrespiratória iniciais do idoso devem ser consideradas, respeitando-se as suas necessidades e interesses pessoais para atingir os principais objetivos da prática regular do exercício físico para o idoso, que são: (a) promover a independência física e cognitiva; (b) ampliar a expectativa de vida ativa; e (c) proporcionar melhor qualidade de vida. Os idosos devem se apropriar do movimento corporal para a manutenção de autonomia e esse aspecto deve ser abordado incessantemente nas sessões de treinamento, tanto por meio da execução de exercícios quanto por meio de explicações teóricas.

Para garantir segurança e eficácia num programa de exercícios para o idoso, recomendam-se um exame clínico, realizado por um médico, e um teste ergométrico ou ergoespirométrico.[44] É importante ressaltar que a resposta da frequência cardíaca ao exercício físico máximo se modifica com a idade e que o uso de medicamentos pode alterar ainda mais essa resposta, tornando imprescindível a realização do teste para a avaliação cardiovascular em esforço e a prescrição da intensidade do exercício.[107,108]

TIPOS DE EXERCÍCIOS PARA O TREINAMENTO DE IDOSOS

Exercício aeróbio

Os exercícios mais comuns para treinamento aeróbio são caminhada, corrida em velocidade leve ou moderada, pedalada em bicicleta ergométrica e natação. Vale ressaltar que a melhora da capacidade aeróbia é garantida mais pela manutenção da frequência cardíaca dentro da intensidade de treinamento, do que pelo tipo de exercício em si. Assim, é de primordial importância a prescrição correta da intensidade do exercício.[80,108] A intensidade moderada tem sido prescrita de forma segura e eficaz. Ela pode ser determinada pelo teste ergoespirométrico máximo, por meio da detecção dos limiares ventilatórios (frequências cardíacas correspondentes ao limiar anaeróbio e ao ponto de compensação respiratória) ou pelo teste ergométrico, por meio do cálculo da frequência cardíaca de reserva (frequência cardíaca máxima – frequência cardíaca de repouso), com intensidade entre 50 e 70% para idosos sedentários.[107,108] Entretanto, para se obter melhor adaptação no sistema cardiovascular e modificação nos fatores de risco para doenças cardiovasculares, idosos podem realizar exercícios entre 60 e 80% da frequência cardíaca de reserva,[80,108] com exceção daqueles com diabete, hipertensão ou alguma doença cardíaca.[109]

O aumento da carga do exercício deve ser feito sempre que o idoso estiver mantendo a resposta de frequência cardíaca abaixo da faixa de treinamento e apresentando resposta de pressão arterial adequada. Essa progressão pode ser feita de diversas formas, a depender da disponibilidade de equipamento, com aumento na velocidade da caminhada, na inclinação da esteira ou na carga da bicicleta ergométrica, mas sempre respeitando o limite superior da faixa de frequência cardíaca prescrita. Para idosos com limitações de mobilidade, o treinamento de fortalecimento muscular deve anteceder o treinamento aeróbio.

A duração do exercício aeróbio moderado deve ser de pelo menos 20 minutos, podendo chegar a 60 minutos. Porém, a divisão em intervalos menores pode ser realizada, alternando com pausa de recuperação, de modo que o tempo total seja alcançado. A frequência das sessões deve ser de três a quatro vezes por semana, em dias alternados,[89,109,110] ou diária, no caso de idosos diabéticos, dislipidêmicos, e para aqueles já condionados. [79]

A intensidade do treinamento intervalado de alta intensidade, que será discutido posteriormente neste capítulo, vai variar com a frequência cardíaca mínima correspondente ao limar anaeróbio e máxima a 5% acima do ponto de compensação respiratória. Os intervalos em cada limite devem ser aumentados progressivamente ao longo de 3 meses e a permanência deste treino por períodos maiores deve ser mantida com restrição, para que não ocorra redução na adesão ao programa.

Sugere-se a seguinte progressão na intensidade: duas semanas com intensidade moderada (frequência cardíaca entre os limiares ventilatórios), duas semanas na relação 2:3 (2 minutos com frequência cardíaca correspondente a 5% acima do ponto de compensação respiratória *versus* 3 minutos com frequência cardíaca correspondente ao limiar anaeróbio), um mês na relação 2:2 e no terceiro mês evolução para a relação 3:2. Dessa forma, o idoso estará no terceiro mês realizando mais tempo de exercício de alta intensidade. A duração total da sessão deve ser de 30 até 40 minutos, dependendo da capacidade funcional e cardiorrespiratória. É importante frisar que: 1) ainda não existe consenso sobre a utilização do treinamento intervalado de alta intensidade ao idoso e 2) esse modelo de treinamento deve ser considerado com cautela para populações de mais alto risco cardíaco.

Exercício de força e resistência muscular

Antes de iniciar um programa de treinamento que objetive a melhora da força muscular, Evans[111] propõe realizar um teste de levantamento de peso, no qual o indivíduo deve realizar três séries de oito repetições, em 80% da carga máxima, com monitoração da frequência cardíaca e da pressão arterial. Para realizar o teste de carga máxima é recomendado um período de prática e familiarização do idoso com os exercícios e aparelhos a serem utilizados, garantindo adaptação ao movimento exigido.[112]

O treinamento de força deve exercitar especialmente os maiores grupos musculares, pois esses são importantes na realização das AVD. Law et al.[93] recomendam prescrever exercícios resistidos para idosos na frequência de 2 a 4 vezes/semana, com aumento da intensidade em termos de volume (início com uma série de cada exercício, podendo chegar até três séries) e carga (início com 50 a 60% de 1 RM, podendo evoluir para intensidades superiores a 80% de 1 RM) progressivamente, com o intuito de otimizar os ganhos na massa e força musculares. Intervalo de 48 horas entre as sessões permitirá a recuperação da musculatura com relação aos danos celulares. Importante observar a manutenção da respiração durante a execução dos exercícios (sem realização de manobra de Valsalva).[107] A cada duas ou três semanas, a carga utilizada deve ser reavaliada e, se o idoso conseguir realizar mais do que 20 repetições com determinada carga, deve ser aumentada para se efetivar o ganho na força muscular.[111] Além disso, para idosos já treinados, o volume total de treinamento deve ser aumentado, modificando-se o número de séries, o período de recuperação entre elas e a ordem na qual os exercícios são executados.

É de fundamental importância lembrar que idosos hipertensos, ou que apresentam complicações crônicas do diabetes, como retinopatia, nefropatia ou neuropatia, periférica ou autonômica, exigem cuidado especial, uma vez que o exercício para o desenvolvimento da força muscular pode desencadear respostas pressóricas exacerbadas e inadequadas. Recomenda-se iniciar o programa de treinamento com intensidade entre 30 e 40% da força máxima[113] sem, entretanto, aumentar muito o volume de cada série de exercício.

Exercício de flexibilidade

Para melhorar a flexibilidade, recomenda-se a execução de exercícios para os grandes grupos musculares, principalmente da musculatura posterior do tronco e de membros inferiores, com manutenção do ângulo máximo alcançado por cerca de 30 segundos, sem a realização de insistências, caracterizando a postura estática (alongamento estático). A frequência mínima deve ser de três vezes por semana, preferencialmente diária, com duração total de 15 a 30 minutos.[89]

Exercício de equilíbrio

A inclusão de exercícios de equilíbrio no programa de treinamento físico é fundamental para todos os idosos, independentemente do nível de aptidão, sendo recomendada em todas as sessões do treinamento. Como normalmente são atividades que requerem baixo esforço, o número de repetições de cada exercício é determinado pela motivação do indivíduo em realizá-lo. Entretanto, para a prevenção de quedas, os exercícios devem proporcionar um desafio elevado ao equilíbrio, além de totalizar ao menos 3 horas semanais.[114] De acordo com Shubert et al.,[115] a duração mínima de exercícios de equilíbrio necessária para reduzir o risco e o número de quedas em idosos é de 50 horas acumuladas.

Atividades envolvendo tanto o equilíbrio estático, como o dinâmico devem ser progressivas. Isto é, inicia-se o treinamento com tarefas de baixa complexidade, evoluindo, gradativamente, para as tarefas mais complexas. Sherrington et al.[114] preconizam que os exercícios de equilíbrio devem incluir, de forma segura: (1) redução da base de apoio (duplo apoio com pés separados, *semitandem*, *tandem* e apoio unipodal); (2) movimentação do centro de gravidade e controle da posição corporal em pé (alcançar, transferência de apoio entre os membros inferiores); e (3) manutenção do equilíbrio em pé sem apoio ou, quando isso não for possível, com auxílio mínimo dos membros superiores. Adicionalmente aos exercícios de equilíbrio, caminhada e treinamento de força, também devem ser incluídos nos programas de prevenção de quedas para idosos.

O grau de complexidade dos exercícios deve ser compatível ao nível funcional do idoso. As pessoas devem estar descansadas, pois o equilíbrio depende integralmente das funções nervosas, que estão comprometidas quando o indivíduo está cansado. Sugere-se colocar os iniciantes próximos a uma parede, cadeira ou barra, ou estar muito próximo deles, até mesmo dando a mão para a realização do exercício, de modo que se sintam seguros, mas não limitados por excesso de proteção. Nesse caso, o apoio deve ser, então, retirado gradativamente.

Exercícios de movimento e tempo de reação

Os exercícios para desenvolver tempo de reação/tempo de movimento são aqueles que requerem velocidade de movimento do corpo ou de segmentos corporais, em resposta a um ou mais estímulos auditivo, visual e/ou tátil. Além disso, são aqueles que requerem deslocamento do corpo ou de segmentos do corpo em velocidade, levando à alteração do centro de gravidade, de modo que a pessoa tenha que ter controle do corpo no espaço. A intensidade, a quantidade e a frequência desses tipos de exercícios não são definidas, mas sugere-se que estejam presentes em todas as sessões durante aproximadamente 15 minutos. O número de repetições depende do grau de complexidade do exercício e do nível de motivação dos alunos para realizá-lo.

Aos exercícios de tempo de reação/tempo de movimento não se deve associar muitos componentes ao mesmo tempo (muitas informações), pois as demandas do domínio cognitivo prevalecerão sobre o domínio motor.

Exercícios de tempo de reação/tempo de movimento, agilidade e equilíbrio não devem ser realizados com o indivíduo fatigado e nem devem ser cansativos, devendo, preferencialmente, ser realizados no início da sessão de treinamento. A complexidade da tarefa e o grau de esforço exigido devem ser compatíveis com a capacidade funcional do idoso. Os idosos tendem a privilegiar a execução correta em detrimento de uma execução rápida. Portanto, os exercícios devem ser de baixa complexidade, e/ou com poucas informações, para que possam executar as tarefas velozmente, atingindo-se os objetivos pretendidos.[116] Evitar giros em velocidade e jogos com disputas corporais, pois requerem controle e domínio corporal que nem todos os idosos possuem, aumentando o risco de quedas.

NOVAS ABORDAGENS CORPORAIS PARA O ENVELHECIMENTO SAUDÁVEL

Exercício de alta intensidade para idosos

Estudos sugerem uma relação inversa entre o volume total (frequência e duração) de atividade física e risco de mortalidade por todas as causas.[117] Indivíduos que realizavam atividades esportivas e de lazer com duração superior a 60 minutos apresentaram redução de 22% de eventos cardíacos, quando comparados ao grupo sem atividade física.[118] Esses resultados deram suporte para a recomendação populacional da realização de atividade física por 150 minutos/semana, com intensidade moderada ou 75 minutos/semana de atividade com intensidade vigorosa ou a combinação equivalente para obtenção de benefícios à saúde.[119] Estudos sugerem também que as atividades físicas de intensidade moderada reduzem o risco de desenvolvimento de doenças cardiovasculares, principalmente em mulheres, idosos e sedentários.[120]

Se, por um lado, o treinamento físico aeróbio contínuo de intensidade moderada, realizado de forma conservadora, minimiza os efeitos deletérios do envelhecimento, tais como hipertensão arterial, diabetes e obesidade,[121] por outro lado, a atenuação no declínio da capacidade aeróbia em atletas idosos mostra relação com a intensidade de treinamento e mesmo com a participação em atividades competitivas.[122] Ao seguir atletas de meia-idade/idosos por 10 anos, Pollock et al.[123] observaram que os atletas que mantiveram a intensidade do treinamento físico e/ou permaneceram em competições durante o período do estudo não apresentaram redução significativa no VO_2pico. Há evidências de que a intensidade do exercício é um ponto-chave para evitar as alterações provocadas pelo envelhecimento no sistema respiratório. Hagberg et al.[124] observaram maior capacidade pulmonar em atletas idosos, com maiores valores de capacidade vital, capacidade pulmonar total e ventilação voluntária máxima em relação ao predito para a idade.

Baseado no treinamento físico realizado por atletas, o treinamento aeróbio intervalado de alta intensidade (HIIT), que proporciona picos de carga máxima entre 90 e 95% da frequência cardíaca máxima ou mais, desponta como ferramenta promissora para induzir maiores ganhos na capacidade cardiorrespiratória e controle de fatores de risco metabólicos quando comparado ao treinamento aeróbio moderado contínuo.[125] O HIIT tem como base a possibilidade de intensificar a ação do treinamento físico por meio do aumento da intensidade e da diminuição da duração do exercício (curtos períodos de exercício de alta intensidade intercalados por um período de repouso ou exercício de baixa intensidade). Observa-se que, nesse método, a combinação dos componentes do exercício (carga máxima, tempo de carga máxima, carga de recuperação e tempo de recuperação) culmina em uma variedade de prescrições de treinamento que podem ter impacto direto nas respostas cardiovasculares e metabólicas.[126]

Estudo conduzido em adultos de meia-idade demonstrou que o HIIT provocou elevações significativas no VO_2pico quando comparado ao treinamento aeróbio contínuo, sendo que os efeitos foram maiores nos indivíduos mais sedentários.[127] Em idosos, seis semanas de HIIT aumentou o VO_2pico e o conteúdo de glicogênio muscular, reduziu o colesterol, a lipoproteína, a gordura visceral e o percentual de gordura.[121] O treinamento aeróbio de alta intensidade também foi efetivo em reduzir a pressão arterial, aumentar a biodisponibilidade de oxido nítrico plasmático em idosos hipertensos.[128] Observa-se também que maratonistas, os quais realizam alta intensidade de treinamento, apresentam maior longevidade, baixa incidência de doenças crônicas, incluindo as doenças cardiovasculares, quando comparados à população geral.[129] O HIIT desponta como opção bastante atrativa e motivadora, já que sessões mais intensas e curtas parecem produzir benefícios iguais ou superiores ao treinamento aeróbio moderado. Contudo, os efeitos agudo e crônico desse modelo de exercício, assim como a segurança para idosos com doença cardiovascular, ainda necessitam ser mais investigados.[126]

YOGA

A prática de *yoga* tem sido amplamente divulgada nos últimos anos e devido aos benefícios nas habilidades corporais e coordenativas, tais como equilíbrio, força, flexibilidade e concentração, ela tem recebido muita atenção e sido recomendada em programas de exercícios para idosos. Numa revisão,[130] em que foram incluídos 10 estudos com 544 participantes (69,6 ± 6,3 anos, 71% do sexo feminino), ficou evidenciado que a prática de *yoga*, apesar da grande variabilidade nos estilos, houve melhora na marcha, equilíbrio, flexibilidade de membros superiores e inferiores, força e perda de peso. Em uma metanálise[131] observou-se que a prática de *yoga* melhorou o equilíbrio e a mobilidade em indivíduos com mais de 60 anos.

Na tentativa de elucidar os mecanismos envolvidos na prática de *yoga*, Kuntsevich et al.[132] propõem três abordagens para orientar o desenho de futuras investigações: (1) promover a restauração de pontos de equilíbrio fisiológicos ao normal após distúrbios secundários à doença ou à lesão; (2) promover laços de *feedback* negativo homeostático sobre os laços de *feedback* positivo não homeostáticos nas interações moleculares e celulares; e (3) superar o “ruído” anormal nas redes de sinalização celular e molecular decorrentes de tensões ambientais ou internas.

Em suma, o *yoga* parece ser uma prática factível para idosos e pode ser incluído como prática coadjuvante ao exercício aeróbio para melhorar as habilidades corporais. Ele deve ser conduzido por profissionais qualificados que entendam as limitações de algumas posturas (ásanas). Finalmente, é uma área que necessita de novas investigações visando esclarecer sua eficácia como um método de exercício alternativo para promover aptidão física e para estabelecer consenso sobre sua prescrição.

CONSIDERAÇÕES FINAIS

Apesar do envelhecimento ser um processo natural, que acometerá invariavelmente a todos, a prática regular de exercícios físicos minimizará os impactos da diminuição da reserva fisiológica, seja no aspecto físico, cognitivo ou social. A percepção e conscientização deste processo é fundamental para que o indivíduo incorpore mudanças de hábitos que favoreçam a aquisição do envelhecimento saudável Indivíduos que realizam atividades físicas no dia a dia; como caminhadas em pequenas distâncias, subir lances menores de escada, locomover-se dentro de casa, realizar tarefas domésticas ou de jardinagem, e que introduzem ou mantêm a prática de exercícios físicos regularmente, como indicado pelas diretrizes, sofrem em menor magnitude os processos deletérios orgânicos do envelhecimento, mantendo assim sua saúde global, independência e qualidade de vida.

REFERÊNCIAS BIBLIOGRÁFICAS

1. Kirkwood TBL. Why and how are we living longer? Exp Physiol. 2017;102(9):1067-74.
2. Sgarbieri VC, Pacheco MTB. Healthy human aging: Intrinsic and environmental factors. Braz J Food Technol. 2017;20.
3. World report on ageing and health. World health organization. 2015. Disponível em: http://apps.who.int/iris/bitstream/handle/10665/186463/9789240694811_eng.pdf;jsessionid=EC00A9F379D-60D3A160A22C9C1F44CBC?sequence=1.
4. Brasil. Estatuto do idoso. 2003. Disponível em: http://www.planalto.gov.br/ccivil_03/leis/2003/L10.741.htm.
5. Brasil. Instituto Brasileiro de Geografia e Estatística. Censo 2010. Disponível em: Https://censo2010.Ibge.Gov.Br/noticias-censo.Html?Busca=1&id=1&idnoticia=2455&t=populacao-brasileira-deve-chegar-maximo-228-4-milhoes-2042&view=noticia.
6. World Health Organization [WHO]. International classification of functioning disability and health. 2001. Disponível em: http://www.who.int/classifications/icf/en/.
7. Dias EG, de Oliveira Duarte YA, Morgani MH, Lebrão ML. As atividades avançadas de vida diária como componente da avaliação funcional do idoso. Rev Ter Ocupac USP. 2014;25:225-32.
8. Spirduso W, autor. Dimensões físicas do envelhecimento. Manole, 2005.
9. Tak E, Kuiper R, Chorus A, Hopman-Rock M. Prevention of onset and progression of basic adl disability by physical activity in community dwelling older adults: A meta-analysis. Ageing Res Rev. 2013;12(1):329-38.
10. Roberts CE, Phillips LH, Cooper CL, Gray S, Allan JL. Effect of different types of physical activity on activities of daily living in older adults: Systematic review and meta-analysis. J Aging Phys Act. 2017;25(4):653-70.

11. Rowe JW, Kahn RL. Successful aging 2.0: Conceptual expansions for the 21st century. J Gerontol B Psychol Sci Soc Sci. 2015;70(4):593-6.
12. Shephard R, author. Aging, physical activity, and health. Champaign, Human Kinetics; 1997.
13. Stewart KJ. Physical activity and aging. Ann N Y Acad Sci. 2005;1055:193-206.
14. Frolich L. The cholinergic pathology in alzheimer's disease--discrepancies between clinical experience and pathophysiological findings. J Neural Transm (Vienna). 2002;109(7-8):1003-13.
15. J.M. F, Nitrini R. Envelhecimento cerebral. In: Jacob WF, Jorge AAAL, Busse L, Galvão CES, da Silva FP, editors. Envelhecimento: Uma visão interdisciplinar. Rio de Janeiro: Atheneu; 2015.
16. Gazibara T, Kurtagic I, Kisic-Tepavcevic D, Nurkovic S, Kovacevic N, Pekmezovic T. Falls, risk factors and fear of falling among persons older than 65 years of age. Psychogeriatrics. 2017;17(4):215-23.
17. Verghese J, Wang C, Lipton RB, Holtzer R, Xue X. Quantitative gait dysfunction and risk of cognitive decline and dementia. J Neurol Neurosurg Psych. 2007;78(9):929-35.
18. Stark SL, Roe CM, Grant EA, Hollingsworth H, Benzinger TL, Fagan AM, et al. Preclinical Alzheimer disease and risk of falls. Neurology. 2013;81(5):437-43.
19. Gras LZ, Kanaan SF, McDowd JM, Colgrove YM, Burns J, Pohl PS. Balance and gait of adults with very mild alzheimer disease. J Geriatr Phys Ther. 2015;38(1):1-7.
20. Moritani T, deVries HA. Potential for gross muscle hypertrophy in older men. J Gerontology. 1980;35(5):672-682.
21. Carter ND, Kannus P, Khan KM. Exercise in the prevention of falls in older people: A systematic literature review examining the rationale and the evidence. Sports Med. 2001;31(6):427-38.
22. Gillespie LD, Gillespie WJ, Robertson MC, Lamb SE, Cumming RG, Rowe BH. Interventions for preventing falls in elderly people. Cochrane Syst Rev. 2003(4):CD000340.
23. Melzer I, Benjuya N, Kaplanski J. Effects of regular walking on postural stability in the elderly. Gerontology. 2003;49:240-5.
24. Taaffe DR, Marcus R. Musculoskeletal health and the older adult. J Rehab Res Dev. 2000;37(2):245-4.
25. Pitella JEH. Compendio de neuropsiquiatria geriátrica. São Paulo: Guanabara Koogan; 2005.
26. Prigerson HG. Costs to society of family caregiving for patients with end-stage alzheimer's disease. N Engl J Med. 2003;349(20):1891-2.
27. Laurin D, Verreault R, Lindsay J, MacPherson K, Rockwood K. Physical activity and risk of cognitive impairment and dementia in elderly persons. Arch Neurology. 2001;58(3):498-504.
28. Dustman RE, White A. Active living cognitive functioning and aging. Champaign: Human Kinetics; 2006.
29. Nishiguchi S, Yamada M, Tanigawa T, Sekiyama K, Kawagoe T, Suzuki M, et al. A 12-week physical and cognitive exercise program can improve cognitive function and neural efficiency in community-dwelling older adults: A randomized controlled trial. J Am Geriatrics Soc. 2015;63(7):1355-63.
30. Chapman SB, Aslan S, Spence JS, Keebler MW, DeFina LF, Didehbani N, et al. Distinct brain and behavioral benefits from cognitive vs. Physical training: A randomized trial in aging adults. Front Hum Neurosci. 2016;10:338.
31. Gomez-Pinilla F, Vaynman S, Ying Z. Brain-derived neurotrophic factor functions as a metabotrophin to mediate the effects of exercise on cognition. Euro J Neurosci. 2008;28(11):2278-87.
32. Deslandes A, Moraes H, Ferreira C, Veiga H, Silveira H, Mouta R, et al. Exercise and mental health: Many reasons to move. Neuropsychobiology. 2009;59(4):191-8.
33. Honea RA, Thomas GP, Harsha A, Anderson HS, Donnelly JE, Brooks WM, Burns JM. Cardiorespiratory fitness and preserved medial temporal lobe volume in alzheimer disease. Alzheimer Dis Assoc Disord. 2009;23(3):188-97.
34. Souza MSD. Efeitos de um programa de exercícios físicos multimodal na capacidade funcional e aspectos cognitivos em idosos sem e com doença de alzheimer. [Dissertação] Escola de Artes, Ciências e Humanidades; 2017.
35. Lakatta EG, Levy D. Arterial and cardiac aging: Major shareholders in cardiovascular disease enterprises: Part i: Aging arteries: A "set up" for vascular disease. Circulation. 2003;107(1):139-46.
36. Gates PE, Tanaka H, Graves J, Seals DR. Left ventricular structure and diastolic function with human ageing. Relation to habitual exercise and arterial stiffness. Eur Heart J. 2003;24(24):2213-20.
37. Sandstede J, Lipke C, Beer M, Hofmann S, Pabst T, Kenn W, et al. Age- and gender-specific differences in left and right ventricular cardiac function and mass determined by cine magnetic resonance imaging. Eur Radiol. 2000;10(3):438-42.

38. Howden EJ, Sarma S, Lawley JS, Opondo M, Cornwell W, Stoller D, et al. Reversing the cardiac effects of sedentary aging in middle age-a randomized controlled trial: Implications for heart failure prevention. Circulation. 2018;137(15):1549-60.
39. Monahan KD, Dinenno FA, Seals DR, Clevenger CM, Desouza CA, Tanaka H. Age-associated changes in cardiovagal baroreflex sensitivity are related to central arterial compliance. Am J Physiol Heart Circ Physiol. 2001;281(1):H284-289.
40. Monahan KD. Effect of aging on baroreflex function in humans. Am J Physiol Regul Integr Comp Physiol. 2007;293(1):R3-R12.
41. Seals DR, Dinenno FA. Collateral damage: Cardiovascular consequences of chronic sympathetic activation with human aging. Am J Physiol Regul Integr Comp Physiol. 2004;287(5):H1895-905.
42. Seals DR, Taylor JA, Ng AV, Esler MD. Exercise and aging: Autonomic control of the circulation. Med Sci Sports Exerc. 1994;26(5):568-76.
43. Melo RC, Santos MD, Silva E, Quiterio RJ, Moreno MA, Reis MS, et al. Effects of age and physical activity on the autonomic control of heart rate in healthy men. Bras J Med Biol Res. 2005;38(9):1331-8.
44. Christou DD, Seals DR. Decreased maximal heart rate with aging is related to reduced {beta}-adrenergic responsiveness but is largely explained by a reduction in intrinsic heart rate. J Appl Physiol (1985). 2008;105(1):24-9.
45. Xu X, Wang B, Ren C, Hu J, Greenberg DA, Chen T, et al. Age-related impairment of vascular structure and functions. Aging Dis. 2017;8(5):590-610.
46. Schiller BC, Casas YG, Desouza CA, Seals DR. Maximal aerobic capacity across age in healthy hispanic and caucasian women. J Appl Physiol (1985). 2001;91(3):1048-54.
47. Jackson AS, Wier LT, Ayers GW, Beard EF, Stuteville JE, Blair SN. Changes in aerobic power of women, ages 20-64 yr. Med Sci Sports Exerc. 1996;28(7):884-91.
48. Wiebe CG, Gledhill N, Jamnik VK, Ferguson S. Exercise cardiac function in young through elderly endurance trained women. Med Sci Sports Exerc. 1999;31(5):684-91.
49. Fleg JL, O'Connor F, Gerstenblith G, Becker LC, Clulow J, Schulman SP, Lakatta EG. Impact of age on the cardiovascular response to dynamic upright exercise in healthy men and women. J Appl Physiol (1985). 1995;78(3):890-900.
50. Beere PA, Russell SD, Morey MC, Kitzman DW, Higginbotham MB. Aerobic exercise training can reverse age-related peripheral circulatory changes in healthy older men. Circulation. 1999;100(10):1085-94.
51. Ogawa T, Spina RJ, Martin WH 3rd, Kohrt WM, Schechtman KB, Holloszy JO, Ehsani AA. Effects of aging, sex, and physical training on cardiovascular responses to exercise. Circulation. 1992;86(2):494-503.
52. Savioli Neto F, Magalhães HM. Manual de cardiogeriatria. São Paulo: Lemos Editorial; 2002.
53. McGuire DK, Levine BD, Williamson JW, Snell PG, Blomqvist CG, Saltin B, Mitchell JH. A 30-year follow-up of the dallas bedrest and training study: I. Effect of age on the cardiovascular response to exercise. Circulation. 2001;104(12):1350-7.
54. Haas CF, Loik PS, Gay SE. Airway clearance applications in the elderly and in patients with neurologic or neuromuscular compromise. Resp Care. 2007;52(10):1362-81.
55. Ishikawa K, Ohta T, Zhang J, Hashimoto S, Tanaka H. Influence of age and gender on exercise training-induced blood pressure reduction in systemic hypertension. Am J Cardiol. 1999;84(2):192-6.
56. DeSouza CA, Shapiro LF, Clevenger CM, Dinenno FA, Monahan KD, Tanaka H, Seals DR. Regular aerobic exercise prevents and restores age-related declines in endothelium-dependent vasodilation in healthy men. Circulation. 2000;102(12):1351-7.
57. Okazaki K, Iwasaki K, Prasad A, Palmer MD, Martini ER, Fu Q, et al. Dose-response relationship of endurance training for autonomic circulatory control in healthy seniors. J Appl Physiol (1985). 2005;99(3):1041-9.
58. Dinenno FA, Seals DR, DeSouza CA, Tanaka H. Age-related decreases in basal limb blood flow in humans: Time course, determinants and habitual exercise effects. J Physiol. 2001;531(Pt 2):573-9.
59. Galetta F, Franzoni F, Femia FR, Bartolomucci F, Carpi A, Santoro G. Left ventricular diastolic function and carotid artery wall in elderly athletes and sedentary controls. Biomed Pharmacother. 2004;58(8):437-42.
60. Huang G, Shi X, Davis-Brezette JA, Osness WH. Resting heart rate changes after endurance training in older adults: A meta-analysis. Med Sci Sports Exerc. 2005;37(8):1381-6.

61. Carter JB, Banister EW, Blaber AP. Effect of endurance exercise on autonomic control of heart rate. Sports Med. 2003;33(1):33-46.
62. Melo RC, Quiterio RJ, Takahashi AC, Silva E, Martins LE, Catai AM. High eccentric strength training reduces heart rate variability in healthy older men. Br J Sports Med. 2008;42(1):59-63.
63. Babcock MA, Paterson DH, Cunningham DA. Effects of aerobic endurance training on gas exchange kinetics of older men. Med Sci Sports Exerc. 1994;26(4):447-52.
64. Huang G, Gibson CA, Tran ZV, Osness WH. Controlled endurance exercise training and vo2max changes in older adults: A meta-analysis. Prev Cardiol. 2005;8(4):217-25.
65. Kasch FW, Boyer JL, Schmidt PK, Wells RH, Wallace JP, Verity LS, et al. Ageing of the cardiovascular system during 33 years of aerobic exercise. Age Ageing. 1999;28(6):531-6.
66. Seals DR, Hagberg JM, Spina RJ, Rogers MA, Schechtman KB, Ehsani AA. Enhanced left ventricular performance in endurance trained older men. Circulation. 1994;89(1):198-205.
67. Seals DR, Hagberg JM, Hurley BF, Ehsani AA, Holloszy JO. Endurance training in older men and women. I. Cardiovascular responses to exercise. J Appl Physiol Respir Environ Exerc Physiol. 1984;57(4):1024-9.
68. Brasil. Ministério da Saúde. Secretaria de Vigilância em Saúde. Boletim epidemiológico - Vigitel 2011. Disponível em: http://portalarquivos2.saude.gov.br/images/pdf/2014/junho/11/BE-2013-44--12----Vigitel.pdf.
69. Gillum RF. Trends in acute myocardial infarction and coronary heart disease death in the united states. J Amn Coll Cardiol. 1994;23(6):1273-7.
70. Piuvezam G, Medeiros WR, Costa AV, Emerenciano FF, Santos RC, Seabra DS. Mortalidade em idosos por doenças cardiovasculares: Análise comparativa de dois quinquênios. Arq Bras Cardiol. 2015;105(4):371-80.
71. Malerbi DA, Franco LJ. Multicenter study of the prevalence of diabetes mellitus and impaired glucose tolerance in the urban brazilian population aged 30-69 yr. The brazilian cooperative group on the study of diabetes prevalence. Diabetes Care. 1992;15(11):1509-16.
72. Pestana M. Hypertension in the elderly. Int Urol Nephrol. 2001;33(3):563-9.
73. Casiglia E, Mazza A, Tikhonoff V, Scarpa R, Guglielmi F, Pessina AC. Arterial hypertension and mortality in the elderly. Am J Hypertens. 2002;15(11):958-66.
74. Fahlman MM, Boardley D, Lambert CP, Flynn MG. Effects of endurance training and resistance training on plasma lipoprotein profiles in elderly women. J Gerontol A Bioll Sci Med Sci. 2002;57(2):B54-60.
75. Verney J, Kadi F, Saafi MA, Piehl-Aulin K, Denis C. Combined lower body endurance and upper body resistance training improves performance and health parameters in healthy active elderly. Eur J Appl Physiol. 2006;97(3):288-97.
76. Cook JN, DeVan AE, Schleifer JL, Anton MM, Cortez-Cooper MY, Tanaka H. Arterial compliance of rowers: Implications for combined aerobic and strength training on arterial elasticity. Am J Physiol Heart Circ Physiol. 2006;290(4):H1596-600.
77. Vincent KR, Vincent HK, Braith RW, Lennon SL, Lowenthal DT. Resistance exercise training attenuates exercise-induced lipid peroxidation in the elderly. Eur J Appl Physiol. 2002;87(4-5):416-23.
78. Dela F, Mikines KJ, Larsen JJ, Galbo H. Glucose clearance in aged trained skeletal muscle during maximal insulin with superimposed exercise. J Appl Physiol (1985). 1999;87(6):2059-67.
79. Goulet ED, Melancon MO, Aubertin-Leheudre M, Dionne IJ. Aerobic training improves insulin sensitivity 72-120 h after the last exercise session in younger but not in older women. Eur J Appl Physiol. 2005;95(2-3):146-52.
80. DiPietro L, Dziura J, Yeckel CW, Neufer PD. Exercise and improved insulin sensitivity in older women: Evidence of the enduring benefits of higher intensity training. J Appl Physiol (1985). 2006;100(1):142-9.
81. Brandao Rondon MU, Alves MJ, Braga AM, Teixeira OT, Barretto AC, Krieger EM, Negrao CE. Postexercise blood pressure reduction in elderly hypertensive patients. J Am Coll Cardiol. 2002;39(4):676-82.
82. Fleg JL. Can exercise conditioning be effective in older heart failure patients? Heart Fail Rev. 2002;7(1):99-103.
83. Aronow WS. Exercise therapy for older persons with cardiovascular disease. Am J Geriatr Cardioly. 2001;10(5):245-49.
84. Frontera WR. Physiologic changes of the musculoskeletal system with aging: A brief review. Phys Med Rehab Clin N Am. 2017;28(4):705-11.
85. Cruz-Jentoft AJ, Bahat G, Bauer J, Boirie Y, Bruyère O, Cederholm T, et al. Sarcopenia: revised European consensus on definition and diagnosis. Age Ageing. 2019;48(1):16-31.

86. Curtis E, Litwic A, Cooper C, Dennison E. Determinants of muscle and bone aging. J Cell Physiol. 2015;230(11):2618-25.
87. Novotny SA, Warren GL, Hamrick MW. Aging and the muscle-bone relationship. Physiology (Bethesda). 2015;30(1):8-16.
88. Anton SD, Woods AJ, Ashizawa T, Barb D, Buford TW, Carter CS, et al. Successful aging: Advancing the science of physical independence in older adults. Ageing Res Rev. 2015;24(Pt B):304-27.
89. American College of Sports Medicine, Chodzko-Zajko WJ, Proctor DN, Fiatarone Singh MA, Minson CT, Nigg CR, Salem GJ, Skinner JS. American college of sports medicine position stand. Exercise and physical activity for older adults. Med Sci Sports Exerc. 2009;41(7):1510-30.
90. Moreira LD, Oliveira ML, Lirani-Galvao AP, Marin-Mio RV, Santos RN, Lazaretti-Castro M. Physical exercise and osteoporosis: Effects of different types of exercises on bone and physical function of postmenopausal women. Arq Bras Endocrinol Metabol. 2014;58(55)14-22.
91. Tarantino U, Iolascon G, Cianferotti L, Masi L, Marcucci G, Giusti F, et al. Clinical guidelines for the prevention and treatment of osteoporosis: Summary statements and recommendations from the italian society for orthopaedics and traumatology. J Orthop Traumatol. 2017;18(Suppl 1):3-36.
92. Howe TE, Shea B, Dawson LJ, Downie F, Murray A, Ross C, et al. Exercise for preventing and treating osteoporosis in postmenopausal women. Cochrane System Rev. 2011(7):CD000333.
93. Law TD, Clark LA, Clark BC. Resistance exercise to prevent and manage sarcopenia and dynapenia. Annu Rev Gerontol Geriatr. 2016;36(1):205-28.
94. Peterson MD, Rhea MR, Sen A, Gordon PM. Resistance exercise for muscular strength in older adults: A meta-analysis. Ageing Res Rev. 2010;9(3):226-37.
95. Peterson MD, Sen A, Gordon PM. Influence of resistance exercise on lean body mass in aging adults: A meta-analysis. Med Sci Sports Exerc. 2011;43(2):249-58.
96. Arnold P, Bautmans I. The influence of strength training on muscle activation in elderly persons: A systematic review and meta-analysis. Exp Gerontol. 2014;58:58-68.
97. Kraemer WJ, Hakkinen K, Newton RU, Nindl BC, Volek JS, McCormick M, et al. Effects of heavy-resistance training on hormonal response patterns in younger vs. older men. J Appl Physiol (1985). 1999;87(3):982-92.
98. Hurley BF, Roth SM. Strength training in the elderly: Effects on risk factors for age-related diseases. Sports Med. 2000;30(4):249-68.
99. Kalapotharakos VI, Michalopoulos M, Tokmakidis SP, Godolias G, Gourgoulis V. Effects of a heavy and a moderate resistance training on functional performance in older adults. J Strength Cond Res. 2005;19(3):652-7.
100. Vincent KR, Braith RW, Feldman RA, Kallas HE, Lowenthal DT. Improved cardiorespiratory endurance following 6 months of resistance exercise in elderly men and women. Arch Intern Med. 2002;162(6):673-8.
101. Katsiaras A, Newman AB, Kriska A, Brach J, Krishnaswami S, Feingold E, et al. Skeletal muscle fatigue, strength, and quality in the elderly: The health abc study. J Appl Physiol (1985). 2005;99(1):210-6.
102. Sternfeld B, Ngo L, Satariano WA, Tager IB. Associations of body composition with physical performance and self-reported functional limitation in elderly men and women. Am J Epidemiol. 2002;156(2):110-21.
103. Tager IB, Haight T, Sternfeld B, Yu Z, van Der Laan M. Effects of physical activity and body composition on functional limitation in the elderly: Application of the marginal structural model. Epidemiology. 2004;15(4):479-93.
104. Kostka T. Quadriceps maximal power and optimal shortening velocity in 335 men aged 23-88 years. Eur J Appl Physiol. 2005;95(2-3):140-5.
105. Pearson SJ, Young A, Macaluso A, Devito G, Nimmo MA, Cobbold M, Harridge SD. Muscle function in elite master weightlifters. Med Sci Sports Exerc. 2002;34(7):1199-206.
106. Anton MM, Spirduso WW, Tanaka H. Age-related declines in anaerobic muscular performance: Weightlifting and powerlifting. Med Sci Sports Exerc. 2004;36(1):143-7.
107. Pollock ML, Graves JE, Swart DL, Lowenthal DT. Exercise training and prescription for the elderly. South Med J. 1994;87(5):S88-95.
108. Nelson ME, Rejeski WJ, Blair SN, Duncan PW, Judge JO, King AC, et al. Physical activity and public health in older adults: Recommendation from the american college of sports medicine and the American Heart Association. Med Sci Sports Exerc. 2007;39(8):1435-45.

109. Medicine ACoS. American college of sports medicine guidelines for exercise testing and prescription. Baltimore: Lippincott Williams & Wilkins; 2000.
110. Mazzeo RS, Tanaka H. Exercise prescription for the elderly: Current recommendations. Sports Med. 2001;31(11):809-18.
111. Evans WJ. Exercise training guidelines for the elderly. Med Sci Sports Exerc. 1999;31(1):12-7.
112. Ploutz-Snyder LL, Giamis EL. Orientation and familiarization to 1rm strength testing in old and young women. J Strength Condit Res. 2001;15(4):519-23.
113. Pollock ML, Franklin BA, Balady GJ, Chaitman BL, Fleg JL, Fletcher B, et al. AHA science advisory. Resistance exercise in individuals with and without cardiovascular disease: Benefits, rationale, safety, and prescription: An advisory from the committee on exercise, rehabilitation, and prevention, council on clinical cardiology, american heart association; position paper endorsed by the american college of sports medicine. Circulation. 2000;101(7):828-33.
114. Sherrington C, Michaleff ZA, Fairhall N, Paul SS, Tiedemann A, Whitney J, et al. Exercise to prevent falls in older adults: An updated systematic review and meta-analysis. Br J Sports Med. 2017;51(24):1750-8.
115. Shubert TE. Evidence-based exercise prescription for balance and falls prevention: A current review of the literature. J Geriatr Phys Ther. 2011;34(3):100-8.
116. Davis JC, Donaldson MG, Ashe MC, Khan KM. The role of balance and agility training in fall reduction. A comprehensive review. Eura Medicophys. 2004;40(3):211-21.
117. Lee IM. Epidemiologic methods in physical activity studies. New York: Oxford University Press; 2009.
118. Lee IM, Sesso HD, Paffenbarger RS, Jr. Physical activity and coronary heart disease risk in men: Does the duration of exercise episodes predict risk? Circulation. 2000;102(9):981-6.
119. Simonsick EM, Lafferty ME, Phillips CL, Mendes de Leon CF, Kasl SV, Seeman TE, et al. Risk due to inactivity in physically capable older adults. Am J Public Health. 1993;83(10):1443-50.
120. Pate RR, Pratt M, Blair SN, Haskell WL, Macera CA, Bouchard C, et al. Physical activity and public health. A recommendation from the centers for disease control and prevention and the American College of Sports Medicine. JAMA. 1995;273(5):402-7.
121. Sogaard D, Lund MT, Scheuer CM, Dehlbaek MS, Dideriksen SG, Abildskov CV, et al. High-intensity interval training improves insulin sensitivity in older individuals. Acta Physiol (Oxf). 2018;222(4):e13009.
122. Rogers MA, Hagberg JM, Martin WH 3rd, Ehsani AA, Holloszy JO. Decline in vo2max with aging in master athletes and sedentary men. J Appl Physiol (1985). 1990;68(5):2195-9.
123. Pollock ML, Foster C, Knapp D, Rod JL, Schmidt DH. Effect of age and training on aerobic capacity and body composition of master athletes. J Appl Physiol (1985). 1987;62(2):725-31.
124. Hagberg JM, Yerg JE 2nd, Seals DR. Pulmonary function in young and older athletes and untrained men. J Appl Physiol (1985). 1988;65(1):101-5.
125. Buchheit M, Laursen PB. High-intensity interval training, solutions to the programming puzzle: Part i: Cardiopulmonary emphasis. Sports Med. 2013;43(5):313-38.
126. Azevedo LF, Dos Santos MR. High-intensity intermittent exercise training for cardiovascular disease. J Nov Physiother 2014;4.
127. Milanovic Z, Sporis G, Weston M. Effectiveness of high-intensity interval training (hit) and continuous endurance training for vo2max improvements: A systematic review and meta-analysis of controlled trials. Sports Med. 2015;45(10):1469-81.
128. Izadi MR, Ghardashi Afousi A, Asvadi Fard M, Babaee Bigi MA. High-intensity interval training lowers blood pressure and improves apelin and nox plasma levels in older treated hypertensive individuals. J Physiol Biochem. 2018;74(1):47-55.
129. Rosin B. Is marathon running toxic? An observational study of cardiovascular disease prevalence and longevity in 54 male marathon runners. Phys Sportsmed. 2017;45(2):105-9.
130. Roland KP, Jakobi JM, Jones GR. Does yoga engender fitness in older adults? A critical review. J Aging Phys Act. 2011;19(1):62-79.
131. Youkhana S, Dean CM, Wolff M, Sherrington C, Tiedemann A. Yoga-based exercise improves balance and mobility in people aged 60 and over: A systematic review and meta-analysis. Age Ageing. 2016;45(1):21-29.
132. Kuntsevich V, Bushell WC, Theise ND. Mechanisms of yogic practices in health, aging, and disease. Mt Sinai J Med. 2010;77(5):559-69.

Seção 6

Cardiologia do esporte

Capítulo 35: Avaliação pré-participação no esporte

Capítulo 36: Alterações do eletrocardiograma em atletas

Capítulo 37: Síncope e morte súbita relacionadas ao exercício: aspectos epidemiológicos e clínicos

Capítulo 38: Variantes genéticas e exercício físico

Capítulo 39: Anabolizantes e exercício físico

Capítulo 40: Nutrição aplicada à atividade física

Capítulo 41: Psicologia aplicada à atividade física e ao esporte

35

Avaliação pré-participação no esporte

Patricia Alves de Oliveira
Amanda Gonzales Rodrigues
Luciana Diniz Nagem Janot de Matos

INTRODUÇÃO

A prática regular de exercícios físicos tem sido sistematicamente recomendada, com benefícios clínicos inconstestáveis, tanto na prevenção primária como na secundária de doenças cardiovasculares. Em reposta às constantes e incisivas campanhas para a promoção das práticas esportivas, tem-se notado aumento significativo do engajamento da população em esportes competitivos.

A avaliação pré-participação esportiva tem como foco principal a de atletas, os quais são considerados indivíduos que treinam regularmente para participar de um time organizado ou de um esporte individual, com orientação, periodicidade de treino e objetivo, focado principalmente no desempenho (*performance*), podendo ser profissionais ou amadores. Podem, ainda, ser classificados quanto à idade em: (a) jovens atletas – 12 a 17 anos, (b) atletas adultos – 18 a 35 anos e (c) atletas máster – a partir de 35 anos.[1]

Trata-se de uma avaliação médica sistemática que tria clinicamente a ampla população de atletas que participa de competições, desde o nível interescolar até os profissionais de alto desempenho, com o objetivo de identificar doenças cardiovasculares que possam estar relacionadas à morte súbita durante a prática esportiva, ou seja, a morte que ocorre de modo inesperado, instantaneamente ou não, e ocorre durante ou até 24 horas após a prática de uma atividade físico-esportiva.[2,3]

Apesar de inúmeras e novas publicações referentes a esse tema, grande parte do debate sobre a avaliação pré-participação no esporte mantém-se sob a estratégia mais custo-efetiva na capacidade de identificar casos ou suspeitas de doenças cardiovasculares que possam ser de alto risco para morte súbita no esporte.

Este capítulo discorrerá sobre a incidência de morte súbita no esporte, as causas mais prevalentes e as principais formas de avaliação adotadas na população de atletas.

AVALIAÇÃO PRÉ-PARTICIPAÇÃO ESPORTIVA *VERSUS* MORTE SÚBITA

Incidência

É importante reforçar que a real incidência de morte súbita na população de atletas é controversa, uma vez que a maioria dos estudos realizados apresenta diferenças metodológicas, com a captação de dados variando desde os apresentados por mídias esportivas, registros de associações até dados de reembolso de seguros. Enquanto alguns estudos consideram apenas casos de morte, outros computam casos de morte súbita ressuscitada.[4] Apesar disso, é bem aceito que os eventos de morte súbita de atletas são raros, variando de 1:39.000 atletas/ano[5] até 1:281.000 atletas/ano.[6] Em um estudo observacional e comparativo com a população de não atletas, Corrado et al. demonstraram incidência de morte súbita de apenas 0,4:100.000 atletas/ano na região de Vêneto, Itália.[7]

Mais recentemente, em estudo retrospectivo utilizando base de dados de registro de mortes súbitas ocorridas fora do hospital, realizado na população entre 12 e 45 anos da região de Ontário, Canadá, no período entre 2009 a 2014, identificaram-se, entre 18,5 milhões de pessoas-ano de observação, 74 paradas cardíacas súbitas durante participação esportiva, sendo que 16 ocorreram durante o esporte competitivo e 58 durante atividades esportivas não competitivas, o que culminou na incidência de 0,78 casos/100.000 atletas/ano, com 43,8% tendo sobrevivido até a alta hospitalar.[8]

Em atletas máster, apesar de essa incidência ser maior, com 1:15.000 corredores/ano e 1:50.000 maratonistas/ano, ainda é considerada muito pouco representativa.[9]

Por outro lado, análise recente em estudantes universitários dos EUA relatou a frequência relativamente alta de 1,6:100.000 atleta/ano e de 4,8:100.000 considerando somente atletas negros para mortes consideradas de origem cardiovascular. Tais dados aumentaram a preocupação nos esportes universitários, contribuindo para a promoção da triagem cardiovascular pré-participação esportiva abrangendo essa população.[10]

Ponto concordante na literatura a respeito desse tema gira em torno da maior frequência de morte súbita entre os homens, sendo de 3 a 5 vezes maior que na população feminina, e na população de negros, com taxa de incidência de 3,2 vezes maior do que em atletas brancos.[4]

Apesar de estudos demonstrarem que o esforço executado durante a atividade esportiva e o treinamento aumente em 2,4 a 4,5 vezes o risco de síndrome coronariana aguda e morte súbita em relação a não atletas e atletas recreacionais,[11,12] o número absoluto de casos é maior em população não esportista. Em um período de estudo de 10 anos (Oregon Sudden Unexpected Death Study), observaram-se 1.184 episódios de síndrome coronariana aguda (SCA) não associada ao esporte contra 63 de SCA associada em população de 35 a 65 anos.[13] Entretanto, reconhece-se e aceita-se que, em portador de doença cardiovascular desconhecida, o esforço físico intenso pode ser um gatilho para a morte súbita e por esse motivo o tema de avaliação pré-participação esportiva ainda tem sido tão debatido.

O aumento no conhecimento e nas peculiaridades em relação à incidência de morte súbita na população de atletas poderá, futuramente, auxiliar em estratégias mais direcionadas a cada população de forma mais custo-efetiva.

Causas de morte súbita no esporte

As principais causas de morte súbita podem ser divididas inicialmente por faixa etária, ou seja, com menos e com mais de 35 anos, englobando consequentemente atletas jovens, adultos e máster, respectivamente, conforme demonstrado na Figura 35.1.

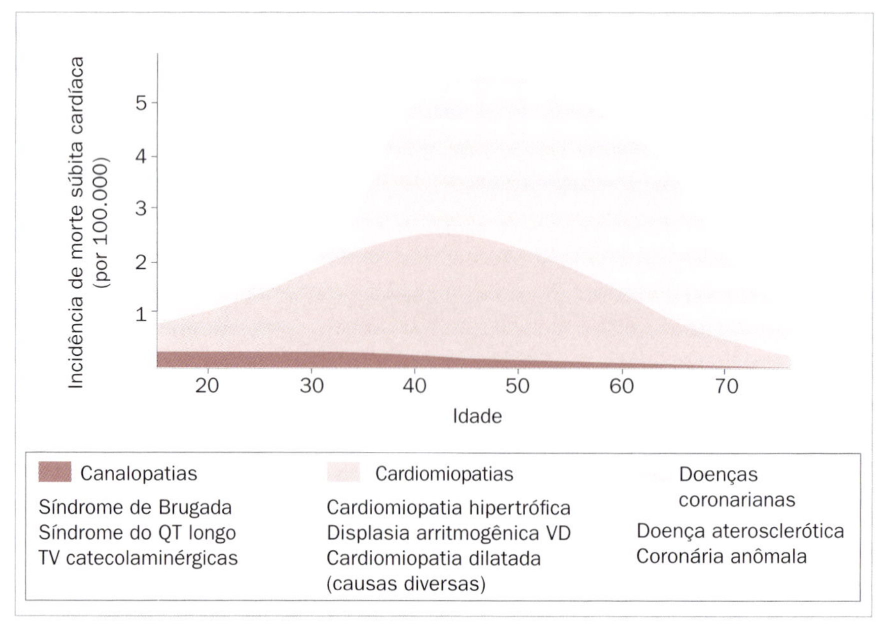

FIGURA 35.1 Incidência de morte súbita em relação à causa e idade. TV: taquicardia ventricular; VD: ventrículo direito.

Menos de 35 anos

A doença hereditária, sem dúvida, é a principal causa de morte súbita na população de atletas com menos de 35 anos, mas, considerando-se todas as principais causas nessa faixa etária, podem ser divididas em três categorias:

A. Estruturais.
B. Elétricas.
C. Adquiridas.

As doenças hereditárias e estruturais, como a cardiomiopatia hipertrófica (CMH) e displasia arritmogênica do ventrículo direito (DAVD), estão entre as principais causas de morte súbita, com incidências que variam de acordo com a região estudada. Pelo registro norte-americano nacional de morte súbita de atletas,[14] a CMH responde por 36% de casos confirmados de atletas competitivos, além da incidência de 8% de casos possíveis da doença. Entretanto, estudo realizado no Reino Unido identificou 12% de mortes súbitas por CMH definitiva e 25% com hipertrofia ventricular esquerda idiopática.[15] Já Alpert et al.,[16] em avaliação de estudos publicados, estimaram o risco de morte súbita por CMH entre 0,03 e 0,1% na população de atletas, o que é comparável à população geral.[17]

A DAVD é citada como a principal causa de morte súbita na região de Vêneto, na Itália, com incidência de 24%[18] na população com menos de 35 anos. No Reino Unido, apresenta-se com incidência de 10%,[15] enquanto em dados norte-americanos a presença se dá apenas em 1 a 4% dos casos de morte súbita.[14]

Recentemente, o papel do exercício físico de alta intensidade e volume tem sido relacionado com a progressão da doença em indivíduos com mutações em desmossomos (junções celulares ligadas por filamentos de proteínas),[19] bem como tem sido questionada e associada à sua participação na patogênese da doença em atletas sem histórico familiar para DAVD,[20] mas essa teoria ainda precisa de estudos complementares.

Coronária anômala, que também se enquadra em alteração congênita estrutural, representa a segunda causa de morte súbita em atletas com menos de 35 anos, com incidência variando entre 14 e 19% em estudos com a população de atletas norte-americanos,[14,21] mas alcançando até um terço da população de recrutas militares avaliados em estudo de revisão de autópsias em período de 25 anos.[22]

Sinais e sintomas típicos estão presentes em uma minoria de pacientes, o que exige alto índice de suspeita clínica para se fazer o diagnóstico. Sintomas podem incluir desde dor precordial, dispneia, palpitações, síncope, cardiomiopatia, arritmias, infarto do miocárdio até a própria morte súbita. Em um estudo norte-americano, entre 842 atletas autopsiados e com diagnóstico confirmado, a anomalia de artéria coronária foi mais frequente em mulheres do que em homens (33% *vs.* 17%).[14]

Dentre as causas elétricas e hereditárias, as canalopatias ganham destaque, mas representam menos de 5% dos eventos confirmados pelo registro norte-americano.[23] Além de síndrome do QT longo, taquicardia ventricular polimórfica catecolaminérgica e síndrome de Brugada, apresenta-se com possibilidade de morte súbita desencadeada por arritmia, a síndrome de Wolff-Parkinson-White. É importante ressaltar, entretanto, que tem sido identificada maior incidência de corações morfologicamente normais às autópsias, assumindo-se, para esses casos, uma síndrome de morte arrítmica súbita, que compreenderia as canalopatias, as quais poderiam somente ser mais bem identificadas por autópsia molecular. Portanto, a incidência de causas elétricas hereditárias pode ser maior do que a efetivamente exposta.

Finalmente, ainda nessa faixa etária, como causas adquiridas, apresentam-se *commotio cordis* (morte subita causada por arritmia deflagrada por trauma direto na regiao anterior do torax), miocardite, situações ambientais extremas, distúrbios hidroeletrolíticos e o uso de substâncias ergogênicas ou estimulantes com objetivo de aumento de *performance*.

Mais de 35 anos

Na faixa etária acima de 35 anos, similar à população geral, a doença aterosclerótica coronariana é a principal causa de morte súbita entre os atletas, correspondendo a mais de 60% dos casos.[4] Entretanto, é importante ressaltar que não necessariamente há a presença de placas obstrutivas e sim placas "instáveis" e suscetíveis ao *shear stress* das atividades de alta intensidade e que podem tornar o diagnóstico prévio ao evento mais difícil.

Deve-se lembrar também que a categoria máster tem a particularidade de englobar, em uma mesma população, o ex-atleta que continuou a se exercitar, o ex-sedentário que passou a se exercitar de forma regular e intensa, em busca de melhor saúde, e a categoria que os norte-americanos chamam de *weekend warriors*, ou seja, aqueles que se exercitam intensivamente em poucos dias da semana.[24]

Realizar uma avaliação dos fatores de risco cardiovasculares atuais e prévios à iniciação da prática esportiva pode auxiliar na correta estratificação de risco desses atletas.

A AVALIAÇÃO E AS PECULIARIDADES

Diante da possibilidade de eventos trágicos no esporte, foram desenvolvidas e publicadas diretrizes e consensos a fim de fornecer orientações sobre as avaliações, desqualificações e opções de atividades esportivas que possam ser executadas com segurança na dependência da cardiopatia ou da comorbidade detectada. Entretanto, como os riscos absolutos são difíceis de ser identificados, com evidências limitadas e baseadas em opinião de especialistas, a maioria dos consensos é mais conservadora e sugere uma abordagem individualizada.

Visto que mais de 90% das cardiopatias hereditárias apresentam alguma expressão eletrocardiográfica, foram instituídas em diversos países leis que determinam e em outros que recomendam a realização de eletrocardiograma (ECG) de 12 derivações, complementar ao histórico clínico e exame físico detalhado, realizado por médico especialista em esporte.[7]

Uma lei italiana instituída desde 1982 determina que as avaliações sejam iniciadas aos 12 anos de idade, quando na maioria das modalidades esportivas se iniciam os treinamentos competitivos. Essa lei conseguiu reduzir em 89% a incidência de morte súbita de atletas jovens competitivos, de 3,6:100.000 para 0,4:100.000 atletas por ano, índice menor do que o risco da população geral.[25]

Diante desses argumentos, diversos comitês e consensos, como o Comitê Olímpico Internacional e da Sociedade Europeia de Cardiologia (IOC e ESC) incluíram o ECG de repouso na avaliação pré-participação esportiva (Figura 35.2).

Diretrizes e critérios subsequentes foram criados na tentativa de se padronizar as avaliações dos ECG de atletas e reduzir os achados falso-positivos (ver Capítulo 10 – Avaliação ecocardiográfica no esforço), como os critérios de Seattle, critérios refinados e critérios internacionais.

Entretanto, a avaliação eletrocardiográfica de repouso de atletas ainda é refutada por muitos, com o argumento de que existe grande proporção de atletas (20 a 60%) com alterações eletrocardiográficas decorrentes do próprio treinamento e que são consideradas "normais" para a população.[26]

A American Heart Association (AHA) propôs, em 1996, um consenso de avaliação pré-participação esportiva, reeditado em 2007 e posteriormente em 2014,[27] sugerindo um questionário com 14 elementos para avaliação inicial do atleta baseada em histórico e exame físico. Contudo, esse método está sujeito a críticas, pois tem

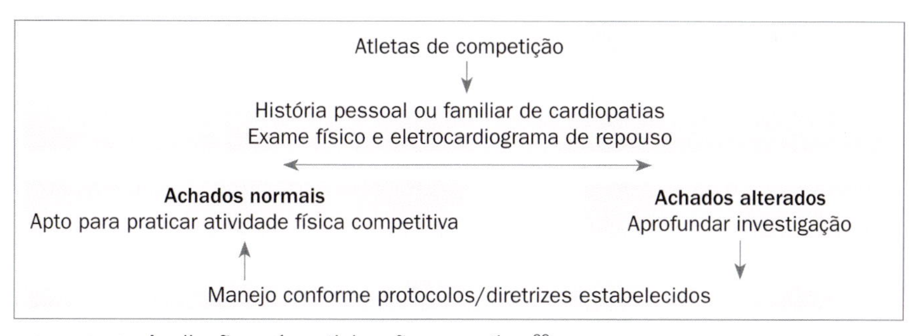

FIGURA 35.2 Avaliação pré-participação esportiva.[29]

baixa sensibilidade, visto que a maioria dos atletas com cardiopatia não apresenta sintomas e o exame físico geralmente é considerado normal ou com poucas alterações.

Na Tabela 35.1, estão representados os 12 elementos da avaliação. A AHA propõe que, caso estejam presentes um ou mais elementos, o atleta seja encaminhado a um cardiologista.

TABELA 35.1 Avaliação pré-participação proposta pela American Heart Association

Antecedentes pessoais	1. Dor ou desconforto torácico
	2. Síncope ou pré-síncope inexplicada
	3. Fadiga ou dispneia excessiva ou inesperada associada ao exercício
	4. Conhecimento prévio de sopro cardíaco
	5. Pressão arterial elevada
Antecedentes familiares	6. Morte súbita decorrente de doença cardíaca antes dos 50 anos em pelo menos um familiar
	7. Incapacidade por doença cardíaca em familiar com menos de 50 anos
	8. Familiares com cardiomiopatia dilatada ou hipertrófica, síndrome do QT longo ou canolopatia, síndrome de Marfan ou arritmia importante
Exame físico	9. Sopro cardíaco (auscultar sentado e na posição supina)
	10. Coarctação de aorta (avaliar pulsos femorais)
	11. Fenótipo sugestivo de síndrome de Marfan
	12. Pressão arterial (medir em ambos os braços, na posição sentada)

Fonte: Adaptada de Maron et al.[9,10]

As diretrizes norte-americanas não indicam o ECG de repouso como um exame de triagem. O primeiro profissional que avalia o atleta muitas vezes não é médico especialista, o que limita a análise do exame. Além disso, alegam que as alterações prevalentes do ECG dos atletas podem acarretar investigações complementares desnecessárias e custosas ou até mesmo a sua desqualificação erroneamente, mesmo que temporária.

Para os Estados Unidos, que apresentam grande número de atletas competitivos e profissionais, não justificaria a custo-efetividade de se realizar ECG de repouso para cada atleta, desde o nível escolar, com reavaliações propostas a cada 2 anos.[28]

A Diretriz da Sociedade Brasileira de Medicina do Esporte e Cardiologia do Esporte da Sociedade Brasileira de Cardiologia (SBC) sugere que a avaliação pré-participação deva constar de uma anamnese dirigida, valorizando os históricos pessoal e familiar de cardiopatias e/ou morte súbita prematura, o histórico social e os hábitos de vida, associada ao ECG de repouso. Essa avaliação inclusive já instituída em algumas organizações, como Comitê Paralímpico, como exame obrigatório de pré-participação esportiva.[29]

Por essa mesma diretriz, sugere-se também a realização de teste ergométrico, ou mais especificamente teste ergoespirométrico para atletas com mais de 35 anos, considerando-se a principal causa de morte súbita nesse grupo, apesar de a Diretriz Brasileira de Cardiologia orientar a indicação de teste ergométrico de atletas com mais de 40 anos (homens) ou 55 anos (mulheres) de idade que desejem iniciar atividade física competitiva e que tenham mais de dois fatores de risco para doença coronariana (DAC) (excetuando-se idade e sexo), como evidência IIa (maior opinião a favor do procedimento), e sem fatores de risco, evidência IIb (Utilidade do procedimento não tão bem estabelecida, sem predomínio de opinião).[30]

Em relação à avaliação de atleta máster, algumas diretrizes internacionais também divergem a respeito da utilização do teste de esforço como forma de "rastreio" de DAC de pacientes de baixo risco, pois, além da baixa sensibilidade, os resultados falso-positivos poderiam ter consequências psicológicas negativas, além do custo da investigação complementar.[31]

Nesses casos, a tomografia e a angiotomografia de coronárias podem auxiliar na detecção de DAC do atleta máster com testes funcionais normais e sintomas atípicos, como dispneia e queda do rendimento. Em um estudo envolvendo 318 homens atletas com idade acima de 45 anos, a tomografia de coronária identificou DAC oculta em 19% dos atletas com teste de esforço negativo.[32] Em indivíduos assintomáticos, estudos sugerem que a tomografia para avaliação do escore de cálcio aumenta a predição de infarto ou morte por DAC somente naqueles com risco intermediário (Framingham Risk Score entre 10 e 20%).[33] No entanto, apesar do alto valor diagnóstico, até o momento, não existem evidências suficientes que justifiquem a implementação como avaliação de rotina na avaliaçao pre-participacao (APP), mesmo para atletas com mais de 35 anos.[34]

No Brasil, existem algumas dificuldades em conhecer a prevalência das causas de morte súbita, além de a miscigenação da população muitas vezes dificultar a identificação de doenças que possam se tornar "híbridas" e com expressões não tão predominantes apesar do alto risco para morte súbita, o que faz com que se adotem as estatísticas norte-americanas e europeias.

Além disso, deve-se atentar para as doenças de regiões endêmicas, como a doença de Chagas, que pode causar formas indeterminadas da doença, como cardiomiopatia dilatada, miocardites e formas arritmogênicas.

Apesar de a prevalência da doença de Chagas estar principalmente na América Latina, muitos atletas de elite de diversas modalidades esportivas e principalmente no futebol atuam na Europa, motivo pelo qual alguns clubes têm discutido a respeito da inclusão da investigação sorológica nesse grupo.[35]

RISCO DE EVENTOS E ATENDIMENTOS DE EMERGÊNCIA

Não diretamente relacionado à avaliação individual do atleta, mas Considerando a dificuldade do rastreio de doenças cardiovasculares e também a dificuldade de se prever as parada cardiorrespiratória por causas extracardiacas, como os distúrbios hidroeletrolíticos, hipo- e hipertermia, distúrbios causados por uso de substâncias ilícitas e os traumas, como o *commotio cordis*, faz-se mandatório que o planejamento estratégico do atendimento de emergência seja incluído como parte das discussões a respeito das avaliações para participação nos esportes.

Em ambos os casos, a principal causa para a morte súbita é a fibrilação ventricular, que rapidamente evolui para parada cardíaca, levando inclusive, o governo de alguns estados a instituir projeto de lei que dispõe sobre a obrigatoriedade de desfibrilador externo automático (DEA) em locais que tenham concentração/circulação média diária de 1.500 ou mais pessoas, o que engloba principalmente os locais de competições esportivas (Lei Estadual SP n. 12.736-15/10/2007).

No processo de reanimação cardiorrespiratória, a liderança, o conhecimento coletivo e a experiência de toda a equipe podem fornecer os melhores cuidados possíveis e melhores resultados em situações estressantes.

Nesse contexto, o treinamento em atendimento de emergência ou a reanimação cardiorrespiratória faz-se necessária aos membros da equipe multidisciplinar ligadas ao esporte, atentando-se para as modalidades esportivas com maior incidência de morte súbita e o principal mecanismo de parada.

O atleta que sofre de parada cardíaca pode ser efetivamente ressuscitado com reconhecimento imediato, com as manobras de ressuscitação e pronta desfibrilação com uso de um DEA. Estudo de Weisfeldt et al. demonstrou que a aplicação do DEA está associada à maior probabilidade de sobrevivência (*odds ratio*: 1,75; IC 95%: 1,23 a 2,50; $p < 0,002$), com maior sobrevivência à alta hospitalar observada em locais de recreação (49%).[36]

Um atendimento de emergência eficaz, rápido e efetivo, necessita da integração adequada, acesso rápido aos DEA, comunicação eficaz com os serviços de atendimentos médicos móveis, bem como revisão e treinamento periódico de toda a equipe envolvida.

CONSIDERAÇÕES FINAIS

Com base no exposto, pode-se dizer que ainda existem divergências na literatura quanto à importância da avaliação pré-participação esportiva, considerando-se grandes populações, principalmente entre o consenso norte-americano e o europeu.

Entretanto, cada vez mais os dados italianos demonstram evidências suficientes para a adoção de seu modelo, incluindo o ECG de repouso à avaliação clínica e o exame físico, recentemente preconizado pelo IOC.

No Brasil, além da miscigenação da população que dificulta a identificação de doenças genéticas com expressões dominantes, não há dados publicados sobre as principais causas de morte súbita relacionada ao esporte, portanto não há consenso a respeito do assunto, sendo adotadas as diretrizes de publicações internacionais.

A escolha de quais exames deverão ser incluídos na avaliação pré-participação leva em consideração a custo-efetividade na triagem de uma população de larga escala. É importante ressaltar que, apesar de a rotina de avaliação pré-participação que inclui o ECG de repouso ter se mostrado custo-efetiva em relação à avaliação norte-americana, ela excede os custos do *screening* preventivo para os cânceres de mama e colo do útero.[37] Por outro lado, enquanto na população geral de atletas essas divergências ainda existem, os clubes utilizam condutas próprias para os atletas profissionais, incluindo na avaliação pré-participação esportiva não somente o ECG de repouso mas também o ecocardiograma com Doppler e o teste de esforço físico (ergométrico ou ergoespirométrico), uma vez que os contratos com esses atletas envolvem grande investimento monetário e responsabilidades trabalhistas.

Apesar de o ecocardiograma com Doppler ter a vantagem de detectar outras doenças que poderiam passar despercebidas na rotina indicada, a baixa incidência de casos ainda não justifica a inclusão de rotina em uma grande população. Considerando-se apenas a cardiomiopatia hipertrófica, a prevalência detectada por essa metodologia em indivíduos brancos e jovens dos EUA foi de 0,1%, muito próxima da prevalência de 0,07% detectada pela inclusão apenas do ECG de repouso na região de Vêneto, na Itália.[38]

Quanto ao teste ergométrico, o atleta máster com risco cardiovascular para doença coronariana de moderado a alto representa uma indicação formal em avaliações pré-participação esportiva.

Finalmente, vale lembrar que o objetivo do exame pré-participação suplanta a avaliação médica por si só. O momento do contato médico-paciente deve também servir de ensinamento ao atleta, pois é nele que se aprende a se automonitorar e não menosprezar sintomas, sabendo reconhecer quais são os próprios riscos cardiovasculares e como evitá-los. Deve-se instruir o atleta a não fazer treinamento intenso ou competir quando estiver febril, pelo risco de miocardite, orientar a respeito de medicações que possam indicar *doping* ou colocá-los em risco, esclarecer que o fato de o atleta ser assintomático não o isenta de eventos cardiovasculares e que esses, na maior parte das vezes, podem ser evitados com a avaliação clínica periódica.

REFERÊNCIAS BIBLIOGRÁFICAS

1. Araújo CG, Scharhag J. Athlete: a warning definition for medical and health sciences research. Scand J Med Sci Sports. 2016;26(1):4-7.
2. Maron BJ, Shirani J, Poliac LC, Mathenge R, Roberts WC, Mueller F. Sudden death in young competitive athletes: clinical demographic and pathological profiles. JAMA. 1996;276(3):199-204.
3. Amital H, Glikson M, Burstein M, Afek A, Sinnreich R, Weiss Y, Israeli V. Clinical characteristics of unexpected deathamong young enlisted military personnel: results of a three-decade retrospective surveillance. Chest. 2004;126(2):528-33.
4. Emery MS, Kovacs RJ. Sudden cardiac death in athletes. JACC: Heart Failure. 2018;6(1):30-40.
5. Steinvil A, Chundadze T, Zeltser D, Rogowski O, Halkin A, Galily Y, et al. Mandatory electrocardiographic screening of athletes to reduce their risk for sudden death: proven fact or wishful thinking? J Am Coll Cardiol. 2011;57(11):1291-6.
6. Van Camp SP, Bloor CM, Mueller FO, Cantu RC, Olson HG. Nontraumatic sports death in high school and college athletes. Med Sci Sports Exerc. 1995;27(5):641-7.
7. Corrado D, Basso C, Pavei A, Michieli P, Schiavon M, Thiene G. Trends in sudden cardiovascular death in young competitive athletes after implementation of a preparticipation screening program. JAMA. 2006;296(4):1593-601.
8. Landry CH, Allan KS, Connelly KA, Cunningham K, Morrison LJ, Dorian P; Rescu Investigators. Sudden cardiac arrest during participation in competitive sports. N Engl J Med. 2017;377(20):1943-53.
9. Maron BJ, Araújo CG, Thompson PD, Fletcher GF, de Luna AB, Fleg JL, et al.; World Heart Federation; International Federation of Sports Medicine; American Heart Association Committee on Exercise, Cardiac Rehabilitation, and Prevention. Recommendations for preparticipation screening and the assessment of cardiovascular disease in masters athletes. Circulation. 2001;1303(2):327-34.
10. Maron BJ, Haas TS, Murphy CJ, Ahluwalia A, Rutten-Ramo S. Incidence and causes of sudden death in U.S. college athletes. J. Am Coll Cardiol. 2014;63(16):1636-43.
11. Marijon E, Tafflet M, Celermajer DS, Dumas F, Perier MC, Mustafic H, et al. Sports-related sudden death in the general population. Circulation. 2011;124(6):672-81.
12. Toresdahl BG, Rao AL, Harmon KG, Drezner JA. Incidence of sudden cardiac arrest in high school student athletes on school campus. Heart Rhythm. 2014;11(7):1190-4.
13. Marijon E, Uy-Evanado A, Reinier K, Teodorescu C, Narayanan K, Jouven X, et al. Sudden cardiac arrest during sports activity in middle age. Circulation. 2015;131(16):1384-9.
14. Maron BJ, Haas TS, Ahluwalia A, Murphy CJ, Garberich RF. Demographics and epidemiology of sudden deaths in young competitive athletes: from the United States National Registry. Am J Med. 2016;129(11):1170-7.
15. Noronha SV, Sharma S, Papadakis M, Desai S, Whyte G, Sheppard MN. Aetiology of sudden cardiac death in athletes in the United Kingdom: a pathological study. Heart. 2009;95(17):1409-14.
16. Alpert C, Day SM, Saberi S. Sports and exercise in athletes with hypertrophic cardiomyopathy. Clin Sports Med. 2015;34(3):489-505.
17. Maron BJ, Rowin EJ, Casey SA, Maron MS. How hypertrophic cardiomyopathy became a contemporary treatable genetic disease with low mortality: shaped by 50 years of clinical research and practice. JAMA Cardiol. 2016;1(1):98-105.
18. Corrado D, Basso C, Rizzoli G, Schiavon M, Thiene G. Does sports activity enhance the risk of sudden death in adolescents and young adults? J Am Coll Cardiol. 2003;42(11):1959-63.
19. James CA, Bhonsale A, Tichnell C, Murray B, Russell SD, Tandri H, et al. Exercise increases age-related penetrance and arrhythmic risk in arrhythmogenic right ventricular dysplasia/cardiomyopathy-associated desmosomal mutation carriers. J Am Coll Cardiol. 2013;62(14):1290-7.
20. Sawant AC, Bhonsale A, te Riele AS, Tichnell C, Murray B, Russell SD, et al. Exercise has a disproportionate role in the pathogenesis of arrhythmogenic right ventricular dysplasia/cardiomyopathy in patients without desmosomal mutations. J Am Heart Assoc. 2014;3(6):e001471.

21. Harmon KG, Drezner JA, Maleszewski JJ, Lopez-Anderson M, Owens D, et al. Pathogeneses of sudden cardiac death in national collegiate athletic association athletes. Circ Arrhythm Electrophysiol. 2014;7(2):198-204.
22. Eckart RE, Scoville SL, Campbell CL, Shry EA, Stajduhar KC, Potter RN, et al. Sudden death in young adults: a 25-year review of autopsies in military recruits. Ann Intern Med. 2004;141(11):829-34.
23. Maron BJ, Doerer JJ, Haas TS, Tierney DM, Mueller FO. Sudden deaths in young competitive athletes: analysis of 1866 deaths in the United States, 1980-2006. Circulation. 2009;119(8):1085-92.
24. Maron BJ, Thompson PD, Ackerman MJ, Balady G, Berger S, Cohen D, et al.; American Heart Association Council on Nutrition, Physical Activity, and Metabolism. Recommendations and considerations related to preparticipation screening for cardiovascular abnormalities in competitive athletes: 2007 Update. A scientific statement from the American Heart Association Council on Nutrition, Physical Activity, and Metabolism. Circulation. 2007;115(12):1643-55.
25. Pelliccia A, Di Paolo FM, Corrado D, Buccolieri C, Quattrini FM, Pisicchio C, et al. Evidence for efficacy of the Italian national preparticipation screening programme for identification of hypertrophic cardiomyopathy in competitive athletes. Eur Heart J. 2006;27(18):2196-200.
26. Pelliccia A, Maron BJ, Culasso F, Di Paolo FM, Spataro A, Biffi A, et al. Clinical significance of abnormal electrocardiographic patterns in trained athletes. Circulation. 2000;102(3):278-8.
27. Maron BJ, Friedman RA, Kligfield P, Levine BD, Viskin S, Chaitman BR, et al.; American Heart Association Council on Clinical Cardiology; Advocacy Coordinating Committee; Council on Cardiovascular Disease in the Young; Council on Cardiovascular Surgery and Anesthesia; Council on Epidemiology and Prevention; Council on Functional Genomics and Translational Biology; Council on Quality of Care and Outcomes Research, and American College of Cardiology. Assessment of the 12-lead electrocardiogram as a screening test for detection of cardiovascular disease in healthy general populations of young people (12-25 years of age): a scientific statement from the American Heart Association and the American College of Cardiology. J Am Coll Cardiol. 2014;64(14):1479-514.
28. Drezner JA, O'Connor FG, Harmon KG, Fields KB, Asplund CA, Asif IM, et al. AMSSM position statement on cardiovascular preparticipation screening in athletes: current evidence, knowledge gaps, recommendations, and future directions. Clin J Sport Med. 2016;26(5):347-61.
29. Ghorayeb N, Costa RV, Castro I, Daher DJ, Oliveira Filho JA, Oliveira MA; Sociedade Brasileira de Cardiologia. Diretriz da Sociedade Brasileira de Medicina do Esporte e Cardiologia do Esporte da Sociedade Brasileira de Cardiologia. Arq Bras Cardiol. 2013;100(1 Suppl 2):1-41.
30. Sociedade Brasileira de Cardiologia. III Diretriz Brasileira de Cardiologia sobre Teste Ergométrico. Arq Bras Cardiol. 2010;95(5 Suppl 1):1-26.
31. Maron BJ, Araújo CG, Thompson PD, Fletcher GF, de Luna AB, Fleg JL, et al.; World Heart Federation; International Federation of Sports Medicin; American Heart Association Committee on Exercise, Cardiac Rehabilitation, and Prevention. Recommendations for preparticipation screening and the assessment of cardiovascular disease in masters athletes: an advisory for healthcare professionals from the working groups of the World Heart Federation, the International Federation of Sports Medicine, and the American Heart Association Committee on Exercise, Cardiac Rehabilitation, and Prevention. Circulation. 2001;103(2):327-34.
32. Braber TL, Mosterd A, Prakken NH. Occult coronary artery disease in middle-aged sportsmen with a low cardiovascular risk score: The Measuring Athlete's Risk of Cardiovascular Events (MARC) study. Eur J Prev Cardiol. 2016;23(15):1677-84.
33. Greenland P, LaBree L, Azen SP, Doherty TM, Detrano RC. Coronary artery calcium score combined with Framingham score for risk prediction in asymptomatic individuals. JAMA. 2004;291(2):210-5.
34. Braber TL, Reitsma JB, Mosterd A, Willemink MJ, Prakken NHJ, Halle M, et al. Cardiac imaging to detect coronary artery disease in athletes aged 35 years and older. A scoping review. Scand J Med Sci Sports. 2018;28(3):1036-47.
35. Veloso HH, Hasslocher-Moreno AM, Mediano MF. Chagas heart disease in professional athletes from endemic countries: A notorious case calls attention for its identification and stratification. Int J Cardiol. 2016;207:115-6.

36. Weisfeldt ML, Sitlani CM, Ornato JP, Rea T, Aufderheide TP, Davis D, et al.; ROC Investigators. Survival after application of automatic external defibrillators before arrival of the emergency medical system: evaluation in the resuscitation outcomes consortium population of 21 million. J Am Coll Cardiol. 2010;55(16):1713-20.
37. Advisory Committee on Breast Cancer Screening. Screening for breast cancer in England: past and future. J Med Screen. 2006;13(2):59-61.
38. Sharma S, Whyte G, Elliott P, Padula M, Kaushal R, Mahon N, et al. Electrocardiografic changes in 1000 highly trained junior elite athletes. Br J Sports Med. 1999;33(5):319-24.

36

Alterações do eletrocardiograma em atletas

Patricia Alves de Oliveira
Luciana Diniz Nagem Janot de Matos
Carlos Alberto Pastore
Nelson Samesima

INTRODUÇÃO

A morte súbita de atletas é evento raro, mas dramático visto que é considerado um símbolo de saúde.

Em indivíduos jovens, as principais causas de morte súbita relacionadas ao esporte são as doenças genéticas e as variantes, com alterações estruturais ou elétricas cardíacas.[1-3]

Nesse contexto, tem sido muito discutido o custo-benefício das avaliações pré-participação esportiva, visto que, em atletas jovens, grande parte das doenças com alto risco para morte súbita podem ser identificadas ou sugeridas por alterações no eletrocardiograma (ECG) em repouso de 12 derivações.

O rastreio por meio do acréscimo do ECG ao histórico clínico e ao exame físico aumentou significativamente a sensibilidade e a especificadade dos diagnósticos.[4] Dados italianos iniciados na década de 90 mostram a diminuição de aproximadamente 90% na taxa de morte súbita de atletas com a inclusão de ECG como parte da avaliação pré-participação esportiva.[5]

Entretanto estudos ainda questionam a utilização dessa ferramenta, considerando que 20 a 40% dos atletas apresentam alterações eletrocardiográficas, que independem das alterações morfológicas e podem estar relacionadas à população avaliada, etnia, gênero, modalidade esportiva e treinamento.[6]

Assim, para fins de diagnóstico ou triagem, deve-se atentar para critérios que auxiliem no diagnóstico diferencial das alterações eletrocardiográficas consideradas normais para os atletas, decorrentes de adaptações fisiológicas desencadeadas pela sobrecarga hemodinâmica, determinadas pelo treinamento físico regular e das alterações que necessitam de investigação complementar.

Em 2010, a Sociedade Europeia de Cardiologia[7] publicou critérios e recomendações para interpretação de ECG de atletas, na tentativa de facilitar a diferenciação entre padrões fisiológicos de ECG (grupo 1) dos padrões patológicos (grupo 2).

TABELA 36.1 Alterações eletrocardiográficas desencadeadas pelo treinamento físico

Grupo 1: alterações comuns (até 80%)	Grupo 2: alterações incomuns (< 5%)
✔ Bradicardia sinusal ✔ Bloqueio atrioventricular de primeiro grau ✔ QRS "entalhado" em V1 ou BRD incompleto ✔ Repolarização precoce ✔ Critérios isolados de voltagem do QRS para hipertrofiaventricular esquerda	✔ Inversão de onda T ✔ Depressão de segmento ST ✔ Ondas Q patológicas ✔ Sobrecarga atrial esquerda ✔ Desvio do eixo esquerdo/hemibloqueio anterior esquerdo ✔ Desvio do eixo direito/hemibloqueio posterior esquerdo ✔ Hipertrofia ventricular direita ✔ BRE ou BRD completo ✔ Intervalo QT longo ou curto ✔ Alterações repolarização padrão "Brugada" ✔ Arritmias ventriculares

BRD = bloqueio de ramo direito; BRE = bloqueio de ramo esquerdo.

Embora tais recomendações tenham aumentado a especificidade para detecção de cardiopatias,[7,8] as taxas de falso-positivos se mantiveram entre 10 e 20%, o que culminou em estudos posteriores a fim de se obter um refinamento das avaliações.

Em 2012, um grupo internacional de especialistas, reunidos em Seattle (EUA), atualizou padrões para interpretação dos ECG de atletas, o que resultou na redução de falso-positivos de 17 para 4% quando passaram a ser consideradas as inversões de onda T de V1 a V4, como alterações normais para atletas negros.[9]

No ano seguinte, Sheikh et al.[10] publicaram os critérios refinados de Seattle, considerando a sobrecarga de átrios, desvio de eixo e sobrecarga de ventrículo direito como alterações com baixo valor complementar para diagnóstico de doenças cardiovasculares de atletas, quando considerados como alterações isoladas. Com isso, foi possível identificar 98% de cardiomiopatias hipertróficas pelo ECG na avaliação de 103 atletas, com redução significativa dos falso-positivos.

Recentemente, como forma complementar, diversas sociedades de cardiologia do esporte, inclusive a brasileira, publicaram os Critérios Internacionais para Interpretação de ECG de atletas jovens (12 a 35 anos) na tentativa de melhorar a especificidade para detecção de cardiopatias com manutenção da sensibilidade para detecção de ECG associado às condições de alto risco para o esporte.[11] A Figura 36.1 ilustra o ECG considerado normal, de um atleta negro de 23 anos. Ressalte-se o ritmo sinusal bradicárdico, com sobrecarga de ventrículo esquerdo por critério de voltagem, "atraso" final de condução e alteração repolarização ventricular em V1 a V3.

A seguir serão apresentadas as alterações no ECG decorrentes das modulações autonômicas que envolvem os atletas de alta *performance*.

ECG NORMAL DE ATLETAS

Alterações eletrocardiográficas relacionadas ao controle autonômico

Bradicardia sinusal

A bradicardia sinusal é definida como a frequência cardíaca (FC) menor que 50 bpm no ECG. Caracteriza-se por apresentar um intervalo PR constante e entre 0,12 e 0,20 segundo. Em indivíduos treinados, essa é a alteração mais comumente encontrada no ECG de repouso, sobretudo naqueles submetidos a treinamentos com alto componente dinâmico. Ela está fortemente relacionada com o nível de treinamento físico, podendo ser encontradas frequências cardíacas de repouso tão baixas quanto 25 bpm em atletas de alto rendimento. Acredita-se que essa condição esteja relacionada não somente ao reduzido tônus simpático e ao elevado tônus vagal, mas também a mudanças funcionais nas células de marca-passo do nó sinusal.[12,13]

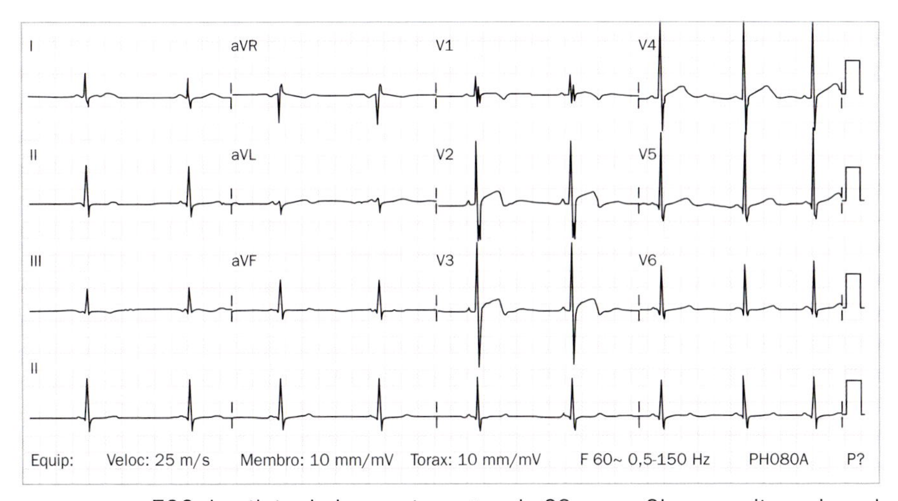

FIGURA 36.1 ECG de atleta de basquete negro, de 23 anos. Observar ritmo sinusal bradicárdico, SVE por critério de voltagem, "atraso" final de condução e alteração da repolarização ventricular de V1 a V3.

Estudo recente com atletas de elite, mostrou que o grau de bradicardia de repouso também pode ser influenciado pelo volume e pela intensidade do treinamento físico, e o tipo de modalidade esportiva realizada. Estudos mostram que essa bradicardia de repouso é mais intensa em corredores de elite que ciclistas de elite e que pode ser explicada pela redução da frequência cardíaca (FC) intrínseca, isto é, mais relacionada com alterações cardíacas estruturais do que com modulações autonômicas.[14]

Estudo na Unidade de Reabilitação Cardiovascular e Fisiologia do Exercício do Instituto do Coração, em que foram avaliados 162 corredores de longa distância, do sexo masculino e com idade entre 14 e 67 anos, acompanhados no Ambulatório de Cardiologia do Exercício e Esporte revelou bradicardia sinusal (FC < 60 bpm) em 86% da amostra, com média de FC de 49 ± 0,5 bpm. Quando considerado FC < 50 bpm, a bradicardia sinusal mantinha-se presente em 62% dos corredores (média de 44 ± 0,1 bpm).[14]

Na maioria dos casos de bradicardia sinusal não é necessário tratamento, caso não haja sintomas. Segundo as recomendações das diretrizes internacionais, atletas com bradicardia sinusal que apresentam aumento satisfatório da FC durante o esforço poderão participar de todos os esportes competitivos, devendo-se, entretanto, avaliá-los periodicamente para a verificação de que o treinamento físico não esteja agravando a bradicardia já existente ou sendo responsável pelo desencadeamento de arritmias mais graves que necessitem de intervenção.[15]

Arritmia sinusal, fásica ou respiratória

A arritmia sinusal é uma das formas mais frequentes de arritmias encontradas em indivíduos jovens, sendo comumente considerado evento normal.

Uma das variantes da arritmia sinusal, o marca-passo atrial mutável, é caracterizada pela transferência do foco dominante de marca-passo do nó sinusal para marca-passos latentes, localizados em outros sítios atriais, ou em tecido juncional atrioventricular. Em atletas, a incidência é elevada, em torno de 69%, quando comparada com a incidência encontrada na população geral que é de aproximadamente 20%.[16]

Essas arritmias tendem a desaparecer durante o exercício e apresentam as mesmas características da bradicardia sinusal, nas quais essas alterações não requerem maiores investigações, a menos que venham acompanhadas de sintomas.

Ritmo ectópico atrial

O ritmo atrial ectópico corresponde a ritmo atrial, com origem em diversas localizações anatômicas cardíacas, diferente do nó sinusal. O mais comumente encontrado em atletas é o ritmo juncional, que é de suplência, ou seja, substituição do ritmo originado no nó sinusal, deprimido pelo tônus vagal, por estímulos gera-

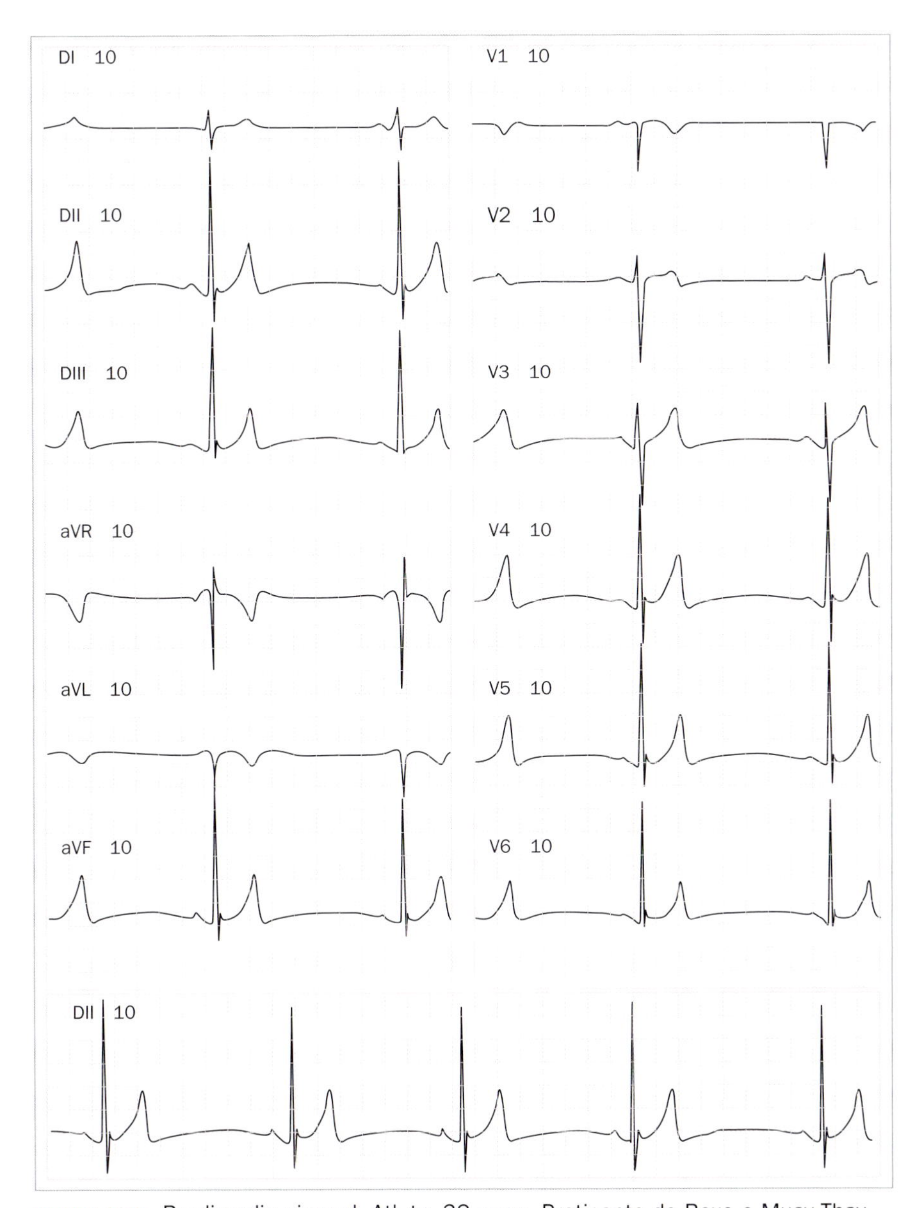

FIGURA 36.2 Bradicardia sinusal. Atleta, 32 anos. Praticante de Boxe e Muay Thay.

dos na junção AV, mantendo QRS com a mesma morfologia e duração do ritmo basal. Quando a frequência for inferior a 50 bpm, é designado ritmo juncional de escape. Quando superior, é chamado de ritmo juncional ativo e, se acima de 100 bpm, é chamado taquicardia juncional. Geralmente, no caso dos atletas, o ritmo sinusal é reestabelecido com o início do exercício físico.

Bloqueio atrioventricular de primeiro e de segundo graus

O bloqueio atrioventricular de primeiro grau (BAV 1º) representa o intervalo PR superior a 200 ms em adultos, para FC de 60 a 90 bpm, e o bloqueio atrioventricular de 2º grau (BAV 2º), Mobitz tipo I (Wenkebach), quando ocorre alentecimento progressivo da condução AV (fenômeno de Wenckebach). Existe aumento progressivo do intervalo PR, sendo tais acréscimos gradativamente menores, até que a condução AV seja bloqueada e o estímulo atrial não conduzido. São alterações comuns, presentes em 35 e 10%, respectivamente, dos ECG de atletas. Essa resposta é decorrente do aumento do tônus parassimpático e/ou diminuição do simpático.[17]

Repolarização precoce

A alteração de repolarização ventricular com padrão de repolarização precoce é a regra e não a exceção entre os atletas altamente treinados. Há relatos de que 50% a 80% apresentam essa alteração no ECG em repouso.[18] Aventam-se a hipótese de que a alteração de repolarização ventricular com padrão de repolarização precoce reflita o desenvolvimento de hipervagotonia, reversíveis com o destreinamento. Nesses casos, o ECG mostra elevação da junção QRS-ST (ponto J) de pelo menos 0,1 mV a partir da linha de base, associada ao entalhe inicial do complexo QRS, o que pode variar em grau, localização e morfologia ("tipo 1").

Essas alterações são frequentemente localizadas nas derivações precordiais, com maior elevação do segmento ST nas derivações V3 e V4. Elas também podem ser vistas nas derivações laterais (V5, V6, DI e aVL), inferiores (DII, DIII e aVF) ou menos comumente nas anteriores (V2-V3).

O padrão morfológico mais comum visto em indivíduos caucasianos é a elevação do segmento ST com a concavidade para cima, terminando com onda T positiva (pico alto) ("tipo 2").

No começo da década de 1990, foi dada atenção especial a outro tipo de elevação do ponto J, o padrão "Brugada", caracterizado pela elevação do segmento ST em precordiais direitas (V1-V3), com ou sem atraso final de condução pelo ramo direito.[19]

A Síndrome de Brugada é uma doença primária, determinada geneticamente, com alto risco de morte súbita e com prevalência de fibrilação ventricular em 40 a 60% dos casos. Recente estudo comparativo do padrão observado de repolarização precoce em atletas e em pacientes acometidos sugere alguns critérios para o diagnóstico diferencial.[20]

A presença simultânea de duração de QRS maior que 0,11 segundo e elevação máxima de ST em precordiais direitas maior que 2 mm tem 100% de valor predi-

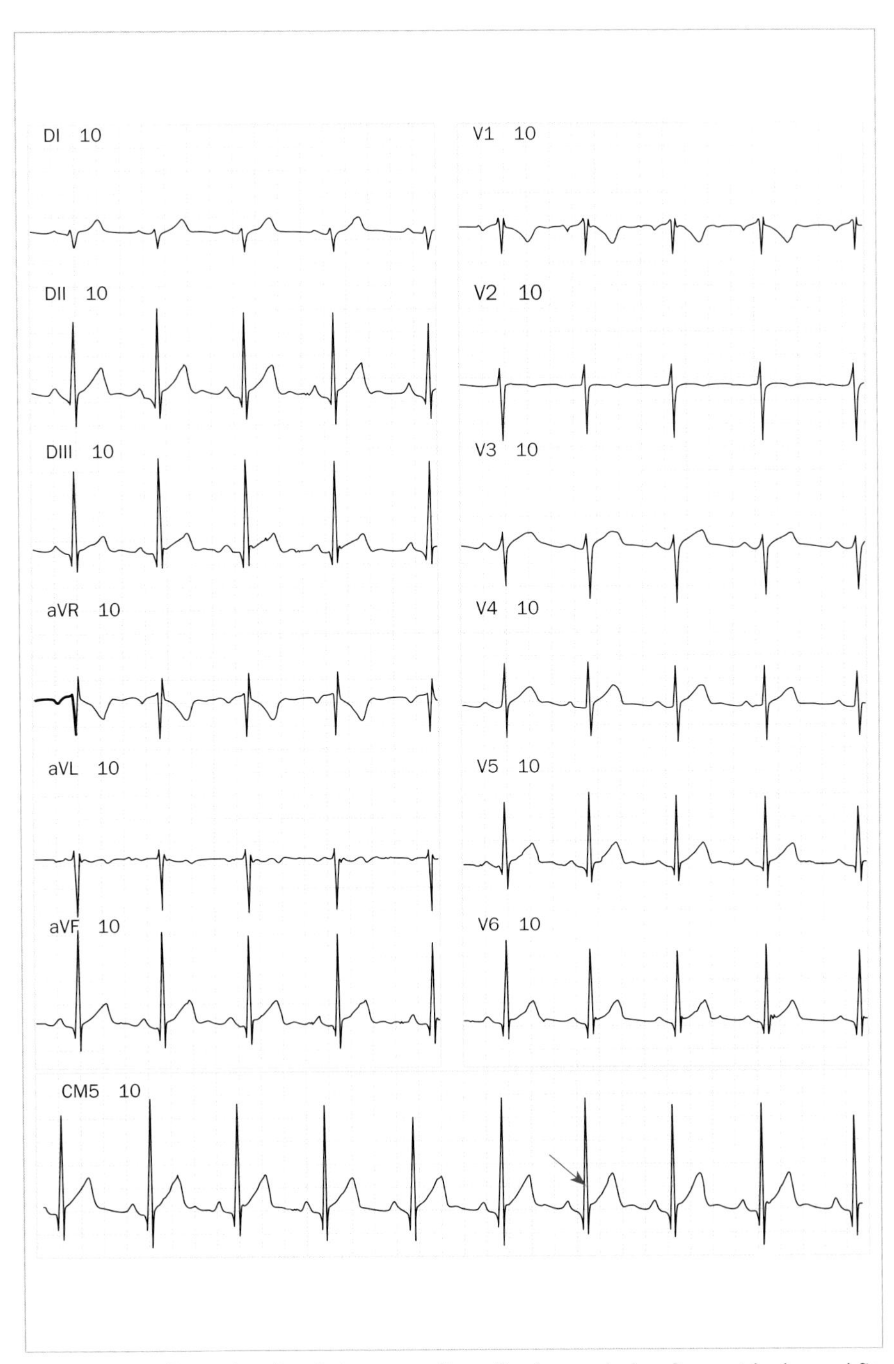

FIGURA 36.3A Exemplos de atletas com alteração de repolarização ventricular padrão "repolarização precoce". A) "Tipo 1". B) "Tipo2". *(continua)*

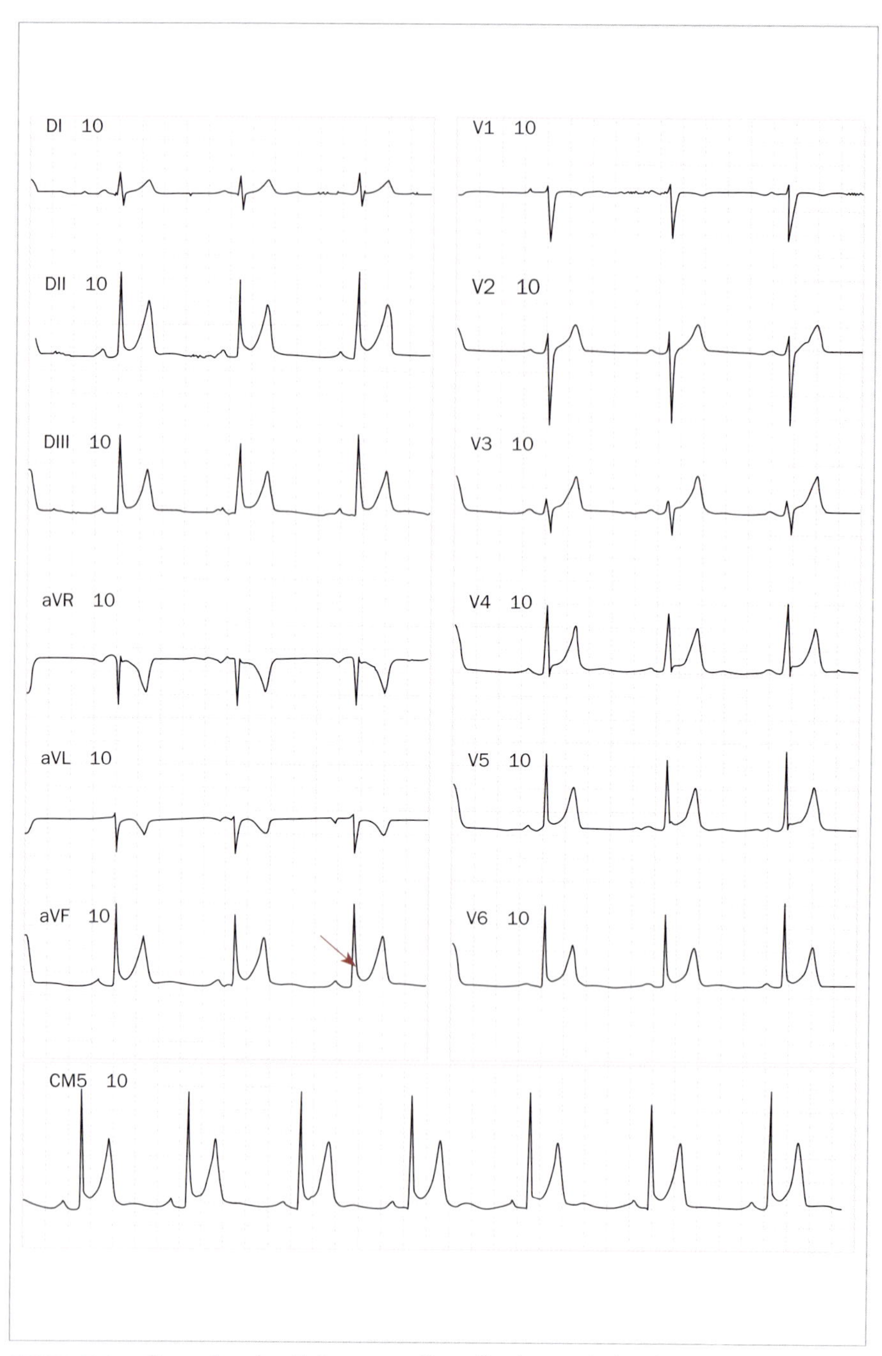

FIGURA 36.3B Exemplos de atletas com alteração de repolarização ventricular padrão "repolarização precoce". A) "Tipo 1". B) "Tipo2". *(continuação)*

tivo positivo e 80% de valor preditivo negativo para Síndrome de Brugada. Outro fato interessante observado nesse estudo foi que apenas 8% dos atletas apresentavam elevação do segmento ST com convexidade para cima em precordiais direitas que poderiam sugerir o padrão da Síndrome de Brugada. Por essas razões, estudos invasivos, como o eletrofisiológico, são raramente necessários em atletas com repolarização precoce, assintomáticos, com histórico familiar negativo para morte súbita cardíaca e análise detalhada do ECG.[20]

QUADRO 36.1 Critérios para diagnóstico diferencial entre síndrome de Brugada e repolarização precoce

Maior amplitude de elevação máxima do segmento ST
Duração do QRS mais longa
Menor índice de Sokolow
Alterações limitadas V1 e V2
Presença de ondas T gigantes

Outras recentes publicações também causaram polêmica quando sugeriram que indivíduos com histórico de fibrilação ventricular idiopática apresentam maior prevalência do padrão de repolarização precoce, em particular quando aparecem nas derivações inferiores e inferiorlaterais.[21] Nesse estudo também foi sugerido que existiria uma associação entre essas alterações com o risco de morte por arritmias cardíacas. Estudos posteriores refutaram tais afirmações, caracterizando a associação das mortes de atletas por fibrilação ventricular com a síndrome do ponto J na qual ocorre elevação do ponto J ≥ 1 mm em mais que duas derivações inferiores e/ou laterais contíguas em um ECG de 12 derivações diagnosticado em pacientes ressuscitados de fibrilação ventricular ou taquicardia ventricular polimórfica, compatível com repolarização precoce.

Em atletas treinados, essas alterações não aumentam o risco de eventos cardíacos adversos, incluindo morte súbita ou taquiarritmias ventriculares, visto que o padrão de repolarização precoce em atletas é normalmente associado a outras alterações eletrocardiográficas, como bradicardia sinusal, alargamento do intervalo PR, aumento da voltagem de QRS, elevação do segmento ST, e alterações ecocardiográficas, como o remodelamento das câmaras cardíacas, sugerindo que provavelmente represente outra expressão benigna e fisiológica do coração do atleta.[22]

Casos em que ocorram dificuldade ou dúvida no diagnóstico diferencial devem ser utilizado o vetocardiograma como ferramenta fundamental e complementar.

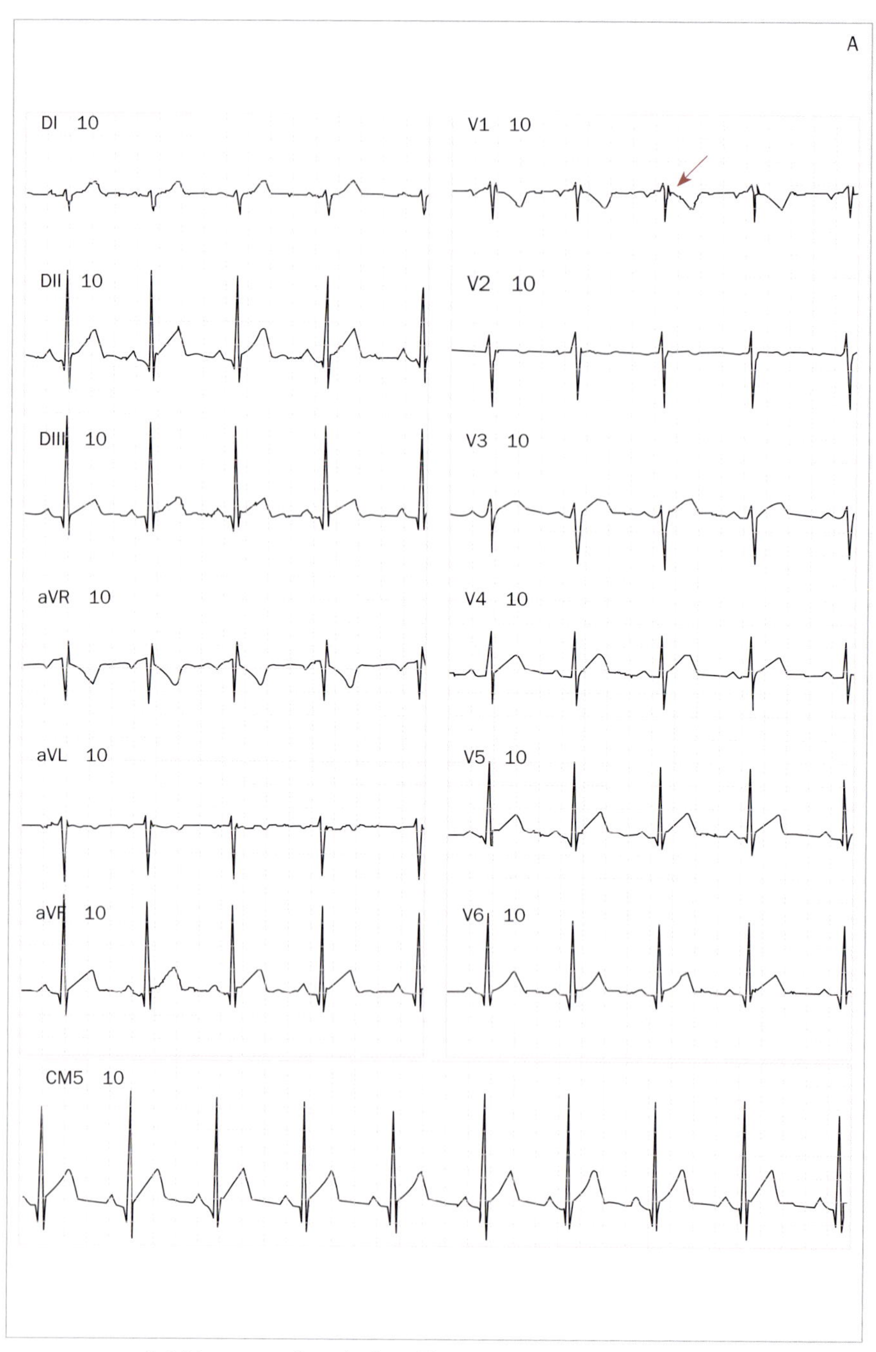

FIGURA 36.4A Critérios para diagnóstico diferencial entre Repolarização precoce (A) e Síndrome de Brugada (B). *(continua)*

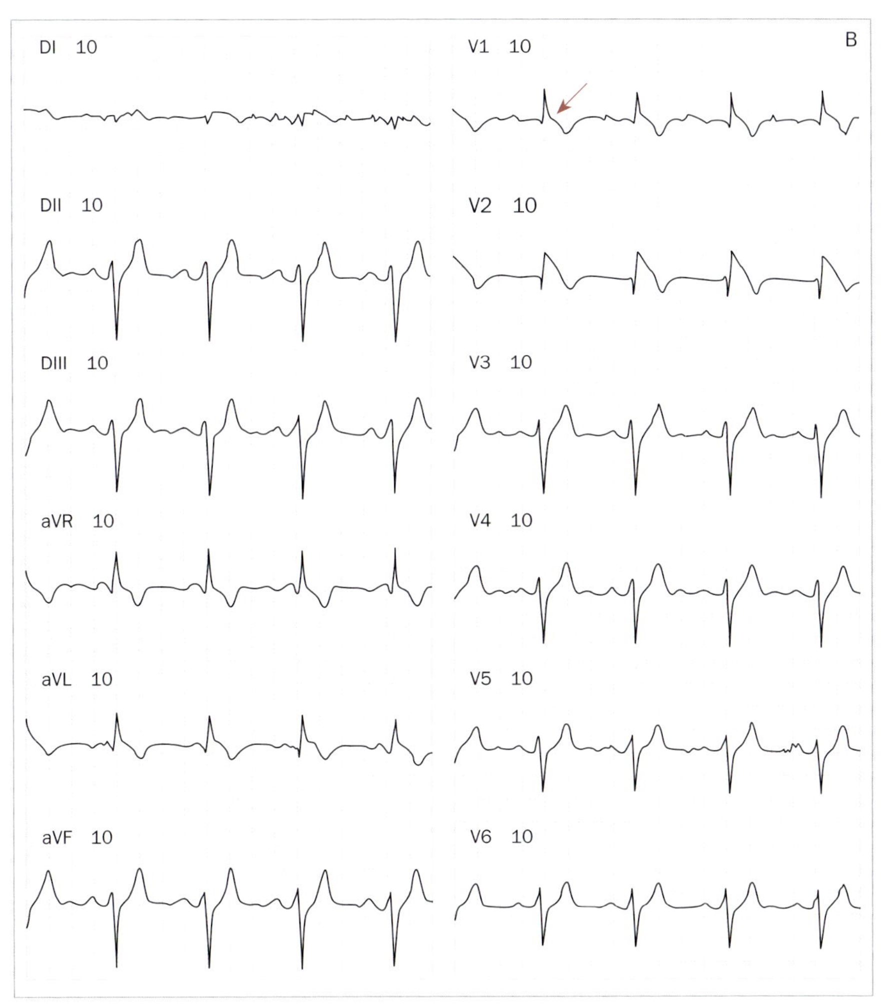

FIGURA 36.4B Critérios para diagnóstico diferencial entre Repolarização precoce (A) e Síndrome de Brugada (B). *(continuação)*

Alterações eletrocardiográficas relacionadas à estrutura cardíaca

Sobrecarga ventricular esquerda

A alta prevalência de ECG que cumpre critérios de voltagem para sobrecarga ventricular esquerda (SVE), por critérios de Sokolow-Lyon, tem sido consistentemente relatada até 80% dos atletas treinados e pode ser influenciada pelo sexo, idade e modalidade esportiva. Na maioria dos casos, apresentam baixa correlação com hipertrofia significativa, mas é compatível com alterações cardíacas estruturais adaptativas.[23]

Presença de sobrecarga ventricular esquerda por critério isolado de voltagem está relacionada ao diagnóstico de cardiomiopatia hipertrófica em menos de 2% dos casos.[24] Já os critérios de diagnósticos para SVE, considerando o aumento de átrio esquerdo (Morris), desvio do eixo para a esquerda e alteração da repolarização ventricular com padrão *strain* ou deflexão intrinsecoide (incorporados no sistema de pontuação dos critérios de Romhilt-Estes), são raros em atletas e, na maioria, devem ser investigados com exames adicionais.

Estudo da Unidade de Eletrocardiologia do InCor, em parceria com a Unidade de Reabilitação Cardiovascular e Fisiologia do Exercício do InCor, em atletas futebolistas e fundistas masculinos, mostrou que a presença de SVE por critérios de Romhil-Estes apresenta uma sensibilidade de 75%, especificidade de 84% e valor preditivo negativo de 99% para doença cardíaca estrutural. Ademais ficou evidenciado que a sobrecarga do ventrículo esquerdo comumente encontrada em ECG de atletas são mais prevalentes naqueles que se submetem a treinamento de resistência. Observou-se também que ela está fortemente relacionada com a duração e a intensidade da prática esportiva.

QUADRO 36.2 Critérios de Romhilt-Estes

Critérios de Romhilt-Estes – SVE quando somatório 5 pontos
3 pontos = aumento de amplitude do QRS (20 mm no plano frontal e 30 mm no plano horizontal)
3 pontos = padrão de *strain* na ausência de ação digitálica; e índice de Morris
2 pontos = desvio do eixo elétrico do QRS além de –30°
1 ponto = aumento do tempo de ativação ventricular (TAV)
1 ponto = deflexão intrinsecoide além de 40 ms
1 ponto = aumento da duração do QRS (> 90 ms) em V5 e V6
1 ponto = padrão *strain* sob ação do digital

É importante ressaltar ainda que essas alterações podem ocorrer com apenas 11 semanas de treinamento físico, sendo reversíveis após a interrupção do treinamento físico intenso.[25]

Sobrecarga ventricular direita

Sinais de hipertrofia ventricular direita, de acordo com o índice de Sokolow-Lyon (R em V1 + S em V5 > 10,5 mm), são encontrados em até 69% dos atletas. Essas alterações não requerem maiores investigações, porém quando associadas a bloqueios completos, tanto de ramo direito quanto de ramo esquerdo, são raras e nesse caso precisam ser investigadas.

Atraso final de condução

A expressão atraso final de condução pode ser usada quando o distúrbio de condução no ramo direito for muito discreto. A presença de atrasos finais de condução à direita pode se expressar pelas ondas R empastadas em aVR e ondas S em D1, aVL, V5 e V6 (com duração do atraso ≥ 30 ms). O atraso final da condução, quando tiver características definidas e empastamentos evidentes, pode ser definido como bloqueio divisional do ramo direito e ser uma variante dos padrões de normalidade.[26]

O padrão de atraso de condução é estimado em 35 a 50% dos atletas, o que muito maior quando comparado com menos de 10% dos jovens saudáveis. Esse padrão é frequentemente observado em atletas envolvidos em esportes de resistência, com predomínio do sexo masculino. Ele é atribuído ao tamanho da cavidade do ventrículo direito, em particular na presença de hipertrofia da crista supraventricular ou variabilidade fisiológica da espessura e da distribuição de massa do ventrículo direito, por sobrecarga volêmica, aumento do débito cardíaco e massa muscular e o consequente aumento do tempo de condução. Essa alteração, em muitos casos, é reversível com o destreinamento.

Alterações eletrocardiográficas e sua relação com a etnia, gênero e idade

Os critérios de avaliação de ECG de atletas passaram a ser cada vez mais específicos quando se começou a considerar, além das modalidades esportivas, a etnia, o sexo e a idade, como fatores determinantes da adaptação cardíaca ao exercício.

Estudos recentes revelam que atletas negros apresentam maior prevalência de alterações no ECG, principalmente relacionadas à repolarização ventricular. Mais de dois terços de atletas negros apresentam elevação do segmento ST e até 25% inversão de onda T.,[17] como exemplificado na figura 36.5.

Os atletas negros ou afro-americanos são responsáveis por um número desproporcional de morte súbita no esporte devido à alta prevalência de cardiomiopatia hipertrófica neste grupo. Portanto, representa o principal diagnóstico diferencial das alterações eletrocardiográficas nestes atletas, principalmente por exibirem além das alterações na repolarização, maior magnitude das sobrecargas e HVE em relação a atletas do sexo masculino brancos, com idade, composição corporal e modalidade esportiva semelhantes.[18]

Acredita-se que essas alterações sejam devidas ao remodelamento cardíaco mais proeminente em resposta ao treinamento físico, associadas a polimorfismos genéticos da enzima conversora da angiotensina ou de angiotensinogênio.[27]

Essas observações são relevantes para as recentes recomendações para o rastreio de doenças cardiovasculares entre os atletas de elite, especialmente em países como os Estados Unidos, Reino Unido e Brasil, onde os atletas negros representam uma fração substancial dos participantes de competições nacionais e internacionais.

Na Itália, onde a displasia arritmogênica de ventrículo direito é a principal causa de morte súbita de atletas, atenção especial deve ser dada para os que apresentam alterações eletrocardiográficas compatíveis com bloqueio de ramo direito incompleto, em associação com inversão de onda T de V2 até V3 e V4 ou na presença de extrassístoles ventriculares com morfologia de bloqueio de ramo esquerdo.

No Brasil, alterações de ECG, como desvio de eixo para direita e distúrbio ou bloqueio de ramo direito devem ser elucidados com investigação em relação à doença de Chagas, que apesar da incidência estar estável há anos, ainda apresenta alta prevalência em algumas regiões do país.

O padrão de inversão de onda T ou ondas T bifásica em derivações precordiais anteriores de atletas jovens que não atingiram a maturidade física, em média antes dos 16 anos, podem estar presentes em 10 a 15% de adolescentes atletas brancos de até 12 anos, e em 2,5% daqueles com idade de 14 a 15 anos. Com base nas evidências atuais, a inversão de ondas T nas derivações anteriores (V1-V3) em atletas adolescentes < 16 anos de idade (ou atletas pré-púberes), na ausência de sintomas, sinais ou antecedentes familiares de doença cardíaca, não deve levar à avaliação mais aprofundada.[28]

As diferenças entre os gêneros eram pouco conhecidas até há alguns anos, visto que a maioria dos estudos incluía pequena proporção de atletas do sexo feminino,

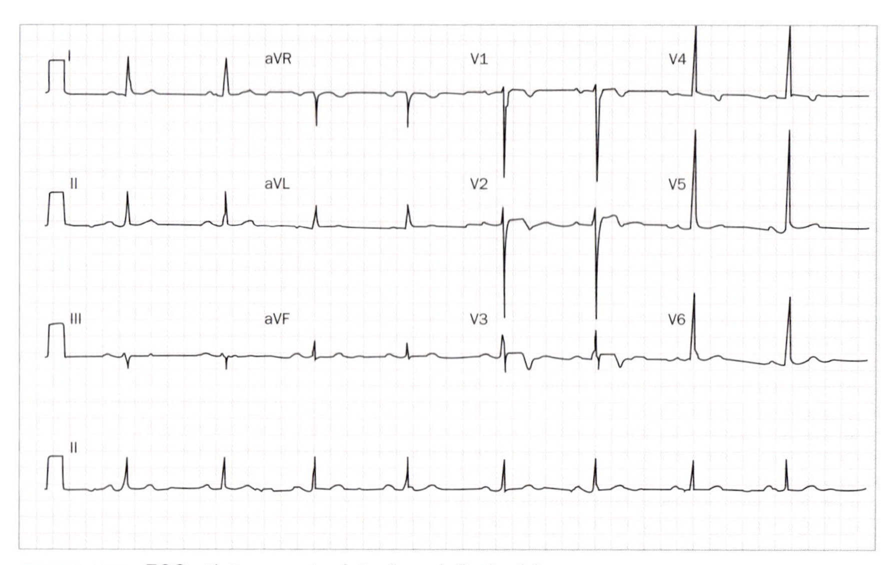

FIGURA 36.5 ECG atleta maratonista "pardo", de 44 anos.

pois consideravam que existia reduzida prevalência de alterações cardíacas anatômico-estruturais em mulheres, ou seja, não existia coração de atleta em mulheres.

Esse fato era explicado, em parte, pelo menor volume e intensidade dos treinos das mulheres atletas, assim como menor participação em esportes com maior componente estático. Observações recentes mostram que esse cenário tem mudado consideravelmente nos últimos anos. Em 2016, Sanz-de la Garza M et al. demonstraram que o treinamento de resistência em longo prazo provoca alterações estruturais e remodelamento cardíaco funcional, tanto em homens, como em mulheres atletas, apesar de serem mais pronunciados nos homens.[29]

Apesar das hipertrofias septais e de parede posterior acima de 13 mm ou inversões profundas da onda T nas derivações inferiores e laterais serem raras nas mulheres, quando presentes, elas merecem investigação complementar.[30]

CONSIDERAÇÕES FINAIS

Além do refinamento nas avaliações do ECG de atletas, é importante o preparo do exame, que apesar de ser considerado simples, o resultado pode ser alterado pelo preparo inadequado. A colocação imprecisa dos eletrodos, assim como a troca de cabos dos membros, pode causar erros na medida dos eixos e dar origem a pseudo-ondas. A colocação dos eletrodos precordiais abaixo dos pontos preestabelecidos pode determinar a presença de ondas q e dificultar a detecção da depressão do segmento ST. O deslocamento ascendente das derivações precordiais pode simular lesão miocárdica, pericardite ou o padrão tipo 2 de Brugada, com elevação do segmento ST. A inversão dos cabos referências dos membros superiores é reconhecida pelas ondas P e QRS negativas, assim como inversão de onda T nas derivações I e aVL, mas não nas derivações precordiais laterais (V5-V6).

Os cabos derivações V1 e V2 devem estar próximos do esterno no quarto espaço intercostal (geralmente logo acima do nível do mamilo), em região paraesternal. O cabo V4 deve estar no quinto espaço intercostal (geralmente logo abaixo da linha do mamilo) e o V3 na linha hemiclavicular, entre V2 e V4. Os cabos V5 e V6 devem ser colocados em uma linha horizontal definida por V4 que se curva ao longo do espaço intercostal, sendo que na linha vertical, V5 deve ficar na linha axilar anterior e V6 na linha axilar média.

Por todos os pontos expostos neste capítulo e pela grande facilidade em se adquirir um ECG de repouso, esse exame deve ser considerado de grande utilidade para a realização da triagem inicial de atletas. A simples inclusão do ECG de repouso, associado ao histórico clínico e ao exame físico em avaliação pré-participação esportiva na Itália, mostrou ser 77% mais efetiva para detecção da cardiomiopatia hipertrófica – maior causa de morte súbita no meio esportivo.

Conhecer as alterações eletrocardiográficas fisiológicas, decorrentes do treinamento físico, e saber diferenciá-las de alterações pode reduzir significativamente o risco à vida do atleta, bem como reduzir a desqualificação desnecessária de atletas saudáveis.

REFERÊNCIAS BIBLIOGRÁFICAS

1. Harmon KG, Asif IM, Klossner D, Drezner JA. Incidence of sudden cardiac death in National Collegiate Athletic Association Athletes. Circulation. 2011;123(15):1594-600.
2. Maron BJ, Doerer JJ, Haas TS, Tierney DM, Mueller FO. Sudden deaths in young competitive. Athletes: analysis of 1866 deaths in the United States, 1980-2006. Circulation. 2009;119(8):1085-92.
3. Harmon KG, Asif IM, Maleszewski JJ, Owens DS, Prutkin JM, Sale rno JC, et al. Incidence, etiology, and comparative frequency of sudden cardiac death in NCAA Athletes: a decade in review. Circulation. 2015;132(1):10-9.
4. Harmon KG, Zigman M, Drezner JA. The effectiveness of screening history, physical exam, and ECG to detectpotentially lethal cardiac disorders in athletes: A systematic review/meta-analysis. J Electrocardiol. 2015;48(3):329-38.
5. Corrado D, Basso C, Pavei A, Michieli P, Schiavon M, Thiene G. Trends in sudden cardiovascular death in young competitive Athletes after implementation of a preparticipation screening program. JAMA. 2006;296(13):1593-601.
6. Lawless CE, Best TM. Electrocardiograms in athletes: interpretation and diagnostic accuracy. Med Sci Sports Exerc. 2008;40(5):787-98.
7. Corrado D, Pelliccia A, Heidbuchel H, Sharma S, Link M, Basso C, et al.; Section of Sports Cardiology, European Association of Cardiovascular Prevention and Rehabilitation. Recommendations for interpretation of 12-lead electrocardiogram in the athlete. Eur Heart J. 2010;31(2):243-59.
8. Weiner RB, Hutter AM, Wang F, Kim JH, Wood MJ, Wang TJ, et al. Performance of the 2010 European Society of Cardiology criteria for ECG interpretation in athletes. Heart. 2011;97(19):1573-7.
9. Drezner JA., Ackerman MJ, Anderson J, Ashley E, Asplund CA., Baggish AL, et al. Electrocardiographic interpretation in athletes: the Seattle Criteria. Br J Sports Med. 2013;47(3):122-4.
10. Sheikh N, Papadakis M, Ghani S, Zaidi A, Gati S, Adami PE, et al. Comparison of ECG criteria for the detection of cardiac abnormalities in elite black and white athletes. Circulation. 2014;129(16):1637-49.
11. Drezner JA, Sharma S, Baggish A, Papadakis M, Wilson MG, Prutkin JM, et al. International criteria for electrocardiographic interpretation in athletes: Consensus statement. Br J Sports Med. 2017;51(9):704-31.
12. Negrão CE, Moreira ED, Santos MC, Farah VM, Krieger EM. Vagal function impairment after exercise training. Appl Physiol. 1992;72(5):1749-53.
13. Negrão CE, Janot de Matos LD, Braga VA, Coote JH, Souza HD. J Appl Physiol Commentaries on Viewpoint: Is the resting bradycardia in athletes the result of remodeling of the sinoatrial node rather than high vagal tone. J Appl Physiol. 2013;114(9):1356-7.
14. Azevedo LF, Perlingeiro PS, Hachul DT, Gomes-Santos IL, Brum PC, Allison TG, et al. Sport modality affects bradycardia level and its mechanisms of control in professional athletes. Int J Sports Med. 2014;35(11):954-9.
15. Mitten MJ, Zipes DP, Maron BJ, Bryant WJ; American Heart Association Electrocardiography and Arrhythmias Committee of Council on Clinical Cardiology, Council on Cardiovascular Disease in Young, Council on Cardiovascular and Stroke Nursing, Council on Functional Genomics and Translational Biology, and American College of Cardiology. Eligibility and Disqualification Recommendations for Competitive Athletes with Cardiovascular Abnormalities: Task Force 15: Legal Aspects of Medical Eligibility and Disqualification Recommendations: A Scientific Statement From the American Heart Association and American College of Cardiology. Circulation. 2015;132(22):e346-9.

16. Smith WG, Cullen KJ, Thorburn IO. Eletrocardiograms of marathon runners in 1962 Commonwealth games. Br Heart J. 1964;26:469-76.
17. Papadakis M, Carre F, Kervio G, Rawlins J, Panoulas VF, Chandra N, et al. The prevalence, distribution, and clinical outcomes of electrocardiographic repolarization patterns in male athletes of African/Afro-Caribbean origin. Eur Heart J. 2011;32(18):2304-13.
18. Sheikh N, Papadakis M, Ghani S, Zaidi A, Gati S, Adami PE, et al. Comparison of electrocardiographic criteria for the detection of cardiac abnormalities in elite black and white athletes. Circulation. 2014;129(16):1637-49.
19. Brugada P, Brugada J. Right bundle-branch block persistent ST segment elevation and sudden cardiac death: a distinct clinical and eletrocardiographic syndrome. A multicenter report. J Am Coll Cardiol. 1992;20(6):1391-6.
20. Bianco M, Bria S, Gianfelici A, Sanna N, Palmieri V, Zeppilli P. Does early repolarization in athlete have analogies with the Brugada syndrome? Eur Heart J. 2001;22(6):504-10.
21. Haïssaguerre M, Derval N, Sacher F, Jesel L, Deisenhofer I, de Roy L, et al. Sudden cardiac arrest associated with early repolarization. N Engl J Med. 2008;358(19):2016-23.
22. Corrado D, Basso C, Rizzoli G, Schiavon M, Thiene G. Does sports activity enhance the risk of sudden death in adolescents and young adults? J Am Coll Cardiol. 2003;42(11):1959-63.
23. Pelliccia A, Maron BJ, Culasso F, Di Paolo FM, Spataro A, Athletes Clinical Significance of Abnormal Electrocardiographic Patterns in Trained. Circulation. 2000;102;278-84.
24. Calore C, Melacini P, Pelliccia A, et al. Prevalence and clinical meaning of isolated increase of QRS voltages in hypertrophic cardiomyopathy versus athlete's heart: relevance to athletic screening. Int J Cardiol. 2013;168:4494-7.
25. Van Ganse, W. et al. The electrocardiogram of athletes: comparison with untrained subjects. Br Heart J. 1970;32:160-4.
26. III Diretrizes da Sociedade Brasileira de Cardiologia sobre Análise e Emissão de Laudos Eletrocardiográficos. Arq Bras Cardiol. 2016;106(4 Suppl 1):1-23.
27. Alves GB, Oliveira EM, Alves CR, Rached HR, Mota GF, Pereira AC, et al. Influence of angiotensinogen and angiotensin-converting enzyme polymorphisms on cardiac hypertrophy and improvement on maximal aerobic capacity caused by exercise training. Eur J Cardiovasc Prev Rehabil. 2009;16(4):487-92.
28. Papadakis M, Basavarajaiah S, Rawlins J, et al. Prevalence and significance of T-wave inversions in predominantly caucasian adolescent Athletes. Eur Heart J. 2009;30:1728-35.
29. Sanz-de la Garza M, Giraldeau G, Marin J, Grazioli G, Esteve M, Gabrielli L, et al. Influence of gender on right ventricle adaptation to endurance exercise:an ultrasound two-dimensional speckle-tracking stress study. Eur J Appl Physiol. 2017;117(3):389-96.
30. Rawlins J, Carre F, Kervio G, Papadakis M, Chandra N, Edwards C, et al. Ethnic differences in physiological cardiac adaptation to intense physical exercise in highly trained female athletes. Circulation. 2010;121(9):1078-85.

37

Síncope e morte súbita relacionadas ao exercício: aspectos epidemiológicos e clínicos

Denise Tessariol Hachul
Luciana Diniz Nagem Janot de Matos
Giulliano Gardenghi
Maurício Ibrahim Scanavacca

SÍNCOPE

Síncope é a perda da consciência e do tono postural, de caráter súbito e recuperação espontânea. Resultante de hipoperfusão cerebral global tem etiologia variável, podendo significar tanto uma condição benigna como ser um indício de futura morte súbita.[1,2]

Em virtude da complexidade e da importância do diagnóstico diferencial envolvendo síncope, vários estudos foram realizados focalizando a abordagem e o prognóstico relacionados às várias etiologias. O custo da investigação e o tratamento é bastante elevado, necessitando de algoritmos estratégicos de abordagem para o estabelecimento do diagnóstico correto com a melhor relação custo-benefício.[3]

As síncopes de origem cardíaca relacionam-se a pior prognóstico, com mortalidade total anual relatada entre 18 e 33%. A incidência de morte súbita também é maior nos cardiopatas, podendo atingir 45% naqueles com insuficiência cardíaca de grau avançado.[4] Segundo o estudo de Framingham, baseado no seguimento de 7.814 indivíduos por 17 anos, a incidência de síncope foi de 6,2/1.000 pessoas/ano. A etiologia mais frequente foi a neuromediada, correspondendo a 21,2% dos casos, seguida da cardíaca (9,5%). Não se observou aumento do risco cardiovascular associado à síncope neuromediada em relação à população normal, o que confirma a benignidade dessa entidade nosológica.[5]

O treinamento físico de alta intensidade e frequência, realizado de forma sistemática e regular por atletas de alto rendimento, é capaz de desencadear adaptações estruturais cardíacas e autonômicas de grande magnitude. O termo "coração de atleta" é bastante aceito e utilizado como sinônimo da hipertrofia cardíaca consequente do treinamento físico. Representada tanto por aumento das dimensões ventriculares como da espessura de parede e massa ventriculares.[6] Entretanto, é importante esclarecer que a extensão do aumento da cavidade ventricular é usualmente discreta na maioria dos atletas, geralmente com valores dentro da normalidade, mas pode, em uma minoria (14%),[7] chegar a níveis extremos, similares aos de cardiomiopatas. Junto a essas adaptações estruturais, alterações eletrofisiológicas concomitantes desencadeiam arritmias ventriculares, consideradas parte da síndrome do "coração do atleta",[8] o que torna muito mais desafiadora a diferenciação clínica entre a adaptação fisiológica desencadeada pelo treinamento físico e as condições patológicas com risco de morte súbita. A prevalência em atletas varia amplamente, de 6 a 70%, na maioria dos estudos com monitoração eletrocardiográfica ambulatorial de 24 horas (Holter), com incidência de até 25% de formas complexas em populações selecionadas.[9-11]

SÍNCOPE VASOVAGAL OU NEUROMEDIADA

Embora nem todos os mecanismos fisiopatológicos envolvidos na síncope neuromediada tenham sido completamente desvendados,[12-15] pode-se atribuir a ocorrência à insuficiência nos mecanismos reflexos compensatórios responsáveis por manter os níveis de pressão arterial,[13] sejam eles os receptores cardiopulmonares, o arco barorreflexo ou até mesmo a disfunção de ambos. A resposta vasovagal é caracterizada por bradicardia e vasodilatação arterial e, consequentemente, redução da pressão arterial.[13] Caracteriza a incapacidade dos mecanismos compensatórios em manter níveis adequados de pressão arterial.

Esse aumento da atividade vagal e diminuição da atividade simpática sobre o sistema cardiovascular têm como principal estímulo deflagrador a ativação de receptores sensoriais intracardíacos, chamados mecanorreceptores ou fibras C, localizados especialmente na parede inferolateral do ventrículo esquerdo. Os mecanorreceptores são ativados em situações em que o retorno venoso e o enchimento ventricular estão reduzidos (posição ortostática) ou em situações de hipovolemia central. O estímulo simpático deflagrado pelo barorreflexo promove contrações cardíacas vigorosas com o coração relativamente vazio, desencadeando aumento da atividade vagal (reflexo de Bezold-Jarisch),[5,12,13,16-21] hipotensão com ou sem graus variáveis de bradicardia, hipoperfusão central e, consequente, perda de consciência.

SÍNCOPE NEUROMEDIADA E EXERCÍCIO

Os atletas são com frequência associados a padrões ideais de saúde pela sociedade. Consequentemente, a ocorrência de qualquer evento adverso nesses indivíduos causa grande impacto perante o público e a comunidade médica. A perda de consciência durante um evento esportivo pode desencadear enorme repercussão pessoal ao atleta, obrigando ao afastamento da prática esportiva, até que causas potencialmente letais, como cardiomiopatia hipertrófica (CMH), displasia ventricular arritmogênica do ventrículo direito, miocardite, síndrome de Wolff-Parkinson-White, síndrome de Brugada ou síndrome do QT longo, sejam excluídas.

Diversos autores têm descrito a ocorrência de episódios sincopais em praticantes de atividade física, durante ou após a prática esportiva,[22-24] bem como têm demonstrado que, uma vez estabelecido o diagnóstico de síncope neuromediada, não se faz necessária a interrupção da atividade esportiva, ao contrário das síncopes de origem cardíaca.

Calkins et al. demonstraram que pacientes praticantes de exercício físico têm maior tendência a apresentar resposta vasodepressora ao teste de inclinação, sem marcada bradicardia associada à hipotensão sistêmica.[22] Embora as síncopes em atletas sejam predominantemente de origem vasovagal, a origem cardiogênica precisa ser sempre excluída. Eventos sincopais que ocorrem durante o exercício aumentam a probabilidade de causas cardíacas.[25]

O histórico clínico cuidadoso, procurando diferir a síncope ocorrida durante a atividade física daquela imediatamente após a interrupção, ou independente de exercício, com características mais sugestivas de desidratação ou vasovagal é fundamental na avaliação inicial. Na população de atletas, é importante ainda o questionamento a respeito de substâncias relacionadas ao aumento do desempenho como compostos somatotrópicos e estimulantes anfetamínicos, que podem provocar eventos sincopais.

A avaliação clínica por médico com experiência em atletas e síncope, com históricos pessoal e familiar e exame físico detalhados. É recomendada a busca por doenças concomitantes, infecções virais e a obtenção de um eletrocardiograma.

Para atletas com suspeita de síncope cardíaca, considera-se a avaliação com eletrocardiograma e exame de imagem, que poderá ser um ecocardiograma ou ressonância magnética. O teste de esforço, se não houver contraindicação, é considerado útil. Para síncope inexplicada persistente, o monitoramento prolongado poderá ser usado.

Apesar da benignidade da síncope vasovagal, torna-se clara a necessidade de orientar os praticantes de exercício físico, assim como seus familiares, sobre medidas para evitar lesões maiores quando na presença de síncopes, não devendo ser desencorajada a prática de exercício físico, mesmo que em alto nível, desde que se mantenha o acompanhamento clínico.

FISIOPATOLOGIA DA SÍNCOPE NEUROMEDIADA DURANTE O EXERCÍCIO

O fenômeno mais importante relacionado à ocorrência de síncopes neuromediadas em praticantes de exercício físico está relacionado à ocorrência de vasodilatação exacerbada do leito vascular nas áreas utilizadas durante a atividade e à não ocorrência de vasoconstrição reflexa das áreas não utilizadas. Thomson et al. demonstraram que a resistência vascular, medida no antebraço, encontrava-se significativamente menor em pacientes do que em indivíduos-controle no pico do exercício, realizado com os membros inferiores. Notaram também que a resistência vascular no antebraço diminuía nos pacientes, enquanto aumentava nos controles. A pressão sistólica era menor nos portadores de síncope durante a prática do exercício.[21]

Outro fator importante a ser considerado está ligado à desidratação que acompanha os exercícios de média ou longa duração. Holtzhausen e Noakes verificaram perdas de peso de aproximadamente 3,5 kg e diminuição no volume de plasma de aproximadamente 12,8% em atletas praticantes de ultramaratona, fator que poderia ser predisponente às quedas de pressão em indivíduos suscetíveis, não submetidos à correta reidratação durante o decorrer das provas.[26] Para ilustrar a situação, quando uma pessoa está descansando, cerca de 5% dos 5 L de sangue bombeados a cada minuto pelo coração vão para a pele. Isso contrasta com o exercício realizado em um ambiente quente e úmido, quando até 20% do fluxo sanguíneo total é desviado para a superfície corporal para dissipar o calor.[27]

O exercício físico correlaciona-se com diversas alterações no organismo, entre elas a hiperventilação. Buja et al.[28] perceberam que atletas bem treinados submetidos à manobra voluntária de hiperventilação apresentaram diminuição da frequência cardíaca basal e assistolia, tanto durante quanto após a manobra, acompanhadas de síncope e convulsões. Além dos dados descritos, sabe-se que a hiperventilação provoca hipocapnia, alcalose, aumento da resistência cerebrovascular e diminuição do fluxo sanguíneo cerebral, fatores que poderiam agravar o desencadeamento do episódio em pacientes suscetíveis. A assistolia nesses atletas poderia ter se originado de dois componentes. Primeiro, uma súbita e momentânea queda na atividade nervosa simpática associada com forte e temporária predominância vagal, que ocorreu imediatamente após a manobra de hiperventilação. Segundo, uma resposta vagal exacerbada dos receptores cardiopulmonares, submetidos à estimulação mecânica pelo ato inspiratório.

Heistad & Kontas[29] demonstraram que a autorregulação da circulação sanguínea cerebral é primariamente modulada por um componente metabólico, em lugar de fenômenos miogênicos, mecânicos ou mesmo neurovasculares. Durante estresse postural, verificou-se que a resistência vascular periférica sofre aumento, concomitante com ativação do sistema simpático, sem repercussões importantes na circulação sanguínea cerebral em indivíduos normais. É sabido que o exercício físico é acompanhado por intensa ativação simpática. Vasos cerebrais são altamente inervados por fibras adrenérgicas.[29]

Secher et al.[30] demonstraram que, em situações de exercício intenso, o tônus vasoconstritor simpático pode sobrepujar o estímulo metabólico vasodilatador, gerando diminuição no fluxo sanguíneo cerebral e síncope. A ativação do sistema nervoso simpático, gerando vasoconstrição, pode ser relacionada com um efeito, que serve para resguardar o cérebro de aumentos bruscos na pressão arterial nos vasos de pequeno calibre, o que poderia ocasionar rompimento. A parada súbita no exercício físico, sobretudo após períodos longos, também pode ocasionar hipofluxo na circulação sanguínea cerebral, modulado por altos índices de atividade simpática e súbita queda do débito cardíaco, ou seja, maior resistência cerebral com redução importante da oferta de sangue para o sistema circulatório cerebral.

Murrell et al.[31] descrevem a ocorrência de hipotensão importante em maratonistas, mesmo com os indivíduos em posição supina, após a realização de uma prova. Os dados adquiridos demonstraram significativa diminuição da sensibilidade barorreflexa, o que poderia predispor esses indivíduos (maratonistas experientes) a fenômenos de perda de consciência, por incapacidade do sistema nervoso simpático de gerar vasoconstrição periférica e boa redistribuição do fluxo sanguíneo. Os autores sugerem ainda que a hidratação, realizada durante a maratona, foi efetiva em manter os volumes plasmáticos no término da corrida, mas esse fator não foi suficiente para evitar episódios de síncope e pré-síncope, quando os indivíduos estudados foram solicitados a permanecer em pé por 6 minutos, em período de até duas horas após a prova. A diminuição da sensibilidade barorreflexa nessa população desapareceu após 48 horas do término da corrida, com normalização dos valores de pressão arterial e desaparecimento dos sintomas relacionados à intolerância ortostática.

Indivíduos que se submetem a treinamento físico intenso, com altas cargas de trabalho (situação comum em atletas de alto rendimento), podem se tornar mais predispostos à ocorrência de fenômenos de pré-síncope, síncope ou intolerância ortostática. Por outro lado, estudos realizados pela Unidade Clínica de Arritmias, em parceria com a Unidade de Reabilitação Cardiovascular e Fisiologia do Exercício do InCor, demonstraram que exercícios físicos realizados por 4 meses, e com intensidade moderada, não melhoraram somente a sensibilidade barorreflexa de portadores de síncope neuromediada, mas também diminuíram a ocorrência de episódios relacionados à perda de consciência durante o período do estudo, o que sugere que a prática regular de exercícios moderados deve ser encorajada nessa população, com acompanhamento realizado por equipe multidisciplinar (médico, fisioterapeuta, educador físico, psicólogo e nutricionista), evitando-se altas cargas de trabalho físico durante o período de tratamento.[1]

ARRITMIAS VENTRICULARES

Na avaliação de um atleta, é fundamental que se tenha em mente se as adaptações estruturais encontradas são compatíveis com o nível de treinamento físico realizado, com a área de superfície corpórea do atleta e com a modalidade esportiva realizada.[32] Em relação à presença de arritmias ventriculares, três perguntas devem ser respondidas: se há doença ou adaptação estrutural associada; se existem sintomas e se estes pioram com o exercício.

A grande diferença nesses casos é, justamente, a possibilidade de a alteração estrutural associada a arritmias ventriculares representar apenas uma adaptação fisiológica. Por isso, o passo inicial é tentar distinguir essas duas situações, lembrando ainda da chamada zona cinzenta, definida como a zona de intersecção entre a condição benigna e a patológica, tornando o desafio ainda maior.

A seguir, serão discutidas as principais causas de morte súbita relacionadas às arritmias ventriculares de atletas, como proceder nessas situações e quando liberar ou não o atleta para as atividades.

CARDIOPATIAS ESTRUTURAIS E RISCO DE ARRITMIAS VENTRICULARES

Embora a incidência de morte súbita em jovens atletas seja pequena, quando ocorre, é motivo de grande impacto. A atividade esportiva deflagra, por condições metabólicas e autonômicas, as arritmias que provocam a morte súbita em corações com alterações estruturais, ainda que subclínicas. Estima-se que a prevalência dessas cardiopatias de potencial de risco seja de aproximadamente 0,3% na população de atletas em geral.[33,34]

A morte súbita arrítmica é, na maioria das vezes, causada por fibrilação ventricular, desencadeada a partir de taquicardia ventricular. Um substrato eletrofisiológico (representado por isquemia, cicatrizes, canalopatias, inflamação ou vias acessórias) associado a um componente disparador (representado por extrassístoles) sob determinada modulação autonômica (aumento da atividade simpática sobre o sistema cardiovascular) são os três principais fatores desencadeadores de arritmias.

Um estudo avaliando dados de necropsia de jovens aparentemente normais que morreram subitamente, observou que em 94% dos indivíduos foram identificadas cardiopatias estruturais subclínicas, em alguns casos somente detectáveis microscopicamente, reforçando a importância da detecção precoce do substrato estrutural preexistente na prevenção das arritmias letais. O histórico de morte súbita na família e sintomas como palpitações, desconforto ou dor precordial, pré-síncope ou síncope durante a atividade física são os sinais de alerta para que se identifiquem indivíduos em risco.[35] As principais doenças estruturais relacionadas à morte súbita de jovens atletas aparentemente normais são a CMH, a origem anômala das artérias coronárias, a displasia arritmogênica do ventrículo direito (DAVD) e, menos frequentemente, as miocardites focais, a síndrome de Wolff-Parkinson-White, a síndrome de Marfan e as canalopatias.

Nos últimos anos, vários esforços têm sido feitos para que atletas em risco de arritmias ventriculares malignas fossem identificados.[6,9-11] Na Itália, desde a introdução de um *screening* cardiovascular mais profundo, que consiste em anamnese, exame físico e ECG na rotina da avaliação pré-participação em esportes competitivos, um decréscimo significativo na incidência de morte súbita acompanhado do aumento também significativo no número de desqualificações foi observado. Esse decréscimo deve-se especialmente à redução de mortes por cardiomiopatias, embora o custo/efetividade ainda seja muito questionado.

CARDIOMIOPATIA HIPERTRÓFICA

A prática regular de exercícios intensos está associada ao aumento fisiológico da espessura e da cavidade ventricular, conforme mencionado anteriormente, e algumas vezes esse aumento é comparável a formas leves de expressão da CMH. Um estudo recente demonstrou que a magnitude da hipertrofia cardíaca fisiológica do atleta de elite não está relacionada ao aumento do número ou à complexidade das arritmias ventriculares observadas ao Holter de 24 horas, sugerindo que essas arritmias sejam benignas e correspondam a uma expressão da síndrome do coração de atleta.[36] A distinção entre o normal e o patológico nem sempre é fácil, mas é fundamental, já que a CMH é responsável por um terço das mortes cardíacas súbitas de atletas com menos de 35 anos de idade. A maioria das mortes súbitas relacionadas à CMH em atletas ocorre entre os 14 e 18 anos. Entretanto, as definições do grau de hipertrofia ventricular do coração de atleta são baseadas em limites fisiológicos estabelecidos em adultos.

Sharma et al.[20] avaliaram a espessura miocárdica ao ecocardiograma de 720 atletas adolescentes de elite e compararam com 250 adolescentes sedentários sadios. Os resultados demonstraram que os valores absolutos de espessura miocárdica foram superiores nos atletas em relação aos sedentários (9,5 ± 1,7 *vs*. 8,4 ± 1,4 mm). Embora a espessura ventricular chegasse a atingir 14 mm em alguns atletas de elite, nenhuma atleta do sexo feminino apresentou valor superior a 11 mm, assim como somente 0,4% do sexo masculino excedeu o limite de 12 mm. A maioria que excedeu o limite apresentava também dilatação da cavidade ventricular esquerda. Com esses dados, conclui-se que o diagnóstico de CMH deve ser considerado sempre que um adolescente atleta apresentar espessura ventricular maior que 12 mm (11 mm no sexo feminino) sem dilatação da cavidade ventricular concomitante.

Embora vários sejam os critérios propostos para o diagnóstico diferencial entre o normal e o patológico (como a distribuição simétrica do espessamento muscular com aumento concomitante da cavidade ventricular, a normalidade na morfologia e no padrão de enchimento ventricular), o critério clínico de normalidade mais definitivo é a redução do espessamento de 2 a 5 mm, após o descondicionamento físico. Especialmente nos casos classificados como dentro da zona cinzenta, nos quais a medida da cavidade ventricular encontra-se entre 56 e 70 mm e a espessura entre 13 e 15 mm, por enquanto, somente a interrupção do exercício permite o diagnóstico diferencial entre o normal e o patológico.[3] A genotipagem familiar ofereceria maior segurança no diagnóstico, mas ainda não está disponível para uso clínico de rotina.[37,38]

DISPLASIA ARRITMOGÊNICA DO VENTRÍCULO DIREITO

A displasia arritmogênica do ventrículo direito (DAVD) é uma doença hereditária, na maioria das vezes de transmissão autossômica dominante, relacionada à taquicardia ventricular e à morte súbita de jovens atletas.[39-42]

O diagnóstico é baseado na associação de anormalidades eletrocardiográficas (ondas épsilon, ondas T negativas em precordiais direitas, extrassístoles ventriculares e/ou TV com padrão de BRE, potenciais tardios presentes), ventriculográficas (dilatação, disfunção sistólica e/ou diastólica, aneurismas localizados ou afilamento da parede e discinesias do VD) e histológicas (infiltração fibroadiposa do VD).[4] Várias mutações foram identificadas na DAVD. A penetrância do gene é variável e, portanto, as expressões fenotípicas são diferentes.[40,41]

Diversas teorias têm sido propostas para explicar a associação entre mutações genéticas e alterações estruturais que acompanham a DAVD, como a dilatação, a substituição adiposa dos miócitos, os microaneurismas e as cicatrizes. Recentemente, postulou-se que o comprometimento da adesividade entre as células, provocado por mutações genéticas nos componentes dos desmossomos cardíacos, promoveria estas alterações. Essa teoria sugere que agressões ao tecido miocárdico, como inflamações focais (miocardites), e o próprio exercício possam exacerbar essa alteração de adesividade celular em indivíduos geneticamente predispostos, acelerando o processo de morte celular; e que o VD estaria mais propenso a essas modificações devido à espessura mais delgada e por sofrer normalmente mais dilatação em resposta ao exercício.[42-44] Recentemente tem-se proposto a possibilidade do exercício intenso e de alto volume, como os de *endurance*, estarem relacionados a modificações no VD semelhantes à DAVD, mesmo em atletas não predispostos geneticamente à doença.[45,46]

Os sintomas mais frequentes em portadores de DAVD são palpitações e síncope. A inversão da onda T em V2 e V3 foi observada em 60% dos casos. Recomenda-se atenção especial às alterações da repolarização próprias da síndrome do coração de atleta, que muitas vezes geram dificuldade na diferenciação entre o ECG normal e patológico. Estudos recentes demonstraram que alterações mais profundas da repolarização (> 2 mm em pelo menos três derivações), em atletas com coração aparentemente normal, podem representar expressão inicial de futura doença cardíaca incipiente, que se manifestará somente anos depois.[47]

INSERÇÃO ANÔMALA DA ARTÉRIA CORONÁRIA

Um registro das principais causas de morte súbita em jovens atletas demonstra que as anomalias de artéria coronária corresponderam a 17% dos casos, atrás apenas da CMH, responsável por 36%.[33] As anomalias das artérias coronárias podem fazer parte de más formações congênitas complexas ou representar anormalidades isoladas (aproximadamente 2% dos casos). Dados de necropsia de indivíduos com diagnóstico pós-morte de coronária anômala revelaram que 59% apresentaram morte súbita, em todos os casos, relacionada à anomalia de origem da coronária esquerda. A morte súbita foi precipitada por esforço físico em 50% dos casos e foi a primeira manifestação da doença também em 50%. Os sintomas prévios, quando ocorreram, foram síncopes recorrentes, palpitações e dor precordial. Aproximadamente 40% dos indivíduos que morreram durante esforço físico eram atletas competitivos.[48] O reconhecimento dos sintomas e a busca do diagnóstico por exames de imagem são fundamentais para o estabelecimento do diagnóstico e a prevenção da morte súbita.

CANALOPATIAS

Síndrome do QT longo

A síndrome caracteriza-se por intervalo QT corrigido maior que 460 ms, associada a síncopes recorrentes ou morte súbita, secundárias a episódios de *Torsades de Pointes* (TDP).[2] São classificadas em genéticas e adquiridas. A síndrome do QT longo adquirido pode ser secundária a distúrbios metabólicos (especialmente hipocalemia) ou ao efeito pró-arrítmico de drogas. A síndrome do QT longo congênito é uma desordem hereditária e habitualmente manifesta-se na infância e na adolescência. É causa de morte súbita em grande parte dos acometidos, quando não identificados e não tratados adequadamente. Existe certa correlação entre o genótipo, o fenótipo e as diferentes formas de manifestação clínica da síndrome. O LQT1, por exemplo, pode ser identificado no ECG pela presença de ondas T de base larga e início precoce; o LQT2, por ondas T de baixa amplitude e o LQT3, por intervalo QT longo e retificado, com ondas T de início tardio.[49] O gatilho para desencadeamento dos eventos arrítmicos pode variar segundo o tipo de mutação. No LQT1, os exercícios físicos são os responsáveis pela maioria dos eventos arrítmicos, enquanto no LQT2, são desencadeados principalmente por emoções ou estímulos auditivos e no LQT3, os eventos são desencadeados durante o sono.[50] Os principais fatores de risco para morte súbita na síndrome do QT longo são a ocorrência de síncopes recorrentes e a duração do intervalo QT (> 530 ms).[51]

Síndrome de Brugada

A síndrome de Brugada é uma doença rara de transmissão autonômica dominante, caracterizada por histórico familiar de morte súbita. Acomete predominantemente homens (8:1) e, geralmente, a morte súbita ocorre entre 35 e 40 anos de idade. As mutações genéticas causam alterações da função dos canais de sódio e, normalmente, a fibrilação ventricular manifesta-se durante o sono. Pode ser classificada de acordo com o padrão eletrocardiográfico em:

- **Tipo 1:** supradesnivelamento do ponto J e do segmento ST maior ou igual a 2 mm com concavidade superior seguido de onda T negativa. O segmento ST em nenhum momento torna-se isoelétrico.
- **Tipo 2:** supradesnivelamento do ponto J igual ou maior a 2 mm, logo seguido de um seguimento ST gradualmente descendente, mas que se mantém pelo menos 1 mm acima da linha de base. A onda T que se segue é positiva ou difásica, dando a esse conjunto o formato de sela.
- **Tipo 3:** a morfologia do segmento ST é semelhante a do tipo 2, mas o supradesnivelamento é menor que 1 mm.[52]

Taquicardia ventricular catecolaminérgica

A taquicardia ventricular polimórfica catecolaminérgica (TVPC) é uma doença de transmissão predominantemente autossômica dominante, raramente recessiva, e ligada a alterações dos receptores da rianodina cardíaca.[53] Esses receptores estão localizados no nível do retículo sarcoplasmático e são responsáveis pelo efluxo de cálcio, íon-chave no processo de excitação e contração do músculo cardíaco. Durante estimulação adrenérgica, as arritmias ventriculares ocorrem por atividade deflagrada, devido à sobrecarga de cálcio.[7] A doença manifesta-se clinicamente por síncopes recorrentes ou morte súbita em crianças e jovens, em vários membros da família, relacionadas ao esforço físico e ao estresse emocional.[54] Durante o esforço físico ou o estresse emocional, observam-se taquicardia ventricular polimórfica bidirecional, taquicardia ventricular polimórfica ou fibrilação ventricular e, no ECG de repouso, há tendência à bradicardia sinusal.[55,56]

Nam et al.[7] sugeriram que a doença deve ser investigada em casos de eventos arrítmicos deflagrados durante a prática de natação, visto que foi diagnosticada a mutação da rianodina em 9 de 43 pacientes com essa apresentação clínica em recente análise de casos.

OUTRAS CAUSAS DE ARRITMIAS VENTRICULARES

No Brasil, é de extrema importância o diagnóstico da doença de Chagas, altamente prevalente na população. Embora o diagnóstico de cardiopatia manifesta defina a não elegibilidade para esporte competitivo, praticamente nada se conhece sobre o efeito do exercício intenso nas formas indeterminadas, o que torna difícil a decisão envolvendo portadores de sorologia positiva sem manifestação clínica da doença.

Apesar de menos frequente, o diagnóstico de miocardite é de particular importância em atletas, podendo passar despercebido devido às alterações eletrocardiográficas frequentes próprias dessa população. A real incidência é desconhecida e, apesar de geralmente ter bom prognóstico, o exercício intenso pode causar sequelas no longo prazo. Miocardites focais provocam arritmias ventriculares e o reconhecimento precoce poderia evitar a desqualificação do atleta, já que o processo pode ser reversível com o repouso e o tratamento específico. No entanto, o não reconhecimento pode ter como consequência o desenvolvimento de sequela miocárdica definitiva.[57]

Na vigência de infecções respiratórias, não é recomendável ao atleta a prática de atividade esportiva.[58] As miocardites são de difícil identificação e ainda requerem biópsia miocárdica para a confirmação. A análise do Doppler tissular é um método de investigação promissor, não somente nas miocardites, mas também em outras formas de cardiomiopatias, embora não haja ainda padronização dos valores de referência para a interpretação na população de atletas.[44,59]

A presença de pré-excitação ventricular em atletas (síndrome de Wolff-Parkinson-White), mesmo que assintomática, é motivo de preocupação, já que as condições adversas a que são submetidos podem levar a modificações das características eletrofisiológicas das vias anômalas e ao desencadeamento de arritmias potencialmente letais.[60] A ablação por radiofrequência é um procedimento curativo que pode evitar a desqualificação do atleta.

O *commotio cordis* é definido como a morte súbita por fibrilação ventricular secundária ao trauma fechado de tórax. Apenas 10% dos indivíduos sobrevivem, apesar das manobras de ressuscitação cardiopulmonar. Os fatores que definem maior vulnerabilidade ao desencadeamento são o tempo do impacto em relação à elevação da onda T, objetos mais sólidos de impacto, a velocidade e a localização do impacto.[14] A presença de desfibriladores externos durante competições e o desenvolvimento de coletes de proteção mais efetivos são fundamentais para proteção destes atletas.[61]

ABORDAGEM DO ATLETA COM ARRITMIAS VENTRICULARES

Apesar da possibilidade de ocorrer em consequência da síndrome do coração de atleta, as arritmias ventriculares são um grande desafio na área da cardiologia do esporte. Arritmias ventriculares frequentes e ou complexas podem ser observadas em pessoas saudáveis, sem evidência de doenças estruturais e, nesse caso, têm comportamento benigno e de bom prognóstico.[60,62-64] Quando se trata da liberação de um atleta para atividade esportiva competitiva, a situação se torna mais difícil. Os principais motivos são a escassez de estudos longitudinais, prospectivos e com grandes populações; a possibilidade de estar diante de uma arritmia de origem genética, como as canalopatias; e o fato de poder ser o primeiro indício de uma doença estrutural incipiente potencialmente letal.

Em atletas, os poucos trabalhos existentes parecem divergir em relação ao significado das arritmias ventriculares. Biffi et al.,[8] em estudo longitudinal e prospectivo, envolvendo 355 atletas avaliados por Holter, observaram baixa incidência de doença estrutural cardíaca associada a arritmias ventriculares (7%) e ausência de sintomas ou eventos cardiovasculares no período de 8 anos. Ao contrário, Heidbüchel et al.[65] observaram, em um grupo de 46 atletas de alto rendimento, que a presença de arritmias ventriculares complexas não necessariamente representou uma condição benigna, e associou-se com alta prevalência de comprometimento do VD. Particularidades de cada população podem ser responsáveis por essas diferenças, principalmente sintomas. Enquanto no trabalho de Biffi, a maioria dos atletas era assintomática e apenas 5% apresentavam palpitações, no estudo de Heidbüchel, 78% apresentavam sintomas como tontura, fadiga, pré-síncope ou síncope, reforçando a tese de que sintomas mudam a interpretação dessas arritmias.

Outro ponto muito importante a ser lembrado é o papel do treinamento físico na gênese das arritmias ventriculares e o quanto o exercício pode aumentar o risco de morte súbita em atletas. Corrado et al.[34] demonstraram que o risco de morte súbita de jovens atletas foi 2,5 vezes maior do que de não atletas, e que essa diferença foi decorrente de doenças cardiovasculares não diagnosticadas. Isso sugere que, nesses casos, o exercício atua como um gatilho para o desencadeamento de arritmias ventriculares responsáveis pela morte súbita de indivíduos suscetíveis. Esse achado vai de encontro ao estudo de Biffi et al.,[66] ao demonstrar o papel do descondicionamento físico de atletas com arritmias ventriculares frequentes e/ou complexas, na presença ou não de doença cardíaca estrutural. Nesse estudo, a interrupção dos exercícios por 3 a 6 meses foi responsável por grande redução ou mesmo desaparecimento das extrassístoles ventriculares isoladas (80%), pareadas (80%) e taquicardias ventriculares não sustentadas (90%). Os possíveis mecanismos fisiológicos dessa redução, como alterações do sistema nervoso autonômico, causas genéticas e adaptações da eletrofisiologia celular, precisam ser mais explorados, pois ainda não se conhece o real papel de cada um na origem das arritmias ventriculares desencadeadas pelo exercício.

Apesar do descondicionamento ser recomendado por diretrizes, estudo realizado em atletas competitivos, porém não de elite, permitiu a continuidade do atleta no esporte diante da ausência de cardiopatia em casos de arritmias de baixa complexidade apresentadas na população estudada. Os autores[67] identificaram redução da densidade das arritmias ventriculares após um período médio de 16 ± 12 meses ao Holter, apesar da continuidade de treino, questionando a necessidade de interrupção do esporte nesses atletas. Recomenda-se, no entanto, a manutenção do acompanhamento desses atletas a cada 6 a 12 meses, sendo importante reforçar que a população estudada apresentava características diferentes daquelas estudadas por Biffi et al.

PARTICIPAÇÃO ESPORTIVA

As recomendações para liberação esportiva de atletas com arritmias ventriculares têm recebido especial atenção ultimamente e se baseiam muito no conhecimento adquirido a partir da população de não atletas e, mais recentemente, nos poucos trabalhos publicados que se referem à população de atletas.

ATLETAS COM DOENÇA CARDIOVASCULAR ASSOCIADA

Em atletas com doenças estruturais diagnosticadas, como a CMH, a displasia arritmogênica do VD, a cardiomiopatia dilatada, entre outras, a conduta é mais fácil. Diante de qualquer uma dessas situações, o atleta está desqualificado para atividades esportivas competitivas de alto e moderado componente estático e dinâmico, mesmo que as arritmias estejam sob controle clínico farmacológico, por ablação com radiofrequência ou mesmo após implante de um cardiodesfibrilador.[68,69] Nesses casos, o que determina a liberação para atividade esportiva é a doença estrutural de base. A miocardite aguda focal é uma das poucas situações na qual o atleta poderá ser liberado após 3 a 6 meses, desde que haja resolução completa da doença.[70]

ATLETAS SEM DOENÇA CARDIOVASCULAR APARENTE

Essa é a condição mais desafiadora. As arritmias ventriculares frequentes e/ou complexas, na ausência de doença estrutural aparente, requerem especial atenção antes da liberação para o esporte. Dados positivos de anamnese, como palpitações, dor ou desconforto precordial, dispneia, síncope ou pré-síncope, fadiga desproporcional ao grau de exercício e histórico de morte súbita em jovens da família, devem ser considerados sinais de alerta para a procura mais detalhada de doença, especialmente quando associados a alterações no exame físico, como sopros patológicos, irregularidade no ritmo cardíaco e hipertensão. O ECG deve ser avaliado detalhadamente na busca de alterações subclínicas que identifiquem situações de risco.[71] Nesse caso, é recomendada a interrupção das atividades esportivas e a realização de exames subsidiários específicos até a confirmação diagnóstica de doença ou normalidade (Figura 37.1).[35]

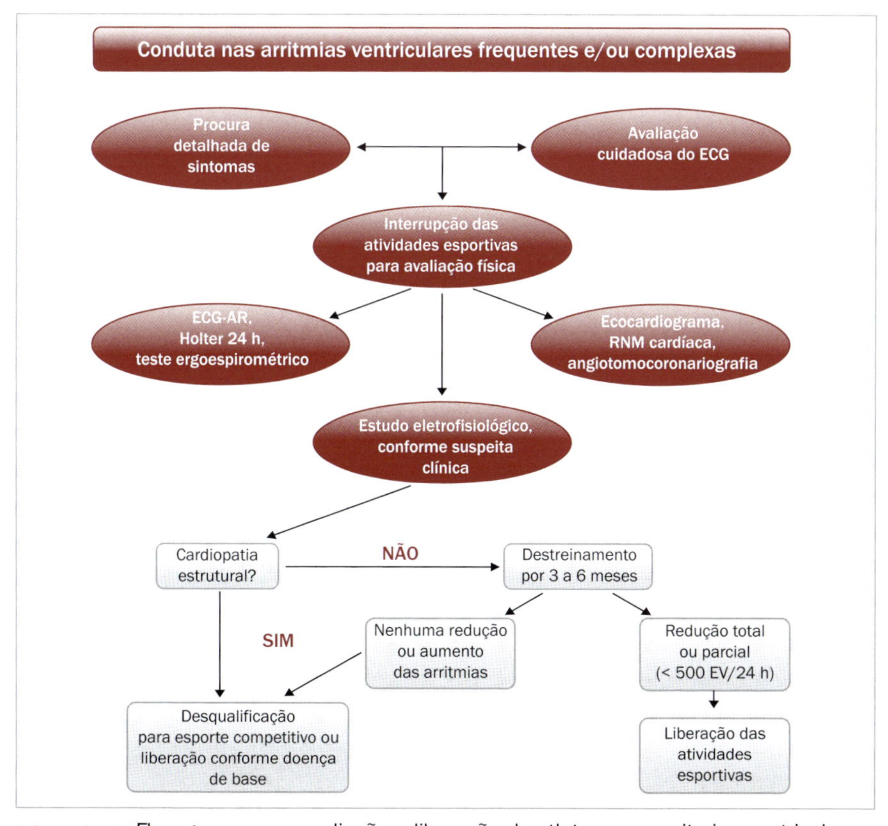

FIGURA 37.1 Fluxograma para avaliação e liberação de atletas com arritmias ventriculares.

Na Unidade de Cardiologia do Esporte e Exercício do InCor, em parceria com a Unidade Clínica de Arritmias, a investigação inicial do atleta com síncope e/ou arritmias ventriculares é composta de anamnese, exame físico detalhado e ECG de 12 derivações. O diagnóstico de síncope neuromediada é estabelecido especialmente pela anamnese (Tabela 37.1). De acordo com a suspeita clínica, procede-se a investigação subsidiária com ecocardiograma, Holter de 24 horas (sempre que possível orienta-se o atleta a executar um treinamento habitual), teste ergoespirométrico, ECG de alta resolução, *tilt table* teste, ressonância magnética, angiotomografia de coronárias e estudo eletrofisiológico intracardíaco.

Não sendo constatada cardiopatia, o atleta com arritmia ventricular poderá ser submetido a um descondicionamento físico por 3 a 6 meses e terá os exames repetidos para se conhecer o papel do exercício na sua gênese. Caso não haja qualquer redução na densidade ou da complexidade da arritmia, esse atleta será orientado a não participar de atividades esportivas competitivas. Havendo redução total ou parcial (< 500 EV/24 horas) da arritmia, será liberado para as atividades e continuará o acompanhamento regular. É importante lembrar, que, nos casos de taquicardias ventriculares idiopáticas e fasciculares, o estudo eletrofisiológico e a ablação por radiofrequência permitem o retorno à atividade esportiva 1 mês depois do procedimento, desde que comprovado o sucesso.[68,69]

TABELA 37.1 Diagnóstico diferencial entre síncope não cardíaca e cardíaca

	Síncope não cardíaca	Síncope cardíaca
Pródromos	Tontura, calor, náusea, sudorese	Nenhum ou desconforto torácico ou palpitações ou dor precordial
Nº de episódios	Múltiplos Histórico antigo	Poucos ou nenhum Histórico recente
Situações	Emoções, posição ortostática, após exercício, calor	Durante exercício
Após perda de consciência	Frequentemente cansaço, sudorese, náuseas	Geralmente, nada
Lesão	Rara	Frequente
Cardiopatia	Rara	Frequente
Histórico familiar de morte súbita de jovens	Ausente	Presente

CONSIDERAÇÕES FINAIS

A presença de síncope e a constatação de arritmias ventriculares em atletas exigem especial cuidado para a liberação esportiva competitiva, devido à grande relação com morte súbita, principalmente sob condições extremas de estresse, distúrbios eletrolíticos e ambientais a que são expostos. Diante de um atleta com síncope, todos os esforços e medidas disponíveis devem ser utilizados para o estabelecimento do diagnóstico etiológico, para que ele não seja liberado e exposto a risco, mas também para que a carreira não seja encerrada sem necessidade.

REFERÊNCIAS BIBLIOGRÁFICAS

1. Gardenghi G, Rondon MU, Braga AM, Scanavacca MI, Negrão CE, Sosa E, Hachul DT. The effects of exercise training on arterial baroreflex sensitivity in neurally mediated syncope patients. Eur Heart J. 2007;28(22):2749-55.
2. Priori SG, Napolitano C. Genetic of arrhythmogenic disorders. In: Podrid PJ, Kowey PR, editors. Cardiac Arrhythmias: Mechanisms, Diagnosis and Management. 2. ed. Philadelphia: Lippincott Williams and Wilkins; 2001.
3. Maron BJ, Pelliccia A. The heart of trained athletes: cardiac remodeling and the risks of sports, including sudden death. Circulation. 2006;114(15):1633-4.
4. McKenna WJ, Thiene G, Nava A, Fontaliran F, Blomstrom-Lundqvist C, Fontaine G, Camerini F. Diagnosis of arrhythmogenic right ventricular dysplasia/cardiomyopathy. Task Force for the Working Group Myocardial and Pericardial Disease of the European Society of Cardiology and of the Scientific Council on Cardiomyopathies of the International Society and Federation of Cardiology. Br Heart J. 1994;71(3):215-8.
5. Mateos JCP, Mateos EIP. Epidemiologia e mecanismos fisiopatológicos. Rev Soc Cardiol Est S P. 1999;9(02):163-74.
6. Pluim BM, Zwinderman AH, van der Laarse A, van der Wall EE. The athlete's heart. A meta-analysis of cardiac structure and function. Circulation. 2000;101(3):336-44.
7. Nam GB, Burashnikov A, Antzelevitch C. Cellular mechanisms underlying the development of catecholaminergic ventricular tachycardia. Circulation. 2005;111(21):2727-33.
8. Biffi A, Pelliccia A, Verdile L, Fernando F, Spataro A, Caselli S, et al. Long-term clinical significance of frequent and complex ventricular tachyarrhythmias in trained athletes. J Am Coll Cardiol. 2002;40(3):446-52.
9. Hanne-Paparo N, Kellermann JJ. Long-term Holter ECG monitoring in athletes. Med Sci Sports Exerc. 1981;13(5):294-8.
10. Slotwiner DJ, Stein KM, Lippman N, Markowitz SM, Lerman BB. Response of neurocardiac syncope to beta-blocker therapy: interaction between age and parasympathetic tone. Pacing Clin Electrophysiol. 1997;20(3 Pt 2):810-4.
11. Viitasalo MT, Kala R, Eisalo A. Ambulatory electrocardiographic recording in endurance athletes. Br Heart J. 1982;47(3):213-20.
12. Thomson HL, Lele SS, Atherton JJ, Wright KN, Stafford W, Frenneaux MP. Abnormal forearm responses during leg exercise in patients with vasovagal syncope. Circulation. 1995;92(8):2204-9.
13. Quan KJ, Carlson MD, Thames MD. Mechanisms of heart rate and arterial blood pressure control; implications for the pathophysiology of neurcardiogenic syncope. Pacing Clin Electrophysiol. 1997;20(3 Pt 2):764-74.
14. Link MS, Wang PJ, Pandian NG, Bharati S, Udelson JE, Lee MY, et al. An experimental model of sudden death due to low-energy chest-wall impact (commotio cordis). N Engl J Med. 1998;338(25):1805-11.
15. Linzer M, Yang EH, Estes NA 3rd, Wang P, Vorperian VR, Kapoor WN. Diagnosing syncope. Pt I: Value of history, physical examination, and electrocardiography. Ann Intern Med. 1997;126(1):988-96.
16. Dietz NM, Joyner MJ, Shepherd JT. Vasovagal syncope and skeletal muscle vasodilatation: the continuing conundrum. Pacing Clin Electrophysiol. 1997;20(3 Pt 2):775-80.
17. Ellenbogen KA, Morillo CA, Wood MA, Gilligan DM, Eckberg DL, Smith ML. Neural monitoring of vasovagal syncope. Pacing Clin Electrophysiol. 1997;20(3 Pt 2):788-94.

18. Hachul D. Testes de inclinação seriados para avaliação da eficácia terapêutica da síncope neurocardiogênica. Rev Soc Cardiol Est S P. 1999;9(02):252-60.
19. Ikari NM, Hachul DT. Síncope em pacientes pediátricos. Rev Soc Cardiol Est S P. 1999;9(2):216-28.
20. Sharma S, Maron BJ, Whyte G, Firoozi S, Elliott PM, McKenna WJ. Physiologic limits of left ventricular hypertrophy in elite junior athletes: Relevance to differential diagnosis of athlete's heart and hypertrophic cardiomyopathy. J Am Coll Cardiol. 2002;40(8):1431-6.
21. Wajngarten M, et al. Síncope no idoso. Rev Soc Cardiol Est S P. 1999;9(2):207-15.
22. Calkins H, Seifert M, Morady F. Clinical presentation and long-term follow-up of athletes with exercise-induced vasodepressor syncope. Am Heart J. 1995;129(6):1159-64.
23. Colivicchi F, Ammirati F, Biffi A, Verdile L, Pelliccia A, Santini M. Exercise-related syncope in young competitive athletes without evidence of structural heart disease. Eur Heart J. 2002;23(14):1125-30.
24. Kosinski D, Grubb BP, Kip K, Hahn H. Exercise induced neurocardiogenic syncope. Am Heart J. 1996;132(2 Pt 1):451-2.
25. Shen WK, Sheldon RS, Benditt DG, Cohen MI, Forman DE, Goldberger ZD, et al. 2017 ACC/AHA/HRS Guideline for the Evaluation and Management of Patients with Syncope: Executive Summary: A Report of the American College of Cardiology/American Heart Association Task Force on Clinical Practice Guidelines and the Heart Rhythm Society. J Am Coll Cardiol. 2017;70(5):620-63.
26. Holtzhausen LM, Noakes TD. The prevalence and significance of post-exercise (postural) hypotension in ultramarathon runners. Med Sci Sports Exerc. 1995;27(12):1595-601.
27. McArdle WD, et al. Regulação e integração cardiovasculares. In: Fisiologia do exercício: energia, nutrição e desempenho humano. Rio de Janeiro: Guanabara-Koogan; 1992.
28. Buja G, Folino AF, Bittante M, Canciani B, Martini B, Miorelli M, et al. Asystole with syncope secondary to hyperventilation in three young athletes. Pacing Clin Electrophysiol. 1989;12(3):406-12.
29. Heistad DD, Kontas HA. Cerebral circulation. In: Shepperd JJ, Abboud FM, editors. Handbook of Physiology, session 2: The Cardiovascular System. Bathesda, MD: Am Physiol Soc; 1983.
30. Secher NH, Clausen JP, Klausen K, Noer I, Trap-Jensen J. Central and regional circulatory effects of adding arm exercise to leg exercise. Acta Physiol Scand. 1977;100(3):288-97.
31. Murrell C, Wilson L, Cotter JD, Lucas S, Ogoh S, George K, Ainslie PN. Alterations in autonomic function and cerebral hemodynamics to orthostatic challenge following a mountain marathon. J Appl Physiol (1985). 2007;103(1):88-96.
32. Pelliccia A, Culasso F, Di Paolo FM, Maron BJ. Physiologic left ventricular cavity dilatation in elite athletes. Ann Intern Med. 1999;130(1):23-31.
33. Maron BJ, Thompson PD, Ackerman MJ, Balady G, Berger S, Cohen D, et al.; American Heart Association Council on Nutrition, Physical Activity, and Metabolism. Recommendations and considerations related to preparticipation screening for cardiovascular abnormalities in competitive athletes: 2007 update: a scientific statement from the American Heart Association Council on Nutrition, Physical Activity, and Metabolism: endorsed by the American College of Cardiology Foundation. Circulation. 2007;115(12):1643-55.
34. Corrado D, Basso C, Rizzoli G, Schiavon M, Thiene G. Does sports activity enhance the risk of sudden death in adolescents and young adults? J Am Coll Cardiol. 2003;42(11):1959-63.
35. Corrado D, Pelliccia A, Bjørnstad HH, Vanhees L, Biffi A, Borjesson M.; Study Group of Sport Cardiology of the Working Group of Cardiac Rehabilitation and Exercise Physiology and the Working Group of Myocardial and Pericardial Diseases of the European Society of Cardiology. Cardiovascular pre-participation screening of young competitive athletes for prevention of sudden death: proposal for a common European protocol. Consensus Statement of the Study Group of Sport Cardiology of the Working Group of Cardiac Rehabilitation and Exercise Physiology and the Working Group of Myocardial and Pericardial Diseases of the European Society of Cardiology. Eur Heart J. 2005;26(5):516-24.
36. Biffi A, Maron BJ, Di Giacinto B, Porcacchia P, Verdile L, Fernando F, et al. Relation between training-induced left ventricular hypertrophy and risk for ventricular tachyarrhythmias in elite athletes. Am J Cardiol. 2008;101(12):1792-5.
37. Pelliccia A. Athlete's heart and hypertrophic cardiomyophaty. Curr Cardiol Rep. 2000;2(2):166-71.
38. Pelliccia A. Outer limits of physiologic hypertrophy and relevance to the diagnosis of primary cardiac disease. Cardiol Clin. 1992;10(2):267-79.

39. Dewilde W, Boersma L, Delanote J, Pollet P, Scholzel B, Wever E, Vandekerckhove Y. Symptomatic arrhythmogenic right ventricular dysplasia/cardiomyopathy. A two-centre retrospective study of 15 symptomatic ARVD/C cases and focus on the diagnostic value of MRI in symptomatic ARVD/C patients. Acta Cardiol. 2008;63(2):181-9.
40. Moric-Janiszewska E, Markiewicz-Łoskot G. Review on the genetics of arrhythmogenic right ventricular dysplasia. Europace. 2007;9:259-66.
41. Corrado D, Fontaine G, Marcus FI, McKenna WJ, Nava A, Thiene G, Wichter T. Arrhythmogenic right ventricular dysplasia/cardiomyopathy: need for an international registry. European Society of Cardiology and the Scientific Council on Cardiomyopathies of the World Heart Federation. J Cardiovasc Electrophysiol. 2000;11(7):827-32.
42. Asimaki A, Syrris P, Wichter T, Matthias P, Saffitz JE, McKenna WJ. A novel dominant mutation in plakoglobin causes arrhythmogenic right ventricular cardiomyopathy. Am J Hum Genet. 2007;81(5):964-73.
43. Awad MM, Calkins H, Judge DP. Mechanisms of disease: molecular genetics of arrhythmogenic right ventricular dysplasia/cardiomyopathy. Nat Clin Pract Cardiovasc Med. 2008;5(5):258-67.
44. Krieg A, Scharhag J, Kindermann W, Urhausen A. Cardiac tissue Doppler imaging in sports medicine. Circulation 2004;109(22):2807-16.
45. Heidbuchel H. The athlete's heart is a proarrhythmic heart, and what that means for clinical decision making. Europace. 2017 Dec 13. doi:10.1093/europace/eux294.
46. Sawant AC, Bhonsale A, te Riele AS, Tichnell C, Murray B, Russell SD, et al. Exercise has a disproportionate role in the pathogenesis of arrhythmogenic right ventricular dysplasia/cardiomyopathy in patients without desmosomal mutations. J Am Heart Assoc. 2014;3(6):e001471.
47. Pelliccia A, Di Paolo FM, Quattrini FM, Basso C, Culasso F, Popoli G, et al. Outcomes in athletes with marked ECG repolarization abnormalities. N Engl J Med. 2008;358(2):152-61.
48. Frescura C, Basso C, Thiene G, Corrado D, Pennelli T, Angelini A, Daliento L. Anomalous origin of coronary arteries and risk of sudden death: a study based on an autopsy population of congenital heart disease. Hum Pathol. 1998;29(7):689-95.
49. Moss AJ, Zareba W, Benhorin J, Locati EH, Hall WJ, Robinson JL, et al. ECG T-wave patterns in genetically distintic forms of the hereditary long QT syndrome. Circulation. 1995;92(10):2929-34.
50. Priori SG, Napolitano C, Vicentini A. Inherited Arrhythmia Syndrome: applying the molecular biology and genetic to the clinical management. J Interv Card Electrophysiol. 2003;9(2):93-101.
51. Hobbs JB, Peterson DR, Moss AJ, McNitt S, Zareba W, Goldenberg I, et al. Risk of aborted cardiac arrest or sudden cardiac death during adolescence in the long-QT syndrome. JAMA. 2006;296(10):1249-54.
52. Antzelevitch C, Brugada P, Borggrefe M, Brugada J, Brugada R, Corrado D, et al. Brugada Syndrome: report of the second consensus conference: endorsed by the Heart Rhythm Society and European Heart Rhythm Association. Circulation. 2005;111(5):659-70.
53. Roberts R, Brugada R. Genetics and arrythmias. Annu Rev Med. 2003;54:257-670.
54. Priori SG, Napolitano C, Memmi M, Colombi B, Drago F, Gasparini M, et al. Clinical and molecular characterization of patients with catecholaminergic polymorphic ventricular tachycardia. Circulation. 2002;106(1):69-74.
55. Choi G, Kopplin LJ, Tester DJ, Will ML, Haglund CM, Ackerman MJ. Spectrum and frequency of cardiac channel defects in swimming triggered arrhythmia syndromes. Circulation. 2004;110(15):2119-24.
56. Francis J, Sankar V, Nair VK, Priori SG. Catecholaminergic polymorphic ventricular tachycardia. Heart Rhythm. 2005;2(5):550-4.
57. Friman G, Wesslén L, Karjalainen J, Rolf C. Infectious and lymphocytic myocarditis: epidemiology and factors relevant to sports medicine. Scand J Med Sci Sports. 1995;5(5):269-78.
58. Pelliccia A, Corrado D, Bjørnstad HH, Panhuyzen-Goedkoop N, Urhausen A, Carre F, et al. Recommendations for participation in competitive sport and leisure-time physical activity in individuals with cardiomyopathies, myocarditis and pericarditis. Eur J Cardiovasc Prev Rehabil. 2006;13(6):876-85.

59. D'Andrea A, D'Andrea L, Caso P, Scherillo M, Zeppilli P, Calabrò R. The usefulness of Doppler myocardial imaging in the study of the athlete's heart and in the differential diagnosis between physiological and pathological ventricular hypertrophy. Echocardiography. 2006;23(2):149-57.
60. Kennedy HL, Whitlock JA, Sprague MK, Kennedy LJ, Buckingham TA, Goldberg RJ. Long term follow-up of asymptomatic healthy subjects with frequent and complex ventricular ectopy. N Engl J Med. 1985;312(4):193-7.
61. Madias C, Maron BJ, Weinstock J, Estes NA 3rd, Link MS. Commotio cordis–sudden cardiac death with chest wall impact. J Cardiovasc Electrophysiol. 2007;18(1):115-22.
62. Attinà DA, Mori F, Falorni PL, Musante R, Cupelli V. Long-term follow-up in children without heart disease with ventricular premature beats. Eur Heart J. 1987;8(Suppl D):21-3.
63. Fujimoto, Y. et al. Long-term follow-up of patients with frequent ventricular premature contractions. J Amb Monitor 6:35-42, 1993.
64. Gaita F, Giustetto C, Di Donna P, Richiardi E, Libero L, Brusin MC, et al. Long-term follow-up of right ventricular extrasystoles. J Am Coll Cardiol. 2001;38(2):364-70.
65. Heidbüchel H, Hoogsteen J, Fagard R, Vanhees L, Ector H, Willems R, Van Lierde J. High prevalence of right ventricular involvement in endurance athletes with ventricular arrhythmias. Role of an electrophysiologic study in risk stratification. Eur Heart J. 2003;24(16):1473-80.
66. Biffi A, Maron BJ, Verdile L, Fernando F, Spataro A, Marcello G, et al. Impact of physical deconditioning on ventricular tachyarrhythmias in trained athletes. J Am Coll Cardiol. 2004;44(5):1053-8.
67. Parisi A, Tranchita E, Minganti C, Sperandii F, Guerra E, Calò L, et al. Young athletes with ventricular premature beats: Continuing or not intense training and competition? Scand J Med Sci Sports. 2018;28(2):541-8.
68. Pelliccia A, Fagard R, Bjørnstad HH, Anastassakis A, Arbustini E, Assanelli D, et al.; Study Group of Sports Cardiology of the Working Group of Cardiac Rehabilitation and Exercise Physiology; Working Group of Myocardial and Pericardial Diseases of the European Society of Cardiology. Recommendations for competitive sports participation in athletes with cardiovascular disease. A Consensus document from the Study Group of Sports Cardiology of the Working Group of Cardiac Rehabilitation and Exercise Physiology and the Working Group of Myocardial and Pericardial diseases of the European Society of Cardiology. Eur Heart J. 2005;26(14):1422-45.
69. Zipes DP, Ackerman MJ, Estes NA 3rd, Grant AO, Myerburg RJ, Van Hare G. Task Force 7: arrhythmias. J Am Coll Cardiol. 2005;45(8):1354-63.
70. Maron BJ, Udelson JE, Bonow RO, Nishimura RA, Ackerman MJ, Estes NA 3rd, et al.; American Heart Association Electrocardiography and Arrhythmias Committee of Council on Clinical Cardiology, Council on Cardiovascular Disease in Young, Council on Cardiovascular and Stroke Nursing, Council on Functional Genomics and Translational Biology, and American College of Cardiology. Eligibility and Disqualification Recommendations for Competitive Athletes with Cardiovascular Abnormalities: Task Force 3: Hypertrophic Cardiomyopathy, Arrhythmogenic Right Ventricular Cardiomyopathy and Other Cardiomyopathies, and Myocarditis: A Scientific Statement from the American Heart Association and American College of Cardiology. Circulation. 2015;132(22):e273-80.
71. Frescura C, Basso C, Thiene G, Corrado D, Pennelli T, Angelini A, Daliento L. Anomalous origin of coronary arteries and risk of sudden death: a study based on an autopsy population of congenital heart disease. Hum Pathol. 1998;29(7):689-95.

38

Variantes genéticas e exercício físico

Rodrigo Gonçalves Dias
Cléber Rene Alves
Marcelo Vailati Negrão
Alexandre da Costa Pereira
Guilherme Giannini Artioli
Larissa Ferreira dos Santos

INTRODUÇÃO

Evidências acumuladas mostram que o fenótipo é resultado da interação de fatores genéticos e ambientais. Por muitos anos, estudos sobre a contribuição da genética para determinadas características fenotípicas limitaram-se às análises do coeficiente de herdabilidade por meio de estudos com irmãos gêmeos e estudos de agregação familiar, verificando assim se a ocorrência de determinado traço era mais frequente entre familiares do que na população. Mais recentemente, avanços na tecnologia de sequenciamento de DNA permitiram a identificação de quais variantes na sequência de genes específicos poderiam contribuir para diferenças fenotípicas.

Na edição de outubro de 2004 do periódico *Nature*, o International Human Genome Sequencing Consortium anunciou a finalização do sequenciamento do genoma humano.[1] O DNA humano contém aproximadamente 3 bilhões de bases nucleotídicas (A: adenina, G: guanina, C: citosina, T: timina) constituintes dos 23 pares de cromossomos, divididos em 20 a 25 mil sequências codificadoras, os genes. A sequência de nucleotídeos de cada gene determina a sequência de aminoácidos de uma proteína específica. O genoma completo encontra-se no núcleo de cada uma das aproximadamente 3 trilhões de células que constituem o organismo humano, no entanto, o padrão de expressão gênica é diferente entre células de diferentes sistemas fisiológicos.

Considerando-se que a fisiologia humana obedece a um padrão de funcionamento, poder-se-ia especular que os genes determinantes das funções fisiológicas do organismo teriam sequências codificadoras absolutamente idênticas quando os genomas de pelo menos dois indivíduos fossem comparados. No entanto, análises de sequências de bases entre diferentes indivíduos revelam que uma em cada 1.000 bases diferem entre pessoas diferentes. A esses pontos em que pode haver trocas de bases entre indivíduos dá-se o nome de mutação ou polimorfismo. Algumas dessas mutações no código de genes específicos têm se mostrado capazes de alterar o padrão normal de expressão gênica e até mesmo a atividade biológica das proteínas codificadas por esses genes. Embora a fisiologia humana seja, em linhas gerais, muito similar entre os indivíduos, esse fator pode explicar, pelo menos em parte, por que alguns portadores de sequências genômicas mutantes apresentam padrões de respostas fisiológicas diferentes. Por exemplo, alguns indivíduos são mais suscetíveis ao desenvolvimento de doenças cardiovasculares, ao passo que outros respondem melhor ou pior a intervenções como dieta e exercício físico. Diferenças nas sequências dos pares de bases podem também explicar porque alguns indivíduos têm maior propensão ao sucesso competitivo em certas modalidades esportivas.

Na última década, observou-se grande esforço de pesquisadores no sentido de identificar genes e variações que seriam capazes de contribuir para fenótipos importantes na área de ciências do esporte e do exercício. Embora se estime a existência de 10 milhões de alterações na sequência de bases do DNA humano, apenas uma parcela está localizada em regiões reguladoras e codificadoras dos genes, podendo alterar a expressão gênica e a funcionalidade da proteína codificada. A análise individualizada dessas mutações parece ser uma estratégia interessante, uma vez que, mesmo localizadas em regiões reguladoras e codificadoras dos genes, elas podem não ser a causa direta de determinada característica fisiológica.

Mais de 200 variantes genéticas já foram identificadas e mostraram associações com os fenótipos de aptidão física relacionada à saúde ou ao desempenho físico.[2] Os fenótipos relacionados à saúde para os quais as variantes genéticas mostraram associação incluem frequência cardíaca de exercício, pressão arterial, morfologia cardíaca, composição corporal, insulina, metabolismo da glicose, lipídios e lipoproteínas sanguíneas e fatores hemostáticos. Os fenótipos de *performance* física humana para os quais as variantes genéticas mostraram associação incluem capacidade cardiorrespiratória, metabólica, resposta neurovascular, resistência, força e potência muscular e intolerância ao exercício físico. Por exemplo, mulheres obesas com o polimorfismo Gln27Glu do gene do receptor beta-2-adrenérgico (ADRB2, cromossomo 5q31q32) apresentam menor lipólise e menor taxa de oxidação de ácidos graxos durante o exercício,[3] o que influencia a composição corporal. Mais recentemente, Ferreira-Santos et al.[4] demonstraram que para este mesmo polimorfismo Gln27Glu do gene do ADRB2, pacientes com síndrome coronariana aguda e portadores de homozigose para o alelo Gln (Gln27Gln) tinham maior resposta de atividade nervosa simpática muscular durante uma manobra fisiológica (exercício isométrico, *handgrip*) um mês após o evento isquêmico. Dois meses de treinamento físico reverteram essa resposta no grupo Gln27Gln igualando-a à do grupo dos portadores do alelo Glu. Outro importante exemplo de como variantes genéticas influenciam desfechos de interesse às ciências do esporte é do polimorfismo R577X do gene ACTN3, que codifica para uma proteína sarcomérica denominada alfa-actinina 3. Atletas de elite carreadores do alelo X e do genótipo XX apresentam melhor *performance* em modalidades que exigem resistência e não em modalidades que exigem força/potência muscular.[5]

Uma vez que a maioria dos fenótipos de interesse às ciências do esporte e exercício é influenciada por múltiplos genes (isto é, são tratos poligênicos), a relevância dos resultados dos estudos de associação entre um fenótipo e uma única variante genética é frequentemente questionada. Nesse caso, uma única variante em um único gene exerce, normalmente, influência baixa na modulação do fenótipo em questão. Portanto, tem crescido a importância das análises de múltiplos genes e modelos que se utilizam de um escore de genotipagem de múltiplas variantes para identificar perfis genéticos mais ou menos favoráveis para desempenho de força/potência ou *endurance*/resistência.[6] O estudo de haplótipos – análise da combinação de polimorfismos em alelos ligados em um único cromossomo e que tendem a ser herdados em conjunto – vem sendo adotado para minimizar tal deficiência. O *Haplotype Genetic Map* (HapMap), desenvolvido posteriormente ao sequenciamento do genoma humano, é uma ferramenta de catalogação dos haplótipos já identificados, o que pode gerar informações importantes sobre a extensão da variabilidade genética humana.

Os fenótipos da aptidão física relacionada à saúde e ao desempenho são essencialmente multifatoriais, isto é, determinados por fatores ambientais (estímulo do treinamento físico, nutrição, recursos ergogênicos e psicológicos etc.) e genéticos. Logo, a contribuição de fatores genéticos para esses fenótipos não pode ser determinística. Em outras palavras, a genética não é capaz, sozinha, de explicar o sucesso no esporte ou a (in)aptidão física. Ainda assim, a responsividade ao treinamento parece ser fortemente influenciada por fatores genéticos, o que sem dúvidas pode aumentar a predisposição de alguns indivíduos ao sucesso esportivo ou a apresentarem melhores respostas a programas desenhados a melhorar a aptidão física relacionada à saúde.

Neste capítulo, será discutido o papel da genética em fenótipos de interesse às ciências do esporte e exercício, sejam eles relacionados à saúde, à aptidão física ou ao desempenho esportivo. Será enfatizada a identificação das variantes (mutações e polimorfismos) que expliquem diferenças interindividuais nesses fenótipos, o que permite associá-las a mecanismos fisiológicos que "fazem a ponte" entre genótipo e fenótipo. Em se tratando de genes envolvidos na modulação de características fisiológicas influenciadas pelo exercício físico, vale observar que as variantes escolhidas e apresentadas neste capítulo normalmente influenciam a regulação do sistema musculoesquelético ou cardiopulmonar. Portanto, determinadas variantes genéticas podem favorecer a resistência, enquanto outras a força/potência muscular. Além disso, serão explicitados neste capítulo questões sobre perfil poligênico, *doping* genético e terapia gênica e testes genéticos

VARIANTES GENÉTICAS

Variantes dos genes coativador transcricional PGC e receptor ativado por proliferador de peroxissomo

Receptores ativados por proliferador de peroxissomo (PPAR) são receptores nucleares envolvidos no controle da plasticidade da musculatura esquelética. A atividade transcricional dos PPAR pode ser potencializada pelos coativadores transcricionais PGC-1-alfa (PPARGC1A, cromossomo 4p15.1) e -1-beta (PPARGC1B, cromossomo 5q33.1). Foram descritas três isoformas do PPAR, alfa (PPAR-alfa, cromossomo 22q12-13.1), beta/delta (PPAR-beta/delta, cromossomo 6p21.2-21.1) e gama (PPAR-gama, cromossomo 3p25), expressas por genes distintos. Sabe-se, também, que apresentam padrões específicos de expressão em diferentes tecidos.[7] Quando ativados, os PPAR se heterodimerizam com o receptor de ácido retinoide (RXR) e se ligam a sequências responsivas do DNA, conhecidas como elementos de resposta de proliferador de peroxissomo (PPRE). Essas sequências são encontradas na região promotora de inúmeros genes codificadores de proteínas e enzimas envolvidas em múltiplas vias de sinalização celular.

A isoforma PPAR-beta/delta é constitutivamente expressa na musculatura esquelética e, em maior grau, nas fibras de contração lenta e predominantemente oxidativas.[8] Seu padrão de expressão pode ser alterado por estímulos fisiológicos e parece aumentar em resposta ao treinamento físico.[9-11] Alguns estudos mostram que as vias de sinalização PGC-1-alfa e -1-beta e PPAR-beta/delta estão envolvidas na modulação da tipagem de fibras musculares, estimulando a biogênese mitocondrial,[12] a expressão de genes envolvidos na síntese de enzimas moduladoras da captação e da oxidação de ácidos graxos, e na expressão de genes envolvidos na síntese das isoformas proteicas sarcoméricas, específicas das fibras de contração lenta.[8,13,14] Variantes no código destes genes, com potencial para alterar a expressão gênica ou a atividade biológica das respectivas proteínas, podem influenciar tanto o fenótipo de desempenho físico relacionado à saúde quanto o fenótipo de *performance* atlética humana (Tabela 38.1).

Estudo mecanístico recente de Koh et al.[15] mostrou que o PPAR-beta aumenta os níveis de PGC-1-alfa e lhe dá proteção contra degradação. O PPAR-beta aumenta a expressão do fator respiratório (NRF-1), o que provoca elevação nas proteínas da cadeia respiratória mitocondrial e MEF2A, para os quais NRF-1 é um fator de transcrição. Ficou evidenciado também que há aumento na fosforilação de AMP quinase mediada por uma elevação induzida por NRF-1 na CAM cinase quinase-p (CaMKK--beta). Finalmente, o *knockdown* de PPAR-beta, ou seja, a ausência desse gene, resulta em extensa diminuição nos níveis de PGC-1-alfa e as proteínas mitocondriais, além de importante atenuação do aumento da biogênese mitocondrial induzida pelo exercício. Assim, os autores concluíram que o PPAR-beta desempenha um papel essencial na manutenção e no aumento adaptativo das enzimas mitocondriais no músculo esquelético em resposta ao exercício.

TABELA 38.1 Características fisiológicas moduladas por genes em que variantes genéticas específicas influenciam os fenótipos relacionados à saúde e os fenótipos de *performance* física humana

Gene	Fenótipos modulados	Propriedades bioquímicas da proteína expressa	Respostas fisiológicas influenciadas por variantes genéticas	Referências bibliográficas
PPAR-beta/delta; PGC-1-alfa; PGC -1-beta	Músculo esquelético, metabolismo da glicose e lipídico, capacidade cardiopulmonar, resistência muscular	Aumenta a expressão de genes codificadores das isoformas proteicas de fibras musculares do tipo I, estimula a biogênese mitocondrial e aumenta a expressão de genes envolvidos na captação e na oxidação de ácidos graxos	Modulação da sensibilidade à insulina, do limiar anaeróbio, do $VO_{2\,máx}$ e da atividade enzimática mitocondrial em indivíduos pré-diabéticos em resposta à dieta mais exercício físico Modulação da carga máxima em resposta ao treinamento físico e níveis de Apo-A1 e HDL-c Modulação dos tipos de fibras musculares Modulação das capacidades aeróbia e anaeróbia	8, 12, 13, 14, 16, 18, 20

(continua)

TABELA 38.1 Características fisiológicas moduladas por genes em que variantes genéticas específicas influenciam os fenótipos relacionados à saúde e os fenótipos de *performance* física humana *(continuação)*

Gene	Fenótipos modulados	Propriedades bioquímicas da proteína expressa	Respostas fisiológicas influenciadas por variantes genéticas	Referências bibliográficas
eNOS	Função vascular	Sintetiza NO	Modulação da biodisponibilidade do NO em resposta ao exercício físico Modulação da função endotelial de pacientes com DAC e em indivíduos saudáveis em resposta ao treinamento físico Modulação da atividade transcricional do gene	25, 33, 39, 40
ACTN3	Músculo esquelético	Auxilia no ancoramento dos filamentos de actina na linha Z sarcomérica de fibras musculares do tipo II	Modulação da força/ potência ou resistência muscular (sugerida com base na frequência dos alelos e genótipos entre atletas de diferentes modalidades e entre atletas e população geral)	5, 45
AMPD1	Metabolismo energético do músculo esquelético	Auxilia na manutenção do bom estado energético da célula muscular em atividade contrátil, catalisando a reação AMP → IMP + NH^3	Modulação da atividade enzimática Modulação da percepção de esforço Modulação das respostas de ventilação pulmonar máxima, $VO_{2\ máx}$ e $VCO_{2\ máx}$ em resposta ao treinamento físico Modulação do fluxo sanguíneo muscular	48, 51, 53

(continua)

TABELA 38.1 Características fisiológicas moduladas por genes em que variantes genéticas específicas influenciam os fenótipos relacionados à saúde e os fenótipos de *performance* física humana *(continuação)*

Gene	Fenótipos modulados	Propriedades bioquímicas da proteína expressa	Respostas fisiológicas influenciadas por variantes genéticas	Referências bibliográficas
CK-M	Metabolismo energético do músculo esquelético	Auxilia na manutenção do bom estado energético da célula muscular em atividade contrátil, catalisando a reação PCr + ADP → Cr + ATP	Modulação do $VO_{2\ máx}$ em resposta ao treinamento físico	51

PPAR-beta/delta: receptores ativados por proliferador de peroxissomo beta/delta; PGC-1-alfa: coativadores transcricionais PGC-1-alfa; PGC-1-beta: coativadores transcricionais PGC-1-beta; eNOS: óxido nítrico sintase endotelial; ACTN3: alfa-actinina 3; AMPD1: adenosina monofosfato deaminase 1; CK-M: creatina quinase M; NO: óxido nítrico; AMP: adenosina monofosfato; IMP: inisina monofosfato; NH_3: amônia; PCr: creatina fosfato; ADP: adenosina difosfato; Cr: creatina; ATP: adenosina trifosfato; $VO_{2\ máx}$: consumo máximo de oxigênio; Apo-A1: apolipoproteína A1; HDL-c: colesterol de alta densidade; $VCO_{2\ máx}$: produção máxima de dióxido de carbono.

Quatro polimorfismos no gene PPAR-delta e um polimorfismo no gene PPARGC1A (PGC-1-alfa) foram analisados em indivíduos pré-diabéticos submetidos a nove meses de intervenção com dieta mais exercício físico moderado.[16] Indivíduos portadores de pelo menos um alelo C para o polimorfismo C/T do gene PPAR-delta apresentaram menor queda nos níveis de insulina de jejum e aumento atenuado na sensibilidade à insulina, quando comparados aos indivíduos com genótipo T/T do gene PPAR-delta. Para o polimorfismo A/G do mesmo gene, indivíduos portadores de pelo menos um alelo G apresentaram menor incremento na sensibilidade à insulina e no limiar anaeróbio e, até mesmo, queda no $VO_{2\ máx}$ (cicloergômetro) em resposta à intervenção com dieta mais exercício, quando comparados aos indivíduos portadores do genótipo A/A. Os indivíduos portadores de pelo menos um alelo Ser482 para polimorfismo Gly482Ser do gene PGC-1-alfa apresentaram melhora discreta no limiar anaeróbio, quando comparados aos portadores do genótipo Gly/Gly.

Dos quatro polimorfismos para o gene PPAR-delta, os haplótipos TTAT (frequência: 0,72) e CTGC (frequência: 0,14) apresentaram associação com aumento mais discreto no limiar anaeróbio e na sensibilidade à insulina em resposta à intervenção com dieta e exercício físico. Os autores verificaram também que os polimorfismos A/G do gene PPAR-delta e Gly482Ser do gene PGC-1-alfa têm efeito aditivo sobre o limiar anaeróbio e a sensibilidade à insulina. Indivíduos portadores de pelo menos um alelo de risco para cada polimorfismo (G e Ser) apresentam aumento mais discreto no limiar anaeróbio (11%) e na sensibilidade à insulina (4%) do que portadores de ambos os genótipos A/A e Gly/Gly (aumento de 120% no limiar anaeróbio e de 40% na sensibilidade à insulina, respectivamente).

Corroborando os resultados do estudo de associação, a análise funcional das variantes genéticas, avaliada pela atividade de enzimas desidrogenases mitocondriais em cultura de miotúbulos, mostrou que os portadores de pelo menos um alelo G para o polimorfismo A/G do gene PPAR-delta têm menor atividade enzimática mitocondrial que indivíduos portadores do genótipo A/A. Esse estudo evidenciou que parte da variação na efetividade do treinamento físico em melhorar a capacidade física e a sensibilidade à insulina é modulada pelas variantes A/G do gene PPAR-delta e Gly482Ser do gene PGC-1-alfa. Além disso, a caracterização de tais variantes pode auxiliar na definição do risco genético de cada indivíduo, uma informação útil para a implementação de estratégias alternativas, como modificações na dieta ou intervenções farmacológicas.

Outro estudo[17] mostrou que variações na adaptação cardiopulmonar e no perfil lipídico em resposta ao treinamento físico estão também associadas a variantes no código do gene PPAR-delta de indivíduos saudáveis. Indivíduos negros com genótipo C/C (exon 4) apresentam aumento mais discreto no $VO_{2\,máx}$ e na carga máxima atingida durante exercício após treinamento físico do que indivíduos negros com genótipos C/T e T/T. Para a população branca, indivíduos com genótipo C/C (exon 4) e G/G (exon 7) apresentam tendência a aumento mais discreto na carga máxima em resposta ao treinamento físico. Além disso, o treinamento físico provocou aumento três vezes maior nos níveis de HDL-c nos portadores do genótipo C/C (exon 4) do que nos portadores do genótipo T/T e 2,3 vezes maior nos portadores do genótipo G/G (exon 7) do que nos portadores do genótipo A/A (indivíduos brancos). Para os indivíduos negros com genótipo C/C (exon 4), houve tendência a maior aumento nos níveis de Apo-A1. A análise haplotípica reforçou os resultados alcançados quando cada polimorfismo foi analisado individualmente. Indivíduos brancos com haplótipo CG/CG apresentam aumento mais acentuado no HDL-c, enquanto TA/TA e TA/TG apresentam aumento menos acentuado em resposta ao treinamento físico. Por outro lado, indivíduos negros com haplótipo CG/CG apresentam aumento menos acentuado na carga máxima atingida no teste de capacidade física, enquanto aqueles com haplótipo TG/TG apresentam maior aumento em resposta ao treinamento físico.

Akhmetov et al.[18] demonstraram que a variante A/G do exon 7 do gene PPAR-delta e a variante I/D do gene da enzima conversora de angiotensina (ECA, cromossomo 17q23.3;) estão associadas a diferenças na composição das fibras do músculo vasto lateral. A análise por biópsia mostrou maior frequência do alelo G do gene PPAR-delta (93,9 *vs.* 60%) e do alelo D do gene da ECA (68,8 *vs.* 34,4%) nos indivíduos com maior proporção de fibras de contração lenta (56 a 70%) do que naqueles com menor proporção (25 a 43%). Variantes no gene PPAR vêm sendo associadas a inúmeros fenótipos em atletas.[19-21] Para a variante G/C do intron 7 do gene PPAR-alfa, o alelo C tem sido associado à capacidade anaeróbia, enquanto o genótipo G/G, à capacidade aeróbia. Além disso, a média percentual das fibras do tipo I no genótipo G/G, G/C e C/C é de 55,5 ± 2, 44,7 ± 2,6 e 38,5 ± 2,3%, respectivamente, e a média percentual das fibras do tipo II no genótipo G/G, G/C e C/C é de 48,4 ± 2,2, 58,1 ± 3,3 e 61 ± 2,1%, respectivamente. Esses resultados parecem sustentar os achados de estudos anteriores,[22] que sugerem reduzida expressão ou atividade do PPAR-alfa na presença do alelo C.

Um trabalho publicado em 2014 corrobora os achados prévios da literatura. Setenta e sete jogadores profissionais de hóquei no gelo realizaram o teste anaeróbio de Wingate (WT30) com duração de 30 segundos em cicloergômetro. A frequência dos genótipos do gene PPAR-alfa G/G, G/C e C/C foi de 50,6, 40,3 e 9,1%, respectivamente. Os jogadores portadores do alelo C apresentaram maior potência medida pelo WT30 em comparação com os portadores do genótipo em homozigose G/G, demonstrando que o alelo C tem uma vantagem em relação ao metabolismo anaeróbio.[23]

Outro polimorfismo interessante, PPARGC1B, parece estar envolvido com a capacidade aeróbia. Em uma população de 1.535 atletas e 1.113 controles saudáveis a capacidade aeróbia foi determinada pelo teste incremental até a exaustão pelo remoergômetro e feita a genotipagem para o polimorfismo Ala203Pro do gene PPARGC1B. A frequência do alelo Pro foi significativamente maior nos atletas de resistência (n = 582, 7,2%, p = 0,007), nos atletas de atividades acíclicas (n = 488; 8,1%, p = 0,0005) e nos atletas de potência (n = 372, 7,1%, p = 0,026), quando comparados aos controles (4,9%).[24]

Esses estudos sugerem que as variantes genéticas podem explicar, pelo menos em parte, as variações interindividuais nas adaptações cardiopulmonares, musculares e de perfil lipídico induzidas pelo treinamento físico. A Tabela 38.1 apresenta uma síntese dos fenótipos modulados pelos genes coativador transcricional, PGC, e o receptor ativado por proliferador de peroxissomo, PPAR, e a influência de variantes genéticas nas respostas fisiológicas induzidas pelo exercício agudo e o treinamento físico.

Variantes do gene da óxido nítrico sintase endotelial

Na transição do estado de repouso para o exercício físico, parte do aumento na demanda energética periférica se deve a ajustes cardiovasculares, a vasodilatação muscular associada ao aumento do débito cardíaco garante o aporte sanguíneo para a região exercitada. O fluxo sanguíneo muscular é regulado por uma complexa interação de forças vasoconstritoras e vasodilatadoras,[25-28] a Figura 38.1 esquematiza o efeito da atividade nervosa simpática (vasoconstritor) e o efeito NO (vasodilatador) sobre a reatividade vascular. Nos sistemas fisiológicos, o NO é sintetizado pela enzima óxido nítrico sintase que, além do potencial vasodilatador, participa de múltiplas vias de sinalização, exercendo ação antioxidante, anti-inflamatória, anticoagulante e profibrinolítica, assim como inibindo a adesão e a migração de leucócitos, a proliferação e a migração das células musculares lisas e a agregação e a adesão plaquetária.[29]

A síntese do NO tem como precursor o aminoácido L-arginina, a reação é mediada por uma família de três sintases de óxido nítrico (NOS) codificadas por genes distintos[30] e que compartilham 50 a 60% de homologia na sequência de aminoácidos:[31] óxido nítrico sintase endotelial (eNOS ou NOS 3, 7q35-36), óxido nítrico sintase neuronal (nNOS ou NOS 1, 12q24.2) e isoforma induzida (iNOS ou NOS 2, 17q11. 2-q12).[32] A isoforma endotelial (eNOS) é expressa nos vasos sanguíneos e desempenha importante função na vasodilatação endotélio-dependente. Dentre os fatores que

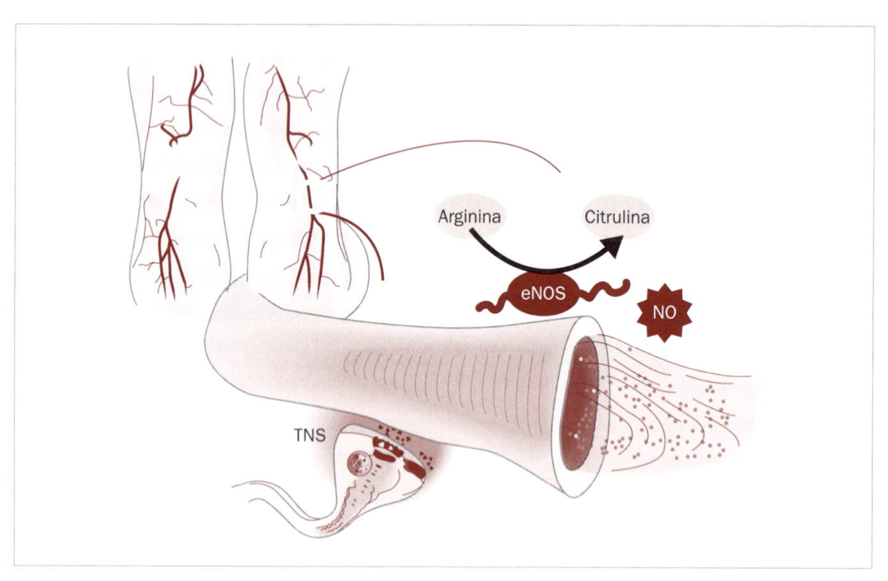

FIGURA 38.1 Regulação do fluxo sanguíneo muscular. A ação do nervo simpático sobre o vaso regula a diminuição de fluxo sanguíneo para a musculatura esquelética, por promover vasoconstrição. O óxido nítrico sintetizado nas células endoteliais, por ação parácrina nas células do músculo liso vascular, regula o aumento de fluxo sanguíneo para a musculatura esquelética, por promover vasodilatação. Durante manobras fisiológicas, como o exercício físico, tanto a atividade nervosa simpática quanto a síntese do óxido nítrico aumentam. No entanto, há predomínio da ação vasodilatadora dependente de óxido nítrico. TNS: terminação nervosa simpática; eNOS: óxido nítrico sintase endotelial; NO: óxido nítrico.

afetam a biodisponibilidade do NO está a presença de variantes na sequência de nucleotídeos do gene da eNOS. Estudos recentes sugerem que variantes nesse gene influenciam tanto a expressão quanto a atividade da enzima codificada por ele. Foram identificadas duas variantes (polimorfismos) no gene da eNOS que mostram associação com fenótipos cardiovasculares: variante T-786C (região promotora do gene) e variante G894T (exon 7). A variante G894T do gene da eNOS, caracterizada pela substituição G→T na posição 894 do gene, resulta em uma sequência polipeptídica com a substituição do aminoácido glutamato (Glu) por aspartato (Asp) na posição 298 da enzima. Embora não se conheça o mecanismo exato pelo qual essa substituição pode alterar a funcionalidade da enzima, essa variante também vem sendo associada a inúmeros fenótipos cardiovasculares e de menor resposta adaptativa ao treinamento físico.[25,33,34]

Dias et al.[25] testaram a hipótese de que o alelo T estaria associado à menor vasodilatação muscular em resposta ao exercício. De fato, os portadores do genótipo T/T, com frequência de 8,7% na população estudada, apresentaram vasodilatação muscular atenuada quando comparados aos portadores dos dois outros genótipos, G/T e G/G, frequências de 40,1 e 51,2%, respectivamente (Figura 38.2A). As análises subsequentes em que se bloqueou a ação da enzima eNOS com L-NMMA comprovaram que a menor resposta vasodilatadora nos portadores do genótipo T/T é, de fato, decorrente da função enzimática diminuída (Figura 38.2B), muito provavelmente porque a biodisponibilidade do NO durante o exercício ocorre de forma atenuada na presença do genótipo T/T. Esses resultados reforçam a constatação de que indivíduos saudáveis com genótipo T/T já apresentam alteração na função vascular. É possível que essa vasodilatação muscular alterada em resposta ao exercício aumente a suscetibilidade para uma futura disfunção vascular, justificando as associações encontradas entre a variante G894T do gene da eNOS com fenótipos de pacientes com doença cardiovascular.

Estudos demonstraram que o treinamento físico melhora a função endotelial.[35,36] Erbs et al.[33] investigaram, em pacientes com doença arterial coronariana que apresentavam disfunção endotelial, se a presença da variante G894T do gene da eNOS influenciava a melhora da função endotelial em resposta ao treinamento físico predominantemente aeróbio. Eles verificaram que após o treinamento físico a função endotelial melhorou nos pacientes com pelo menos um alelo T (genótipos G/T e T/T), sendo os menos beneficiados os que apresentavam a forma homozigótica (T/T).

A variante T-786C da região promotora do gene da eNOS tem sido associada a alterações cardiovasculares como hipertensão arterial, espasmo coronariano e menor resposta adaptativa ao treinamento físico,[33,37,38] o que parece ser decorrente da síntese reduzida do NO. Wang et al.[39] e Nakayama et al.[37] verificaram que essa variante

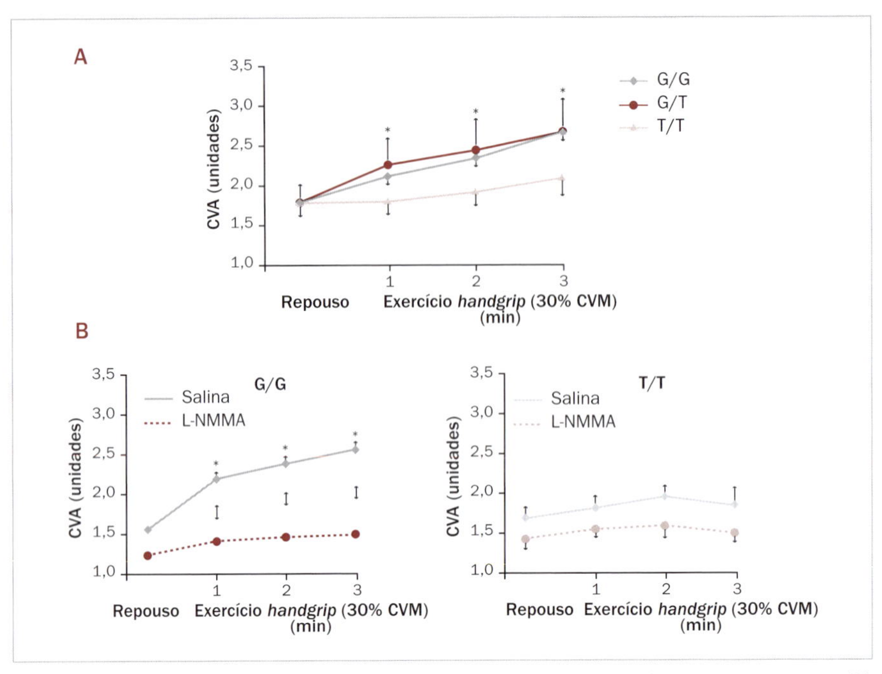

FIGURA 38.2 Reatividade vascular induzida por exercício isométrico de *handgrip*. (A) fluxo sanguíneo de repouso e durante o exercício de indivíduos portadores do genótipo G/G, G/T e T/T do gene da eNOS. Observar que o fluxo sanguíneo de repouso é semelhante entre os genótipos G/G, G/T e T/T do gene da eNOS, mas significativamente atenuado no genótipo T/T. O fato de o genótipo G/T apresentar resposta vasodilatadora semelhante à do genótipo G/G sugere que a presença de apenas um alelo G seja suficiente para compensar a possível deficiência da enzima eNOS transcrita na presença do alelo T; (B) fluxo sanguíneo em repouso e durante o exercício, com infusão intra-arterial de salina (controle) e L-NMMA. Observar que a vasodilatação muscular no genótipo G/G é significativamente atenuada com L-NMMA, enquanto no genótipo T/T ela não foi alterada. *: comparado ao repouso; †: T/T vs. G/G e G/T; ‡: L-NMMA *vs.* salina; CVA: condutância vascular no antebraço; CVM: contração voluntária máxima; L-NMMA: NG-monometil-L-arginina.

Fonte: Adaptada de Dias et al., 2009.[25]

diminui a atividade transcricional do gene. Além disso, no estudo citado anteriormente, Erbs et al.[33] estudaram se a variante T-786C do gene da eNOS influenciava a melhora da função endotelial em resposta ao treinamento físico. Após quatro semanas de treinamento a função endotelial dos genótipos T/T e T/C melhorou, no entanto, essa melhora foi menos expressiva nos portadores do genótipo T/C do que nos pacientes com genótipo T/T. Em outro estudo,[40] o treinamento físico melhorou a resposta vasodilatadora muscular de indivíduos saudáveis portadores do genótipo

T/T, mas não de indivíduos saudáveis portadores do genótipo C/C do gene da eNOS. Na realidade, o treinamento físico fez com que a resposta dos indivíduos do genótipo T/T se igualasse à resposta dos indivíduos C/C, já que anteriormente ao treinamento físico os indivíduos C/C apresentavam uma resposta vasodilatadora maior do que os indivíduos T/T.[40]

Alguns polimorfismos da eNOS podem influenciar também a resposta vascular frente a um estímulo na parede do vaso. Silva et al.[41] investigaram a reatividade vascular através da mudança percentual na condutância vascular do antebraço após 5 minutos de oclusão circulatória (isquemia circulatória) antes e após 10, 60 e 120 minutos de exercício máximo (teste cardiopulmonar) em indivíduos saudáveis. As análises dos genótipos mostraram que para os polimorfismos G894T e T-786C do gene da eNOS, aqueles portadores do alelo T (G/T e T/T) e portadores do alelo C (T/C e C/C), respectivamente, tinham menor reatividade vascular quando comparados com os portadores do alelo G/G e T/T, respectivamente. Ainda, a análise de haplótipos revelou que a presença do alelo polimórfico nos locus G894T e T-786C estava associada a uma reatividade vascular diminuída quando comparada com os outros haplótipos.[41]

Existe grande variação interindividual na adaptação parassimpática induzida pelo treinamento de exercícios aeróbicos que pode ser parcialmente atribuída a polimorfismos genéticos. Silva et al.[42] investigaram a associação entre três polimorfismos no gene da eNOS (–786T> C, 4b4a e 894G> T), analisados individualmente e como haplótipos, e a adaptação parassimpática induzida pelo treinamento físico. A modulação autonômica foi avaliada pela variabilidade da frequência cardíaca e sensibilidade barorreflexa espontânea. Os portadores do alelo C do polimorfismo T-786C tiveram redução significativa na sensibilidade barorreflexa após o treinamento físico, enquanto os indivíduos com o alelo T do gene G894T tenderam a ter diminuição na modulação parassimpática (genótipo GG = 8 ± 67% *vs.* G/T e T/T = –18 ± 59%, mediana ± intervalo de quartil, p = 0,06). Além disso, a modificação na modulação parassimpática foi diferente entre os haplótipos do alelo não polimórfico (–786T/4b/894G) e dos alelos polimórficos nas posições –786 e 894 (–786C/4b/894T) (–6 ± 56% *vs.* –41 ± 50%, mediana ± faixa de quartil, p = 0,04). Assim, portadores do alelo C do polimorfismo T-786C do gene da eNOS e o haplótipo dos alelos polimórficos nas posições –786 e 894 no gene da eNOS foram associados à modulação parassimpática diminuída após o treinamento físico.

A Tabela 38.1 apresenta uma síntese dos fenótipos modulados pelo gene da eNOS e a influência de variantes genéticas nas respostas fisiológicas induzidas por exercício e treinamento físico.

Variantes do gene da alfa-actinina-3

O sistema musculoesquelético é constituído por tipos distintos de fibras musculares com características estruturais e funcionais específicas. Essa especificidade morfofuncional é determinada pelo padrão de expressão gênica específico de cada tipo de fibra muscular. Dentre as proteínas constituintes do citoesqueleto muscular, a alfa-actinina-3 (ACTN3) é uma das predominantes da linha Z sarcomérica. Considerada um componente da família das proteínas ligantes da actina, a ACTN3 auxilia na estruturação de uma rede simétrica de ancoramento dos filamentos finos, estabilizando o aparato contrátil muscular.[43] Quatro genes para alfa-actinina foram descritos em seres humanos: ACTN1, cromossomo 14q22-q24; ACTN2, cromossomo 1q42-q43; ACTN3, cromossomo 11q13q14; e ACTN4, cromossomo 19q13. Embora as isoformas 2 e 3 sejam expressas na musculatura esquelética, a isoforma 3 é encontrada especificamente nas fibras musculares do tipo II (contração rápida e predominância do metabolismo glicolítico), responsáveis pela geração de força contrátil em curto período.[44] Portanto, variantes específicas no código genético da ACTN2 e da ACTN3 com potencial para alterar a expressão dos genes ou a função das proteínas codificadas por eles poderiam resultar em diferenças no padrão muscular contrátil.

Foi identificada no gene ACTN3 a troca do nucleotídeo C/T na posição 1.747 do exon 16, resultando na conversão do aminoácido arginina em um *stop codon* prematuro no resíduo 577 (R577X) e, consequentemente, na ausência da proteína. O dado interessante é que indivíduos homozigotos para o alelo 577X não expressam ACTN3. No entanto, sugere-se que a expressão da isoforma ACTN2, que apresenta 81% de homologia na sequência de aminoácidos, esteja aumentada na ausência da ACTN3, o que parece garantir fenótipo normal e função muscular preservada nos indivíduos com genótipo X/X.[43,44] Sugere-se, também, que indivíduos que expressam a forma funcional da alfa-actinina 3 (genótipos R/R e R/X) poderiam ter vantagens em modalidades esportivas que exigem alta potência muscular, quando comparados a indivíduos portadores do genótipo X/X. A análise da frequência dos alelos e dos genótipos de indivíduos participantes de diferentes modalidades esportivas poderia, pelo menos em parte, sustentar tal hipótese. Yang et al.,[5] ao estudarem 301 atletas e 436 controles não atletas para o polimorfismo R577X do gene ACTN3, encontraram baixa frequência do genótipo X/X em atletas velocistas/força quando comparados ao grupo-controle (6 *vs.* 18%). Dentre as atletas do sexo feminino, nenhuma apresentou o genótipo X/X. Em contraste, foi verificado aparente aumento na frequência do genótipo X/X entre atletas de resistência quando comparados ao grupo-controle (24 *vs.* 18%). Druzhevskaya et al.[45] testaram a hipótese de que o genótipo X/X do gene ACTN3 seria menos frequente em atletas russos, especializados em modalidades que exigem força/potência muscular. A genotipagem de 486 atletas e 1.197 indivíduos controles confirmou a menor frequência do alelo X (33,3 *vs.* 38,3%; $p = 0,004$) e do genótipo X/X (6,4 *vs.* 14,2%; $p < 0,0001$) nos atletas quando comparados ao grupo-controle. Essa frequência do genótipo X/X foi ainda menor quando o grupo de atletas foi subdividido em alta *performance*, elite, sub-elite e atletas comuns (3,4, 4,2, 7,3 e 6,7%, respectivamente).

Em estudo mais recente, Papadimitriou et al.[46] estudaram a associação das variantes R577X do gene da ACTN3 e I/D do gene da ACE com o tempo de corrida de atletas de elite. Para isso foram coletados o total de 555 melhores tempos pessoais de 100, 200 e 400 m de 346 velocistas de elite em uma grande coorte de origem caucasiana ou africana de 10 países diferentes. Velocistas foram genotipados para as variantes R577X do gene da ACTN3 e I/D do gene da ACE. Em média, os corredores caucasianos do sexo masculino com a presença do genótipo homozigoto R/R do gene da ACTN3 ou o genótipo D/D do gene ACE tiveram melhor tempo de corrida de 200 m quando comparados aos genótipos X/X do gene da ACTN3 (21,19 ± 0,53 seg *vs.* 21,86 ± 0,54 seg, $p = 0,016$) e I/I do gene da ACE (21,33 ± 0,56 *vs.* 21,93 ± 0,67 seg, $p = 0,004$). Os velocistas caucasianos com o genótipo D/D do gene da ACE tiveram o melhor tempo de corrida de 400 m quando comparados com o genótipo I/I do gene da ACE. Usando modelos estatísticos, esses autores verificaram que o alelo R do gene da ACTN3 e o alelo D do gene da ACE D representam 0,92 e 1,48% da variação do tempo de *sprint*, respectivamente. Assim, os autores concluíram que, apesar de o desempenho de *sprint* depender de muitas variantes de genes e do meio ambiente, a variação de porcentagem de tempo de corrida explicada por ACE e ACTN3 é marcante em atletas de elite.

Em resumo, os resultados dos estudos de associação parecem sustentar a hipótese de que a presença do alelo 577R pode influenciar a função de fibras musculares do tipo II, o que poderia resultar em melhor desempenho nas provas que exigem alta geração de força em curto intervalo.

A Tabela 38.1 apresenta uma síntese dos fenótipos modulados pelo gene ACTN3 e a influência de variantes genéticas nas respostas fisiológicas induzidas por exercício e treinamento físico.

Variantes do gene da adenosina monofosfato deaminase

Durante atividade muscular contrátil intensa, com consequente acúmulo de adenosina monofosfato (AMP), há ativação da enzima adenosina monofosfato deaminase (AMPD). A conversão de AMP em monofosfato de inosina e amônia (reação: $AMP \rightarrow IMP + NH_3$) desloca o equilíbrio da reação da adenilato quinase

(2 ADP → ATP + AMP), evitando indiretamente o acúmulo de ADP, um inibidor do processo muscular contrátil.[44]

A isoforma M (mioadenilato deaminase) da enzima AMPD, codificada pelo gene adenosina monofosfato deaminase 1 (AMPD1, cromossomo 1p13), é expressa principalmente em fibras musculares do tipo II.[47] Foi identificado no gene da AMPD1 a transição do nucleotídeo C→T na posição 34 do exon 2, essa variante genética altera a tríade CAA (glutamina) para TAA, um *stop códon* que resulta na interrupção prematura da síntese da proteína.[48] Variantes no código do gene da AMPD1 vêm sendo associadas a sintomas de fraqueza muscular, mialgia, câimbras musculares e dores e fadiga precoce em resposta ao exercício físico.[47,49,50] Se o alelo T é um potencial causador da associação encontrada com os fenótipos citados, seria razoável inferir que tal variante genética estaria modulando a expressão do gene ou, quem sabe, a atividade da enzima. De fato, Norman et al.[51] verificaram que indivíduos portadores de ambos os alelos mutantes (T/T) apresentam atividade da enzima AMPD1 inferior a 1% da encontrada nos indivíduos com genótipo C/C. No entanto, embora a atividade enzimática estivesse diminuída na presença do alelo T, os autores não verificaram déficit da potência anaeróbia em resposta ao teste de Wingate.[44,51]

Rico-Sanz et al.[48] analisaram a possível associação da variante C34T da AMPD1 com fenótipo cardiopulmonar em 503 indivíduos brancos e 276 negros submetidos a 20 semanas de treinamento físico de predominância aeróbia em cicloergômetro. Em razão da baixa frequência do alelo T entre os negros (0,5%), a análise da associação entre a variante genética e o fenótipo somente foi possível entre os indivíduos brancos (frequência do alelo T = 11%). Antes do treinamento, a percepção de esforço (escala de Borg) foi maior no genótipo T/T do que nos genótipos C/T e C/C. Após o período de treinamento físico, a melhora na ventilação pulmonar máxima, no $VO_{2\,máx}$ e no $VCO_{2\,máx}$ foi inferior no genótipo T/T. Esses resultados levaram os autores a sugerir que indivíduos portadores do genótipo T/T apresentam aptidão física reduzida e adaptação cardiopulmonar ao treinamento físico diminuída. Corroborando com estudos anteriores, Fedotovskaya et al.[52] analisaram o polimorfismo C34T do gene AMPD1 e observaram frequência muito menor do alelo T (C/T e T/T) em atletas envolvidos nos esportes de alta velocidade e força (n = 305) em comparação com indivíduos que não praticam esportes (n = 499), o que sugere que esse polimorfismo C34T do gene AMPD1 pode ser um marcador de desempenho em esportes de velocidade e força.

Se a atividade da enzima AMPD1 está diminuída na presença do alelo mutante (34T), isso poderia resultar em acúmulo de AMP na musculatura esquelética em resposta ao exercício. De fato, nessas condições, foi verificado aumento de 25 vezes no conteúdo de adenosina, um metabólito proveniente da desfosforilação do AMP pela enzima 5'nucleotidase,[48] com ação vasodilatadora potencializada. Esses resultados sugerem que, na presença de menor atividade enzimática da AMPD1, maior quantidade de AMP é degradada em adenosina. Baseados nesses resultados, Norman et al.[53] testaram a hipótese de que indivíduos com atividade enzimática diminuída teriam maior produção de adenosina e maior aumento do fluxo sanguíneo local em resposta ao teste de Wingate. Para isso foram selecionados 425 indivíduos saudáveis, sete com pelo menos um alelo mutante (M) e oito homozigotos para o alelo normal (N), esses autores verificaram que, subsequentemente a uma atividade física intensa, o grupo M apresentou maior fluxo sanguíneo na artéria femoral do que o grupo N. Além disso, a normalização do fluxo local após o exercício foi mais rápida no grupo M do que no grupo N.

A variante C34T no gene da AMPD1 comprovadamente diminui a atividade da enzima, podendo resultar em menor eficiência muscular contrátil. Por outro lado, os resultados de Norman et al.[53] sugerem que maior fluxo sanguíneo local, como consequência da ação vasodilatadora da adenosina, pode resultar em maior eficiência na remoção dos metabólitos gerados durante o exercício.

A Tabela 38.1 apresenta uma síntese dos fenótipos modulados pelo gene AMPD1 e a influência de variantes genéticas nas respostas fisiológicas induzidas por exercício e treinamento físico.

Variantes do gene da creatina quinase M

A creatina quinase (CK) é uma enzima constituída de duas sequências polipeptídicas codificadas por genes distintos. O gene da CK-M (isoforma muscular) está localizado no cromossomo 19q13.2-q13.3, e o gene da CK-B (isoforma cerebral), no cromossomo 14q32.2. A forma enzimática ativa se dá pela hibridização das diferentes isoformas em estruturas homodiméricas (CK-MM e CK-BB) e heterodiméricas (CK-MB). Além disso, uma terceira isoforma, conhecida como Scmit-CK e codificada por um gene distinto (cromossomo 5q13.3), é expressa nas mitocôndrias e desempenha importante função no transporte de fosfatos de alta energia entre a mitocôndria e o citosol. As isoformas CK-M e CK-B são diferentemente expressas nos tecidos corporais. A forma homodimérica CK-MM é encontrada em grande quantidade no músculo esquelético, enquanto a forma heterodimérica CK-MB, tanto no músculo esquelético como no músculo cardíaco, embora com predomínio neste último.[54]

Uma variante na região codificadora do gene da CK-M foi detectada por reação de polimerase em cadeia e digestão do DNA com a enzima endonuclease de restrição *N*col. O alelo com sítio suscetível à digestão com *N*col foi designado como alelo 985+185pb, enquanto o alelo não suscetível foi designado como 1170pb.[44,55,56]

Rivera et al.[57] testaram a hipótese de que a variante 1170/985+185pb do gene da CK-M estaria associada ao $VO_{2\,máx}$ e, além disso, influenciaria o ganho nesse parâmetro após 20 semanas de treinamento físico. Para resolver essa questão foram genotipados 240 familiares, sendo 160 pais e 80 filhos adultos. Entre os 160 pais, a frequência dos alelos 985+185pb e 1170pb foi de 0,3 e 0,7, respectivamente. A frequência dos genótipos 985+185/985+185, 985+185/1170 e 1170/1170 foi de 0,49, 0,77 e 0,07, respectivamente. Ao final do estudo, esses investigadores verificaram que os portadores do genótipo 1170/1170 apresentaram menor ganho de $VO_{2\,máx}$ provocado pelo treinamento físico do que os portadores dos outros dois genótipos (985+185/1170, 985+185/985+185). Esses dados entre outros deram base à suspeita de que essa variante genética contribui com aproximadamente 9% da variação encontrada no fenótipo $VO_{2\,máx}$ após um período de treinamento físico. Em outro estudo,[56] os mesmos autores mostraram não haver associação entre variantes no gene da CK-M e o fenótipo de resistência em atletas de elite. A determinação dos alelos em 124 atletas e 115 indivíduos sedentários mostrou não haver diferença na frequência dos genótipos 985+185/985+185, 985+185/1170 e 1170/1170 ($p > 0,05$). Nesse sentido, a variante 1170/985+185pb no gene da CK-M pode não ser a causa direta da melhora do $VO_{2\,máx}$ ao treinamento físico, sugerindo que essa variante estaria em desequilíbrio de ligação com uma variante causal em algum gene vizinho.

Nessa linha de investigação, foi testado outro polimorfismo do gene CKMM. Investigou-se a distribuição de alelos e genótipos do polimorfismo A/G do gene CKMM em atletas (n = 384) e controles (n = 1.116). Ficou evidenciado que a frequência do alelo A (G/A e A/A) foi significativamente maior em atletas de resistência (n = 176) do que em indivíduos controles. Por outro lado, o genótipo G/G foi mais prevalente em halterofilistas (n = 74) em comparação com os controles (31,1 *vs.* 13,4%; p = 0,0001). Além disso, o genótipo A/A do gene CKMM foi associado a altos valores de $VO_{2\,máx}$ em comparação com a presença do alelo G (A/A = 58,98 (3,44) mL/kg/minuto; G/A = 56,99 (4,36) mL/kg/minuto; G/G = 52,87 (4,32) mL/kg/minuto, p = 0,0097).[58]

PERFIL POLIGÊNICO

Ainda que fatores genéticos influenciem o sucesso no esporte, é certo que um único gene não é capaz de exercer influência forte o suficiente para determinar o desempenho esportivo. O desempenho esportivo é, na verdade, um trato poligênico, portanto influenciado por inúmeros genes, além de outros fatores não genéticos. Cada variação genética exerce alguma influência sobre alguma capacidade, habilidade ou característica fenotípica importante no desempenho esportivo.[6] Além do mais, a presença de um polimorfismo que confere vantagem não implica necessariamente em sucesso esportivo, já que existem relatos de atletas de sucesso que não apresentam os genótipos que favorecem atividades com as características do esporte em que são bem-sucedidos (p. ex., velocista com genótipo XX para o polimorfismo R577X do gene ACTN3).[59] Isso indica claramente que não se pode atribuir o potencial genético de um indivíduo a um único polimorfismo.

Conceitualmente falando, quanto mais alelos que favorecem determinado fenótipo importante ao desempenho esportivo um indivíduo apresentar, maior será as chances de ter uma boa resposta ao treinamento, altos níveis de aptidão física e, consequentemente, maiores as chances de se tornar um desportista bem-sucedido.[60] Portanto, os atletas que possuírem a maior combinação de alelos que favoreçam o desempenho podem ter um perfil genético mais favorável em comparação aos pares com número menor de alelos associados ao desempenho. Logo, tem crescido o interesse pela definição de perfis genéticos que contemplem múltiplos genes e que sejam favoráveis a fenótipos importantes para grupos de modalidades esportivas que compartilham características comuns.[61]

Pesquisas acerca de perfis poligênicos de atletas tiveram início em 2009, quando grupos de pesquisa compararam a distribuição da combinação de alguns polimorfismos entre atletas de *endurance*, atletas de força e potência e não atletas.[6,62-65] Nesses trabalhos, os pesquisadores propuseram o cálculo de escores de genotipagem, os quais estimam a predisposição genética segundo o número de alelos associados a fenótipos de *endurance* ou força/potência. Obviamente, nenhum desses escores de genotipagem mostrou-se capaz de prever ou predizer o sucesso no esporte. Isso é absolutamente condizente com o fato da genética, isoladamente, não determinar sucesso no esporte, já que esse é um trato multifatorial influenciado por inúmeros outros fatores, sejam eles internos ou externos aos atletas. Ainda que não tenham capacidade preditiva, os escores de genotipagem têm sido capazes de distinguir atletas de elite da população geral,[61] além de distinguir atletas de *endurance* dos de força/potência.

Considerando-se o tamanho do genoma humano, que contém mais de 20 mil genes, considerando-se o alto número de fenótipos que influenciam o sucesso no esporte (distribuição de tipos de fibra, atividades enzimáticas, características antropométricas, características psicológicas e de personalidade etc.), e considerando-se que todos esses fenótipos são influenciados por inúmeros genes, é de se esperar que a contribuição da genética ao sucesso no esporte seja extremamente complexa e dependa de uma quantidade muito grande de genes. No entanto, modelos poligênicos com boa capacidade de distinguir indivíduos com maior predisposição para atividades de força/potência ou *endurance* não podem incluir em seus cálculos uma quantidade muito grande de polimorfismos. Isso ocorre porque, como em qualquer trato poligênico, a contribuição de um único polimorfismo de forma isolada ao fenótipo é essencialmente pequena. Assim, entende-se que os modelos de escore de genotipagem devem ser parcimoniosos, no sentido de selecionar apenas um número limitado de genes, com foco especial naqueles que exercem maior influência sobre o fenótipo de interesse. De fato, os estudos que determinam perfis poligênicos e escores de genotipagem têm normalmente utilizado menos de 10 polimorfismos nos cálculos.

A necessidade de escores de genotipagem baseados em modelos parcimoniosos fica clara no trabalho de Williams e Folland,[66] que realizaram cálculos teóricos considerando 23 polimorfismos previamente associados a fenótipos importantes ao desempenho de *endurance*. Com base nesses polimorfismos, os autores determinaram o que seria um perfil genético "ideal" para atividades de *endurance* (i.e., presença dos 46 alelos favoráveis ao *endurance*). As frequências de genótipos desses polimorfismos na população foram utilizadas para que os autores estimassem a probabilidade de encontrar indivíduos com a combinação de um número crescente desses polimorfismos. Surpreendentemente, a adição serial de novos polimorfismos ao "perfil ideal" subiu de um indivíduo em cada cinco (em modelo que considerava apenas um gene) para 1 em cada 1.212 trilhões de indivíduos (em modelo que considerava a combinação dos alelos ideais de todos os 23 genes). De fato, as chances de se encontrar um indivíduo na população com a combinação de alelos ideais diminui de forma exponencial, conforme ilustra a Tabela 38.2. Ressalta-se que esse perfil "ideal" considera apenas 23 genes ou 46 alelos, o que é certamente uma subestimativa da contribuição da genética ao desempenho de *endurance*. Portanto, fica clara a necessidade de se construir modelos poligênicos que levem em conta um número reduzido de polimorfismos (limite superior de, aproximadamente, 10 polimorfismos), mas que selecione apenas aqueles que apresentam contribuição substantiva ao desempenho. Essa estimativa matemática também aponta as dificuldades de existir, de fato, atletas com perfis genéticos "ideais", o que certamente arrefece os ânimos daqueles que julgam ser possível predizer talentos esportivos com base unicamente em testes genéticos.

Ainda que perfis genéticos "ideais" tenham pouca ou nenhuma utilidade para predição de talentos esportivos, modelos de perfis poligênicos podem ser capazes de distinguir indivíduos com maior aptidão para esportes de *endurance* ou de força/potência, caracterizando-se assim como um importante instrumento para estudos do papel da genética na aptidão física e no esporte. Têm sido desenvolvidos com essa finalidade, diversos modelos denominados escore total de genotipagem (ou TGS, do inglês *total genotyping score*). Nesses modelos, escolhem-se os genes e polimorfismos que mais contribuam para o fenótipo de interesse (pode-se construir, p. ex., modelos para força muscular, para desempenho de *sprint* ou para *endurance*) e, para cada alelo que "favoreça" aquele fenótipo, atribui-se um ponto. Exemplificando, se o modelo é para *endurance*, o alelo X do polimorfismo R577X do gene ACTN3 soma um ponto ao escore. Logo, indivíduos homozigotos XX recebem 2 pontos, indivíduos heterozigotos RX recebem 1 ponto e indivíduos homozigotos RR recebem 0 pontos. O mesmo é feito para os demais genes que são incluídos no modelo, de modo que, ao final, um indivíduo recebe um escore que varia entre zero (correspondente ao perfil genético menos favorável àquele fenótipo) até o valor máximo daquele modelo (correspondente a duas vezes o número de polimorfismos incluídos no modelo – se o modelo considerar, p. ex., 7 polimorfismos, o perfil mais favorável teria escore de 14 pontos). Por fim, esses valores são convertidos em uma escala que varia de 0 a

TABELA 38.2 Frequência hipotética de um indivíduo em uma população apresentar perfil poligênico "ideal" para o desempenho de *endurance* em modelo que considera 23 polimorfismos, sendo que o número de genes associados ao desempenho é sucessivamente somado (de 1 a 23 possíveis genes).

Número de genes incluídos no modelo	% chance de um indivíduo ter perfil "perfeito" (todos os alelos que favoreçam o desempenho em homozigose)	Número hipotético de indivíduos que apresentam perfil "perfeito"
1	21	1 em cada 5
2	3,78	1 em cada 25
3	2,34	1 em cada 40
4	0,82	1 em cada 120
5	0,66	1 em cada 150
6	0,16	1 em cada 600
7	0,13	1 em cada 800
8	0,0064	1 em cada 16.000
9	0,00096	1 em cada 100.000
10	0,00047	1 em cada 200.000
11	0,00015	1 em cada 600.000
12	0,000029	1 em cada 3.000.000
13	0,0000012	1 em cada 85.000.000
14	0,00000091	1 em cada 110.000.000
15	0,000000018	1 em cada 5.500.000.000
16	0,000000017	1 em cada 6.000.000.000
17	0,0000000012	1 em cada 85.000.000.000
18	0,000000000083	1 em cada 1.200.000.000.000
19	0,0000000000058	1 em cada 17.000.000.000.000
20	0,000000000004	1 em cada 25.000.000.000.000
21	0,0000000000016	1 em cada 62.000.000.000.000
22	0,00000000000027	1 em cada 364.000.000.000.000
23	0,000000000000082	1 em cada 1.212.000.000.000.000

Adaptado de Williams e Folland, 2008.[66]

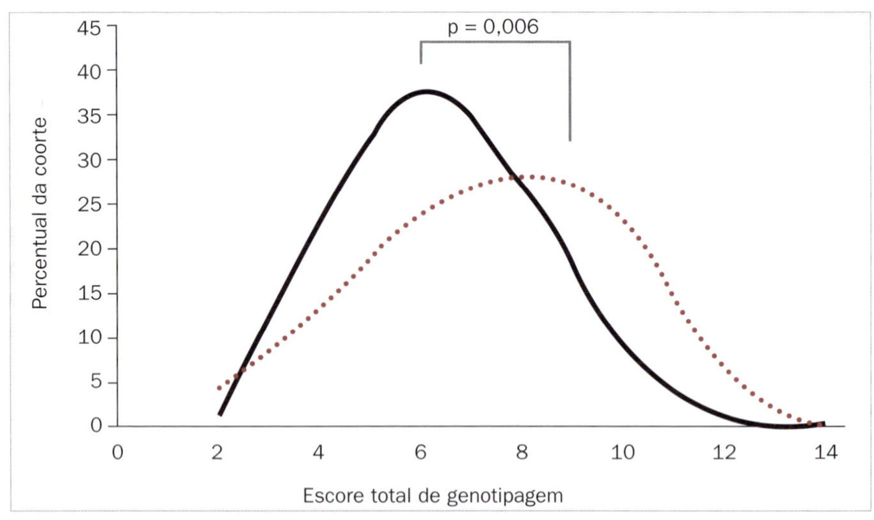

FIGURA 38.3 Distribuição, em percentual do total de indivíduos avaliados, de atletas de *endurance* de elite (linha tracejada vermelha) e controles não atletas (linha sólida preta) exibindo a combinação de diferentes polimorfismos, do total de 7 genes avaliados. Percebe-se que o percentual de atletas exibindo combinação de maior número de polimorfismos favoráveis ao desempenho de *endurance* é maior do que na coorte de controles.

Fonte: Adaptado de Ruiz et al., 2009.6

100, o que facilita a interpretação dos valores e cria uma unidade de medida única e comparável, mesmo entre modelos diferentes. Matematicamente, a notação do cálculo do TGS para qualquer modelo pode ser descrita da seguinte maneira:[67]

$$TGS = (100/n) \times (EI\ n1 + EI\ n2 + EI\ n3 + EI\ n4 + EI\ n5... + EI\ nx)$$

Em que:
EI = escore individual
n = número de polimorfismos multiplicado por 2

Alguns trabalhos aplicaram o conceito do perfil poligênico e calcularam o TGS em diferentes coortes de atletas. Ruiz et al.,[6] por exemplo, avaliaram a influência combinada de 7 polimorfismos previamente associados à aptidão aeróbia em seu modelo (polimorfismo Indel do gene ECA, polimorfismo R577X do gene ACTN3, polimorfismo Gln12Ter do gene AMPD1, polimorfismo NcoI RFLP 1170 bp/985 + 185 bp do gene CKMM, polimorfismo His63Asp do gene HFE, polimorfismo Lys153Arg do gene GDF-8, e polimorfismo Gly482Ser do gene PPARGC1A) em 46 atletas de *endurance* de elite e 123 controles não atletas. Conforme ilustra a Figura 38.3, o TGS é claramente capaz de diferenciar as duas coortes. No entanto, nota-se que nenhum indivíduo apresentou TGS "perfeito" (isto é, escore = 14), mesmo em modelo que considera apenas 7 polimorfismos, o que indica o quão raro seria encontrar algum indivíduo com perfil genético verdadeiramente "ideal". Esses dados também mostram que existem atletas altamente bem-sucedidos que apresentam baixo TGS, além de existir indivíduos com alto TGS no grupo de não atletas; logo, estudos com TGS mostram que o perfil genético não determina o sucesso competitivo, embora ela possa conferir vantagem aos que têm perfil poligênico mais favorável a um fenótipo específico. Outros trabalhos que desenvolveram modelos poligênicos para força/potência muscular encontraram resultados semelhantes aos descritos.[63]

No entanto, os TGS que utilizam o modelo aditivo, isto é, somam-se 0, 1 ou 2 pontos a cada gene, apresentam uma importante limitação: ao atribuir pesos iguais a cada polimorfismo, esses cálculos assumem que a contribuição de cada polimorfismo ao fenótipo de interesse é sempre a mesma. Uma vez que cada polimorfismo tem sua relação própria com algum fenótipo importante ao desempenho e aptidão física, é muito improvável que eles tenham contribuições iguais ao fenótipo. Outra limitação do modelo aditivo é assumir que a contribuição do genótipo heterozigoto equivale à metade da contribuição do genótipo homozigoto ao fenótipo, o que pode não ser verdadeiro. Portanto, uma forma de melhorar a capacidade discriminatória dos TGS seria atribuir um peso a cada polimorfismo, de modo que esses pesos reflitam o grau de contribuição de cada um deles ao fenótipo de interesse. Embora modelos de TGS que atribuam pesos diferentes a polimorfismos diferentes ainda seja um assunto relativamente pouco explorado na literatura, alguns estudos já mostram que é viável criar modelos de perfil poligênico que considerem as diferenças na importância de cada um dos polimorfismos que compõem o cálculo do TGS.

O estudo de Massida et al.[68] foi um dos primeiros a propor o TWGS (do inglês, *total weighed genotype score*). Nesse trabalho, 90 jogadores de futebol de elite foram genotipados para seis polimorfismos previamente associados com o desempenho de força/potência, a saber: ECA, ACTN3, BDKRB2, VDR-ApaI, VDR-BsmI e VDR-FokI. Esses atletas também realizaram teste de potência muscular (salto vertical), cujos resultados foram utilizados para verificar associação com os genótipos descritos, e para a construção de modelos matemáticos em que as variáveis genéticas mais bem explicassem a variação no desempenho de salto vertical. Interessantemente, apenas três (ECA, ACTN3 e BDKRB2) dos seis polimorfismos analisados foram associados ao desempenho. Além disso, a comparação de modelos matemáticos aditivos (TGS) com modelos multiplicativos (TWGS) mostrou que atribuir pesos diferentes a cada genótipo de acordo com a contribuição para o fenótipo resulta em modelos que mais bem explicam a contribuição da genética. Portanto, esse estudo indica que refinar os escores de genotipagem (isto é, usar TWGS em vez de TGS) é uma estratégia promissora na identificação de perfis poligênicos favoráveis a fenótipos importantes à aptidão física e ao desempenho esportivo.

DOPING GENÉTICO E TERAPIA GÊNICA

Pode-se definir *doping* genético como o uso indiscriminado de genes, células e modulação da expressão de genes para fins não terapêuticos que tenham única e exclusivamente a intenção de melhorar a *performance* física para que o atleta tenha maior sucesso nas competições. Ele consiste na introdução de cópias extras de um gene de interesse nas células do atleta.[69] Nos últimos anos houve progresso considerável em relação ao conhecimento do mapa do genoma humano e com isso a expectativa de modular o genótipo do ser humano, não somente para fins terapêuticos, mas também para melhorar a *performance* física de atletas.

Em junho de 2001, o Comitê Olímpico Internacional (COI) levantou pela primeira vez uma discussão sobre a possibilidade de manipulação da genética de atletas. Dois anos depois, em 2003, a Agência Mundial Antidoping (WADA)[70] incluiu o *doping* genético na lista dos procedimentos proibidos nos esportes olímpicos, sendo que a partir de 2011, passou a financiar junto com o governo australiano estudos para o reconhecimento deste.

Para que o *doping* genético seja possível, é necessário recorrer à terapia gênica, criada inicialmente com o objetivo de substituir genes defeituosos *in vivo* e/ou promover a síntese endógena de longo prazo de proteínas deficientes, ajudando assim a tratar e curar diversas doenças que afetam o ser humano.

Com a utilização da terapia genética foi possível fazer estudos *in vitro* que melhoram a produção de proteínas recombinantes humanas, como insulina (INS), hormônio do crescimento (GH), fator de crescimento semelhante à insulina tipo 1 (IGF-1) e eritropoietina (EPO), com aplicação terapêutica. Esses métodos genéticos, que deveriam ser restritos ao uso terapêutico, têm sido cada vez mais utilizados para ganho de *performance* em esportes competitivos. Um exemplo de *doping* genético para melhorar a *performance* é a transfecção do gene da EPO para aumentar a concentração de hemácias,[71] o que resulta em maior transporte de oxigênio no sangue e produção de energia para a musculatura esquelética exercitada. Um procedimento aparentemente simples que pode provocar riscos à saúde. A produção excessiva de EPO pode levar à sobrecarga cardíaca e aumentar o risco de morte. Outro exemplo é a transfecção do gene da eNOS para o músculo esquelético, com o objetivo de aumentar a produção de óxido nítrico (um potente vasodilatador) e, consequentemente, a vasodilatação. Essa conduta melhora a oxigenação do músculo durante uma prova. No entanto, o excesso de vasodilatação local pode levar à queda da pressão arterial e da pressão de perfusão tecidual.

Nos últimos tempos, algumas substâncias novas, como anticorpos contra miostatina ou bloqueadores de miostatina também têm despertado a atenção como forma de *doping* genético para melhorar a força muscular. Embora esteja comprovado que a manipulação descontrolada de material genético e/ou a introdução de proteínas recombinantes causam sérios riscos à saúde e que esses procedimentos estão proibidos, alguns atletas optam pelo *doping* genético. Para controlar e melhor conhecer os efeitos do uso indiscriminado do *doping* no esporte, muitos laboratórios e entidades oficiais têm se dedicado a essa área, inclusive o *doping* genético. A WADA tem buscado maior controle em relação *doping* genético no esporte proibindo a manipulação de genes que têm como objetivo melhorar a *performance* física para potencializar o desempenho esportivo. Assim estão proibidas o uso de células normais ou geneticamente modificadas, polímeros de ácidos nucleicos ou análogos de ácido nucleico, agentes de edição genética projetados para alterar sequências do genoma e/ou transcrição, regulação pós-transcricional ou epigenética da expressão do gene.[72]

Por outro lado, há o idealismo de que a própria terapia gênica possa ser utilizada no esporte com fins terapêuticos, como reparo de lesões em atletas e/ou recuperação após uma competição.[73] Essa conduta claramente levanta questões de cunho médico e ético que precisam ser respondidas. A terapia gênica não configuraria *doping* genético? Os órgãos vigilantes liberariam essa técnica para uso terapêutico? O efeito residual do tratamento poderia beneficiar a *performance* do atleta? Seria possível fiscalizar esse procedimento?

Uma coisa é certa, o conhecimento sobre o genoma humano do atleta perfeito representa um dos maiores desafios da ciência do esporte nos tempos atuais e deverá nortear muitas investigações nessa área do conhecimento.

TESTES GENÉTICOS

Conhecer profundamente as características genéticas e a sua associação com as respostas ao treinamento físico pode permitir a criação de modelos capazes de identificar indivíduos que respondem bem ou mal a determinados estímulos, ou aqueles mais ou menos suscetíveis a sofrer diferentes tipos de lesões. Por outro lado, o uso de informações genéticas tem grande potencial para o mau uso. Assim, os testes genéticos, amplamente divulgados no Brasil e, sobretudo, em outros países, como uma ferramenta para identificação de talentos e personalização do treinamento, têm levantado importantes discussões sobre os limites das informações genéticas na predição de fenótipos complexos e multifatoriais relacionados à aptidão física e ao desempenho esportivo.

A despeito da ideia de predizer e selecionar talentos por meio de testes genéticos ser bastante sedutora, existem obstáculos difíceis de serem transpostos para o estabelecimento de um modelo confiável de detecção, seleção e direcionamento de talentos baseado em informações genéticas.[74] A própria natureza multifatorial do sucesso esportivo indica que, por definição, o talento no esporte não é passível de ser previsto unicamente por variáveis genéticas. Ainda assim, qualquer modelo que tenha a pretensão de detectar talentos deve ser limitado a um número bastante reduzido de modalidades esportivas com características parecidas, já que os fatores genéticos que contribuem para o sucesso são certamente diferentes em cada modalidade esportiva. Além disso, fatores extrínsecos ao atleta e, portanto, alheios à sua constituição genética, podem ser predominantes em esportes que dependem de interação com o ambiente, a natureza, colegas de equipe ou adversários. Já nas modalidades mais fechadas, cíclicas e previsíveis, é possível que modelos de predição tenham resultados mais acurados.[75] Assim, percebe-se que a capacidade preditiva teórica de testes genéticos depende, dentre outros fatores, da complexidade da modalidade em questão.

A despeito dos conhecimentos sobre genética no esporte ainda serem limitados e dos modelos poligênicos sabidamente não terem capacidade preditiva, cada vez mais se observam pessoas utilizando testes genéticos para direcionar talentos ou para individualizar o treinamento. Cabe dizer que, do ponto de vista científico, há controversas sobre o uso dos testes genéticos.

Recentemente, um grande grupo de pesquisadores com destaque internacional na área de genética do exercício publicou um documento questionando o uso de testes genéticos.[76] Nessa declaração de consenso, os autores alertam para o fato de haver necessidade de um corpo de conhecimento mais sólido que dê suporte a essa conduta. Além disso, eles também se posicionam contrários à testagem de crianças e adolescentes para fins de identificação e direcionamento de talentos, ou para adequação de estratégias de treinamento, pois além da falta de evidências científicas, há também importantes implicações éticas no uso de informações para esses fins.

CONSIDERAÇÕES FINAIS

Embora possa parecer que os estudos de associação de variantes em genes candidatos tenham solucionado as dificuldades de acesso e o entendimento relacionado à variabilidade biológica entre indivíduos, esse assunto permanece um desafio para a pesquisa na área da genômica funcional. Como selecionar as mutações que provavelmente afetam um fenótipo e, consequentemente, contribuem para a alteração do padrão de funcionamento de um sistema fisiológico do total aproximado de 10 milhões de mutações encontradas no genoma humano? Como mensurar o grau de contribuição dessas variantes genéticas para a alteração de padrão fisiológico em um fenótipo multigênico que também sofre influência do ambiente? Essas são algumas das complexidades intrínsecas dos estudos de associação em genética e que, em alguns casos, limitam a interpretação e a continuidade adequada das investigações dos genes candidatos.

Além disso, a associação de uma variante genética com um fenótipo é apenas o primeiro passo da investigação e não significa, necessariamente, que o gene estudado seja o causador direto da variabilidade biológica. Como mencionado, um gene pode ser um marcador e estar em desequilíbrio de ligação com uma variante genética que, neste caso, poderia ser a causadora direta da alteração observada. Portanto, testar a funcionalidade de uma variante genética em um organismo *in vivo* é um desafio, cujos resultados poderão demorar muito para ser conhecidos.

Para tornar esse assunto ainda mais complexo, para cada variante genética apresentada e as respectivas associações com os fenótipos de aptidão física relacionada à saúde e com os fenótipos de alta *performance* física humana existe pelo menos um estudo relatando não haver tal associação. Ou seja, o grau de reprodutibilidade não é de 100%. Parte da explicação para isso é o fato de os estudos serem conduzidos em populações heterogêneas, com diferentes etnias, gêneros, faixas etárias, graus de aptidão física, entre outros fatores.

Levando-se em consideração o fato de que múltiplos genes interagem para determinar um fenótipo, quantas variantes genéticas seriam necessárias para indicar a suscetibilidade de desenvolvimento de uma doença específica ou, quem sabe, caracterizar um atleta de elite? Posteriormente à identificação das variantes em genes que influenciam, por exemplo, os fenótipos de hipertensão arterial ou resistência muscular, qual seria a probabilidade de um único indivíduo ter algumas ou todas as variantes genéticas candidatas? Embora ainda se esteja na fase de rastreamento dos genes candidatos, é possível deparar com a situação mencionada.

Do ponto de vista da probabilidade, é possível fazer algumas estimativas. Por exemplo, sabendo-se que 23 genes já foram estudados e mostraram estar associados ao fenótipo de resistência, favorecendo o desempenho em modalidades esportivas de fundo, qual seria a chance de um único atleta ser portador de todas as variantes genéticas preferenciais? Baseando-se na frequência genotípica encontrada na literatura para cada uma das 23 variantes genéticas e usando cálculos de probabilidade combinada, Willian e Folland[66] demonstraram que essa chance é de 0,0000000000000082%. Matematicamente, a população mundial precisaria ser aproximadamente 200 mil vezes maior que a atual para possibilitar o aparecimento de um indivíduo portador das 23 variantes genéticas preferenciais.

Gonzalez-Freire et al.[77] identificaram um único atleta (campeão olímpico) com a combinação de oito variantes em genes que influenciam o fenótipo de resistência (ACTN3, ECA, PPARGC1A, AMPD1, CKMM, GDF8; *growth differentiation factor 8* e HFE; *hereditary haemochromatosis*). Segundo os autores, campeões olímpicos em *cross-country* estão entre os melhores modelos para o estudo das características necessárias para se atingir um nível olímpico em provas que exigem resistência. Curiosamente, dentre os outros oito atletas (de elite, porém não campeões olímpicos) também genotipados nesse estudo, nenhum apresentou a combinação das oito variantes preferenciais. Além disso, o atleta olímpico com a combinação das oito variantes genéticas relacionadas à *performance* apresentava histórico de treinamento de aproximadamente 150 km/semana e longo período de exposição à hipóxia (altitude > 2.500 m), reforçando a ideia de que um fenótipo de excelência é determinado pela contribuição entre genes e fatores ambientais.

Embora a genética esteja em fase inicial de desenvolvimento, a progressão das investigações é contínua. A cada momento, as novas descobertas ampliam o entendimento da interação entre os genes e a fisiologia. Em breve, o conhecimento da fisiologia genômica, considerada um novo campo de estudo na era da medicina ultramoderna, será obrigatório para aqueles que desejam compreender a variabilidade biológica e intervir de forma eficaz na prevenção, na reabilitação de doenças e no treinamento físico para fins de manutenção de saúde ou competição.

REFERÊNCIAS BIBLIOGRÁFICAS

1. International Human Genome Sequencing Consortium. Finishing the euchromatic sequence of the human genome. Nature. 2004;431(7011):931-45.
2. Bray MS, Hagberg JM, Pérusse L, Rankinen T, Roth SM, Wolfarth B, Bouchard C. The human gene map for performance and health-related fitness phenotypes: the 2006-2007 update. Med Sci Sports Exerc. 2009;41(1):35-73.
3. Macho-Azcarate T, Marti A, González A, Martinez JA, Ibañez J. Gln27Glu polymorphism in the beta2 adrenergic receptor gene and lipid metabolism during exercise in obese women. Int J Obes Relat Metab Disord. 2002;26(11):1434-41.
4. Ferreira-Santos L, Martinez DG, Nicolau JC, Moreira HG, Alves MJ, Pereira AC, et al. Neurovascular control during exercise in acute coronary syndrome patients with Gln27Glu polymorphism of β2-adrenergic receptor. PLoS One. 2017;12(2):e0173061.
5. Yang N, MacArthur DG, Gulbin JP, Hahn AG, Beggs AH, Easteal S, North K. ACTN3 Genotype Is Associated with Human Elite Athletic Performance. Am J Hum Genet. 2003;73:627-31.
6. Ruiz JR, Gómez-Gallego F, Santiago C, González-Freire M, Verde Z, Foster C, Lucia A. Is there an optimum endurance polygenic profile? J Physiol. 2009;587(Pt 7):1527-34.
7. Schiaffino S, Sandri M, Murgia M. Activity-dependent signaling pathways controlling muscle diversity and plasticity. Physiology (Bethesda). 2007;22:269-78.
8. Wang YX, Zhang CL, Yu RT, Cho HK, Nelson MC, Bayuga-Ocampo CR, et al. Regulation of muscle fiber type and running endurance by PPARdelta. PLoS Biol. 2004;2(10):e294.
9. Fritz T, Krämer DK, Karlsson HK, Galuska D, Engfeldt P, Zierath JR, Krook A. Low-intensity exercise increases skeletal muscle protein expression of PPARdelta and UCP3 in type 2 diabetic patients. Diabetes Metab Res Rev. 2006;22(6):492-8.
10. Mahoney DJ, Parise G, Melov S, Safdar A, Tarnopolsky MA. Analysis of global mRNA expression in human skeletal muscle during recovery from endurance exercise. FASEB J. 2005;19(11):1498-500.
11. Watt MJ, Southgate RJ, Holmes AG, Febbraio MA. Suppression of plasma free fatty acids upregulates peroxisome proliferator-activated receptor (PPAR) alpha and delta and PPAR coactivator 1alpha in human skeletal muscle, but not lipid regulatory genes. J Mol Endocrinol. 2004;33(2):533-44.

12. Baar K. Involvement of PPAR gamma co-activator-1, nuclear respiratory factors 1 and 2, and PPAR alpha in the adaptive response to endurance exercise. Proc Nutr Soc. 2004;63(2):269-73.
13. Lin J, Wu H, Tarr PT, Zhang CY, Wu Z, Boss O, et al. Transcriptional co-activator PGC-1 alpha drives the formation of slow-twitch muscle fibres. Nature. 2002;418(6899):797-801.
14. Luquet S, Lopez-Soriano J, Holst D, Fredenrich A, Melki J, Rassoulzadegan M, Grimaldi PA. Peroxisome proliferator-activated receptor delta controls muscle development and oxidative capability. FASEB J. 2003;17(15):2299-301.
15. Koh JH, Hancock CR, Terada S, Higashida K, Holloszy JO, Han DH. PPARβ Is essential for maintaining normal levels of pgc-1α and mitochondria and for the increase in muscle mitochondria induced by exercise. Cell Metab. 2017;25(5):1176-1185.
16. Stefan N, Thamer C, Staiger H, Machicao F, Machann J, Schick F, et al. Genetic variations in PPARD and PPARGC1A determine mitochondrial function and change in aerobic physical fitness and insulin sensitivity during lifestyle intervention. J Clin Endocrinol Metab. 2007;92(5):1827-33.
17. Hautala AJ, Leon AS, Skinner JS, Rao DC, Bouchard C, Rankinen T. Peroxisome proliferator-activated receptor-delta polymorphisms are associated with physical performance and plasma lipids: the HERITAGE Family Study. Am J Physiol Heart Circ Physiol. 2007;292(5):H2498-505.
18. Akhmetov II, Astratenkova IV, Druzhevskaia AM, Komkova AI, Liubaeva EV, Tarakin PP, et al. The association of gene polymorphisms with the muscle fiber type composition. Ross Fiziol Zh Im I M Sechenova. 2006;92(7):883-8.
19. Akhmetov II, Astranenkova IV, Rogozkin VA. Association of PPARD gene polymorphism with human physical performance. Mol Biol (Mosk). 2007;41(5):852-7.
20. Akhmetov II, Mozhayskaya IA, Flavell DM, Astratenkova IV, Komkova AI, Lyubaeva EV, et al. PPARalpha gene variation and physical performance in Russian athletes. Eur J Appl Physiol. 2006;97(1):103-8.
21. Akhmetov II, Popov DV, Mozhaĭskaia IA, Missina SS, Astratenkova IV, Vinogradova OL, Rogozkin VA. Association of regulatory genes polymorphisms with aerobic and anaerobic performance of athletes. Ross Fiziol Zh Im I M Sechenova. 2007;93(8):837-43.
22. Jamshid Y, Montgomery HE, Hense HW, Myerson SG, Torra IP, Staels B, et al. Peroxisome proliferator-activated receptor alpha gene regulates left ventricular growth in response to exercise and hypertension. Circulation. 2002;26;105(8):950-5.
23. Petr M, Stastny P, Pecha O, Šteffl M, Šeda O, Kohlíková E. PPARA intron polymorphism associated with power performance in 30-s anaerobic Wingate Test. PLoS One. 2014;9(9):e107171.
24. Akhmetov II, Popov DV, Missina SS, Vinogradova OL, Rogozkin VA. The analysis of PPARGC1B gene polymorphism in athletes. Ross Fiziol Zh Im I M Sechenova. 2009;95(11):1247-53.
25. Dias RG, Alves MJ, Pereira AC, Rondon MU, Dos Santos MR, Krieger JE, et al. Glu298Asp eNOS gene polymorphism causes attenuation in non-exercising muscle vasodilatation. Physiol Genomics. 2009;37(2):99-107.
26. Joyner MJ, Dietz NM. Nitric oxide and vasodilation in human limbs. J Appl Physiol. 1997;83(6):1785-96.
27. Joyner MJ, Dietz NM. Sympathetic vasodilation in human muscle. Acta Physiol Scand. 2003;177(3):329-36.
28. Santos AC, Alves MJ, Rondon MU, Barretto AC, Middlekauff HR, Negrão CE. Sympathetic activation restrains endothelium-mediated muscle vasodilatation in heart failure patients. Am J Physiol Heart Circ Physiol. 2005;289(2):H593-9.
29. Bonetti PO, Lerman LO, Lerman A. Endothelial dysfunction: a marker of atherosclerotic risk. Arterioscler Thromb Vasc Biol. 2003;23(2):168-75.
30. Marletta MA. Nitric oxide synthase: aspects concerning structure and catalysis. Cell. 1994;78(6):927-30.
31. Govers R, Rabelink TJ. Cellular regulation of endothelial nitric oxide synthase. Am J Physiol Renal Physiol. 2001;280(2):F193-206.
32. Hingorani AD. Polymorphisms in endothelial nitric oxide synthase and atherogenesis: John French Lecture 2000. Atherosclerosis. 2001;154(3):521-7.
33. Erbs S, Baither Y, Linke A, Adams V, Shu Y, Lenk K, et al. Promoter but not exon 7 polymorphism of endothelial nitric oxide affects training-induced correction of endothelial dysfunction. Arterioscler Thromb Vasc Biol. 2003;23(10):1814-9.

34. Leeson CPM, Hingorani AD, Mullen MJ, Jeerooburkhan N, Kattenhorn M, Cole TJ, et al. Glu298Asp endothelial nitric oxide synthase gene polymorphism interacts with environmental and dietary factors to influence endothelial function. Circ Res. 2002;90(11):1153-8.
35. Maeda S, Tanabe T, Otsuki T, Sugawara J, Iemitsu M, Miyauchi T, et al. Moderate regular exercise increases basal production of nitric oxide in elderly women. Hypertens Res. 2004;27(12):947-53.
36. Walther C, Gielen S, Hambrecht R. The effect of exercise training on endothelial function in cardiovascular disease in humans. Exerc Sport Sci Rev. 2004;32(4):129-34.
37. Nakayama M, Yasue H, Yoshimura M, Shimasaki Y, Kugiyama K, Ogawa H, et al. T-786 – > C mutation in the 5'-flanking region of the endothelial nitric oxide synthase gene is associated with coronary spasm. Circulation. 1999;99(22):2864-70.
38. Rossi GP, Taddei S, Virdis A, Cavallin M, Ghiadoni L, Favilla S, et al. The T-786C and Glu298Asp polymorphisms of the endothelial nitric oxide gene affect forearm blood flow responses of caucasian hypertensive patients. J Am Coll Cardiol. 2003;41(6):938-45.
39. Wang J, Dudley D, Wang XL. Haplotype-Specific effects on endothelial NO synthase promoter efficiency: modifiable by cigarette smoking. Arterioscler Thromb Vasc Biol. 2002;22(5):e1-4.
40. Negrão MV, Alves CR, Alves GB, Pereira AC, Dias RG, Laterza MC, et al. Exercise training improves muscle vasodilatation in individuals with T786C polymorphism of endothelial nitric oxide synthase gene. Physiol Genomics. 2010;42A(1):71-7.
41. Silva BM, Neves FJ, Rocha NG, Sales AR, Medeiros RF, Barbosa TC, et al. Endothelial nitric oxide gene haplotype reduces the effect of a single bout of exercise on the vascular reactivity in healthy subjects. Transl Res. 2013;161(1):15-25.
42. Silva BM, Neves FJ, Negrão MV, Alves CR, Dias RG, Alves GB, et al. Endothelial nitric oxide synthase polymorphisms and adaptation of parasympathetic modulation to exercise training. Med Sci Sports Exerc. 2011;43(9):1611-8.
43. Vincent B, De Bock K, Ramaekers M, Van den Eede E, Van Leemputte M, Hespel P, Thomis MA. ACTN3 (R577X) genotype is associated with fiber type distribution. Physiol Genomics. 2007;32(1):58-63.
44. Dias RG, et al. Polimorfismos genéticos determinantes da *performance* física em atletas de elite. Rev Bras Med Esporte. 2007;13(3).
45. Druzhevskaya AM, Ahmetov II, Astratenkova IV, Rogozkin VA. Association of the ACTN3 R577X polymorphism with Power athlete status in Russians. Eur J appl Physiol. 2008;103(6):631-4.
46. Papadimitriou ID, Lucia A, Pitsiladis YP, Pushkarev VP, Dyatlov DA, Orekhov EF, et al. ACTN3 R577X and ACE I/D gene variants influence performance in elite sprinters: a multi-cohort study. BMC Genomics. 2016;17:285.
47. Gross M. Clinical heterogeneity and molecular mechanisms in inborn muscle AMP deaminase deficiency. J Inher Metab Dis. 1997;20(2):186-92.
48. Rico-Sanz J, Rankinen T, Joanisse DR, Leon AS, Skinner JS, Wilmore JH, et al. Associations between cardiorespiratory responses to exercise and the C34T AMPD1 gene polymorphism in the HERITAGE Family Study. Physiol Genomics. 2003;14(2):161-2.
49. Fishbein WN, Armbrustmacher VW, Griffin JL. Myoadenylate deaminase deficiency: a new disease of muscle. Science. 1978;200(4341):545-8.
50. Morisaki T, Gross M, Morisaki H, Pongratz D, Zöllner N, Holmes EW. Molecular basis of AMP deaminase deficiency in skeletal muscle. Proc Natl Acad Sci USA. 1992;89(14):6457-61.
51. Norman B, Sabina RL, Jansson E. Regulation of skeletal muscle ATP catabolism by AMPD1 genotype during sprint exercise in asymptomatic subjects. J Appl Physiol (1985). 2001;91(1):258-64.
52. Fedotovskaya ON, Danilova AA, Akhmetov II. Effect of AMPD1 gene polymorphism on muscle activity in humans. Bull Exp Biol Med. 2013;154(4):489-91.
53. Norman B, Nygren AT, Nowak J, Sabina RL. The effect of AMPDI genotype on blood flow response to sprint exercise. Eur J Appl Physiol. 2008;103(2):173-80.
54. Fontanet HL, Trask RV, Haas RC, Strauss AW, Abendschein DR, Billadello JJ. Regulation of expression of M, B, and mitochondrial creatine kinase mRNAs in the left ventricle after pressure overload in rats. Circ Res. 1991;68(4):1007-12.

55. Coerwinkel-Driessen M, Schepens J, van Zandvoort P, van Oost B, Mariman E, Wieringa B. Ncol RFLP at the creatine kinase-muscle type gene locus (CKMM, chromosome 19). Nucleic Acids Res. 1988;16(18):8743.
56. Rivera MA, Dionne FT, Wolfarth B, Chagnon M, Simoneau JA, Pérusse L, et al. Muscle-specific creatine kinase gene polymorphisms in elite endurance athletes and sedentary controls. Med Sci Sports Exerc. 1997;29(11):1444-7.
57. Rivera MA, Dionne FT, Simoneau JA, Pérusse L, Chagnon M, Chagnon Y, et al. Muscle-specific creatine kinase gene polymorphism and $VO_{2\,max}$ in the HERITAGE Family Study. Med Sci Sports Exerc. 1997;29(10):1311-7.
58. Fedotovskaia ON, Popov DV, Vinogradova OL, Akhmetov II. Association of the muscle-specific creatine kinase (CKMM) gene polymorphism with physical performance of athletes. Fiziol Cheloveka. 2012;38(1):105-9.
59. Lucia A, Oliván J, Gómez-Gallego F, Santiago C, Montil M, Foster C. Citius and Longius (faster and longer) with no alpha-actinin-3 in skeletal muscles? Br J Sports Med. 2007;41(9):616-7.
60. Ahmetov II, Williams AG, Popov DV, Lyubaeva EV, Hakimullina AM, Fedotovskaya ON, et al. The combined impact of metabolic gene polymorphisms on elite endurance athlete status and related phenotypes. Human genetics. 2009;126(6):751-61.
61. Eynon N, Ruiz JR, Oliveira J, Duarte JA, Birk R, Lucia A. Genes and elite athletes: a roadmap for future research. J Physiology. 2011;589(Pt 13):3063-70.
62. Muniesa CA, Gonzalez-Freire M, Santiago C, Lao JI, Buxens A, Rubio JC, et al. World-class performance in lightweight rowing: is it genetically influenced? A comparison with cyclists, runners and non-athletes. Br J Sports Med. 2010;44(12):898-901.
63. Ruiz JR, Arteta D, Buxens A, Artieda M, Gomez-Gallego F, Santiago C, et al. Can we identify a power-oriented polygenic profile? J Appl Physiol. 2010;108(3):561-6.
64. Eynon N, Ruiz JR, Meckel Y, Morán M, Lucia A. Mitochondrial biogenesis related endurance genotype score and sports performance in athletes. Mitochondrion. 2011;11(1):64-9.
65. Santiago C, Ruiz JR, Muniesa CA, Gonzalez-Freire M, Gomez-Gallego F, Lucia A. Does the polygenic profile determine the potential for becoming a world-class athlete? Insights from the sport of rowing. Scand J Med Sci Sports. 2010;20(1):e188-94.
66. Williams AG, Folland JP. Similarity of polygenic profiles limits the potential for elite human physical performance. J Physiol. 2008;586(1):113-21.
67. Eynon N, Birk R, Meckel Y, Lucia A, Nemet D, Eliakim A. Physiological variables and mitochondrial--related genotypes of an athlete who excels in both short and long-distance running. Mitochondrion. 2011;11(5):774-7.
68. Massidda M, Scorcu M, Calò CM. New genetic model for predicting phenotype traits in sports. Int J Sports Physiol Perform. 2014;9(3):554-60.
69. Schjerling P. Gene doping. Scand J Med Sci Sports. 2008;18(2):121-2.
70. WADA. World anti-doping code 2015 with 2018 amendments. Montreal, Quebec: WADA, 201
71. Lasne F, Martin L, de Ceaurriz J, Larcher T, Moullier P, Chenuaud P. Genetic doping with erythropoietin cDNA in primate muscle is detectable. Mol Ther. 2004;10:409-10.
72. WADA (2019). The world anti-doping code international standard. Prohibited list. 2019.
73. Wells DJ. Gene doping: the hype and the reality. Br J Pharmacol. 2008;154(3):623-31.
74. Eynon N, Birk R. Using genetic tests for talent identification in sports: too soon to be true. J Pediatr Endocrinol Metab. 2011;24(7-8):607-8.
75. Guilherme JPLF, et al. Genetics and sport performance: current challenges and directions to the future. Braz J Physic Educ Sport. 2014;28(1):177-93.
76. Webborn N, Williams A, McNamee M, Bouchard C, Pitsiladis Y, Ahmetov I, et al. Direct-to-consumer genetic testing for predicting sports performance and talent identification: Consensus statement. Br J Sports Med. 2015;49(23):1486-91.
77. Gonzalez-Freire M, Santiago C, Verde Z, Lao JI, Oiivan J, Gómez-Gallego F, et al. Unique among unique. Is it genetically determined? Br J Sports Med. 2009;43(4):307-9.

39

Anabolizantes e exercício físico

Maria Janieire de Nazaré Nunes Alves
Marcelo Rodrigues dos Santos
Francis Ribeiro de Souza

INTRODUÇÃO

A administração de esteroides androgênicos anabolizantes (EAA) com finalidades terapêuticas para pacientes com deficiência natural de testosterona tornou-se importante no início da década de 1950.[1] Essa conduta terapêutica é utilizada na prevenção de perda de massa magra e redução do tecido adiposo, alterações frequentes observadas em indivíduos idosos ou em recuperação de cirurgias e atrofias musculares.[2] A partir dessa experiência, o uso de EAA foi introduzido no meio esportivo, competitivo ou não, e largamente disseminado nos últimos anos pelo atrativo de facilitar e acelerar o aumento do desempenho físico muscular nos diferentes esportes.

A História mostra que o uso de agentes para melhorar a performance ocorre desde 2.700 anos a.c. na China. O imperador da dinastia Cheng, Shen-Nunge, descreveu o efeito estimulante de uma planta local utilizada por lutadores e esportistas chineses para dar mais ânimo e coragem nas disputas.[1] O uso de anfetaminas e EAA também foi registrado entre soldados na Segunda Guerra Mundial. Esse uso tinha o objetivo de diminuir a fadiga, aumentar a agressividade e encorajar os soldados a enfrentar o campo de batalha. No meio esportivo, o primeiro registro ocorreu em 1960. Naquela época, o desempenho físico exuberante de um atleta chamou a atenção de todos.[1] Em 1974, o uso de EAA foi inserido na lista anti*doping* pelo Comitê Olímpico Internacional (COI). Nas Olimpíadas de Seul, em 1988, o caso de um atleta considerado insuperável teve como consequência a sua suspensão, ao ser detectada presença de estanazolol em seu exame de urina. Em 2000, foi produzida a tetra-hidrogestrinona, ou simplesmente THG, também conhecida como *the clear*, um EAA desenvolvido para mascarar a detecção desse tipo de substância em exames anti*doping*.[30] Apesar das punições impostas pelo COI, atletas são frequentemente flagrados com exames positivos para drogas proibidas e impedidos de participar de competições por longo período.

Apesar das incessantes iniciativas e ações das instituições esportivas internacionais, a disseminação e o frequente surgimento de novos meios têm dificultado, sobremaneira, o controle de substâncias que aumentam o desempenho físico. Soma-se a isso o número ainda restrito de informações científicas para subsidiar as implicações clínicas do uso de substâncias proibidas, o que pode ser explicado, em parte, pelas dificuldades éticas de uma investigação controlada para a administração de EAA, omissão do uso declarado dessas substâncias ou mesmo concordância na participação nesse tipo de estudo. O fato é que essa escassez de informações leva ao desconhecimento e à falta de convencimento de que substâncias que aumentam o desempenho físico são prejudiciais à saúde.

O uso dessas substâncias por atletas, para melhorar o desempenho, e por frequentadores de ambientes voltados à prática de atividade física, na busca de um corpo perfeito, pode ter efeitos colaterais, principalmente no sistema cardiovascular.[4] Achados anatomopatológicos *post mortem*[5] apontam que o uso de EAA leva a alterações no coração e no sistema vascular periférico, bem como a modificações humorais, que podem desencadear doenças cardiovasculares.

A seguir, serão descritas as alterações neuro-humorais causadas pelo uso abusivo dos EAA e as suas implicações no sistema cardiovascular.

FISIOLOGIA DO EIXO HIPOTÁLAMO-HIPOFISÁRIO-GONADAL

A hipófise é responsável pela secreção de dois hormônios que agem sobre os testículos, o luteinizante (LH) e o folículo estimulante (FSH). O FSH age nas células de Sertoli estimulando a espermatogênese, enquanto o LH age nas células de Leydig estimulando a produção de androgênios, hormônios responsáveis pelo desenvolvimento das características sexuais secundária masculina. O hormônio que controla a secreção hipofisária do LH e FSH é o hormônio liberador de gonadotrofina (GnRH), produzido no hipotálamo, o qual adquire liberação pulsátil a partir da puberdade e cuja secreção está sujeita a *feedback* negativo pelos hormônios androgênicos e estrogênicos (Figura 39.1).

Nos testículos, o LH age sobre as células de Leydig, iniciando uma cascata hormonal que utiliza o colesterol como substrato para a produção dos hormônios androgênicos, sendo a testosterona o mais importante. Por serem substâncias lipossolúveis e altamente permeáveis à membrana celular, a testosterona é transportada no plasma ligada a proteínas. Cerca de 98% da testosterona plasmática encontra-se ligada à globulina ligadora de hormônio sexual (SHBG) e à albumina. Os 2% restantes

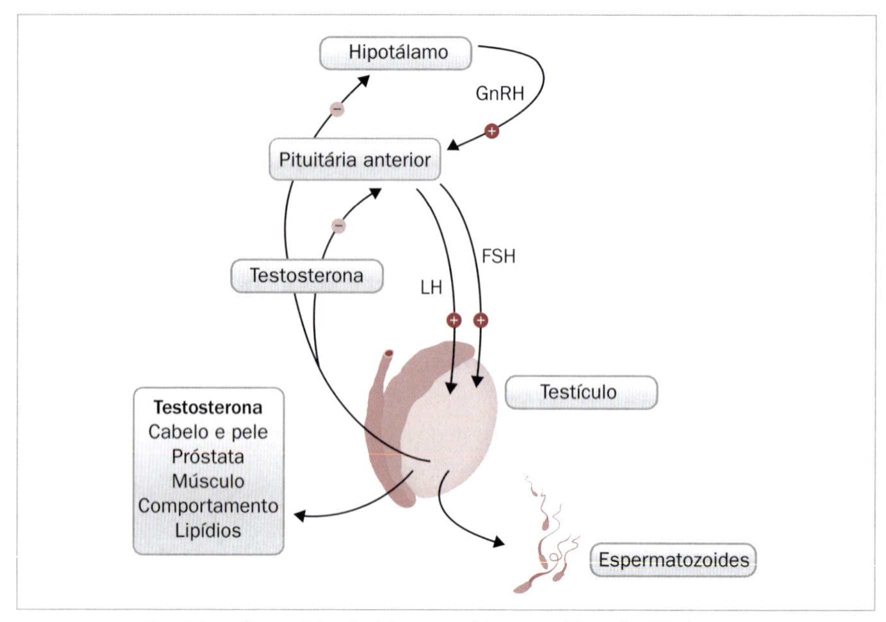

FIGURA 39.1 Eixo hipotálamo-hipofisário-gonadal masculino. GnRH: hormônio liberador de gonadotrofina; LH: hormônio luteinizante; FSH: hormônio folículo estimulante; +: efeito estimulante; –: efeito inibitório.

Fonte: Adaptado de Bagatell e Bremner.[6]

encontram-se livres no plasma, sendo, por isso, capazes de atravessar a membrana plasmática por difusão simples.

No citoplasma das células, a testosterona pode sofrer a ação da enzima 5-alfa-redutase e ser convertida em di-hidrotestosterona (DHT), hormônio que possui afinidade de 30 a 50 vezes maior com o receptor androgênico e, por essa razão, é um androgênio mais potente que a testosterona. A testosterona e a DHT interagem com um receptor específico, o androgênico, formando um complexo hormônio-receptor com alta afinidade pelo DNA celular. Esse complexo ativa a RNA polimerase e inicia o processo de transcrição gênica com a produção de RNA mensageiro. No citosol celular, o RNA mensageiro é utilizado para expressar, por meio dos ribossomos localizados no retículo endoplasmático rugoso, proteínas estruturais e enzimáticas, as quais são utilizadas no processo de melhora do reaproveitamento da energia mitocondrial.[7] Dessa forma, os hormônios androgênicos são capazes de influenciar o fenótipo das células-alvo. Vale salientar que uma pequena quantidade da testosterona produzida também sofre processo de aromatização na parede vascular e é convertida em estradiol pela enzima aromatase.[8,31] Essa conversão a um hormônio estrogênico, leva à ligação com receptores específicos (receptores de estrógeno). Portanto, altas doses de EAA podem aumentar essa conversão, levando ao aumento da glândula mamária nos homens devido à alta afinidade com o receptor de estrógeno presente nessa região. Esse efeito adverso nos homens é conhecido como ginecomastia.

AÇÃO DE ESTEROIDES ANDROGÊNICOS ANABOLIZANTES

Os EAA são substâncias derivadas da testosterona, modificadas sinteticamente por manipulação química do plasma animal e humano, com a intenção de isolar o efeito anabólico do androgênico. O efeito androgênico (masculinizante) é responsável pelo desenvolvimento do trato reprodutor e das características sexuais dos homens. Com o uso de EAA, esse efeito não é totalmente abolido, mas minimizado, e acima dos níveis basais é capaz de inibir a estimulação do eixo hipotálamo-hipofisário-gonadal (*feedback* negativo), ocasionando várias modificações nas características sexuais secundárias.

Por outro lado, a ação anabólica fica mais pronunciada, melhorando o desempenho físico ao agir nos receptores androgênicos específicos das musculaturas esquelética e cardíaca, por meio do aumento da síntese proteica, com consequente aumento da retenção de nitrogênio celular, o que promove aumento da massa muscular e potencialização da força. Além disso, admite-se hipoteticamente que a ação anabólica facilite o processo de recuperação muscular após a sessão de exercício físico. Essa facilitação é atribuída a dois fatores:

1. Metabólicos ou anticatabólicos. Doses elevadas de EAA na corrente sanguínea promovem a ligação de receptores androgênicos com os glicocorticoides. A formação de complexos esteroides-glicocorticoides, por sua vez, disponibiliza maior quantidade de glicose na circulação sanguínea para ser utilizada no metabolismo energético. Além disso, ocorre aumento da captação e da fosforilação da glicose e da síntese do glicogênio, promovendo redução do catabolismo.[7]
2. Psicoestimulantes. Doses suprafisiológicas de EAA estimulam receptores não específicos no sistema nervoso central que apresentam sensibilidade, tanto para a fração anabólica quanto para a androgênica dependente, o que ocasiona aumento na agressividade e na sensação de euforia, além de diminuição da fadiga, facilitando o treinamento físico e a atitude competitiva.[9]

Quando utilizados indiscriminadamente, os EAA podem produzir efeitos adversos, como retenção hídrica, aumento da pressão arterial, alteração no controle autonômico (aumento da atividade simpática e redução da atividade parassimpática), aumento da frequência cardíaca de repouso, entre outros. Por outro lado, quando utilizados em doses terapêuticas, são importantes no tratamento de doenças como as anemias, por estimular a eritropoiese ou a atrofia muscular, por melhorar o balanço nitrogenado em estados catabólicos. De fato, um estudo do grupo dos autores demonstrou que o uso de EAA associado ao treinamento físico aeróbio, pode ser uma importante estratégia terapêutica para pacientes com insuficiência cardíaca e hipogonadismo para melhorar a massa muscular esquelética.[10]

PRINCIPAIS ESTEROIDES ANDROGÊNICOS ANABOLIZANTES UTILIZADOS E FORMAS DE ADMINISTRAÇÃO

Há dois tipos de EAA, os 17-alfa não alquilados e os 17-alfa alquilados. Os primeiros, que sofrem processo de aromatização, aumentam a produção de estrógeno e testosterona circulante, com consequente inibição do eixo hipotálamo-hipofisário-gonadal, provocando grande anabolismo. Eles também podem causar alterações nas características sexuais masculinizantes, como ginecomastia e atrofia testicular. A maioria dos EAA desse tipo tem administração injetável.

Os 17-alfa alquilados não sofrem processo de aromatização e, por isso, inibem em menor proporção o eixo hipotálamo-hipofisário-gonadal. Têm ação dose-dependente e tempo-dependente e apresentam bom efeito anabolizante com baixo efeito de inibição androgênica. No entanto, por serem metabolizados principalmente no fígado, os efeitos adversos sistêmicos sobre órgãos e tecidos são mais drásticos, podendo ocasionar e desencadear diversas alterações metabólicas, dermatológicas e hepáticas.

Por via oral, os mais utilizados são a oximetolona, a oxandrolona, a metandrostenolona, o clostobol e o estanazolol. Os injetáveis mais utilizados são o estanazolol, o decanoato de nandrolona, o fenpropionato de nandrolona, o isocaproato de testosterona e o cipionato de testosterona.

Os usuários costumam utilizá-los em ciclos, com duração de um a dois meses de administração, com intervalo que pode variar de 4 a 18 semanas entre os ciclos, baseado no tempo da meia-vida da droga. As doses são aplicadas de forma crescente e decrescente (pirâmide) ou em dose elevada seguida de redução progressiva (em escada decrescente).

EFEITOS CLÍNICOS ADVERSOS DE ESTEROIDES ANDROGÊNICOS ANABOLIZANTES

Perfil lipídico

O uso dos EAA leva a importantes alterações no metabolismo lipídico. Dentre elas destacam-se a diminuição expressiva da lipoproteína de alta densidade (HDL-c), aumento da lipoproteína de baixa densidade (LDL-c) e aumento ou manutenção nos níveis de colesterol total (Figura 39.2). Os EAA, principalmente os administrados por via oral, são metabolizados no fígado e interferem na reabsorção de gorduras (quilomícrons) no duodeno e no jejuno, desencadeando aumento da atividade da enzima lipase triglicerídica hepática (HTGL), enzima responsável pela contra regulação e liberação de maiores quantidades de frações triglicerídicas, lipoproteínas de muito baixa densidade (VLDL-c), LDL-c, apolipoproteína B (Apo-B) e lipoproteína A [Lp(a)]. Além disso, o aumento da atividade da HTGL resulta em diminuição da formação de HDL-c e subfrações (HDL2-c e HDL3-c).[11,12]

Os EAA, além de diminuir drasticamente as concentrações do HDL-c, também induzem alterações na estrutura da partícula do HDL. Cada partícula de HDL é composta por colesterol, triglicérides, apolipoproteína e fosfolípides.

Em um estudo recente do laboratório de pesquisa dos autores, foi observado que usuários de EAA apresentam redução do colesterol (Figura 39.3A), dos triglicérides (Figura 39.3B), da apolipoproteína A1 (Apo-A1) (Figura 39.3C) e dos fosfolípides (Figura 39.3D).[13] Essas alterações podem diminuir de maneira estrutural a partícula do HDL, favorecendo maior absorção pelo organismo, e consequentemente diminuir as concentrações plasmáticas na corrente sanguínea e a função no transporte reverso do colesterol. Nesse mesmo estudo, foi observado que os EAA levam à redução significativa da funcionalidade do HDL. O efluxo do colesterol

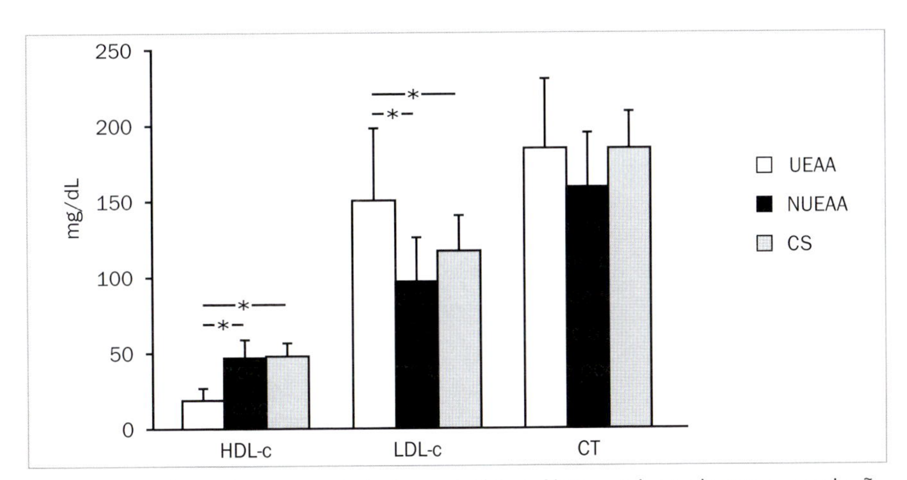

FIGURA 39.2 Alterações no metabolismo lipídico. Note, na barra branca, a redução significativa da HDL-c e aumento da LDL-c em usuários de anabolizantes quando comparados a não usuários, e o grupo controle. HDL-c: lipoproteína de alta densidade; LDL-c: lipoproteína de baixa densidade; CT: colesterol total; UEAA: usuários de esteroides androgênicos anabolizantes; NUEAA: não usuários de esteroides androgênicos anabolizantes; CS: controle sedentário. *: $p > 0,05$.

mediado pelo HDL (capacidade do HDL em remover o colesterol do macrófago) foi menor no grupo usuários de EAA praticantes de musculação (grupo UEAA) quando comparados a praticantes de musculação sem o uso dessas substâncias (grupo NUEAA) e a um grupo-controle sedentário (grupo CS) (Figura 39.4).[13] Nesse sentido, a funcionalidade prejudicada do HDL poderia ser um dos possíveis mecanismos, pelo qual há, desenvolvimento precoce de doença arterial coronariana (DAC) em jovens usuários de EAA. De fato, a angiotomografia de artérias coronárias mostrou DAC em 25% dos usuários de EAA (n = 20). Ao contrário, DAC não foi encontrada em nenhum dos NUEAA e CS.[13] Essas alterações lipoproteicas aumentam o risco de infarto agudo do miocárdio e morte súbita.[6] Além disso, o uso de EAA pode desencadear aumento da oleosidade da pele, levando ao aparecimento de dermatite seborreica e à exacerbação da descamação da epiderme, provocando queda de cabelo, calvície e quadro exuberante de acne. Essas alterações ocorrem principalmente pela aceleração do metabolismo de células gordurosas provocada pelo abuso de EAA.[7,14]

Função cardíaca, hipertrofia miocárdica e doença arterial coronariana

Ainda é controverso se o uso de EAA causa remodelamento e alteração na função cardíaca.[15] Alguns investigadores sugerem que o uso de EAA esteja associado a compli-

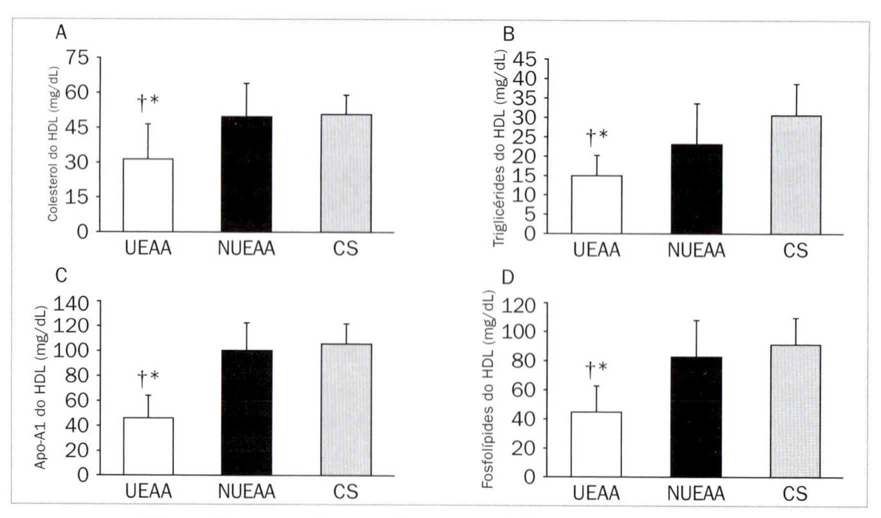

FIGURA 39.3 Alterações na estrutura da composição da partícula da HDL. Note, na barra branca, a redução significativa de todas as estruturas que compõem a partícula da HDL em usuários de anabolizantes quando comparados a não usuários, e o grupo controle. UEAA: usuários de esteroides androgênicos anabólicos; NUEAA: não usuários de esteroides androgênicos anabólicos; CS: controle sedentário; *: p < 0,05 *vs.* CS, †: p < 0,05 *vs.* NUEAA.

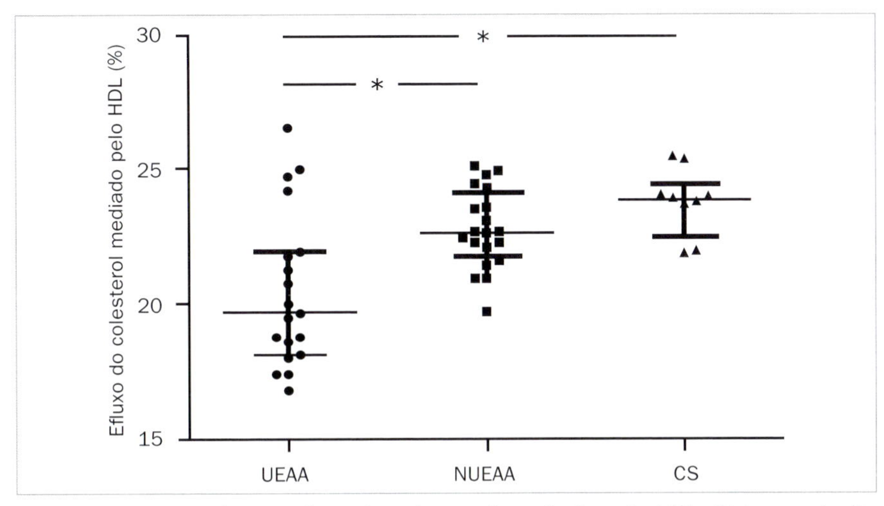

FIGURA 39.4 Alteração no efluxo de colesterol mediado pela HDL. Note a redução significativa do efluxo da HDL em usuários de anabolizantes quando comparados a não usuários, e o grupo controle. UEAA: usuários de esteroides androgênicos anabólicos; NUEAA: não usuários de esteroides androgênicos anabólicos; CS: controle sedentário; *: $p < 0,05$.

cações vasculares, cardiomiopatias, DAC e hipertrofia cardíaca.[15] No laboratório do InCor, verificou-se, por meio de ecocardiografia, que o uso de EAA provoca aumento significativo no índice de massa do ventrículo esquerdo, apesar de não terem sido observadas modificações na espessura da parede posterior, nos volumes diastólico sistólico finais, medidas importantes do comprometimento do relaxamento ventricular, da função cardíaca e da presença de hipertrofia ventricular esquerda. No entanto, vale lembrar que o tipo de exercício físico realizado por esse grupo de indivíduos (treinamento de força) pode levar ao aumento da massa cardíaca ou que essa alteração morfológica está relacionada à superfície corpórea,[16] como já relatado em outros estudos.[17]

Por outro lado, um estudo recente mostrou que usuários de EAA apresentavam disfunção sistólica e diastólica do ventrículo, avaliado pela fração de ejeção do ventrículo esquerdo (FEVE) e pela velocidade inicial de relaxamento do VE (E´), respectivamente. Os pesquisadores encontraram em 71% dos usuários de EAA redução da FEVE quando comparados a um grupo de não usuários de EAA (52 *vs.* 63%).[18] Além disso, a onda E´, que reflete a função diastólica, estava diminuída nos usuários de EAA quando comparados aos não usuários (9,3 *vs.* 11,1 cm/s). Vale salientar que esse estudo foi composto por homens mais velhos com idade mediana de 42 anos (34 a 54 anos) e que faziam o uso de EAA há 7 anos (variando entre 4 a 12 anos de uso). Estudos experimentais em animais também mostram alterações estruturais cardíacas significativas com o uso de altas doses de decanoato de nandrolona.[19] Nesse estudo ficou evidenciado também que essas alterações são mediadas pela ação da angiotensina II, uma vez que os ratos tratados com EAA, associado com losartana potássica (bloqueador de receptor de angiotensina II – AT1), não apresentavam hipertrofia cardíaca e aumento da quantidade de colágeno (Figura 39.5).[19]

Alguns estudos de caso, apontam que a morte súbita em usuários de EAA pode estar associada à DAC, em consequência do infarto agudo do miocárdio.[5] Santora et al. foram os primeiros a evidenciar a presença de calcificação das artérias coronarianas em usuários de EAA.[3] E, mais recentemente, Baggish et al. demonstraram, por meio da angiotomografia de coronárias, que usuários de EAA tinham maior volume de placa nas coronárias e tendência à maior grau de estenose. Essas alterações cardíacas foram correlacionadas ao maior tempo de uso dos EAA. Os indivíduos que usavam essas substâncias por 10 anos ou mais eram os que apresentavam mais alterações coronarianas.[18]

Alterações hemodinâmicas e autonômicas

Outra alteração cardiovascular causada pelo uso de EAA é o aumento na pressão arterial. Estudos em animais[20] e humanos[21] demonstram aumento dos níveis de pressão arterial sistólico e diastólico provocado pelo uso crônico de EAA. Em estudo com ratos tratados com estanozolol, observou-se aumento significativo na pressão arterial associado com alterações no controle barorreflexo da frequência cardíaca.[20]

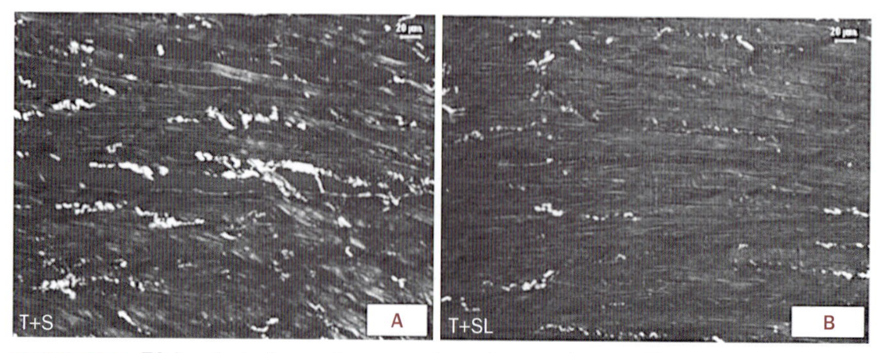

FIGURA 39.5 Efeito do tratamento com a losartana sobre as fibras de colágeno do miocárdio de ratos após indução de hipertrofia com o uso de esteroide anabolizante. Observe que losartana evita o aumento de colágeno provocada pela administração de esteroide anabolizante. T+S: treinamento + esteroides; T+SL: treinamento + esteroides com losartana.

Fonte: Adaptado de Rocha et al.[19]

Em estudos realizados no laboratório do InCor,[22] observou-se aumento na pressão arterial de 24 horas avaliada pela monitoração ambulatorial da pressão arterial (MAPA) em humanos. Os mecanismos responsáveis pelo aumento na pressão arterial em usuários de EAA ainda não são totalmente compreendidos. Investigações em usuários de EAA demonstram alteração no perfil lipídico, tais como, aumento da oxidação da LDL e formação de placas de gordura na parede subendotelial, e diminuição na produção de óxido nítrico, gás importante no controle vasomotor. O EAA também diminui a ação da guanilciclase para ativar a guanosina cíclica monofosfato (cGMP), que promove relaxamento da musculatura vascular. A redução na formação da cGMP é potencializada pela redução na ação do óxido nítrico, confirmando a hipótese de maior resistência vascular e aumento da pressão arterial sistêmica nesse grupo de indivíduos.

Alguns estudos utilizando ultrassonografia de fluxo com Doppler arterial ou pletismografia de oclusão venosa mostram menor vasodilatação arterial periférica em indivíduos usuários de EAA.[17,23] Avaliações no laboratório do InCor[22] confirmam esses achados e sugerem que o aumento da atividade nervosa simpática para a musculatura periférica, em conjunto com a redução do fluxo vascular no antebraço, contribuem para o aumento da resistência vascular periférica e da pressão arterial em usuários de EAA. Além disso, outros mecanismos podem estar envolvidos nas modificações hemodinâmicas, como a mudança no balanço de sódio, a lesão vascular[20] e a ativação do sistema renina-angiotensina-aldosterona na circulação e em órgãos-alvo.[19]

Recentemente, o grupo de estudos dos autores desse capítulo demonstrou que a sensibilidade barorreflexa espontânea está diminuída e que a velocidade da onda de pulso entre as artérias carótida e femoral (que reflete a rigidez arterial) está aumentada em usuários de EAA.[24] Esses achados sugerem que a menor sensibilidade do controle autonômico que regular a pressão arterial momento a momento e que o aumento na rigidez arterial estão envolvidos na elevação dos níveis pressóricos em usuários de EAA.

Os EAA provocam desregulações no controle autonômico. Animais que receberam decanoato de nandrolona apresentam disfunção autonômica cardíaca, com prejuízo no controle parassimpático, alteração que pode ser responsável por arritmias e morte súbita.[25] No laboratório do InCor,[22] observou-se significativo aumento na atividade nervosa simpática muscular (medida pela técnica de microneurografia) em usuários de EAA. Adicionalmente, a avaliação da função vagal pela recuperação da frequência cardíaca no período pós-exercício mostrou disfunção nesse controle autonômico cardíaco, em usuários de EAA.[26] Esses resultados têm implicações cínicas. A menor queda na frequência cardíaca no período de recuperação está correlacionada com pior prognóstico cardiovascular.[27]

Mais recentemente, o grupo de estudos dos autores mostrou que a atividade nervosa simpática em usuários de EAA também está exacerbada durante manobras fisiológicas.[28] Durante a estimulação do comando central (estresse mental mediado pelo teste de cores, *stroop color-word test*), os usuários de EAA apresentam maior atividade nervosa simpática e atenuação na resposta vasodilatação muscular (Figura 39.6). Essas respostas neurovasculares sugerem que usuários de EAA são mais susceptíveis a risco cardiovascular durante situações de estresse.[28]

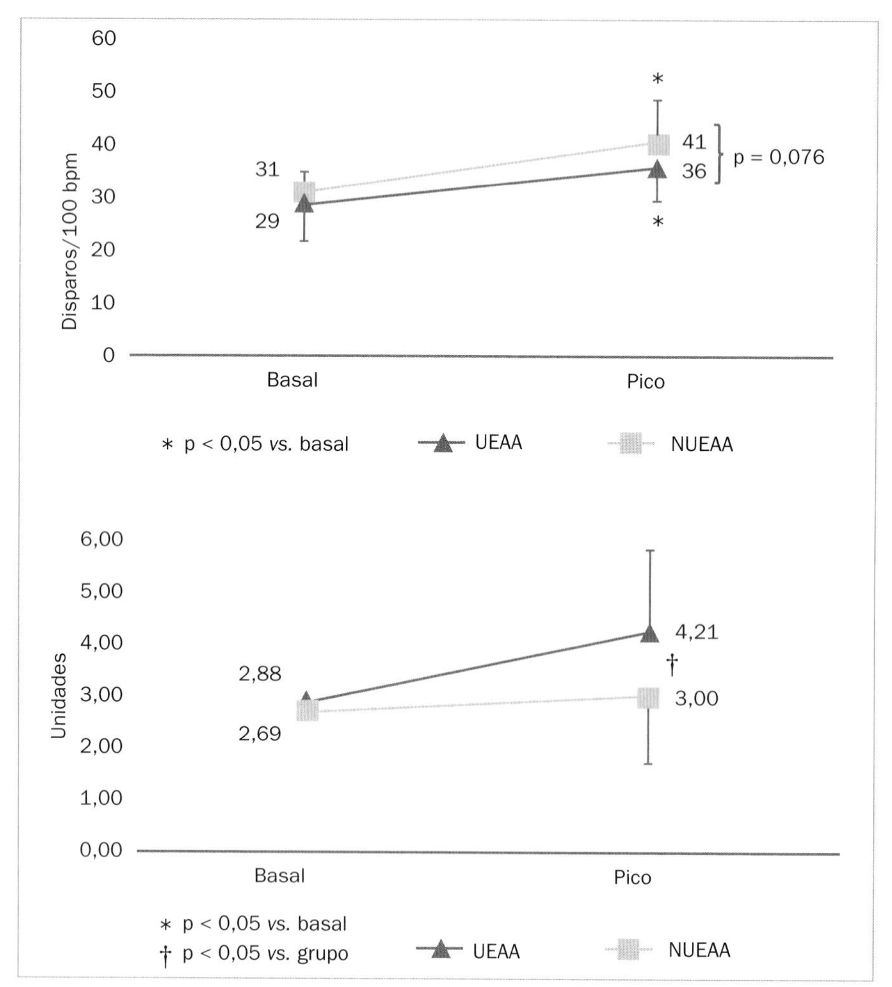

FIGURA 39.6 Atividade nervosa simpática muscular e condutância vascular do antebraço durante manobra de estresse mental em usuários de esteroides androgênicos anabolizantes (UEAA). NUEAA: não usuários de esteroides androgênicos anabolizantes.
Fonte: Adaptado de Porello et al.[28]

Alterações vasculares

Como citado, jovens usuários de EAA apresentam atenuação no fluxo sanguíneo muscular no antebraço quando comparados aos não usuários, tanto em repouso quanto durante manobra fisiológica,[22,28] o que sugere alterações função endotelial. Estudos anteriores que avaliaram a função endotelial por meio da hiperemia reativa (*flow-mediated vasodilation* [FMD]) mostram que usuários de EAA têm menor vasodilatação endotélio-dependente quando comparado a não usuários.[17,23] Além disso, foi observado distúrbio no padrão de fluxo *(shear rate)*, caracterizado pelo aumento da taxa de cisalhamento do fluxo retrógrado e oscilatório da artéria braquial associado à maior atividade nervosa simpática e inflamação (aumento da concentração da proteína C reativa ultrassensível).[29] Esses achados em conjunto evidenciam alterações vasculares provocadas pelo uso de EAA.

Reversibilidade

Até o momento, não se sabe se as alterações anteriormente descritas podem ser reversíveis após a interrupção do uso de EAA. Alguns investigadores sugerem que, mesmo após alguns anos, atletas de força que faziam uso de EAA continuavam a apresentar hipertrofia concêntrica de VE e menor função diastólica em comparação aos atletas da mesma modalidade que não usavam EAA.[21] E, Hartgen et al. não encontraram normalização no perfil lipídico nos indivíduos que fizeram uso de EAA por 14 semanas.[14]

CONSIDERAÇÕES FINAIS

A administração de EAA é uma conduta utilizada na prevenção de perda de massa magra e redução do tecido adiposo em idosos e em indivíduos na fase de recuperação de cirurgia e atrofia muscular. Os EAA tem sido também muito utilizados no meio esportivo para aumentar a massa muscular esquelética, na tentativa de alcançar melhores resultados atléticos ou mesmo embelezamento físico. Nesse meio, o uso de EAA, na maioria das vezes, baseia-se em experiências individuais, não havendo informações para o estabelecimento de um consenso em relação à sua segurança. Os resultados de estudos científicos mostram que os EAA provocam alterações no perfil lipídico, aumento na pressão arterial, hipertrofia cardíaca, além de disfunção no controle autonômico cardíaco e vascular. Essas alterações comprovadamente aumentam o risco de doença cardiovascular, podendo até levar à morte súbita.

REFERÊNCIAS BIBLIOGRÁFICAS

1. Dirix A, Titell K. Olympic Book of Sports Medicine in Doping Control in Sports. 3. ed. 1988.
2. Celotti F, Cesi PN. Anabolic Steroids: A review of their effects on the muscle, of their possible mechanisms of action and of their use in athletics. J Steroids Biochem Molec Biol. 1992;43(5):469-77.
3. Santora LJ, Marin J, Vangrow J, Minegar C, Robinson M, Mora J, Friede G. Coronary calcification in body builders using anabolic steroids. Prev Cardiol. 2006;9(4):198-201.
4. Melchert RB, Welder A. Cardiovascular effects of androgenic-anabolic steroids. Med Sci Sports Exercise. 1995;27(9):1252-62.
5. Luke JL, Farb A, Virmani R, Sample RH. Sudden cardiac death during exercise in a weight lifter using anabolic androgenic steroids: pathological and toxicological findings. J Forensic Sci. 1990;35(6):1441-7.
6. Bagatell CJ, Bremner WJ. Androgens in men-uses and abuses. N Engl J Med. 1996;14;334(11):707-14.
7. Kicman AT. Pharmacology of anabolic steroids. Br J Pharmacol. 2008;154(3):502-21.
8. Gebara OCE, Vieira NW, Meyer JW, Calich ALG, Tai EJ, Pierri H, et al. Efeitos cardiovasculares da testosterona. Arq Bras Cardiol. 2002;79(6):644-9.
9. Birgner C, Kindlundh-Högberg AM, Alsiö J, Lindblom J, Schiöth HB, Bergström L. The anabolic androgenic steroid nandrolone decanoate affects mRNA expression of dopaminergic but not serotonergic receptors. Brain Res. 2008;13;1240:221-8.
10. dos Santos MR, Sayegh AL, Bacurau AV, Arap MA, Brum PC, Pereira RM, et al. Effect of exercise training and testosterone replacement on skeletal muscle wasting in patients with heart failure with testosterone deficiency. Mayo Clin Proc. 2016;91(5):575-86.
11. Morikawa AT, Maranhão RC, Alves MJ, Negrão CE, da Silva JL, Vinagre CG. Effects of anabolic androgenic steroids on chylomicron metabolism. Steroids. 2012;77(13):1321-6.
12. Baldo-Enzi G, Giada F, Zuliani G, Baroni L, Vitale E, Enzi G, et al. Lipid and apoprotein modifications in body builders during and after self-administration of anabolic steroids. Metabolism. 1990;39(2):203-8.
13. Souza, FR et al. Diminished cholesterol efflux mediated by HDL and coronary artery disease in young male anabolic androgenic steroid users. Atherosclerosis, 2019.
14. Hartgens F, Rietjens G, Keizer HA, Kuipers H, Wolffenbuttel BH. Effects of androgenic-anabolic steroids on apolipoproteins and lipoprotein (a). Br J Sports Med. 2004;38(3):253-9.
15. Payne JR, Kotwinski PJ, Montgomery HE. Cardiac effects of anabolic steroids. Heart. 2004;90(5):473-5.
16. DuBois D, DuBois EF. A formula to estimate the approximate surface area if height and weight be known. Nutrition. 1989;5(5):303-11.
17. Sader MA, Griffiths KA, McCredie RJ, Handelsman DJ, Celermajer DS. Androgenic anabolic steroids and arterial structure and function in male bodybuilders. J Am Coll Cardiol. 2001;37(1):224-30.
18. Baggish AL, Weiner RB, Kanayama G, Hudson JI, Lu MT, Hoffmann U, Pope HG Jr. Cardiovascular toxicity of illicit anabolic-androgenic steroid use clinical perspective. Circulation. 2017;135(21):1991-2002.
19. Rocha FL, Carmo EC, Roque FR, Hashimoto NY, Rossoni LV, Frimm C, et al. Anabolic steroids induce cardiac renin-angiotensin system and impair the beneficial effects of aerobic training in rats. Am J Physiol Heart Circ Physiol. 2007;293(6):H3575-83.
20. Beutel A, Bergamaschi CT, Campos RR. Effects of chronic anabolic steroid treatment on tonic and reflex cardiovascular control in male rats. J Steroid Biochem Mol Biol. 2005;93(1):43-8.
21. Urhausen A, Albers T, Kindermann W. Are the cardiac effects of anabolic steroid abuse in strength athletes reversible? Heart. 2004;90(5):496-501.
22. Alves MJ, dos Santos MR, Dias RG, Akiho CA, Laterza MC, Rondon MU, et al. Abnormal neurovascular control in anabolic androgenic steroids users. Med Sci Sports Exerc. 2010;42(5):865-71.
23. Ebenbichler CF, Sturm W, Gänzer H, Bodner J, Mangweth B, Ritsch A, et al. Flow-mediated, endothelium-dependent vasodilatation is impaired in male body builders taking anabolic-androgenic steroids. Atherosclerosis. 2001;158(2):483-90.
24. dos Santos MR, et al. Resting spontaneous baroreflex sensitivity and cardiac autonomic control in anabolic androgenic steroids user. Clinics. 2018 [In Press].

25. Pereira-Junior PP, Chaves EA, Costa-E-Sousa RH, Masuda MO, de Carvalho AC, Nascimento JH. Cardiac autonomic dysfunction in rats chronically treated with anabolic steroid. Eur J Appl Physiol. 2006;96(5):487-94.
26. dos Santos MR, Dias RG, Laterza MC, Rondon MU, Braga AM, de Moraes Moreau RL, et al. Impaired post exercise heart rate recovery in anabolic steroid users. Int J Sports Med. 2013;34(10):931-5.
27. Cole CR, Blackstone EH, Pashkow FJ, Snader CE, Lauer MS. Heart-rate recovery immediately after exercise as a predictor of mortality. N Engl J Med. 1999;28;341(18):1351-7.
28. Porello RA, dos Santos MR, DE Souza FR, DA Fonseca GWP, Sayegh ALC, DE Oliveira TF, et al. Neurovascular response during exercise and mental stress in anabolic steroid users. Med Sci Sports Exerc. 2018;50(3):596-602.
29. Souza, FR. et al. Retrograde and oscillatory shear rate in young anabolic androgenic steroid users. Scand J Med Sci Sports. 2019 Mar;29(3):422-429.
30. Sjöqvist, F. et al. Use of doping agents, particularly anabolic steroids, in sports and society. Lancet 31;371(9627):1872-82, 2008.
31. Maravelias, C. et al. "Adverse effects of anabolic steroids in athletes. A constant threat". Toxicol Lett. 15;158(3):167-75, 2005.

40

Nutrição aplicada à atividade física

Márcia Maria Godoy Gowdak
Glauce Lamoglie de Carvalho Sansches

INTRODUÇÃO

A nutrição na área esportiva tem sido um foco de muito interesse dos pesquisadores e profissionais envolvidos com o atendimento de praticantes de atividade física e atletas.

Uma dieta saudável e o consumo de determinados nutrientes, em períodos específicos do dia, contribuem para uma boa performance e para a prevenção primária ou secundária da doença cardiovascular. A modificação da composição da dieta e a realização de refeições hipocalóricas com maiores quantidades de proteína junto à prática do exercício físico podem possibilitar maiores perdas de peso e ganhos de massa muscular,[1] condições que sabidamente diminuem o risco cardiovascular.

Por outro lado, a nutrição para o atleta tem o objetivo de garantir estoques adequados de nutrientes relacionados ao maior desempenho físico, além de acelerar a recuperação. Especificamente os atletas de elite, que treinam com o objetivo de vencer e tentar superar o limite físico, a alimentação deve ser planejada para atender não somente à alta necessidade energética diária, mas também à disponibilidade de determinados nutrientes em momentos específicos do exercício.

Em função do gasto calórico elevado, é fundamental que o atleta profissional tenha um consumo calórico que atenda essa demanda energética e garanta a necessidade diária de macro e micronutrientes. A ingestão e o gasto calórico do atleta, portanto, fazem parte das principais análises a serem consideradas na avaliação.[2] Importante que essas avaliações sejam separadas por período de treinamento, já que a demanda calórica dos treinos é muito variável e o atleta pode não conseguir adequar o consumo conforme a exigência dos treinos.[3]

Suprir a elevada necessidade energética em períodos competitivos, caracterizados pelo aumento do volume de treino e intensidade do exercício, exige disciplina do atleta e acompanhamento profissional.

O treinamento físico intenso e prolongado leva à condição de estoque limitado de glicogênio no organismo, que requer atenção especial com o período de recuperação para que a restauração rápida desse estoque seja alcançada. Nesse contexto, merece atenção do profissional não somente a ingestão alimentar diária do atleta como também o consumo de determinados nutrientes em horários específicos, como antes e após os treinos e competições. O uso de suplementação durante treinos e competições depende de alguns fatores que serão discutidos neste capítulo. Essas adequações da dieta, necessárias para o melhor desempenho, são facilitadas com o aumento do conhecimento básico de nutrição do atleta, que ocorre gradativamente a cada encontro com o profissional que o acompanha. Este, por sua vez, se familiariza com as características do treino do atleta, o que possibilita a troca de informações e experiências. Importante salientar que as intervenções dietéticas variam entre indivíduos e entre as diferentes modalidades esportivas.

Até o momento, alguns aspectos do atendimento do atleta são consensos entre os estudiosos e profissionais da área esportiva. O principal deles é o de garantir uma alimentação que mantenha o peso corporal adequado, obedecendo às necessidades energéticas e de saúde do atleta. Outros aspectos de grande importância e que serão também abordados no capítulo estão relacionados com uma dieta que garanta a manutenção dos estoques de glicogênio, o reparo, a manutenção e a síntese de tecido muscular, a hidratação correta e a adequada ingestão de vitaminas e minerais.

MANUTENÇÃO DOS ESTOQUES DE GLICOGÊNIO

Os carboidratos são reconhecidos como uma das principais fontes de energia na atividade física. Um dos primeiros estudos a demonstrar isso foi conduzido por Krogh e Lindhard, em 1920,[4] que compararam os efeitos das dietas ricas em gordura e carboidrato isoladamente no desempenho físico. Nesse estudo, somente o grupo com a dieta rica em carboidrato conseguiu completar duas horas de exercício em bicicleta ergométrica com sucesso.

A contribuição do carboidrato no exercício aumenta proporcionalmente a intensidade. Assim, quanto maior a intensidade do exercício, maior será a utilização dos estoques de glicogênio como fonte de energia.[5] A utilização desses estoques como fonte energética, por sua vez, é basicamente limitada à quantidade armazenada no fígado e no músculo. O estoque de glicogênio é dependente de vários fatores além da dieta, tais como, sexo, massa muscular e nível de condicionamento físico do atleta. Assim, um atleta masculino, jogador de baseball, pode armazenar cerca de 80 a 90 g de glicogênio no fígado e 300 a 400 g na musculatura.[6] Juntos, esses dois estoques garantem cerca de 90 minutos de exercício com intensidade elevada, levando em conta o fato de que o atleta chega a gastar mais de 1.000 calorias por hora de exercício. O estoque limitado de carboidrato e o aumento da necessidade durante o exercício pode ser compensado pela concentração de glicogênio acima de valores considerados normais.[7]

O primeiro estudo que buscou identificar o melhor padrão alimentar para a maximização dos estoques de glicogênio antes do exercício foi conduzido por Bergström et al., em 1967.[8] Na investigação, os estoques de glicogênio de voluntários foram significativamente diminuídos com a realização de exercício até a exaustão. Nos três primeiros dias, subsequentes à depleção de glicogênio, seis dos voluntários submeteram-se a uma dieta rica em proteína e gordura. Essa dieta foi seguida por mais uma sessão de exercício para depleção ainda maior do glicogênio. A seguir houve transição para mais três dias de dieta rica em carboidrato. O restante do grupo seguiu o mesmo protocolo, porém com a ordem inversa das dietas, ou seja, receberam nos três primeiros dias a dieta rica em carboidrato e nos três últimos dias a dieta rica em proteína e gordura. No grupo submetido à dieta rica em carboidrato pós-depleção de glicogênio houve aumento de 100% do estoque inicial de glicogênio. Apesar desses resultados, é importante considerar que esse tipo de dieta causa muitos efeitos colaterais indesejáveis. Os primeiros dias de dieta baixa em carboidrato predispõem o indivíduo à hipoglicemia, à fadiga crônica e à irritabilidade, o que não é desejável para o atleta em período de competição.

Em outra investigação, Sherman et al.[9] modificaram alguns aspectos do estudo clássico de Bergström. Nesse estudo, não houve depleção tão significativa de glicogênio induzida por exercício e o consumo de carboidrato foi maior, representando 50% do total de calorias nos três primeiros dias, seguido de aumento para 70% nos três dias restantes. O aumento dos estoques de glicogênio foi proporcional àquele induzido no estudo de Bergström, porém a tolerância à dieta foi muito maior e não houve os efeitos colaterais provocados pela dieta isenta de carboidrato.

As duas intervenções na dieta são conhecidas por supercompensação de glicogênio, pois buscam aumentar o estoque de glicogênio a valores acima do normal. A taxa de glicogênio muscular acima do normal pode permanecer elevada em atletas treinados por cerca de cinco dias, desde que nesse período sejam praticadas apenas atividades leves.[10] A supercompensação de carboidrato pode melhorar a tolerância ao exercício submáximo em cerca de 20% e aumentar 2 a 3% da performance em distância fixa. O efeito, no entanto, pode ser igualado ao consumo moderado de carboidrato em situações em que ocorre a suplementação desse nutriente durante o período de exercício. Nesse caso, há a manutenção da glicemia em níveis constantes até os estágios finais do exercício, independentemente da ingestão elevada ou moderada de carboidrato dias antes do exercício.[11]

Diante desses resultados é possível concluir que o consumo apenas moderado de alimentos ricos em carboidrato, dias antes de uma prova de longa duração, pode ser adequado se houver suplementação durante o período de exercício. Essa conduta pode ser importante em situações nas quais o atleta estiver impossibilitado de seguir uma dieta rica em carboidrato que propicie a supercompensação de glicogênio, como ocorre em casos de participação de eventos em dias sucessivos.

Importante mencionar que armazenar glicogênio acima da capacidade do atleta pode não fazer diferença para as provas de curta duração.[12]

Outro fato que não pode ser ignorado é a diferença existente entre os sexos com relação à utilização dos substratos durante o exercício. Atletas femininos oxidam proporcionalmente mais lipídeos e menos carboidrato durante esforço físico e sintetizam menos glicogênio em resposta a mesma quantidade de carboidrato consumida por atletas masculinos. Hamadeh et al. mostraram que a suplementação de estrógeno para homens ativos durante oito dias diminui a oxidação de carboidrato e aumenta a oxidação de lipídios durante os períodos de descanso e exercício.[13] Por outro lado, comparativamente aos homens, as mulheres parecem oxidar mais carboidrato quando esse é oferecido durante exercício prolongado em forma de suplementação.[14] Apesar de a supercompensação de glicogênio ser menor em mulheres, assim como a utilização do carboidrato durante o exercício, estudos mostram que o benefício ocorre quando a atleta não segue dieta restrita de calorias. Quando o consumo energético não é adequado, níveis maiores de glicogênio parecem não ter efeito na *performance*.[15] Daí a importância da avaliação prévia de gasto e consumo energético.

No dia a dia do atleta, o consumo de carboidrato deve visar à manutenção dos estoques diários de glicogênio. Essa necessidade é variável e dependente de fatores como peso, duração e frequência de treino, conforme descrição na Tabela 40.1. Assim, para os treinamentos mais intensos e de longa duração, a necessidade diária de carboidrato é mais elevada, podendo ultrapassar 10 a 12 g/kg de peso corporal por dia.

Consumo de carboidrato anterior ao exercício

O consumo de 200 a 300 g de carboidrato, 3 a 4 horas antes do exercício, tem mostrado melhora na performance.[16] O melhor rendimento físico está provavelmente relacionado ao aumento dos níveis de glicogênio muscular, provocado por refeição rica em carboidrato e pode ser notado principalmente em exercícios com duração superior a 2 horas.[17]

TABELA 40.1 Estimativa geral da necessidade de carboidratos para atletas e esportistas, conforme o tempo e a intensidade de treinamento

Tempo e intensidade de treinamento diário	Necessidade de carboidratos (quilograma de peso)	Estimativa diária de carboidratos em atleta de 70 kg
Treinamento leve (atividades esportivas em geral)	3 a 5 g	210-350 g
Treinamento moderado (cerca de 60 minutos)	5 a 7 g	350-490 g
Treinamento de *endurance* (60 a 180 minutos)	6 a 10 g	420-700 g
Treinamento de moderada a alta intensidade (> 4 horas)	8 a 12 g	560-840 g

Adaptado de Thomas DT, 2016.[2]

O consumo prévio de carboidrato atua principalmente na manutenção da glicose plasmática durante os estágios finais do exercício. Por outro lado, a elevação da concentração de insulina provocada por esse consumo pode não ser ideal para o atleta. O aumento da insulina inibe o metabolismo de gordura e, consequentemente, aumenta a oxidação de carboidrato, podendo provocar o declínio da glicose plasmática mais precocemente durante o exercício.

A elevação na concentração de insulina e inibição da lipólise parecem ocorrer mais frequentemente quando o carboidrato é consumido 30 a 60 minutos antes do exercício, embora alterações metabólicas tenham sido observadas mesmo quando o consumo antecede 4 horas.[18]

Com base nesses resultados, alguns estudos[16,17] sugerem que uma refeição com maior teor de gordura, no período que antecede o exercício, pode aumentar a liberação e a utilização de ácidos graxos durante essa atividade. O aumento na oxidação de gordura e a polpação de glicogênio melhoraria a *performance* do atleta durante os exercícios de resistência. De fato, estudos com animais mostram essa resposta. No entanto, os estudos em humanos são controversos. Até o momento, prescrever maior consumo de gordura antes do exercício com o objetivo de aumentar a *performance* do atleta pode não resultar em aumento de *performance*, sendo portanto, uma conduta pouco recomendada na prática clínica.[17]

A elevação da insulina durante o exercício, resultante da ingestão prévia de uma refeição rica em carboidrato, pode ser atenuada quando são consumidos alimentos de baixo índice glicêmico.

Além do consumo de carboidrato com baixo índice glicêmico para prevenir o declínio da glicose plasmática provocado pelo aumento rápido da insulina, o uso de suplementação ou ingestão de alimentos ricos em carboidrato durante o exercício pode atenuar a resposta de hipoglicemia.[18] Sabe-se que em algumas modalidades esportivas, como o ciclismo, os atletas toleram alimentos sólidos durante as provas, além da suplementação.

Importante ressaltar que o consumo de carboidrato 30 a 60 minutos antes do exercício sempre melhora o rendimento quando é realizado pela manhã, após noite de sono com longas horas de jejum, quando os estoques de glicogênio no fígado estão baixos. Nessa situação, o consumo de alimentos ricos em carboidrato antes do exercício pode melhorar a *performance*, prevenindo o risco de hipoglicemia durante o exercício em indivíduos atletas ou esportistas.

Ramires et al 1997[19] observaram que a *performance* de indivíduos sedentários saudáveis ou portadores de diabete melito insulino-dependentes com a glicemia controlada aumentou com o consumo de glicose na quantidade de 1 g/kg de peso corporal 30 minutos antes do exercício realizado pela manhã, após 12 horas de jejum. A realização de exercício pela manhã, portanto, requer a ingestão prévia de alimentos ricos em carboidrato para que a *performance* não seja prejudicada. Pela proximidade do horário à realização do exercício, no entanto, é fundamental que a tolerância do atleta seja respeitada com o uso de alimentos de fácil digestibilidade.

Consumo de carboidrato durante o exercício

A utilização de suplementação de carboidrato durante a atividade física para a melhora do desempenho depende da duração e da intensidade do exercício. Considerando os estoques limitados de glicogênio e a demanda aumentada durante exercícios prolongados e de moderada ou elevada intensidade, a suplementação de carboidrato é necessária em exercícios com mais de 60 a 90 minutos de duração.

Estudos recentes têm mostrado que o contato da cavidade oral com o carboidrato pode estimular partes do cérebro e do sistema nervoso central, resultando em sensação de bem-estar e até melhora da *performance*. Dessa forma, o bochecho ou as quantidades baixas de carboidrato com água pode ser indicado em exercícios com duração mínima de 45 minutos.[2,20] O efeito de melhora parece ocorrer com o tempo mínimo de contato de 10 segundos do carboidrato com os receptores orais.[21]

Para exercícios com duração entre 1 e 2 horas e meia, a quantidade de carboidrato recomendada varia de 30 a 60 g por hora para aumentar o desempenho físico.[22] Essa quantidade é baseada na taxa de oxidação de carboidrato que acompanha a média de 0,5 a 0,9 g por minuto, dependendo da intensidade do exercício.[23] O atleta pode, entretanto, se beneficiar com quantidades maiores de carboidrato em exercícios com mais de 2,5 a 3 horas de duração e, nesses casos, a recomendação pode chegar a 90 g por hora.[2]

É recomendável a suplementação com carboidrato imediatamente antes ou logo após o início do exercício e continuamente em intervalos de 15 a 20 minutos durante atividades de longa duração, mesmo em condições de estoque elevado de glicogênio no momento inicial da atividade. Embora menos carboidrato seja oxidado na primeira hora de exercício, estudos mostram que se a suplementação ocorrer logo nos minutos iniciais e se mantiver durante a atividade, há melhora da *performance*.[5,24]

Quanto ao tipo de carboidrato a ser utilizado durante o exercício, qualquer forma de suplemento parece ser efetiva na melhora do desempenho físico.[25] O consumo de carboidrato, seja em mistura líquida, gel ou mesmo lanches, pode ser indicado e deve ser realizado conforme a preferência e tolerância do atleta.

Portanto, a ingestão de suplementação ou alimentos ricos em carboidrato durante o exercício físico de longa duração melhora a *performance*. Essa prática é principalmente importante em situações em que o atleta não esteja com as taxas de glicogênio elevadas, não tenha realizado refeição antes do exercício ou tenha consumo calórico restrito por seguimento de dieta para perda de peso.[26]

Consumo de carboidrato após o exercício

A alimentação pós-exercício físico tem como principais objetivos a reposição hídrica, restauração dos estoques de glicogênio e recuperação rápida. Cumprir esses objetivos é de extrema importância, principalmente quando o atleta participa de eventos consecutivos com menos de 24 horas de intervalo entre eles.

A depleção de glicogênio provocada por uma prova competitiva pode demandar até 72 horas para a restauração completa.[23] Consequentemente, para que o atleta não comprometa a *performance* subsequente é fundamental que esteja ciente das estratégias utilizadas para o abastecimento rápido e eficiente de glicogênio muscular.

Para que essa recuperação ocorra de maneira eficiente, alguns aspectos devem ser considerados, entre eles destacam-se a quantidade de carboidrato a ser consumida, quanto tempo após o exercício ele deve ser ingerido, o tipo de carboidrato que proporciona maior aumento dos estoques e a necessidade de adição de proteína ao suplemento de carboidrato.[18]

Quantidade e horário de consumo

Estudos recentes mostram que 1 a 1,2 g de carboidratos são necessários imediatamente na primeira hora pós-exercício e durante 4 a 6 horas após o término da atividade, se nenhuma grande refeição for realizada.[23] O objetivo da ingestão precoce de carboidrato é alcançar o total de 7 a 10 g/kg de peso corporal o mais rapidamente possível. Logo após o exercício, alguns aspectos fisiológicos ajudam essa recuperação, entre eles a ativação da enzima glicogênio sintetase somada ao aumento da permeabilidade da membrana celular à glicose e o aumento da sensibilidade muscular à insulina. Todos esses fatores levam ao aumento da velocidade de reposição dos estoques de glicogênio, quando o carboidrato é oferecido logo nas primeiras horas de recuperação.[12]

Em alguns casos de competição diária, de longa duração e extenuante, o atleta pode precisar de quantidades maiores de carboidrato para adequar as necessidades do exercício somados à recuperação. Na Travessia da França, ciclistas que pedalaram de 5 a 6 horas por dia ingeriram cerca de 12 a 13 g de carboidrato/kg num período de 24 horas. Tal consumo, acima dos valores preconizados, pode ser explicado pelo fato de que a lesão muscular diminui a velocidade da síntese de glicogênio, a qual pode ser parcialmente superada pelo aumento do consumo de alimentos ricos em carboidrato durante as primeiras 24 horas de recuperação.

Tipo de carboidrato

O tipo de carboidrato pode influenciar a velocidade com que os estoques de glicogênio muscular são preenchidos.[12] Por provocar o aumento mais significativo nos níveis de insulina plasmáticas e a liberação rápida de glicose na corrente sanguínea, os alimentos com maiores índices glicêmicos são mais indicados após a atividade física. Dessa forma, em situação em que a mesma quantidade de carboidrato for oferecida, o índice glicêmico mais alto restaurará o glicogênio mais rapidamente.[11] Além disso, o atleta pode ser beneficiado com a oferta de diferentes tipos de sacarídeos, além da glicose. Já que os mecanismos de absorção são diferentes, a inclusão de várias formas de carboidrato, tais como, a frutose e a glicose pode acelerar a restauração hepática de glicogênio.[23]

Adicionalmente, o consumo de proteína após o exercício pode acelerar a restauração de glicogênio, quando a ingestão de carboidrato não for suficiente. A proteína e o carboidrato têm efeito sinérgico no aumento da liberação de insulina, o que acelera a captação de glicose e a ressíntese de glicogênio.[23]

REPARO, SÍNTESE E MANUTENÇÃO DOS TECIDOS

Por muito tempo, pesquisadores afirmaram que as necessidades proteicas não sofriam alterações, mesmo com a prática esportiva. No entanto, a partir de 1970, estudos têm indicado que a necessidade de proteínas do atleta é maior do que a de sedentários.[4] A maior necessidade proteica não é exclusiva das atividades que utilizam sobrecargas elevadas,[6,27-29] ela também ocorre nas atividades de *endurance*.[30-32] A magnitude dessa necessidade depende da modalidade esportiva praticada, da intensidade, da duração do exercício e, possivelmente, do sexo do participante.[33]

Os mecanismos envolvidos no aumento da utilização de proteína durante o exercício incluem a necessidade de reparo de micro lesões nas fibras musculares induzidas pelo esforço, a oxidação, ainda que mínima, de aminoácidos para a produção de energia e a necessidade adicional de proteína para manutenção da massa magra.[34,35]

O consumo elevado de proteína e a maior incidência de doença renal é uma preocupação frequente, porém infundada, tendo em vista que não existem evidências que suportem essa relação. No entanto, praticantes de exercício com diagnóstico de insuficiência renal moderada devem monitorar o consumo de proteína, pois estudos epidemiológicos mostram que o maior consumo desse nutriente acelera a progressão da doença.

Em fatores de risco cardiovasculares, tais como, hipertensão, diabete, obesidade e síndrome metabólica, uma dieta hiperproteica pode ser benéfica.[25]

Embora a necessidade seja maior, atletas e esportistas que praticam atividades físicas prolongadas e de elevada intensidade devem tomar cuidado com a dieta excessiva de proteínas para não limitar o estoque de glicogênio e consequentemente prejudicar o desempenho físico. Daí a importância da orientação nutricional para distribuir o maior consumo proteico em horários estratégicos do treino.

Recomendações diárias para treinamento de *endurance* e sobrecargas

Para indivíduos sedentários, as recomendações diárias, segundo o Recommended Dietary Allowances 1989 (RDA),[17,21,36] são de 0,8 g/kg de peso corporal, enquanto para atletas e esportistas o balanço nitrogenado é mantido com o consumo entre 1,2 a 2 g/kg/dia, dependendo da duração e da intensidade do exercício.[2]

No exercício de *endurance* ou predominantemente aeróbio, a utilização de certas proteínas está aumentada incluindo a hemoglobina, responsável pelo transporte do oxigênio aos tecidos e algumas enzimas envolvidas no metabolismo oxidativo.[37] O sistema imunológico também utiliza proteína para desempenhar sua função. De fato, o aumento do consumo proteico pode melhorar a vigilância imunológica durante treinos mais intensos.[23]

Para atletas que treinam com sobrecarga, a necessidade proteica é maior em relação aos atletas de *endurance*. Assim, a recomendação tanto para levantadores de peso quanto para atletas que treinam com sobrecarga é um consumo diário de 1,4 a 2 g/kg de peso corporal para atingir o aumento e a manutenção de massa magra.[38] No entanto, o consumo de proteínas para esses atletas pode variar de 2 a 4 g/kg/dia, contrariando evidências de que essa alta quantidade não necessariamente reflete um acréscimo da massa magra.[3,6,39,40] De fato, Tarnopolsky et al., em 1992,[41] verificaram em atletas que o treinamento com sobrecarga provocou aumento na síntese proteica quando o consumo de proteína foi elevado de 0,9 g para 1,4 g/kg/dia. No entanto, quando a quantidade de proteína foi elevada para 2,4 g/kg/dia não houve ganho adicional de massa magra. Assim, é possível concluir que o consumo de proteínas em excesso não é o fator que determina o aumento de massa muscular.

Consumo e recomendações diárias de proteínas em várias modalidades esportivas

Van Erp-Baart et al., em 1989,[42] observaram que o consumo de proteína entre atletas de várias modalidades era elevado em relação ao consumo energético, fato também observado na maior parte da população. O mais alto consumo proteico foi observado em ciclistas masculinos que participaram da Travessia da França, aproximadamente 3 g/kg/dia. De fato, os indivíduos que praticam esportes extenuantes de resistência podem apresentar demanda de consumo proteico elevada (2,3 a 3,1 g/kg/dia) para maximizar a retenção de massa muscular durante períodos de dieta hipocalórica.[37]

Investigações sobre a necessidade proteica para esportes intermitentes como futebol, basquetebol e artes marciais são limitadas. Geralmente a recomendação de proteína para essas atividades varia entre 1,2 e 1,7 g/kg/dia.[36]

A quantidade média de proteína em diferentes alimentos pode ser observada na Tabela 40.2.

Dentro da recomendação diária de proteína existem dúvidas também com relação ao tempo de consumo próximo ao horário de treino, quantidade e tipo de proteína a ser utilizada.

Tempo de consumo

A adição de proteína ao carboidrato utilizado durante treinamento ou evento prolongado de *endurance* parece inibir o aumento de marcadores de dano muscular

TABELA 40.2 Quantidade de proteínas em alguns alimentos[43]

Alimento	Quantidade de proteína (gramas)
Carnes em geral – 100 g	22 a 26
Leite e derivados – 200 mL	7 a 8
Ovo – 1 unidade	7 a 8
Grãos – 1 concha (feijão[14], soja, ervilha, lentilha etc.)	4 a 8
Vegetais – 100 g	4 a 6
Pães e massas – 1 xícara	4 a 6
Cereais – 1 xícara	2 a 3
Frutas – 1 unidade	0 a 1

Fonte: Adaptado de Phillips S, 2018.[43]

em até 24 horas pós-exercício. Entre eles estão a creatina quinase, além dessa resposta diminui a sensação de dor muscular.[38]

Quando se trata de síntese muscular, a resposta adaptativa ao treino ocorre somente quando a síntese proteica excede a taxa de degradação. Após exercício de exaustão, a taxa de excreção proteica excede a síntese. Se houver consumo proteico anterior ou logo após o exercício, a síntese muscular excederá a perda em 3 a 4 horas, efeito que pode ser prolongado em até 24 horas se este nutriente for incluído regularmente nas refeições.[38,44]

Esse fato não é restrito aos atletas, podendo ser uma estratégia de redução de perda de massa magra que geralmente está associada a doenças crônicas e ao envelhecimento.[45] Sabe-se que a perda de massa magra e o envelhecimento estão associados à diminuição de gasto energético e representa um fator de risco para a obesidade. Essa alteração na composição corporal, por sua vez, diminui a sensibilidade à insulina e contribui para o aparecimento de diabete tipo 2, dislipidemia e hipertensão.

Além da promoção de maior síntese proteica e restauração muscular mais acelerada com o consumo de proteína durante ou próximo ao horário do exercício, outros benefícios relacionados à melhora do sistema imune têm sido citados em literatura.[24]

Portanto, o consumo de alimentos ricos em proteína em momentos estratégicos, próximos ao horário do exercício físico, é importante para o ganho de massa magra. Essa conduta tem mostrado também relevância clínica durante o envelhecimento, já que existe a perda progressiva de musculatura nessa fase, associada ao aumento do risco de doenças metabólicas.

Quantidade de proteína

Embora não exista uma recomendação específica com relação à quantidade de proteína a ser consumida no intervalo próximo ao exercício, sabe-se que a ingestão de proteína associada ao carboidrato, além do ganho de massa magra, pode acelerar a restauração de glicogênio, quando o carboidrato for insuficiente.[26]

Alguns estudos mostraram que o consumo entre 5 a 15 g de proteína no período pós-exercício está associado à síntese muscular, sendo que quantidades de 20 a 40 g apresentaram ganho similar, o que indica a existência de uma quantidade limite, acima da qual não há benefício adicional.[25,41] A quantidade proposta de 20 g de proteína em uma refeição tem sido adaptada para 2,5 g de proteína por quilograma de peso.

Apesar de o limite máximo de síntese muscular ser alcançado com o consumo de 20 g, o mesmo não ocorre com a população idosa. Nessa faixa etária, ocorre a resistência anabólica e a oferta de 30 a 40 g de proteína nas refeições próximas ao horário do exercício tem sido recomendada.[38,46] Nesses casos, o consumo proteico nos períodos anteriores e posteriores às sessões de exercício pode ser necessário para a adequação da quantidade mais elevada. Além disso, o consumo de proteína diário de 1 a 1,5 g/kg de peso pode ser indicado para indivíduos ativos com mais de 65 anos com o objetivo de prevenir a sarcopenia e outras doenças metabólicas.[47]

Tipo de proteína

A qualidade da proteína é determinada pela biodisponibilidade dos aminoácidos, ou seja, quanto maior a quantidade e a variedade de aminoácidos absorvidos pós-consumo proteico, melhor a proteína.[48] Dessa forma, maior quantidade de aminoácidos na corrente sanguínea pós-exercício físico pode significar maior ganho de massa magra. A soja, o leite, o *whey*, o caseinato e outros hidrolisados proteicos são capazes de ativar a síntese muscular. A estimulação máxima de síntese muscular, entretanto, dependerá da quantidade total de aminoácidos essenciais na circulação.[38] A proteína de origem animal possui alto valor biológico por apresentar todos os aminoácidos essenciais que garantem maior retenção de nitrogênio e maior resposta anabólica após o consumo.

O trio de aminoácidos de cadeia ramificada, leucina, isoleucina e valina (BCAA) constitui aproximadamente um terço da proteína muscular esquelética, sendo geralmente os mais utilizados após o exercício físico. Entre eles, a leucina parece fornecer a maior síntese proteica. Apesar do uso indiscriminado desses aminoácidos entre atletas e praticantes de exercício, não há estudos que mostrem a maior efetividade dos BCAA *versus* proteína no ganho de massa magra. Além disso, a administração prolongada provoca alterações no sistema endócrino, como o aumento dos níveis plasmáticos de testosterona e cortisol.[49] Considerando que as proteínas de origem animal contêm em média 25 a 30 g de proteína de alto valor biológico por porção, com cerca de 25% de BCAA, a suplementação seria desnecessária.

Portanto, o consumo de proteína preferencialmente de alto valor biológico próximo ao horário do exercício físico pode contribuir para o ganho de massa muscular. No caso dos idosos, a maior necessidade pode demandar o consumo de proteína nos períodos anterior e posterior ao exercício físico.

HIDRATAÇÃO ADEQUADA PARA O EXERCÍCIO

A água é indispensável para o bom funcionamento orgânico, pois além de transportar nutrientes como aminoácidos, glicose e vitaminas, representa o meio em que todas as reações químicas ocorrem. Dentre as diversas funções que a água desempenha no organismo humano está a manutenção da temperatura central durante a prática esportiva.

Durante o exercício, a sudorese é uma resposta fisiológica que limita o aumento da temperatura central pela secreção de água pela pele, seguida de evaporação. Em temperaturas elevadas, a perda maior que 2% de água corporal pelo suor afeta de forma significativa o desenvolvimento de atividades aeróbias e a capacidade cognitiva. Em climas frios, por outro lado, a desidratação pode ser reflexo da perda entre 3 a 5% de água corporal. Perdas entre 6 e 10% têm efeitos mais drásticos e podem diminuir a capacidade cardíaca, a produção de suor e a circulação sanguínea nos músculos e pele.[2]

Portanto, a reposição de líquidos consequente à perda é de fundamental importância para a continuidade do exercício. O déficit hídrico, também conhecido como desidratação,[50] pode ser um fator limitante da *performance*. Por isso, o principal objetivo durante o exercício é manter o balanço hídrico.

Esvaziamento gástrico e absorção de fluidos durante o exercício

Durante o exercício, o balanço hídrico nem sempre é mantido, pois os níveis máximos de suor excedem os níveis máximos de esvaziamento gástrico, o que limita a reposição de líquidos. Além disso, na maioria dos casos, os níveis de consumo hídrico atingidos por atletas durante exercício físico são menores do que a quantidade do esvaziamento gástrico e posterior absorção intestinal, agravando ainda mais o balanço hídrico.

Os atletas, principalmente os fundistas, raramente excedem a ingestão de 500 mL por hora durante uma competição. Essa quantidade é inferior tanto ao esvaziamento gástrico quanto à taxa de transpiração, as quais podem exceder 1 litro por hora de atividade.

A transpiração depende das condições climáticas em que o exercício é realizado, da capacidade cardiorrespiratória e do próprio estado de hidratação do indivíduo.

O esvaziamento gástrico, por sua vez, é otimizado quando a quantidade de fluido no estômago é aumentada e reduzida com líquidos hipertônicos ou por concentrações de carboidrato acima de 8%. Líquidos que apresentam concentrações de 4 a 8% são tolerados e não reduzem a taxa de esvaziamento gástrico.[51]

Possíveis distúrbios durante a atividade física

Alguns distúrbios podem ocorrer com atletas durante as provas ou até mesmo durante treinos, tais como, a desidratação e a hiponatremia.[8]

A desidratação ocorre quando a perda de água e eletrólitos excede a ingestão, podendo prejudicar gravemente o organismo. Tanto as funções fisiológicas quanto a termorregulação podem ser afetadas por qualquer grau de desidratação. Sem a reposição hídrica adequada, o volume plasmático e o fluxo sanguíneo periférico diminuem, afetando diretamente a taxa de transpiração e a manutenção da temperatura corporal. Com isso, a frequência cardíaca aumenta, o que pode provocar fadiga prematura.

A *performance* geralmente é prejudicada quando níveis de desidratação ultrapassam 2% de peso corporal e a duração do exercício é superior a 90 minutos.[52] Com a perda média de 5% do peso corporal através do suor, o desempenho pode diminuir significativamente e atingir 30% de queda, principalmente em exercícios de *endurance*.[53,54]

Curiosamente, algumas modalidades como salto em altura e levantamento de peso parecem ser menos afetadas com a perda de fluidos durante exercício.[54] A persistência do processo de desidratação torna o risco de colapso circulatório iminente, podendo levar ao choque térmico e até à morte.[51]

A desidratação é condição comum em situações em que não há reposição durante sessão de exercício e o intervalo entre as atividades é relativamente pequeno (6 a 8 horas).

A hiponatremia é caracterizada pela concentração sanguínea de sódio abaixo de 130 mmol/L e pode ser provocada tanto pela perda prolongada de água e eletrólitos por meio do suor, quanto pela retenção hídrica.[55]

Alterar conforme sugestão do revisor com mínimas alterações: Restringir o consumo de líquidos ou fazer sauna para controlar o peso corporal é muito frequente em modalidades de lutas como judô, boxe, karatê, entre outras categorias. Frequentemente, os participantes utilizam diuréticos, procedimento não recomendado e prejudicial à performance do atleta durante a prova, pelos efeitos já descritos anteriormente

Perdas de fluidos durante o exercício

A dissipação do calor metabólico produzido durante o exercício pode ocorrer por irradiação, condução, convecção e por evaporação da água. Em ambientes quentes e secos, a evaporação é responsável por mais de 80% do calor dissipado. A quantidade de suor produzida depende da intensidade do exercício, temperatura ambiental, umidade, aclimatação e superfície corporal. Em alguns casos, a perda de suor pode corresponder 1.800 mL por hora de exercício físico.[56]

O sódio é o eletrólito que sofre maiores perdas durante a transpiração. Ele é o nutriente presente em maior quantidade no suor (cerca de 20 a 80 $mmol.L^{-1}$). Além do sódio, o suor contém modestas quantidades de potássio, magnésio e pequenas quantidades de ferro e cálcio.

Reposição de líquidos e eletrólitos

A reposição de líquidos deve ser adequada, caso contrário, o atleta sofre distúrbios no equilíbrio hidroeletrolítico e dificilmente mantém a temperatura central, o que, em casos extremos, pode levar à morte.[57] Dessa forma, cuidados com a reposição hídrica nos períodos anterior, durante e após a execução de exercício físico devem ser estrategicamente controlados.

Antes do exercício

Segundo evidências disponíveis, muitos atletas já iniciam o exercício com algum grau de desidratação sendo, portanto, é recomendável que estejam bem hidratados mesmo antes de iniciá-lo.[58]

Nas 24 horas que antecedem uma prova, o consumo de fluidos deve ser abundante.[2] A Academia de Nutrição e Dietética, Nutricionistas do Canadá e o Colégio Americano de Nutrição Esportiva recomendam a ingestão de líquidos de 5 a 10 mL/kg de peso corporal 2 a 4 horas antes do exercício. Essa prática tem por objetivo melhorar a condição de hidratação do atleta, permitindo que quantidades excedentes sejam eliminadas antes do início de uma competição.[2,59,60]

Durante o exercício

A hidratação durante o exercício tem por objetivo manter o balanço hídrico, já que a desidratação pode comprometer a *performance*. Existe grande variabilidade interindividual nas taxas de transpiração e perda de eletrólitos. Dessa forma, calcular a diferença entre o peso corporal antes e após o exercício é um método simples na estimativa do consumo hídrico durante esforço físico.[61]

A ingestão adequada de líquidos durante o exercício deve repor a perda pelo suor, sendo que o total da perda não deve ultrapassar 2% do peso corporal.[2] Na prática, a perda de 1 kg de peso corporal representa 1 litro de suor perdido. A necessidade de consumo hídrico durante o exercício deve estar em torno de 0,4 a 0,8 L/hora, levando-se em consideração a tolerância e experiências individuais. Outras oportunidades para o consumo de liquido e os benefícios da adição de outros nutrientes, como carboidrato na bebida, devem ser consideradas.[60]

Com relação à prevenção do risco de hiponatremia durante o exercício, a ingesta de sódio em baixa quantidade nas bebidas esportivas é uma alternativa, mas nem sempre evita essa séria condição. Almond et al., em 2005,[62] estimaram a incidência de hiponatremia em 488 participantes da maratona de Boston e verificaram a presença deste desbalanço hídrico em 13% dos corredores. Nesse estudo, a hiponatremia foi associada com ganho substancial de peso, consumo de fluidos incluindo bebidas esportivas acima de 3 litros e tempo de corrida acima de 4 horas.

Portanto, a reposição de sódio durante o exercício é necessária principalmente em atividades que superem 3 ou 4 horas de duração e a necessidade não está restrita aos atletas de elite.

Após o exercício

Para que a reidratação seja eficiente, é necessário cuidado especial na ingestão de líquidos no período pós-exercício. Nesse período, a sede não é um bom sensor para a reposição hídrica, pois em condições de estresse esse mecanismo de controle fica prejudicado. Essas perdas são causadas parcialmente pela transpiração e, principalmente, pela produção de urina.

A presença de sódio no líquido reposto reduz a diurese, quando comparada à ingestão de água pura.[63] Além disso, o processo de reidratação é facilitado, já que o sódio mantém a osmolalidade e, consequentemente, o desejo de consumir líquidos.[64] No entanto, vale ressaltar que a perda de sódio pelo suor permanece entre 20 e 50 $mmol/L^{-1}$, o que pode ser inferior à quantidade oferecida pelos *sport drinks* por uma questão de palatabilidade.

A ingestão de alimentos ricos em sódio após o exercício prolongado e extenuante pode ser benéfico na reidratação. Na prática, a reposição hídrica deve ultrapassar a soma da perda de peso ocorrida durante o exercício. O total de 125 a 150% dessa perda deve ser reposta, ou seja, para cada 1 kg de peso perdido deve-se ingerir de 1,25 a 1,5 litros de líquidos.[65]

A hidratação adequada em todos os momentos da atividade é fundamental para o bom desempenho atlético. Além de prevenir a desidratação, otimiza a *performance*. Portanto, é muito importante que os atletas estejam conscientes da importância da reposição hídrica. Cabe também a equipe técnica e organizadora disponibilizar água e bebidas esportivas nos treinos e competições.

ADEQUAÇÃO DA INGESTÃO DE VITAMINAS E MINERAIS

A adequação da ingestão de micronutrientes é uma preocupação frequente de atletas e treinadores. Consequentemente, o uso de suplementação de vitaminas e minerais com o objetivo de melhorar a *performance* física é muito comum no meio esportivo.

De fato, os atletas podem ter maior necessidade de algumas vitaminas e minerais. A maior necessidade pode ser explicada pelo estresse de vias metabólicas nas quais os micronutrientes são utilizados, além das adaptações bioquímicas musculares, causadas pelo treinamento e que também aumentam a solicitação desses nutrientes.

Além disso, alguns atletas têm risco aumentado de deficiência de micronutrientes por realizar dietas restritas para perda de peso, ou por apresentar alguma restrição alimentar específica, como os vegetarianos, com ingestão inadequada de ferro heme. Nesse caso, deve-se primeiro orientar hábitos alimentares adequados e depois considerar a possibilidade de suplementação. A adequação da ingestão de micronutrientes, frequentemente, apresenta resultados benéficos para os atletas.

A deficiência de ferro, com ou sem anemia, pode prejudicar o transporte de oxigênio, diminuindo a função muscular e a capacidade física e comprometer a adaptação do atleta ao treinamento.[2] Alguns grupos considerados de risco, como atletas do sexo feminino, corredores de longa distância e vegetarianos devem ter o ferro sérico e hemoglobina avaliados periodicamente. Nesses casos, a recomendação de ingestão de ferro deve ser > 18 mg para mulheres e > 8 mg para homens, quantidades que ultrapassam a recomendação do RDA. Em razão da necessidade de 3 a 6 meses para a correção da anemia ferropriva, a intervenção antes da instalação da doença é vantajosa.[2]

Sabe-se que atletas do sexo feminino têm o dobro da possibilidade de desenvolver deficiência de ferro sem anemia quando comparadas com mulheres sedentárias da mesma idade. A necessidade de ferro pelas atletas pode ser 70% superior à estimada para a população feminina em geral. O aumento da prevalência da deficiência de ferro nessa população pode ser justificado por alguns fatores, tais como, o aumento da perda de ferro por via gastrointestinal, baixa ingestão de ferro ou alteração na absorção desse nutriente pelo intestino.[66] Estudos indicam a prevalência de aproximadamente 52% de adolescentes atletas com deficiência de ferro, sendo mais frequente em esportes de *endurance*, que apresentam elevada prevalência de distúrbios alimentares.[67]

Para uma abordagem adequada da quantidade de ferro na dieta é preciso saber que existem diferenças na biodisponibilidade, conforme o alimento. O ferro proveniente dos vegetais tem absorção entre 2 a 10% e são chamados de ferro não heme. Por outro lado, o ferro proveniente dos animais, também conhecidos como ferro heme, tem absorção maior, entre 10 a 35% e o consumo deve ser investigado entre o grupo de atletas que apresenta maior risco de anemia ferropriva, conforme discutido anteriormente. O ferro heme e a vitamina C podem aumentar a biodisponibilidade do ferro não heme.

Além das considerações realizadas na dieta, um outro fator que facilita o tratamento da anemia ferropriva é a absorção intestinal do ferro, que pode variar conforme a necessidade do organismo.[68] É importante ressaltar, no entanto, a diferença entre a anemia ferropriva e a chamada anemia do atleta que é um termo usado frequentemente para descrever as reduções da hemoglobina a níveis que se aproximam da anemia clínica, devido ao treinamento intenso. Essa diminuição causada pelo aumento do volume plasmático e consequente hemodiluição não parece ter efeito negativo na *performance* e deve ser reversível após dias sem esforço físico.[69]

Na última década, a ingestão de cálcio preconizada pelo RDA em 1989,[64] foi redimensionada. Houve aumento da quantidade recomendada para 1.200 mg/dia para adolescentes e 800 mg/dia para adultos jovens e indivíduos acima de 50 anos. Entretanto, estudos realizados com atletas sugerem que a ingestão de 1.500 mg/dia de cálcio é necessária para otimizar a saúde da massa óssea de atletas com ingestão energética deficiente e disfunções menstruais.[70] A quantidade de cálcio de alguns alimentos pode ser apreciada na Tabela 40.3.

TABELA 40.3 Presença de cálcio nos alimentos[43]

Alimento	Porção	Cálcio/mg
Leite integral	200 mL	238
Leite desnatado	200 mL	246
Iogurte desnatado de frutas	190 mL	289
Espinafre cozido	3 c. sopa	122
Couve cozida	3 c. sopa	75
Leite de soja	200 mL	08
Queijo *cottage*	50 g	30,5

Além do cálcio, a vitamina D é fundamental para a saúde óssea já que participa diretamente do metabolismo. Recentemente, estudos mostraram que a vitamina D está envolvida na função imune, síntese proteica, resposta inflamatória, crescimento celular e regulação da musculatura esquelética. Devido ao importante papel no organismo, tem sido sugerido que a *performance* física possa ser influenciada negativamente no caso da deficiência a vitamina D. Sabe-se também que um nível insuficiente dessa vitamina pode aumentar o risco de doenças crônicas e autoimunes e, consequentemente, prejudicar o desempenho no treinamento físico.[71] Portanto, é importante que os nutricionistas esportivos assegurem a ingestão apropriada de vitamina D de 1.500 a 2.000 IU/dia ou 38 a 50 mcg/dia.[70]

A adequação do consumo de vitamina D para o atleta para otimizar a *performance* e garantir a saúde não é tão simples. Os atletas que apresentam maior risco de desenvolver deficiência são os que estão menos expostos ao sol, principalmente aqueles que treinam em locais fechados e/ou em períodos do dia sem luz solar. Estudos demonstram que níveis de vitamina D acima de 40 ng/mL devem ser reconhecidos como metas para os atletas por otimizar, preferencialmente, a *performance* anaeróbica.[72]

Faz-se necessário, portanto, acompanhar os níveis de 25 (OH)D dos atletas com histórico de fratura óssea, sinais de *overtraining*, dor ou lesão muscular e estilo de vida com baixa exposição a raios ultravioleta B. Dessa forma, pode-se determinar, individualmente, se um protocolo de suplementação é necessário.[2]

Outras vitaminas relacionadas com a prática do exercício físico são as que possuem função antioxidante, como as vitaminas A, C e E. O metabolismo aeróbio elevado durante o exercício aumenta a produção de radicais livres, contribuindo para o constante estresse oxidativo celular, o que poderia representar em algum risco à saúde. Estudos mostram, entretanto, que indivíduos bem treinados podem desenvolver um sistema endógeno de antioxidação, especialmente os que têm o hábito de consumir alimentos ricos em antioxidantes.

Existem controversas sobre a suplementação de antioxidantes melhore a *performance* dos atletas.[73] Machefer et al. mostraram que o uso moderado de polivitamínicos e minerais previne o aumento de marcadores plasmáticos de peroxidação lipídica durante maratonas intensas e extenuantes.[74] Por outro lado, outros estudos sugerem que as defesas naturais do organismo são aprimoradas por adaptações bioquímicas musculares induzidas pelo treinamento.[57,75-77] Schmidt et al.[78] concluíram que o uso de mistura antioxidante não atenua o estresse oxidativo em relação ao grupo-controle, mas reduz o estresse oxidativo em indivíduos que inicialmente estavam com medidas baixas de alguns indicadores séricos de antioxidantes.

Os benefícios dos antioxidantes para atletas permanece, portanto, alvo de muita discussão. No momento, o mais prudente é o consumo de alimentos diversificados, principalmente frutas e outros vegetais, para combater o estresse oxidativo provocado pelo treinamento intenso.[79]

Outra consequência da dieta baixa em micronutrientes é a imunossupressão, que predispõe o atleta a infecções oportunistas.[18] Além da deficiência dos micronutrientes, a deficiência de proteína, o excesso de treino, o descanso insuficiente, entre outros, podem estar envolvidos com a imunossupressão.

Assim como a deficiência, a suplementação excessiva de micronutrientes reduz a resposta imune. Além da importância dos micronutrientes, vale ressaltar que o atleta que se exercita com reservas de glicogênio insuficientes apresenta aumento plasmático dos hormônios relacionados ao estresse, além de alterações de vários índices da função imune.[80]

Dessa forma, a deficiência de vitaminas e minerais diminui a *performance* e, somente nesses casos, a suplementação deve ser recomendada. A suplementação pode ser necessária em alguns casos sugestivos de deficiência de micronutrientes, tais como, praticantes de dietas para perda de peso, com baixa quantidade de gorduras e baixo consumo energético, e grupos com restrições alimentares específicas como o vegetarianismo.

Em resumo, a suplementação com micronutrientes isolados deve ser desencorajada, a menos que haja indicação clínica.[2] A suplementação de micronutrientes pode beneficiar a *performance* dos atletas que possuem alguma deficiência prévia. Contudo, essa avaliação deve ser criteriosa e individualizada. Os nutricionistas devem estar atentos aos sinais e sintomas da deficiência de micronutrientes e, nesses casos, estratégias nutricionais devem ser propostas para cuidar da saúde dos atletas.

REFERÊNCIAS BIBLIOGRÁFICAS

1. Phillips SM. A brief review of critical processes in exercise-induced muscular hypertrophy. Sports Med. 2014;44(Suppl 1):S71-7.
2. Thomas DT, Erdman KA, Burke LM. Position of the Academy of Nutrition and Dietetics, Dietitians of Canada, and the American College of Sports Medicine: Nutrition and Athletic Performance. J Acad Nutr Diet. 2016;116(3):501-28.
3. Gowdak MG, Azevedo LF, Perlingeiro P, De Matos LDNJ. Energy balance and macronutrient intake during season trainings: influence on anthropometric and lipid profiles in professional athletes. RBNE. 2017;11(64):445-53.
4. Krogh A, Lindhard J. The Relative Value of Fat and Carbohydrate as Sources of Muscular Energy: With Appendices on the Correlation between Standard Metabolism and the Respiratory Quotient during Rest and Work. Biochem J. 1920;14(3-4):290-363.
5. McConell G, Kloot K, Hargreaves M. Effect of timing of carbohydrate ingestion on endurance exercise performance. Med Sci Sports Exerc. 1996;28(10):1300-4.

6. Phillips SM, Tipton KD, Aarsland A, Wolf SE, Wolfe RR. Mixed muscle protein synthesis and breakdown after resistance exercise in humans. Am J Physiol. 1997;273(1 Pt 1):E99-107.
7. Ivy JL. Optimization of glycogen stores. In: Maughan RJBSL, editor. Nutrition in Sport Volume VII of the Encyclopaedia of Sports Medicine. John Wiley & Sons; 2000.
8. Bergstrom J, Hermansen L, Hultman E, Saltin B. Diet, muscle glycogen and physical performance. Acta Physiol Scand. 1967;71(2):140-50.
9. Sherman WM, Costill DL, Fink WJ, Miller JM. Effect of exercise-diet manipulation on muscle glycogen and its subsequent utilization during performance. Int J Sports Med. 1981;2(2):114-8.
10. Arnall DA, Nelson AG, Quigley J, Lex S, Dehart T, Fortune P. Supercompensated glycogen loads persist 5 days in resting trained cyclists. Eur J Appl Physiol. 2007;99(3):251-6.
11. Burke LM, Collier GR, Hargreaves M. Muscle glycogen storage after prolonged exercise: effect of the glycemic index of carbohydrate feedings. J Appl Physiol (1985). 1993;75(2):1019-23.
12. Burke LM. Nutrition for post-exercise recovery. Aust J Sci Med Sport. 1997;29(1):3-10.
13. Hamadeh MJ, Devries MC, Tarnopolsky MA. Estrogen supplementation reduces whole body leucine and carbohydrate oxidation and increases lipid oxidation in men during endurance exercise. J Clin Endocrinol Metab. 2005;90(6):3592-9.
14. Riddell MC, Partington SL, Stupka N, Armstrong D, Rennie C, Tarnopolsky MA. Substrate utilization during exercise performed with and without glucose ingestion in female and male endurance trained athletes. Int J Sport Nutr Exerc Metab. 2003;13(4):407-21.
15. Deldicque L, Francaux M. Recommendations for Healthy Nutrition in Female Endurance Runners: An Update. Front Nutr. 2015;2:17.
16. Hargreaves M. Pre-exercise nutritional strategies: effects on metabolism and performance. Can J Appl Physiol. 2001;26(Suppl):S64-70.
17. Ormsbee MJ, Bach CW, Baur DA. Pre-exercise nutrition: the role of macronutrients, modified starches and supplements on metabolism and endurance performance. Nutrients. 2014;6(5):1782-808.
18. Burke LM, Claassen A, Hawley JA, Noakes TD. Carbohydrate intake during prolonged cycling minimizes effect of glycemic index of preexercise meal. J Appl Physiol (1985). 1998;85(6):2220-6.
19. Ramires PR, Forjaz CL, Strunz CM, Silva ME, Diament J, Nicolau W, et al. Oral glucose ingestion increases endurance capacity in normal and diabetic (type I) humans. J Appl Physiol (1985). 1997;83(2):608-14.
20. Stellingwerff T, Cox GR. Systematic review: Carbohydrate supplementation on exercise performance or capacity of varying durations. Appl Physiol Nutr Metab. 2014;39(9):998-1011.
21. de Oliveira EP, Burini RC. Carbohydrate-dependent, exercise-induced gastrointestinal distress. Nutrients. 2014;6(10):4191-9.
22. American College of Sports Medicine, Armstrong LE, Casa DJ, Millard-Stafford M, Moran DS, Pyne SW, Roberts WO. American College of Sports Medicine position stand. Exertional heat illness during training and competition. Med Sci Sports Exerc. 2007;39(3):556-72.
23. Heaton LE, Davis JK, Rawson ES, Nuccio RP, Witard OC, Stein KW, et al. Selected In-Season Nutritional Strategies to Enhance Recovery for Team Sport Athletes: A Practical Overview. Sports Med. 2017;47(11):2201-18.
24. Tsintzas K, Williams C. Human muscle glycogen metabolism during exercise. Effect of carbohydrate supplementation. Sports Med. 1998;25(1):7-23.
25. Campbell C, Prince D, Braun M, Applegate E, Casazza GA. Carbohydrate-supplement form and exercise performance. Int J Sport Nutr Exerc Metab. 2008;18(2):179-90.
26. Phillips SM. Dietary protein for athletes: from requirements to metabolic advantage. Appl Physiol Nutr Metab. 2006;31(6):647-54.
27. Chesley A, MacDougall JD, Tarnopolsky MA, Atkinson SA, Smith K. Changes in human muscle protein synthesis after resistance exercise. J Appl Physiol (1985). 1992;73(4):1383-8.
28. Dohm GL, Williams RT, Kasperek GJ, van Rij AM. Increased excretion of urea and N tau -methylhistidine by rats and humans after a bout of exercise. J Appl Physiol Respir Environ Exerc Physiol. 1982;52(1):27-33.

29. Roemmich JN, Sinning WE. Weight loss and wrestling training: effects on nutrition, growth, maturation, body composition, and strength. J Appl Physiol (1985). 1997;82(6):1751-9.
30. Campbell WW, Crim MC, Young VR, Joseph LJ, Evans WJ. Effects of resistance training and dietary protein intake on protein metabolism in older adults. Am J Physiol. 1995;268(6 Pt 1):E1143-53.
31. Fielding RA, Meredith CN, O'Reilly KP, Frontera WR, Cannon JG, Evans WJ. Enhanced protein breakdown after eccentric exercise in young and older men. J Appl Physiol (1985). 1991;71(2):674-9.
32. Knapik J, Meredith C, Jones B, Fielding R, Young V, Evans W. Leucine metabolism during fasting and exercise. J Appl Physiol (1985). 1991;70(1):43-7.
33. Rankin JW. Role of protein in exercise. Clin Sports Med. 1999;18(3):499-511.
34. Lemon PW. Effects of exercise on dietary protein requirements. Int J Sport Nutr. 1998;8(4):426-47.
35. Meredith CN, Zackin MJ, Frontera WR, Evans WJ. Dietary protein requirements and body protein metabolism in endurance-trained men. J Appl Physiol (1985). 1989;66(6):2850-6.
36. Packer JE, Wooding DJ, Kato H, Courtney-Martin G, Pencharz PB, Moore DR. Variable-Intensity Simulated Team-Sport Exercise Increases Daily Protein Requirements in Active Males. Front Nutr. 2017;4:64.
37. Rennie MJ, Edwards RH, Krywawych S, Davies CT, Halliday D, Waterlow JC, et al. Effect of exercise on protein turnover in man. Clin Sci (Lond). 1981;61(5):627-39.
38. Jager R, Kerksick CM, Campbell BI, Cribb PJ, Wells SD, Skwiat TM, et al. International Society of Sports Nutrition Position Stand: protein and exercise. J Int Soc Sports Nutr. 2017;14:20.
39. Gontzea I, Gorcea V, Popescu F. Biochemical assessment of thiamin status in patients with neurosis. Nutr Metab. 1975;19(3-4):153-7.
40. McDowell MA, Briefel RR, Alaimo K, Bischof AM, Caughman CR, Carroll MD, et al. Energy and macronutrient intakes of persons ages 2 months and over in the United States: Third National Health and Nutrition Examination Survey, Phase 1, 1988-91. Adv Data. 1994;24(255):1-24.
41. Tarnopolsky MA, Atkinson SA, MacDougall JD, Chesley A, Phillips S, Schwarcz HP. Evaluation of protein requirements for trained strength athletes. J Appl Physiol (1985). 1992;73(5):1986-95.
42. van Erp-Baart AM, Saris WM, Binkhorst RA, Vos JA, Elvers JW. Nationwide survey on nutritional habits in elite athletes. Part II. Mineral and vitamin intake. Int J Sports Med. 1989;10(Suppl 1):S11-6.
43. Phillips S, editor. Tabela de Composição de Alimentos: Suporte para decisão nutricional. 6. ed. Barueri: Manole; 2018.
44. Atherton PJ, Smith K. Muscle protein synthesis in response to nutrition and exercise. J Physiol. 2012;590(5):1049-57.
45. Tipton KD, Witard OC. Protein requirements and recommendations for athletes: relevance of ivory tower arguments for practical recommendations. Clin Sports Med. 2007;26(1):17-36.
46. Deer RR, Volpi E. Protein intake and muscle function in older adults. Curr Opin Clin Nutr Metab Care. 2015;18(3):248-53.
47. Deutz NE, Bauer JM, Barazzoni R, Biolo G, Boirie Y, Bosy-Westphal A, et al. Protein intake and exercise for optimal muscle function with aging: recommendations from the ESPEN Expert Group. Clin Nutr. 2014;33(6):929-36.
48. Buford TW, Kreider RB, Stout JR, Greenwood M, Campbell B, Spano M, et al. International Society of Sports Nutrition position stand: creatine supplementation and exercise. J Int Soc Sports Nutr. 2007;4:6.
49. Di Luigi L. Supplements and the endocrine system in athletes. Clin Sports Med. 2008;27(1):131-51.
50. Burke LM, Hawley JA, Schabort EJ, St Clair Gibson A, Mujika I, Noakes TD. Carbohydrate loading failed to improve 100-km cycling performance in a placebo-controlled trial. J Appl Physiol (1985). 2000;88(4):1284-90.
51. Casa DJ, Armstrong LE, Hillman SK, Montain SJ, Reiff RV, Rich BS, et al. National athletic trainers' association position statement: fluid replacement for athletes. J Athl Train. 2000;35(2):212-24.
52. Cheuvront SN, Carter R 3rd, Sawka MN. Fluid balance and endurance exercise performance. Curr Sports Med Rep. 2003;2(4):202-8.

53. Burke LM. Fine tuning – how much and when? In: Burke L, editor. Food for Sports Performance. St. Leonards: Allen & Unwin; 1995.
54. Judelson DA, Maresh CM, Farrell MJ, Yamamoto LM, Armstrong LE, Kraemer WJ, et al. Effect of hydration state on strength, power, and resistance exercise performance. Med Sci Sports Exerc. 2007;39(10):1817-24.
55. Bishop NC, Blannin AK, Walsh NP, Robson PJ, Gleeson M. Nutritional aspects of immunosuppression in athletes. Sports Med. 1999;28(3):151-76.
56. Barr SI. Effects of dehydration on exercise performance. Can J Appl Physiol. 1999;24(2):164-72.
57. MacArdle WDK, Katch VL, editors. Sports and Exercise Nutrition. Lippincott: Williams & Wilkins; 1999.
58. Maughan RJ, Shirreffs SM. Development of individual hydration strategies for athletes. Int J Sport Nutr Exerc Metab. 2008;18(5):457-72.
59. Goulet ED. Dehydration and endurance performance in competitive athletes. Nutr Rev. 2012;70(Suppl 2):S132-6.
60. Sawka MN, Burke LM, Eichner ER, Maughan RJ, Montain SJ, Stachenfeld NS. American College of Sports Medicine position stand. Exercise and fluid replacement. Med Sci Sports Exerc. 2007;39(2):377-90.
61. Barr SI, Costill DL. Water: can the endurance athlete get too much of a good thing? J Am Diet Assoc. 1989;89(11):1629-32, 35.
62. Almond CS, Shin AY, Fortescue EB, Mannix RC, Wypij D, Binstadt BA, et al. Hyponatremia among runners in the Boston Marathon. N Engl J Med. 2005;352(15):1550-6.
63. Maughan RJ, Leiper JB. Sodium intake and post-exercise rehydration in man. Eur J Appl Physiol Occup Physiol. 1995;71(4):311-9.
64. Maughan RJ, Leiper JB, Shirreffs SM. Restoration of fluid balance after exercise-induced dehydration: effects of food and fluid intake. Eur J Appl Physiol Occup Physiol. 1996;73(3-4):317-25.
65. Kenefick RW, Cheuvront SN. Hydration for recreational sport and physical activity. Nutr Rev. 2012;70(Suppl 2):S137-42.
66. DellaValle DM. Iron supplementation for female athletes: effects on iron status and performance outcomes. Curr Sports Med Rep. 2013;12(4):234-9.
67. Sandstrom G, Borjesson M, Rodjer S. Iron deficiency in adolescent female athletes – is iron status affected by regular sporting activity? Clin J Sport Med. 2012;22(6):495-500.
68. Clenin G, Cordes M, Huber A, Schumacher YO, Noack P, Scales J, et al. Iron deficiency in sports – definition, influence on performance and therapy. Swiss Med Wkly. 2015;145:w14196.
69. Voss SC, Alsayrafi M, Bourdon PC, Klodt F, Nonis D, Hopkins WG, et al. Variability of serum markers of erythropoiesis during 6 days of racing in highly trained cyclists. Int J Sports Med. 2014;35(2):89-94.
70. Mountjoy M, Sundgot-Borgen J, Burke L, Carter S, Constantini N, Lebrun C, et al. The IOC consensus statement: beyond the Female Athlete Triad--Relative Energy Deficiency in Sport (RED-S). Br J Sports Med. 2014;48(7):491-7.
71. Ogan D, Pritchett K. Vitamin D and the athlete: risks, recommendations, and benefits. Nutrients. 2013;5(6):1856-68.
72. Close GL, Russell J, Cobley JN, Owens DJ, Wilson G, Gregson W, et al. Assessment of vitamin D concentration in non-supplemented professional athletes and healthy adults during the winter months in the UK: implications for skeletal muscle function. J Sports Sci. 2013;31(4):344-53.
73. Peternelj TT, Coombes JS. Antioxidant supplementation during exercise training: beneficial or detrimental? Sports Med. 2011;41(12):1043-69.
74. Machefer G, Groussard C, Zouhal H, Vincent S, Youssef H, Faure H, et al. Nutritional and plasmatic antioxidant vitamins status of ultra-endurance athletes. J Am Coll Nutr. 2007;26(4):311-6.
75. Criswell D, Powers S, Dodd S, Lawler J, Edwards W, Renshler K, et al. High intensity training-induced changes in skeletal muscle antioxidant enzyme activity. Med Sci Sports Exerc. 1993;25(10):1135-40.

76. Ji LL. Exercise and oxidative stress: role of the cellular antioxidant systems. Exerc Sport Sci Rev. 1995;23:135-66.
77. Powers SK, Ji LL, Leeuwenburgh C. Exercise training-induced alterations in skeletal muscle antioxidant capacity: a brief review. Med Sci Sports Exerc. 1999;31(7):987-97.
78. Schmidt MC, Askew EW, Roberts DE, Prior RL, Ensign WY, Jr., Hesslink RE, Jr. Oxidative stress in humans training in a cold, moderate altitude environment and their response to a phytochemical antioxidant supplement. Wilderness Environ Med. 2002;13(2):94-105.
79. Cushing P, Spear D, Novak P, Rosenzweig L, Wallace LS, Conway C, et al. Academy of Nutrition and Dietetics: standards of practice and standards of professional performance for registered dietitians (competent, proficient, and expert) in intellectual and developmental disabilities. J Acad Nutr Diet. 2012;112(9):1454-64.
80. Gleeson M, Bishop NC. Elite athlete immunology: importance of nutrition. Int J Sports Med. 2000;21(Suppl 1):S44-50.

41

Psicologia aplicada à atividade física e ao esporte

Luciana Ferreira Angelo
Edgar Toschi Dias
Júlia Frias Amato

INTRODUÇÃO

Ao longo das últimas décadas, a psicologia do esporte foi definida como o estudo científico de pessoas e seus comportamentos em contextos esportivos e as formas de intervenção de tal conhecimento.[1] Ainda que concisa, essa definição traz em si conceitos que fundamentam a psicologia em um universo específico como o esporte. Se, por um lado, entende a psicologia como o estudo do comportamento humano, identificando-a com a matriz teórica do behaviorismo, que é uma entre várias abordagens da psicologia, inscreve o esporte como o *locus* de uma manifestação humana, que envolve a prática regrada, institucionalizada com a perspectiva do rendimento para a vitória (esporte) e a atividade de participação lúdica ou compulsória que tem por objetivo o movimento.[2-4]

O termo psicologia do esporte é o mais usual no contexto nacional, fundamentado no esclarecimento da Sociedade Internacional de Psicologia do Esporte que afirma que tal expressão é usada para se referir aos aspectos psicológicos do esporte, da recreação física, da educação física, do exercício, da saúde e das atividades físicas correlatas.[5]

A Federação Europeia de Psicologia do Esporte[6] considera, além do comportamento humano, as diferentes dimensões psicológicas (afetivas, cognitivas, motivacionais ou sensoriomotoras) relacionadas com os fundamentos psicológicos, processos e consequências da regulação psicológica presentes nas atividades esportivas.

A Associação Brasileira de Psicologia do Esporte (Abrapesp), por sua vez, entende que os psicólogos do esporte viabilizem a atuação humana em situações esportivas competitivas, cooperativas, educacionais, de reabilitação ou de lazer, ou outras pertinentes promovendo o bem-estar e o desenvolvimento humano por meio do esporte e da atividade física.[7]

A ampliação do conceito de psicologia do esporte reflete a dinâmica das questões relacionadas tanto com a construção da teoria específica da área, que não pode ser vista desvinculada das transformações pelas quais passam a psicologia e o esporte como áreas de conhecimento, quanto com a aplicação prática desse conhecimento teórico, no qual constitui uma das razões de grandes discussões acadêmicas e distensões institucionais. Isso quer dizer que para a compreensão da demanda criada em torno da psicologia do esporte, como área de conhecimento e campo de intervenção na atualidade,[3] é imprescindível considerar as relações com as ciências afins, justificando uma área de conhecimento.[8,9]

A literatura[10-13] aponta como interesses dos psicólogos do esporte a variação das dinâmicas individuais e grupais que ocorre nos contextos esportivos como um todo, bem como as decorrências advindas de situações de práticas regulares e sazonais de atividades físicas. Para falar sobre tais variações, esses pesquisadores têm identificado e examinado grande número de fatores que podem ser categorizados tanto como diferenças individuais quanto como influência social.

As diferenças individuais referem-se aos traços estáveis, disposições ou características do indivíduo como idade, personalidade, afetividade, humor, motivação e nível de habilidade, residindo na variação dessas diferenças a explicação e a predição de comportamentos de praticantes de esporte e atividade física. O que os estudos têm buscado questionar é se os fatores relacionados com o esporte ou com o ambiente social podem afetar o comportamento da prática do esporte e da atividade física e, também, a adesão dos participantes.

No caso de atividades coletivas, as características do grupo (tamanho, nível de coesão, composição) e o comportamento do líder (professor, técnico ou capitão) têm sido vistos como fatores que interferem no comportamento dos componentes. Além disso, as origens socioculturais dos membros (etnia, classe social) e a natureza da estrutura do esporte em si (modalidade esportiva, organização de objetivos, apresentação da estrutura do programa) desempenham grande influência na dinâmica da equipe.

Além disso, a área de aprendizagem e controle motor aproxima-se de estudos da psicologia que se referem à cognição, à percepção e à psicologia experimental da aprendizagem e ao comportamento. Especialistas têm concentrado estudos em processos cognitivos e de percepção que envolvem aprendizagem e *performance* de movimentos habilidosos e processos cognitivos e neuropsicológicos relacionados ao controle do movimento. O desenvolvimento motor soma-se à psicologia do desenvolvimento e à relação com o esporte e a *performance* motora. Os estudos dessa área têm-se concentrado na relação entre desenvolvimento de padrões motores e performance habilidosa.

Isso reforça a influência que a personalidade, o comportamento e os fatores sociais têm sobre a atitude social em uma variedade de contextos esportivos, voltando-se para situações do esporte e da atividade física, especificamente a educação, a reabilitação e o treinamento. Por isso a psicologia do esporte incorporou muitos trabalhos da psicologia do desenvolvimento, cognitiva e da neuropsicologia. Nesse sentido, figurando a psicologia do esporte como área de conhecimento, é importante estabelecer a atuação em quatro grandes segmentos: (i) rendimento; (ii) esporte escolar; (iii) prática de atividade física de tempo livre; e (iv) esporte de reabilitação, tendo como prática profissional o ensino, a pesquisa e a intervenção.

Abordar e explicitar questões emocionais envolvidas nas práticas corporais contribuí para o entendimento de um complexo sistema psicofisiológico que tem como função revelar como tratar da saúde, desde a nossa escolha alimentar até a nossa relação afetiva com o movimento. E, ao compreender o que ocorre do ponto de vista emocional quando nos comportamos favoravelmente ou não à prática motora acreditamos que possa influenciar o resultado clínico esperado tanto por médicos, bem como pelos membros da equipe profissional envolvida no processo de reabilitação.[14-22]

Assim, a forma como se compreendem os fenômenos psicológicos dependerá da maneira como se entende o sujeito durante a prática esportiva. A psicologia apresenta diferentes abordagens teóricas, mas partem da concepção de que o ser humano possui um mundo interno e suas manifestações.[1] Portanto, este capítulo tem como objetivo, além do suporte teórico acumulado durante décadas de pesquisa, explicitar a experiência desenvolvida na Unidade de Reabilitação Cardiovascular e Fisiologia do Exercício do Instituto do Coração (InCor-HCFMUSP), compreendendo particularmente os segmentos do Esporte de Reabilitação e de Rendimento.

O TRABALHO DA PSICOLOGIA NA UNIDADE DE REABILITAÇÃO CARDIOVASCULAR E FISIOLOGIA DO EXERCÍCIO DO INSTITUTO DO CORAÇÃO (INCOR-HCFMUSP)

A relação entre mente e coração é, hoje, reconhecida e sustentada por inúmeras pesquisas. Porém, somente a partir da década de 1980, quando estudos longitudinais e controlados confirmaram a relação entre depressão e mortalidade cardiovascular de pacientes psiquiátricos deprimidos,[23,24] é que essa associação foi efetivada na cardiologia.

Segundo a Organização Mundial da Saúde (OMS),[25] a meta estabelecida para o desenvolvimento de um programa de reabilitação cardíaca é a promoção de saúde, viabilizada pelas prevenções primária e secundária que possibilitam a melhora da qualidade de vida.[26] De acordo com essa orientação, o programa de condicionamento físico desenvolvido pela Unidade de Reabilitação Cardiovascular e Fisiologia do Exercício preocupou-se em constituir uma equipe multiprofissional (médicos cardiologistas, professores de educação física, nutricionistas e psicólogos) que valoriza os aspectos físicos, mentais e sociais aplicados à prevenção secundária e também primária das doenças cardiovasculares.

Weinberg e Gould[27] apontam como razões para a busca da realização do exercício físico o controle do peso, a diminuição dos riscos para as doenças cardiovasculares, a redução nos níveis de estresse, ansiedade e depressão, a gratificação, o aumento de autoestima e a possibilidade de socialização. Em contrapartida, citam razões que podem não favorecer a prática do exercício, como falta de tempo, energia e motivação, custo elevado, doenças ou lesões e não adaptação ao esquema proposto pelo programa, entre outros. Fatores como esses são observados no programa de reabilitação cardiovascular oferecido pelo InCor fazendo com que a equipe técnica desenvolva estratégias de adesão e fortalecimento dos resultados, como fixar um local para a realização do exercício, elaborar estratégias motivacionais para estimular a prática esportiva, informar sobre eventos esportivos e eventual possibilidade de participação, entre outros.

Em geral, o público atendido na Unidade de Reabilitação busca prevenção aos fatores de risco que desencadeiam a doença coronariana, a reabilitação diante das limitações sofridas após evento cardíaco (angioplastia, transplante cardíaco, prolapso de válvula mitral e infarto do miocárdio, entre outras) a partir da indicação médica na maior parte das vezes, e orientações para atletas amadores e profissionais que pretendem implementar seus resultados avaliando suas capacidades e potencialidades físicas e mentais.

Assim, reabilitar para melhorar *performance* tem sentido e trajetória particular a ser desenvolvido a partir da demanda apresentada pelo público na primeira consulta com qualquer um dos profissionais que compõem o serviço. Ouvir para compreender os motivos intrínsecos e extrínsecos mobilizadores deste movimento em prol do cuidado consigo mesmo é fundamental para o processo de adesão ao tratamento.

REABILITAR PARA MELHORAR A *PERFORMANCE*: A PSICOLOGIA E O ESPORTE NA REABILITAÇÃO CARDIOVASCULAR

O termo cuidado consigo mesmo indica definir o que se entende por saúde, o que implica na busca de termos e conceitos utilizados por diversas áreas das ciências biológicas que por muitas vezes enfatizam o conceito de doença em detrimento do conceito de saúde. A OMS propõe que saúde é o estado de equilíbrio e completo bem-estar físico, mental e social. Se definir é difícil, mais fácil é descrever as práticas sociais que se organizam em torno da ideia, compreendendo os determinantes e sentidos que esta ideia assume para diferentes grupos, populações e períodos.

Como citado por Sayd,[28,29] o entendimento de saúde como resultado de uma ação médica é relativamente recente. Pode-se mesmo afirmar que até dois ou três séculos atrás não havia a ideia de saúde como algo a ser conquistado. A saúde estava dada e a manutenção não era objeto de reflexões ou práticas específicas, sendo consequência natural da condução perante as regras morais, éticas e de convívio vigentes. As práticas de cura, leigas ou não, eram voltadas para indivíduos doentes; não havia relação entre essas e a ideia de saúde, situação vivida atualmente, em particular nas propostas voltadas para a prevenção das doenças.

Soma-se a essa situação, o advento das conquistas tecnológicas e a mudança de hábitos, valores e crenças das pessoas perante as regras e as leis da sociedade moderna. Sendo assim, o que se observa atualmente nos países desenvolvidos é o aumento significativo dos casos de doença cardiovascular (DCV), transformando-a na principal causa de morte na população adulta.

A Sociedade Brasileira de Cardiologia realizou um estudo intitulado Corações do Brasil, com 1.239 sujeitos, em 77 cidades, reunindo os dados na publicação Atlas Corações do Brasil, lançado em 2005, cujos resultados foram alarmantes: 13% da população fazia uso diário de bebida alcoólica; 83% era sedentária; 25% fumava e 14% apresentou nível de triglicérides acima do considerado normal. Esses dados comprovam o porquê de o Brasil apresentar cerca de 300 mil mortes/ano por DCV.[30] A pergunta que fica, portanto, é como fazer para evitar uma DCV ou ao menos minimizar as chances de seu aparecimento?

Há muito tempo os médicos vêm estudando quais os fatores aumentam a chance do aparecimento de ataque cardíaco. Alguns não podem ser modificados, como a idade, o sexo ou o histórico familiar (genética). No entanto, há numerosos outros fatores de risco que podem ser modificados. São eles: obesidade, estresse, hipertensão, níveis altos de colesterol e/ou triglicérides, diabete, sedentarismo e tabagismo. Os médicos também aprenderam que pelo controle ou modificação desses fatores de risco, as chances de um ataque cardíaco diminuem sensivelmente.

Por esse motivo, o trabalho em equipe multiprofissional promove não somente a orientação para o diagnóstico dos fatores de risco para a doença arterial coronariana (DAC), mas também propõe mudanças no estilo de vida. Tudo isso com o objetivo de diminuir as chances de ocorrência não somente de um ataque cardíaco, como também de fatores de risco cardiovasculares, relacionados com resistência à insulina e obesidade abdominal. Pesquisas apontam que fatores psicossociais estão direta e indiretamente relacionados com a origem ou a manutenção desses fatores.[31,32]

Assim, para ilustrar essa interlocução teórico-clínica, serão apresentados no decorrer deste capítulo alguns casos de pacientes que foram atendidos pelos autores durante os 18 anos de atuação do Serviço de Psicologia do Ambulatório de Cardiologia do Esporte da Unidade de Reabilitação Cardiovascular e Fisiologia do Exercício do InCor-HCFMUSP. Vale a pena ressaltar, também, que os nomes deste pacientes foram omitidos por meio da utilização de pseudônimos, como forma de resguardar a confiabilidade, a integridade e a privacidade do paciente. Além disso, não se pretende esgotar nem tampouco fechar as questões envolvidas no processo de reabilitação cardiovascular, ao contrário, trata-se de apontar as dificuldades que esta reflexão proporciona.

Caso 1

A., 62 anos, casado, duas filhas, aposentado, assintomático (cardiovascular), com hipertensão e diabete, corredor amador, faz acompanhamento ambulatorial para prevenção.

A. começou a praticar corrida de rua aos 42 anos por estar obeso e por ter que controlar o diabete. Iniciou em provas de 10 quilômetros e evoluiu para maratonas, nas quais se tornou atleta da elite. Em 2012, A. teve fascíte plantar, seguido de uma fratura por estresse na panturrilha. A. teve dificuldades para seguir as orientações médicas, o que ajudou a agravar a lesão e, posteriormente, desenvolveu artrose no joelho da mesma perna. Mesmo sentindo dores, A. continuava participando de provas todos os fins de semana. Relatou ter receio de não poder mais correr, influenciando-o a contrariar as recomendações da medicina esportiva para diminuir a participação em competições e treinar no chão de terra ou grama, em vez de em asfalto. As recomendações da cardiologia do esporte sobre o tratamento do diabete e da hipertensão também não eram seguidas, principalmente, em relação ao uso regular das medicações. Ao longo dos atendimentos, foi possível entender que A. associava a prática da corrida ao controle do diabete e, por isso, nos dias em que treinava não tomava as medicações. Nesse sentido, foram feitas intervenções para conscientizar A. dos cuidados que ele deveria ter com a saúde no longo prazo, já que ele buscava quaisquer métodos que lhe proporcionassem resultados rápidos, mas que necessariamente não eram eficazes. O sentimento de frustração frente a não cura total do joelho aumentava a ansiedade e consequentemente dificultava a adesão ao tratamento proposto pelas equipes médicas. Durante o processo, A. apresentou mudanças significativas no discurso e nas atitudes em relação à conscientização das limitações de treinos e competições. Iniciou hidroginástica, musculação e acupuntura, e diminuiu os treinos de corrida. Em dado momento, A. entendeu que o medo de voltar a ser obeso fez com que se mantivesse na corrida, mas devido à artrose, ele poderia fazer outras atividades que não prejudicariam o joelho. Após 10 atendimentos, foi sugerido o final do acompanhamento da psicologia do esporte, mas A. apresentou resistência à ideia e não compareceu a consulta de alta. Após alguns meses, retornou queixando-se de alterações no exame de sangue em relação ao colesterol e à glicemia. Ainda assim, A. se mostrou bastante resistente ao tratamento medicamentoso, retomando a ideia de que se retomasse a corrida diária não precisaria dos remédios. Ao ser questionado sobre seu pensamento, A. reconhece que precisa lutar contra as próprias ideias (*sic*). Mas opta por se afastar, momentaneamente, dos treinos para cuidar de assuntos familiares em sua cidade natal. O acompanhamento no Ambulatório de Cardiologia do Esporte foi mantido e quanto o Serviço de Psicologia do Esporte, aguarda-se o retorno aos treinamentos.

Trata-se de um caso de prevenção primária para eventos cardiovasculares. A. provavelmente já havia passado por algumas equipes médicas e recebido o diagnóstico de portador de doença crônica: diabete e obesidade. Sendo assim, o fator motivacional foi realizar exercício físico para combater e quem sabe curar as doenças adquiridas.

Nesse caso, a vida social e a própria identidade passam por um processo de transformação, em que são vividos vários estágios de transição; aqui em específico, de sedentário a esportista amador e, posteriormente, profissional. Destacam-se mudanças de *status* social e econômico, a condição estável de saúde, os níveis de frustração e incertezas vivenciadas nas alterações de estado de humor e condição física, a autoimagem e o autoconceito, os motivos de queixa e gratificações nas relações interpessoais com relação à doença e à saúde e a busca de alternativas para a readequação social.[33,34]

Os mecanismos pelos quais essas questões podem influenciar de maneira negativa o funcionamento cardiovascular são complexos, variados e, em alguns casos, controversos. Alguns autores[33] desenvolveram a teoria de processo duplo para explicar melhor essa relação. Uma primeira linha de pensamento sugere que a ativação crônica do sistema nervoso simpático cria um clima cardiovascular tóxico. Dificuldades emocionais podem também levar à queda do funcionamento imunológico, elevação de níveis lipídicos e alteração nos neurotransmissores. Indivíduos em constante estado de excitação simpática, causado por estresse descontrolado ou enfrentamento social precário, apresentam alto risco para o clima cardíaco tóxico. Uma segunda linha de pensamento sugere que os problemas psicológicos podem levar à redução da adesão aos regimes médicos prescritos, assim como a busca de comportamentos não saudáveis. Vale a pena ressaltar que a necessidade excessiva de controle (correr é a solução para o diabete) e o medo de retornar a ser obeso funcionam como incentivadores dos mecanismos de estresse mental e *overtraining*.

Há diversos estudos que buscam comprovar as relações possíveis entre a atividade física e os níveis de ansiedade e depressão, as alterações de humor e os níveis de estresse gerados pelo quadro clínico cardiovascular.

Por exemplo, ao definir ansiedade verificam-se explicações psicofisiológicas citadas no trabalho de Ribeiro e Souza,[35] como a de Levitt em que a ansiedade é um sentimento de apreensão fisiológica elevada, ou de Magill que afirma que a ansiedade representa uma reação emocional em virtude de estímulos físicos ou psíquicos percebidos como perigosos, prejudiciais e frustrantes.

Não considerando a ansiedade positiva ou negativa, há diferenças na forma pela qual é percebida pelo indivíduo, no grau de complexidade da tarefa e nos níveis de capacidade motora. Assim sendo, a ansiedade pode se caracterizar como uma avaliação subjetiva de apreensão e incerteza, acompanhada pela modificação da atividade endócrina, ocasionando a perda da homeostase no organismo e gerando estresse mental (*distress* – estresse negativo).[35]

Ocorrendo um desequilíbrio no nível de ansiedade do indivíduo, o organismo humano responde com reações cognitivas e somáticas, que são componentes psicofisiológicos da ansiedade. Entende-se por ansiedade cognitiva as alternâncias de pensamentos que levam à perda da autoestima, medo de desafios, apatia na tomada de decisões e desinteresse. A ansiedade[36] somática relaciona-se com os aspectos fisiológicos como o aumento das frequências cardíaca e respiratória, sudorese nas mãos, boca seca, perda de explosão muscular e tensão muscular.

O que é proposto pelos autores e muito difundido na psicologia do esporte é a utilização de técnicas ergogênicas que promovam ao indivíduo mudanças psicofisiológicas opostas às sensações de desconforto ou reversoras dos efeitos do sistema nervoso simpático. Especialmente os procedimentos de relaxamento resultam na diminuição do consumo de oxigênio, das frequências cardíaca e respiratória e da atividade dos músculos esqueléticos, enquanto aumentam a resistência da pele e as ondas alfa do cérebro. Essas técnicas também auxiliam no entendimento do processo de tomada de decisão estimulando outras soluções possíveis para o problema que está sendo vivenciado nesse momento.

Além das técnicas de relaxamento, os autores mencionam o *biofeedback* como instrumento que amplifica e fornece informações contínuas sobre os processos fisiológicos atuais internos do indivíduo, tornando-o ciente de suas respostas a ponto de poder controlar essas reações de forma voluntária.[35]

O'Connor et al.,[37] além de se preocupar com as questões psicofisiológicas da ansiedade, buscaram verificar as relações entre a atividade física e a ansiedade nos diversos níveis de representação. Referindo-se à ansiedade-traço como característica de personalidade e à ansiedade-estado como as variações momentâneas de intensidade de pensamentos e sentimentos de apreensão, os pesquisadores entendem que vários motivos contribuem para a ansiedade surgir, como fatores neurobiológicos, genéticos e cognitivo-comportamentais. As conclusões e recomendações sugerem a necessidade de mais pesquisas sobre o tema, já que os resultados apontam dados significativos, porém, não conclusivos sobre o efeito positivo da atividade física nos mais variados níveis de ansiedade.

Quanto à depressão, é atualmente considerada o distúrbio psiquiátrico mais importante do final do século XX.[30,38] De acordo com a OMS, pode acometer de 3 a 5% da população mundial. No Brasil, Nardi[30] estima que 54 milhões de pessoas possam ter algum tipo de depressão em qualquer momento da vida, sendo que 7,5 milhões teriam episódios agudos e graves, muitos com risco de suicídio. Wulsin e Singal,[39] identificaram 19 estudos para uma metanálise, após revisar 500 citações, em que verificaram que a depressão apresenta risco relativo de 1,64 para a incidência de DAC.

Mesquita,[40] ao estudar o papel e a função da atividade física durante a reabilitação de pacientes adultos depressivos, cita diversos estudos que apontam mecanismos biológicos e psicológicos que têm sido propostos para a explicação da relação entre exercício e a dimensão psicológica. Entre eles, é interessante destacar os estudos de Ransdorf que se referem aos ganhos da prática da atividade física do ponto de vista psicológico ao promover maior interação social, possibilitando melhora nas redes de relação interpessoal e maior ganho de condicionamento físico, que proporciona um sentimento de realização promovido pela melhora dos movimentos, influenciando os sentimentos negativos, como desesperança e desamparo.

Com relação às explicações fisiológicas, tem-se verificado em alguns trabalhos que as alterações de substâncias químicas, como as aminas (dopamina e serotonina), são com frequência associadas aos distúrbios depressivos. E vários experimentos têm demonstrado que o exercício pode melhorar as transmissões sinápticas aminérgicas. Alguns experimentos evidenciam que o exercício eleva os níveis de endorfina e reduzem os níveis de colesterol que resultam, respectivamente, no aumento do estado de euforia e diminuição da falta de competitividade, agressividade e sentimento de medo. A estimulação hipertérmica e outras estimulações promovidas pelo exercício podem estar relacionadas às adaptações do estresse emocional e às reações dos distúrbios depressivos.[40]

Relevantes também são os estudos de Doyneet et al. citados por Mesquita,[40] que creditam ao exercício o efeito de proporcionar distração e diversão e promover distanciamento de emoções e comportamentos desagradáveis; afirmam também que os exercícios de relaxamento reduzem o estado de alerta, diminuem as tensões musculares causadas pelos efeitos do estresse e que os efeitos positivos do exercício competem nos sistemas somático e cognitivo com os efeitos negativos dos distúrbios de humor, como ansiedade e depressão.

Assim, algumas recomendações para a conduta nos programas de exercícios físicos com população depressiva têm sido propostas por diversos autores como a necessidade de toda a equipe multiprofissional estar familiarizada com os sintomas e com as formas de atuação frente a possíveis crises, do estabelecimento de formas de relacionamento com os pacientes que façam com que a atividade física se torne frequente e prazerosa, do esforço em motivar as pessoas para a realização do exercício, da preparação para a não adesão ao programa de exercícios, do estabelecimento de metas para cada sessão de exercícios e do reforço aos comportamentos positivos em detrimento dos negativos.[40,41]

Em relação ao estresse, como já citado em Campos et al.,[42] deve-se considerá-lo não isoladamente, mas como uma variável que interage com os demais fatores de risco para a DCV e atua por meio das reações fisiológicas. O estresse corresponde à relação do indivíduo com o meio ambiente, representando, ao mesmo tempo, a agressão e a reação a esta agressão (fuga e luta). Portanto, o estresse é uma interação entre a agressão e a resposta, como propôs Hans Selye,[43] o criador da noção moderna de estresse.

A partir de estudos da área[44,45] é possível descrever alguns sintomas do estresse como os cognitivos (ansiedade, expectativa receosa, baixa concentração, dificuldade de memória), os emocionais (sensações de tensão, irritabilidade, inquietação, angústia, incapacidade de relaxar, depressão), os comportamentais (esquivar-se de tarefas, problemas de sono, nervosismo, tremores, mudança nos hábitos alimentares), os fisiológicos (músculos doloridos ou tensos, ranger dos dentes, transpiração excessiva, sensação de desmaio e sufocamento, perda de apetite sexual, atenção exagerada aos batimentos cardíacos) e os sociais (falta de contato com amigos, isolamento social).

As reações ao estresse são controladas pelo sistema nervoso autônomo, sobre o qual não há praticamente nenhum controle voluntário direto. Ele tem duas ramificações: os sistemas nervosos simpático e parassimpático. Este induz ao relaxamento e ajuda o organismo a compensar os períodos de altos estímulos, por exemplo, diminuindo a frequência cardíaca, a pressão arterial e a tensão muscular. Estudos experimentais[46] demonstram elevação transitória da pressão arterial em situações de estresse, provocando a diminuição da sensibilidade barorreflexa no período de execução da tarefa. Por outro lado, a elevação da pressão arterial em resposta ao estresse em pacientes com DAC está associada ao aumento do risco de eventos cardiovasculares (Figura 41.1).

Assim, as técnicas de relaxamento e *biofeedback* também são usadas pelos profissionais da psicologia do esporte para auxiliar na indução a um estado parassimpático positivo (resposta de relaxamento) com o objetivo de orientar as pessoas a lidar com os acontecimentos estressantes breves e também diminuir os efeitos crônicos do estresse que pode não fornecer ao organismo a pausa necessária para se recuperar.

Basicamente, orienta-se aos pacientes do programa modificações no estilo de vida para a manutenção do bem-estar físico e mental, compreendendo a prática regular de atividade física, a adoção de uma dieta saudável e o controle dos níveis de estresse. Porém, a complexidade de fatores psicológicos desencadeados pela consciência e concretude vivenciados a partir dos fatores de risco e suas consequências fazem com que os programas de reabilitação cardíaca valorizem os aspectos psicológicos para o entendimento do quadro clínico apresentado pelo usuário.

Para isto, o próximo caso clínico elucida a importância da intervenção psicológica na mudança de comportamento.

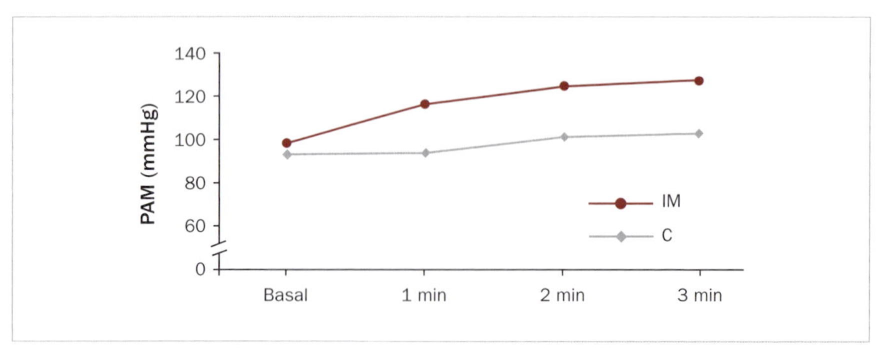

FIGURA 41.1 Comportamento da pressão arterial média (PAM) durante estresse mental induzido pelo teste de cores (*stroop color word test*) de um paciente um mês após infarto do miocárdio (IM) e de um indivíduo saudável (C). Notar que os níveis de PAM do paciente pós-IM são maiores durante o procedimento experimental quando comparado ao indivíduo saudável.

Fonte: Dados da Unidade de Reabilitação Cardiovascular e Fisiologia do Exercício do InCor – HCFMUSP.

Caso 2

P., 33 anos, casado, 2 filhos, gerente de loja de conveniência, insuficiência mitral – angioplastia transluminal coronariana (IM-ATC), com início na reabilitação fase I após 2 meses.

P. era praticante ativo de musculação. Depois de sentir dores no peito foi direto para um hospital, por suspeitar que estivesse tendo um infarto. Não fazia uso de tabaco, drogas ilícitas ou abusava de álcool. Por ter um grande volume muscular, devido à longa prática de musculação, a equipe médica considerou a possibilidade de o paciente fazer uso de anabolizantes. Entretanto, o teste toxicológico, feito mais de uma vez, deu negativo. Foi relatado pelo paciente o histórico de cardiopatia da família – o pai teve morte súbita por infarto aos 50 anos. Por esse motivo sempre fez acompanhamento médico, mas nos últimos dois anos não havia feito os exames de rotina. Ele tinha uma rotina de trabalho desgastante, com longas jornadas.

Após o infarto P. teve dificuldades para lidar com as novas limitações, principalmente em relação ao cansaço que sentia para realizar tarefas simples. Encaminhado para o programa de reabilitação fase II iniciou as sessões e logo foi se adaptando à nova realidade que envolvia medicamentos, novos hábitos alimentares e exercícios com uma carga reduzida, se comparado com o que estava acostumado. Uma das queixas estava relacionada à imagem corporal. Mesmo tendo redução significativa de massa magra após o evento cardíaco ainda tinha uma musculatura bem fortalecida. A partir dessa queixa, foram trabalhadas com o paciente, questões relacionadas ao corpo e a readaptação da rotina de exercícios.

A conscientização do paciente em relação à cardiopatia facilitou o processo de aceitação e transição de uma prática focada na hipertrofia para uma volta às atividades aeróbias que complementariam os cuidados com a saúde. A reabilitação serviu como um período de ressignificações, principalmente da imagem corporal, e aprendizados, fazendo com que P. readquirisse confiança para retornar à prática de exercícios físicos regularmente.

Na consulta médica de retorno, após seis meses da alta da reabilitação, relatou estar fazendo academia cinco vezes por semana por uma hora, sendo 40 minutos de corrida e musculação por 20 minutos. Para controlar a frequência cardíaca, o paciente tem usado um frequencímetro.

É importante lembrar, que na reabilitação cardíaca é comum observar nas primeiras semanas após o evento cardíaco, mudanças de comportamento como motivação para mudar o estilo de vida e maior adesão ao programa de reabilitação. Herridge & Linton[33] apontam como importantes para uma abordagem clínica desse processo os seguintes conhecimentos: nível de auto eficácia do indivíduo (se sente capaz), automotivação (prontidão para mudança), autoestima (como se sente nesse momento da vida), personalidade (pontos fortes), depressão (apoio social), ansiedade (fragilização do corpo) e condição socioeconômica (influencia ou não o psicológico).

A ideia é promover um programa de redução de múltiplos riscos, trabalhando com intervenções psicossociais, abordando as preocupações da equipe multiprofissional, o trabalho individualizado ou em grupo e as apresentações psicoeducionais com os pacientes.

Assim, a distinção entre a psicologia hospitalar e a psicologia do esporte se concretiza na diferente forma de lidar com a demanda do indivíduo. Os pacientes não são vistos como passivos, mas sim como agentes do movimento. Partindo desse princípio, o importante é revigorar a opção feita ou indicada para a prática da atividade física e os benefícios que ela pode proporcionar ao indivíduo. A distinção do estado do ser doente e do estar doente na representação física e psíquica influencia, podendo até mesmo alterar a velocidade do processo de reabilitação.[42] Dessa forma, espera-se do psicólogo que trabalha em reabilitação, além da compreensão dos quadros patológicos clássicos e das formas de atuação frente a estes, o entendimento das possibilidades preventivas e terapêuticas do exercício físico e do esporte.

A vida inscrita nas características genéticas potencializou o cuidado de P. com a própria saúde. Mesmo com pouca idade e escolhendo uma modalidade que sofre preconceito e vive o estigma que todo mundo que faz musculação utiliza anabolizante ou algo do gênero, pôde enfrentar o desafio de experimentar compor a prática corporal com exercícios que estimulassem não somente o anaeróbio como o aeróbio.

Para alguém que tem na imagem corporal a inscrição identitária, o processo de convencimento ocorreu quando as informações necessárias sobre o próprio estado de saúde e doença foi esclarecido e as limitações tornaram-se possibilidades de melhora.

Nesse caso, instabilidades emocionais foram momentâneas e a força mental de P. impulsionou suas ações para que pudesse viver no próprio corpo o benefício do tratamento clínico proposto. Vale a pena ressaltar que P. já apresentava um comportamento de adesão às indicações médicas, mesmo que estivesse por um período sem voltar às consultas. Retomar ao comportamento preexistente parece ser mais fácil do que construir uma nova via. A memória corporal de P. provavelmente facilitou a retomada da rotina de exercícios e da viabilidade de inclusão de nova modalidade (aeróbia).

PERFORMAR PARA REABILITAR: A PSICOLOGIA E O ESPORTE DE ALTO RENDIMENTO

O esporte chamado alto rendimento é um tipo de prática que pode se relacionar ao atleta que está envolvido com uma prática profissionalizada de uma modalidade esportiva ou ainda a um tipo de prática esportiva que não é necessariamente remunerada, mas que exige do praticante dedicação e rendimento que superam um treinamento de tempo livre ou amador.

As principais variáveis de desempenho estudadas pela psicologia do esporte de alto rendimento podem ser divididas em variáveis de desempenho individual, como personalidade, motivação, ativação, estresse, ansiedade e motivação, e variáveis de desempenho coletivo, como comunicação, liderança, dinâmica e coesão grupal.

Variáveis de desempenho individual

O estudo da relação entre tipo de personalidade e a escolha de uma modalidade esportiva tem sido objeto de estudo de grande número de pesquisadores.[1,12,47-49,79] Partindo do conceito de personalidade como diferença individual, os estudos nessa área são controversos, pois além da divergência na psicologia sobre o que é personalidade (característica subjetiva ou comportamental), no esporte, há a necessidade de busca de um padrão ou modelo que venha caracterizar o atleta de alto rendimento. Das questões relacionadas a métodos/técnicas até a relação entre tipologia/escolha e prática de determinadas modalidades esportivas, ainda não se chegou a respostas conclusivas ou explicativas suficientes para satisfazer técnicos e atletas ou mesmo estudiosos do assunto.

Diante dos vários modelos adotados no estudo da personalidade, Silva[43] destaca a perspectiva interacional que busca compreender a personalidade a partir da integração das influências pessoais com as do meio em que a pessoa está inserida, tendo em Bandura um dos teóricos referenciais adotado em pesquisas na área de psicologia do esporte na última década.

Um dado comum nos estudos relacionados a esse assunto aponta que sendo a personalidade caracterizada pela composição individual dos traços de um sujeito. Assim, o esporte traça contornos próprios quando encontrado um perfil comum naquilo que se refere à conquista e ao êxito.

Intrigados por essas questões, Messias & Pelosi[50] realizaram um estudo em que se evidenciou que, mesmo existindo inúmeras diferenças individuais, há um perfil comum a atletas que apresentam características como autoconfiança, melhor concentração, preocupação positiva pelo esporte, determinação e compromisso.

De acordo com Vealey,[49] o estágio atual de conhecimento na área tem demonstrado preocupação em descrever características psicológicas de atletas, a influência da personalidade no comportamento esportivo, bem como transformações da personalidade. Baseado em vasta revisão bibliográfica, o autor sugere que não há evidências de uma "personalidade de atleta", apesar de as pesquisas não serem conclusivas.

Também não são conclusivos os estudos que apontam diferenças entre personalidade e subgrupos esportivos (esporte individual e esporte coletivo; esporte de contato *vs.* esporte de não contato). O autor destaca ainda que o sucesso no esporte pode influenciar a saúde mental do indivíduo, facilitando a propriocepção positiva e produzindo estratégias cognitivas de sucesso, o que não representa mudança na personalidade-traço.

As diferenças individuais na psicologia do esporte também são estudadas a partir de outros temas que não somente a personalidade.

Outra questão que intriga psicólogos e pesquisadores relaciona-se ao motivo que leva um atleta à procura pelo esporte, e à dinâmica envolvida na adesão a essa prática. Em uma definição clássica do termo,[51] motivação é entendida como a direção e a intensidade de um esforço.[12]

Destacam-se da literatura[4,12,52-54] que o nível de motivação de um atleta é determinado pela interação de fatores pessoais, como personalidade, necessidades, interesses e habilidades, assim como por fatores situacionais específicos, como facilidade na prática, tipo de técnico ou orientação para a vitória ou fracasso da equipe. A apreciação dessas questões pode auxiliar na compreensão de diferentes situações em um mesmo jogo, já que alguns atletas podem se sentir mais motivados se criticados ou punidos enquanto outros podem se frustrar, deprimir ou mesmo exprimir grande raiva.

Ainda com relação ao que se está denominando características e diferenças individuais, é encontrado grande número de trabalhos voltados para o estudo da ansiedade e do estresse no esporte.[55-60] Esses conceitos e estados de difícil descrição, porém perceptíveis em qualquer situação competitiva, também não são consensuais entre psicólogos e pesquisadores.

É comum ouvir relatos de atletas sobre a percepção da *performance* sendo afetada pelo que chamam ansiedade ou excitação antes e durante as competições, e para poder controlar essas situações desenvolvem as mais variadas estratégias. O que é encontrada na literatura é a necessidade de um estado mínimo de disposição para a competição chamada ativação, havendo relação próxima entre o nível desta, que também envolve níveis ideais de ansiedade e *performance*. Mesmo que os pesquisadores não sejam capazes de especificar qual seria o nível ótimo de ativação, sabe-se que é necessária e variável de atleta para atleta.[61-65]

Sonstroem[60] afirma que a ansiedade tem sido estudada no esporte partindo dos efeitos emocionais negativos. Porém, a partir de estudos realizados em fisiologia e psicologia têm-se demonstrado que determinado tipo de ansiedade é necessário para a prontidão na execução de algumas tarefas.

Para medir a ativação, os psicólogos do esporte observam mudanças em sinais fisiológicos, como os batimentos cardíacos, respiração, condutividade cutânea (registrada com medidor de voltagem) e bioquímica (p. ex., variações de catecolaminas). Além disso, o relato dos indivíduos sobre essas mudanças é importante, variando em escalas numéricas de baixo a alto.[27]

O termo estresse tem sido utilizado muitas vezes como sinônimo de ansiedade. O estresse ocorre quando há desequilíbrio entre as demandas físicas e psicológicas impostas a um indivíduo e sua capacidade de resposta, produzindo falhas significativas.

No esporte e na prática da atividade física, uma situação estressante pode ser caracterizada pela presença do público, por pessoas importantes que estejam observando o atleta, por uma prova importante em termos de colocação, de momentos críticos ou decisões na competição e do medo de errar.

Buceta[66] relaciona, por exemplo, os níveis de estresse e a vulnerabilidade de atletas de alto nível em apresentar lesões quando a presença de níveis elevados de estresse debilita o sistema imunológico, provoca níveis aumentados de ativação que reduzem diretamente os níveis de atenção, provoca uma ativação específica que pode dificultar a flexibilidade e a coordenação motora, produz comportamentos agressivos e de risco físico, faz com que atletas busquem o controle de situações estressantes propiciando excessos de treinamento (abusando na quantidade e na qualidade) e propicia comportamentos de esquiva ou fuga do próprio estresse.

Há, nessas condições, respostas físicas e mentais, como excessiva tensão muscular, problemas respiratórios, sudorese excessiva, dores de estômago e taquicardias. Ao mesmo tempo, pode ocorrer a redução do foco de atenção e da capacidade de processar informação, a distração na prova devido a pensamentos e sentimentos irrelevantes, incapacidade para ter imagens estáveis e precisas da prova, pensamentos negativos, insegurança sobre a própria capacidade e sobre o fracasso.

Além disso, fatores como mudança de emprego ou morte de parentes, aborrecimentos cotidianos, problemas financeiros ou o diagnóstico de uma doença também afetam a saúde mental do atleta. Especificamente em casos de diagnóstico de anomalias cardiovasculares ou de outras origens de atletas amadores ou profissionais, o Ambulatório de Cardiologia do Esporte da Unidade de Reabilitação Cardiovascular e Fisiologia do Exercício do InCor-HCFMUSP oferece o suporte técnico em conjunto da equipe multiprofissional. O fruto deste trabalho pode ser observado na descrição de alguns casos conforme segue.

Caso 3

B., 67 anos, casado, 2 filhos, aposentado, bloqueio de ramo esquerdo/arritmia acima de 140 bpm, linfoma não Hodgkin, corredor de alto rendimento, faz acompanhamento no Ambulatório de Cardiologia do Esporte.

B. é corredor há mais de 35 anos, tendo participado de 56 maratonas e 140 meias maratonas. Faz acompanhamento no ambulatório esportivo desde 2005 por causa de arritmia. Em 2012, B. se queixou de queda no rendimento e a cardiologista do esporte detectou inchaço em alguns gânglios do pescoço. Após poucos meses ele foi diagnosticado com linfoma não Hodgkin (tumores que se originam nos linfócitos) e foi recomendado o tratamento com quimioterapia. No início, B. se sentiu desmotivado com a rotina limitada pela condição de saúde, se sentindo muitas vezes pouco produtivo – além de ter trabalhado por longo período em uma multinacional, após se aposentar, B. se manteve ocupado em diversos trabalhos voluntários, além de treinar todos os dias.

O que mais o incomodava era o baixo rendimento nos treinos e competições, o que muitas vezes o deixava com sentimentos de revolta, já que não conseguia entender como uma pessoa que teve uma vida tão regrada, ainda assim ter tido câncer.

O tratamento consistia em 6 meses de quimioterapia a cada 21 dias e depois uma sessão a cada 2 meses. Com a liberação do oncologista, foi recomendada, pela cardiologista do esporte, a prática regular de caminhada ou trote durante o período de tratamento. Ao mesmo tempo que lhe fazia bem ir aos treinos pela manhã e encontrar um grupo de amigos, B. também se sentia mal por não ter o mesmo rendimento de antes.

Nos primeiros 6 meses de tratamento, B. teve bastante dificuldade em aceitar a doença. Mesmo se sentindo mal com os efeitos colaterais das medicações, B. mantinha uma rotina de exercícios em casa, pedalando 40 minutos todos os dias e fazendo exercícios com halteres. Ao final da primeira fase do tratamento, foi retomando aos poucos o convívio social e algumas provas de corrida de rua. Nesse período, B. teve que lidar com os novos resultados, o que gerou grande descontentamento. Apresentou dificuldades para aceitar a nova realidade e frequentemente se colocava em situações que provocavam desmotivação como largar junto aos atletas da elite, sendo ultrapassado por muitas pessoas; e correr, impreterivelmente, com o relógio fixando nas parciais de cada quilômetro.

B. se negava a aceitar sua condição e mesmo retornando aos treinos e competições, em seu discurso, ele muitas vezes desmerecia seus feitos. Nesse sentido, foi trabalhado junto ao paciente qual seria seu novo lugar nas corridas de rua, já que B. não se identificava mais com os atletas de elite, mas também não se via como um iniciante. Durante os primeiros meses após retornar às provas, B. passou a vivenciar o processo de elaboração de luto do atleta de alto rendimento que tinha sido, transitando entre negação e aceitação. Em um dado momento, começou a explorar um novo lado da corrida, auxiliando corredores que largavam atrás da elite (idosos, obesos ou iniciantes), e começou a se perceber como um mentor para eles.

Com o acompanhamento da nutricionista, B. perdeu 11 quilos em 7 meses, melhorando consideravelmente os resultados nas corridas. Isso fez com que o alto nível de ansiedade de B. para retomar os bons resultados diminuísse. O paciente se aproxima do final do tratamento de quimioterapia e se mantêm em acompanhamento no Ambulatório de Cardiologia do Esporte, bem como com a psicologia do esporte.

Para avaliar esse caso, recorreu-se aos significados da morte e do morrer. Küble-Ross desenvolveu a tanatologia ao estudar esses significados e pode-se também analisá-los no contexto esportivo, quando se busca compreender as fases e os desdobramentos da perda de uma identidade atlética por outra que deve ser constituída.[67,68] B. vive o luto pela "morte" do papel de atleta elaborando a própria aceitação da perda e influenciando o processo de aceitação e mudança de papel.

O temor, a incerteza e a negação consistem na primeira reação do indivíduo diante da perda, e apesar de representar uma forma passiva de enfrentamento da morte da identidade assumida e construída, representa o primeiro passo rumo à aceitação do que inevitavelmente se perde.

Na modernidade, o que se vive é a recusa da perda fazendo com que as transições sejam dolorosas e às vezes impossíveis de serem realizadas. É condição necessária para o processo de aceitação, ouvir as angústias vividas pelos indivíduos, criar empatia e facilitar um ambiente que seja pacífico para a aceitação.

Em busca do combate ao estresse, a primeira atitude é identificar o estressor, ou seja, a fonte que o está gerando. As fontes de estresse podem ser internas ou externas. Lipp[5] cita o modo de pensar, o modo de agir e a ansiedade como fatores internos. Os externos estão relacionados com o dia a dia do indivíduo e que geram necessidade de adaptação.

Martínez[69] menciona a necessidade dos métodos diretos no acompanhamento de atletas de elite, que são adotados pela equipe multidisciplinar quando possível, pois exigem presença no local da prática esportiva, sendo muitas vezes pouco prático ou incompatível com os horários de trabalho disponíveis. A conduta da observação é realizada, por exemplo, com o uso de vídeo, gravador ou registro em papel. A auto-observação é uma das práticas adotadas pela equipe multiprofissional, já que exige a participação e a apropriação por parte do atleta do conhecimento e do desenvolvimento do próprio corpo. Os registros psicofisiológicos são avaliados pela equipe multiprofissional ao realizar as avaliações ergoespirométricas e as planilhas de prescrição de exercícios com dados sobre temperatura, pressão arterial, distúrbios somáticos, entre outros. Dados de diversas pesquisas[70,71] promovem a utilização de instrumentos de avaliação psicológica e metodologias de avaliação fisiológica, apontando a relação das medidas psicofisiológicas para a melhora dos dados da *performance* e qualidade de vida do atleta.

De acordo com o que foi exposto, os conceitos de ativação, ansiedade e estresse no esporte caminham lado a lado e as discussões apontam no sentido de propiciar ao atleta um nível satisfatório para obter bom desempenho, sem contudo, excluir o conceito de qualidade de vida, entendido aqui, a partir da definição de Romano,[26] como a capacidade do indivíduo para realizar tarefas, obtendo dessa forma satisfação, o que é um dado subjetivo que deriva dos valores de cada um.

VARIÁVEIS DE DESEMPENHO COLETIVO

Carron[72] destaca a diferença entre grupo e um conjunto de indivíduos. Neste sentido, Andrade[73] afirma que grupo é um conjunto de indivíduos que se reúne por ou para alguma coisa. É uma situação indeterminada com dois referenciais: um problema comum e o conhecimento entre as pessoas.

Equipes esportivas vêm compor esse universo grupal à medida que se constituem, de acordo com Pichon-Rivière,[74] em espaço de aprendizagem que implica informação, emoção e produção, centrando-se, de forma explícita, em uma tarefa, e a participação permite não somente a compreensão, mas também a execução. Na constituição dos grupos esportivos, existe clara a necessidade da explicitação do que Pichon-Rivière[74] chama tarefa, que não é aqui apenas o movimento para o trabalho, mas a compreensão do objetivo, do processo e da finalidade.

As características peculiares de grupos esportivos e atividade física formam uma identidade coletiva, um senso de propósito ou objetivos comuns, formas estruturadas de comunicação, interdependência pessoal ou de tarefa (ou ambos) e atração interpessoal.[27,75,81]

O grupo evolui de estágios para efetivamente se tornar uma equipe. De acordo com Weinberg & Gould, esses estágios são: formação, agitação, normalização e atuação. Cada grupo desenvolve uma estrutura própria que depende das interações dos membros – o modo como percebem uns aos outros e o que esperam de si mesmos e dos outros.[27]

Para um grupo de indivíduos tornar-se uma equipe efetiva certas características estruturais devem ser desenvolvidas. Duas das mais importantes são: os papéis e as normas do grupo.

O papel consiste no conjunto de comportamentos requeridos ou esperados da pessoa que ocupa determinada posição em um grupo. Existem os papéis formais que são os ditados pela estrutura da organização como o ala do basquete, o capitão do time, etc. Cada um desses papéis carrega expectativas específicas. Os papéis informais surgem de interações entre os membros do grupo e das dinâmicas. Em estudos citados por Weinberg e Gould,[27] há exemplos de papéis, como o de reforçador em esportes de contato ou colisão, alguém que assegura que nenhum companheiro será provocado ou fisicamente intimidado. Outro papel informal é o de mediador, um atleta diplomático que intervém em disputas entre companheiros de equipe ou mesmo entre o técnico e os jogadores.

Para o fortalecimento da estrutura grupal é importante que os membros aceitem os papéis. O grande desafio é a aceitação da diferença de *status* que pode ser experimentada no desempenho de determinado papel.

As normas do grupo são tão importantes quanto os papéis a serem exercidos. Weinberg e Gould[27] definem norma como um nível de desempenho, um padrão de comportamento ou uma crença. Descrevem que as normas podem ser formalmente estabelecidas ou informalmente desenvolvidas por um grupo. Na maior parte das vezes, são impostas ao grupo sem discussão, desafiando os responsáveis a torná-las positivas.

No Ambulatório de Cardiologia do Esporte e do Exercício da Unidade de Reabilitação Cardiovascular e Fisiologia do Exercício do InCor-HCFMUSP, atendem-se pacientes que praticam exercício físico, tendo essa prática o caráter terapêutico e constituinte das medidas do processo de reabilitação cardíaca. Além disso, são atendidos atletas amadores e profissionais de diferentes modalidades individuais e coletivas que, avaliados previamente por cardiologistas, professores de educação física ou nutricionistas, apresentem questões relacionadas a aspectos psicológicos que influenciem a *performance* no esporte.

O atendimento psicológico busca avaliar a conduta esportiva com o objetivo de definir aspectos relacionados à compreensão dos estímulos antecedentes e consequentes à prática esportiva, a conduta esportiva atual, as formas de pensar, as respostas fisiológicas e motoras e as topografias (intensidade, duração e frequência). Depois, o mapeamento da demanda é discutido e indicado à modalidade de tratamento, o número de sessões e a metodologia para a realização.

Um dos temas dos atendimentos do ambulatório é a questão da desqualificação do atleta quando é detectada uma anormalidade cardiovascular. Em um atleta competitivo, há várias questões a serem consideradas e o processo de desqualificação, caso indicado, pode se tornar polarizado, dados os desejos e aspirações pessoais do atleta e a obrigação do médico em proteger pacientes de circunstâncias que possam trazer riscos inaceitáveis. Segundo Maron,[76] a frequência de morte súbita em atletas jovens (com menos de 35 anos) tem sido estimada em 1:200.000 jovens por ano, embora não tenha sido possível determinar o número correto, por causa da subnotificação. Os casos de desqualificação são atendidos por cardiologista e psicólogo, conjuntamente, a fim de que o atleta tenha condições de refazer os próprios projetos de vida, tendo ao mesmo tempo o desafio de aceitar o diagnóstico.

Caso 4

M., 9 anos, estudante, assintomático, praticante de futebol.

Acompanhado do pai e do avô, M. entra na sala vestido com a camiseta de um dos grandes times de futebol mundial. Não só a camiseta, mas o calção e a chuteira carregavam o mesmo escudo! Ambos os acompanhantes estavam com certo ar de desconfiança e receio. Ao entrar, M. senta-se na maca e observa a profissional de um lado da mesa e os dois escudeiros do outro.

Antes que o trio entrasse na sala, na leitura do prontuário e na discussão de caso com a equipe multiprofissional, a cardiologia havia indicado destreinamento esportivo, ou seja, parada total na rotina de treinamentos de M. Avaliado como um ponta esquerda sem igual (sic: pai), M. sentia nos últimos dois meses um cansaço intenso e certa falta de ar. Negando incomodo, um dia teve que sentar no campo e pedir para sair do treino, pois estava muito ofegante e sem condições de continuar. O técnico, já conhecendo o Ambulatório de Cardiologia do Esporte do InCor, indicou à família que seria importante fazer uma avaliação cardiológica do futuro atleta para entender o que estava ocorrendo. E foi assim, que depois da primeira consulta com o cardiologista e dos exames de imagem foi diagnosticado um tumor cardíaco primário. Porém, como ele estava alocado nas válvulas cardíacas (fibroma) e possuía um tamanho expressivo, os sintomas como falta de ar eram frequentes, pois havia uma dificuldade do fluxo sanguíneo ocorrer de forma natural.

A indicação médica foi para que M. parasse os treinamentos para evitar que o fibroma pudesse degenerar, transformando-se em fragmentos que poderiam se converter em êmbolos e consequentemente poderiam bloquear o fluxo sanguíneo de artérias menores. Dessa forma, imaginando que a indicação médica contrariaria a expectativa familiar, a consulta foi tensa, estavam em jogo o sonho de M. e da família. O medo, a frustração, a raiva, a ansiedade e a tristeza estavam estampadas nos semblantes do trio.

Duas estratégias psicoterápicas da terapia cognitiva comportamental seriam necessárias para o tratamento de M.: a psicoeducação e a reestruturação cognitiva.[80]

A psicoeducação pretendia informar M. sobre o diagnóstico de forma a auxiliar no entendimento do que ocorria e como poderia afetar a sua vida. Algo mudará e terei condições de dar conta desta mudança? Já a reestruturação cognitiva, pretendia questionar e transformar as representações mentais sobre aquele assunto modificando como pensavam, sentiam e se comportavam frente à nova situação.[20]

A família havia recorrido a vários centros médicos da cidade de São Paulo a fim de verificar se não haveria outro diagnóstico possível. Esta ação aumentou o nível de negação e a raiva da situação vivida.

Esse caso não prosseguiu com acompanhamento clínico, mas a equipe multiprofissional do Ambulatório de Cardiologia da Unidade de Reabilitação Cardiovascular e Fisiologia do Exercício do InCor-HCFMUSP foi consultada por outros centros que foram procurados e a indicação de destreinamento manteve-se: parar o treinamento e avaliar as condições para o tratamento cirúrgico.

Em casos que envolvem quebra de expectativas familiares, que colocassem em risco a motivação para a prática do exercício, que o medo preponderasse, o diagnóstico deveria ser comunicado em conjunto a fim de promover o gerenciamento de possíveis danos, incluindo os emocionais.

Assim, fatores psicológicos podem e devem ser considerados elementos importantes na questão da reabilitação cardíaca. No contexto esportivo, fatores psicossociais representam um construto problemático na uniformidade com respeito à definição ou às medidas desses fatores. Além de muitas das dimensões envolverem subjetividade, algumas pessoas são mais vulneráveis que outras a situações adversas. O desafio está posto na pesquisa, na assistência e na educação por meio do desenvolvimento de modelos e estratégias de intervenção profícuas e eficazes.

Ao falar da necessidade de rever os planos, é proposto um redirecionamento para um caminho que não se tem certeza do que poderá ocorrer. A negação surge principalmente atrelada ao sofrimento, medo e solidão, aqui vivida pela criança e pela família. A notificação foi feita por um desconhecido e pode ter sido recebida como injúria e hostilidade.

A transição na carreira esportiva foi assumida pela família de forma precoce. A família e o treinador estavam organizando um plano de carreira para o desempenho de M. Abruptamente, com a indicação médica do destreinamento e a insegurança sobre os desdobramentos possíveis, a instabilidade emocional figurou como o principal fator de descontinuidade na proposta de tratamento.

A raiva e o ressentimento tomaram conta e infelizmente, não houve tempo para que essa fase pudesse ser acompanhada pela equipe. A serenidade não foi suficiente para uma tomada de decisão convergente a um caminho de adesão ao tratamento.

Importante relatar que a fase maturacional de M. era precoce. Conhecer a si mesmo, as próprias necessidades e desejo o leva a confiar no plano que estava sendo estruturado pelos adultos que o cercavam. Definir preferências, desejos e objetivos de vida são tarefas que nesse momento estavam imbricadas no desejo de dar certo o projeto focado na sua principal rede de apoio.

Fatores que podem ter levado M. a praticar futebol enfrentam a descrença de que o rendimento esportivo de alto nível seria uma opção em sua vida. Por isso, a adesão à prática do exercício e do esporte ficou ameaçada; praticar não o faz mais saudável, pelo contrário, corre risco! Seria necessário o trabalho com a rede de apoio (pais, familiares e técnico) para que a avaliação do tratamento e do quadro clínico pudesse apontar prognósticos. A influência dessa rede é conhecida e se ela não for esclarecida provável minar as possibilidades de adesão a qualquer tipo de treinamento.[77]

CONSIDERAÇÕES FINAIS

Diante do exposto, a intenção de apresentar os casos atendidos para ilustrar as teorias psicológicas que embasam a prática profissional revela que o diagnóstico, seja ele qual for, é um elemento essencial para gerar ou não uma mudança na vida dos indivíduos.

Diagnosticar deve ser considerado um ato que pode resultar em crises de identidade, desilusão e comportamentos de isolamento. É comum ser percebido como o momento da morte em vida, em que o indivíduo deve se despir de algo vivido e fazer nascer um novo eu, que, no entanto, não emerge sem que um processo de aceitação ocorra.

Indica-se como atenção modelo de atendimento da equipe multiprofissional[78] que considera possíveis impactos psicológicos os seguintes objetivos:

- ✔ Acolhimento – *rapport*.
- ✔ Planejamento do programa de reabilitação focando medidas de curto prazo que influenciarão as medidas de médio e longo prazos.
- ✔ Educação (informação sobre o diagnóstico e os procedimentos que serão adotados, avaliando ações que incentivem a adesão).
- ✔ Desenvolvimento de habilidades psicológicas que viabilizem a estabilidade emocional (gerenciamento de estresse, estratégias de *coping*, entre outras).
- ✔ Fortalecer a rede de apoio social (família, amigos, pessoas próximas que sejam parceiras no tratamento).

Pretendeu-se demonstrar a importância da resiliência na relação equipe clínica e paciente, a fim de que espaços de escuta e cuidados com a saúde promovam a ação em prol do tratamento e da percepção de si mesmo como um ser autônomo no percurso saudável.

REFERÊNCIAS BIBLIOGRÁFICAS

1. Furtado O, Bock AMB, Teixeira MLT. Psicologias – uma introdução ao estudo da psicologia. São Paulo: Saraiva; 2001.
2. Angelo LF. Psicanálise e psicologia do esporte: é possível tal combinação? In: Rubio K organizer. Psicologia do Esporte: interfaces, pesquisa e intervenção. São Paulo: Casa do Psicólogo; 2000.

3. Rubio K. Psicologia do Esporte: histórico e áreas de atuação e pesquisa. Psicologia, Ciência Prof. 1999;19(3):60-9.
4. Weinberg RS. The relationship between extrinsic rewards and intrinsic motivation in sport. In: Silva JM, Weinberg R, editors. Psychological foundations of sport. Champaign: Human Kinetics; 1984.
5. Lipp M, author. Como Enfrentar o Stress. 3. ed. Campinas: Ícone; 1990.
6. European Federation of Sport Psychology. Position Statement of the European Federation of Sport Psychology (FEPSAC): definition of Sport Psychology. Sport Psychologist. 1996;10:221-3.
7. Associação Brasileira de Psicologia do Esporte. Disponível em: www.abrapesp.org.br [Acesso em: 22 fev. 2013].
8. Rubio K. Sobre o processo de formação de vínculo em uma equipe esportiva. [Dissertação] Escola de Educação Física e Esporte da Universidade de São Paulo. 1998.
9. Rubio K. Quem sou? De onde vim? Para onde vou? Rumos e necessidades da psicologia do esporte no Brasil. In: Rubio K, organizer. Encontros e desencontros: descobrindo a Psicologia do Esporte. São Paulo: Casa do Psicólogo; 2000.
10. Brustad RJ, Ritter-Taylor M. Applying social psychological perspectives to the sport psychology consulting process. Sport Psychologist. 1997;11:107-19.
11. Russel GW. The social psychologyofsport. Nova York, Springer-Verlag; 1993.
12. Weinberg RS, Gould D, editors. Foundations of sport and exercise psychology. Champaign: HumanKinetics; 1995.
13. Willians JM, Straub WF. Nueva Psicologia del deporte: pasado, presente, futuro. In: Willians JM, organizer. Psicologia aplicada al deporte. Madrid: Biblioteca; 1991.
14. Antunes HKM, Leite GS, Lee KS, Barreto AT, Santos RV, Souza Hde S, et al. Exercise deprivation increases negative mood in exercise-addicted subjects and modifies their biochemical markers. Physiol Behav. 2016;156:182-90.
15. Antunes HKM, Santos-Galduroz RF, De Aquino Lemos V, Bueno OF, Rzezak P, de Santana MG, De Mello MT. The influence of physical exercise and leisure activity on neuropsychological functioning in older adults. Age (Dordr). 2015;37(4):9815.
16. Antunes HK, De Mello MT, Santos-Galduróz RF, Galduróz JC, Lemos VA, Tufik S, Bueno OF. Effects of a physical fitness program on memory and blood viscosity in sedentary elderly men. Braz J Med Biol Res. 2015;48(9):805-12.
17. Antunes HKM, Santos-Galduroz RF, Miranda REEPC, Cassilhas RC, Bueno OFA, Mello MT. O baixo consumo de oxigênio tem reflexos nos escores de depressão em idosos. revista brasileira de geriatria e gerontologia. Unati. 2014;17:505-15.
18. Bittar IGL, Guerra RLF, Lopes FC, De Mello MT, Mello MT, Antunes HKM. Efeitos de um programa de jogos pré-desportivos nos aspectos psicobiológicos de idosas. Rev Bras Geriatria Gerontol. 2013;16:713.
19. De Mello MT, Lemos VA, Antunes HK, Bittencourt L, Santos-Silva R, Tufik S. Relationship between physical activity and depression and anxiety symptoms: a population study. J Affective Disorders. 2013;149(3):241-6.
20. Kanegusuku H, Silva-Batista C, Peçanha T, Nieuwboer A, Silva ND Jr, Costa LA, de Mello MT, et al. Effects of progressive resistance training in cardiovascular autonomic regulation in patients with parkinson's disease: a randomized controlled trial. Arch Phys Med Rehabil. 2017;98(11):2134-41.
21. Miranda R, Silva Neto E, Mello M, Antunes H. O nível de ansiedade traço influencia a percepção de fadiga e bem-estar após diferentes intensidades de exercício físico? Rev Bras Ativid Física Saúde. 2013;18:730-9.
22. Rosa JP, de Souza AA, de Lima GH, Rodrigues DF, de Aquino Lemos V, da Silva Alves E, et al. Motivational an devolutionary aspects of a physical exercise training program: a longitudinal study. Front Psychol. 2015;6:648.
23. Rabins PV, Harvis K, Koven S. High fatality rates of late-life depression associated with cardiovascular disease. J Affect Disord 1985;9(2):165-7.
24. Weeke A, Juel K, Vaeth M. Cardiovascular death and manic-depressive psychosis. J Affect Disord. 1987;13(3):287-92.

25. World Health Organization. Needs and action priorities in cardiac rehabilitation and secondary prevention in patients with coronary heart disease. Geneva: WHO Regional Office for Europe; 1993.
26. Romano BW. Qualidade de vida: teoria e prática. Rev Soc Bras Cardiologia SP. 1993;6(Suppl A):6-9.
27. Weinberg RS, Gould D, authors. Fundamentos da psicologia do esporte e do exercício. Porto Alegre: Artmed; 2001.
28. Coletivo Feminista Sexualidade e Saúde. Saúde das mulheres: experiência e prática do Coletivo Feminista Sexualidade e Saúde. São Paulo: Coletivo Feminista Sexualidade e Saúde; 2000.
29. Sayd JD. Mediar, medicar, remediar – aspectos da terapêutica na medicina ocidental. Rio de Janeiro: Eduerj; 1998.
30. Nardi AE, author. Questões Atuais sobre Depressão. São Paulo: Lemos; 1998.
31. Räikkönen K, Matthews KA, Kuller LH. The relationship between psychological risk attributes and the metabolic syndrome in healthy women: antecedent or consequence? Metabolism. 2002;51(12):1573-7.
32. Räikkönen K, Matthews KA, Kuller LH. Depressive symptoms and stressful life events predict metabolic syndrome among middle-aged women. A comparison of World Health Organization, Adult Treatment Panel III, and International Diabetes Foundation definitions. Diabetes Care. 2007;30(4):872-7.
33. Herridge ML, Linton JC. Questões psicossociais e estratégias. In: American Association of Cardiovascular and Pulmonar Rehabilitation. São Paulo: Roca; 2007.
34. Mcgee HM, Hevey D, Horgan JH. Psychosocial outcome assessment for use in cardiac rehabilitation service evaluation: a 10-year systematic review. Social Science Med. 1999;48(10):1373-93.
35. Ribeiro LS, Souza LFC. Técnicas ergogênicas e variabilidade do nível de ansiedade-estado no momento competitivo em atletas de natação. Universidade Gama Filho, Rio de Janeiro. Simpósio Internacional de Psicologia do Esporte, Escola de Educação Física e Esporte da Universidade de São Paulo. 2001.
36. Spielberg CD. Anxiety as an emotional state. In: Spielberg CD, editor. Anxiety: current trends in theory and research. Nova York: Academic; 1972.
37. O'Connor PJ, et al. Phsycal activity, anxiety and anxiety disorders. Int J Sport Psychology. 2000;31:136-55.
38. Corrêa AC. Envelhecimento, depressão e doenças de Alzheimer. Belo Horizonte: Haelth; 1996.
39. Wulsin LR, Singal BM. Do depressive symptoms increase the risk for the onset of coronary disease? A systematic quantitative review. Psychosom Med. 2003;65(2):201-10.
40. Mesquita RM. A atividade física para adultos depressivos. Simpósio Internacional de Psicologia do Esporte, Escola de Educação Física e Esporte da Universidade de São Paulo, Departamento de Pedagogia do Movimento do Corpo Humano. 2001.
41. O'Neal H, et al. Depression and exercise. Int J Sport Psychology. 2000;31:110-35.
42. Campos R, et al. Psicologia do esporte de reabilitação. In: Rubio K, organizer. Encontros e Desencontros: Descobrindo a Psicologia do Esporte. São Paulo: Casa do Psicólogo; 2000.
43. Selye H. The stress of life. Nova York: Mc Graw Hill; 1956.
44. Mathes P, Perk J, organizers. Cardiovascular prevention and rehabilitation. Springer-Verlog; London: 2007.
45. Rosengren A, Hawken S, Ounpuu S, Sliwa K, Zubaid M, Almahmeed WA, et al.; INTERHEART investigators. Association of psychosocial risk factors with risk of acute myocardial infarction in 11.119 cases and 13.648 controls from 52 countries (The Interheart Study): case control study. Lancet. 2004;364(9438):953-62.
46. Yasumasu T, Reyes Del Paso GA, Takahara K, Nakashima Y. Reduced baroreflex cardiac sensitivity predicts increased cognitive performance. Psychophysiology. 2006;44(1):41-5.
47. Fischer AC. New directions in sport personality research. In: Silva JM, Weinberg R. (eds.) Psychological foundations of sport. Champaign: Human Kinetics; 1984.
48. Silva JM. Personality and sport performance: controversy and challenge. In: Silva JM, Weinberg R, ed. Psychological foundations of sport. Champaign, Human Kinetics; 1984.
49. Vealey RS. Personality and sport: a comprehensive view. In: Horn TS, editor. Advances in sport psychology. Champaign: Human Kinetics; 1992.
50. Messias AM, Pelosi ACBAM. A relação entre personalidade e a prática esportiva. In: Machado AA, organizer. Psicologia do Esporte. Jundiaí: Ápice; 1997.
51. Sage GH. Introduction to motor behavior: a neuropsychological approach. Reading, Addison-Wesley; 1977.

52. Brawley LR, Roberts GC. Attributions in sport: research foundations, characteristics and limitations. In: Silva JM, Weinberg R, editors. Psychological Foundations of Sport. Champaign: Human Kinetics; 1984.
53. González JL, author. Psicologíadel deporte. Madri: Biblioteca Nueva; 1998.
54. Weiss MR, Chaumeton N. Motivational orientations in sport. In: Horn TS, editor. Advances in sport psychology. Champaign: Human Kinetics; 1992.
55. Davids K, Gill A. Multidimensional state anxiety prior different levels of sport competition: some problems simulation tasks. Int J Sport Psychol. 1995;26(3):359-82.
56. Hackfort D, Schwenkmezger P. Anxiety. In: Singer RN, et al. (eds.) Handbook of research on sport psychology. Nova York: MacMillan; 1993.
57. Martens R. Sport competition anxiety test. Champaign: Human Kinetics; 1977.
58. Martens R. Coaches Guide to Sport Psychology. Champaign: Human Kinetics; 1987.
59. Martens R, et al. Competitive anxiety in sport. Champaign: Human Kinetics; 1990.
60. Sonstroem RJ. An overview of anxiety in sport. In: Silva JM, Weinberg R, editors. Psychological foundations of sport. Champaign: Human Kinetics; 1984.
61. Cruz AR, et al. Percepção de qualidade de sono e de vida em atletas paralímpicos: comparação entre atletas com deficiência física e visual. J Physical Educ. 2017;28:1-8.
62. Esteves AM, et al. Avaliação da qualidade de vida e do sono de atletas paralímpicos brasileiros. Rev Bras Med Esporte. 2015;21:53-6.
63. Noce F, Costa VT, Szmuchrowski LA, Mello MT, Soares DS. Psychological indicators of overtraining in high level judo athletes in pre and post-competition periods. Arch Budo. 2014;10:245-51.
64. Oliveira ALG, De Mello MT, Tufik S, Antunes HKM. Dependência de exercício físico em atletas de endurance prolongada: corrida de aventura e triatletas. Rev Psicologia Saúde. 2015;7:56-64.
65. Rodrigues DF, et al. Profiles of mood states, depression, sleep quality, sleepiness, and anxiety of the paralympic athletics team: a longitudinal study. Apunts. Med L'esport. 2017;52:1-9.
66. Buceta JM. Psicologia y Lesiones Deportivas: Prevencion y Recuperacion. Madri: Dykinson; 1996.
67. Kovács MJ., organizer. Educação Para a Morte: Temas e Reflexões. São Paulo: Casa do Psicólogo; 2003.
68. Kübler-Ross E, author. Sobre a Morte e o Morrer. 9. ed. São Paulo: WMF Martins Fontes Editora; 2008.
69. Martínez JG, author. Entrenamiento Mental para Deportistas y Entrenadores de Elite. Valencia: Imprenta Grafisom; 1991.
70. Filaire E, Alix D, Ferrand C, Verger M. Psychophysiological stress in tennis players during the first single match of a tournament. Psychoneuroendocrinology. 2009;34(1):150-7.
71. Mello MT, Tufik S, editors. Atividade Física, Exercício Físico e Aspectos Psicobiológicos. Rio de Janeiro: Guanabara Koogan; 2004.
72. Carron AV. Cohesiveness in sport groups: interpretations and considerations. J Sport Psychology. 1982;15:245-66.
73. Andrade DR. O grupo como o entende Bauleo. In: Baremblitt G, organizer. Grupos: Teoria e Técnicas. Rio de Janeiro: Graal; 1986.
74. Pichon-Rivière H, author. O processo grupal. São Paulo: Martins Fontes; 1991.
75. Rioux G, Chappuis R, editors. Elementos de psicopedagogia desportiva. Valladolid: Editorial Minón; 1972.
76. Maron BJ. Sudden death in young athletes. N Engl J Med. 2003;349(11):1064-75.
77. Sanches S. Reflexões teóricas e práticas sobre a transição entre a iniciação esportiva e a profissionalização – um enfoque psicoprofilático. In: Rubio K, org. Destreinamento e transição de carreira no esporte. São Paulo: Casa do Psicólogo; 2012.
78. Angelo LF, Matos LDNJ, Oliveira PA. Aspectos psicológicos da morte súbita. In: Riberio ALA, Gagliani ML, organizers. Psicologia e Cardiologia: um desafio que deu certo. São Paulo: Atheneu; 2010.
79. Filho MB, et al. Personalidade de atletas brasileiros de alto-rendimento:comparações entre os sexos masculino e feminino e correlação com nível de *performance* e tempo de treinamento. Rev Port Ciências Desp. 2005;5(1):31-9.
80. Knijnik D Z, Kunzler LS. Psicoeducação e reestruturação cognitiva. In: Melo WV, et al., organizers. Estratégias Psicoterápicas e a Terceira Onda em Terapia Cognitiva. Novo Hamburgo: Sinopsys; 2014.
81. Markunas M. A socionomia no desenvolvimento do papel profissional de atleta: o resgaste do lúdico. [Monografia] Pontifícia Universidade Católica de São Paulo – COGEAE. Pós-Graduação Lato Sensu em Psicodrama. 2002.

ÍNDICE REMISSIVO

Q

R

S